原书第3版

体力活动流行病学
Physical Activity Epidemiology

〔美〕R. K. 迪什曼（Rod K. Dishman）
〔美〕G. W. 贺斯（Gregory W. Heath） 著
〔美〕M. D. 施密特（Michael D. Schmidt）
〔马来〕李依敏（I-Min Lee）

王 茹 主译

科学出版社
北 京

图字：01-2023-1144号

内 容 简 介

Human Kinetics 出版社的 *Physical Activity Epidemiology（Third Edition）*是一本非常实用的体力活动流行病学书籍，汇集了各种体力活动流行病的发病情况和信息，为研究者提供了重要的借鉴。《体力活动流行病学》中文版由科学出版社引进出版，并由国内体育学中青年专家集体翻译，旨在为国内体力活动流行病学研究提供研究方法和思路，促进我国体力活动流行病学及运动科学的发展。

本书适合运动与公共健康、运动人体科学、运动康复学、应用心理学等相关专业学生，体育科学专家，以及公共卫生相关领域的研究人员学习、参考和使用。

Copyright © 2022 by Rod K. Dishman, Gregory W. Heath, Michael D. Schmidt, and I-Min Lee
Copyright © 2013 by Rod K. Dishman, Gregory W. Heath, and I-Min Lee
Copyright © 2004 by Rod K. Dishman, Richard A. Washburn, and Gregory W. Heath
Human Kinetics supports copyright. Copyright fuels scientific and artistic endeavor, encourages authors to create new works, and promotes free speech. Thank you for buying an authorized edition of this work and for complying with copyright laws by not reproducing, scanning, or distributing any part of it in any form without written permission from the publisher. You are supporting authors and allowing Human Kinetics to continue to publish works that increase the knowledge, enhance the performance, and improve the lives of people all over the world.

本书插图系原文插图。

审图号：GS 京（2025）0577 号

图书在版编目（CIP）数据

体力活动流行病学：原书第3版／（美）R. K. 迪什曼（Rod K. Dishman）等著；王茹主译. -- 北京：科学出版社，2025.6. -- ISBN 978-7-03-081816-4
Ⅰ．R18
中国国家版本馆 CIP 数据核字第 2025XC8483 号

责任编辑：张佳仪／责任校对：谭宏宇
责任印制：黄晓鸣／封面设计：殷 靓

科 学 出 版 社 出版
北京东黄城根北街16号
邮政编码：100717
http://www.sciencep.com

南京文脉图文设计制作有限公司排版
上海景条印刷有限公司印刷
科学出版社发行　各地新华书店经销

*

2025年6月第 一 版　开本：889×1194　1/16
2025年6月第一次印刷　印张：32　1/2
字数：980 000

定价：240.00元
（如有印装质量问题，我社负责调换）

《体力活动流行病学》

(原书第3版)

译者名单

主 译

王 茹

译 者

(按姓氏笔画排序)

王海泉 田海丽 冯泽昀 全明辉
刘龙华 张 坦 周钰涵 徐炳祥
郭 亮

原著前言

自古以来，体力活动一直是公共卫生领域的重要组成部分。本书介绍如何使用流行病学方法来科学地证实缺乏体力活动已是公共健康的负担，以及可以采取的措施。流行病学是研究疾病和其他健康事件在人群中的分布情况的学科。行为流行病学是对导致疾病或早亡的行为及其分布的观察和研究的学科，超越了传统流行病学对传染病的关注，即控制细菌和病毒的传染。虽然传统流行病学关注预防措施，但重点是环境干预（如污水处理、水净化或病毒接种程序）。在行为流行病学中，研究的重点转移到了解降低或增加人们患病风险的行为（如洗手、肿瘤医学筛查、吸毒者共用皮下注射针头）。行为流行病学对于理解和预防慢性病尤其重要。慢性病是在多年的时间里发展起来的，主要是由人们的习惯造成的，如缺乏体力活动。

体力活动流行病学是行为流行病学的一个特殊分支。因此，体力活动流行病学主要具有两个特征。第一个特征是用流行病学的传统方法研究体力活动与疾病之间的关系，第二个特征是研究人口中体力活动的分布和假定的决定因素。如果有令人信服的流行病学证据表明，体力活动似乎与疾病、伤害或早亡有因果关系，那么体力活动流行病学的下一个目标就是确定减少疾病、伤害或早亡的体力活动频率。

体力活动流行病学是一个新兴的领域，大约有70年的历史。但是在中国，大约公元前2500年，它已经从古老的观念发展到结构化的运动健康促进；公元前9世纪古印度阿育吠陀医学体系，以及古希腊医生希罗迪克斯、希波克拉底、阿斯克勒庇德斯和古罗马医生盖伦也已经开始运用高强度的运动进行干预。即使在中世纪的欧洲，希腊文字直到文艺复兴时期才被人所知，希腊传统医学运用运动的经历被阿拉伯人保留下来，并将《健康全书》从阿拉伯语翻译成拉丁文。据报道，由亚里士多德所写的 *Sirr al-asrar* 被认为是著名的医学诗篇 *Regimen Sanitatis Salernitanum* 的基础，这首诗于12世纪在意大利萨勒诺的医学院发表，其中提到了体力活动的健康益处。拉比摩西·本·麦曼，12世纪的犹太哲学家，埃及苏丹萨拉丁的医生，提倡健康的运动。文艺复兴时期，意大利学者对古希腊体操重新产生了兴趣，并推荐其作为教育的基础部分之一。14世纪意大利桂冠诗人弗朗西斯科·彼得拉卡在其1354年的著作《抗议医生》中鼓励将锻炼作为一种自然疗法，取代"毒害身体"的药物。1772年，美国费城医生、精神病学之父本杰明·拉什发表了一篇《关于运动的布道》，向所有年龄段的人推荐运动和锻炼。他的"联邦大学"计划包括了锻炼，为运动健康在预防医学中应用打下基础，这一计划在19世纪中后期被哈佛大学和耶鲁大学的早期美国医师教育者延续下来。

然而，现代体力活动流行病学的历史很短。现代体力活动流行病学起源于伦敦大学伦敦卫生与热带医学院公共卫生学荣誉教授杰里米·莫里斯博士的研究，他在20世纪50年代初发现，伦敦双层巴士上高度活跃的售票员患冠心病的风险低于驾驶员。在20世纪60年代和70年代，斯坦福大学医学荣誉教授拉尔夫·帕芬巴格博士在许多研究中首次发现，患心脏病的风险与旧金山码头工人的工作量以及哈佛大学校友的休闲体育活动量都呈负相关。在此期间，亨利·蒙托耶开始了他在流行病学研究中开展体力活动和体适能测量的开创性研究。因为流行病学家尚未认为体力活动对公共健康的影响有主要作用，所以这些男性工作的影响在当时尤其值得注意。

尽管传统的流行病学家不认为体力活动对健康有益，但在1980年，美国公共卫生服务部门将身体健康和运动列为改善人民健康的国家目标的15个重点领域之一。然而，由于认识到体力活动作为国家健康目标的科学基础尚不牢固，美国疾病控制和预防中心（Centers for Disease Control and Prevention, CDC）在健康教育司的健康促进和教育中心内设立了行为流行病学和评价处（Behavioral Epidemiology and Evaluation Branch, BEEB）。在肯尼斯·鲍威尔博士的指导下，BEEB的主要目的是监测美国1990年体力活动和健身目标的进展情况。为了达到这个目标，行为风险因素监测系统（Behavioral Risk Factor Surveillance System, BRFSS）开始监测美国大部分地区人群的活动。1984年9月24日和25日，在亚特兰大举办了体力活动流行病学和公共卫生方面研讨会，最终发表了关于体力活动流行病学未来研究的现有知识和方向的摘要。现代体力活动流行病学史上的另一个历史焦点是在加拿大体育科学协会与安大略旅游与娱乐部协助下，由克劳德·布沙尔（Claude Bouchard）教授组织的第一次关于体力活动、体适能和健康的国际会议。1988年春天在多伦多举行的该会议上发布了科学共识声明，总结了全世界关于运动、健身和健康的知识。由于这次会议及其结果所产生的广泛影响，以及迅速增长的知识基础，1992年5月在多伦多举行的第二次关于体力活动、体适能和健康的国际会议上更新了第一次会议总结的知识。

在美国发表的主要文件包括1992年美国心脏协会的立场声明，承认体力活动不足是冠心病的独立危险因素，建议由美国CDC与美国运动医学会（American College of Sports Medicine，ACSM）联合制定体力活动和公共卫生指南，并于1995年在《美国医学会杂志》上发表。在1996年发表的《身体活动与健康：外科医生报告》中，由达拉斯库珀有氧运动研究所流行病学和临床应用主任史蒂文·布莱尔领导的近100名专家概述了科学界关于体力活动的有益影响的共识，为制定有关体力活动的公共卫生指导方针和政策提供科学依据，并概述了未来研究的一系列问题。该报告的发表标志着体力活动流行病学领域的成熟。这一科学基础呈指数级增长，并于2008年首次发布了《美国人体力活动指南》。同年，国际体力活动和健康协会被纳入促进全世界体力活动和健康的科学和实践的专业协会。该协会的成立是体力活动流行病学领域成熟的另一个标志。第二版《美国人体力活动指南》于2018年出版。

本书的目的是总结体力活动流行病学不断增长的知识体系，了解其对公共卫生的影响以及仍然存在的重要问题。本书的独特之处在于，它运用了流行病学家用来推断体力活动与健康风险之间因果关系的基本原则。本书的新颖之处在于，书中章节专门论述了如何测量和监测人口中的体力活动和健康状况，以及如何激励大量青少年和成年人在业余时间进行更多的体力活动。在第三版的《体力活动流行病学》中，我们保留了第一版的原始主题，但随着证据的迅速增加，我们对内容进行了大量地更新，使之与当下一致。例如，有单独的章节专门讨论全因死亡率和心血管疾病死亡率。在免疫学一章中增加了大量关于炎症性疾病患者的研究，以使其更具临床应用前景。在关于残疾的一章中增加了关于特殊人口和健康差距的更多资料，在关于采用和维持体力活动的一章中增加了关于促进体力活动参与的建筑环境和社会干预措施的新内容。此外，本书还包括更多的内容，如在病理生理学和生物学上的合理性，以及体力活动对认知功能、痴呆症和艾滋病毒/艾滋病的影响。

在发展中国家和发达国家中，运动和其他形式的体力活动的社会意义从未如此重要。2017年全球疾病负担研究评估，缺少体力活动是全球近130万人过早死亡的原因。虽然评估的排名远远落后于不良饮食、吸烟和饮酒，但这个排名没有包括体力活动通过减少高血压、高血糖、高体脂、坏胆固醇和低骨量等代谢风险因素对长寿的有利影响，我们将在本书后面的章节中看到。在美国，每年因有氧运动不足而造成的医疗费用估计占年度医疗费用的11%。

在许多经济发达国家，促进业余体力活动已成为促进公共健康和提高生活质量的一项重要举措。"健康公民2030"是美国卫生与公共服务部的国家卫生目标，包括共同呼吁增加美国所有人群的体力活动，并为促进体力活动的公共政策提供新的发展目标。澳大利亚、加拿大和欧洲国家也发表了类似的关于体力活动对健康重要性的政策声明。为了组织促进健康的体力活动，美国于2010年启动了"国家体力活动计划"，以作为全球其他几个国家已经开展的类似活动的补充。目前，大约有80%的国家制定了增加体力活动的政策或计划。然而，在有体力活动人口统计数据的国家，闲暇时间的体力活动水平仍然低于建议水平。WHO预计，全球约四分之一的成年人在休闲、工作或交通方面的活动不足；四分之三的青少年没有达到WHO关于体力活动的建议。WHO于2018年启动了一项全球行动计划，旨在到2025年将全球体力活动不足率降低10%，到2030年降低15%。在美国，大多数体力活动发生在闲暇时间，近一半的美国成年人有氧运动不足，只有不到四分之一的成年人和青少年符合有氧运动和加强锻炼的指导方针。约有30%的成年人在闲暇时间不参加任何体力活动。以上这些数据基于这些人群的口述。客观测得的数据显示，只有不到10%的美国成年人达到了推荐的健康水平。

本书致力于介绍如何有效地促进闲暇时间的体力活动，以提高人们的寿命和生活质量。本书可用于高年级的本科生和硕士研究生的教学,作为其学习体力活动流行病学的一本教材或手册,或是作为公共卫生领域或除体力活动外其他与健康相关行为的更多课程的教辅。

教科书的价值是由它所服务的教学的好坏来判断的。一本好的入门教科书应该提出很多问题,并且对大部分的问题都要有答案。它还应该教导初学的学生,知识是一个不断增长和变化的东西。我们认为,有效教学的要素与有效的文本是相同的:以清晰的例子说明最新的、逻辑有序的内容。考虑到这些因素,我们努力避免只对流行话题进行肤浅的总结,而是对研究文献进行评论,且使文献在经过润色后便于非专业人士阅读。我们选择了经典和现代的主题,因为这些主题有足够大的知识体系可以纳入教科书,并且这些主题至少能在一定程度上说明一些问题。当然,其他主题对公共卫生也很重要,许多人会感兴趣。例如骨关节炎、慢性阻塞性肺疾病、慢性疲劳、慢性疼痛以及老年人的生活质量和独立生活。我们的目标是提供忠于科学的内容,但是能将这些内容转化成能够吸引、告知和挑战认真学生的方式。我们希望消除研究人员写不了教科书也不会教学的传言。

致 谢

如果本书没有达到预期效果,我们将会接受指正。如果达到了,我们必须与许多为本书提供素材的人分享荣誉。这些贡献者包括:引领学科发展的体力活动流行病学先驱(我们的导师与楷模);提出深刻问题并激发解决思路的学生们;鞭策我们不断提升学术标准的同仁;以及始终支持我们追求卓越的家人。

我们特别鸣谢第一版合著者里克·沃什伯恩(Rik Washburn)的奠基性贡献,同时感谢 Human Kinetics 出版团队:策划编辑安德鲁·L. 泰勒(Andrew L. Tyler)、开发编辑朱迪·帕克(Judy Park)、版权经理达琳·里德(Dalene Reeder),以及以极致专业精神督促我们确保内容清晰准确的文字编辑珍妮特·基弗(Janet Kiefer)。

目 录

引言 ··· 1

第1部分　体力活动流行病学介绍

第1章　体力活动流行病学的起源 ··· 11
　　古代体力活动与健康历史 ··· 12
　　现代体力活动与健康历史 ··· 14
　　美国及全球体力活动对健康促进的概况 ··································· 18
　　总结 ··· 21

第2章　体力活动流行病学概念与研究方法 ······························· 22
　　流行病学测量 ·· 24
　　粗比率、特定比率和标准化比率 ··· 25
　　流行病学研究中的试验设计 ··· 26
　　流行病学研究中的风险关联评估 ··· 29
　　体力活动流行病学研究模型 ··· 35
　　流行病学研究的疾病原因推断 ··· 37
　　因果关系判断的标准 ·· 40
　　总结 ··· 42

第3章　体力活动和体适能的测量与监控 ································· 43
　　为什么行为流行病学重要？ ··· 44
　　什么是体力活动？ ·· 44
　　体力活动测量方法 ·· 47
　　什么是静坐行为？ ·· 57
　　什么是体适能？ ·· 57
　　体力活动的调查与监测 ·· 64
　　总结 ··· 73

第2部分　体力活动与病死率

第4章　全因死亡率 ··· 77
　　出生预期寿命 ·· 78
　　死亡主要原因 ·· 79
　　体力活动与全因死亡率 ·· 80

抗阻（力量）训练和全因死亡率 ·· 84
　　体力活动的设备测量 ·· 84
　　久坐与全因死亡率 ··· 85
　　体适能与全因死亡率 ·· 87
　　体力活动或体适能与全因死亡率的变化 ·· 89
　　关系的真实性 ·· 91
　　证据的力度 ··· 92
　　体力活动量与早亡风险的降低 ··· 93
　　总结 ··· 94

第5章 **冠心病** ·· 95
　　冠心病的历史和规模 ·· 96
　　冠心病的危险因素 ··· 97
　　冠心病的病理学机制 ·· 97
　　体力活动与冠心病 ··· 99
　　久坐行为与冠心病患病风险 ··· 105
　　体适能与冠心病患病风险 ·· 106
　　其他风险因素或患有冠心病的个体 ·· 107
　　体力活动不足与其他风险因素的比较 ·· 108
　　关系的真实性 ··· 109
　　证据的力度 ·· 109
　　体力活动需要量与降低冠心病患病风险 ··· 113
　　总结 ·· 115

第6章 **脑血管疾病与脑卒中** ·· 117
　　问题的重要性 ··· 119
　　脑卒中的危险因素 ·· 120
　　脑卒中病因学 ··· 122
　　体力活动与患脑卒中风险：证据 ··· 124
　　证据的力度 ·· 132
　　总结 ·· 133

第3部分　体力活动与风险因素

第7章 **体力活动与高血压** ··· 137
　　问题的重要性 ··· 139
　　高血压的治疗 ··· 141
　　高血压病因学 ··· 143
　　自主神经系统 ··· 144
　　体力活动与降低患高血压风险：证据 ·· 145
　　体力活动与治疗高血压的证据 ·· 148

	证据的力度	150
	总结	154

第8章　体力活动与血脂异常 ... 155
　　问题的重要性 ... 158
　　药物治疗 ... 163
　　血脂异常的病因与体力活动 ... 169
　　体力活动和脂蛋白水平：证据 ... 171
　　证据的力度 ... 181
　　总结 ... 183

第9章　体力活动与肥胖 ... 184
　　问题的严重性 ... 188
　　超重和肥胖的治疗 ... 190
　　超重和肥胖的定义和评估 ... 191
　　超重和肥胖的病因：调定点理论和调整理论？ ... 194
　　体力活动和体适能与肥胖的健康风险：证据 ... 196
　　体力活动与预防体重增加：证据 ... 201
　　体力活动与减肥：证据 ... 206
　　体力活动与体重维持：例证研究 ... 214
　　证据的力度 ... 217
　　最终目标：减肥还是降低风险？ ... 219
　　总结 ... 219

第4部分　体力活动与慢性病

第10章　体力活动与糖尿病 ... 223
　　问题的重要性 ... 224
　　糖尿病的人口统计资料 ... 225
　　糖尿病的临床特征 ... 227
　　糖尿病的健康负担 ... 228
　　危险因素 ... 229
　　胰岛素和葡萄糖转运 ... 230
　　2型糖尿病的病因 ... 231
　　体力活动与患糖尿病风险：证据 ... 237
　　证据的力度 ... 247
　　总结 ... 250

第11章　体力活动与骨质疏松症 ... 251
　　问题的重要性 ... 253
　　骨折与死亡率 ... 255

骨质减少与骨质疏松症的病源	255
骨测量技术	260
风险因素及预防措施	261
骨质疏松症的药物治疗	264
体力活动与骨质疏松症：证据	265
证据的力度	273
总结	276

第5部分 体力活动与癌症和免疫系统

第12章 体力活动与癌症 … 281
问题的重要性	282
癌症的病因学	284
风险因素	287
体力活动的证据：保护的特异性？	287
结肠癌和直肠癌	292
乳腺癌	298
肺癌	309
子宫内膜癌	314
体力活动与癌症幸存者	317
总结	318

第13章 体力活动与免疫系统 … 319
免疫学简史	321
HIV和艾滋病	323
免疫系统	324
神经和内分泌系统的免疫调节作用	332
癌症的免疫治疗	334
体力活动与免疫系统：证据	335
急性运动后，单核细胞、粒细胞、自然杀伤细胞改变的机制	346
运动与细胞因子	346
总结	349

第6部分 体力活动与特殊健康问题

第14章 体力活动与心理健康 … 353
抑郁症	358
问题的重要性	359
美国国家合并症调查结果	360
抑郁症的病因	360
抑郁症的脑神经生物学	361

抑郁症的治疗 ··· 363
　　体力活动与抑郁症：证据 ··· 366
　　焦虑症 ··· 385
　　认知功能与痴呆症 ··· 397
　　问题的严重性 ·· 397
　　体力活动与认知功能：证据 ·· 399
　　总结 ·· 405

第 15 章　体力活动与特殊人群 ··· 408
　　不同种族和旅裔的体力活动 ·· 409
　　体力活动与残疾 ··· 416
　　缺乏体力活动与衰老 ·· 422
　　体力活动与残疾人的长期健康 ··· 423
　　体力活动预防次要并发症的作用 ·· 426
　　总结 ·· 428

第 16 章　体力活动的危害和不良影响 ··· 429
　　问题的重要性 ·· 430
　　风险评估 ··· 437
　　研究方法 ··· 446
　　心肌梗死和猝死 ··· 448
　　关节肌肉损伤 ·· 450
　　损伤特征 ··· 452
　　运动损伤的风险：证据 ··· 453
　　其他医疗危害 ·· 453
　　心理危害 ··· 454
　　总结 ·· 457

第 17 章　养成和保持积极体力活动的生活方式 ································ 458
　　体力活动与个体障碍 ·· 463
　　人们怎样才能决定积极参与体力活动？ ···································· 465
　　体力活动与环境障碍 ·· 469
　　环境干预和自我监管 ·· 479
　　体力活动干预的有效性 ··· 483
　　增加体力活动的干预类型 ·· 484
　　体力活动改变和干预的介质与调节因子 ···································· 495
　　促进养成和保持体力活动的特点 ·· 498
　　总结 ·· 500

引 言

当我思考一种疾病时,我从来没有想过要找到治疗它的方法,
而是想要找到一种预防它的方法。

• 路易·巴斯德(Louis Pasteur) •

最初的医生因放荡而生:过度放纵的生活方式催生了医疗需求,懒惰使人们更加依赖医药……为了不花钱买来的健康,最好去田野里打猎,也不要付钱给医生喝令人作呕的药水……

• 约翰·德莱顿(John Dryden),《致我的亲属》,1700 •

缺乏体力活动现已被确定为全球死亡的第四大风险因素(占全球死亡人数的6%)。

• WHO, 2010 •

如果我们现在能够制定并实施有效的政策和计划,鼓励并使更多的人在
更多的时间里更加积极,这将是真正的"流行病学的胜利"。

• 史蒂芬·布莱尔(Steven N. Blair)和杰里米·
莫里斯(Jeremy N. Morris)(2009,第256页) •

法国化学家路易·巴斯德(Louis Pasteur)的开场白抓住了流行病学的精髓。本书内容是关于体力活动在公共卫生中所起的作用，即预防慢性病和早亡。它是关于人口医学，而不是临床医学，临床医学侧重于个人护理，通常针对那些已经患病的人。临床医学的主要目标是对疾病的诊断和治疗。治疗可以采取二级预防的形式，即降低疾病复发的可能性；或三级预防，即尽量减少疾病对个人日常生活质量的负面影响。流行病学与人口医学更接近，后者侧重于一个由个人组成的社区，包括那些没有患病的人。人口医学的主要目标是在一大群人当中控制和初级预防疾病。对有患病风险的人进行识别，然后采取措施，通过识别和改变导致疾病的因素来降低这些概率。

> 本书讲述了为什么缺乏体力活动是公共健康的负担，以及可以采取哪些措施。

体力活动在促进大众长寿和健康方面的作用对于世界上大多数发达国家和许多发展中国家来说变得越来越重要(Danaei et al., 2009；WHO, 2013)，2002年世界卫生日的主题证明了这一点，"为健康而动"由WHO于2002年4月7日在巴西圣保罗提出。此后，一项针对142个国家(占世界人口的93%)的全球分析估计，在2013年，体力活动不足占全球全因死亡率的6.4%，占冠心病4%、脑卒中4.5%、2型糖尿病4.9%、乳腺癌和结肠癌分别为7%(Ding et al., 2016)。2013年，世界卫生大会商定了一套全球自愿目标，其中包括到2025年将可预防慢性病的过早死亡率降低25%，将体力活动不足率降低10%(WHO, 2013)，更新后的目标是到2030年降低15%(WHO, 2018)。

除了病痛，因健康问题而导致的财务负担也很大。前述的全球分析(Ding et al., 2016)得出结论，2013年，身体不活动导致医疗保健系统损失了538亿美元；根据WHO的估计，这约占发达国家总直接医疗保健费用的1.5%~3.0%。这些估计不包括缺乏体力活动对心理健康和肌肉骨骼疾病的影响。在美国，缺乏运动的成本包括247亿美元的医疗费用，以及因过早死亡而导致的30亿美元间接成本；缺乏运动的直接成本占美国家庭自付医疗费用的11.8%(Ding et al., 2016)。另一项针对美国成年人的研究估计，缺乏有氧运动的成本占美国医疗费用的11%(Carlson et al., 2015)。

自1945年以来，以美国国内生产总值的百分比表示的美国医疗经济成本已经稳步增加，从1940年代的约4%增加到2020年的约18%，预计到2027年将达到19.5%(图0.1)。这意味着当前在美国每花

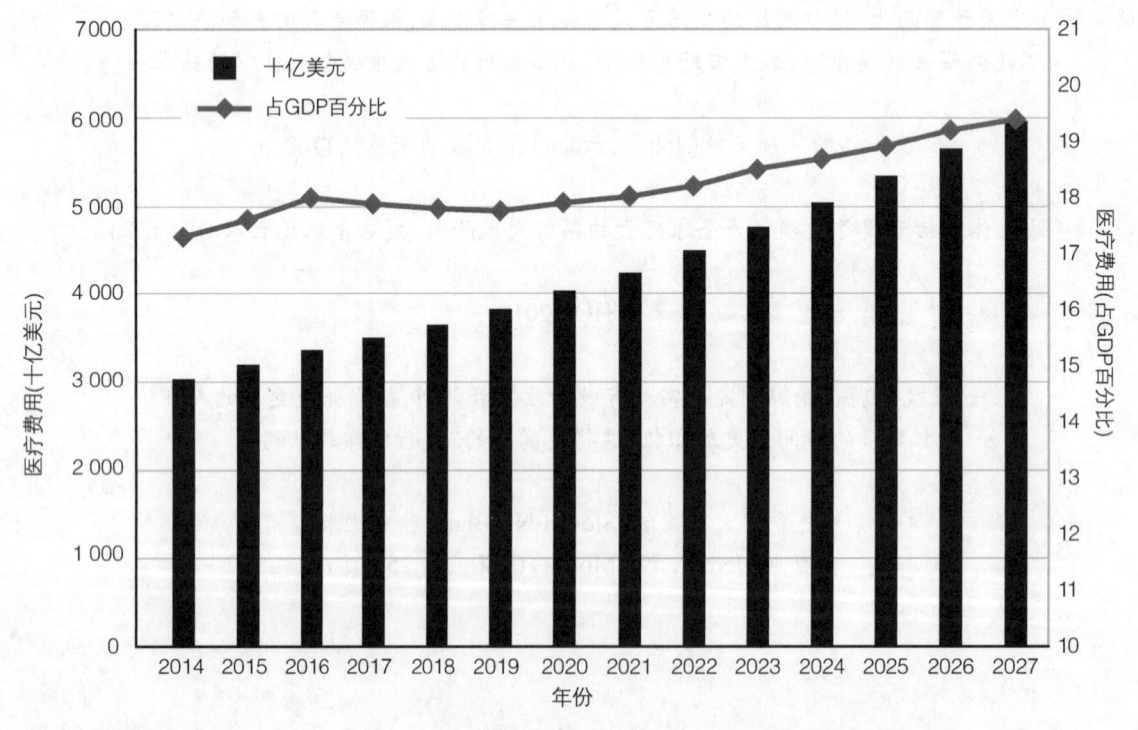

图0.1 美国医疗费用的趋势，以美元和GDP百分比表示，预计到2027年，占GDP的19.5%。

资料来源：Centers for Medicare and Medicaid Services, Office of the Actuary, National Health Statistics Group. *NHE Summary*, *1960-2018*, 2019。

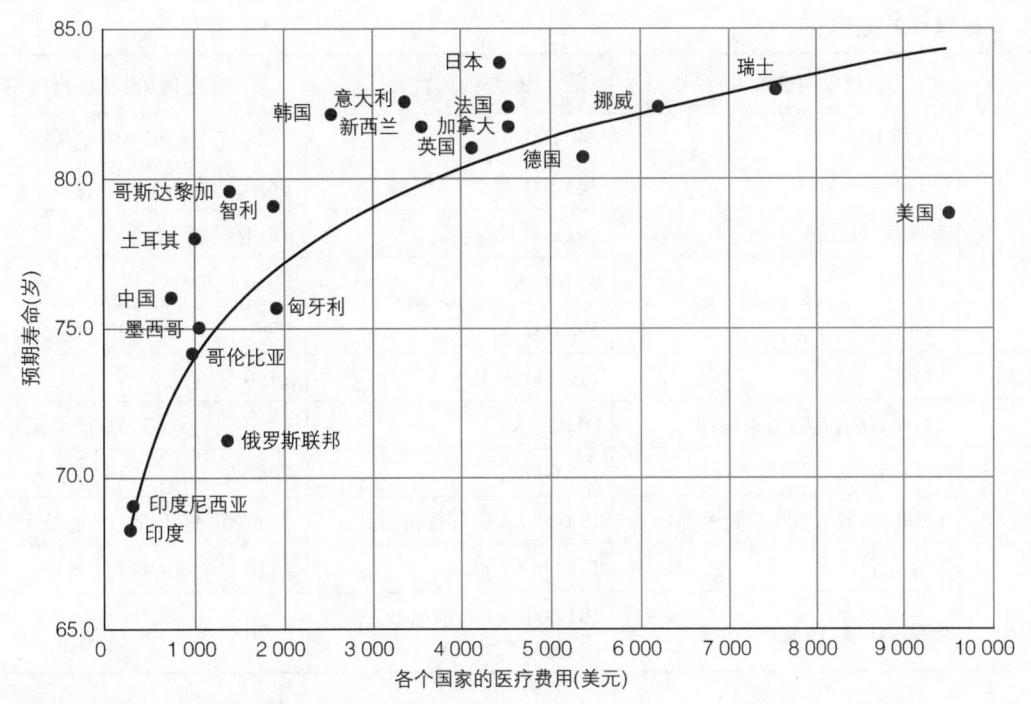

图0.2 美国和其他国家的医疗费用和预期寿命。

资料来源：OECD, *Health at a Glance*, 2017。

费1美元，就有18美分要用于某种医疗保健方面。2016年，美国每个人的医疗保健费用约为9 892美元，高于其他主要经济体，包括加拿大、法国、德国、日本和英国，这些国家的预期寿命都更长（图0.2）。相比之下，2017年美国的预期寿命下降至78.6岁（男性76.1岁，女性81.1岁）(Murphy et al., 2018)。2016年，美国的医疗保健支出几乎比经济合作与发展组织（OECD）中发达国家的平均支出4 033美元高出150%（Anderson et al., 2019）。预计到2027年，美国的医疗支出每年将增长5.5%，达到近6万亿美元，与印度的预计成本相似（Bloom et al., 2014），后者的人口是美国的四倍。图0.3说明了美国医疗保健成本的分布。

控制国家的医疗费用是美国的优先事项。心血管疾病的负担清楚地说明了这一点。心血管疾病不仅是最常见的疾病（每年影响超过1.2亿美国人），也是最致命的疾病（每年约有86.4万人死于心血管疾病，占所有死亡人数的1/3），而且是最昂贵的疾病，估计每年造成3 550亿美元的损失。仅死于冠心病的人就占美国每年死亡人数的13%。表0.1列出了在美国常见的、致命的、代价高昂的疾病，但可以通过体力活动得到改善。表0.1的统计数字说明了流行病学领域传统上判断疾病对健康的影响以及体力活动促进健康的潜在的三种主要方法。冠心病，

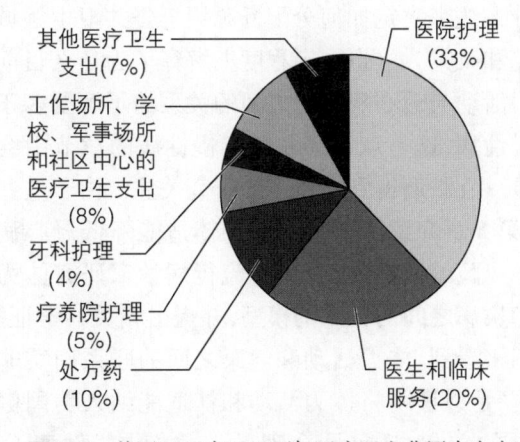

图0.3 美国2017年3.5万亿医疗卫生费用支出去向。

资料来源：Congressional Budget Office, Office of Management and Budget, 2018。

不仅因为它的发生频率（排名靠前）而成为公共健康的首要问题，而且其在年死亡率上仅排在所有癌症之后。相比之下，糖尿病比冠心病更常见，医疗费用也更高，但死亡率却低得多。

抑郁症的患病率较高，但医疗费用支出较低，而且死亡率不像冠心病、癌症和糖尿病那样高。因此，受影响的人数、死亡概率和总体经济负担充分说明，公共卫生的最高优先事项是确定体力活动是否以及在多大程度上可以预防冠心病、癌症和糖尿病。然而，抑郁症是导致残疾的主要原因之一，会造成生产力和生活质量的下降。

表 0.1 美国 2019 年成人疾病数据

疾病	每年的患病人数	每年的死亡数	费用(直接医疗费用)
心血管疾病	1.215 亿	840 000 人	3 510 亿美元(2 410 亿美元)
冠心病	1 650 万	363 500 人	1 650 亿美元
脑卒中	700 万	142 000 人	690 亿美元
高血压	1.16 亿	83 000 人	1 310 亿美元
癌症	1 640 万	598 000 人	1 740 亿美元(930 亿美元)
阿尔茨海默病	570 万	116 000 人	2 150 亿美元
糖尿病	2 600 万(有 940 万未确诊)	80 000 人	3 270 亿美元(2 370 亿美元)
肥胖症	9 300 万	112 000 人	1 470 亿美元(450 亿美元)
骨质疏松症	1 200 万(有 4 300 万低骨量)	13 000 人(髋部骨折后)	骨折 250 亿美元(19 亿美元)
重度抑郁症	1 540 万	19 000 人(自杀)	2 110 亿美元(990 亿美元)
缺乏体力活动	6 720 万~1.18 亿	191 000 人(心血管疾病、癌症、糖尿病)	1 170 亿美元

当然，其他标准也可以用来做出这样的判断(比如功能丧失和生活质量下降)，但是这个例子提供了一种方法来决定如何分配资源用于公共卫生领域的研究和政策。这也一定程度上解释了为什么目前对体力活动与冠心病风险之间的关系的了解要多于其他慢性病，这一点在涉及特定慢性病的章节中会很明显。心脏病得到了更多的研究关注。由于这些原因，第 5 章介绍了体力活动和体适能降低冠心病死亡率风险的证据，以及行为流行病学家研究体力活动和疾病之间的关系的模型，并提出相关科学证据。我们将看到，体力活动和健康之间的联系确实非常紧密，足以证明将体力活动和体适能纳入美国健康促进的关键指标是合理的。它们是"健康公民 2020"中的重要指标，也是 2020 年 8 月发布的"健康公民 2030"中的重要指标。为了改善所有美国人的健康，在科学目标的基础上每十年会制定"健康公民"计划。

美国疾病负担研究(U. S. Burden of Disease Collaborators, 2018)发现, 2016 年, 低体力活动是死亡的前 10 大风险因素之一, 预计低体力活动导致了约 10 万人死亡。来自国家健康访问调查(官方联邦调查)和国家死亡指数的另一个估计发现, 1990、1991 年左右, 直到 2012 年, 在 40 岁或以上的成年人中, 8%~10% 的美国死亡人数可以归因于不足的体力活动, 即少于每周推荐的 150 分钟中等强度有氧运动(Carlson et al., 2018)。

对 17 个低收入或高收入国家的全球分析发现, 每周总体力活动时间少于 2.5 小时(休闲时间、职业工作、家务和交通)占死亡人数的 8%(Lear et al., 2017)。另一项全球分析估计, 缺乏体力活动导致了 2008 年 9% 的过早死亡: 6% 的冠心病, 7% 的 2 型糖尿病, 10% 的乳腺癌和 10% 的结肠癌(Lee et al., 2012)。根据这些估计, 将缺乏活动的比率降低 10%(WHO 的目标)每年将拯救全球 50 万人的生命; 将缺乏活动的比率降低 25% 将拯救 130 万人的生命(Lee et al., 2012)。

总结了来自 6 个国家的 10 项研究(美国 3 项、加拿大和荷兰各 2 项、澳大利亚、瑞士和英国各 1 项)通过估计缺乏体力活动人数与特定疾病的相对风险, 估计出 2003 年每个缺乏体力活动的个体直接或间接造成的额外花费是 109~1 305 美元/年(Andrews et al., 2004)。

疾病的医学定义是身体细胞、器官或系统的结构或功能的减少、异常或丧失。疾病带来的影响包括身体功能受损、毁容和死亡。疾病通常具有明显的指标(客观量度)、症状(即人们的感觉和能够阐述的内容)、病因和治疗过程, 尽管病因可能尚不清楚, 而且治疗可能只是部分有效。然而, 许多导致器官或系统功能障碍的慢性疾病, 如冠心病或获得性免疫缺陷综合征, 都是由最初没有外部迹象或症状的细胞疾病发展而来的。因此, 一个人可能看上去很健康, 但冠状动脉却有病变, 没有心脏功能障碍,也可能感染了人类免疫缺陷病毒（HIV），这种病毒会导致艾滋病，但不会对免疫系统造成足以导致艾滋病特征的明显迹象和症状的损害。在这两种情况下，患者都有疾病，但尚未明显患病或虚弱。

> 群体医学的主要目的是针对大人群进行一级控制和疾病预防。

相反，健康并不是简单地被定义为疾病的对立面。1946年，WHO将健康定义为"身体、精神和社会功能完满的状态，而不仅仅是没有疾病或虚弱"（WHO, 1946）。这种理想化的定义将健康的概念扩展到了医学和生物学的范围之外，但它并没有使用可测量的基准来定义健康，而这些基准是制定公共卫生目标和评估实现目标的进展所必需的。在2001年第54届世界卫生大会上，WHO所有191个会员国通过了《国际功能、残疾和健康分类》(International Classification of Functioning, Disability, and Health，简称ICF)，这是根据身体、个人和社会的特征对健康和与健康有关的领域进行分类的一种方法。这些特征的每一项都进一步通过下列清单加以说明：身体功能和结构、个人活动和社会参与（WHO, 2000）。由于一个人的功能水平或残疾发生在特定的环境中，ICF还列出了一系列可能影响人们功能的环境因素。一些国家正在为ICF的一些领域制定人群的规范行为，包括体力活动。

因此，健康是相对的而不是绝对的。功能丧失是由疾病引起的，但也可能在没有疾病的情况下发生。例如，一个人没有疾病，但体力活动不足，肌肉的消耗和关节灵活性的降低都会导致力量和灵活性的丧失。本书的大部分内容都是关于衰老的，因为随着年龄的增长，人们患慢性病的概率会明显增加。尽管相同年龄的人患病的风险肯定不同，但暴露于其中——患病和死亡的主要风险因素——自然会随着年龄的增长而增加。讽刺地说，你活得越久，离死亡就越近。尽管预期寿命一直是流行病学领域的一个长期基准，但WHO最近采纳了健康预期寿命的概念，将其作为衡量全球健康状况的一个更好的指标。这一概念的基础是残疾调整预期寿命，它根据损害人类功能和生活质量的疾病的流行程度和严重程度减去年数（Murray et al., 1997a；Murray et al., 1997b；Mathers et al., 2001）。不过，这并不是一个新想法。公元1世纪的希腊散文家普鲁塔克（Plutarch）在 Consolation to Apollonius 一书中写过这样一段话："衡量一个人一生的尺度，不是看他活了多久，而是看他活得多好。"根据联合国全球卫生政策证据计划对1990年全球疾病和伤害率的分析，美国在191个国家中排名第24位，人均健康寿命为70岁，与排名最高的国家相比存在差距，日本、澳大利亚、法国、瑞典、西班牙和意大利的健康预期寿命从73岁到74.5岁左右。到2007年，美国排名第38位。图0.4说明，美国的男性和女性现在可以预期在他们生命的最后8~11年里会有某种类型的残疾。表0.2和表0.3列出了伤残调整生命年和寿命损失年的主要原因以及它们在1990年的排名。

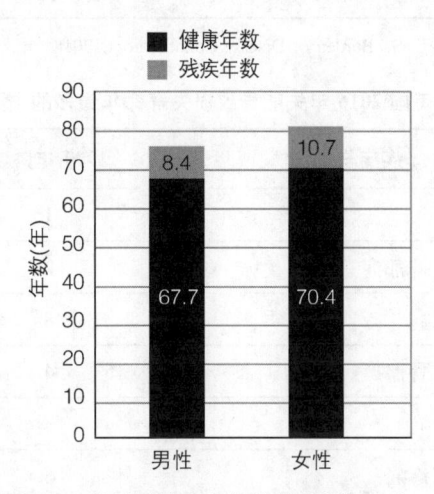

图0.4 美国男性和女性的健康预期寿命。

表0.2 美国2016年伤残调整生命年的主要原因

疾病与损伤	1990年排名
1. 冠心病	1
2. 肺癌	2
3. 慢性阻塞性肺疾病	4
4. 糖尿病	6
5. 腰痛	3
6. 阿尔茨海默病	12
7. 滥用阿片类药物	11
8. 肌肉骨骼疾病	8
9. 重度抑郁症	7
10. 偏头痛	9
11. 颈部疼痛	17
12. 缺血性脑卒中	10

续表

疾病与损伤	1990 年排名
13. 意外	21
14. 焦虑症	14
15. 机动车事故	5
16. 耳聋	22
17. 大肠癌	16
18. 下呼吸道感染	19
19. 出血性脑卒中	20
20. 乳腺癌	18

资料来源：U. S. Burden of Disease Collaborators, 2018。

表0.3　美国2016年失能导致损失寿命年最多的主要原因

疾病与损伤	1990 年排名
1. 腰痛	1
2. 重度抑郁症	2
3. 糖尿病	8
4. 肌肉骨骼疾病	4
5. 偏头痛	3
6. 颈部疼痛	6
7. 焦虑症	5
8. 滥用阿片类药物	7
9. 耳聋	9
10. 意外	11
11. 慢性阻塞性肺疾病	12
12. 骨质疏松症	14

资料来源：U. S. Burden of Disease Collaborators, 2018。

美国疾病负担研究（U. S. Burden of Disease Collaborators, 2018）预计，约2%的伤残调整生命年（DALYs）是因低体力活动而失去的健康、残疾或过早死亡的年份。相比之下，11%的DALYs归因于吸烟和高体重指数（BMI）。

据估计，美国社区预防服务特别工作组建议增加体力活动的干预措施，如果要提高整个人口的健康预期寿命，每人每年将花费1.4万~6.9万美元（Roux et al., 2008）。根据2020年美元的通货膨胀率调整，成本约为1.7万~8.3万美元。

接下来几章的重点是，有证据表明，体力活动有助于降低对健康预期寿命产生负面影响的主要慢性病的风险。大多数这些疾病的患病率随着人们年龄的增长而增加，因此，在未来几年，随着人口老龄化，体力活动对公共卫生的重要性肯定会继续增加。WHO和联合国预测，到2050年，美国60岁以上成年人的比例将从目前的16%增加近一倍，达到27%。

> WHO将健康预期寿命定义为残疾调整后的预期寿命；美国人均健康预期寿命在全球排名第42位，为68.5岁。

随年龄增长，机体功能丧失增加，按比例来说，晚年丧失的比例比在中年更大。社区医学和流行病学的最终目标是找到并实施减少老龄化曲线斜率下降的方法（图0.5），以抵消晚年机体功能加速的损失，同时增加几年的健康。简单地说，我们的目标是让人们更晚生病、更慢地失去功能、活得更长，然后在适当的时候迅速死亡。因此，本书是关于生命的质量，以及寿命的长短。正如英国作家兼道德家塞缪尔·约翰逊（Samuel Johnson）在1769年所言："一个人如何死去并不重要，重要的是他如何活着。死亡的行为并不重要，它持续的时间很短。"（Boswell, 1769）

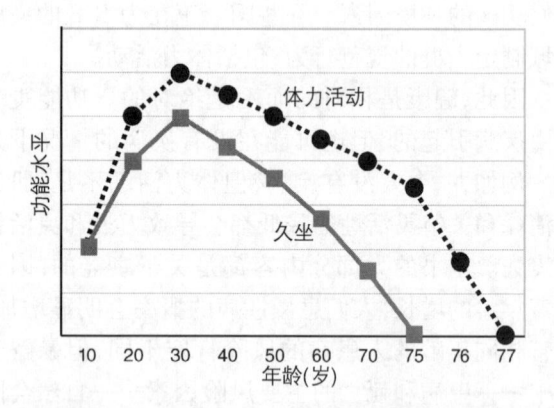

图0.5　与久坐不动的人相比，积极运动的人各年龄段的身体机能。

研究证实，与不爱运动和肥胖的人相比，进行体力活动且体重指数（衡量肥胖程度的一项指标）正常的男性和女性在整个成年期保持较高的心肺耐力（图0.6）。其他证据表明，与那些随着年龄增长而保持体育锻炼的人相比，缺乏体育锻炼者其早逝的可能性是前者的两倍，而在死亡前保持良好健康状况的可能性则比前者低50%（Kaplan et al., 2007）。

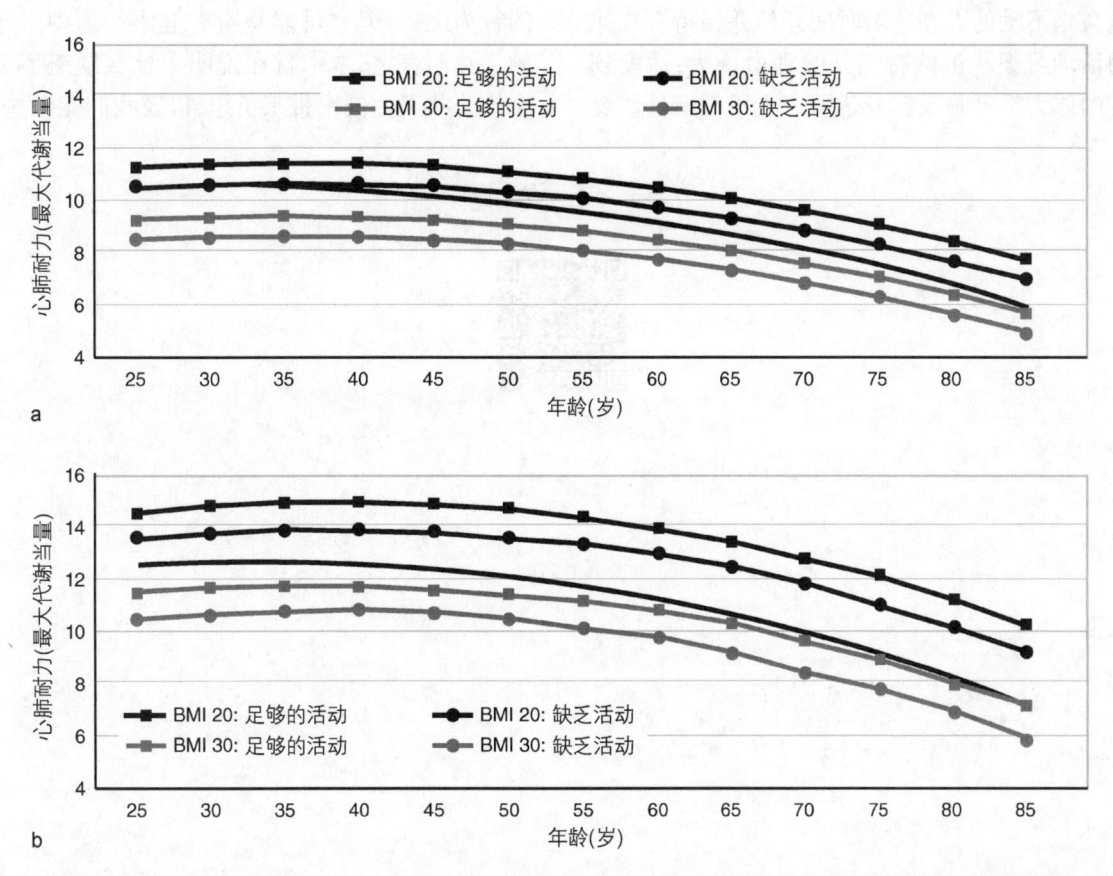

图 0.6 （a）女性和（b）男性的心肺耐力（最大代谢当量）随年龄的变化（根据体力活动水平和体重指数）。实线表示，随着年龄的调整，身体活动水平和身体脂肪百分比的下降，并从横截面年龄组估计。根据正常体重或超重状态，以及纵向分析估计的足够的体力活动或不活动，曲线断裂表明健身能力下降。

资料来源：Jackson et al., 2009；Jackson et al., 1995；Jackson et al., 1996。

本书提出的理论和证据表明，体育锻炼的习惯对生命的长短和质量都有重要的贡献。它还会教你如何像流行病学家一样思考，并从流行病学领域的研究中批判性地评估因果关系。本书共分为6个部分：第1部分，"体力活动流行病学介绍"；第2部分，"体力活动与病死率"；第3部分，"体力活动与风险因素"；第4部分，"体力活动与慢性病"；第5部分，"体力活动与癌症和免疫系统"；第6部分，"体力活动与特殊健康问题"。第1部分第1章，"体力活动流行病学的起源"，简要介绍了体力活动与健康的历史，为理解现代体力活动流行病学提供了背景。第2章，"体力活动流行病学概念与研究方法"，第3章，"体力活动和体适能的测量与监控"，介绍了传统和行为流行病学家所使用的技术来研究慢性疾病的分布和原因，包括测量和监视的体力活动和体适能的部分。第2部分涉及全因死亡率（第4章）、冠心病死亡率（第5章）以及脑血管疾病和脑卒中死亡率（第6章）。第3部分的第7~9章分别讨论了体力活动对高血压、血脂异常和肥胖的影响。每一种情况本身都是一种疾病，但也是发展心血管疾病的主要危险因素。第4部分和第5部分包括描述主要慢性疾病的影响和病因的章节，以及体力活动能够预防这些疾病的证据：第10章（糖尿病）、第11章（骨质疏松症）、第12章（结肠癌、乳腺癌和其他癌症）和第13章（免疫系统）。第6部分涉及特殊关注问题，包括心理健康（第14章）；特殊人群的关注，包括残疾人（第15章）；人们在运动时面临的危险（第16章）；以及促进积极生活方式的挑战（第17章）。

本书的特别之处在于，讨论了流行病学家用来判断证据强度的基本原则，这些证据表明，体力活动以一种直接、因果的方式降低了罹患慢性病的风险，这可以从生物学角度加以解释。最后，本书的一个独特之处是在第17章中讨论了人、环境，甚至是体力活动本身的特征，这些特征都与闲暇时缺乏体力活动有关。这一章讨论了一个关键问题，即如何激励大量久坐不动的人在闲暇时间开始并保持有规律的体力活动习惯。虽然有充分的理由认为,适度到高强度的体力活动是改善发达国家人民健康最重要的行为之一,但它可能是所有健康行为中最不常见的。总而言之,本书旨在说明为什么缺乏体力活动会给公共卫生健康带来负担,以及我们能做些什么。

参 考 文 献

第1部分

体力活动流行病学介绍

　　本书致力于让读者了解闲暇时间的体力活动如何提高人们的生命的长短和质量。在许多经济发达国家和发展中国家,促进体力活动已经成为提高公共卫生健康和生命质量的一项重要的工作。1996年,美国卫生部发表了关于体力活动和健康的报告,就体力活动对慢性疾病和精神健康的益处达成了科学共识,并发表在之后的卫生部精神健康报告中,认可了体力活动是精神卫生的一部分。"健康公民2020"是美国卫生和公共服务部的目标规划,其包括共同呼吁增加美国各阶层人口的体力活动。20世纪90年代,澳大利亚、加拿大和欧洲发布了关于体育活动对健康的重要性的类似声明。特别重要的是,由WHO举办的2002年世界卫生日也关注体育活动和健身。WHO随后在2004年5月通过了"关于饮食、体力活动和健康的全球战略"。2008年,美国卫生和公共服务部发布《美国人体力活动指南》,这是联邦政府发布的第一份体力活动指南。该指南推荐了促进健康的体力活动的类型和数量。2010年,美国启动了"国家体力活动计划"。

　　2013年,世界卫生大会商定了一系列全球自愿目标,其中包括到2025年减少10%;更新后的目标是到2030年减少15%。第二版《美国人体力活动指南》于2018年发布。缺乏体力活动被认为是全球死亡的第四大风险因素(占全球死亡人数的6%~9%)。在美国,对心血管健康有风险的体力活动水平不佳的患病率与肥胖相似,是吸烟、高胆固醇、高血压和糖尿病等其他心血管风险因素的患病率的两倍或三倍。本部分中的章节介绍了体力活动流行病学领域的历史和当代观点,并解释了如何应用体力活动流行病学来确定体力活动与健康和长寿之间是否存在因果关系。

第 1 章

体力活动流行病学的起源

健康是幸福的基本原则,锻炼是健康的基本原则。

• 詹姆斯·汤姆森(James Thomson),1748 •
《懒惰的城堡》

治疗这种疾病的方法不是静养,或是皱着眉头坐在火炉旁看书,而是拿起一把锄头和一把铲子来劳动,直到出汗为止。

• 鲁德亚德·吉卜林(Rudyard Kipling),1890 •
《浮雕般的驼峰》

本章目标
- 描述奠定体力活动对健康的作用的历史基础的古代关键人物及事件。
- 确定影响流行病学方法使用的现代关键人物及事件来研究体力活动与健康风险。
- 简要讨论体力活动流行病学中具有里程碑意义的人群研究。
- 举例说明体力活动与健康关系的国际共识,以及其对于实现2018年《美国人体力活动指南》和"健康公民2030"的重要性。
- 确定并简要讨论在全球范围内促进体力活动的国家计划。

大约在1950年,体力活动流行病学成为一个新的研究领域,并从1990年开始,随着基础科学的发展,它已经扩展到包含干预机制的研究。然而,这一领域的基础思想并不是新的,而是基于古代的,可以追溯到约公元前2500年,在中国就有通过结构化的锻炼来促进健康的行为(Lyons et al., 1978; Tipton, 2014)。本章的内容主要是通过回顾体力活动流行病学在古代和现代发展过程中的重要事件,为当前和未来体力活动流行病学的发展提供思路。

古代体力活动与健康历史

早在公元前2080年,古巴比伦的《汉谟拉比法典》就有关于健康实践和内科医生的记载。现代预防医学和公共卫生的历史主要追溯到古代印度文化及随后的希腊文化。在荷马史诗《伊利亚特》中,阿波罗和医学之神的儿子——阿斯克勒是被宙斯的霹雳所杀死的。因为他拯救了凡人的生命并欺骗了死神哈迪斯。不过,他的遗产仍然存在,因为他的女儿继承了他的能力。愈合女神帕那刻亚,为患者提供药物,而健康女神则通过教会人们小心地生活来保护自己的身体。甚至在今天,我们仍然使用"panacea"来指代某种药物,用"hygiene"来表示健康的行为。

希波克拉底(公元前460~公元前377)被称为"医学之父",他虽然接受阿斯克勒庇俄斯的传统训练,但他也曾被认为是首位流行病学家。他持续地记录了疾病与气候、生活环境、饮食和运动等习惯之间的联系。他在各个不同时间内根据流行病的流行程度不同来区别地方性疾病(Duncan, 1988)。希波克拉底在他的《健康养生法》中记录了关于运动的描述:

"一个人只是吃并不能吃出健康,他还必须运动。食物和运动,会产生相反的效果,但是两者相结合则会促进健康。识别各种运动的作用,了解自然练习和人工智能两者中哪一种使人发胖而哪一种使人苗条是有必要的。不仅如此,还要了解运动与食物的比例、患者的体质、个体年龄等。运动应该是多样的,随着音乐节奏逐渐增加跑步的速度;锻炼后的快走;晚饭后在阳光下短距离散步,清晨时开始缓慢步行,逐渐增加至剧烈运动,然后缓慢地结束。"

医学博士艾伦·瑞恩,作为《内科医生和运动医学》这一初级护理杂志的创始编辑,以及20世纪60~70年代威斯康星大学运动医学领域的先驱者,写了第一本现代的体力活动和健康史的记述——《个人卫生》。他在书中总结道:"健康的概念相比疾病的起源更早。"(Ryan, 1984)

书中记载了公元2世纪的古罗马内科医生克劳迪斯·盖伦颂扬运动的优点:

"我认为,运动具有双重作用。一个作用在于促进排泄,另一个作用在于为打造坚固的身体条件创造良好的环境。因为剧烈的移动就是运动,所以它必须要有这三部分才能产生:摩擦而使肌肉变得坚硬、内在的热量增加、呼吸运动的加快。"

运动是良医

体力活动与健康的历史可以追溯到公元前9世纪的古印度医学系统的生活知识,建议通过体育锻炼和按摩来治疗风湿疾病(Guthrie, 1945)。早在公元前600年,印度医生苏胥如塔就采用中等强度体力活动来参与糖尿病的治疗,并意识到静态生活是导致肥胖、糖尿病和早亡的原因之一(Tipton, 2008)。

大约公元前480年,希腊内科医生希罗迪科斯专门从事体操治疗(当时的三个医疗实践班之一)。他的疗法主要基于剧烈运动。公元前4世纪,埃及的希罗菲卢斯和埃拉西斯特拉图斯建议采用中等强度的运动。在公元前1世纪,比提尼亚的阿斯克勒庇俄斯——希波克拉底疗法希腊的改革者,将走路、跑步等不同形式的运动推荐给他们的病人,以利于身体的康复(Vallance, 1995)。公元前360年,西方哲学之父柏拉图在苏格拉底与泰阿泰德的对话中写道:"身体的习惯不是会因休息和闲散而被破坏,而会因运动和锻炼而长期保持吗?"(Jowett, 1871)。后来,希腊哲学家、亚历山大的导师——亚里士多德,拓展了这些观点:"以下是运动有益的例子,身体健康是喜欢进行有氧运动的结果;患病是不注意参加运动的后果。"(Aristotle, 1908)。

在中世纪文艺复兴时期的欧洲,古希腊时期关于运动作为治疗手段的方法被重新发现并从阿拉伯语翻译成拉丁语写入医疗手册——*The Tacuinum Sanitatis*(Arano, 1976)。而由波斯内科医生伊本·

西纳所写的《医典》，作为15~16世纪欧洲最有影响力的医学著作，也将步行作为一种重要的医疗干预手段。步行被写进老年医学先驱的《老年养生法》的章节中。据报道，亚里士多德所写的 Sirr al-asrar 被认为是著名的医学诗——Regimen Sanitatis Salernitanum 的基础。这首诗在12世纪的意大利萨勒诺医学院发表，它提到了饭后散步对健康的益处（Cummins，1976）。拉比摩西·本·迈迈特（又名迈蒙尼德），12世纪犹太哲学家兼内科医生，是开罗的首席拉比，也是埃及苏丹萨拉丁的内科医生，他在《犹太法典》中写道：

"任何久坐不动、不锻炼的人，即使他吃得好，按照适当的医疗准则来照顾自己，他的生活也会很痛苦，他的体力也会衰退。在所有的运动中最有益的就是体操，它能使人心灵愉悦。"（Rosner，1965）

运动与健康教育

文艺复兴时期，意大利的学者们重新对古希腊有氧运动产生了兴趣，并推荐它作为教育的一个基本组成部分。14世纪的意大利桂冠诗人弗兰齐斯科·彼特拉克在其1354年的著作《抗议医生》（Struever，1993）中鼓励把锻炼作为一种天然的药物来代替对身体会有毒害作用的药物。15世纪中期，利昂·巴蒂斯塔·阿尔贝蒂建议从婴儿早期开始进行体育锻炼，以增强肌肉、刺激血液循环、适应神经系统。他还说，为这些目的进行的锻炼随着年龄的增长变得更加重要。马菲尔斯·维吉尔斯在其15世纪写的《儿童教育及其良好习惯》一书中区分了旨在强健身体的轻度娱乐活动和高强度锻炼，并建议所有体力活动都要适度。

尽管15世纪伟大的教育家们建议把锻炼作为一种终身的习惯，但当代的医生们并不认同。这种改变在文艺复兴时期由意大利内科医生希罗宁姆斯·莫科里亚斯发起，他敦促所有久坐不动的人进行锻炼。他在1569年出版了《体操艺术的六本书》，为现代康复医学奠定了基础。书中建议康复者和身体虚弱的老年人应根据具体的诊断结果进行有针对性的锻炼，从而阻止病情恶化。

为了促进健康，莫科里亚斯认为不应该再被动运动，文艺复兴早期的专家们也曾建议用剧烈的运动，包括粗大的呼吸、体力劳动及采用3种步行方式来爬山等。莫科里亚斯提出了跑步、跳绳、攀绳和摔跤等健康的锻炼方式，并建议进行球类运动来增强上半身的力量。

自古希腊以来，法国的医生开始尝试阐释运动为什么有益处。瑞士药理学家约瑟夫·杜谢恩在其1648年出版的著作中写道：

"有氧运动对身体的基本作用是消除多余的体液，调节消化，强化心脏和关节，打开皮肤的毛孔，以及通过用力地呼吸来加强肺部血液循环。"（Ryan，1956）

1772年，费城医生、美国精神病学之父本杰明·拉什发表了一篇关于锻炼的讲话，他建议年轻人和老年人都应进行体育锻炼。他的"联邦大学计划"包括通过锻炼来提高身体的力量和健康（Runes，1947）。不久之后，英国医生威廉·赫伯特在1802年报道了一位心脏病人，他总结道："我认识一个人，他每天锯半个小时的木头，几乎把病给治好了。"（Heberden，1802）。直到美国南北战争和第一次世界大战期间，内科医生成为运动促进身体健康的主要支持者。他们让我们明白接受锻炼与更有益、更健康的生活之间的关系的基础，也成为我们对运动的认识的基础。

爱德华·希区柯克（1828~1911）1853年从哈佛大学医学院毕业后，和父亲一起发表了一篇关于运动与男女健康之间的关系的论文。论文中指出，有氧运动对学校的重要性不亚于图书馆（Hitchcock et al.，1860）。希区柯克在1861年被任命为阿默斯特学院的体育卫生学系主任，任期长达五十年，其间他从事解剖学、生理学、体育、卫生等学科的教学。1885年，他被选为美国体育教育发展协会的第一任会长。

1878年毕业于耶鲁大学医学院的达德利·萨金特进一步提倡了体适能在预防医学中的作用。他是1880年哈佛大学赫明威学院体育馆的第一任馆长。西奥多·罗斯福是他在哈佛大学最先进行健康测试的人。萨金特还在马萨诸塞州的坎布里奇建了一个私人体育馆，为哈佛大学附属学校的女学生制定了一项锻炼计划。哈佛大学附属学校后来成为哈佛大学拉德克利夫学院。萨金特于1904年出版了《健康，力量和爆发力》一书，书中提到规律的剧烈运动对健康的重要性，并为所有年龄段的儿童和男性提供了旨在增强体质的运动。

泰特·麦肯基（1867~1938），加拿大人，在麦吉尔大学完成了他的本科学习并取得了医学学位，激发了希区柯克。麦肯基毕业后进行了短暂的医学实践，后又回到麦吉尔大学，担任解剖学讲师，并成为体育教育学系的医学主任。1904年，他搬到宾夕法尼亚大学担任教授和体育系主任。1909年，麦肯基出版了《运动教育与医学》一书，该书讨论了运动生理和身体调节系统。此外，他还记载了残疾人的体育教育。书的后半部分论述了利用运动治疗疾病，为现代物理医学和康复治疗奠定了基础。

在20世纪上半叶，在美国和欧洲这些早期的医生和教育者所倡导的思想持续存在，并在1954年因美国运动医学会（American College of Sports Medicine，ACSM）的成立而达到顶峰。虽然运用生理学方法和原则来研究体力活动和健康得到了许多贡献是值得注意的，并已在其他地方记录在案（Buskirk，1992；Costill，1994；Tipton，1998），但医生的工作主要集中表现在疾病的二级预防和康复方面。托马斯·克里顿的开拓性努力尤其值得被注意，因为这涉及健康在慢性病中的一级预防和随年龄增长而保持身体功能方面的作用。1944年，克里顿博士被任命为体能研究实验室主任后，其在伊利诺伊大学（University of Illinois）的实验室对健身生理学进行了开创性的研究，为我们今天认识到健身的多个组成部分都与公众健康有关奠定了基石。1973年，他也以身作则，保持了14届世界和美国大师赛的记录，72岁的他在芝加哥举行的第一届全国游泳大师锦标赛上赢得5枚金牌（Berryman，1996）。此外，他的许多博士生包括亨利·蒙托耶（1949年获得美国第一个体育学博士学位）和5任ACSM的院长（Montoye、Charles Tipton、James Skinner、Michael L. Pollock and William Haskell）对于体力活动、健身和体适能的研究做出了很多贡献，支持了现代体力活动流行病学的研究。在欧洲，生理学家和内科医生对体力活动流行病学的贡献可以追溯到马尔蒂·卡沃宁，他是芬兰卫生局前局长，主持了著名的七国饮食和健康的队列研究。这项研究开始于1959年，并由明尼苏达大学著名营养学研究员艾丽西亚·凯斯牵头。1948年，凯斯在明尼苏达大学建立了卫生生理学实验室，从那以后实验室先后出现了5名ACSM嘉奖获得者，并且这些学者对体力活动流行病学产生了关键的影响。运动生理学家在理解体力活动对健康的贡献机制方面的影响，自这些先驱者以来，已呈指数级增长，并扩展到运动和疾病的分子生物学领域（Booth et al.，2002）。

现代体力活动与健康历史

现代体力活动流行病学的历史较短，通常认为开始于20世纪40年代后期，并于80年代中期开始快速发展（Blair et al.，2009；Paffenbarger et al.，2001）。虽然有很多学者在这个领域做出过贡献，但伦敦大学卫生和热带医学学院公共卫生系名誉教授——杰里米·莫里斯博士，与斯坦福大学和哈佛大学医学名誉教授——拉夫·帕芬巴格博士被认为是现代体力活动流行病学的先驱。他们的影响十分重大，因为他们是受人尊敬的流行病学家，而当时他们的同行认为体力活动对公共卫生没有重要影响，不值得研究。

莫里斯博士在伦敦医院医学院的社会医学部担任社会医学教授和医学研究委员会主任多年，撰写了《流行病学的用途》一书。这是第一本将经典流行病学应用于新发现的慢性、非传染性疾病的书籍。莫里斯博士及其同事建立了收集、分析和解释慢性病病因数据的流行病学方法（Morris，2009）。

在研究体力活动之前，帕芬巴格博士还对流行病学做出了重要的科学贡献。在其职业生涯的早期，帕芬巴格博士与约翰斯·霍普金斯大学的大卫·博迪安博士合作研究脊髓灰质炎的传播机制和发病机制（脊髓灰质炎是20世纪上半叶最致残和致命的儿童疾病之一）。帕芬巴格博士在40多年前也做过一些关于产后抑郁症和其他精神疾病的早期研究。他在生殖系统癌症的潜在原因方面做了许多研究，包括了一些关于休闲体力活动和癌症风险的早期研究。帕芬巴格博士也以身作则，作为一名杰出的大师级运动员，他跑了150多场马拉松长跑（42.195千米）或更长的距离，其中包括完成西部各州161千米长跑5次和波士顿马拉松20多次。

具有里程碑意义的研究

直到20世纪40年代后期莫里斯博士开始进行体力活动和冠心病的研究，我们才开始知道体力活动和体适能水平能降低慢性病的发生风险。到50年代早期，莫里斯博士提出假设："体力活动多的男性，罹患冠状动脉缺血性心脏病的风险低于体力活动少的男性。"

莫里斯博士提出的假设是基于观察到的职业性

体力活动对冠心病的保护作用,但在当时却受到科学界的质疑。莫里斯博士首次观察到体力活动对冠心病保护作用,就是著名的伦敦双层巴士研究。研究发现在双层巴士中体力活动量更大的售票员,患冠心病的概率显著低于体力活动量少的司机。

这一著名的研究被认为是现代体力活动流行病学的开端,在这之后又有多个重要的、关于职业和休闲体力活动与疾病之间关系的研究,包括芬兰伐木工人研究(Finnish Lumberjacks Study)(Karvonen et al., 1962)、美国铁路工人研究(U. S. Railroad Workers Study)(Taylor et al., 1969)、七国男性的冠心病和先天性心脏病研究(Keys, 1967)。对整个社区的研究——如1948年开始的弗雷明汉心脏研究(Framingham Heart Study)(Dawber et al., 1951; Kannel, 1967)和特库姆塞社区卫生研究(Tecumseh Community Health Study)(Montoye, 1975)这些研究都增加了衡量体力活动的指标。

弗雷明汉心脏研究

这项正在进行的社区研究始于1948年,当时在波士顿以西20英里(1英里=1.609千米)处居住在马萨诸塞州弗雷明汉市的5 209名年龄在30~62岁之间的男性和女性,随机抽样同意参加由美国国立卫生研究院心脏基金会(现为美国国立心肺血液研究所)资助的长期研究。原始参与者每两年进行一次体检,包括静息心电图检查、胸部X线检查、尿液和血液检查。1971年,原始参与者及其配偶的5 135名成年子女的后代研究开始;1995年,弗雷明汉的少数民族居民中又增加了500人进入到新的研究(Omni Study)。2002年,原有队列的孙辈也被纳入其中,2003年Omni研究又新增了400人。因此,虽然原有75%的参与者死亡,主要是心血管疾病,这些新加入队列的人员确保了弗雷明汉研究能继续提供有关健康风险的重要信息。值得注意的是,弗雷明汉研究的数据显示,在1960年和1961年发现吸烟、胆固醇和高血压是心脏病的危险因素之后不久,弗雷明汉研究证据就将体力活动与降低心脏病风险联系起来(Kannel, 1967)。

特库姆塞社区卫生研究

在20世纪40年代,密歇根大学的流行病学家托马斯·弗朗西斯(Thomas Francis)博士认为,对包括生物、身体和社会环境在内的整个社区的研究可能会揭示一些人如何保持健康,而其他人更易患疾病的原因(Francis, 1961; Montoye, 1975)。在密歇根州和美国国立卫生研究院(National Institutes of Health, NIH)的资助下,这种社区研究于1957年在密歇根州的特库姆塞开始。特库姆塞是一个城乡混合的社区,人口约9 500人,位于底特律西南55英里,有三个周期的健康检查。从1959年到1960年,超过20岁的8 600多人(占到研究人数的88%)接受了健康检查,包括静息心电图检查、肺功能检查、胸部X线检查、人体测量及血液和尿液检查。1961~1965年为第二轮测试周期,重新检查了大部分原始参与者,并增加了2 500名新居民。研究人员通过调查问卷和访谈的方式,对16~69岁的男性进行了体力活动的评估,并使用简单的亚极量台阶试验来评估运动后心率反应和恢复的适应度。后来在1967~1969年的第三轮测试周期中为一些参与者增加了跑台试验。蒙托耶发表了一项全面总结本研究中发现的体力活动、健身和健康风险因素之间关系的结论。

码头工人和大学校友研究

帕芬巴格博士在美国进行了一项关于体力活动和健康最持久、最引人注目的研究,帕芬巴格博士也因为开始于20世纪60年代和70年代的旧金山码头工人研究和正在进行的大学校友健康研究(哈佛大学和宾夕法尼亚大学)而被人们熟知(Paffenbarger et al., 1966, 1970, 1978)。这些大型研究有助于促进科学界和大众对体力活动的正确认识,即体力活动是健康促进的一个重要组成部分,并将成为预防医学和公共卫生领域一项重大的公共卫生问题。

有氧运动中心纵向研究

有氧运动中心纵向研究(Aerobics Center Longitudinal Study, ACLS)是对饮食、体力活动和其他生活方式因素等对死亡率和慢性疾病风险影响的持续研究。ACLS基于得克萨斯州达拉斯市的库珀诊所自1970年以来观察到的8万多名患者的客观健康状况,是迄今为止关注有氧运动及其与健康和疾病风险关系的规模最大的前瞻性研究。ACLS的独特之处在于不仅包括了临床检查,还包括了体适能的测试,即力量测试和有氧能力测试。该队列包括约90%的非西班牙裔白人,近80%拥有大学教育经历。至2004年,该队列有超过5 000人死亡。20世纪80~90年代至2004年期间,参与此队列研究的受试者的定期信件调查被用来识别疾病病例,并提供包括体力活动在内的数据收集。26年来,这项研究由非营利研究机构库珀的斯蒂芬·布莱尔博士进行管理。布莱尔博士是南卡罗来纳大学阿诺德公共卫生学院运动科学和流行病学和生物统计学教授。ACLS已经有100多项关于健康体适能和降低死亡风险、心血管疾病、癌症、肥胖、糖尿病、高血压、抑郁症和代谢综合征相关的研究。第一篇关于体适能降低男性和女性死亡风险的ACLS的论文（Blair et al., 1989）被其他科学家引用超过1500次，是体力活动流行病学领域中被引用最多的论文之一。

护士健康研究和卫生专业人员随访研究

护士健康研究被认为是女性健康研究的"鼻祖"，是进行时间最长的女性队列研究。它由哈佛医学院和布莱根妇女医院的弗兰克·史派哲博士于1976年牵头进行，目的是研究口服避孕药和吸烟与慢性病风险之间的关系，共募集超过12万30~55岁的已婚女护士。1980~1982年，该研究收集了包括锻炼习惯在内的研究数据，自1986年开始约每两年就会进行一次更加详细的问卷调整。近24万名女护士参加了此项研究。参与者每两年接受一次详细的问卷调查，了解她们的病史及在过去的24~48个月内的体力活动习惯。

卫生专业人员随访研究于1986年由沃尔特·威利特和米尔·斯坦普费尔在哈佛大学公共卫生学院展开，作为护士健康研究的补充，该研究评估了男性营养与癌症和心血管疾病的风险。该研究一开始招募了超过51 000名男性卫生专业人员，包括约有30 000名牙医、4 000名药剂师、3 750名验光师、2 200名整骨医生、1 600名足病医生和10 000名兽医。此外，还包括约500名非洲裔美国人和900名亚裔美国人的小样本人群。参加者每两年填写一次有关疾病和健康行为的问卷，包括体力活动习惯。基于网络的卫生专业人员跟踪研究Ⅱ期于2009年春季开始，招募全美30~60岁的男性卫生专业人员。为了增加多样性，2010年启动了基于网络的护士健康研究3，研究对象包括美国和加拿大的男护士和护理学生。

当代体力活动流行病学研究

尽管越来越多的证据表明体力活动与降低心脏病风险相关联，美国公共卫生协会前主席米尔顿·特雷斯在1975年第六届流行病学研究学会年会上的主题报告中总结说："体适能及体育教育在美国公共卫生领域中并没有得到相应的尊重。"他陈述：

"关于身体健康的问题，我没有发言权。我的大部分时间都是坐在办公桌旁度过的，对这个概念我个人并不熟悉。在更理智的层面上，我被美国公共卫生运动的哲学僵化束缚得太深，以致于无法对这一领域的文献有所了解。因此，我无法判断体育锻炼和身体健康与日常生活活动的表现，以及与"身体、心理和社会福利"的关系，即与"积极健康"、活力和生活乐趣的关系。这些都是非常值得研究的问题。"

尽管体力活动对健康的有益作用缺乏传统流行病学专家的认同，但在1980年，美国卫生与公共服务部仍然把"体适能与运动"作为改善人体健康目标所需要发展的15个重点领域之一，写入美国《健康公民1990：全民健康促进与疾病预防目标》，作为1980~1990年十年间美国健康促进国策的重要内容之一。尽管如此，体力活动被一致认同作为国家健康目标发展的科学依据尚不稳固。在肯尼思·鲍威尔博士的指导下，美国疾病控制与预防中心（Centers for Disease Control and Prevention, CDC）在健康促进和教育中心内建立了行为流行病学和评估部门（Behavioral Epidemiology and Evaluation Branch, BEEB），其主要目的是监测"健康公民1990"中关于体力活动和健身既定目标的进展情况。为了帮助实现这一目标，行为风险因素监控系统（Behavioral Risk Factor Surveillance System, BRFSS）开始监控美国大部分地区的活动。这个系统到现在还在运行。1984年9月24日和25日，BEEB的工作人员在亚特兰大组织并举办了关于体育活动和锻炼的流行病学和公共卫生方面的讲习班，最终发表了10个领域的当前知识和未来研究方向的摘要（Powell et al., 1985）。

与20世纪80年代中期以前，体力活动在公共卫生中的地位较低相反，1996年莫里斯博士和帕芬巴格尔博士联合获得了第一届奥林匹克运动科学奖，该奖项由国际奥委会医学委员会于2004年颁发，每年颁发两次。奥林匹克运动科学奖堪称体育和运动科学领域的"诺贝尔奖"。

国际共识

现代体力活动流行病学史上的另一个具有历史意义的事件，是克劳德·布沙尔（Claude Bouchard）教授在加拿大体育科学协会和安大略省旅游与娱乐部的赞助下,于1988年春季在多伦多举办了第一届"体力活动、体适能和健康国际会议"。此次会议上共发表论文62篇,并依据当时的相关研究成果与证据,总结与发表了关于运动、健身与健康的《科学共识声明》。这次会议及相关书籍产生了广泛的影响,再加上体力活动流行病学研究及相关证据的不断出现和更新,促使了1992年5月第二届"体力活动、体适能和健康国际会议"于多伦多召开,并作为加拿大125周年国庆庆祝活动的一部分,影响巨大。至此,体力活动作为影响健康的主要因素之一,基本在全球范围内得到一致认同。

一本名为《体力活动、体适能和健康:国际会议记录和共识声明》的书,包含70章节,更新了第一次会议和书籍中总结的知识(Bouchard et al., 1994)。这本书是《体力活动与健康:外科医生的报告》一文(以下简称《报告》)的重要前奏(U. S. Department of Health and Human Services, 1996)。

美国体力活动与健康政策

美国的重要文献包括美国心脏协会于1992年发表了立场声明。该声明认为缺乏体力活动是冠心病的一个独立危险因素(Fletcher et al., 1992),同时,该声明采纳了美国CDC和ACSM关于体力活动和公共卫生的建议(Pate et al., 1995)。

在历史进程中,《报告》由达拉斯库珀有氧运动研究所流行病学和临床应用部门的主任布莱尔主导,近100名专家概述了科学界的共识——体力活动对身体健康的有利影响:降低整体死亡率,心血管疾病发病率,癌症、2型糖尿病、关节病、骨质疏松症和肥胖的发生率;促进心理健康;提高与健康相关的生活质量;降低肌肉骨骼损伤及猝死的风险。

儿童青少年主要体力活动指南

儿童和青少年应每天进行60分钟或更多的体育活动。

- 有氧运动:每天大于等于60分钟的中高强度体力活动,并且每周至少要有三天从事高强度活动。
- 肌肉练习:每天60分钟或以上的体力活动中,至少应有三天包括加强肌肉的体力活动。
- 增强骨骼:每天60分钟或以上的体力活动中,至少应有三天包括增强骨骼的体力活动。

资料来源:U. S. Department of Health and Human Services, 2008; 2018。

美国关于体力活动和公共健康的另一个标准是由美国卫生与公共服务部于2008年发布的《美国人体力活动指南》(以下简称《指南》)。这是美国联邦政府首次发布关于体力活动的指南,该《指南》的目的与《美国人长期饮食指南》类似。《指南》描述了对参与者健康有益的体力活动的类型和强度(表1.1)。这些指导方针是根据体力活动指导方针咨询委员会提交的一份报告制定的。该委员会由运动科学和公共卫生领域的13位主要专家组成,并对自1996年卫生署署长发表的报告——《运动与健康》以来的有关运动与健康的科学数据进行了广泛的审查。《指南》的内容具有足够的深度和灵活性,并针对特定人群,如老年人、儿童和残疾人。它们代表了2002年6月乔治·布什总统发起的"美国更健康"倡议的延伸,该倡议确定了健康生活的四大支柱:每天锻炼身体、按照《美国人长期饮食指南》进食、进行疾病预防筛查及避免危险行为。

表1.1 2008年美国人体力活动指南:每周有氧运动量的4个等级

体力活动等级	每周参加中等强度体力活动的时间	健康作用总结	建 议
不活动	除基线外无额外活动(日常生活中的低强度活动,如站立、慢走以及托举轻的物品)	无	不活动不利于身体健康
低强度	每周体力活动超过基线但少于150分钟中等强度或者75分钟高强度体力活动	部分	参加低强度的体力活动相比不活动显然更可取
中等强度	每周150分钟到300分钟中等强度体力活动或75分钟以上高强度体力活动	大量	这个范围的体力活动相比低强度体力活动有更广泛的健康益处
高强度	每周300分钟以上	额外的	目前尚无研究表明超过某个活动强度就无健康益处

资料来源:U. S. Department of Health and Human Services, 2008。

2010年，WHO采用了类似的指南（WHO，2010），将中等和高强度活动定义为≥4 METs 和≥8 METs，等效于每周600~1 200 METs的活动，而不是像美国指南中定义的中、高强度分别为≥3 METs 和≥6 METs。WHO的指南于2020年得到重申（Bull et al.，2020）。

> 成年人每周还应该有两天或两天以上进行中等或高强度的所有主要肌群的肌肉强化活动（U.S. Department of Health and Human Services，2018）。

《美国人体力活动指南》第二版于2018年发布（U.S. Department of Health and Human Services，2018），继续更新以科学证据为基础的指南，帮助人们通过定期参加体力活动来改善健康状况。大多数建议与2008年指南相同，新增加的内容包括：大脑健康、久坐行为的风险、对3~5岁学龄前儿童的建议，以及如何提高体力活动量。2018年的《美国人体力活动指南》源于2018年《体力活动指南咨询委员会科学报告》（King et al.，2019；Physical Activity Guidelines Advisory Committee，2018；Powell et al.，2018），这也是本书的参考资料。

美国及全球体力活动对健康促进的概况

1995年，美国CDC和南卡罗来纳大学预防研究中心开始为从事体力活动与公共卫生的研究人员和从业人员提供著名的研究生培训课程，这些课程一直延续到今天。美国国家公共卫生体育活动从业者协会于2006年成立，这主要得益于这些课程的发展。1998年，美国CDC体力活动与健康合作中心促进了WHO作为CDC营养和体力活动促进全球卫生政策的一个部门，指导了基于证据的干预措施和监测，并且在全球范围内传播这些培训课程（Pratt et al.，2009）。

在2002年5月的世界卫生大会上，WHO会员国委托WHO制定一项关于饮食、体力活动和健康的全球战略。在2003年，WHO和联合国粮食及农业组织发表了《饮食、营养与慢性病预防》技术报告。该报告总结了体力活动降低在饮食相关的一些慢性病风险方面的作用的证据（如心血管疾病、结肠癌、乳腺癌及不健康的体重增加），并就监督和促进体力活动对公众健康的重要性发表了政策声明。2004年5月，WHO通过了《饮食、体力活动和健康全球战略》，该战略有四个主要目标：

（1）通过公共卫生行动减少由不健康饮食和缺乏体力活动引起的慢性病的危险因素。

（2）提高对饮食和体力活动对健康影响的认识，加强对预防性干预措施的积极影响的理解。

（3）制定、加强和实施覆盖全球、整个区域及国家的政策和行动计划，可持续、全面地改善饮食并促进所有部门积极参与体力活动。

（4）促进关于饮食和体力活动方面的科学研究。

与这些目标相一致，国际体力活动和公共卫生大会于2006年首次在亚特兰大召开，随后第二届和第三届分别于2008年和2010年在阿姆斯特丹和多伦多召开。2008年，哈罗德·科尔三世（Harold Kohl Ⅲ）成立了国际体力活动与健康协会（International Society for Physical Activity and Health）。最近，世界卫生大会确定了一系列全球共识目标，其中包括到2025年和2030年将全球体力活动不足分别减少10%（WHO，2013）和15%（WHO，2018）。

全球和国家体力活动计划

在2010年之前，美国是世界上少数几个没有国家体力活动计划的工业化国家之一。加拿大、英格兰、芬兰、北爱尔兰、巴基斯坦、苏格兰、瑞士、荷兰、西澳大利亚等均有几年体力活动计划的历史。通过欧洲互联网促进身体健康项目是WHO在欧洲区域内的合作项目。

然而，2009年7月1日，美国CDC和南卡罗来纳大学预防研究中心在华盛顿特区发起了首次组织会议。2010年5月，美国国家体力活动计划正式启动。鲁斯·佩特博士和南卡罗来纳大学的阿诺德公共卫生学院提出需要为发展该计划设立一个组织架构，一个日益增长的互联网和个人致力于支持全美广泛和全面地增加体力活动的组织架构（Pate，2009；2014；Pate et al.，2019；Kraus et al.，2015）。

国家健康计划

行为流行病学家正在帮助制定公共卫生政策，以促进公众参与体育活动。自1980年以来，为改善国家健康状况，美国卫生与公共服务部每十年出台一个国家健康目标。促进体力活动和健康的目标在所有目标中占有突出地位。为了确保实现这些国家目标，用于跟踪进展的监测系统是必需的，而该系统直到20世纪80年代中期才被投入使用。

美国CDC根据"健康公民2010"为"健康公民2020"确定了体力活动目标（高出10%），具体见表1.2。该表还包括为实现2020年目标所取得的中期进展。

> ## 网络资源
>
> **www.healthypeople.gov/**。美国"健康公民2020""健康公民2030"官方网站,提出了十年国家健康和预防疾病的目标。由美国卫生和公共服务部管理。
>
> **www.health.gov/paguidelines/guidelines/default.aspx**。美国卫生和公共服务部网站。为美国人提供2008年体力活动指南,该指南提供基于科学的指导,帮助6岁及以上的美国人通过适当的体力活动改善健康状况。该网站还提供查阅体力活动指导方针咨询委员会报告的途径,可系统地查阅作为指导方针基础的有关体力活动和健康的科学证据。
>
> **www.cdc.gov/nccdphp/sgr/sgr.htm**。美国国家慢性病预防控制中心和美国疾病控制与预防中心健康促进中心网站。可访问《体力活动和健康》:外科主任的报告。
>
> **www.ispah.org**。国际体育与健康协会网站,其任务是通过科学研究和促进体力活动来促进健康。
>
> **www.who.int/dietPhysicalActivity/strategy/en/**。WHO饮食、体力活动和健康全球战略的网站。
>
> **www.euro.who.int/hepa**。欧洲健康促进体力活动网络(HEPA欧洲)网站。
>
> **www.physicalactivityplan.org/**。国家体力活动计划网站,这是一项旨在增加所有美国人的体力活动量,由美国疾病控制与预防中心和南卡罗来纳大学共同组织的项目网站。

表 1.2　美国"健康公民2020"体力活动具体目标(节选部分)

	目标	2008年基线	2020年目标	中期数据
1.	减少成年人中不参加休闲性体力活动的比例	36.2%	32.6%	30.0%
2.1	提高成年人中进行有氧运动的比例,具体为每周至少累积150分钟的中等强度运动,或75分钟高强度运动,或活动量相当的两种强度运动组合	43.5%	47.9%	49.9%
2.2	提高成年人中进行有氧运动的比例,具体为每周至少累积300分钟中等强度运动,或150分钟高强度运动,或活动量相当的两种强度运动组合	28.4%	31.3%	34.0%
2.3	提高成年人中每周进行至少2天肌肉力量活动的比例	21.9%	24.1%	24.4%
2.4	提高成年人中同时达到体力活动指南关于有氧运动和肌肉力量活动要求的比例	18.2%	20.1%	21.3%
3.1	提高青少年中(9~12年级)达到体力活动指南中关于有氧运动要求的比例	28.7%	31.6%	27.1%
3.2	提高青少年中(9~12年级)达到体力活动指南中关于肌肉力量活动要求的比例。	55.6%	61.2%	51.7%
3.3	提高青少年中(9~12年级)达到体力活动指南中关于有氧运动和肌肉力量活动要求的比例	21.9%	24.1%	21.6%
4.1	提高国家小学中要求所有学生每日需进行体育教育的比例	4.4%	4.8%	3.6%
4.2	提高国家初中要求所有学生每日需进行体育教育的比例	10.5%	11.5%	3.4%
4.3	提高国家高中要求所有学生每日需进行体育教育的比例	2.1%	2.3%	4.0%
5.	提高青少年中每日参加学校体育教育的比例	33.3%	36.6%	29.4%
6.2	提高需要定期安排小学课间休息的学区比例	57.1%	62.8%	58.9%
7.	提高要求或建议小学课间休息20分钟或更长时间的学区比例	61.5%	67.7%	63.3%

续 表

	目标	2008年基线	2020年目标	中期数据
8.2.1	提高儿童(2~5岁)每天看电视或视频或玩游戏时间不超过2小时的比例	75.6%	83.2%	76.2%
8.2.3	提高青少年(9~12年级)每天看电视或视频或玩游戏时间不超过2小时的比例	67.2%	73.9%	67.5%
8.3.3	提高青少年(9~12年级)每天除作业外使用计算机不超过2小时的比例	75.1%	82.6%	58.7%
10.	提高全国公立和私立学校在正常上课时间外为所有人提供体育活动场地和设施的比例	28.8%	31.7%	25.9%
11.1	提高心血管疾病、糖尿病或高脂血症患者向医生进行体力活动教育和咨询的比例	13%	14.3%	12.3%
11.2	提高所有儿童及成人患者向医生进行体力活动教育和咨询的比例	7.9%	8.7%	9.2%

资料来源: National Center for Health Statistics, 2016。

在中期达到"健康公民2020"体力活动目标的健康差异

几乎所有的体力活动目标(见表1.2)在美国特定的人群中,都有10%以上的健康差异(National Center for Health Statistics 2016)。例如:

- 非西班牙裔白人在目标2.1、2.2和8.2.1中的比率最好,在11.1和11.2中的比率最差;非西班牙裔黑人在目标8.2.1、8.2.3和8.3.1中的比率最差。在目标2.1、2.2、2.3和2.4中,西班牙裔或拉美裔人口的比率最差,而在目标3.2中,西班牙裔或拉美裔人口的比率最高;美国印第安人或阿拉斯加原住民的比率最高。美国印第安人或阿拉斯加原住民在目标2.3、2.4、3.1和3.3中的比率最高;亚洲人在目标3.1中的比率最差。目标3.1和5的比率最差,目标8.1、8.2和8.3的比率最高。亚裔在目标8.1、8.2.2和8.2.3方面的比率最差。
- 对于目标1、2.1、2.2、2.3、2.4、3.1、3.2、3.3、11.1和11.2,男性的比率高于女性。对于目标8.1、8.2.1、8.2.2、8.2.3、8.3.1、8.3.2和8.3.3,女性的比率高于男性。
- 拥有四年制大学以上学历的人,在目标1、2.1、2.2、2.3和2.4上的得分最高,而没有完成高中学业的人在这五个目标上得分最低。在对最高家庭收入和最低家庭收入,农村地区居民与城市或大都市地区居民,以及残疾人与非残疾人进行对比时,也发现了这些差异。

有关体力活动和不同人群的更多信息,详见第15章。

表1.2表明,初步预计成年人在五个方面成功实现了目标。相比之下,儿童青少年对体力活动的参与似乎有所下降。在2014年,30%的成年人说他们没有休闲时间的体力活动。这一比例在2008年为36.2%,减少了6.2%,比32.6%的目标高出72.2%。2014年,21.3%的成年人说他们的活动足以满足有氧运动和肌肉强化的指南要求。这比2020年的20.1%的目标多出63.2%。然而,除了在小学课间休息时间方面取得了一定的进展外,儿童青少年的目标至今没有达到。在儿童青少年中,体力活动水平在中期估计时已经下降,不仅低于2020年的目标,甚至低于十年前的水平。

最让人注意的是,要求日常体育课的初中减少了近三分之二。虽然高中日常体育课的预估增幅远超目标,但在中期时也仅有4%,具有误导性;同时,参加日常体育课的高中生人数下降了11.7%。儿童花在屏幕上的时间的估计几乎没有变化,但青少年似乎有更多非课堂作业的计算机屏幕时间。在减少电视或视频观看和游戏方面取得的进展,很重判断其重要性。因为目前的证据并未显示出,屏幕时间与儿童青少年总体缺乏体力活动之间存在强烈的直接关联(Gorely et al., 2004; Nilsson et al., 2009)。表1.3列出了2030年的总体目标。

表1.3 美国"健康公民2030"体力活动具体目标(节选部分)

目标	2018年基线	2030年目标
减少成年人中不参加休闲性体力活动的比例	25.4%	21.2%
提高成年人中达到指南推荐的,最低有氧运动时间的比例,以获得实质性的健康益处	54.2%	59.2%
提高成年人中达到指南推荐的,较高有氧运动时间的比例,以获得更广泛的健康益处	37.4%	42.3%
提高成年人中达到指南推荐的,肌肉力量活动时间的比例	27.6%	32.1%
提高成年人中达到指南推荐的,最低有氧运动和肌肉活动时间的比例	24.0%	28.4%
提高成年人中采用步行或自行车上下班的比例	22.5%	26.8%
提高儿童达到体力活动指南中关于有氧运动要求的比例	25.9%	30.4%

总　　结

认识到体力活动对健康产生有益作用的历史,与我们能查阅到的有记录的历史一样古老。中国、印度和希腊在古代医学实践中开始将体力活动作为预防和治疗疾病的手段之一,得到《圣经》和米沙犹太教的承认,并在阿拉伯人的医疗实践中得到传承,于16~18世纪重新进入西方医疗体系,体力活动已经成为许多国家卫生医疗体系的重要组成部分。然而,体力活动流行病学作为一个正式的研究领域,仅有约25年的历史。英国流行病学家莫里斯被认为是20世纪40年代后期在现代体力活动流行病学领域进行了开创性研究,他的研究工作在20世纪60年代末和70年代末由帕芬巴格和其他来自美国和欧洲的研究人员进行了扩展。直到1984年由美国CDC的鲍威尔组织的具有里程碑意义的科学共识会议在亚特兰大召开,以及1988年由布沙尔和加拿大政府举办的体力活动流行病学国际会议在多伦多召开,关于体力活动流行病学的系统性调查才全面开展。

布莱尔总结了美国外科医生出版的权威报告——《体力活动和健康》,标志着这一领域的成熟。他就目前的知识、公共卫生指南和相关政策,概述了未来研究的一系列问题。体力活动指南咨询委员会在2008年和2018年更新了知识库。接下来的章节将总结、整理获取这些知识的方法,分析体力活动对公共卫生的影响以及仍然存在的重要问题。

参 考 文 献

第2章

体力活动流行病学概念与研究方法

> 没有什么比具有系统地、真实地调查生活中你所观察到的一切事物的能力，更能开阔你的思维。
>
> • 马可·奥勒留（Marcus Aurelius）(121~180) •
> 《沉思录》

> 当你排除了所有的可能，剩下的无论是什么，即使再不可能也一定是真相。
>
> • 阿瑟·柯南·道尔爵士（Sir Arthur Conan Doyle），1892 •
> 《福尔摩斯冒险史》之《绿玉皇冠案》

本章目标
- 介绍和解释流行病学中用于评估健康风险的基本措施和数据统计方法。
- 描述并举例说明流行病学研究中常见的研究设计。
- 提供有关临床试验健康结果的决策工具的示例。
- 介绍和解释用于评估体力活动、体适能与健康风险有因果关系的证据强度的使用规范准则。

流行病学这一术语来源于拉丁语的 epi(on) 和 demo(the people)。简单来说，流行病学是研究人群中疾病的分布和影响因素。更具体地说，该术语定义为应用科学方法研究人群中疾病分布和动态发展过程，找出疾病的相关风险因素，并通过相应的干预措施来减少发病率和死亡率。风险因素是指能增加疾病或死亡发生的可能性的因素。暴露的定义是指存在一个或其他改变风险因素对健康相关事件或结果的影响因素。没有暴露，风险就没有变化。

希波克拉底在《空气、水、地点》一书中描述了与疾病相关的环境和行为。但英国内科医生约翰·斯诺(1813~1858)常被认为是第一位现代流行病学家，因为他在1854年伦敦苏荷区霍乱暴发期间，对事实和数据进行了仔细地汇编和逻辑分析，从而推断出霍乱的传染源。1831年，霍乱首次出现在英格兰，卫生官员认为霍乱是通过"糟糕的空气"传播的，这种观点在巴斯德普及传染病病菌理论之前盛行。相比之下，斯诺在其1849年出版的《论霍乱的传播模式》中，推测霍乱是通过受污染的水传播的。1854年的霍乱大暴发验证了他的想法，并在斯诺第二年出版的该书第二版中有所描述。在苏荷区霍乱暴发后的三天内，住在布罗德街道附近的89人死亡。当斯诺在苏荷区的地图上标出病例的位置时(图2.1)，他观察到霍乱病例的密度与布罗德街上的一口井之间存在联系。在这本书中，斯诺写道：

"在前往现场的途中，我发现几乎所有的死亡事件都发生在离(布罗德街道)这口井不远的地方。只有10起死亡事件发生在离另一个街头水泵更近的房子里。在其中的5起事件中，死者家属告诉我，他们总是去布罗德街道的水泵，因为他们更喜欢喝这里的水。在另外3起死亡事件中，死者是在布罗德街道水泵附近上学的孩子。有61起事件中，我被告知死者经常或偶尔喝布罗德街道的水泵里的水。"

然而，斯诺还指出，在靠近水泵的波兰街济贫院(一所债务人监狱)的535名囚犯中，只有5起死亡事件。因为济贫院有自己的井。如果济贫院的死亡率与周围三条街道居民的死亡率持平，那么将会有100多名囚犯死亡。在布罗德街道酿酒厂的70名工人中没有发生死亡，因为他们每天都可以喝到免费的啤酒，所以从来不喝井里的水。

斯诺卸下布罗德街井的水井手柄后，这场流行病就结束了。后来人们发现，这口井离一个旧粪坑只有约1米的距离。据报道，这个旧粪坑已经开始被一名感染儿童尿布上的粪便细菌污染了。与此同时，斯诺并不知道的是，意大利著名的解剖学家菲力波·帕西尼在同一年发现了引起霍乱的细菌。

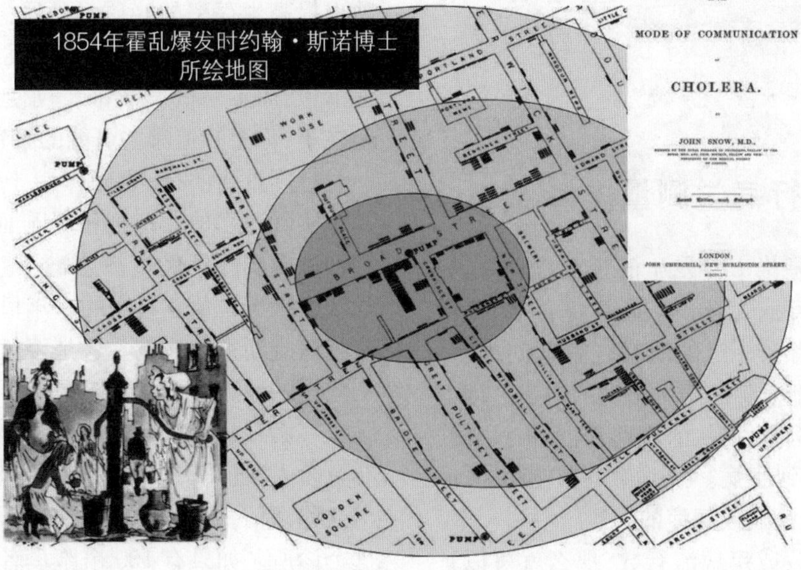

图2.1 约翰·斯诺的地图显示了1854年伦敦霍乱死亡情况，并附上他1855年出版的《论霍乱的传播模式》一书的封面。

资料来源：约翰·斯诺1855年出版的《论霍乱的传播模式》，封面图片由加州大学洛杉矶分校公共卫生学院流行病学系拉尔夫·弗雷里希斯提供。

> **网络资源**
>
> www.cdc.gov/epiinfo/。本网站介绍了流行病信息，并有一系列由美国疾病控制和预防中心开发的微软（Microsoft Windows）程序，可供公共卫生专业人员在进行疫情调查、管理公共卫生监测数据库和统计数据时使用（Dean, 1999; Dean et al., 1996）。单击"下载"查看有关下载信息到个人计算机的更多说明，或浏览 EPI 信息页以了解有关程序的更多信息。

斯诺的研究举例说明了流行病学有三个不同的目标：① 描述疾病的分布，如何时何地何人得了这种疾病；② 分析这项描述性资料，确定与疾病发生概率增加有关的风险因素；③ 通过修改已确定的风险因素以防止疾病发生。

体力活动流行病学研究的是参与特定行为——体力活动相关的因素，以及这种行为与疾病或受伤之间可能的关系。这种类型的研究包括人群体力活动水平的描述、人群体力活动水平的比较、体力活动水平影响因素分析，以及体力活动与慢性病之间的风险关联，如冠心病、脑卒中、糖尿病、骨质疏松症和癌症等。

> 流行病学是用科学的方法来研究疾病在人群中的分布，以确定危险因素可能导致的疾病，然后改变危险因素，以减少疾病及因疾病导致的死亡。

流行病学测量

流行病学测量是指事件发生的频率，通常是人群中某种损伤、疾病或死亡的频率。发病数（incident cases）是指在一定的研究观察期间内，一定人群中某种疾病新发生的病例出现的数量。即健康状况发生变化的例数，如从活到死亡、从没受伤到受伤或从不生病到生病。患病数是在特定时间点、人群中患有特定疾病或病症的人数。

如果已知发病数或疾病流行数，那么就可以计算发病率和患病率。发病率是指一定时期内，特定人群中某疾病新病例出现的频率。患病率亦称现患率或流行率，是指在特定时间内，一定人群中某疾病新旧病例数所占的比例。速率就是在一定时间段内发生的事件的频率或数量除以平均大小，对处于危险中的人的平均人数的通常估计是所研究时间间隔中点的人口。计算速率的一般公式是：

速率 = 个案数／平均人口数

由于发病率和患病率通常小于1，为便于讨论，它们通常以10的某个幂（例如，每100、每1 000或每10 000）表示。因此，如果美国的死亡率计算为每年0.009人死亡，那么0.009可以乘以1 000，表示为每年每1 000人中有9人死亡。

累积发病率是指在一定时期内的个案数除以该时期的风险人口数。实际发病率是患病例数除以有风险人口数。发病率提供了一个用来衡量未患病人群在一定时间间隔内发病的速度的标准。同样，流行率是按流行病例数除以某一特定时间的人口规模计算的。患病率仅仅表明在某一特定时间患有特定疾病或从事某种行为的人数，如体力活动或吸烟。患病率可用于规划目的。例如，对一个城市的调查可能会显示冠心病患病率特别高。因此，当地医院考虑开设心脏康复项目在经济上是可行的。然而，如果目的是试图确定可能与疾病可能性增加有关的因素，那么流行率数据就没有用处，因为高流行率并不一定意味着高风险，它可能反映了存活率的提高。例如，在一项城市调查中冠心病的高发病率不一定能表明该城市的人患冠心病的风险增加，但可以反映出提高生存率的高质量的紧急服务和医疗保健。相比之下，低发病率可能仅仅反映了快速死亡或快速治愈，而不是低发病率。仅使用流行率数据的问题在于，你不知道哪些可能的解释是正确的。

特别重要的是，要确保用于组间比较的信息是基于实际速率的。这似乎是显而易见的，但这一事实在许多实际示例中被忽略了。例如，一位运动医学医生报告说他在过去的一年里已经见过100个跑步者髌腱断裂的病例。这是否意味着跑步是造成这个问题的原因，而且这确实是一个需要解决的大问题？答案是，由于只有病例数（分子）的信息，而没有风险人数（分母）的信息，因此无法确定。为了做出这些评估，你需要知道一年中有多少跑步者去过这个诊所。如果有100个跑步者被诊断出100个髌腱断裂，那么发生率将是100%，这就是一个潜在的严重问题。另一方面，如果有1 000名跑步者去就诊，那么发生率只有10%，这完全是一个不同的结果。所以我们应避免使用分子数据和病例数，而不考虑具有风险中的人口规模。然而,像这样的分子数据经常出现在运动医学类文献中。

粗比率、特定比率和标准化比率

通常用于表现流行病学比率的有 3 种:粗比率、特定比率和标准化比率。基于总人口而不考虑任何人口特征的比率,如年龄、性别和种族的分布,称为粗比率。当对人口亚群(通常是年龄、性别和种族)单独计算比率时,称为特定比率(如年龄特定比率、性别特定比率)。标准化比率是对某些人口特征,如年龄或性别,进行标准化(调整)的粗略率,以便在给定特征的分布可能有很大差异的人口之间进行有效地比较。

由于粗比率取决于人口特征,因此可能具有误导性。例如,科罗拉多州博尔德市参加剧烈运动的原始普及率预计将高于亚利桑那州太阳城等社区,这仅仅是因为这些社区居民的年龄分布不同。同样,比较两个性别分布差异很大的人群的乳腺癌发病率可能会产生误导。这个问题有两种解决办法。首先,使用特定比率,可以在人群之间进行有效的比较。在前面的例子中,可以合理地比较博尔德市和太阳城按 5 岁年龄组参加剧烈运动的比率,或者分开比较男性和女性的乳腺癌发病率。虽然使用特定比率可以进行有效地比较,但可能会变得很麻烦,特别是在需要比较许多类别时,如在很大年龄范围内的五岁年龄组。因此,为了比较风险因素分布不均的两个人群之间的比率,应该使用标准化比率。

标准化比率也称为调整率,是根据某些人口特征,如对年龄或性别的影响,进行调整以控制的粗比率。最常用的调整方法称为直接标准化。在实践中,标准化过程是由现成的计算机软件包执行的。下面的示例显示了直接标准化过程的实际工作方式。表 2.1 中的数据代表两个不同人群的死亡率。人群 A 的粗死亡率为 4.51%,人群 B 的粗死亡率为 3.08%。人群 B 中特定年龄段的死亡率是人群 A 的两倍时,这是一个令人十分好奇且误导人的事实。对这些人群的年龄分布的检查表明了这个问题,人群 A 在老年人群中的比例高于人群 B,老年人群的特定年龄死亡率也确实最高。为了对这两个人群的死亡率进行有效地比较,有必要调整年龄分布的差异,以反映死亡率。直接标准化方法涉及与单一标准化人群相比较的特定年龄人口比率。标准总体可以是任何合理的或现实的总体。在本例中,标准人口仅仅是人群 A 和人群 B 的组合。在实践中,通常使用一个特定州的人口或整个美国的人口。由于适用于标准人群的所有特定年龄死亡率的年龄分布都是相同的,因此消除了在比较的两个实际人群中不同年龄分布的影响。由于标准人群的年龄分布在适用于该人群的所有年龄特定死亡率中是相同的,因此消除了在两个实际人群中进行比较的不同年龄分布的影响。这种方法可以比较两个人群的总体死亡率,而不会因年龄分布的不同而产生偏差。

表 2.1 描述从两个假设总体中直接标准化粗比率的原则

年龄组别	总人数(人)	人群 A,特定年龄段死亡率	预期死亡人数(人)	总人数(人)	人群 B,特定年龄段死亡率	预期死亡人数(人)
粗比率的计算							
20~49 岁	2 000	0.001	2	8 000	0.002	16
50~79 岁	10 000	0.01	100	10 000	0.02	200
80 岁以上	8 000	0.1	800	2 000	0.2	400
总计	20 000		902	20 000		616
粗死亡率	902/20 000 = 4.51%				616/20 000 = 3.08%	
利用不同人群合并组成的标准人群来计算标准化率							
20~49 岁	10 000	0.001	10	10 000	0.002	20
50~79 岁	20 000	0.01	200	20 000	0.02	400
80 岁以上	10 000	0.1	1 000	10 000	0.2	2 000
总计	40 000		1 210	40 000		2 420
标准化死亡率	1 210/40 000 = 3.03%				2 420/40 000 = 6.05%	

如表 2.1 所示，调整年龄后，人群 B 的总死亡率（2 420/40 000 = 6.05%）是人群 A 的两倍（1 210/40 000 = 3.03%），准确地反映出人群 B 的年龄特异性死亡率是人群 A 的两倍。同样的，直接标准化原则也可用于比较不同性别、健康状况、胆固醇或血压水平分布不同或任何其他可能影响比率比较的特征不同的人群，来计算疾病的发生率。疾病的发生率，或任何其他可能使比率比较产生偏差的特征。虽然标准化比率对于跨人群进行有效的比较是有用的，但必须记住这些是虚构的比率。根据调整过程中使用的标准总体，调整后的比率可以有所不同。因此，调整后的比率可能具有误导性，应仅用于比较，而不是结论。本章后面将介绍另一种方法，该方法通过调整其他同时出现风险因素（如年龄），来判断体力活动不足等风险因素的独立影响。

流行病学研究中的试验设计

试验设计是根据受试者的行为或属性（如体力活动或健身）、健康相关事件、时间及体力活动或健康之外的因素来进行分组和比较，从而解释与健康相关事件发生的原因。体力活动流行病学研究设计的目标是，探讨不同水平体力活动或体适能的差异对健康相关事件发生的影响。换句话说，研究设计的目标是探讨体力活动不足是否是导致伤害、疾病或死亡发生的合理的、直接的，甚至是唯一的解释。

在严谨的研究设计中，自变量（即被调节或波动变量，如体力活动，被认为与结果相关联）的变化与因变量随后的变化之间需要有相应的时间间隔（即结局变量，如心脏病）。当自变量的分配不是研究者人为造成的，试验设计是观察性的；当研究者操纵自变量的分配时，试验设计是实验性的；当在一段时间内观察或操纵自变量和因变量时，实验设计是纵向或前瞻性的；若在伤害、疾病或死亡发生后来研究不良事件发生的影响因素，如体力活动习惯对不良事件的影响，那么这种实验设计是回顾性的。

流行病学研究中常用的几种研究设计包括：横断面调查、病例对照研究、前瞻性队列研究和随机对照试验（表 2.2）。研究设计的选择取决于研究想要回答的问题、时间、经费资源和数据的可用性。常用流行病学研究设计的主要优点和缺点总结在表 2.3 中。

表 2.2 研究设计

研究类型	时间		
	过去	现在	未来
横断面研究		评估危险因素和疾病结果	
病例对照研究	询问危险因素的暴露情况	评估结果，即病例或对照	
前瞻性队列研究		集合队列 评估危险因素	评估结果
随机对照试验		随机分配到实验组	评估结果

表 2.3 流行病学中常用研究设计的优点和缺点

研究设计	优点	缺点
横断面研究	·快速和容易实施 ·适用于研究假设的提出	·不能了解暴露因素和疾病之间的先后顺序 ·不适用于假设检验
病例对照研究	·适用于罕见病的研究 ·可以发现多种疾病风险因素 ·试验花费不多且能较快实施	·不能得出绝对的风险因素 ·不可避免回忆性误差 ·一次只能关于一个结局指标 ·不能确实暴露与疾病之间的先后顺序

续 表

研究设计	优 点	缺 点
前瞻性队列研究	·可以得出绝对的风险因素 ·可以同时关注多个结果指标	·需要大量的时间和研究经费 ·不适用于罕见病的研究 ·结果会受受试者流失的影响 ·仅能评估基线时获得的暴露因素对疾病的影响
随机对照试验	·研究人员可以控制整个研究过程 ·是评估干预效果的金标准	·需要大量的时间和研究经费 ·通常不具有普遍性 ·受试者依从性差会影响研究结果

研究设计的定义

- **横断面研究**：危险因素和疾病的存在与否都是在同一时间点测量的。
- **病例对照研究**：受试者是根据研究所关注的疾病的存在(即病例)或不存在(即对照)来选择的。病例和对照在几种可能的病因上进行了配对；然后比较两组受试者在过去接触其他的疾病潜在危险因素的频率。
- **前瞻性队列研究**：从一个确定的群体中随机选择一组个体，选择队列后，收集潜在危险因素的基线信息，并且随着时间的推移跟踪个体，以追踪那些随后暴露或未暴露于所关注的危险因素的人群之间的疾病发生率。
- **随机对照试验**：受试者被挑选与随机分配去接受实验操作或控制条件，获得基线与结果测量值，以确定试验操作后与对照条件相比的变化大小。

横断面研究

横断面研究，有时称为患病率研究，在同一时间点测量风险因素和疾病的存在与否。尽管这种方法便捷且相对成本较低，但它无法确定潜在原因和效果之间的时间关系。例如，在 556 名女性参与的横断面调查中（健康与宗教项目），伊顿及其同事（Eaton et al., 1995）报告了体力活动与体重指数、收缩压、舒张压和总胆固醇之间呈现显著的负相关关系。

虽然这些结果都表明体力活动水平较低的妇女有较高水平的心血管疾病危险因素，但并不能确定低体力活动水平和心血管高危因素哪一个首先出现。使用横断面研究设计阻碍了我们了解女性是否因为身体质量、血压或胆固醇水平较低而导致体力活动不足，或者因体力活动较少而导致这些危险因

素水平较高。横断面调查可以用来建立关于风险因素与疾病之间潜在关联的假设，也可用于评估特定人群中风险因素或行为的发生率。例如，美国 CDC 每年与国家卫生部门合作开展行为风险因素监测调查，以确定包括吸烟和久坐行为在内的几种疾病的危险因素。生态学研究是一种特定类型的横断面研究，用于调查某些风险因素的频率，例如，在一个特定的地理区域，如一个城市、县或州的久坐行为与肥胖的频率。例如，在一个特定的州进行的调查可能会发现久坐行为的高比率以及高肥胖率，虽然这类信息可能暗示久坐行为导致肥胖的假设，但得出这一结论是不合理的。由于这些数据与个人无关，决不能用这类调查的数据来判断因果关系。当横断面研究用于因果关系研究时，横断面研究对研究不能改变的暴露有较好的效能，如血型或不变的个人特征。因为对于这些变量来说，当前的信息与既往的信息是一样的，因而易于明确因素和疾病的时间先后。另一方面，如果有理由相信当前暴露与有关的既往暴露密切一致，那么用当前暴露状态代替有关的暴露可能是合理的。例如，在某职业病研究中，如果某工厂的工艺流程、设备、原料及车间环境等都没有变化，则有理由相信现在的暴露水平应该与既往相同。

病例对照研究

在病例对照研究中，根据感兴趣疾病来选取病例受试者和没有该疾病的对照受试者进行匹配。病例和对照匹配完成后，比较两组之间的疾病潜在危险因素暴露频率。疾病潜在危险因素信息通常是通过个人访谈或医疗记录审查获得的，在体力活动流行病学文献中有许多采用病例对照研究设计，特别是在体力活动和癌症发生风险研究领域。病例对照

研究方法对于研究癌症等疾病是非常理想的,因为这种疾病发生的频率很低,并且在危险因素暴露和疾病实际发生之间具有很长的潜伏期。如果危险因素暴露和疾病发展之间的时期很长,那么前瞻性研究设计是不合理的,因为在有任何疾病病例研究之前,研究者的等待时间通常长达20年。

例如,荷兰的一组研究人员报告了一项20~54岁妇女体力活动与乳腺癌风险的病例对照研究。从癌症登记处选择了1986~1989年期间被诊断为浸润性乳腺癌的918名妇女的样本。每名患者的年龄和居住地区与对照组相匹配。在家中采访病例和对照组的受试者,收集有关终身体力活动和其他危险因素的信息,包括生殖、避孕史、乳腺癌家族史、吸烟、饮酒、经前和月经量。为了确保病例和对照组在相同的时间间隔内回忆过去的行为,对照组被分配了一个假诊断日期,即与对照组在实际诊断时年龄相同的日期相对应的日期。分析仅限于实际诊断或假诊断之前发生的风险事件,以确保危险因素与疾病之间的时间联系正确性。结果显示,在10~12岁时比同龄人活动活跃的女性患乳腺癌的风险显著较低。此外,在诊断之前的任何时间从事休闲性体育活动的女性患乳腺癌的风险也显著较低。这些数据支持休闲性体力活动降低女性患乳腺癌风险的假设,但是必须根据与病例对照研究设计的缺点来解释结果,其中包括受试者的回忆偏倚及对照组的代表性。

病例对照研究设计有几个缺点。由于没有发病率,因此病例对照研究设计不能直接确定疾病的绝对风险。但是,可以计算出那些危险因素暴露人群与未暴露人群的疾病风险估计值。另一个缺点是,病例对照研究设计难以获得真正具有代表性的对照组。为了获得与年龄、性别和种族通常匹配的代表性对照组,通常从与病例相同的设置获得对照(如病例被诊断的医院或病例的邻居)。调查人员通常使用多个对照组来增加获得代表性对照组的概率。还有一点是病例对照研究设计的回忆偏倚,这可能导致风险因素与疾病之间的虚假关联。回忆偏倚是经历了不良事件(如癌症、心脏病发作)的个人可能比健康个体更多地思考他们为什么有这个问题的现象,并且因此更可能回想潜在风险因素的暴露。死亡病例对照研究也易受回忆偏见的影响,因为这些信息必须从过去的行为见证者中获得,如配偶。死者的配偶或其他近亲可能比没有失去亲人的人更有可能回忆起过去的风险行为。病例对照研究的另一个缺点是一次不能研究多于一个的疾病结局,尽管有时为了使研究更加经济,将两个癌症(如结肠和直肠)的病例与同一对照组进行比较。

与其他流行病学研究设计相比,病例对照研究同样也有几个优势。它相对较快且成本低廉,尤其对于罕见疾病的研究;需要相对较少的受试者;并且允许研究多种危险因素。这些优点使得这种设计对假设的最初建立特别有用,以确定是否需要进行更耗时和花费更多的队列研究或随机对照试验。

前瞻性队列研究

这个术语来自拉丁语,意思是一个由300~600名士兵组成的罗马军队的师。队列研究是将一个范围明确的人群按某可疑因素是否暴露或其暴露程度分为不同的亚组,追踪其各自的结果,比较不同亚组之间结局的差异,从而判定暴露因子与结局之间有无因果关联及关联大小的一种观察性研究方法。有时队列研究也称为发生率研究或纵向随访研究,它涉及从某个确定的群体中随机选择一组个体,或者选择相关危险因素暴露或未暴露的群体。

队列选择后,收集关于潜在危险因素的基线信息,并随时跟踪个体以掌握疾病的发病率。一些前瞻性队列研究(如护士健康研究、弗雷明汉心脏研究、哈佛大学校友研究、檀香山心脏研究、医师健康研究和有氧中心纵向研究)已经产生了有关体力活动、体适能和健康结果的关联关系。例如,有氧中心纵向研究,迄今为止已经在得克萨斯州达拉斯的库珀诊所测量了超过10 000名男性和3 000名女性的有氧能力。在一项分析中显示,研究人员对队列中的总死亡率进行了约8年的随访评估。在观察期间,在大约110 000人/年的暴露之后,男性中有240人死亡,女性中有43人死亡(一人跟踪一年等于一人/年)。各种原因的年龄调整死亡率(每10 000人/年暴露)随着健康程度的上升而逐渐降低,从最不健康的(64名男性死亡,40名女性死亡)到最健康的(19名男性死亡,9名女性死亡)。高健康水平的影响与年龄、吸烟、胆固醇水平、收缩压、血糖和父母是否有冠心病史无关。身体健康者总死亡率的降低很大程度上可以解释为心血管疾病和癌症发病率的降低。

前瞻性队列研究比横断面调查或病例对照研究更为昂贵和费时，因此不能用于研究罕见疾病，而且其只能评估基线（即研究开始时）测量的风险因素的影响。前瞻性队列研究的主要优点是在评估结果之前就建立了风险概况。因此，在基线上获得的任何信息都不会因结果知识而产生偏差。然而，当许多病例在随访中丢失时，结果仍然可能有偏差。前瞻性队列研究还允许研究者随着研究过程控制数据收集，评估随时间推移的风险因素的变化，正确地对疾病（如冠心病、糖尿病、骨质疏松症）进行分类，并研究多种疾病的结果，其中一些在研究开始时可能尚未形成研究计划。最重要的也许是，前瞻性队列设计允许对疾病的真实绝对风险进行评估。本章后面将讨论风险的定义和度量。

随机对照试验

随机对照试验比任何其他流行病学研究设计更有效，是用于检验研究假设的黄金标准。在随机对照试验中，受试者被募集并被随机分配至接受干预的实验组或对照组。在干预之前和之后对两组的结局指标进行测量，以评估干预组和对照组之间的结局指标的差异。这种方法的关键是随机化，具有能够最大限度地避免在临床试验的设计、实施中可能出现的各种偏倚，平衡混杂因素，提高统计学检验的有效性等优点。

虽然随机对照试验是最佳的研究设计，但实际操作时同样会面临具有挑战性的问题。例如，随机试验的潜在参与者必须同意被随机分配到干预组或对照组。在运动干预试验中这个问题可能尤其突出，因为多数参与者倾向于分配到干预组，而不是对照组。如果可能的话，最好以双盲方式进行随机试验。也就是说，收集数据的参与者和观察者都不知道分组的具体情况。但在运动干预的研究中，双盲方法显然是不可能的，只有单盲试验（只有数据收集人员不知道小组分配）是可行的。由于在大型随机对照试验中招募受试者会比较困难，这些试验通常使用高度选择的受试者进行。如此一来，会降低研究结果的外部效度，难以将研究结果推广到其他人群中，特别是受试者失访率高的研究。例如，为确定阿司匹林对心血管疾病及β-胡萝卜素对癌症的有效性而进行的医师健康研究（包括体力活动测量），研究的主要受试者为健康、中年、男性白人医师。如果将这些研究结果推广到其他群体，如年轻男性、女性、少数民族或非医生，那么结果的普遍性是值得怀疑的。

虽然随机对照试验是验证假设检验的黄金标准，但是体力活动流行病学中的许多问题不能采用这种方法。例如，研究人员想要了解哪种运动类型、频率、强度和持续时间最有利于减少冠心病的发病率。理论上，可以设计试验将个体随机分配到一个特定的运动方案或对照条件，并追踪冠心病的发病率，但在现实的实际情况中这种方法是不可行的。首先，健康中年男性首发心肌梗死的风险约每年7/1 000人。因此，这项研究需要募集约20 000名男性受试者，随机分配到一个运动干预组和一个对照组，然后随访一年以获得140个潜在的心肌梗死病例。2万名男性在随机分组之前都需要接受广泛评估，以确保没有冠心病。同时必须在运动干预过程中确保运动组坚持预定的运动频率、强度和持续时间，并且对照组在研究期间内无规律运动计划。鉴于需要大量的受试者，需要在全国多个地点进行，这就增加了对干预方案和其他结局指标测量（如风险因素）控制的复杂性。很明显，这样的研究会非常昂贵，而且操作起来非常复杂。因此，目前还没有应用随机对照研究设计来解决此类问题的研究，可能永远也不会有。随机对照试验在体力活动研究中可以被用来研究不同程度的体力活动或运动训练对肌肉运动、平衡、步态和冠心病危险因素（如血脂水平、肥胖、血压、胰岛素水平）的影响；或是用来研究发病率较高的疾病，如在心脏康复试验中心血管疾病的二级预防。

研究设计小结

研究设计的最终目标是评估一个独立变量（如体力活动或体适能）的变化程度与一个因变量的变化是否有因果关系（如疾病或死亡）。在我们讨论体力活动在降低慢性疾病风险方面的证据时，记住各种研究设计方案的固有优点和缺点是很重要的。

流行病学研究中的风险关联评估

流行病学研究目标一般是确定特定疾病的风险因素，并确定这些因素对疾病发生概率的影响。但在实践中，情况复杂得多，因为通常需要同时研究多个独立变量,并确定这些变量对疾病风险的相互影响。例如,在考虑年龄、性别、体成分、糖尿病家族史、饮食和吸烟等因素影响的同时,流行病学家想研究体力活动与2型糖尿病发生之间的关系。此外,他们也可能想研究不同强度(即低、中或高强度)和不同持续时间的运动与疾病结果风险之间的关系。

不管研究的问题有多复杂,大多数流行病学研究都可以在标准的2×2表格中呈现(表2.4)。根据从前瞻性队列研究或病例对照研究获得的数据,2×2表格的解释存在细微的差异。这两个研究设计将在下面的章节中进一步讨论。

表2.4 危险因素和疾病关联的2×2表格

危险因素状态	疾病状态		
	有	无	总计
有	a	b	a+b
无	c	d	c+d
总计	a+c	b+d	a+b+c+d

注:a=既有危险因素又有疾病的受试者;
b=有危险因素但没有疾病的受试者;
c=没有危险因素但有疾病的受试者;
d=既没有危险因素也没有疾病的受试者;
a+b=所有有危险因素的受试者;
a+c=所有有疾病的受试者;
b+d=所有没有疾病的受试者;
c+d=所有没有危险因素的受试者;
a+b+c+d=所有受试者。

病例对照研究

在病例对照研究中,根据疾病状态(即疾病是否存在)选择受试者。表2.5是一个2×2表格,说明病例对照研究的数据组织形式。将暴露于可疑危险因素的病例组比例 $a/(a+c)$ 与暴露于相同危险因素的对照组比例 $b/(b+d)$ 进行比较。如果暴露于危险因素与疾病正相关,那么暴露于危险因素的病例组比例应大于暴露于危险因素的对照组比例。病例对照研究不能直接计算相对风险,因为所研究的受试者是因已患有疾病而被入组,并不是因为他们暴露于某个风险因素。由于没有被观察到,因此我们并不能确定患者是否暴露于某个风险因素。它必须从有关特征和环境的存档证据中推断出来。在病例对照研究中,衡量危险因素与疾病之间关联强度的唯一指标是比值比(OR)。

表2.5 病例对照研究的2×2表格

		病例(发病)	对照(无病)
疾病状态	有	a	b
	无	c	d
暴露比例		a/(a+c)	b/(b+d)

在标准的2×2表(表2.4)中,暴露组的患病风险如前所述为 $a/(a+b)$,而患病几率(即患病与未患病的几率)为 a/b。严格地讲,如果 a 比 b 小(通常是这样),那么几率和风险是相似的。我们可以通过计算表2.6中假设数据的OR来说明这一点。这里的OR是(400/100)/(5 600/3 900)= 2.79。另一种计算方法是存在风险因素组患病几率(即有病例/无病例),除以不存在风险因素组患病几率=(400/5 600=7.14%)/(100/3 900=2.56%)=2.79。

表2.6 假设的体力活动与冠心病病例对照研究

风险因素状态	随访		
	患病人数	对照组中未患病人数	发病率
存在(不活跃)	a=400	b=5 600	7.14%
不存在(活跃)	c=100	d=3 900	2.56%
总计	500	9 500	

从概念上讲,OR是在存在特定风险因素时对疾病风险的估计,与不存在风险因素时的疾病风险进行比较。虽然在患病人群中估计了患病风险因素的几率,但没有办法准确估计患病概率(即风险)。当首先选择疾病病例,然后与没有疾病的对照受试者匹配时,两组疾病的总体患病率加起来可能比更广泛的人群高得多。

尽管如此,在大多数情况下,如果人群中疾病的总体风险(即患病率或发病率)较低(如低于10%),则进行良好的病例对照研究得出的OR值是对前瞻性队列研究得出的风险的合理估计。这将在下一个例子中说明,计算不同的比率-相对风险。

前瞻性队列研究

表2.7列出了前瞻性队列研究2×2表的解释。回想一下,在一项前瞻性队列研究中,选择一个人群,获得基线测量数据,并随着时间的推移跟踪人群以记录疾病的发展。表2.6提供了一项模拟前瞻性

队列研究的数据,该研究就基线时体力活动与冠心病发生率之间的关联性进行了说明,以评估危险因素与疾病之间的关联强度。与病例对照示例不同,风险暴露是前瞻性观察研究的。这允许计算另一种比率,称为相对风险(RR)或风险比,即暴露组的风险与未暴露组的风险之比。

表 2.7 前瞻性队列研究 2×2 表格

危险因素状态	随访			
	患病	未患病	总计	发病率
有	a	b	a+b	a/(a+b)
无	c	d	c+d	c/(c+d)

表 2.8 模拟的体力活动与冠心病关联关系的队列研究数据

危险因素状态	随访		
	患病	未患病	发病率
久坐行为	a=400	b=5 600	6.7%
积极活动	c=100	d=3 900	2.5%
总计	500	9 500	

在这个例子中,总共有 500 名男性患者发展为冠心病。总体发病率为每万人口 500 例,即 0.05(5%)。研究者们感兴趣的问题是风险因素(即久坐行为)与疾病发生率之间有什么关联。为了回答这个问题,我们需要分别计算积极活动组和久坐组中疾病发病率。久坐组冠心病的发生率或风险为 $a/(a+b)=400/(400+5\ 600)=400/6\ 000=0.067$ 或 6.7%。活动组中疾病的发生率或风险是 $c/(c+d)=100/(100+3\ 900)=100/4\ 000=0.025$ 或 2.5%。有了这些信息,就可以评估久坐行为对冠心病风险的影响。在这个例子中,暴露(久坐行为)组和未暴露(积极活动)组之间冠心病的相对风险是:

$$RR = [a/(a+b)]/[c/(c+d)]$$
$$= [400/(400+5\ 600)]/$$
$$[100/(100+3\ 900)]$$
$$= 0.067/0.025 = 2.68。$$

如果暴露组和未暴露组的疾病风险相同,则相对风险为 1.0。如果两组的风险不相同,则相对风险提供了一种简单的、可解释的方法,以说明风险因素与疾病之间的关联。在这个例子中,久坐组冠心病的危险性是积极活动组的 2.68 倍。这个 2.68 的值与之前计算的 2.79 的 OR 值相似,因为冠心病的发病率很小——仅占人口的 5%。因此,OR 计算时作为分母(即久坐组为 5 600,积极组为 3 900)的对照组(即非病例受试者),与 RR 的风险暴露分母(即久坐组为 6 000,积极组为 4 000)值相似。

在考虑风险评估时,记住绝对风险和相对风险之间的差异非常重要。在这个例子中,发生冠心病的绝对风险,即暴露(久坐)组的真正风险是 6.7%,但是这个风险水平是活跃组绝对风险(2.5%)的 2.68 倍。在某些情况下,即使两组的绝对风险相对较低,相对风险也可能非常高。

相对风险也可以用来判断随机对照试验临床结果的有效性。风险差异就是暴露于风险因素组的患病风险减去未暴露于风险因素组的患病风险。在前面的例子中,暴露(久坐)组的风险率为 6.7%,未暴露(活动)组的风险率为 2.5%,因此风险差为 6.7%-2.5% = 4.2%。将风险差值颠倒(即 1.0/0.042 = 23.8)就得到了所谓的"需治疗人数"。在这个例子中,每 24 名心脏病患者中,就可能有 1 人因运动治疗而挽救一条生命。

生存分析

生存分析用于确定事件(如死亡、疾病诊断或其他不良事件)发生所需的时间。它通常用于计算一个人在特定时间内存活的概率,估计风险因素或混杂因素对生存时间的影响,并比较不同人群之间的生存时间(例如,暴露于风险因素或干预措施的人群与未暴露于风险因素或干预措施的人群)。

Kaplan-Meier 法是一种排名方法(即不基于平均值和标准差的正态分布参数),从观察到的生存时间估计生存概率(Kaplan et al., 1958)。ti 时刻的生存概率 $S(ti)$ 计算为:

$$S(ti) = S(ti-1)(1-dini)$$

其中 $S(ti-1) = ti-1$ 时刻存活或无诊断的概率;

$ni = ti$ 之前活着或未确诊的人数;

$di = ti$ 时刻的事件数;

$t0 = 0, S(0) = 1$。

估计概率 $[S(t)]$ 是一个阶梯函数,仅在每组中每个事件发生时改变值(表 2.9)。生存曲线是生存概率随时间变化的曲线,提供了估计中位生存时间的概要(图 2.2)。Kaplan-Meier 方法使用 mantelercox 凿方检验比较组中对数秩的生存曲线。在本例中,生存曲线在统计上是有显著差异的[卡方(1自由度)$X^2 = 6.01$, $p = 0.014$],正如图中所示。卡方检验能在大多数统计软件中实现。

表2.9 生存分析

非暴露组			
事件发生时间	事件发生人数	风险暴露人数	生存率
1	1	10	90%
2	1	9	80%
3	1	8	70%
4	1	7	60%
5	1	6	50%
平均时间 = 3.6 年			
中位时间 = 4 年			
暴露组			
事件发生时间	事件发生人数	风险暴露人数	生存率
0.75	2	10	80%
1	1	8	70%
2	2	7	50%
3	3	5	20%
3.5	2	2	0
平均时间 = 2.25 年			
中位时间 = 2 年			

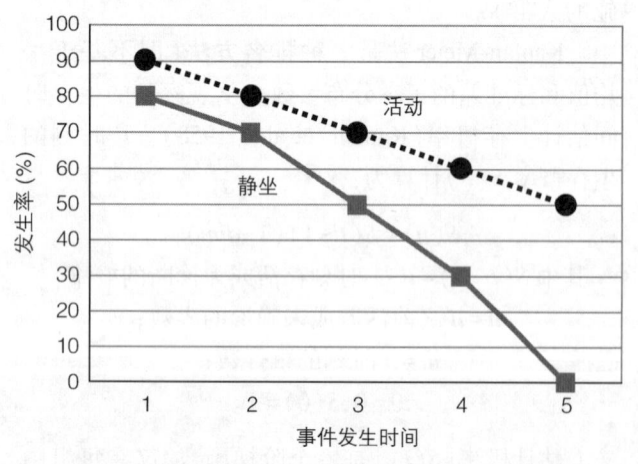

图2.2 活跃或静坐组的5年生存曲线比较。

Kaplan-Meier 曲线只比较两类单一危险因素的生存率。Cox 比例危险比是一种常用的比率比,由几种危险因素对生存影响的回归分析得出,类似于多元逻辑回归分析。它既可用于二元风险因素,也可用于连续风险因素。手工进行上述计算很费力,大多数可用计算机的统计软件包实现。

死亡、疾病诊断或不良事件的概率为危险函数,其模型为回归方程:

$$H(t) = H_0(t)\exp(b_1X_1 + b_2X_2 + \cdots + b_kX_k)$$

其中 t 为人与人之间不同的生存时间,$H(t)$ 为危险函数,$X_1X_2\cdots X_k$ 为预测变量(即危险因素或混杂因素)。用 Cox 回归估计 b 系数。b 系数的指数或反对数是风险比,它表示每单位风险因素变化的相对风险变化。$H_0(t)$ 是一个人在 t 时刻的基线危险与所有预测指标为零分;它是未经任何风险因素(包括主要暴露变量,如缺乏体育活动)或混杂因素调整的粗略风险。

对于二元风险因素(存在时为1,不存在时为0),如果两者在其他风险因素上得分相同,则每个 b 系数的指数是具有风险因素的人与不具有风险因素的人(例如,吸烟者与不吸烟者)在任何时间发生该事件的相对风险。也可以使用持续的危险因素(例如,每天吸烟的数量)。如果 b 系数的符号为正,则危险风险增加,生存期缩短。如果 b 系数的符号为负,则危险风险降低,生存期延长。

解释相对风险和优势比

如果暴露组和未暴露组的疾病风险相同,则相对风险和或将为1.0。通常,当计算相对风险时,暴露组的疾病发生率被置于分子中,未暴露组的疾病发生率被置于分母中,正如表2.8中假设性前瞻性队列研究的数据所做的那样,其中计算出的相对风险为2.68。这是有意义的,因为随着风险因素的影响增加(在这种情况下,久坐行为对冠心病发病率的影响),相对风险也会增加。然而,也可以将分数颠倒过来,并将疾病发生率放在暴露组的分母中。则相对风险为 0.025/0.067 = 0.37,说明活动组的风险约为久坐组的三分之一。同样,如果将暴露组置于分母中,则观察到的 OR 为 2.79 的解释不变。活跃组的患病几率较低,为 0.025 6/0.071 4 = 0.358(即 2.79 的倒数或倒数)。

同样重要的是,通过确定样本比率的准确性或精确性,从而更准确的估计人群的真实比率。95% 置信区间是一项研究中观察到的 RR 或 OR 精度的度量。该区间以95%的概率估计研究人群中真实RR或OR的值,且不存在任何研究偏倚或混杂。置信区间可针对观察到的RR或OR值,与1.0进行精确的比较。RR或OR为1.0表明是否暴露于该危险因素者之间的患病风险没有差异。如果久坐个体冠心病的相对风险(我们假设的研究为2.68)的95%置信区间为0.72~3.15,则相对风险在统计上没有显著差异,因为置信区间包含1.0的值。但是,如果RR点估计同样为2.68,而95%置信区间为2.15~3.31,表明是否暴露于该危险因素者之间的患病风险存在明显差异,因为95%置信区间不包含1。

置信区间的计算基于标准误差(抽样误差的平方根),这取决于2×2数据表中每个单元格的大小。OR和RR的标准误差(SE)公式为:

$$SE\ of\ OR = \sqrt{1/a + 1/b + 1/c + 1/d}$$
$$SE\ of\ RR = \sqrt{1/a + 1/c - 1/a + b - 1/c + d}$$

SE是正态分布中很少出现的标准分的比例(例如,100个样本中的5%)。对于95%的CI来说,这个标准分是1.96(与平均水平相差近2个标准差,就像钟形曲线上的A或D等级)。因此,将这一比例减去或加上比率,将得出观察到的比率的低值和高值,即95%CI。RR和OR不是正态分布,所以在计算置信区间之前,它们都必须使用自然对数进行转换。低CI值和高CI值的自然对数指数或反对数将产生最终的置信区间。

根据表2.6的数据,OR的SE为:

$$\sqrt{1/400 + 1/5\ 600 + 1/100 + 1/3\ 900} = 0.114。$$

利用表2.8的数据,RR的SE为:

$$\sqrt{1/400 + 1/100 - 1/6\ 000 - 1/4\ 000} = 0.110。$$

计算OR或RR 95%CI的公式为:

$$95\%CI: = exp(Ln(OR) - 1.96 \times SE\{Ln(OR)\})\ to$$
$$exp(Ln(OR) + 1.96 \times SE\{Ln(OR)\})$$
$$95\%CI: = exp(Ln(RR) - 1.96 \times SE\{Ln(RR)\})\ to$$
$$exp(Ln(RR) + 1.96 \times SE\{Ln(RR)\})$$

根据表2.6,OR为2.79的95%CI:为2.23~3.48。根据表2.8,RR为2.68的95%CI:为2.15~3.31。

归因危险度

流行病学研究的一个重要功能是估计潜在可变风险因素导致的人口中疾病的数量。例如,研究人员可能会问一个问题:在中国人群中,久坐行为、高血压、肥胖及其他可改变的危险因素导致的冠心病死亡率有多高?这种信息对于决定采用哪些风险因素干预措施,从而最大限度地为公众健康带来好处是非常重要的。此外,如果能够证明某种干预措施对个人健康的重要性,那么公众可能会更加关注并遵守这些措施。

归因危险度(attributable risk, AR)的概念源于莫顿(Levin, 1953),他也是第一个将吸烟与癌症风险联系起来的人。多种流行病学措施来评估风险因素暴露对疾病的影响。这些包括暴露组的归因危险度百分比、人群归因危险度和人口归因危险度百分比,被广泛应用于体力活动流行病学。下面的内容,将以表2.8的模拟数据进行举例计算说明。

暴露组的归因危险度百分比

暴露组的归因危险度百分比(attributable risk proportion, ARP),又称为病因分值(etiologic fraction, EF)或归因危险分值(attributable fraction, AF)。ARP是指暴露人群中的发病或死亡归因于暴露的部分占全部发病或死亡的百分比。可以使用两个公式中的任何一个来计算ARP:

(1) $ARP = (Risk_{exposed} - Risk_{unexposed})/Risk_{exposed}$

(2) $ARP = (RR - 1)/RR$

利用公式(1)计算表2.8中久坐行为和冠心病的归因危险度百分比:

$$ARP = (0.067 - 0.025)/0.067$$
$$= 0.042/0.067$$
$$= 0.626\ 8$$
$$= 62.7\%。$$

利用公式(2)计算:

$$ARP = (2.68 - 1)/2.68$$
$$= 1.68/2.68$$
$$= 0.626\ 8$$
$$= 62.7\%。$$

因此,在久坐人群中,62.7%的冠心病风险是由久坐行为引起的。在病例对照研究中,ARP也可以通过用OR代替公式(2)中的RR来计算。

人群归因危险度

人群归因危险度(population attributable risk,

PAR)是指总人群发病率中归因于暴露的部分。在表2.8的冠心病例子中,PAR的计算可以确定冠心病总风险的多少可归因于久坐行为。在这个例子中,总人口中冠心病的风险是500/10 000 = 0.05,即5/100/年。积极活动组中的疾病风险为100/4 000 = 0.025,即2.5/100/年。因此,PAR = 5-2.5 = 2.5,换句话说,每1 000人中每年有25人是由于久坐行为而罹患冠心病。

人群归因危险度百分比

PAR百分比是可归因于某种暴露引起的发病占全部发病的百分比。PAR以百分比表示,而不是绝对值。

$$PAR\% = (Risk_{total} - Risk_{unexposed})/Risk_{total}$$

利用表2.8的数据:

$$PAR\% = (5 - 2.5)/5$$
$$= 0.5$$
$$= 50\%。$$

因此,该人群冠心病总风险的50%可归因于久坐行为。假设,如果久坐的人开始活动,这个人群中有一半的冠心病病例会被预防。从公共卫生的角度来看,下面的公式是计算PARP的更有用的方法:

$$PAR\% = (P_{exposed})(RR - 1)/[1 + (P_{exposed})(RR - 1)],$$

其中$P_{exposed}$是风险因素暴露的人群的比例,RR是与风险因素相关疾病的相对风险。

该公式可以比较不同风险因素对人群疾病风险的影响。例如,由于久坐行为和吸烟导致的冠心病风险比例比较。让我们假设与久坐行为有关的冠心病的相对风险是2.0,而中国人口中有50%的是久坐($P_{exposed}$);我们还假设与吸烟有关的冠心病的相对风险是5.0,而中国人口中吸烟的比例约是20%。有了这些信息,久坐行为和吸烟的PAR%可以计算如下:

PAR%(久坐行为)
$$= 0.5(2.0 - 1)/[1 + (0.5)(2.0 - 1)]$$
$$= 0.5/1.5$$
$$= 0.333$$
$$= 33.3\%$$

PAR%(吸烟)
$$= 0.2(5.0 - 1)/[1 + (0.2)(5.0 - 1)]$$
$$= 0.2(4)/[1 + (0.2)(4)]$$
$$= 0.8/(1 + 0.8)$$
$$= 0.444$$
$$= 44.4\%。$$

因此,在这个例子中,大约人口中33%的冠心病可归因于久坐行为,44%可归因于吸烟。理论上,如果所有久坐不动的人都活跃起来,那么在人群中患冠心病的病例就会减少33%。同样,如果所有吸烟者都戒烟,冠心病病例将减少44%。

因此,PAR百分比可以比较人群中相对风险和流行率不同的风险因素的影响。一个风险因素可能具有非常高的相对风险,但在人口中的流行率较低;因此,修改这一风险因素对公共卫生的影响有限。久坐行为的PAR百分比与几种疾病的结果相关,包括冠心病和癌症,将在随后的章节中进行评估。

诊断测试

诊断测试使用计算RR和OR时的信息相同,但目的是根据实验室测试结果预测一个人患疾病的概率。诊断测试在预防医学中比在流行病学中更常见。然而,一些体力活动改变的危险因素依赖于实验室测试(例如,胆固醇和甘油三酯用于冠心病,胰岛素或葡萄糖用于糖尿病),因此对诊断测试的基本了解以及如何判断它们的有用性在流行病学中也很重要。标准诊断测试中的术语定义见表2.10,其用途见表2.11。

表2.10 诊断测试中的术语

术 语	术语的意义
真阳性(true positive, TP)	受检者真的患病且检查结果阳性
真阴性(true negative, TN)	受检者未患病且检查结果阴性
假阳性(false positive, FP)	受检者未患病但检查结果阳性
假阴性(false negative, FN)	受检者患病但检查结果阴性
贝叶斯理论	受检者是否患病取决于测试结果以及疾病发病率
阳性测试结果似然比(LR+)	受检者检测结果呈阳性后患病概率的增加
阴性测试结果似然比(LR-)	受检者检测结果呈阴性后患病概率的减少

表 2.11 诊断统计

敏感性（Sen）	诊断为阳性的试验阳性概率	Sen=TP/(TP+FN)
特异性（Spc）	诊断为阴性时检验阴性的概率	Spc=TN/(TN+FP)
阳性预测（Ppv）	实际结果阳性，诊断出阳性结果的概率	Ppv=TP/(TP+FP)
阴性预测（Npv）	如果测试为阴性，诊断结果为阴性的概率	Npv=TN/(TN+FN)

一个有用的诊断测试首先应该是敏感的，这意味着它可以检测到疾病的存在。敏感测试的正确率高，假阴性率低。诊断测试还应该是特异性的，这意味着它不会错误地检测到不存在的疾病。一个特异性测试有很高比例的真阴性和很低比例的假阳性。通常，敏感性和特异性率为80%或更高被认为是潜在有用的。然而，敏感性和特异性并不能单独决定测试的预测价值，还必须考虑人群中结果的普遍性。因此，相对于诊断测试的决策点，测试的预测值取决于测试基础特征的频率和疾病的流行率。例如，当一种疾病非常普遍时（如在50%以上的人口中），一个不好的测试可能具有很高的敏感性。如果患病率是60%，那么猜测一种疾病的存在比扔硬币要好。这说明了贝叶斯定理，该定理大致说明事件A（如疾病）依赖于事件B（阳性测试结果）的概率是试验前A和B的先验概率的反函数。在实践中，阳性检测结果能够准确预测疾病的概率是由阳性似然比（positive likelihood ratio，PLR）=敏感性/（1－特异性）×疾病的先验概率（患病率/[1－患病率]）得到的。同样，阴性试验结果准确预测无病的概率由先前的概率×阴性似然比（negative likelihood ratio，NLR）=（[1－敏感性]/特异性）得到。一个更容易计算的阳性预测值是由真阳性数/（真阳性数＋假阳性数）得到的。负预测值由真阴性数/（真阴性数＋假阴性数）得到。

表 2.12 使用表 2.6 和 2.8 中给出的相同数据计算这些诊断数据。它们表明，体力活动量低作为冠心病的"测试"，具有良好的敏感性（即80%），但特异性差（即41%），阳性预测值极低（即6.67%）。这是因为假阳性（即5 600）的数量很高，超过了真阴性（即3 900）的数量。相反，由于4 000名活动人群中只有100名（即2.5%）患有冠心病，因此阴性测试结果（在这种情况下，体力活动）具有很好的阴性预测值（即97.5%）。请注意，比值 PLR/NLR=2.79，与表 2.4 示例中这些数据计算出的 OR 值相同。因此，前瞻性队列设计的 OR 相当于阳性和阴性似然比的比值，这取决于风险因素的敏感性和特异性及疾病的患病率。这些统计数据在诊断测试的 OR 和评估之间的应用目的不同。

表 2.12 计算诊断数据

测试小组	冠心病组	非冠心病组	
阳性测试 非活跃组（暴露组）	400 真阳性测试	5 600 假阳性测试	Ppv 400/6 000=6.67%
阴性测试 活跃组（非暴露组）	100 假阳性测试 敏感性 400/500=80%	3 900 真阴性测试 特异性 3 900/9 500=40%	Npv 3 900/4 000=97.5%

体力活动流行病学研究模型

要了解体力活动和体适能在健康中的作用，有必要了解流行病学家利用什么样的理论模型，来探讨这些因素对疾病或死亡的独立和交互作用。

研究体力活动和体适能在健康中作用，最常用的三种模型见图 2.3。第一个也是最常见的模型是流行病学三角形，由宿主（即个人）、环境（如建成环境或社会环境）和中介变量（如体力活动或体适能）组成。这种模型从早期的传染病流行病学演变而来，近期被更适用于慢性病流行病学的模型所取代，在这种模型中病因通常是多因素的。因果关系的网络模型认为没有哪种疾病是由单一的病因造成。因此，研究体力活动和体适能作为疾病的风险

(1) 三角模型

宿主

中介变量　环境

(2) 因果网络模型

病原体
- 膳食脂肪
- 压力
- 肥胖
- 不活跃
- 低水平高密度脂蛋白
- 糖尿病
- 高血压
- 吸烟

基因型甘油三酯水平 → 高表现型甘油三酯水平 → 冠状动脉粥样硬化 → 冠心病

预防法
- 摄入多种不饱和脂肪酸
- 抗氧化物
- 维生素E
- β-胡萝卜素
- 雌激素
- 体力活动
- 高密度脂蛋白

(3) 轮状模型

社会环境、核心基因、寄主、生物环境、建成环境

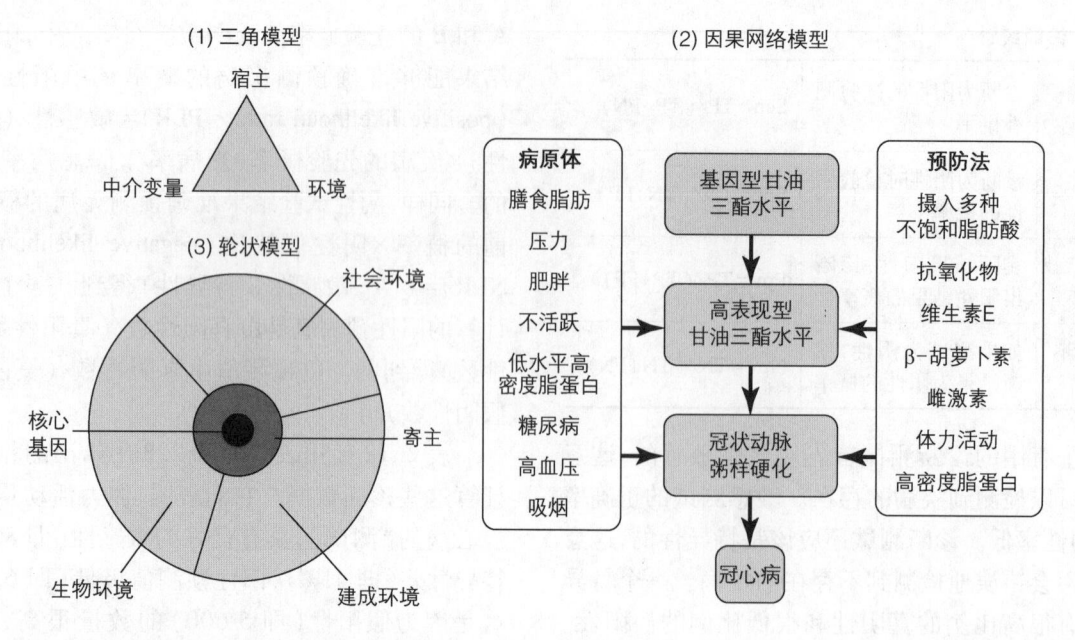

图2.3　三种常用的流行病学研究理论模型。
资料来源：Mausner et al., 1985。

因素，必须考虑他们与其他因素之间的交互作用。网络模型的优点是认识到致病原因之间的相互影响，但这同样是网络模型的弱点，因为它的复杂性使得了解疾病的病因和预测健康结果变得非常困难。轮状模型可能是最有效的流行病学调查模型，因为它认为宿主的发展与环境密不可分，并且认识到宿主的发展从遗传因素开始，同时又受到宿主所在生物环境、建成环境和社会环境等因素不同程度影响。

运动科学家布沙尔和谢泼德整合了传统的流行病学模型，以说明个人习惯（体力活动除外）、建成环境、社会环境和个人特征这些因素如何独立和交互影响遗传因素，同时他们对健康的影响可能被概念化（Bouchard et al., 1994）。相应的模型见图2.4，简化图见图2.5。

体力活动
- 休闲
- 职业
- 其他家务

遗传
- 生活方式
- 个人属性
- 建成环境
- 社会环境

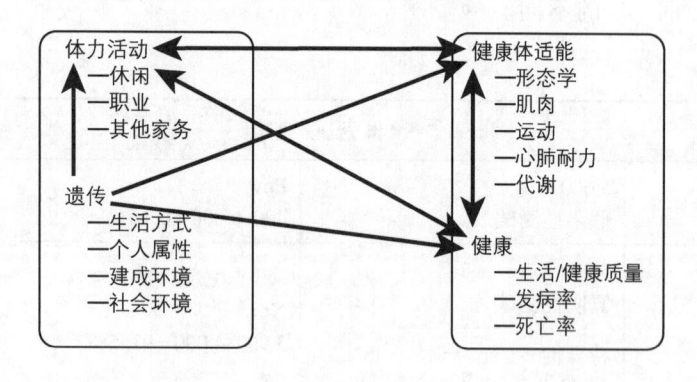

健康体适能
- 形态学
- 肌肉
- 运动
- 心肺耐力
- 代谢

健康
- 生活/健康质量
- 发病率
- 死亡率

图2.4　体力活动、体适能和健康三者之间的关系。

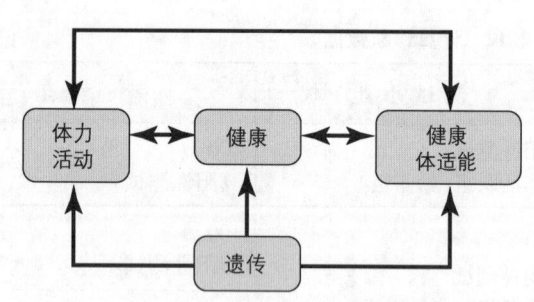

体力活动 ↔ 健康 ↔ 健康体适能
遗传

图2.5　传统流行病学模型的整合说明了如何概念化理解遗传、除体力活动以外的习惯、物理环境、社会环境和个人属性对健康的独立和交互影响。

如图2.4和图2.5所示，遗传或遗传因素与模型的所有其他部分直接相关。研究双胞胎是一种常用的方法，用于估计遗传遗传（即基因型）在多大程度上解释了人们在体育活动或其结果方面的差异。比较同卵双胞胎（MZ）与异卵双胞胎（DZ）之间的体力活动表型（即可观察到的特征）的相关性，分析出双胞胎相似性对该特征的影响。如果拥有相同基因的MZ双胞胎之间的体力活动水平比拥有一半相同基因的DZ双胞胎之间更相似，那么体力活动或其中一种结果存在遗传成分。如果MZ和DZ双胞胎之间体力活动水平的相关性是相似的，那么无论基因如何，每个双胞胎共享的共同环境因素都可以解释表型的变化。因为MZ双胞胎通常共享相同的环境和相同的基因，如果MZ双胞胎间并不完全相

关，这表明体力活动表型的变化可以用双胞胎所不具有的独特环境经验来解释。最极端的例子是出生时就分离的MZ双胞胎。双胞胎研究估计，成年人习惯体力活动中20%~70%的自然变异是由遗传变异解释的(Stubbe et al., 2006)。

人类基因组由线粒体DNA(来自母亲)和23对染色体(来自父母双方各一对)组成，这些染色体由30亿个DNA碱基对(即核苷酸的组合：腺嘌呤A、鸟嘌呤G、胞嘧啶C和胸腺嘧啶T)组成。大约23 000个基因(不到基因组的2%)编码蛋白质，但许多其他基因调节其他基因。在染色体上特定基因位置上的DNA序列的变体是等位基因。在超过1%的人群中出现的基因DNA序列的变异被称为多态性(即一个基因的多种形式)。最常见的基因变异涉及单碱基核苷酸的不匹配，这被称为单核苷酸多态性(SNP)。当一个物种内的DNA片段序列不同于一个核苷酸(例如，AGCTGGC和AGCTGGA，其中包含两个等位基因C和a的单个核苷酸的差异)时，就会发生SNP。多态性是可遗传的，并通过自然选择进行修饰。许多疾病被认为源于遗传自一个或多个父母的改变的基因，但其中大多数是多基因的。这意味着它们产生于环境和多个多基因之间复杂的、难以理解的相互作用，而每个多基因对总效应的贡献不到1%。例如，至少有22种肥胖基因已被发现。在健康、危险因素、运动训练和遗传(HERITAGE)家族研究中，来自99个家庭的473名久坐成年人的最大摄氧量(VO_{2max})，在20周标准化的运动练习后，VO_{2max}的增长率接近50%，这主要是由全基因组324 611个SNP中的21个SNP解释的(Bouchard et al., 2011)。体力活动和健康结局也可能受到表观遗传事件的影响，表观遗传是通过在不改变DNA序列的情况下改变基因转录和细胞过程(Bouchard, 2015)。

重要的是要认识到遗传因素在体力活动和健康之间的联系中可能发挥的作用。人类的基因构成有很大差异。例如，每个种族内的DNA序列的变异似乎和种族间的一样多。鉴于这些情况，不太可能为所有人实现平等的健康和身心福祉。具有特定基因组成的个体比其他人更不容易患病和残疾。遗传倾向至少在一定程度上解释了为什么我们患高血压、动脉粥样硬化、糖尿病、骨质疏松症、癌症或心脏病的几率不同。遗传因素也可能在决定一个人的体力活动水平和身体健康(肌肉力量、有氧能力等)方面发挥重要作用，并解释了人们对相同饮食或运动训练计划的生理反应差异(例如，体脂、胆固醇、血压或有氧能力)的主要原因。

人们在社会中和社会内部所处的物理和社会环境也存在同样广泛的差异。这些差异包括气候、人口密度、自然资源、经济、教育水平和文化价值。所有这些因素都可能单独或共同影响疾病风险因素(包括行为)和疾病脆弱性。此外，即使在单卵(即同卵)双胞胎中，剧烈体力活动(包括体能变化)的生物学适应变化也可能高达50%(Bouchard et al., 1994)。因此，在人的一生中，即使是对体力活动做出反应的基因表达，其在生命周期中也明显受到环境的影响。另外，尽管年龄、性别和种族对体适能力没有很大影响，但对于某些变量(如亚极量心率和血压)，人们的初始表现型(即他们的可观察特征)才是运动训练反应的主要预测因子，而非其他变量(如最大摄氧量和高密度脂蛋白胆固醇)(Bouchard et al., 2001)。尽管我们对于体力活动、健身和健康结果的遗传基础知识的了解仍然有限，但相关知识的概括仍会包括在后面的小结中。例如，体力活动可以使已知的最强肥胖风险基因的影响降低30%(Graff et al., 2017)。

流行病学研究的疾病原因推断

前面提到的流行病学模型提供了一个框架，用于考虑变量之间的关联，以试图确定变量之间的因果关系。在流行病学的背景下，因果关系可以定义为事件类别或特征改变的频率或质量，取决于另一类别事件的变化。为了确定风险因素与疾病之间观察到的关联是否可能是因果关系，首先必须证明风险因子与疾病结局之间的统计学关联。接下来，需要排除研究中的偏倚对统计学关联的影响(例如，所研究的样本并不能代表感兴趣的人群)。即使证明了风险因素和疾病之间存在着明显的、有统计学意义、无偏倚的关联，这种关联也有可能不是因果关系。混杂因素和修饰效应是导致这种非因果关联的两个主要因素。

混杂因素

当研究某暴露因素与疾病之间的关系时，由于某个既与研究的疾病有联系，又与所研究的暴露因素有联系的其他因素的影响，掩盖或夸大了所研究的暴露与疾病的联系,这种因素叫混杂因素。例如,男性脱发,秃顶与心肌梗死的风险相关。然而,这很有可能不是因果关系。因为年龄增加的同时也增加了脱发和心肌梗死风险的可能性。所以,年龄混淆了脱发与心肌梗死之间的关系。当两个或多个潜在风险因素共同出现在一个组中时容易出现混杂因素影响,从此不能确定任一因素的独立影响。混杂因素必须分别与暴露变量(如体力活动量少)和健康结果(如疾病、损伤或死亡)相关联,并且还需独立于暴露变量与健康结果相关联。换句话说,如果体力活动活跃的人群被观察到患某疾病的概率低于久坐不动的人群,同时体力活动活跃的人群还具有年龄较小和吸烟较少的特征,则不能断定体力活动是某疾病独立于年龄和吸烟的保护因素。相反,久坐不动的人群中疾病发病率较高可能是因为年龄较大和吸烟的关系,而不是因为体力活动水平低。图2.6举例说明了年龄作为混杂因素。

和健康的人群中,老年人和年轻人人数相同。然而,体力活动少的人群中75%的是老年人。因此,体力活动少的人群疾病发病率高,可能是由于这部分人群年龄大而不是表面看上去的体力活动量少的原因。

相比较于随机对照试验,混杂因素在观察性研究中出现的可能性更高。这是因为在随机对照试验中将参与者随机分配给对照组和干预组,使得混杂因素在对照组和干预组中分布均衡,使原来混杂因素丧失混杂因素的特征,从而达到控制混杂的作用。

例如,许多观察性研究表明在基线时体力活动活跃与全因死亡率的风险降低有关。体力活动量增加是否会导致死亡率风险较低,还是说体力活动活跃的人通常健康状况较好,因此死亡风险率较低?整体身体健康状况是否混淆了观察到的体力活动与死亡率降低之间的联系?大多数设计良好的观察性研究使用统计学方法调整或试图调整健康状况指标,如血压、血脂质平、肥胖和吸烟,以确定体力活动与发病率或死亡风险之间的关联是否独立于混杂因素。一个简单方法就是将混杂因素进行分组。如果较高的年龄与较高的疾病发病率呈正相关,与体力活动呈负相关,则将每个暴露组和未暴露组的病例数除以其累积年龄,根据年龄标准化率(即,这个比例的分母为暴露的人年数),从而消除大部分年龄混杂的影响。

一种更常见和被接受的混合调整因素的方法是Cochran-Mantel-Haenszel方法,该方法在用另一个二元危险因素对混合进行调整后,估计二元暴露和二元结果之间的关联。例如,表2.8中的数据可以分为两个年龄级别作为混杂危险因素,如表2.13所示。然后,对各年龄组的率比(RR或OR)进行加权平均,得出暴露(久坐 vs 运动)与结果(疾病 vs 无疾病)之间的关联估计值,该值已对年龄的任何混杂因素进行了调整。

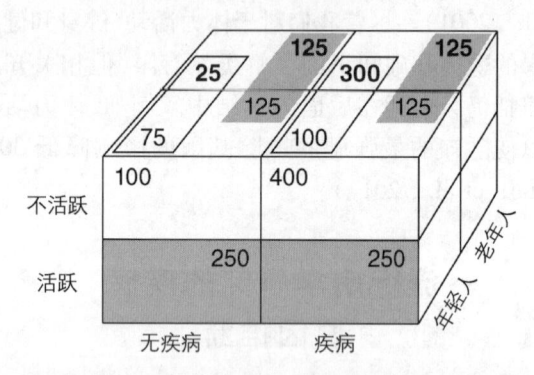

图2.6 体力活动与冠心病之间的关系,年龄为混杂因素。

在500名体力活动活跃的人群中,250人患病,250人健康。所以,发病率是50%。在500名久坐不动的人群中,有400人患病。所以,发病率是80%,是体力活动活跃人群的1.6倍。然而,这种差异有可能是由于年龄差异造成。体力活动活跃人群中的患病

表2.13 模拟体育活动与冠心病年龄分组的队列研究-校正年龄混杂

危险因素	50岁以上			50岁以上			总计
	发展为疾病	未出现疾病	发病率	发展为疾病	未出现疾病	发病率	
有 (静坐)	$a_i=60$	$b_i=2\,940$	60/3 000 2.0%	$a_j=350$	$b_j=2\,650$	350/3 000 11.67%	6 000
无 (活跃)	$c_i=30$	$d_i=2\,970$	30/3 000 1.0%	$c_j=60$	$d_j=940$	60/1 000 6.0%	4 000
合计	90	5 910 $n_i=6\,000$	RR=2.0	410	3 590 $n_j=4\,000$	RR=1.95	10 000

使用以下 Cochran-Mantel-Haenszel 方程，计算 RR 和 OR 的加权平均值：

Age-adjusted RR
$= [a_i(c_i+d_i)/n_i + a_j(c_j+d_j)/n_j] \div [c_i(a_i+b_i)/n_i + c_j(a_j+b_j)/n_j]$
$= 60(30+2\,970)/6\,000 + 350(60+940)/4\,000 \div 30(60+2\,940)/6\,000 + 60(350+2\,650)/4\,000$
$= 30+87.5 \div 15+45$
$= 1.96$

Age-adjusted OR
$= [(a_i \times d_i)/n_i + (a_j \times d_j)/n_j] \div [(b_i \times c_i)/n_i + (b_j \times c_j)/n_j]$
$= 60 \times 2\,970/6\,000 + 350 \times 940/4\,000 \div 2\,940 \times 30/6\,000 + 2\,650 \times 60/4\,000$
$= 29.7+82.25 \div 14.7+39.75$
$= 2.056$

这个例子表明，老年人冠心病的风险增加了近7倍（RR = 6.8）。50 岁以上人群冠心病发病率为 10.25%（410/4 000），50 岁以下人群为 1.5%（90/6 000）。于活跃人群相比，50 岁以下（RR = 2.0）和50 岁以上久坐人群（RR = 1.95）患冠心病的风险增加一倍。在对年龄进行调整后，整个队列中久坐的相对风险为 1.96。这说明早先在整个队列中计算的不活跃组的 RR 为 2.68（表 2.8），是由于不活跃组中老年人的比例较高而被夸大。

病例对照研究可以通过将每个患病病例与一个或多个非患病对照匹配，从而尽可能降低混杂因素的影响。倾向评分匹配是设计和分析观察性（即非随机）研究的常用方法，以更好地估计干预或暴露的因果效应。它从统计学上排除了根据人们现有的特征，预测人们是否接受治疗或暴露的混杂影响（Rosenbaum et al.，1983）。这些特征是导致死亡、疾病或其他不良事件（如受伤）的危险因素。危险因素包括久坐不动或健康状况不佳。倾向评分平衡了暴露和未暴露干预或正在研究的主要危险因素之间的混杂因素的频率和权重。例如，当干预组和对照组的人有相同的倾向得分时，可以比较他们之间的结果。类似地，在病例对照研究中，病例受试者可以与具有相同倾向得分的对照受试者（即非病例受试者）进行匹配。对许多具有明确危险因素的慢性疾病的倾向进行估计是可行的。然而，值得注意的是，缺乏体力活动或健康状况不佳的风险因素尚不完全清楚，如第17章所述。

大多数研究报告称，对测量的混杂因素进行调整后，体育活动与死亡率和几种慢性疾病的关联仍然存在。然而，这种关联仍可能是残余混杂的结果，因为大多数研究没有测量所有潜在的混杂因素，或者没有对混杂因素测量不准确，又或是没有确定它们是否随时间变化。这表明，任何单一的观察性研究都难以解释所有潜在的混杂因素，因此难以提供明确的证据，证明体育活动在降低风险方面的效果完全独立于其他可能的因素。

因此，我们需要大量的研究，不同的受试人群，调查不同的混杂因素，来证明体力活动与慢性病风险之间的因果关系。

修饰效应

除混杂因素外，修饰效应或称交互作用也会影响变量之间的关联性。流行病学中的修饰效应，是指两种或多种风险因素相互影响其对结果的作用大小。对于二分变量（仅具有两个级别或类别的变量，如是久坐还是活跃的），效果效应意味着因素暴露对结果的影响取决于另一个变量的取值。例如，久坐或体力活动活跃的类别对冠心病存在或不存在的影响可能受第三个因素影响，如性别；体力活动可能降低男性患某疾病的风险，但不会降低女性患此疾病的风险。在这种情况下，性别被称为修饰效应因素。我们可以通过暴露因素对结果的影响程度取决于其他变量的水平，来评价连续型变量的修饰效应。

例如，通过问卷评估的体力活动对冠心病风险的影响可能取决于 BMI。患病人群中最不活跃的人 BMI 可能最大。如果是这样，BMI 将被视为体力活动和冠心病之间的关联的修饰效应因素。图 2.7 说明了年龄作为一个修饰效应因素，死亡率随着体力活动水平的提高而直线下降。然而，老年人的下降幅度更为陡峭。

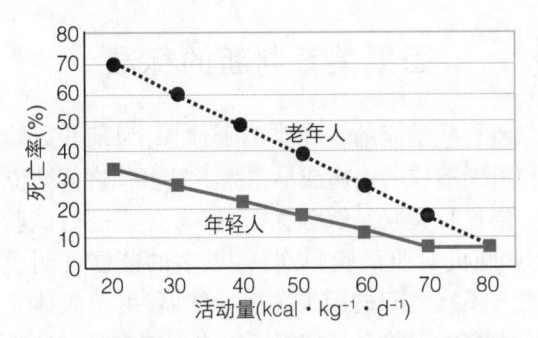

图 2.7 年龄是体力活动与冠心病关联关系的修饰效应因素。

体力活动不活跃的老年人的死亡率高于体力活动不活跃的年轻人，但体力活动活跃的老年人的死亡率与体力活动活跃的年轻人的死亡率相似。换句话说，体力活动量少对老年人带来的危害更大，但大活动量的体力活动在不同年龄组中都可以有效降低死亡率。因此，年龄会改变体力活动对降低死亡风险的影响。在前面的表 2.13 示例中，年龄是一个混杂因素。它并没有改变久坐不动的风险，因为年轻人和老年人的 RR 约为 2.0。年龄不会影响身体活动与 CHD 之间的关联强度。

确定某些因素发挥修饰效应的程度可以为制定有效的预防策略提供重要信息。例如，如果证明相比于正常 BMI 受试者，高 BMI 受试者中体力活动量低的患冠心病的风险较高，结果提示我们要专门设计干预措施以提高 BMI 高的个体的体力活动水平。流行病学研究中混杂因素和修改效应的存在，增加了发现和解释体力活动对健康直接作用的难度。由于年龄与死亡风险和大多数慢性疾病风险之间存在直接联系，年龄可能是一个混杂因素。因此，为了检验体力活动与健康结局之间的关系，需要消除年龄的影响。同时，年龄也可以改变与其他结局变量相关的风险的大小。因此，年龄也被认为是一种修饰效应因素。例如，冠心病的患病风险因年龄增长而增加，因血压升高而增加，同时因体力活动水平增加而降低。但年龄也与体力活动减少和血压升高有关。因此，为了确定体力活动与冠心病患病风险之间是否存在关联，必须控制年龄和血压的影响。在流行病学研究中，这种类型的控制通常通过统计学分析来完成。

当我们在阅读关于体力活动和健康结果关联的信息时，特别要注意混杂因素和修饰效应变量对关联关系的影响，并确定这些影响因素是否得到了很好的控制。

因果关系判断的标准

流行病学家的工作类似于侦探，为某些风险因素和可能造成的疾病或早亡等不良事件之间建立联系。当这种关联足够强大时，就有必要进行试验研究（如随机对照试验）以提供更多的证据证明风险因素与疾病之间的因果关系。然而，由于人体实验成本太高或不符合伦理规范往往不切实际。这就是为什么从来都没有利用人体实验来证明吸烟是导致冠心病或肺癌的因素。因为，让没有吸烟习惯的受试者开始抽烟是不符合伦理的，因为这样很可能让受试者因为吸烟而死亡。如果这样做，无异于让人们不用降落伞从飞机上跳下来，来证明降落伞可以拯救生命一样（Smith et al., 2003）。若风险因素与疾病结局之间的统计学关联，在考虑了混杂因素和修饰效应的影响后仍然存在。再同时满足下述的几个标准，那么将增加其关联性真实存在的可能性，同时增加了这种关联是因果关系的概率。随着流行病学的发展，推断病因的流行病学标准也在不断地变化，1840 年亨利（Henle）首先提出病因诊断的标准，后被科赫（Koch）扩展，即 Henle-Koch 原理，它是病因推断标准的第一个里程碑。1964 年，在美国吸烟与健康报告委员会上提出病因推断的 5 条标准，它是病因推断标准的第二个里程碑。1965 年，希尔（Hill）在皇家医学会职业医学分会上，将标准扩展为 9 条（Hill, 1965）。目前，这个标准已经成为世界公认的判断病因的标准（表 2.14）。

然而，现代流行病学中使用的经典规则却经历了漫长的演变过程。他们在逻辑和医学上有着跨越了几个世纪的共同线索，这些线索源于希腊哲学家柏拉图和亚里士多德所使用的演绎逻辑；古罗马医生盖伦和波斯哲学家及内科医生阿维森纳将其应用于医学；英国经验主义者培根（Bacon）对科学方法的提炼；苏格兰哲学家大卫·休谟（David Hume）将其推广使用；最后，英国哲学家希尔将其推广至普通大众。

阿维森纳（980~1037 年）是亚里士多德和盖伦的翻译家，他最著名的著作是《医典》，这是欧洲文艺复兴时期的标准医学书籍。他将亚里士多德的三段论逻辑推广到检验药物和药物临床疗效中。在 1620 年出版的《新工具》中，培根将亚里士多德的逻辑修改为一致、差异和伴随变化的方法，并将科学方法形式化。这些思想被休谟在 1739 年的《人性论》中进一步阐述为 8 条"因果判断准则"。休谟的规则是为普遍应用而制定的，但它们与希尔的关联强度、相容性、特异性、暂时性、剂量反应以及 200 多年后应用于流行病学的类比思想是一致的（Morabia, 1991）。休谟的第 8 条规则，"一个物体，在任何时候都是完全完美的，没有任何效果，但它并不是产生这种效果的唯一原因，而是需要其他一些原理的帮助"，暗示了效果修饰的概念。1843 年，约翰·斯图亚特·密尔在《逻辑系统：推理和归纳》一书中描述

表 2.14 希尔观点的病因推断标准

希尔标准，1965 年	休谟准则，1739 年
关联强度：暴露组的疾病发病率较高	"在因果关系之间必定有一个恒定的联合。"（第 3 条）
一致性：不同的人在不同地方、环境、时间重复验证了这种关联	"相似事例的多重性构成了权力或联系的本质。"（不是规则，而是前提）
特异性：关联仅限于一种疾病和单一的组别或位置，并没有其他类似的解释。然而，疾病的发生可能不止一个原因	"同样的原因总是产生同样的效果，而同样效果的产生也只能是因为相同的原因。"（第 4 条）
时效性：这种影响必须发生在暴露之后，特别是对于发展缓慢的疾病	"原因必须在影响之前。"（第 2 条）
生物梯度：剂量反应梯度。更多暴露应与较高的疾病率相关联。线性梯度是最好的证据，但其他关联的模式有可能是因果的	"当任何物体随着其原因的增加或减少而增加或减少时。"（第 7 条）
可信性：发现可以通过已经存在的生物知识来解释，并且这种发现可以被改变	直到 19 世纪，生物学才成为科学探索的一部分。
一致性：因果解释不应与有关疾病的自然史及其已知病理生理学的知识相冲突	在 18 世纪，人们认为传染性疾病是通过呼吸不良空气（烟雾理论）在人之间传播的。直到 19 世纪末，疾病的胚芽理论被科赫证明后才站稳脚跟。
实验：操作假定的原因可能导致较低的疾病发生率	虽然培根（Bacon）在一个世纪前就普及了这种科学方法，但休姆的规则被应用于普遍的逻辑，而不是科学的探究。
类比：如果类似的因素已经被认为是疾病的一个原因，那么较弱的证据可能被认为因果关系	"类似的影响意味着同样的原因。"（第 5 条）

资料来源：Hill，1965；Morabia，1991。

了五种规范或查询方法（Mill，1843），它们为经典流行病学所使用的研究设计和原理提供了逻辑基础（Susser，1973）。例如，协议的方法提供了一致性的基础，伴随变化方法说明了剂量反应，差异的方法通过随机对照试验加以说明。这些规范阐述了培根和休谟的思想，除了在密尔的残差法中规定了一个原因的影响必须与其他竞争原因分离。这构成了病例控制设计和队列设计中混杂因素控制的基础，以确保风险因素与疾病有独立的关联。因此，从观察性研究中判断原因推论的强度不能追溯单一来源。

关于慢性病的因果关系推理是在 20 世纪 60 和 70 年代的流行病学教科书中逐渐发展起来的。希尔于 1961 年的医学统计学笔记中并没有提到这一点（Zhang et al.，2004）。而且，直到 1964 年美国卫生局局长在关于吸烟危害的报告中使用了生物科学来研究慢性疾病，它才成为流行病学调查的中心。由于密尔将这些思想应用于社会科学，他将因果逻辑扩展到对群体的思考，为古典流行病学使用的探究方法提供了历史的关键（MacMahon et al.，1970；

> **密尔准则**
>
> **时间顺序**：疾病发展前必有充足的时间暴露在风险因素之下，以解释疾病的进展。
>
> **关联强度**：风险因素暴露与未暴露的疾病存在巨大且在临床上有意义的差异。
>
> **一致性**：如果存在风险因素（不考虑性别、种族、年龄或测量方法），始终能观察到关联性。
>
> **剂量反应**：与风险因素相关的疾病，其风险随着风险因素暴露程度的增加而增加。
>
> **生物学合理性**：观察到的关联可通过关于疾病可能的生物学机制的现有知识来进行解释，这种关联可能会发生改变（如进行体力活动）。

Susser，1973）。因此，我们用"密尔准则"这个术语来描述从观察人群中推断因果关系的现代原则。如果他们满足一个观察到的联系，则更有可能是因果关系。尽管如此，密尔强调了实验的必要性："假设，通过对这种效果的案例比较，我们发现了一种前提似乎（或可能）总与其相关，但只有逆转这一过程，通过该前提产生相应结果，我们才能证明其确为原因……简言之，若无实验辅助（假设不借助演绎推理），观察仅能确定序列关系与共存现象，却无法证实因果关系。"（Mill，1892）

在缺乏直接实验证据的情况下，要确定因果关系并不容易，也并非完全客观，就像体力活动与健康结果之间的关系。个人对现有证据往往有不同的解释。在本书中，我们将尽我们所能总结并提供证据，证明体力活动和健康、重大慢性病、损伤有因果关系。

总　　结

本章介绍了流行病学家研究体力活动的调查技巧和基本原理。在流行病学研究中使用的研究设计，无论是横断面、病例对照或队列观察设计，还是实验性的随机对照试验，不同的研究设计就是为了排除混杂因素和修饰效应，找出体力活动或体适能与降低疾病风险两者之间真正的关系。最终，根据密尔准则来推断变量之间的因果关系，即：关联的时间顺序、关联强度、一致性、剂量-反应关系和生物学合理性等。

本章的内容是体力活动流行病学研究的重要基础，有助于理解流行病学家如何确定人们的属性或行为是否影响其疾病和死亡风险。下一章行为流行病学的内容，将讨论如何定义和测量体力活动和体适能，并讨论它们在体力活动流行病学研究中的地位和作用。

参　考　文　献

第3章

体力活动和体适能的测量与监控

> 学者的工作就是通过向大众展示存在于现象中的事实来鼓舞大众、教育大众、引导大众。他们从事着耗时却得不到任何名利的观察性工作。他们就是世界的眼睛。
>
> • 拉尔夫·瓦尔多·爱默生（Ralph Waldo Emerson），1837 •

本章目标
- 介绍和阐述体力活动和体适能如何成为行为流行病学的一部分。
- 讨论体力活动流行病学的核心内容和属性：体力活动和体适能的定义与测量方法。
- 描述体力活动与体适能结果的量效关系概念。
- 给出如何健康地进行体力活动的联邦建议指南。
- 描述国内外评估体力活动参与度和流行趋势的监测系统。

行为流行病学是通过观察和研究行为特点,包括不活动或静止所导致的疾病或早亡,以及这些行为的分布情况的一门学科。因此,行为流行病学包括两个主要特征:首先是研究行为和疾病的关系;其次是研究行为、行为在人群中的分布及其决定因素(Mason et al., 1985)。确定好这些内容之后,就可以采用流行病学的方法,自然地将行为特征与疾病、损伤、早死联系起来,再接下来的关键步骤就是决定如何改变行为。通过这种方式,行为流行病学超出了传统的、主要立足于细菌和病毒传染控制的感染性疾病流行病学的范畴。行为流行病学最好的例证就是约翰·斯诺(John Snow)发现1854年伦敦暴发的霍乱与井水污染有关,并通过移除街道的水泵手柄来减少霍乱传播。

这个例子与预防措施有关,传统流行病学的重点是通过对环境干预来实现(如污水处理、学生接种计划)。当代行为流行病学则将焦点转向对增加或减少发病风险的行为的分析和解读(如洗手或共用皮下注射针可能传播疾病)。行为流行病学对理解和预防主要由于长期习惯导致的慢性疾病尤其重要。本书对行为流行病学的讨论主要聚焦在哪些人活跃、哪些人不活跃,以及专业卫生人员和政策制定者如何帮助缺乏体力活动者变得活跃以促进健康、减少慢性疾病和早亡风险。本章介绍行为流行病学应用的基本步骤,即测量和监控体力活动和体适能的方法。第17章通过描述与体力活动及其促进方式相关的环境和个人因素来加以总结。

> 行为流行病学是研究人的行为,包括可能导致疾病或早亡的不活动或静坐行为,以及这些行为分布情况的学科。

为什么行为流行病学重要?

直到20世纪中叶,疾病对人类的主要威胁仍来源于传染性疾病。例如,1918年的大流感流行在11个月内导致全世界约4 000万人死亡,其中包括67.5万的美国人。对这种流行性灾难的巨大恐慌(流行病是指在一个地区或世界范围内广泛传播的疾病)促进了流行病学领域的发展。早在1927年,韦德·汉普顿·弗罗斯特(Wade Hampton Frost)医生将流行病学定义为研究感染性疾病所呈现的大规模(聚集)现象的一门学科。由新冠病毒(SARS-CoV-2)引起的COVID-19大流行,截至2021年1月,在美国造成42.9万人死亡,在全球造成超过216万人死亡。显然,传染病仍然是对公共卫生的严重威胁,通常是全球第三大死亡原因。新的疾病毒株或未能维持公共卫生设施和接种疫苗可导致短时间内传染病造成的死亡人数呈指数级增长。

尽管维持公共卫生对观察和控制感染和传染性疾病非常重要,早期的流行病学定义已不能满足实践需要。虽然早期的流行病学家主要关注直接由环境和污染物引发的物理和化学的传染性病原体(如可致人患病的细菌和病毒),当前的大多数传染病仍是可控的。当代流行病学家也关注慢性病。慢性疾病部分由病原体引起,如细菌或病毒,但它们通常需要多年才会充分发展为某种疾病,发病迹象和症状通常在中年或以后出现。症状在成年后出现,而不是先天的或者在青少年时期发病,表明除了直接暴露于病原体,环境因素对发病年龄和严重程度也有重要影响。例如,非胰岛素依赖型糖尿病(即2型糖尿病)传统上也称为成人发病型糖尿病。但是,2型糖尿病的增加率已几乎达到了流行状态,尤其是在美国印第安青少年人群中。在所有10~19岁的美国青少年中,1型糖尿病发病率(18 000例新发病例或2.2%)几乎是2型糖尿病(5 300例新发病例或1.2%)的2倍。美国的印第安青少年发病率则恰恰相反。这很可能与暴饮暴食和缺乏体力活动引起的肥胖增加相关。在美国,每6个超重青少年中就有一个伴有糖尿病前兆(即空腹血糖高于正常值)。

现在我们已经知道,在美国,导致死亡的前十大主因均直接或间接地与行为有关。因此,不难理解,某些行为(如体力活动不足)为什么可以致病。现在,流行病学家关心的是对可能导致疾病的不良行为的预防,因为这些行为一旦发生,将意味着潜在的疾病风险。成立于1946年的联邦疾病控制中心,已于1992年更名为联邦疾病控制和预防中心,这就充分体现了预防的重要性。

什么是体力活动?

体力活动的定义为:任何由骨骼肌产生身体移

网络资源

- www.cdc.gov。位于亚特兰大乔治亚州的美国CDC。提供与体力活动流行病学以及"发病率和死亡率每周报告"相关的许多健康数据库的快速访问入口。
- www.cdc.gov/mmwr/。由美国国家卫生数据库和国家卫生部门汇编的发病率和死亡率每周报告。
- www.cdc.gov/brfss/。行为风险因素监测网站系统(BRFSS),世界上最大的电话调查系统,跟踪美国国民的健康风险,包括缺乏体力活动。
- www.cdc.gov/nccdphp/dnpa/surveill.htm。美国CDC慢性疾病预防和健康促进中心的网站,分为营养、体力活动和肥胖部门。提供用于测量和跟踪美国人体力活动的主要调查和监测系统的信息访问入口。
- www.cdc.gov/nchs/nhis.htm。美国国家健康访谈调查网站,跟踪美国人民的健康行为。
- www.cdc.gov/nccdphp/dash/yrbs/。青年风险行为调查网站,跟踪健康风险,包括美国青年体力活动不足情况。
- www.fedstats.gov/agencies/。提供许多美国联邦卫生机构,包括国家卫生统计中心在内的统计数据的链接。
- https://sites.google.com/site/theipaq/。描述国际体力活动问卷的制订和效度验证过程。
- www.who.int。位于瑞士日内瓦的WHO网站。提供关于全世界疾病和生活方式的相关信息。
- www.cdc.gov/nccdphp/dnpa/physical/health_professionals/data/physical_surveys.htm。网站由CDC维护。提供美国使用的体力活动监测系统的概述。
- https://sites.google.com/site/compendiumofphysicalactivities/。提供更新的2011年体力活动概要,更新的体力活动强度的MET标准。在公布的新标准中,MET值已被科学所验证。

动并产生能量消耗的行为(Caspersen et al., 1985),它包括职业的工作行为、家务、休闲活动、体育运动和以健身或健康为目的的锻炼计划。此外,坐立不安和保持直立的姿势也属于体力活动范畴(Levine, 2007)。体力活动是个体每日总能量消耗中可变性最大的组成部分。除了体力活动,每日总能量消耗还包括基础代谢率(即维持身体静息代谢所需的能量)和食物的热效应(即消化食物所需的能量)。个体内和个体之间日常体力活动的高度变异性使得评估自由生活人群的体力活动变得非常困难。如果没有有效和可靠的每日或每周体力活动度量方法,流行病学家将无法评估体力活动与慢性疾病风险之间的关联。此外,评估描述性体力活动流行病学(即按照年龄、性别、种族、民族、健康状况和地理区域评估体力活动变化)、追踪人群体力活动水平随时间变化趋势的监测系统、体力活动指导员和实施旨在提高体力活动水平的干预措施的有效性均需要可靠的体力活动测定方法。

体力活动特征与运动处方

参与体力活动可以通过所从事的活动行为的频率、强度、时间和类型或模式来描述(FITT原则)。这些原则源于美国运动医学会(American College of Sports Medicine, ACSM)1978年为提高身体素质而制定的运动处方,最近一次修订是在2011年。FITT原则也是2018年美国体力活动指南的基础,旨在促进健康。如表3.1所示,改善体适能的建议与改善健康和长寿的建议之间存在高度重叠,这种重叠是因为体适能的改善,可能是增加体力活动能够降低不良健康结局的内在机制。

> 健康和体适能的体力活动指南侧重于FITT原则:推荐的频率、强度、时间和类型。

频率

频率是指某项活动在规定的时间段内(例如,每周3次)执行的次数,建议的频率取决于个人的目标。虽然久坐不动的人在训练前几周可通过每周锻炼两天获益,但为了增强心肺功能或减少体脂,建议每周锻炼3~5天。2018年《美国人体力活动指南》第二版中,没有规定成人进行有氧运动的最低频率,但建议儿童需要每天积累一个小时的中高强度的体力活动(MVPA)时间。

ACSM和《美国人体力活动指南》第二版都建

表 3.1　2011 年 ACSM 指南建议和 2018 年美国体力活动指南比较

种类	2011 年 ACSM 指南建议	2018 年美国体力活动指南
有氧运动	中强度心肺运动训练≥30 分钟/天，≥5 天/周，总计≥150 分钟/周，高强度心肺运动训练≥20 分钟/天，≥3 天/周（≥75 分钟/周），或中强度和高强度运动相结合，以达到总能量消耗≥500～1 000 METs·min⁻¹·week⁻¹	成人（18～64 岁）：≥150 分钟/周中等强度（3.0～5.9 METs），或≥75 分钟/周高强度运动（>6.0 METs），或同等组合。儿童和青少年（6～17 岁）：每天≥60 分钟的中高强度体力活动（应包括≥3 天/周的高强度活动）
力量训练	每周 2～3 天进行大肌肉群的抗阻训练，包括平衡、敏捷和协调；每周≥2 天进行各大肌群-肌腱群柔韧性训练（共 60 秒/次）	成人（18～64 岁）：力量活动（大肌肉群）≥2 天/周；儿童青少年（6～17 岁）：应包括肌肉强化体力活动（≥3 天/周）作为他们每日 60+分钟体力活动的一部分
人群	健康成年人	为幼儿（3～5 岁）、孕妇和产后妇女以及患有慢性疾病或残疾的成年人提供了额外的建议

议每周至少参加 2 天主要肌肉群的抗阻运动（如举重）。《美国人体力活动指南》第二版中，还要求儿童青少年将每周有≥3 天的肌肉强化体力活动，作为其每天至少 60 分钟体力活动的一部分。

强度

强度是指完成某项体力活动或锻炼所需的用力程度，可以从绝对意义（能量消耗）或相对意义（体力百分比）来看待。绝对强度通常用代谢当量任务（MET）单位来量化。代谢当量是运动生理学家 David Bruce Dill 于 1936 年提出的，用来表示运动强度与代谢率的关系，而与体重无关。基础或静息代谢率代表 1 MET，平均相当于每千克体重每分钟消耗 3.5 ml O₂，或 1 kcal·kg⁻¹·h⁻¹。体力活动的绝对强度通常表示为 MET 的倍数。例如，以非常快的速度行走的女性消耗 17.5 ml O₂·kg⁻¹·min⁻¹，其绝对强度水平为 5 METs（即安静时能量消耗的五倍）。多数成年人体力活动的 METs 值于 1993 年首次汇编成一个纲要（Ainsworth et al., 1993），并于 2000 年和 2011 年进行更新（Ainsworth et al., 2000; 2011）。专门针对青少年的体力活动能量消耗纲要，于 2018 年出版（Butte et al., 2018）。对于成人，《美国人体力活动指南》第二版将中等强度定义为 3～6 METs 的体力活动，高强度定义为>6 METs 的体力活动。

由于人们的健康水平不同，一项体力活动的绝对强度水平可能不能准确反映个体完成这项活动所需的相对努力程度。相反，体力活动或锻炼的相对强度应该可以更好地反映，相对于个体最大运动能力的能量消耗。由于生理反应在很大程度上取决于所进行活动的相对强度，因此改善心肺和肌肉健康的指导方针通常以最大运动能力的百分比给出。对于心肺适能，推荐的训练强度范围为最大摄氧量储备的 50%～85%。其计算方式为：将静息与运动测试中测得的最高 VO₂ 之差值的 50%～85%，加上个体的静息 VO₂ 值。对于久坐不动的人、老年人或肥胖者，以 40%最大摄氧量储备强度开始可能更合适和有效。另外，由于心率（HR）储备（最大运动 HR 与静息 HR 之差的百分比，通常为 50%～85%，加上静息 HR）与 50%～85%范围内的 VO₂ 储备呈线性关系，并且更实用。因此 50%至 85%的 HR 储备强度可以作为百分比 VO₂ 储备的替代品。最大心率的 65%～90%的范围相当于 HR 储备的 50%～85%。

为了增加或保持肌肉力量和耐力以及去脂的体重，抗阻运动的强度通常是以相对于每个人的 1 次重复最大重量（1RM）来表示的。一些专家建议阻力设置在 1RM 的百分比范围内，例如以心肺健康为目的的抗阻运动建议在 50%～85%的范围。另一种常见的方法是使用疲劳前可重复一定次数的最高阻力（通常为 8～15RM）。较低的 RM 值（即较高的阻力）更利于提高力量，而较高 RM 值（即较低的阻力）则有利于提高耐力。ACSM 没有建议具体的强度；相反，他们建议针对主要肌肉群进行至少 8～10 种不同的抗阻练习。建议 50 岁以下的人每项运动重复 8～12 次，50 岁以上的人重复 10～15 次。

持续时间

在描述体力活动行为时，时间通常是通过特定时期内的活动类型和活动强度来量化的。例如，许多体育活动问卷询问在各种活动上花费的时间，并乘以频率来估计每周在这些活动上花费的时间。然后，这些值可以在强度（如，中/高强度），活动领域（如，休闲，职业等）或两者的范畴内进行汇总。

活动时间是《美国人体力活动指南》的关键组成部分，成年人要求≥150 分钟/周的中等强度活动或≥75分钟/周的高强度活动。也可以通过这些强度的组合来达到目标,如1分钟的高强度运动相当于2分钟的中等强度运动。更新后的2018年指南(Physical Activity Guidelines Advisory Committee 2018)有一些实质性变化,包括取消了每次活动至少持续10分钟的建议。这在一定程度上是由于越来越多的证据表明,高强度间歇训练和类似的训练方法也对健康和体适能有益。

为增加或保持心肺功能,ACSM推荐的每周有氧运动时间与《美国人体力活动指南》第二版中的推荐时间相似。然而,ACSM规定了最少持续30分钟的中等强度活动或20分钟的高强度活动。《美国人体力活动指南》和ACSM都没有对抗阻训练持续时间提出具体建议,可能是因为力量训练的好处更多地取决于重复的次数,而不是完成重复的速度。

运动类型

体力活动可以根据其目的或内容大致分为以下几个领域:休闲、职业、交通和家庭/护理体力活动。总之,这些领域将包含一个人的全部体力活动行为。在解释体力活动数据时,需要了解数据包括哪些领域,因为这可能会对结果产生重大影响。例如,国际上对参与体力活动的估计通常基于评估总体力活动的问卷,而美国的估计通常来自休闲时间体力活动的测量。

体力活动类型也可以更具体地分为运动/非运动,或负重/非负重等类别。此外,在运动的背景下,类型或模式可以指活动的形式、速度,以及它的连续性。当运动的目标是增强心肺功能时,通常推荐涉及大肌肉群的活动(如散步或远足、跑步或慢跑、骑自行车、越野滑雪、有氧舞蹈或有氧集体运动、跳绳、划船、爬楼梯、游泳、滑冰和耐力运动),这些活动要有节奏地进行,并且每次可以持续20分钟以上。

抗阻运动(例如,举重)用于肌肉力量和耐力训练,伸展运动用于柔韧性训练。由于身体系统对不同模式运动的反应具有特异性,因此一个良好的运动训练计划应包括多种运动模式。影响某种具体体适能的特定体力活动类型,可能对降低特定疾病的风险特别有效(表3.2)。

> 对于所有年龄段的男性和女性,运动训练后体适能的改善百分比非常相似。频率、强度和持续时间对体适能的影响是相互关联的。例如,如果运动强度较低而活动的频率和持续时间增加,体适能也能达到类似的改善。类似地,如果训练强度增加,则可以适当降低频率和持续时间。强度、持续时间和频率之间的这种数学关系允许人们基于初始体适能水平或训练状态、年龄和个人健身目标来准备个性化训练计划。

表3.2 体力活动的维度,可能机制、受影响的疾病或状况,以及潜在的监控定义

体力活动维度	可能机制	受影响的疾病或状况	用于监控目的的潜在操作定义
热量消耗	能量利用	CHD,2型糖尿病,肥胖,癌症	千卡分数;从事有规律的、持续活动的总时间
有氧运动强度	增强心功能	CHD,2型糖尿病,癌症	千卡分数;从事高强度活动的总时间
负重	引力	骨质疏松	从事负重活动的总时间
柔韧性	关节活动度	活动障碍	从事促进柔韧性活动的总时间
肌肉力量	增强肌肉量	活动障碍	从事促进肌肉力量活动的总时间

体力活动测量方法

体力活动的评估方法有很多,常见的有双标记水法、心率监控法、间接热量测定法、饮食摄入、运动传感器以及最为广泛使用的自我报告问卷等。1970年以前,在24项体力活动与冠心病之间关联的流行病学研究中,有20项使用职业分类作为体力活动的度量指标。虽然这些研究提供了关于体力活动和心脏病之间的潜在关联的有趣信息,但它们忽略了休闲时间体力活动的影响。直到20世纪60年代中期,亨利·蒙托耶(Henry J. Montoye)博士在密歇根州特库姆塞社区健康研究(Montoye, 1975)中使用问卷调查对参与者回忆职业和休闲时间体力活动习惯进行了量化。从那时起,至少产生了120份新的体力活动问卷。

在讨论体力活动测量方法细节之前,首先重要的一点是确定这些测量工具的有效性。流行病学家

通过体力活动问卷调查可以以非常省时省力地方式获得大量人群的体力活动习惯数据。但是，我们怎么确定这些问卷对体力活动的评估是有效的？这个问题的难点在于，并没有可接受的统一度量标准或金标准来比较问卷结果。虽然直接观察行为可能会达到这样的标准，但要客观地实现对人类活动的全天候监控是不切实际的，并且在社会上也不可接受。因此，流行病学家必须通过不太完美的体力活动测量方法，如摄食、生理性变化（如双标记水法和心率监测）、运动传感器、直接或间接量热法，或者其他受体力活动影响的变量（脂肪、血压、血脂、肌肉力量和耐力或有氧能力等）来评估问卷的有效性。

大多数体力活动问卷的目标是评估特定类型体力活动（如家庭、职业或休闲活动）的能量消耗情况。以千卡或千焦为单位的能量消耗（1千卡为在1个标准大气压下使1千克的水温度增加1℃所需的热量；1千卡＝4.2千焦）可以使用直接或间接量热法精确测量。在流行病学研究中，常常使用约4.3千卡/分钟或更大的平均每日能量消耗值来确定体力活动是活跃的。直接量热法是在密封的绝热室中测量个体的产热。这种方法准确度非常高（＜1%误差），然而直接热量计相关的开发和维护问题相当巨大，并且测量室的空间限制了体力活动的潜能。因此，这种技术很少用于开发或验证体力活动问卷。间接热量测定是指通过应用氧气的热量当量来估计来自氧气消耗和二氧化碳产生对应的能量消耗：每消耗1L氧气大约产生5千卡的热量。通过间接测热法测量能量消耗的实验室系统已经使用了几十年，然而能够测量耗氧量的便携式系统（如Cosmed K5）已经可用，其优点是可在室外进行测定并且不会限制体力活动。这些装置特别适用于评估特定体力活动的能量消耗，而这些特定体力活动可开发用于体力活动问卷的评分算法和评估各种用来测量体力活动的运动感测装置的有效性。

目前，有三种较为精确的体力活动评估方法：双标记水法、心率监测和运动传感器。它们既可以作为小规模研究中体力活动的度量手段，又可作为体力活动问卷有效性验证的标准测量方法。运动传感器是最常用的设备，因为它们能准确量化步行活动，对研究人员而言具有可行性且价格可承受，同时也容易被研究对象接受。双标记水法成本昂贵，并且对于大多数研究不是非常可行，但在自然条件下，它是一种最精确和受干扰最小的能量消耗测定方法。下文将提供这些方法的详细描述。表3.3描述了每种方法可以捕获的体力活动特征，并按成本、研究者时间和受试者负担对方法进行了评分。总结了常见的测量单位和衍生的结果变量，以及代表评估方法的工具示例。

> 一种好的体力活动测量方法将提供特定属性的、可靠的、有效的信息，这些信息包括类型、强度、持续时间、频率和时间段。

表3.3 体力活动评估工具的特点

评估方法	收集到的体力活动信息	研究者的费用支出/工作量	受试者负担	测量单位/结果变量	工具示例
自我报告					
全球问卷	衡量日常的体力活动；通常是闲暇维度	$/L	L	体力活动等级	斯坦福活动问卷
回溯问卷	频率、强度、时间、类型；单个或多个维度；过去的几周/几个月或平常	$/L	L	中-高强度体力活动的时间（分钟）；MET-minutes；千卡	国际体力活动问卷；社区健康活动模式计划体力活动调查问卷（适用于老年人）
历史计量学	频率、强度、时间、类型；通常是闲暇和/或家庭维度；过去几年或更久	$/L	L-M	中-高强度体力活动的时间（分钟）；MET-minutes；活动指数	终身体力活动调查问卷（自我报告）；明尼苏达州闲暇时间体力活动问卷（访谈版）
日记/记录	频率、强度、时间、类型；总体力活动或特殊维度的体力活动	$/M-H	M-H	中-高强度体力活动的时间（分钟）；MET-minutes；千卡	布沙尔三日体力活动记录；24小时活动记录量表（Activities Completed Over Time in 24 Hours, ACT 24）

续　表

评估方法	收集到的体力活动信息	研究者的费用支出/工作量	受试者负担	测量单位/结果变量	工具示例
运动传感器					
加速度计	频率、强度、时间；所有维度的活动，但无法区分具体的活动类型；佩戴时持续记录数据；佩戴周期通常为7天	$$-$$$/M-H	M	原始加速度单位计数；MET-minutes；中-高强度体力活动的时间（分钟）；步数	Actigraph（GT3X，GT9X）（手腕或腰部）GENEActiv（手腕）ActiCal（手腕或腰部）
计步器	所有包含行走的体力活动维度；佩戴时持续记录数据；佩戴周期通常为7天	$-$$/M	M	单位时间内的步数；活动或有氧活动的步数（特定设备）	Yamax SW-200 Omron HJ-325 New Lifestyles NL-1000
姿态传感器	站立、坐下以及躺着的时间（不同设备之间数据有所不同）；可能可以测量不同维度的体力活动；佩戴时持续记录数据	$$-$$$/M-H	M	坐、躺、站和行走的时间；姿态变化的频率	ActivPAL Positional Activity Logger（PAL2）Activ8
心率传感器	频率、强度和所有维度的持续时间；估计的活动强度根据不同个体进行调整；佩戴时持续记录数据	$$-$$$/H	M 或 H	原始心率数据；MET-minutes；相应强度的时间；安静心率以外的时间	研究级设备通常使用胸带发射器（例如：Polar H7/H10）；商用设备通常在手腕处采用光电容积脉搏波技术测量
间接测热法	基于能量消耗的频率、强度和时间	$$$/H	H	毫升O_2/（千克·分钟）；MET-minutes；千卡/千焦	可在实验室以外佩戴的便携代谢仪，包括：COSMED K5，Meta Max 3B 和 PNOÊ
双标记水法	基于^2H和^{18}O同位素计算的1~3周总能量消耗；通过减去基础代谢率和食物的热效应，得出的体力活动能量消耗	$$$/H	H	千卡/千焦；体力活动水平比例	需要使用含^2H和^{18}O同位素的物质、比例质谱仪和间接测热法来测量基础代谢率和消化热效应
有氧适能	体力活动的任何组分均未被测量；部分反映了有氧体力活动的参与情况	$-$$$/L-H	L-H	毫升O_2/（千克·分钟）；METs；从活动到疲劳的时间	测量选择包括（1）不进行运动的有氧势能评估方程；（2）次最大运动测试（例如，台阶试验、定时跑步测试）；（3）分级运动测试
其他测定方法					
直接观察法	频率、强度、时间、类型、静坐时间（根据编码系统而异）；所有维度在观测期间都被记录	$-$$/M-H	L	不同体力活动类型、不同活动强度、各类身体姿态的时间	用于儿童的仪器包括：青少年游戏和休闲活动观察系统（System for Observing Play and Leisure Activity in Youth，SOPLAY）、儿童活动评定量表（Children's Activity Rating Scale，CARS）

续 表

评估方法	收集到的体力活动信息	研究者的费用支出/工作量	受试者负担	测量单位/结果变量	工具示例
整体评估	频率、持续时间、活动类型(受移动速度的影响,观测受限)	$$/M-H	M	特定活动的距离、持续时间	通常为商用的健身追踪设备、智能手机、手表

注:费用支出分级(根据设备、材料和管理的人均费用计算):$ = 低,$$ = 中等,$$$ = 高;
研究者工作量和受试者负担分级:L=低,M=中等,H=高;
当研究者费用支出/工作量/受试者负担在评估方法中有较大差异时,提供范围。

双标记水法

目前,双标记水法(double labeled water, DLW)是测定日均总能量消耗的最好方法(Schoeller,1999)。这种技术基于明尼苏达大学的 Lifson 和同事的观察结果,即二氧化碳和体内水中的氧原子处于同位素平衡状态(Lifson et al., 1955)。因此,首先假定水代谢动力学是和呼吸相联系的。通过使用该方法,参与者饮用一定量事先采用氢和氧的稳定同位素($^2H^1H^{18}O$)标记过的测量水。这些同位素是将身体的水转化为可结合机体排出水和产生的 CO_2 的虚拟代谢记录器的示踪剂。在 7~14 天的评估期内收集尿样,其间的总能量消耗可通过 CO_2 的产量来估计,而不需要收集呼吸气体。当标记的水被饮用时,两种同位素迅速分布在体内的水中并开始从体内消除。^2H 作为 ^2HHO 消除并且是水通量的度量指标。^{18}O 作为 $H_2^{18}O$ 和 $C^{18}O_2$ 从体内排出,因此是水和二氧化碳通量的度量指标。

因此,这些消除速率之间的差异可以通过二氧化碳通量来估计,如图 3.1 所示。使用间接测热法的方程式并假定呼吸商的值,能量消耗可通过已知的耗氧量估计,由此推算出燃烧脂肪、碳水化合物和蛋白质的能量消耗情况。此外,还必须对机体总的水含量、皮肤蒸发和呼吸道中损失的水量做出估算。

DLW 法首先在实验室的小鼠实验中取得了有效结果(McClintock et al.,1957),随后的人体实验也被证明是可行的(Lifson et al.,1975;Schoeller et al.,1982)。理论上,DLW 法的变异系数在 4%~8% 之间,然而,当正常代谢被破坏时,误差会增大,这种情况在野外环境不受控制的个体中尤其容易发生。

DLW 法具有采用非放射性同位素的优点,并且允许在相当长的时间段(1~2 周)以不受干扰的方式评估能量消耗。主要缺点是成本较高(每人需数

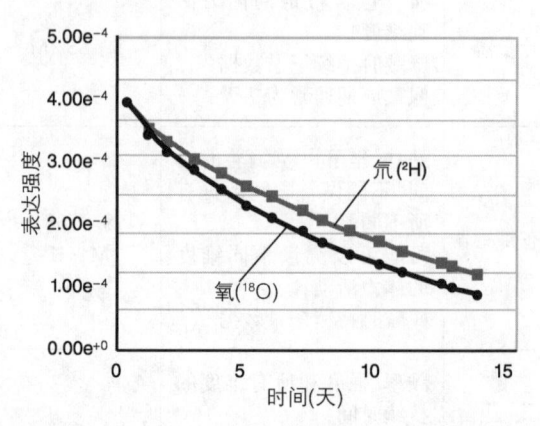

图 3.1 双标记水法。^2H 和 ^{18}O 的斜率之间的 Δ 值等于 CO_2 产生,它是代谢速率的间接测量方法,可以基于被氧化的食物的化学组成(其影响每产生 1 升 CO_2 所对应的能量当量)将其转化为卡路里或焦耳。

资料来源:A. M. Prentice,1990。

百美元),需要昂贵的设备(比率质谱仪)来分析尿样,以及缺乏来自体力活动的能量消耗的特定部分或者随着时间变化的能量消耗特征的直接信息。虽然 DLW 法通常被认为是自由生活人类每日能量消耗的最精确测量方法,但是必须考虑这种技术的众多误差来源(Prentice,1990)。例如,通过体重变化来估算机体水含量会增加总能量消耗的计算误差。大概 4% 的 ^2H 分子和 1% 的 ^{18}O 分子会掺入到非水性组织中,这将导致其在体内水中的稀释倍数过高。氘同位素作为蒸汽中的水分损失时比 ^1H 分子更缓慢,这可导致估算的能量消耗存在约 2.5% 的误差。另有大约 2% 的同位素在粪便而非尿中丢失。在假定呼吸商(respiratory quotient,RQ)为 0.85 的条件下,RQ 每 0.01 的偏差导致计算结果产生 1% 的误差。该误差在饮酒量较大的个体中尤其显著。因为乙醇的代谢使用的氢会减少 ^2H 和 ^{18}O 的消除速率之间的差异性,这将导致能量消耗值被低估。

从20世纪80年代中期起,使用DLW法测定人体能量消耗已经很常见(Westerterp et al.,1984;1988;1998),但其主要价值在于作为一种评估其他体力活动测量方法有效性的效度测量手段。DLW法是获取实验室外正常生活个体的总能量消耗量的最佳测定方法。然而,^{18}O示踪剂同位素的高成本以及需要比率质谱仪来确定其在尿液中的消除速率等因素,使得该方法在需要大量受试者参与的流行病学研究中并不可行。DLW在体力活动研究中的主要用途是作为校标,与其他评估方法进行比较,因为它提供了人们在实验室外、自然生活中总能量消耗的最佳标准。此外,通过减去基础代谢率和食物热效应的测量或估计的能量消耗值,可以从DLW估计的总能量消耗中得出体力活动能量消耗。体力活动水平(physical activity level,PAL)是另一种通常从DLW衍生出来的测量方法;以总能量消耗与静息能量消耗之比计算。成人的PAL值通常在1.4~2.4,数值越高,表明在测量期间平均体力活动能量消耗越大(Hills et al.,2014)。

心率监控法

目前市场上有多种可选的心率监测设备。效果较好的心率监测器一般通过数字化腕表接收器来测量心脏的电活动。胸部电极连接的发射器会通过胸带将心电图信号传送给数字化腕表接收器。腕表中的计算机芯片使用R-R间隔(心电图连续R波之间以毫秒为单位的时间差测量的心动周期)来计算每分钟心率并将该信息存储在存储器单元,这些信息可以导入到计算机进行分析。研究表明,与常规硬线连接心电图确定心率相比,这种类型的心率监测器可提供高度精确的心率测量结果。

心率转换为能量消耗的测量,是基于稳态运动中心率和耗氧量之间的线性关联。因为这种关联因心肺功能水平和其他因素存在较大的差异,所以要计算心率和耗氧量之间的个体化线性回归方程。这些心率和耗氧量是在跑步机或自行车测力计上的分级运动测试中获得,有时还包括坐着、站着或其他典型的日常体力活动中的心率和耗氧量。日常活动中每分钟的心率可以与实验室开发的回归方程一起使用,以估计一段时间内的能量消耗,由此可以计算出体力活动的频率、持续时间和强度。

虽然单独校准方程的使用大大改善了心率衍生能量消耗估计的准确性,但由于日常生活中的心率通常处于心率-耗氧量校准的低端,这些变量之间的联系不是线性的,因此可能会出现相当大的误差。此外,心率-耗氧量的关系随着姿势、环境温度、情绪状态、肌肉收缩的类型(静态或动态、小肌肉或大肌肉)和疲劳而变化,所有这些都是潜在的误差来源。这些因素,以及为每个参与者开发校准方程的需要,使得传统上使用心率监控法过于耗时、昂贵,并且不适合大规模研究。然而,正如本章后面所述,一些较新的设备正在将心率监测器与加速度计结合使用,以改进对自由生活能量消耗的预测。

运动传感器

运动传感器是佩戴于身体上,用于客观测量一个或多个运动特征的设备。这些设备包括计步器(用于测量步数)、姿势传感器(检测身体姿势变化)和加速度计(测量身体加速度变化)。在20世纪60年代,计步器和姿势传感器首次被应用于体力活动的研究中,随后在70年代晚期,加速度计问世(Laporte et al.,1985)。技术的进步使得运动传感器的种类大幅增加,其测量能力也得到提升,同时运动传感器在体力活动研究和其他领域中使用的频率也有所增加。近期,单个设备已经可以测量的指标包括步数、身体姿态和身体加速度。这些设备还可以结合心率和皮肤温度等生理指标,通过专门的算法估计体力活动的频率、强度、持续时间等更多指标。因此,下面讨论的一些运动传感器之间的界限将变得越来越模糊。

计步器是一种计量步数的设备,早在500年前达·芬奇就已提出该设备的构想。计步器是最早应用于体力活动研究中的客观测量方法之一。如今,计步器由于其低成本、易于使用和能输出直观的结果指标被广泛应用于测量步行式体力活动。由于这些特点,计步器是最早的广泛向公众推广的运动传感器之一,用于追踪他们的日常体力活动。

目前,佩戴于腰部的计步器通过两种不同的原理来计量行走和跑步中的步数。计步器相对较老但价格更便宜的,主要通过一个悬挂的弹簧杠杆来计步,当身体的垂直加速度足以克服弹簧杠杆时,就可以产生电路连接(以此计为一步)。比如20世纪90年代末推出的Digi-Walker SW-200计步器就是使用的该原理(由东京的Yamax公司制造,密苏里州的New-Lifestyles公司分销;售价约为20美元)。

尽管 Digi-Walker 的问世已经有些年头,但相较于其他采用同样原理的品牌,在测量室内外步数的准确性上,它表现出较其他品牌相当甚至更优的水平(Basset et al., 1996; Schneider et al., 2004; Welk et al., 2000)。然而,在较慢步行速度下(即<3.0英里/小时)弹簧杠杆计步器会逐渐低估行走的步数,并且它不能区分步行和跑步时的步数,也不能区分不同的坡度。此外,这种类型的计步器通常也没有存储功能,且品牌之间的品质差异较大,除了步数不能提供其他任何数据等(虽然某些型号可以通过步数推算出距离和卡路里消耗量的估计值)。

一些新款的计步器通过压电原理来检测步数,相较于弹簧杆式计步器,使用该原理的设备对慢走的步数计量更加准确。这些设备使用了加速度计的原理,当其加速度超过特定阈值时则记录步数。一些型号的设备通过测量加速度,可以记录较高强度运动的时间总量。例如,NL-1000(New-Lifestyles 公司,约 55 美元)可以记录用户选择的活动强度级别相对应的时间(例如,设备上设置的级别 4,对应了 3.6 MET 的阈值)。虽然价格稍贵,但这类设备多数可以存储每日的步数数据以供日后检索,有一些设备的数据还可以下载至计算机,其数据最长可以储存 40 天(例如 Omron 计步器,型号:HJ-720ITC)。

虽然计步器在量化日常生活的体力活动频率、强度、持续时间或类型方面存在局限性,但它仍然可以作为验证自我报告的步数估测值的有效标准测量工具,并作为促进步数干预的激励手段(Bravata et al., 2007; Lubans et al., 2009)。此外,计步器也是用于监测个人总步数是否符合健康体力活动指南的流行工具(U. S. Department of Health and Human Services, 2018)。在世界范围内,计步器还被用于衡量成年人和儿童的体力活动水平(图 3.2)。尽管许多促进体力活动的项目中,"每天一万步"的目标广为流传,但这可能并不适用于所有人群,需要根据不同年龄、能力状况和日常生活所累积的低强度步行活动进行相应的目标调整(Tudor-Locke et al., 2011a; 2011b; 2011c)。

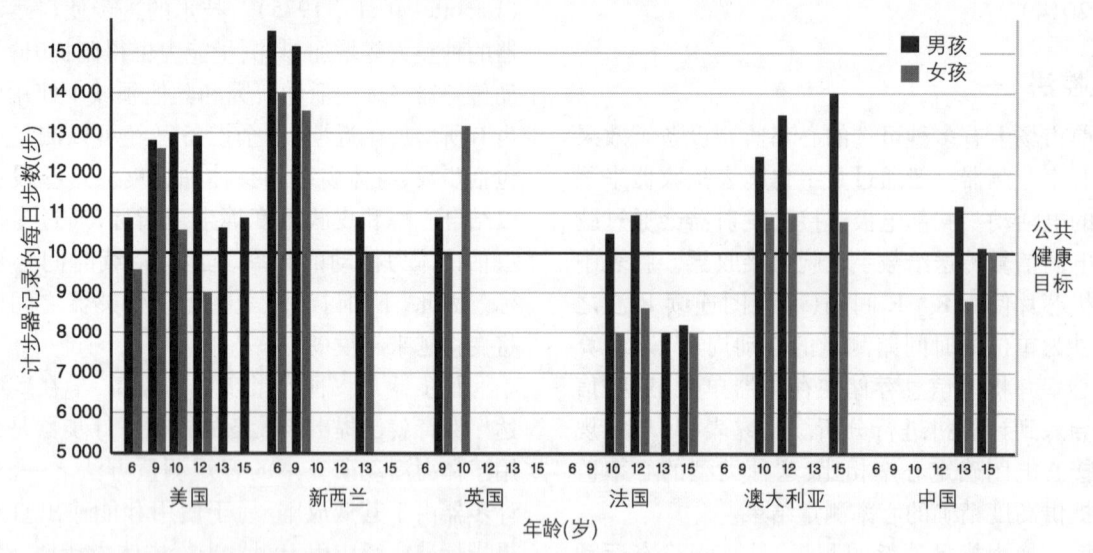

图 3.2 六个国家儿童每天的代表性的计步器记录步数。
资料来源:Beets et al., 2010。

20 世纪 50 年代末在实验室进行的研究表明,垂直的加速度与时间和能量消耗之间存在关联,这促进了便携式加速度计作为体力活动评估设备的发展(Brouha et al., 1958; Montoye et al., 1986)。威斯康星大学麦迪逊分校的 Montoye 及其同事(1983)率先使用这一原理开发了便携式加速度计的原型,后来将该设备命名为 Caltrac 并进行销售。虽然有不同类型的加速度计(例如压阻式、压电式、差分电容式),但大多数都包括一个震动质量块,它在获得加速度时发生位移或变形,并产生与施加的力成比例的电荷。通过滤波消除加速度计信号中的非生理值(例如,来自机动车的振动),内部的芯片在特定时间间隔内对加速-减速曲线下的面积进行积分,将该值存储在内存中,并重置积分器(Chen et al., 2005; Yang et al., 2010)。加速度计的存储输出信号被称为计数,而计数在进入设备存储器之前被平均的时间段叫做历时长度。

由于加速度计可以测量一定时间内的速度变化率,可以量化身体部位的运动幅度和强度。然而,这类加速度计仅能在最初设定的运动平面内进行监测。除少数个例外,大多数早期的加速度计都是单轴的,这意味着它们只在单一、垂直的运动平面上捕获加速度。大多数较新的加速度计都是三轴加速度计,能测三个平面的运动(即垂直、前后和左右)。

计步器仅仅是事件计数器,但是加速度计可以测量运动频率、持续时间和强度,并且可以按时间顺序存储这些数据,以便评估体力活动的形式。因其小而不显眼的尺寸,佩戴者几乎没有不适感,而且加速度计已成功用于所有年龄段的不同样本中。由于内存和电池寿命的增加,现在许多加速度计可以连续几周进行数据收集而无需充电。这些设备收集的指标常包括每个测量轴的原始加速度信号和计数值、步数、姿势、睡眠时间甚至是光线曝露时间等。这些设备的缺点包括:成本较高(单个价格约为200~500 美元);不同型号加速度计的计数输出不具可比性;不适合水上活动;对静态活动或身体重心移动较小的活动,如划船、骑车或大多数抗阻运动(例如举重),反应不敏感。

使用加速度计测量体力活动,虽然看起来很简单,但要求用户早期解决几个重要的方法学问题。例如,需要多少天的测量才能得到一个人可靠的习惯性体力活动水平估计?这是一个需要解决的重要问题,因为让受试者佩戴设备的时间超过必要的时间会导致受试者的负担和研究者的成本增加,而收集的数据天数太少,又会导致活动估计的误差太大。为了回答这个问题,研究人员调查了不同样本的平均活动估计值在一系列测量日中的稳定性。总的来说,这些研究表明,所需的测量时间取决于目标人群每天参与体育活动的变化情况。例如,儿童可能需要更长的测量时间,因为他们的活动模式变化很大,而对活动模式比较稳定的老年人来说,则可以采用更少的测量时间。虽然没有绝对的标准,但在成人的研究中一般需要3~5 天的有效时间,对儿童则需要4~9 天的有效时间,在每种人群中至少需要1 个有效的周末日。虽然各自采用的定义不同,但加速度计至少佩戴10 小时以上的天数才被认为是有效测量日。佩戴时间可以通过参与者填写的佩戴日志或使用识别非佩戴时间的计算机算法来确定。

早期的加速度计研究中,另一个关键挑战是如何将加速度计的输出(即计数)转换为有意义的能量消耗单位(即强度)。马萨诸塞大学的Freedson及其同事(1998)尝试使用CSA 7164 加速度计来解决这个问题,它是现今常用的Actigraph 运动传感器的早期单轴前身。Freedson 团队使用的基本方法是使用间接量热法,测量50 名佩戴CSA 的男女大学生在进行不同速度的步行和跑步时的能量消耗,然后使用线性回归模型来预测CSA 输出的能量消耗(Freedson et al., 1998)。该研究指出CSA 计数与氧气消耗之间为强线性相关性($r = 0.88$),并确定了与轻度(≤1 951 次/min)、中度(1 952~5 724 次/min)和强度(≥5 725 次/min)类别相应的计数范围。虽然本研究研发的方程和切点提供了步行活动期间合理的能量消耗估计,但其明显低估了生活中体力活动期间的能量消耗。为了解决这个问题,研究人员利用不同强度的日常活动和步行体力活动开发了新的校准方程。事实上,这导致了校准方程和计数切点的差异较大。例如,最早使用这种方法的研究之一(Hendelman et al., 2000)得出了191 次/min 为中等强度的切点,当只用步行体力活动作为其校准参数时,其划分的切点仅为该实验室前期设定的阈值的1/10。将其应用于日常活动的女性独立样本时,此校准方程划分的中等强度活动切点估计值(约310 min/天)是不合理的(Schmidt et al., 2003)。

图3.3 显示了如何使用加速度计计数来估计体力活动增加强度的MET 值,并且为中度或剧烈的体力活动定义步数阈值。在健康的八年级女孩臀部佩戴Actigraph 加速度计和Cosmed 便携式代谢仪,通过测量10 种活动,从久坐看电视和电脑游戏到时速约5 mph(1 mph=1.6 km/h,即8 km/h)慢跑的耗氧量来估计METs(Treuth et al., 2004)。结果显示:久坐的能量消耗少于2 METs,并且在30 秒的记录步数小于50。虽然总体趋势相似,METs 和加速度计计数在久坐和体力活动之间都增加,散点图中METs 和加速度计计数表明:对于每种类型的体力活动,不同受试女孩之间存在巨大差异,骑自行车项目表现最明显。横轴加速度计计数范围比纵轴的METs 范围更窄,这意味着对于许多加速度计计数类似的女孩,其能量消耗变化范围较大。所以,对于自行车项目,加速度计计数与METs 之间相关性较弱。这并不奇怪,因为骑行时,尽管腿部主要用力,但臀部上下移动范围却较小。对于除了自行车之外

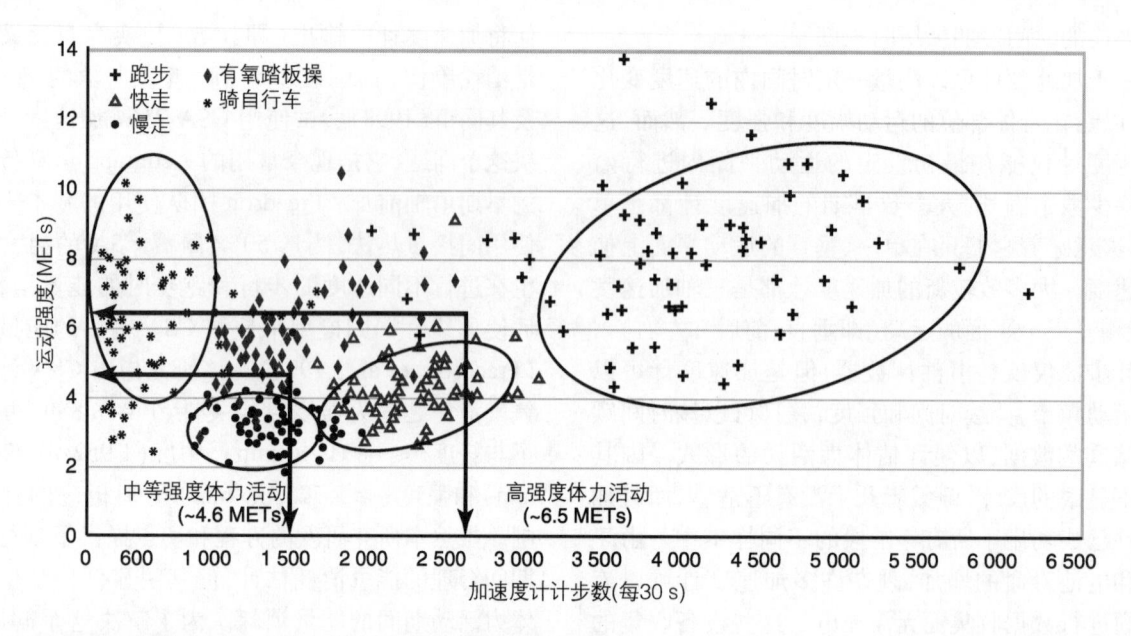

图3.3 采用加速度计计算的体力活动强度与代谢当量关系。
资料来源：Treuth et al.，2004。感谢北卡罗来纳大学教堂山大学的 Diane Catellier 教授。

的其他项目，步数可以预测 METs 变化的 84%，但预测标准误差为 1.4 METs。这意味着约 68% 步数散点图与真实预测值之间有一个上下 1.4 METs 的波动。

这些结果和其他研究的结果一致表明，尽管加速度计用于估计步行活动的能量消耗比较准确，但其显著低估了非步行日常方式活动的能量消耗（Matthews，2005）。例如，在一项针对 20~60 岁成年人的研究中，加速度计计数和估计的能量消耗之间的相关性在跑步机步行或慢跑中显示出强相关（$r=0.80$），但在日常活动中的相关性很弱（$r=0.35$）(Howe et al.，2009）。加速度计高估了在无坡度的跑步机上进行步行或慢跑近 20% 的能量消耗，低估了有手臂参与活动（例如篮球、清洁、绘画和网球）的近 25%~65% 的能量消耗，以及低估了攀爬近 75% 的能量消耗。不幸的是，目前没有关于将加速度计输出转换为能量消耗单位的共识，这使得难以比较使用不同切点、设备或方法的研究结果。然而，目前仍有研究正积极探索若干替代方法，通过加速度计的数据来预测能量消耗。例如，使用基于机器学习的建模方法来训练加速度计从计数和原始加速度数据中检测体力活动的类型和活动强度。虽然初步结果非常可观（Farrahi et al.，2019），但仍有需要解决的问题，包括加速度计放置的最佳位置，以及使用所含信息量最多的测量轴以改善模型的预测。

另一种方法是通过开发专门的开源软件（例如 GGIR）来分析原始三轴加速度信号，以估计体力活动强度、设备的佩戴时间和使用者的睡眠时间。使用这种方法好处在于，因原始加速度信号相对相似（Rowlands et al.，2016），不同的加速度计之间可以产生类似的结果。

未来，在流行病调查中使用运动传感器的趋势将继续增加。随着商用可穿戴技术（例如 Fitbit、Garmin 和 Apple Watch 等设备）的进步，这些传感器很可能会使用加速度计、生理指标测量，如心率、整体姿态定位以及输入其他类型的信息来综合监测日常生活中的活动类型以及活动强度。把加速度计佩戴于手腕的趋势或将延续，因为人们希望收集参与者 24 小时的体力活动的需求已增加。随着这项技术的价格降低，监测大量参与者数天体力活动的可行性也将提高。实际上，已有几项大型流行病学研究在多达 10 000 名参与者中成功使用了加速度计进行体力活动监测（Lee et al.，2014）。同时，使用这一方法进行相关研究的趋势有望在今后持续。

体力活动问卷

在流行病学研究中评估体力活动最实用和最常用的方法是自我报告体力活动问卷调查或访谈。该方法使得研究人员在一定时间和成本效益内获取大量个体的体力活动信息。自20世纪70年代初以来,已产生了120多种用于体力活动评估的调查工具。佩雷拉和其同事(Pereira et al., 1997)、蒙托耶和其同事(Montoye et al., 1996)及沃什伯恩(Washburn et al., 1986)分别发表了调查工具的概述、可靠性和有效性的研究报告。美国国家癌症研究所还在 https://epi.grants.cancer.gov/physical/research-resources.html 上提供了一份体力活动问卷及其相关参考资料清单。

这些调查问卷在一些重要因素上存在差异,如评估活动的时间段(从过去1周到受访者的终生)、评估的活动类型(休闲、家庭、交通、职业)、问卷长度、管理模式(采访或自我管理)和结果测量方式(如千卡、以小时计的MET、无纲量积分)。美国监测系统中使用的体力活动问卷主要是为了监测活动者达到联邦指南规定的中度或剧烈体力活动量的比例。由于这些系统中的大多数问题在过去十年中保持不变,因此可用于估算连续多年的公众体力活动趋势。然而,只有少数研究评价这些问卷的可靠性和有效性,并且只是达到了中等强度的有效性和可靠性(Brownson et al., 1999; Nelson et al., 2001; Rosenbaum, 2009; Yore et al., 2007)。

三个验证过的问卷已经被普遍用于流行病学研究,它们具有特殊的历史意义,分别是明尼苏达休闲时间体力活动问卷(MLTPAQ)、哈佛校友/帕芬巴格体力活动调查和斯坦福7天体力活动回忆访谈。其他有意义的地方在于,它们被设计用于具有不同语言和文化(国际体力活动问卷和全球体力活动问卷)的国家或在青少年(3天体力活动回忆)或老年人这一特定群体中。

明尼苏达休闲时间体力活动问卷

明尼苏达休闲时间体力活动问卷是一个受试自我反馈的调查方法,要求受访者参考一份列表回忆他们在过去一年的闲暇时间体力活动参与情况。受访者需提供体力活动总月份数,每月平均活动次数以及报告的每次活动所花费的平均时间。每周的活动代谢评分指数结果基于与每次报告的体力活动相关联的MET值。许多研究表明这种方式具有合理的有效性和可靠性。在多重危险因素干预试验研究中,两份报告均显示体力活动指数与冠心病的风险降低有关(Leon et al., 1987; Leon et al., 1991)。

哈佛校友/帕芬巴格体力活动调查

该调查方法最初用于研究在哈佛大学校友群中,体力活动习惯和慢性疾病风险的关联(Paffenbarger et al., 1978)。时间范围可以从过去一周到过去几年。该调查问卷比较简短,包含以下项目:"你通常每天走多少街区?你每天爬多少楼梯梯级?列出你过去一年中积极参与的任何运动或娱乐活动。"步行、爬楼梯和娱乐活动消耗的能量以千卡表示,并求和后计算每周平均能量消耗(以千卡计)。该调查评估的体力活动水平与哈佛校友人群中慢性疾病的风险降低相关(Paffenbarger et al., 1993b; Lee et al., 1995; Lee et al., 2000; Lee et al., 2000; Sesso et al., 2000)。

斯坦福7天体力活动回忆访谈

该方法用于斯坦福5个城市项目(Sallis et al., 1985; Blair et al., 1985)。这是一个受试者自主完成的调查,要求提供过去7天中,睡眠和体力活动(如有氧运动、工作相关活动、园艺、步行和中等强度或以上的休闲体力活动)的相关信息。受试者根据列表中每种类别的体力活动来回忆可能参与的活动类型。在考虑了中等或更高强度体力活动之后,每天剩余的时间被假定进行了小强度活动。每周或每天的能量消耗值以千卡每千克(或者如果受访者的体重是已知的,则只有千卡)表示。

国际体力活动问卷

国际体力活动问卷(International Physical Activity Questionnaire, IPAQ)将记录过去7天内参与体力活动的小时及额外的分钟数,并以分钟每周的MET值的倍数来进行体力活动分级。它可评估个性化的中度(4 METs)和高强度(8 METs)体力活动及行走(3.3 METs)的频率和持续时间,以满足公众健康指导方针进行充足的定期体力活动。该问卷将花费在休闲、工作、家务和交通方面的时间进行汇总。当用于监测18~65岁成年人群在不同环境中的体力活动的水平时,IPAQ具有可接受的测量特征。使用标准化方法在6个大洲的12个国家进行的研究表明,IPAQ问卷产生数据是可重复的(斯皮尔曼等级相关系数为0.80)(Craig et al., 2003)。根据加速度计判断的标准有效性与其他自我报告测量相当(rho中值约0.30的有效性系数)。"通常每周"和"最近7天"的参考周期结果相似,并且自我填写问卷形式的与电话采访的可靠性类似。

3天体力活动问卷

已采用加速度计在8年级和9年级女孩中对该

方法进行了验证（Pate et al.，2003）。通过3天体力活动问卷（3-Day Physical Activity Recall，3-D PAR）测量的高强度体力活动与通过加速度计估计的高强度体力活动存在相关性（$r=0.41$）。3-D PAR使用脚本和图形来解释常见活动的强度水平。轻度活动被描述为需要很少或不需要运动，呼吸平缓；中度活动如一般性的移动，呼吸正常；费力的活动指中度运动伴随呼吸增加；非常困难的活动指快速地运动伴随呼吸困难。该方法由受过培训的研究助理执行。受试者根据要求回忆前3天（如星期二、星期一、星期天）的体力活动。对于回忆的每一天，受试者需完成一个被划分为每30分钟一格时间带表格，从上午7点开始到午夜结束。受试者填写每个30分钟内的主要活动。有58种常见体力活动和久坐行为的列表可供参考。该列表包含有"其他"活动选项。受试者输入活动编号并指出活动是以容易、中等、困难还是非常困难的强度执行。计算高强度体力活动（≥6 METs）的30分钟时间段的平均数，并且计算受试者是否每天累积一个或多个30分钟的高强度体力活动时间带和两个或更多的中度至高强度的体力活动时间带（≥3 METs）。MET值从体力活动概要中获得（Ainsworth et al.，2000）。

CHAMPS体力活动问卷

这种自我报告方法最初是为了评估老年人社区健康活动模式计划（Community Healthy Activities Model Program for Seniors，CHAMPS）的效果，是一项旨在增加体力活动的方法（Stewart et al.，2001）。调查问卷评估了过去4周内老年人经常进行的各种休闲和家庭体力活动的每周频率和持续时间。评分可估算出每周体力活动消耗的热量值（以卡计），并汇总出每周中等强度活动（≥3 METs）或所有类型体力活动的频率。该方法6个月的稳定性和可靠性范围在0.58~0.67之间。来自CHAMPS测量的评分与其他针对老年人设计的体力活动的有效问卷（即老年人的体力活动量表和耶鲁体力活动量表）的得分之间的相关性是比较大的（0.58~0.68）（Harada et al.，2001）。此外，基于性能的身体功能CHAMPS测量评分与通过加速度计和计步器计数测量的评分存在较大的相关性（0.40~0.70），但比CHAMPS测量评分与老年人体力活动量表和耶鲁体力活动量表评分结果的相关性稍小（Stewart et al.，2001；Giles et al.，2009），后两种问卷的准确性已分别经双标记水法进行了部分验证（Bonnefoy et al.，2001）。

在评估关于体力活动和健康结果之间关联的流行病学文献时，需要考虑的一个重要因素是所使用的体力活动评估方法。对于特定样本类别，研究者是否采用了确定有效和可靠的方法。如果没有，作者是否提供了所使用方法有效性和可靠性的任何证据。

许多提供体力活动和健康信息的大型流行病学研究旨在评估其他健康风险因素，体力活动在许多这样的研究中仅为次要关注点，因此体力活动评估方法通常达不到最理想的要求，并且有时候其有效性和可靠性均较差。例如，"医生健康研究"是一项随机、双盲、安慰剂对照试验，旨在确定低剂量阿司匹林是否会降低患冠心病的风险，以及β-胡萝卜素是否会降低患冠心病和癌症风险。本研究中的体力活动由"多久一次达到出汗状态的高强度运动？"回答有"每天一次""每周5~6次""每周2~4次""每周一次""1~3次/月"或"很少/从不"。有证据表明这些问题作为评估体力活动水平是有效的（Siconolfi et al.，1985；Washburn et al.，1990），并且"出汗频率"这类问卷获取的体力活动量与健康结果存在相关（Manson et al.，1992）。然而，这个项目仅仅评估特定类型的体力活动，可能只有少数被仔细挑选的群体会参与。

护士健康研究是一项前瞻性队列研究，开始于1976年，涉及121 700名女性注册护士的健康和生活方式。除了其他类型的休闲体力活动，受访者被要求报告在过去一年中每周在户外散步或徒步旅行的平均时间，并估计他们通常的步行节奏是容易或休闲、一般、轻快或非常轻快。自我报告的步行距离和速度的有效性和可靠性尚未确立。

> 体力活动的自我报告是国民调查和监测系统中衡量体力活动最可行的方法。客观测量，如运动传感器、心率监测器和双标记水法，可以估算体力活动的不同组成部分，并且通常被用于验证自我报告的可靠性。

目前有许多成熟的体力活动调查问卷，可涵盖所有年龄段的个体，从青少年到65岁以上的成年人均可进行测量。然而，专门针对妇女和少数民族的体力活动调查问卷或旨在评估体力活动的特定方面的调查问卷，如高负荷负重活动或增加肌肉力量的活动等与健康结果可能关系尚未得到验证。

通常认为个体倾向于高估高强度体力活动参与情况,同时低估了对轻度到中度体力活动的参与情况(Sallis et al., 2000)。研究者需要开展进一步工作,以增强对自我报告法的体力活动强度的回忆,从而可以确定减少慢性疾病风险所需的体力活动量和强度。

什么是静坐行为?

自2000年以来,人们对研究导致最小运动和能量消耗的行为对健康的潜在不利影响越来越感兴趣。这些久坐行为被定义为"任何坐着或躺着时能量消耗≤1.5METs的清醒行为"(Tremblay et al., 2017)。由于久坐行为被认为有别于体力活动,越来越多的人认为只有能量消耗>1.5 METs的运动才应被定义为体力活动。鉴于睡眠对健康的重要性,许多研究人员将体力活动、静坐行为和睡眠之间的相互关系概念化为一个24小时的行为周期。图3.4提供了这个循环的概念模型,内环定义了基于能量消耗的行为,外环定义了基于姿势的类别。

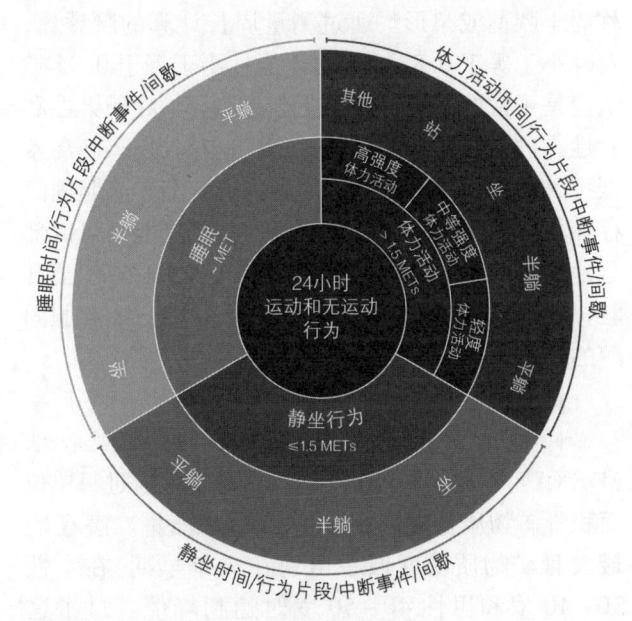

图3.4 基于24小时行为的概念模型。
资料来源: M. S. Tremblay et al., 2017。

什么是体适能?

体适能是一种具有遗传基础,但对体力活动类型和量的变化敏感的属性,特别是随着年龄的增长。测量体适能非常重要,它可以作为体力活动效果评价和作为体力活动对疾病发病率、死亡率和损伤影响的调节剂或慢化剂。

体适能测量应成为跟踪体力活动和疾病或损伤风险的监视系统的重要部分。定义体适能是一项比人们最初想象更难的任务。WHO将体适能定义为"能够令人满意地进行肌肉工作的能力"。该定义没有指定什么样的方式属于"令人满意的",生理、社会和心理环境都可能会影响评价结果,也没指明体适能包括多种素质,而不是单一的整体素质。如果定义体适能为可测量的组成成分,并且在一定环境中,这些成分与身体功能和健康或疾病减少密切相关,我们就可以更好地理解体适能。

根据第二次国际体力活动、体适能和健康会议(Bouchard et al., 1994)达成的科学共识,健康相关的身体健康的组成部分,如表3.4所示,可以分为形态、肌肉、运动、心肺呼吸和代谢几个部分。

表3.4 健康相关的体适能成分

成 分	测 量 指 标
形态学	体重身高 体成分 皮下脂肪分布 腹部内脏脂肪 骨密度 灵敏性
肌肉功能	爆发力 力量 耐力
运动功能	敏捷 平衡 协调 移动速度
心肺功能	次最大运动能力 最大有氧功率 心脏功能 肺功能 血压
代谢功能	糖耐受 胰岛素敏感性 血脂和脂蛋白代谢 底物氧化状态

资料来源: C. Boucherd, et al., 1994。

当考虑运动表现(如竞技运动、军事演习或职业工作)时,可以根据运动表现来将体适能进行分类。运动表现相关的适应性测试旨在评价心理运动技能、最大和次最大心肺功率、肌肉力量、四肢和躯干的推进爆发力和耐力、体型和体成分。这些测试的高分取决于遗传禀赋、良好的营养、强烈的训练动机,以及测试期间的最高水平发挥。除了心肺能力和体成分之外,测量运动表现相关的体适能与健康的相关性非常有限。

健康相关的体适能成分更容易通过定期体力活动来改善,并且更直接地与健康状况相关。除了对于运动表现和健康都非常重要的最大心肺功率和体成分这两个因素之外,健康相关的体适能成分还包括与身高、皮下脂肪分布、腹部内脏脂肪、骨密度、腰腹部肌肉力量和耐力、心肺功能、血压、血糖和胰岛素代谢、血脂蛋白,以及脂质与碳水化合物氧化的比率等因素相对应的身体质量。

形态成分

许多基于大量人群的研究已经显示疾病或死亡率与身体尺寸、形状和测量的体成分之间的关联性。理解这些关系对于评价增加体力活动或体适能可以降低疾病发生和死亡率的生物学可信性非常重要。

脂肪量

人体受热力学第一定律,即能量守恒原理的支配。因此,人体脂肪量变化由来自食物的能量摄入和基础或静息细胞代谢、消化的热效应和体力活动引起的能量消耗之间的平衡决定。身体消耗的能量的量可以用绝对值(以千焦耳或千卡)或者用相对于身体质量和估算表面积的比率(如每千克体重或去脂体重)表示。身体质量与脂肪量的关系通常表示为奎特莱身体质量指数(BMI)(以千克为单位的体重除以以米为单位的身高的平方表示)。

高 BMI 是全因死亡的危险因素,并且增加高血压、高甘油三酯、高胆固醇、糖不耐受和高胰岛素水平的风险。对于年轻人到中年成人,BMI 在 18.5～25 之间被认为是正常的或理想的。极低的 BMI 也会增加全因死亡的风险,但不清楚该风险是否独立于与疾病相关的吸烟或消耗效应。大多数人口研究将超重定义为 BMI 分别超过 25 和 30,并且不区分男女差异。对于儿童,超重被定义为 BMI 位于同年龄段 BMI 百分位数的 95% 以上;BMI 对应的百分位数处在 85% 以上即被认为存在超重风险。

很重要的一点是将超重(表示总体重过大)与体脂过多(体脂率过高)区分开。去脂体重的成分包括约 73% 的水,7% 的矿物质,19%～20% 的蛋白质和小于 1% 的碳水化合物。不同个体之间这些成分的差异很小。相比之下,体脂差异则很大,通常可占肥胖者总体重的 30%～60%。认为增加的疾病和死亡风险与 BMI 密切相关是因为在人群中采用 BMI 计算体脂百分比时,每 10 个人中的 7 个人的准确性可以控制在误差 ±5% 以内。然而,使用 BMI 作为脂肪指数不适用于运动员或其他状态良好的具有较多去脂体重的人,同样对体弱的老年人或孕妇也不适用。

基于人类群体的测量体脂百分比及其与疾病或死亡关系的研究尚未进行,但是小样本的临床研究显示,体脂百分比和总脂肪量与高血压、高甘油三酯、胆固醇及胰岛素水平显著相关。脂肪量在整个身体中的分布是心血管疾病、死亡以及 2 型糖尿病或非胰岛素依赖性糖尿病的另一个危险因素。男性局部脂肪最常见集中于躯干,并被称为机器人型或苹果形。女性局部脂肪最常见集中于臀部,并且被称为丰腴型或梨形。通过测量周长计算的腰臀比,女性小于等于 0.85 或和对于男性小于等于 0.95 被认为是正常的,具有较低的健康风险。对于男性和女性人群,超过正常范围的腰臀比与高血压、胰岛素抵抗、循环血高胰岛素水平、高甘油三酯和高胆固醇存在相关。体脂超标引起的早亡的风险上升可以部分地解释为:腹部脂肪细胞渗入门静脉循环至肝脏,从而影响胰岛素水平和葡萄糖、甘油三酯和胆固醇的代谢。

骨量

骨量通常通过使用双能 X 射线吸收法(DEXA),它是一种特殊的 X 射线扫描,通过每单位面积骨矿物质密度(以 g/cm^2 计)来测量。潜在的最大骨矿物质密度似乎出现在成年早期,在女性 30～40 岁和男性 40～50 岁时达到峰值。过了这个年龄段之后,新的骨质形成速度比旧骨质吸收速度慢,导致骨骼退化,这是临床上引发骨质疏松症的风险因素。除了身体变形,由骨质疏松症引发的主要健康问题使老年人跌倒引起骨折的风险增加。

骨质疏松症的危险因素包括遗传易感性(80% 的病例是老年妇女,尤其是白人女性)、雌激素水平降低（通常是绝经后或闭经的年轻妇女）、低钙摄入量和低水平的体力活动。去脂体重较高的人，其骨矿物质含量也较高。负重和抗阻训练可增加骨矿物质密度，尤其是训练时经常刺激的部位增加最显著。体力活动对骨量的影响将在第11章讨论。

柔韧性

柔韧性通常被定义为特定关节或连接关节处在被动和主动运动期间的活动范围。柔韧性由骨及其表面（包括软骨）和关节面周围的软组织的结构决定。作为体适能的一种评价方法，柔韧性通常与关节的松弛性不同，关节的松弛性是主要由韧带松紧度控制的关节不稳定性的量度。灵活适能主要通过肌肉、其周围结缔组织和肌腱的适度拉伸而得以提高。对于每个关节及其特定的习惯性运动范围，其柔韧性的降低或增加也有所不同。

肌肉成分

肌肉力量、爆发力和耐力是与运动能力和健康最相关的肌肉适能的三个主要特征。对于久坐的男性和女性，去脂肪体重的明显丢失伴随着老化而发生。这种退化在很大程度上由于肌肉缺乏使用并因此导致可动性丢失。在体弱的老人中，日常生活的重要活动（如从地板拿东西或举物过头顶、携带杂货或从椅子或床上站起）都将变得难以实现。即便如此，适度的肌肉适能允许人们有更强的耐力参与日常家务或休闲娱乐活动，并产生更少的主观疲劳和更强的心肺循环以达到锻炼肌肉的目的。保持躯干肌肉适能还可以降低下腰痛的风险，这种症状在发达工业化国家的成年人中非常普遍，这些国家已经依赖技术来提升和运输物体，显然更容易导致常人躯干力量和耐力的下降。

> 随着年龄的增长，如果保持力量训练，人们将拥有更久的耐力来参加日常家务和休闲体力活动，并且产生更少的疲劳。保持躯干力量还可以降低腰痛的风险，这是中年和老年人普遍抱怨的健康问题。

运动体适能组成成分

运动速度、灵敏性、平衡和协调能力是运动体适能的主要组成部分，其更准确地称为心理运动适能，因为这些因素受感觉的影响。运动体适能对于儿童尤其重要，因为它增强了机体在生长和成熟期间对环境的探索和挑战。运动体适能是获得基本心理运动适能过程中的限制因素。儿童其他方面的健康适能测试成绩受其运动体适能成绩的限制。

儿童时期较低的运动适能可能会对以后产生长远影响，将间接导致成年人的久坐不动，这些成年人没有发展出众多休闲体力活动所需的心理运动适能。虽然运动适能似乎不能解释成年早期人群之间的健康差异，但对于虚弱的老年男性和女性，较差的协调和平衡能力增加了跌倒和骨折的风险，以及随之而来的独立性丧失或死亡。

心肺适能组成成分

从20世纪50年代末到90年代初，大多数医生和运动科学家将心肺适能作为健康体适能的最重要组成部分。这主要是因为心肺适能在逻辑上与心脏疾病（成年人最普遍的杀手）最相关，并且与其他健康适能成分相比，心肺适能可以被更为精确地定义和测量。此外，与其他单独适能相比，心肺适能可以给出为什么有的人比其他人完成更多工作的最好解释。由于这些原因，并且因为它是唯一一种已经被测量的适能组分，并与较低的全因死亡率和冠心病相关，特别是在基于人群的流行病学研究中，心肺适能仍然是健康相关适能中的最为重要的组分。然而，当今流行病学家在疾病、损伤和死亡的研究中更加重视测量其他成分的健康适能，以期获得关于体适能与健康如何相关的更完整的视图。

心肺适能随年龄增长而变化，在青少年期间增加（但是在美国女孩的十几岁时呈现下降趋势）（图3.5），然后在45岁之后以加速下降（参见引言中的图0.6）。因为适能与更好的健康状况密切相关，所以理解在各个年龄段如何提高适能非常重要。

最大有氧能力

基于人群的研究已经将心肺适能定义为在运动测试期间的最大有氧能力或最大摄氧量，该运动测试包括逐渐增加的强度，直到受试者能达到的最大强度（或直到自发性疲劳），此时骨骼肌的氧吸收达到峰值或平台期。如今，关于更广泛的心肺适能以及它如何影响健康的研究正在进行。

亚极限运动能力

该有氧耐力素质被定义为在较长时间内维持中高但低于最大强度的有氧功率输出能力。

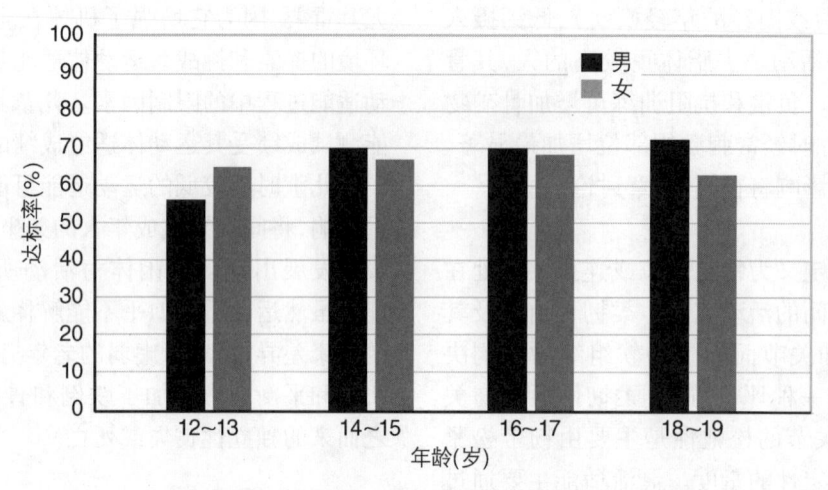

图 3.5 符合健康体适能的美国青少年比例(NHANES, 1999~2002)。
资料来源: R. R. Pate et al., 2006。

心脏功能

心脏功能通常通过测量心肌功能来评估,包括使用运动心电图和成像技术评定达到既定输出功率时的心率(根据身体质量校准)、心脏射血分数、心肌缩短率、每搏输出量和心输出量。

肺功能

肺功能通过测量静态和动态肺容积进行临床评估。它包括潮气量(在正常呼吸期间吸入或呼出的空气量)、每分通气量(在1分钟内呼出的空气量)、肺活量(在最大吸气后呼出空气的最大体积)、用力呼气量(FEV_1;用力吸气后最大力量呼气,第1秒呼出的气体量)和峰值流速(在肺活量测试期间呼气量的最大速率)。虽然最大摄氧量部分取决于最大每分通气量,但是大多数健康成人的心肺适能受心脏功能限制,而不受个体肺功能差异的限制。而严重慢性阻塞性肺疾病以强迫呼气期间气流持续减慢为特征的疾病,如囊性纤维化、肺气肿和哮喘患者则是例外情况。

血压

定期运动可降低安静时和次最大强度运动期间的血压。这是身体健康适能的重要组成部分。主要有两个原因:一是较高的安静血压与心脏病、脑卒中、动脉破裂、肾衰竭、冠心病导致的死亡和非冠状动脉疾病引起的心源性猝死的风险增加有关;二是在运动期间达到既定心率时,拥有较低收缩压可大致反映出心肌耗氧量较低,从而降低运动期间心律失常和缺血风险。

代谢组分

代谢适能是最新被健康研究领域的运动生理学家和流行病学家认可的健康适能组成部分。它特别适用于了解体力活动预防糖尿病和动脉粥样硬化(病情发展过程中可导致冠心病和脑卒中)的潜在健康益处。

糖耐受

葡萄糖耐量受损的病人具有发生2型糖尿病的风险,2型糖尿病是心血管疾病、死亡以及眼睛、肾脏和四肢循环系统疾病的主要病因。规律的体力活动可以通过防止糖不耐受的方式影响糖代谢。这些方式包括使来自胰腺的胰岛素和胰高血糖素分泌正常化、增加肌细胞对胰岛素的敏感性以及增强肌肉收缩的胰岛素样作用(增强肌肉从血液摄取葡萄糖)。

血脂和胆固醇水平

血液高水平的甘油三酯、总胆固醇和低密度脂蛋白胆固醇(LDL-C)以及低水平的高密度脂蛋白胆固醇(HDL-C)是冠心病和脑卒中的风险因素。由于规律的体力活动以显著降低甘油三酯和升高 HDL-C 的方式来影响脂质代谢,因此代谢适能的概念有助于解释体力活动如何防止机体产生可引起冠心病和脑卒中风险的动脉粥样硬化性疾病。

> 代谢适能是最新被健康研究领域的运动生理学家和流行病学家认可的健康适能组成部分。它特别适用于了解体力活动预防糖尿病和心血管疾病的潜在健康益处。

脂质过氧化

每分钟呼出的二氧化碳与消耗的氧气比率称为呼吸交换比(RER)，其提供了细胞中脂质与碳水化合物的相对氧化指数，也叫呼吸商(RQ)。通常对于饮食中含有蛋白质、碳水化合物和脂肪等混合热量的人，其静息 RER 为约 0.83。RER 为 0.70 表示仅脂肪参与氧化供能，而 RER 为 1.0 则表示仅碳水化合物参与氧化供能。在休息或在长期亚极限运动期间，相对较低的 RER 表明该个体更多地依靠燃烧脂肪供能而非碳水化合物。较高的脂质氧化速率似乎也可以改变胆固醇代谢并降低体脂，从而降低心血管疾病和早亡的风险。长时间的持续肌肉力量取决于储存在肝脏和肌肉中较高的初始葡萄糖(糖原)水平以及运动期间血液中保持的正常葡萄糖水平的能力。但是，使用脂肪作为细胞呼吸燃料对于产生充裕的葡萄糖从而维持耐力素质同样很重要。

体力活动与健康的量效关系

观察模式。
——Hesiod，公元前 8 世纪

保持中庸之道。
——罗布斯王国，布莱克洛斯
（公元前 630~公元前 559 年）

不需要太强壮，不需要太快，不需要太频繁，不需要太持久。
——T. L. De Lorme，1945

建立剂量反应是米尔用于确定健康风险因素的因果关系的规范之一，并且对于关于健康的体力活动类型和活动量的公共政策建议具有实际重要性。随后的章节将讨论本书中涵盖的每一个与健康相关的因素的剂量反应依据。在本书中，我们对当前的依据进行概述。

自从 1992 年在多伦多举行的第二届国际体力活动、体适能和健康问题国际共识研讨会(Bouchard et al., 1994)以来，世界范围的注意力已经集中在是否存在剂量-反应关系以及它以何种形式存在并影响运动频率、强度和不同类型运动方式的持续时间与降低疾病、损伤和早亡风险之间的联系。图 3.6 和图 3.7 分别描述了体力活动量与冠心病的几个危险因素(Haskell, 1994)以及体力活动强度与一般健康益处和危害之间的假设剂量-反应关系(Dehn et al., 1977)。体力活动的显著健康保护效应是否最能通过线性的剂量依赖的关系来体现，在过去十年中一直是有争议的，并且至今仍无定论。

> 建立剂量反应是米尔确定健康风险因素的因果关系的规范之一，而且对关于健康体力活动类型和活动量的公共政策建议也很重要。

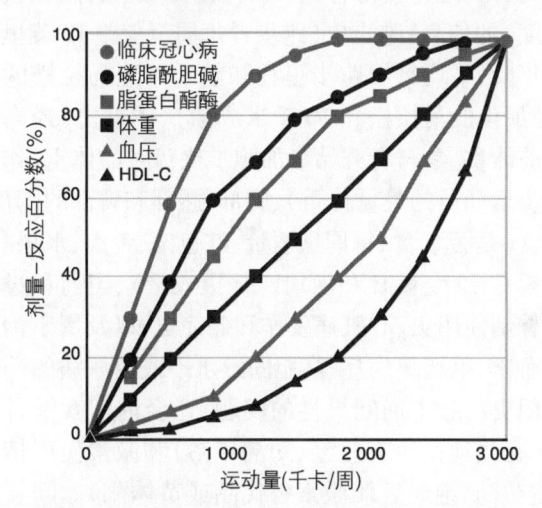

图 3.6 体力活动量与几种健康相关结果之间的假设剂量-反应关系。

资料来源：W. L. Haskell, 1994。

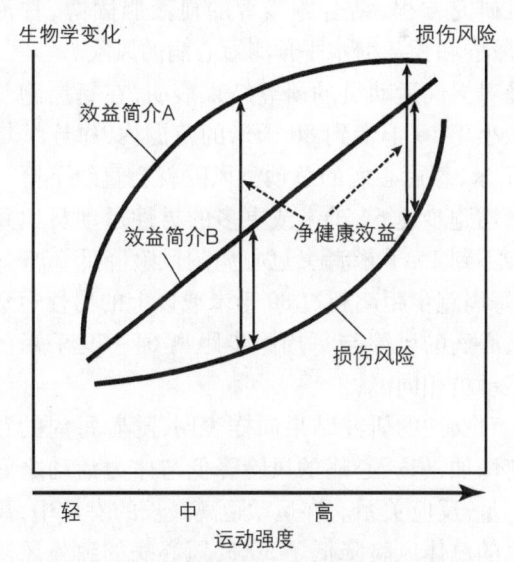

图 3.7 显示了运动强度与生物学变化（两条剂量-反应曲线）和不良事件（如损伤）的风险之间的关系。还显示中等和高强度运动的净健康效益。

资料来源：M. Dehn et al., 1977。

美国国家跑步运动员健康研究

在加州大学伯克利分校进行的国家运动员健康

研究提供了体力活动和健康结果之间的线性剂量-反应关系的周期性证据。这项横断面研究包括约2 600名女性（Williams, 1996）和超过8 200名男性跑步者（Williams, 1997）。受试者排除标准：可能引发冠心病的心脏病及药物服用者、吸烟者及素食的跑步者，剩余1 837名女性和7 059名男性留在研究中进行数据分析。参与者在参赛时完成了一份两页的调查问卷，然后发送给 Runner's World 杂志的订阅者。问卷获得有关人口特征（年龄、种族和教育程度）的信息；跑步史（跑步者每周至少跑12英里时的年龄、平均每周跑步里程和前5年跑马拉松的数量、最佳的马拉松和10千米成绩）、体重史（最高和当前体重、参与者开始参加跑步比赛时的体重、作为跑步运动员的最低体重）、胸部、腰部和臀部的围度、饮食（是否素食、每周饮酒量、红色肉、鱼肉、水果、维生素C、维生素E和阿司匹林摄入量）、当前和过去的香烟使用史、心脏病发作和癌症史，以及用于治疗高血压、甲状腺病症、高胆固醇水平或糖尿病的药物服用史。除了询问男性的问题，还会询问女性月经史（是当前是否有月经、初潮年龄）和激素使用情况（避孕药、绝经后雌激素替代品或黄体酮）。问卷还须从医生那里获得运动员的身高、体重、血浆胆固醇和甘油三酯浓度、血压和安静心率。采用弗雷明汉心脏研究方程，结合跑步者的血液胆固醇、甘油三酯、尿酸和葡萄糖水平预测冠心病的风险。

对男性运动员的研究结果表明，在每周跑步距离从小于16千米到80千米的范围内，每连续增加16千米，患冠心病的总预测风险就会直线下降。每周平均跑步达64千米或更多的男性运动员比每周跑步不到15千米者患冠心病的风险降低30%。然而，每周跑步距离超过80千米或以上的男性运动员患冠心病的风险与每周跑步距离64~79千米的男性运动员相同。

对女性的研究结果同样表明，随着每周的跑步距离增加，患冠心病的风险降低与体力活动之间存在剂量-反应关系。在运动距离最长的女性中，患冠心病的总体风险降低了30%，冠心病的致死风险降低了45%。这些风险的降低在统计上独立于BMI、年龄、教育程度、月经状况、饮酒、饮食、雌激素、孕激素和使用避孕药等因素。最明显的发现是增加了高密度脂蛋白胆固醇（HDL-C）水平：跑步距离最远（每周超过64千米）的女性 HDL-C 水平比跑步距离最短的女性（每周16千米或更少）高了10 mg/dL（0.25 mmol/L）。

还根据跑步者在最近10千米比赛期间的最佳步速（每小时千米数）报告，检验跑步强度和健康结果是否存在剂量-反应关系，这被用作他们训练期间运动强度的替代测量手段（Williams, 1998b）。在校正了每周跑步距离、年龄、饮酒和饮食之后，跑得更快（即更大强度）的男性和女性具有相对较低的血压、甘油三酯水平、总胆固醇与HDL-C比值、BMI、腰围、臀围和胸围。相对于跑步距离，跑步速度对收缩压的影响要高出13.3倍；对舒张压影响高出2.8倍；对腰围计算值的影响高出4.7倍。在女性中，跑步速度对收缩压影响高出5.7倍。相比之下，跑步距离对男性和女性 HDL-C 水平计算值的影响比跑步速度大6倍以上。

国家跑步健康研究的其他发现表明，跑步距离和降低的冠心病风险之间的关联同样存在于老年跑步者中（Williams, 1998a）。对935名六十几岁的男性和175名七十几岁的男性跑步者的研究发现，每周跑步距离与较高的血浆 HDL-C 水平和较低的血浆甘油三酯、总胆固醇与 HDL-C 比值、收缩压和舒张压及 BMI 水平存在相关性，这与在年龄小于60岁的运动员中观察到的结果相似。相反，跑步距离和 LDL-C 之间的负相关关系没有在年轻男性中观察到的结果明显。

有一个重要的问题是这些结果是否可以广泛普及到美国大众。因为该研究所有受试者都是跑步运动员，即使是该研究中最不活跃的受试者也比其他研究中最不活跃的受试者更活跃，而其他研究体力活动与冠心病风险的实验还包括了久坐受试者。因此，国家跑步者健康研究表明，对于大多数跑步运动员，跑步距离和冠心病风险降低存在剂量反应的线性关系。但它不能预测，跑步距离较短的跑步者与久坐同龄人相比，冠心病的风险是否存在成比例的显著下降。另一个问题是，该研究预测冠心病风险是基于10年的跑步经验（调查开始时，受试者平均已经跑步约8.5年）得出的，但该研究实际上没有对跑步者进行10年的跟踪观察，也没有记录实际冠心病发生率，只是使用弗雷明汉心脏研究中从男性受试者的数据得到的预测公式来推测冠心病事件的可能性。此外，国家跑步者健康研究显示每周约50英里的跑步距离将达到健康益处平台水平。这一发现与评估公共卫生福利与运动成本有关。接下来我们将探讨跑步者的损伤风险，这似乎随着跑步距离的增加而上升。

国家跑步健康研究和许多其他研究结果表明,定期体力活动能降低与全因死亡、冠心病和心血管疾病死亡的相关风险。然而,这是一个横断面研究,而不是前瞻性队列研究或对照试验,并且仅限于运动距离较远的跑步者,他们比一般人消耗更多的热量,而后者可能从相对较少的体力活动中受益。

当前科学共识

2000年10月,在多伦多附近的Hockley Valley度假村举行了关于体力活动与健康的剂量-反应关系的协商共识研讨会(Bouchard, 2001)。来自6个国家的24名受邀专家对现有的研究文献进行综述,并根据四个科学类别评估了健康领域各个方面的累积证据,这四个科学类别考虑了研究设计的质量、每个领域研究结果的数量和一致性。

会议达成如下共识,体力活动与全因死亡率、心血管疾病死亡率及2型糖尿病发病率之间存在负向的关系,通常是线性的相关关系。对于所评估的其他健康结果,并没有达成关于剂量反应的共识,主要是因为在一些领域没有足够的研究来评估剂量反应问题,体力活动的测量结果不精确,部分研究所用的体力活动量太小,身体反应也较小,故不能评估活动量的影响,以及混杂因素的影响(如遗传变异性和身体肥胖等因素不能完全控制)。

考虑到人们对相同体力活动刺激的适应性相差很大,迄今为止还难以精确地定义用于体力活动和多种健康结果的剂量反应模型。如图3.8所示,运动训练对不同人的最大氧摄取影响差异很大。例如,在HERITAGE家族研究中,尽管受试者接受相同的运动刺激(20周的自行车锻炼,每周3天,强度为65%的最大摄氧量)(Bouchard et al., 2001),几百位静坐成年人的反应却存在很大差异。

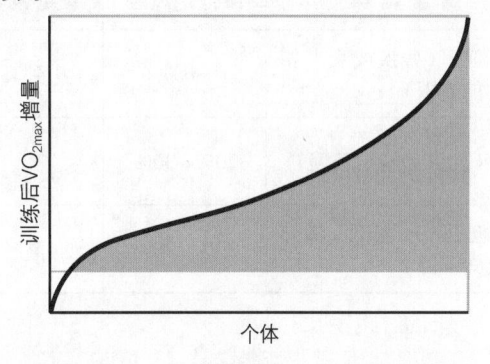

图3.8 不同个体之间VO_{2max}-训练反应的异质性的一般模式。遗传研究(HERITAGE study)得到的研究结果与该模式类似。

类似地,运动训练对其他健康因素的影响也存在很大差异(如HDL-C,一种对身体有益胆固醇)。HERITAGE的家族研究发现,成年人无论年龄、性别和种族,对训练的反应都是相似的。然而,对于某些指标,如次最大运动心率和血压,初始水平可以预测机体对训练产生的反应,但最大氧摄取和HDL-C的变化受初始值影响较小。此外,家庭遗传背景(即共生环境和遗传学)可显著影响机体对规律运动产生的反应的变化情况(Bouchard et al., 2001)。

目前关于人们对不同体力活动量的特定健康结果的平均反应的总结按照证据强度在表3.5中进行分类:强相关——大量随机对照试验的结果一致;实相关——与有限数量的随机对照试验或非代表性样本中的结果一致或存在良莠不齐的证据;中度相关——与非随机对照试验或观察性研究的结果一致(Physical Activity Guidelines Adivory Committee, 2008)。

表3.5 体力活动与成年人健康的量效关系证据概述

健康结果	降低的风险	证据强度	剂量反应	有 效 剂 量
全因致死率	30%	高	明确负相关	每周2~2.5 h中高强度体力活动量(MVPA)
心肺健康(冠心病、心血管疾病)	20%~35%	高	明确负相关	每周800 MET-minutes的MVPA
代谢健康(2型糖尿病或代谢综合征)	30%~40%	高	负相关	每周2~2.5 h MVPA
骨健康(髋部骨折)	36%~41%	中	负相关	每周540~876 MET-minutes的MVPA

续表

健康结果	降低的风险	证据强度	剂量反应	有效剂量
功能健康（残疾或衰老相关功能受限）	30%	中到高	负相关	尚不清楚
癌症（乳腺癌或结肠癌）	20%~30%	高	负相关（相关度未知）	每周 210~420 MET-minutes 的 MVPA
精神健康（衰老相关抑郁或认知下降）	20%~30%	高	负相关（抑郁）	尚不清楚

体力活动的调查与监测

在增加人群的体力活动之前，必须在不同地理区域和亚群中确立体力活动流行率及其随时间变化的趋势。调查问卷常常通过询问一定人群样本的体力活动习惯来确定体力活动流行率。体力活动流行率的趋势由监测系统决定，监测系统每年或每几年都会在群体中重复和定期进行相同的调查。监测对测量长期趋势（即人口自然发生的变化）和响应公共卫生干预措施很有必要。需要通过调查和监测系统来测量和跟踪体力活动流行率变化以确定需要干预的人群，并判断基于群体的干预手段的有效性。在本节中，我们将以美国为例，讨论发达国家体力活动调查和监测系统及其结果。

国际体力活动调查

虽然将国家或地区之间进行比较是非常直观的，但许多不同调查采用的不同定义和方法难以进行直接比较。国际体力活动测量与评价共识小组于1998年在瑞士日内瓦召开会议，推出了一套有效的测量方法，可用于在国际上比较全球范围内的体力活动结果评估（Booth，2000）。随后，国际体力活动流行率研究开始启动，采用同一份自我报告体力活动测量问卷的翻译版，即国际体力活动问卷（IPAQ），并对有代表性的国家人口样本进行管理。同样，全球体力活动问卷（GPAQ）也是作为世界卫生组织慢性病危险因素监测 STEPWISE 方法的一部分而开发的，这是一种监测包括体力活动不足在内的 8 个主要健康危险因素趋势的可行方法，尤其是在发展中国家（Armstrong et al.，2006）。GPAQ 可以通过访谈或自我报告来管理，在评估体力活动特征方面与 IPAQ 相似。IPAQ、GPAQ 和类似的工具已应用于至少 168 个国家或地方级代表性样本（Guthold et al.，2018）。相关数据可在 WHO 的全球健康观察站公开获得，从而可以对体力活动水平进行相对有力的国际比较。例如，这些数据被用来比较全球各地区按性别划分的体力活动不足的流行率（定义为人口中每周中等强度体力活动少于 150 分钟或高强度体力活动少于 75 分钟的百分比）（图 3.9），并确定体力活动不足发生率最高的国家（图 3.10）。

监测一段时间内的国际趋势带来了更大的挑战，因为它需要对具有国家代表性的样本进行重复的、系统的测量。目前，这种系统主要应用于有资助和维持监测与健康有关行为系统的必需资源的国家。然而，包括美国在内的几个有监控系统的国家，在定期针对全国健康和行为的调查中，都出现了包

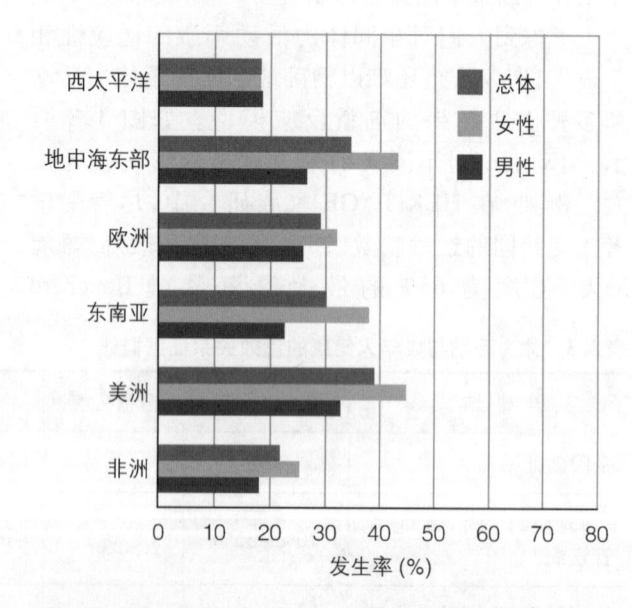

图 3.9 2016 年按 WHO 划分不同区域和性别的成年人体力活动不足发生率。

资料来源：WHO 的全球卫生观察站数据库。http://apps.who.int/gho/data/view.main.2482?lang=en。

括闲暇时间体力活动的问题。这些调查为比较不同人群体力活动水平趋势,以及趋势随时间的变化提供了基础。重要的是,体力活动趋势预计可能受到调查工具所针对的体力活动类型的影响。例如,WHO 根据 IPAQ 和 GPAQ 作出的预计,包括所有领域的中、高强度活动。美国和其他地方已建立的监测系统作出的预计,主要只评估休闲时间的体力活动。表 3.6 描述了几个国家调查的特点。

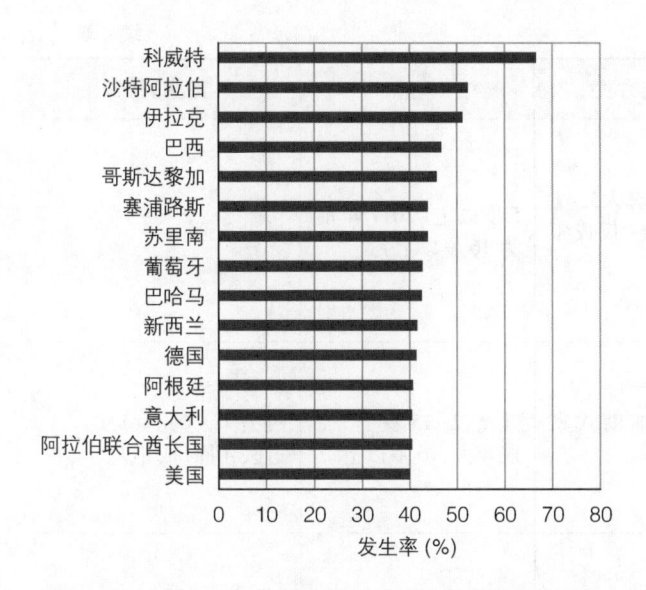

图 3.10 2016 年成年人体力活动不足发生率最高的国家。图中未显示:马绍尔群岛(43.5%)、巴巴多斯(42.9%)、瑙鲁(42.1%)、马耳他(41.7%)、毛里塔尼亚(41.3%)、帕劳(40.9%)、马里(40.4%)、基里巴斯(40.4%)。
资料来源:WHO 的全球卫生观察站数据库。

美国监测系统

美国第一个估计和监测休闲体力活动的监测系统是行为风险因素监测系统(Behavior Risk Factor Surveillance System,BRFSS),由美国 CDC 健康促进和教育中心卫生教育司行为流行病学和评价处开发(Bradstock et al.,1984)。另外 5 项美国国家体力活动监测项目由亚特兰大疾病预防控制中心管理。表 3.7 罗列了这些项目的内容,下文将进行更详细地描述。

表 3.6 选定国家的人群体力活动特点

国家、调查名称、调查年份	调查方式	年龄	回溯时间
澳大利亚 全国营养和体力活动调查 儿童(2007 年),成年人(2009 年),儿童和成年人(2011~2012 年) www.abs.gov.au/	家庭访谈 电话(子样本)	2 岁以上的人群采用访谈 5 岁以上的人群发放计步器	过去 1 周 计步器佩戴的时间为 8 天
加拿大 加拿大健康测量调查 自 2007 年起,每两年一次 www.statcan.gc.ca/	家庭访谈 流动诊所访问	3~79 岁	过去 3 个月
英格兰 英格兰全国健康调查 1991~1994 年,从 1997 年开始每年一次(除 1997、2001 年) https://digital.nhs.uk/data-and-information/publications/statistical/health-survey-for-england	从 1999 年开始采用计算机辅助式家庭访谈	16 岁以上	过去 7 天
芬兰 国家健康行为监测系统 1978~2014 年 https://thl.fi/en/web/thlfi-en/research-and-expertwork/population-studies	邮寄调查	15~64 岁	过去 4 周 过去 1 年 日常工作日中

续　表

国家、调查名称、调查年份	调查方式	年龄	回溯时间
新西兰 新西兰活跃性调查 2007~2008 年、2013~2014 年（仅成年人），从 2017 年开始每年一次 https://sportnz.org.nz/managing-sport/search-for-a-resource/research/active-nz-survey-2017	线上（所有人） 邮寄调查（仅成年人）	5岁以上（2017年前为16岁以上）	过去7天
苏格兰 苏格兰健康调查 1995 年、1998 年、2003 年，从 2008 年开始每年一次 www2.gov.scot/Topics/Statistics/Browse/Health/scottish-health-survey	计算机辅助式家庭访谈	儿童：2~15岁 成年人：16岁以上	过去7天（儿童） 过去4周（成年人）
威尔士 威尔士全国调查 从 2017 年开始每年一次（取代了 2003~2016 年的健康调查） https://gov.wales/national-survey-wales	计算机辅助式家庭访谈	16岁以上	过去7天

表 3.7　美国体力活动监测数据来源

调查名称	数据收集方式	目标人群	数据收集频率	体力活动时间范围
行为风险因素监测系统（BRFSS）	电话采访	美国本土及哥伦比亚地区成年人（>18岁）；样本量约400 000人	正在进行，每年一次奇数年提出核心问题	闲暇时间、家务、通勤
国家健康访谈调查（NHIS）	个人家庭访谈	美国和哥伦比亚地区的儿童和成年人；样本量：从35 000家庭调查中选取87 500人	正在进行，每年一次偶数年提出问题	闲暇时间，每次最少10分钟
国家健康和营养调查（NHANES）	采访/检测	约5 000~10 000美国儿童和成年人	正在进行，每年一次	闲暇时间、家务、通勤；儿童：过去7天，每天大于≥60分钟；成年人：完整的一周中，每次≥10分钟
青年风险行为监测系统（YRBSS）	基于学校调查	约15 000美国高中生	每2年一次	闲暇时间、家务、通勤
国家家庭出行调查（NHTS）	家庭调查	约25 000个美国家庭	每5~8年一次	通勤
学校健康政策和计划研究（SHPPS）	邮件调查	美国学校区域；国家教育机构及教室	定期进行	体力活动政策和课程

资料来源：National Center for Chronic Disease and Health Promotion，2021。

行为风险因素监测系统

BRFSS 使用基于群体的电话调查问卷，并提供了自 1984 年以来国家和不同州的体力活动趋势估计，包括肥胖率、水果蔬菜摄入量。其创建主要是由于 1980 年确立的 1990 年国家健康目标（U.S. Department of Health and Human Services，1980），这是第一次强调体力活动和体适能的重要性。这些目标强调需要估计当前和未来体力活动流行率，以判断参与者的活动目标是否适当并可以完成。

国家健康统计中心（National Center for Health Statistics, NCHS）定期开展的调查提供了国家层面的成年人体力活动和其他健康风险行为的估计，但这些调查没有强调体力活动和健康行为的重要性，并且没有为单独的州提供估计，而不同的州可能与国家平均水平之间存在差异。最初，从1981年到1983年，BRFSS在28个州和哥伦比亚特区进行时点流行率调查。自1994年以来，所有州、哥伦比亚特区和三个地区（波多黎各、美属维尔京群岛和关岛）均通过电话进行BRFSS调查。他们将结果发送到美国CDC的慢性疾病预防和健康促进中心（NCCDPHP）进行汇编。从2001年开始，新的调查问卷将以下三种体力活动行为纳入整体评分系统：闲暇时间、家务和通勤。从2019年开始，体力活动的核心问题将只包括在奇数年的调查中。

美国国家健康访谈调查

美国国家健康访谈调查（National Health Interview Survey, NHIS）是由位于美国国家疾病控制中心的国家卫生统计中心自1957年以来开展的一项大型家庭调查项目，使用家庭访谈形式提供关于美国非卫生机构平民人口健康状况的主要信息。它提供了美国健康和人类服务部2010年和2020年国民健康目标中体力活动流行率的预估基线。NHIS调查问卷评估轻度、中度以及高强度体力活动参与情况，而其他问卷只关注中度和高强度体力活动。从2019年开始，体力活动的核心问题将只在偶数年中纳入。

美国国家健康和营养调查

由美国国家健康和营养调查（National Health and Nurtrition Examination Survey, NHANES）通过个人访谈和直接身体检查的形式提供美国人健康和营养相关行为的统计数据。它的规模小于BRFSS或NHIS，但与其他调查相比，它提供更详细的可收集信息。当前NHANES的体力活动问卷从1999年开始使用。身体检查包括心血管适能评估（次最大强度跑步测试）和肌肉骨骼适能测试（力量测试），这是国家层面提供的关于成人体适能的唯一数据。

青少年风险行为监测系统

青少年风险行为监测系统（Youth Risk Behavior Surveillance System, YRBSS）是由国家、地区和地方教育及卫生机构和政府部门进行的一项全国性校园调查项目。结果由美国CDC的NCCDPHP编制。它开始于1990年，监测9~12年级的青少年体力活动、营养和其他健康风险行为。2010年的调查使用了更为详细的体力活动问卷，并且每隔一年会跟踪调查一次。

美国国家家庭出行调查

国家家庭出行调查（National Household Travel Survey, NHTS）（以前的全国个人交通调查）由美国交通部执行，提供5岁及以上人士每日出行频率、行程距离、采用的交通工具和出行时间的估计。自1969年以来，已出现步行和骑自行车出行的趋势，并且目前活动社区环境倡议机构正在推广普及这些出行方式，以期通过环境优化来促进体力活动。

学校健康政策和计划研究

SHPPS是一个定期的国家调查问卷，通常邮寄给州教育机构、地方代表和指定的学校教职员办公室。结果由美国CDC的NCCDPHP汇编。该调查问卷在州、区和课堂层面评估小学、初中和高中的学校卫生政策和计划。SHPPS的体力活动问卷可评估体育教育课程设置、休息和校内体育课程的有效性以及不同州和地区体育课程需求情况。

美国体力活动现状

美国的体力活动水平与其他经济发达国家相似，这些国家都有监测系统来估计休闲体力活动的流行程度。根据NHIS的估计（用于判断美国国家体力活动目标的进展情况），从2008年到2018年，美国成年人定期参加足够的中度或剧烈有氧体育活动的比例从43.5%上升到54.2%。这超过了2020年47.9%的国家目标。然而，如图3.11所示，报告显示同时符合有氧和肌肉强化指南要求的美国成年人比例要低得多（2017年为27.3%）。

值得注意的是，不同的监测系统对体力活动流行率的估计可能有所不同。例如，2005年，在校正年龄后定期参加和不参加体力活动人群的比例，NHIS（30%和41%）和NHANES（34%和32%）的估计值相似，但BRFSS的估计值为48%和14%（Carlson et al., 2009）。最近，使用2011年至2013年收集的数据，并调整年龄、种族或民族和性别，老年人（65岁以上）符合体力活动指南有氧运动要求的比例在NHANES中为27.3%，在NHIS中为35.8%，在BRFSS中为44.3%（Keadle et al., 2016）。这些结果表明，BRFSS对定期体力活动的估计大大高于其他美国监测调查。2019年，据该机构估计，

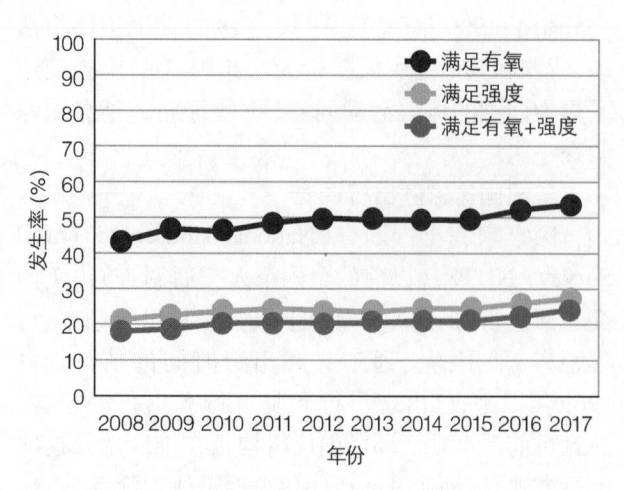

图 3.11 2008~2017 年，在闲暇时间进行中高强度有氧运动、肌肉力量训练和两种类型的活动时，符合体力活动指南的美国成年人的百分比。

资料来源：NHIS，2008~2017。

只有15%的女孩和31%的男孩达到了每天进行1小时或更长时间的中、高强度体力活动建议要求。相比之下，2011年有19%的女孩和38%的男孩符合这一要求（Merlo et al., 2020）。

地理差异

在美国各地，人们达到有氧运动推荐水平的比例存在很大差异。一般来说，西部各州最活跃，南部各州最不活跃。图 3.12 列出了美国各地区达到"健康公民 2020 年"建议的有氧活动时间的流行程度差异。这两张地图表明，这些地区差异在 2011 年和 2017 年期间持续存在。请注意，该图中状态的阴影是基于四分位数切点的，这在两个时间段之间有所不同。然而，这些切点差异的幅度很小，图表准确地反映了这两年中达到推荐的有氧运动时间的成年人百分比及各州的相对排名。

人口亚群

在美国，体力活动因种族或族裔群体、性别、年龄和教育程度而异。同一区域可能在体力活动方面有所不同，部分原因在于不同种族的人口素质不同。如图 3.13 显示，平均来看，妇女、老年人、少数民族群体和没有接受正规教育的人群体力活动水平相对较低。好消息是，从 2008 年到 2017 年，在所有人口亚组中，符合有氧体力活动建议的比例逐步增加。

图 3.14 显示，缺乏体力活动的发生率在妇女、老年人、少数民族中较高，特别是在受教育程度较低的人群中。总体而言，从 2008 年到 2017 年，美国成年人在闲暇时间不参加体力活动的比例逐渐下降。

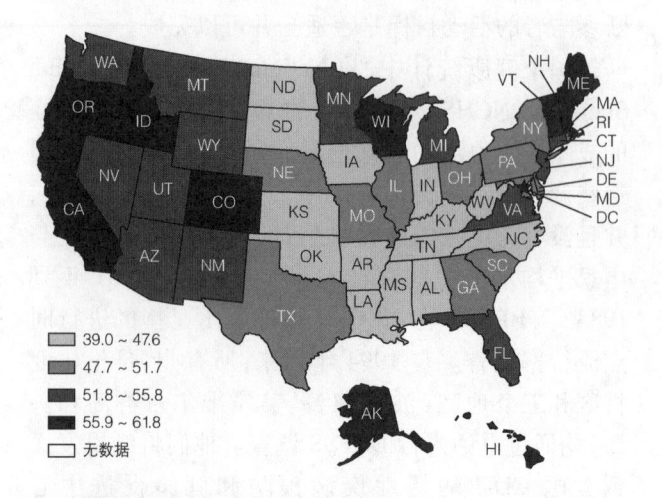

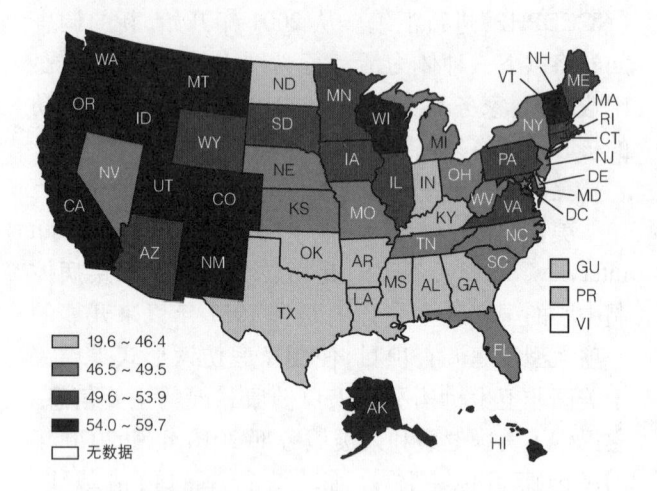

图 3.12 哪些人比较活跃？2011 年（a）和 2017 年（b）中，美国各州、哥伦比亚特区和三个美国海外领土的成年人达到"健康公民 2020"建议的每周至少 150 分钟中等强度有氧运动，或每周至少 75 分钟剧烈强度有氧运动，或同等组合的百分比。

资料来源：Centers for Disease Control and Prevention, 2021。

AL：阿拉巴马，AK：阿拉斯加，AZ：亚利桑那，AR：阿肯色，CA：加利福尼亚，CO：科罗拉多，CT：康涅狄格，DE：特拉华，FL：佛罗里达，GA：佐治亚，Gu：关岛，HI：夏威夷，ID：爱德荷，IL：伊利诺伊，IN：印第安纳，IA：艾奥瓦，KS：堪萨斯，KY：肯塔基，LA：路易斯安那，ME：缅因，MD：马里兰，MA：马萨诸塞，MI：密西根，MN：明尼苏达，MS：密西西比，MO：密苏里，MT：蒙大拿，NE：内布拉斯加，NV：内华达，NH：新汉普郡，NJ：新泽西，NM：新墨西哥，NY：纽约，NC：北卡罗来纳，ND：北达科他，OH：俄亥俄，OK：俄克拉荷马，OR：俄勒冈，PA：宾夕法尼亚，PR：波多黎各，RI：罗德岛，SC：南卡罗来纳，SD：南达科他，TN：田纳西，TX：得克萨斯，UT：犹他，VT：佛蒙特，VA：弗吉尼亚，VI：维尔京群岛，WA：华盛顿，WV：西弗吉尼亚，WI：威斯康星，WY：怀俄明

截至 2017 年，除 65 岁以上老年人、西班牙裔和非西班牙裔黑人成年人，以及未接受过大学教育的人之外的大多数人口亚群体都实现了"健康公民 2020"的目标。

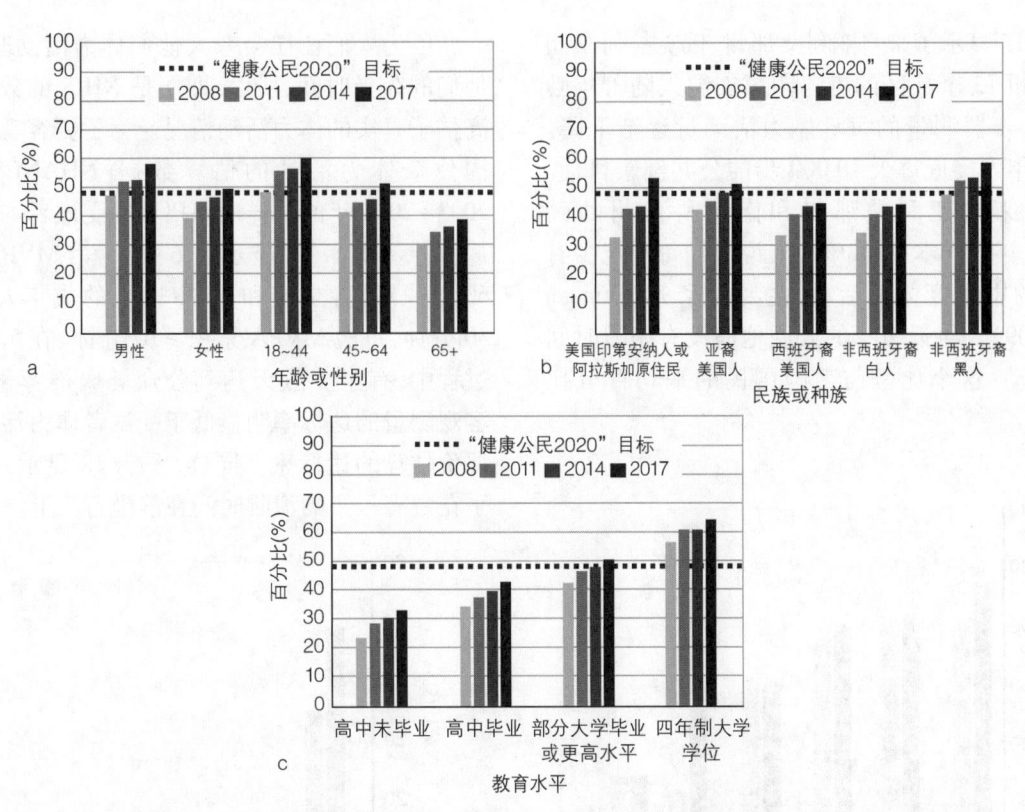

图 3.13 根据(a) 性别和年龄、(b)民族/种族和(c) 教育水平划分的美国定期体力活动参与率。虚线表示国家推荐目标48.7%。

资料来源：CDC,2008~2017。

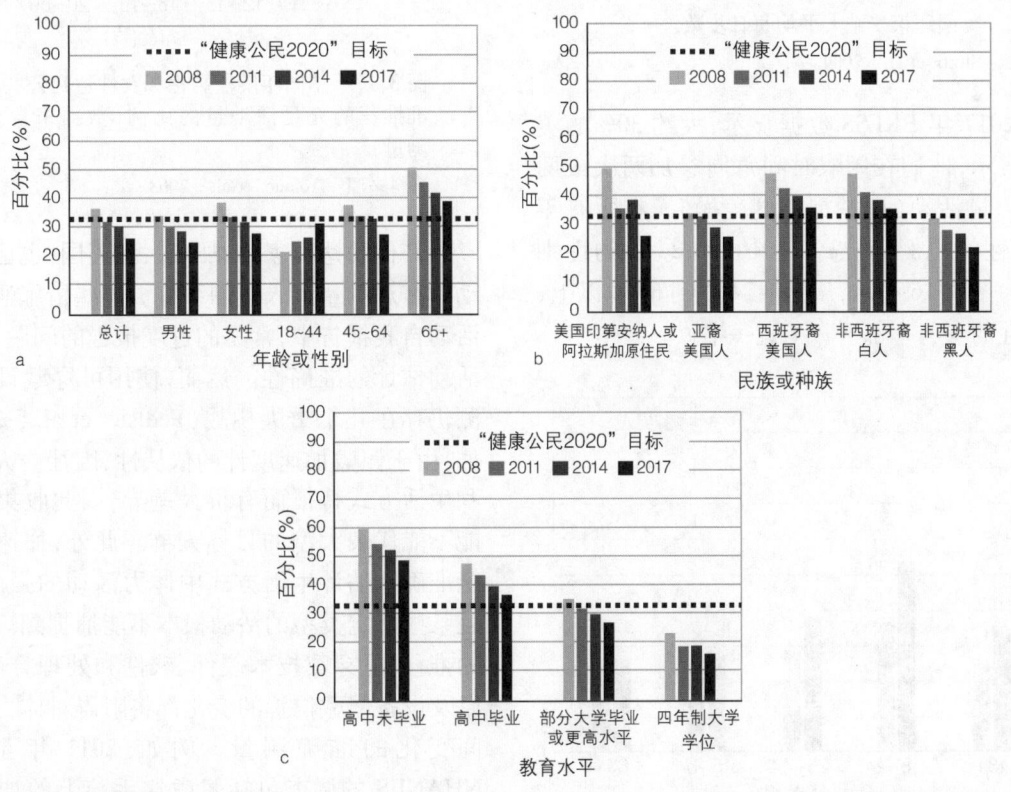

图 3.14 根据(a) 性别和年龄、(b) 族裔/种族和(c) 教育水平划分的美国体力活动不足分布情况。虚线表示国家推荐目标32.6%。

资料来源：CDC,2008~2017。

图3.15显示了来自亚利桑那州、俄克拉何马州和达科他州13个社区的美国印第安纳人随着年龄组增大,计步器测量的每日体力活动量逐渐下降。很少有成年人接近每天10 000步的公共健康目标。在另一份来自亚利桑那州和南达科他州的约5 000名成年人样本中,48%的人说他们每周至少有150分钟的中强度体力活动,主要是家务(Duncan et al.,2009)。将近20%的人说他们没有闲暇时间的体力活动;这个比例与美国国民的平均百分比相似。

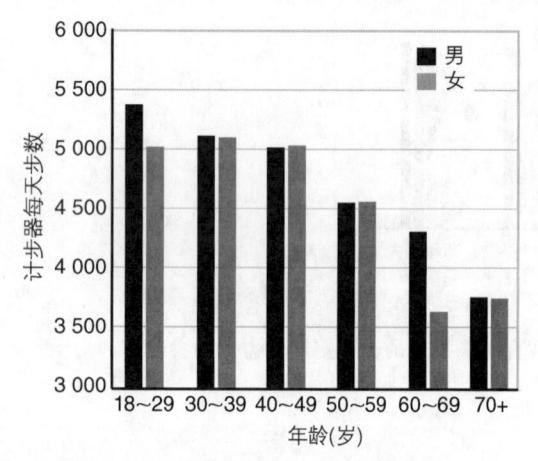

图3.15 美国印第安纳人平均每日步数。
资料来源:Storti et al.,2009。

根据2017年BRFSS数据显示,大约30%的美国成年人表示,他们在闲暇时间每周参加两次或两次以上的力量活动(即举重或健美操)。在所有年龄组中,男性的比例都较高,其中18~24岁的性别差异最大。图3.16显示,从18~24岁到65岁以上,男性和女性的参与率都下降了近一半。

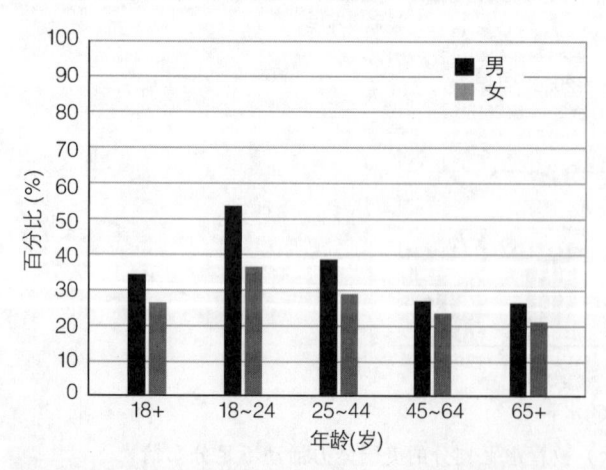

图3.16 大于18岁的成年人参与休闲力量性体力活动比例(按照年龄和性别分组)。
资料来源:CDC,2009。

因为人们往往会夸大他们体力活动时间,低估他们的久坐时间,所以,即便是NHIS的数据也可能高估了真实的体力活动情况。为了更客观地获得美国公众体力活动的估算数据,NHANES调查在2003~2004年的抽样期间招募的受试者均佩戴了加速度计。图3.17显示了6~15岁(MVPA每天≥60分钟)的青少年和16岁以上的成年人(每天≥30分钟,每次MVPA累积≥10分钟)在7天的记录过程中,有至少五天达到公众健康推荐量的比例。客观测量的达标率明显低于受试者体力活动的自我评价估算的达标率。同样,图3.18显示,美国人几乎花费有一半的清醒时间在静坐行为上。

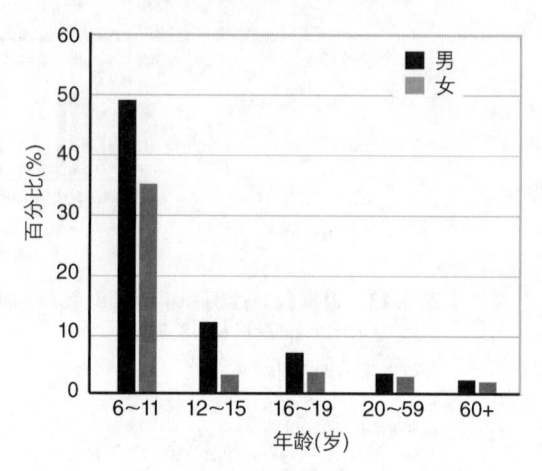

图3.17 不同年龄段男性和女性达到公共健康标准推荐的充足活动量的比例(数据来自加速计测量)。
资料来源:Troiano et al.,2008。

其他发达国家,如加拿大和英国,也已将体力活动的客观测量纳入监测系统。这些措施避免了体力活动自我报告中,常见的过度报告的问题,从而提高活动估计的准确性。然而,使用可穿戴设备进行监测仍存在几个重大挑战(Pedisic et al.,2015)。例如,由于佩戴加速度计的依从性,因社会人口统计学和生活方式特征而有很大差异,因此收集的数据可能不能代表大型的目标人群。此外,加速度计也不能准确地估计生活方式中体力活动的强度水平,而且某些特定类型的活动根本不能捕捉到。随着时间的推移,可穿戴技术硬件、软件和处理算法的变化,以及设备佩戴位置的变化都将阻碍对体力活动随时间变化的准确测量。例如,2011年至2014年NHANES的调查包括佩戴在手腕上的加速度计的测量,以评估体力活动和睡眠行为。截至2020年秋季,这些数据尚未公布,目前尚不清楚这些结果将如

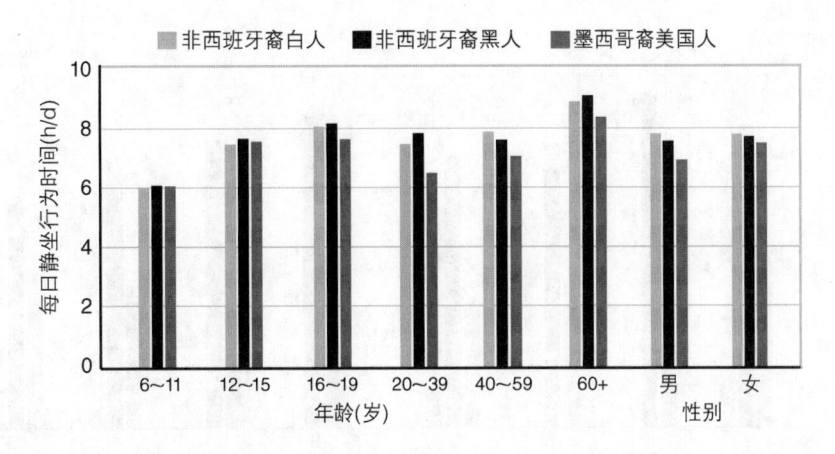

图 3.18 2003~2004年测量期间美国人久坐行为所花费的时间（数据由加速度计测量）。
资料来源：Matthews et al., 2008。

何与2003年至2004年使用另一种型号的加速度计收集的数据进行比较，因为2003~2004年加速度计佩戴在腰部而不是手腕上。

在进入青春期后，美国和几个欧洲国家的女孩在学校体力活动和休闲体力活动方面比男孩减少得更多。这是否可以通过社会因素解释还不知道，但似乎并没有生物学上的固有属性，导致女孩和女性体力活动不如男性。虽然女孩在青春期后变得比男孩更胖，文化因素似乎比生物学因素更有能解释大多数女性的体力活动减少的原因。

> 文化的长期变化可以强烈影响体力活动的流行率。例如，在过去十年中，青少年的电视观看和电脑使用时间不断增加，而日常体育课程相关的体力活动减少。

20世纪90年代青年人体力活动参与情况出现的积极和消极混合趋势似乎支持了这一假设，即长期文化的演变趋势对青年有很大的影响。图3.19中，来自YRBSS的统计结果显示，2011年和2017年美国高中生足够活跃并每天参加体育课的比例。在这段时间里，大多数年级的这两项比率都略有下降，在较高的年级，达到指南标准的男孩和女孩的百分比有所下降。在这两年中最明显的是，无论哪个年级，达到目标的女孩比例都要小得多。这两种趋势都可以用社会因素解释。

使用加速度计的人群研究还表明，男孩和女孩体力活动均不足。一项来自美国6个地区的6年级女孩的研究发现，女孩每天平均只有24分钟的中度到高强度的体力活动（Pate et al., 2006）。一项类似的针对英国男孩和女孩大型队列研究表明，12岁的男孩平均每天25分钟，女孩平均每天只有16分钟中度到高强度的体力活动（Ness et al., 2007）。在该队列中，只有5%的男孩和0.4%的女孩满足当前公共健康推荐的每天至少1小时的中等强度体力活动标准（Riddoch et al., 2007）。

体力活动，体适能和老龄化

虽然"人们将随年龄增加变得不太活跃"看似合理，这可能是因为运动能力下降所致，但假定年龄是引起活动量下降的独立和不可避免的诱因并不正确。图3.20通过比较1962~1977年的哈佛校友身体活跃百分比来说明这一点，他们根据年龄段或出生年份来判断活跃标准。延续多年的人群研究经常在不同年份保存了不同批次人群的记录。人们经常被放置在同一年龄组中进行分析，即使他们出生在不同年份。出生队列只包含在同一年出生的人。图3.20显示了常见的观察结果，即每个年龄组体力活动的百分比，从最年轻的年龄组（34~39岁）到最老的年龄组（65~69岁），稳定地下降。然而，相比之下，将出生到年老的过程连接起来的结果显示，在大多数情况下，出生在同一年的男性，衰老时仍能保持他们的楼梯攀登和步行水平；因为在许多情况下，随年龄增长，他们增加了在体育运动中的时间。

> 虽然调查通常表明，当老年人群体与年轻人群体进行比较时，体力活动水平会下降，但这可能是使用绝对强度而不是相对强度的假象所致，因为随着年龄的增加，老年人体适能也会随之降低。单独参与跟踪调查的哈佛校友实际上增加了其从中年到老年过渡期间的体力活动量。

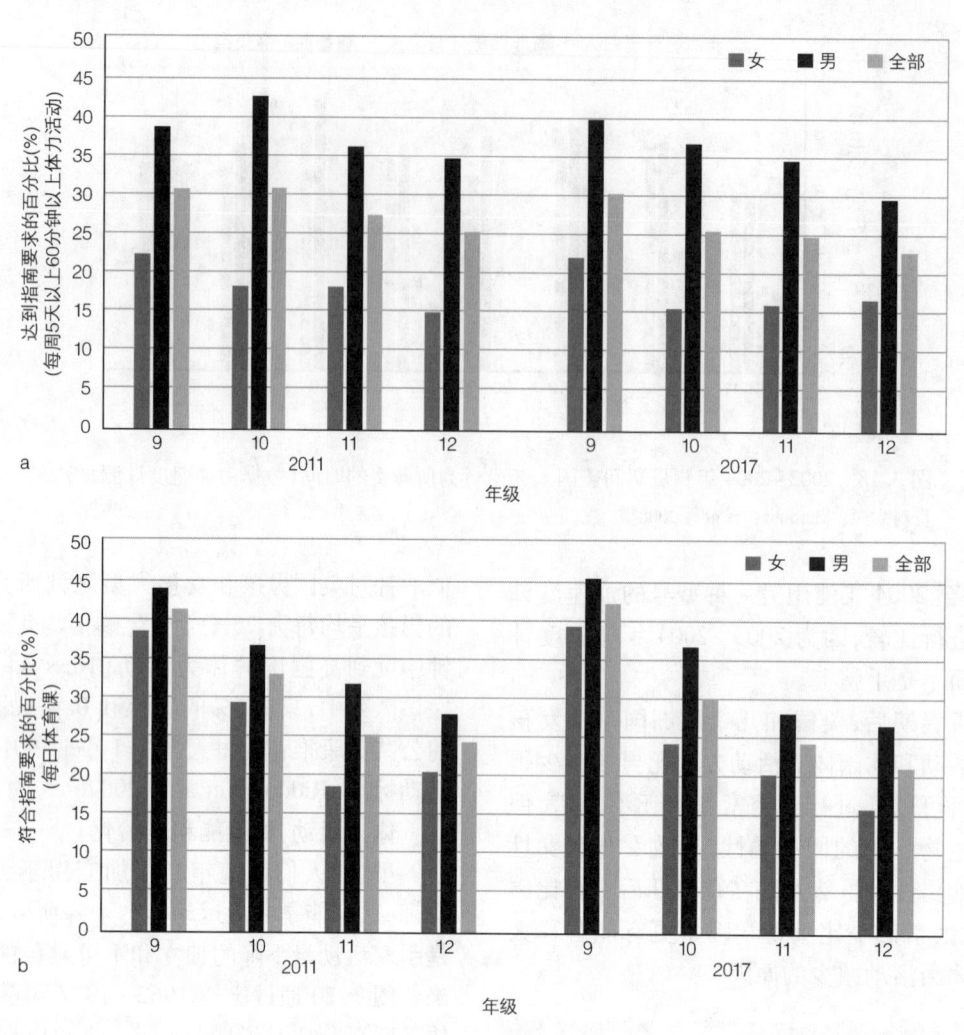

图 3.19 2011 年和 2017 年美国高中生的(a) 足够的体力活动和(b) 日常体育课的流行率。
资料来源：CDC, 2021。

活动类型及调查年份	按年龄划分的受试者百分比						
	35~39	40~44	45~49	50~54	55~59	60~64	65~69
每天50步以上							
1962	67	68	57				
1966	68	70	64	67	65	65	58
1977		66	69	62	60	60	57
每天行走5个以上街区							
1962	78	76	78				
1966	77	74	75	77	79	79	76
1977		72	75	75	72	77	73
参与任何的体育活动							
1962	50	52	38				
1966	54	52	55	54	47	38	34
1977		91	93	88	85	82	81
参与大强度体育活动							
1962	38	38	27				
1966	46	42	40	38	26	18	14
1977		83	82	70	71	62	55

图 3.20 出生年份与年龄组群对衰老过程中体力活动的影响。随着时间的推移哈佛校友之间特定体力活动变化的横向年龄组和队列研究，1962~1977 年。

资料来源：K.E. Powell et al., 1985。

研究高估了老年人体力活动的下降程度,因为他们对年轻人和老年人使用了相同的绝对标准的能量消耗率,但实际上,一个人的最大能量消耗率随着年龄的增长呈线性下降。卡尔·卡斯佩森博士是美国 CDC 的一名体力活动流行病学家,他巧妙地展示了不恰当地使用绝对标准来衡量老年人体力活动模式趋势的后果(Caspersen et al., 1994)。在他对来自 1985 年国家健康访谈研究(NHIS)的美国男性的数据分析显示,当使用每天每千克体重能量消耗为 3 千卡作为标准时,出现了随着年龄增长,体力活动减少的趋势;采用这个标准,是因为它不是基于频率、持续时间和相对于与运动能力的能量消耗速率的常规推荐标准。结果显示:参与体力活动的男性能量消耗速率下降的比例并不严重,相比于使用绝对标准来衡量消耗速率,使用相对强度时,75 岁以上的男性实际上更活跃。

同样,当使用需要 60%或更多 MET 的体力活动强度的相对标准时,75 岁以前老年男性(最少 6 METs)体力活动参与度超过了 75 岁及以上的男性。METs 的概念是由运动生理学家大卫·布鲁斯·迪尔于 1936 年引入的,用于表示相对于代谢率的运动强度(独立于体重)。基础或静息代谢率用 1 MET 表示,其平均值相当于每千克体重每分钟 3.5 ml 的 O_2 消耗量。运动强度表示为 MET 的倍数。例如,平均来看,对于最大有氧能力为 35 ml $O_2 \cdot kg^{-1} \cdot min^{-1}$ 的女性,在她以最大有氧能力进行锻炼时,其新陈代谢比静息时提高了 10 倍。在上述 NHIS 研究中,老年男性的体力活动参与率是被低估的,因为数据是基于对老年男性来说过于强烈的体力活动标准,而这些老年男性显然会选择绝对强度较低但与其下降到体适能水平相对应的运动强度。虽然分析仅限于男性,但是总体结论应同样适用于老年妇女。事实上,新的研究表明,应该调整标准 MET 值以更好地分析具有不同体重、身高和年龄的男性及女性静息代谢率的差异(即低于或高于 3.5 ml $O_2 \cdot kg^{-1} \cdot min^{-1}$)(Byrne et al., 2005; Kozey et al., 2010)。表 3.8 显示了根据标准 MET 值和根据中年(35 岁)正常体重男性和女性以及较大年龄的(55 岁)超重男性和女性进行校正后的 MET 值划分的 7 种体力活动类型。使用每个活动 30 分钟的参与时间计算每列的以 MET-minutes(MET×参与活动的分钟数)表示的汇总值,并用于组间比较。

表 3.8 特定活动的标准及矫正梅脱值

活 动	2011 标准梅脱值(MET)	女 性 正常体重,35 岁	女 性 超重,55 岁	男 性 正常体重,35 岁	男 性 超重,55 岁
跳绳	12.3	13.5	16.5	12.9	15.4
跑步(9.66 km/h)	9.8	10.7	13.1	10.3	12.3
骑自行车(一般速度)	7.5	8.2	10	7.9	9.4
推婴儿车	4	4.4	5.4	4.2	5
柔软体操	3.5	3.8	4.7	3.7	4.4
购物	2.3	2.5	3.1	2.4	2.9
看电视	1.3	1.4	1.7	1.4	1.6
总 MET-minutes	1 221	1 335	1 635	1 294	1 530

总 MET-minutes 基于 30 分钟的各种活动参与情况。数值基于一名正常体重女性(168 cm,60 kg),一名超重女性(168 cm, 77 kg),一名正常男性(178 cm, 70 kg)和一名超重男性(178 cm,91 kg)。
资料来源:B.E. Ainsworth et al., 2011。

总 结

本章介绍了普遍接受的体力活动和体适能的定义和测量方法。概述了不同地理区域、种族或民族、性别、年龄和教育水平的群体的体力活动流行病学差异。监测不同人群和地区之间体力活动流行率和发展趋势,这对通过增加体力活动来评估公共卫生目标达成情况非常必要。

因为体力活动包含不同形式、强度和量,所以它与疾病的发展和早亡的关系可能会由于这些特征而不同。从根本上看，确定这些关系是否存在，对满足密尔的剂量反应标准非常必要。它对于推荐的体力活动类型和活动量等公共政策制定以及确定体适能的哪些组成部分与死亡或特定疾病的形成风险相关也是很重要的。确定体适能是否对疾病风险有特定影响对于公共政策制定和符合密尔的生物似然性准则也很重要。也就是说，体力活动的许多生理学适应对病理过程的有利影响也将反映在体适能的某些成分的变化中。从第4章开始解读这些问题。

参 考 文 献

第 2 部分

体力活动与病死率

当前,美国公民的平均寿命为男性 77 岁、女性 82 岁,在工业化国家中几乎排名最低。许多科学研究表明人们的行为会影响他们的健康,增加早亡的风险,因此在美国,了解体力活动对降低死亡风险的作用极其重要,其他发达国家和发展中国家中也一样。缺乏体力活动成了美国公共卫生的负担,每年有大约 20 万人死于各种原因。主要死因是冠心病和脑卒中,约占全球死亡人数的 25% 以上。据估计,在美国,每年有近 120 万人由于缺乏体力活动而过早死于冠心病和脑卒中。本部分的章节主要讲述体力活动对由各种原因导致的早亡的保护促进作用,以及体力活动可防止冠心病和脑卒中的发展。(心血管疾病是指涉及心脏和血管疾病的总称,本部分讨论研究的心血管疾病主要包括心脏疾病和脑卒中。)

第4章

全因死亡率

运动不是奢侈也不是伟大行为，而是一种不依赖药物也能保持年轻的方式。

• 詹姆斯·伊斯顿(James Eaton)，1799 •

本章目标
- 介绍平均寿命和死亡的主要原因的情况。
- 综述职业和业余体力活动与全因死亡率降低关系的流行病学证据。
- 综述体适能与全因死亡率降低的流行病学证据。
- 讨论与评价体力活动与全因死亡率降低的真实性及其因果关系的强弱。

英国早期流行病学家詹姆斯·伊斯顿在其1799年发表的著作中写下有关人类寿命的结论：公元66~1799年期间，超过100岁的人有1 712名（Easton，1799）。本章基于现代流行病学证据证明伊斯顿的观点是否正确。下一章将论述体力活动不足与患特定疾病风险增加的关系，如冠心病、脑卒中、2型糖尿病、癌症等，这是全因死亡率的主要组成部分；同时也会探讨体力活动不足与慢性病风险增加的关系，比如高血压、高血脂、肥胖症、骨质疏松症和抑郁症等。

本章综述认为"体力活动不足（或低体适能）会增加全因死亡率（即增加早亡率）"的假设是成立的。由于文献资料数量庞大，我们的目标不是对此专题提供最详尽的综述，而是旨在提出经典的和现代的研究样本，并总结当前问题，包括体力活动的最佳量与减少早亡率风险的量效关系。若想了解关于体力活动或体适能与全因死亡率主题的更详尽的综述，请参阅相关研究（Lee et al.，2011；Kodama et al.，2009；Lollgen et al.，2009；Woodcock et al.，2011）。

出生预期寿命

据预测，到2025年为止，美国人的平均预期寿命在全球高收入国家/地区中都将是最低的之一。总的来讲，中国香港地区和日本有最高的出生预期寿命（超过85岁），而美国仅排在第51位（79.1岁）（United Nations，2019）。如表4.1所示，瑞士男性（82.42岁）和中国香港女性（88.17岁）的出生预期寿命最高，而美国男性和女性的出生预期寿命仅为76.61岁和81.65岁。

表4.1 各国和地区的预期寿命排名（2020~2025年）

排名	国家/地区	预期寿命（岁）
男　性		
1	瑞士	82.42
2	中国香港	82.38
3	冰岛	82.15
4	澳大利亚	82.08
5	新加坡	82.06
6	以色列	81.98
7	日本	81.91

续表

排名	国家/地区	预期寿命（岁）
8	意大利	81.9
9	海峡群岛	81.9
10	中国澳门	81.73
11	瑞典	81.69
12	马耳他	81.37
13	爱尔兰	81.29
14	西班牙	81.27
15	荷兰	81.2
16	新西兰	81.2
17	加拿大	81.15
18	挪威	81.11
19	卢森堡	80.83
20	希腊	80.52
53	美国	76.61
女　性		
1	中国香港	88.17
2	日本	88.09
3	中国澳门	87.62
4	西班牙	86.68
5	韩国	86.42
6	新加坡	86.15
7	马提尼克	86.1
8	瑞士	86.02
9	意大利	85.97
10	瓜德罗普	85.94
11	法国	85.82
12	澳大利亚	85.8
13	海峡群岛	85.31
14	葡萄牙	85.28
15	芬兰	85.14
16	希腊	85.08
17	瑞典	84.97
18	以色列	84.91
19	冰岛	84.9
20	挪威	84.78
51	美国	81.65

死亡主要原因

全球疾病负担研究(Global Burden of Disease Study, GBD)提供了195个国家/地区从1980~2017年间282个死因别死亡率综合评估(GBD 2017 Causes of Death Collaborators, 2018a)。

主要死亡原因(年龄标准化寿命损失)：
(1) 缺血性(冠状动脉)心脏病(冠心病)
(2) 新生儿疾病
(3) 脑卒中
(4) 下呼吸道感染
(5) 腹泻疾病
(6) 交通事故
(7) 慢性阻塞性肺疾病
(8) 人类免疫缺陷病毒/获得性免疫缺乏综合征
(9) 先天性畸形
(10) 疟疾
(11) 肺结核
(12) 肺癌
(13) 肝硬化
(14) 自残
(15) 糖尿病
(16) 慢性肾病
(17) 阿尔茨海默病

预计到2040年,全球男性和女性的预期寿命将增加4.5岁。日本、新加坡、西班牙和瑞士的预期寿命预计在2040年将超过85岁,而59个国家将超过80岁(Foreman et al., 2018)。尽管如此,预计慢性阻塞性肺疾病、糖尿病、慢性肾病、阿尔茨海默病和肺癌会继续增加。在大多数国家,以减少早亡为目标的干预最好聚焦于可改变的代谢(高血压、高血糖和高体重指数)和行为(例如吸烟和低体力活动)风险因素。相比之下,这些因素在非洲撒哈拉以南则影响不大,预计到2040年,与贫困和基础设施薄弱相关的风险(例如不安全的水、卫生设施、家庭空气污染和儿童营养不良)仍将是早亡的首要来源(GBD 2017 Death Causeers, 2018b)。

2017年,全球3 400万例死亡中有60%归因于几个危险因素:高收缩压(SBP)是主要危险因素,1 040万人死亡,其次是吸烟(710万人死亡)、高空腹血糖(650万人死亡)和高BMI(470万人死亡)。

1990~2017年间,高SBP占全球全因死亡的最大比例,其次是吸烟。男性和女性的主要风险不同。对于男性来说,2017年的主要风险是(按降序排列):吸烟、高SBP、高空腹血糖、饮酒和早产。女性的主要风险是高SBP、高空腹血糖、高BMI、早产和低出生体重(GBD 2017 Causes of Death Collaborators, 2018b)。

主要行为风险因素：
(1) 饮食(1 090万人)
(2) 吸烟(710万人)
(3) 饮酒(280万人)
(4) 缺乏体力活动(103万人)
(5) 不安全性行为(103万人)
(6) 吸毒(58.5万人)

主要代谢危险因素：
(1) 高收缩压(1 040万人)
(2) 高空腹血糖(650万人)
(3) 高BMI(470万人)
(4) 高低密度胆固醇(430万人)
(5) 骨密度低(32.7万人)

在全球范围内低体力活动是第20大风险因素(表4.2)。虽然低体力活动被认为是致命的,但相比其他危险行为(如不良饮食、吸烟和饮酒)以及其他代谢风险因素(如高血压、高血糖、肥胖和高胆固醇)造成的死亡人数要少得多。然而,这些排名没有包括体力活动降低代谢风险因素对寿命引起的间接影响。GBD研究的早期分析估计,2010年,低体力活动导致早亡占全球的6%(320万人)(Lim et al., 2012)。另一项使用不同方法计算体力活动暴露和风险的研究(Lee et al., 2013)估计,全球约9%(530万例)的早亡可归因于低体力活动(Lee et al., 2012)。

表4.2 2007~2017年全球范围体力活动不足导致的死亡人数

体力活动不足	2007年死亡人数(千人)	2017年死亡人数(千人)	2007~2017年死亡人数变化百分比(%)
全因	1 030	1 260	22.0
冠心病	730	889	21.8
缺血性脑卒中	246	295	20.1
2型糖尿病	26	36	42.5

续 表

体力活动不足	2007年死亡人数（千人）	2017年死亡人数（千人）	2007~2017年死亡人数变化百分比（%）
结直肠癌	26	33	27.3
乳腺癌	7	9	25.9

资料来源：Global Burden of Disease Study, 2018a; 2018b。

2017年，美国有280万男性和女性死亡（Murphy et al., 2018）。图4.1显示，总体上年龄调整后死亡的主要原因是心脏病和癌症，占所有死亡的44%。心脏病和癌症也是男性和女性死亡的两个主要原因。在男性中，第三大死因是事故；在女性中，慢性阻塞性肺病、脑血管疾病和与阿尔茨海默病几乎并列第三，各约85 000人死亡。事故和自杀是10~44岁人群死亡的主要原因。

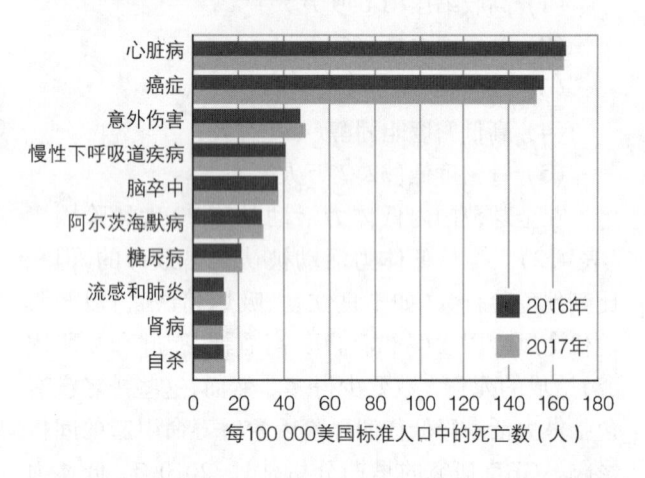

图4.1 年龄调整后2016年和2017年美国前10位死因。

在后面的章节中，我们分别研究体力活动和体适能与每种主要死亡原因的关系，包括冠心病、癌症和脑血管疾病。将会有强有力的证据表明，体力活动或体适能与这些疾病的发生率呈负相关。因此，体力活动或体适能与全因死亡率降低（即早亡率）呈负相关也就不足为奇了。

体力活动与全因死亡率

2008年，体力活动指南咨询委员会（美国联邦政府任命的专家小组）回顾了1996年后发表的73项研究的结果，其中67项研究发现体力活动与全因死亡率之间存在显著负相关（Physical Activity Guidelines Advisory Committee, 2008）。所有研究结果都表明，体力活动最多与体力活动最少的受试者相比，相对风险（RR）的中位数为0.69，表明体力活动降低了31%的风险。研究结果与分别在男性（中值RR=0.71）和女性（中值RR=0.67）及对两种性别一起进行分析的研究结果（中值RR=0.68）相似。值得注意的是，65岁及以上年龄段中的关系与此相反。虽然少数族裔群体相关数据有限，但数据表明除白种人以外的人种也存在负相关。委员会还发现了反向剂量-反应关系的证据，这将在本章后面进行更详细地讨论。

2018年体力活动指南咨询委员会（Physical Activity Guidelines Advisory Committee, 2018）得出结论，2006年至2017年报告的研究结果与2008年指南之前发表的摘要完全一致。

2009年发表的对38项研究的Meta分析报告中基本上是类似的结果，即存在反向剂量-反应关系。发现体力活动量多的男性比活动量少男性全因死亡率降低22%（RR：0.78；95%CI：0.72~0.84），而活动量多的女性全因死亡率降低31%（RR：0.69；95%CI：0.53~0.90）（Lollgen et al., 2009）。同时，中等活动量的男性和女性死亡率较低，分别为19%和24%。

随后，根据不同类型和水平的体力活动，合并了超过130万成年人的80项全因死亡率（118 121例死亡）队列的研究结果（Samitz et al., 2011）发现，比较最高和最低活动暴露的累积RR分别为：总活动为0.65、休闲活动为0.74、日常生活活动为0.64、职业活动为0.83。对于每周每小时的体力活动，剧烈运动的RR为0.91，中等强度的日常生活活动的RR为0.96。每周150或300分钟的中度至剧烈活动的RR分别为0.86和0.74。在每周500~2 000千卡的能量消耗下，女性的死亡率降低比男性高出约5%~20%。

美国国家癌症研究所队列联盟的6项前瞻性队列研究的结果汇集在两项单独的分析中，包括大约660 000名年龄在21~98岁之间的男性和女性，平均随访10~12年（Arem et al., 2015；Moore et al., 2012）。针对混杂因素调整的风险比表明，在中度至剧烈体力活动（MVPA）较少的情况下，风险降低的斜率最陡峭（不存在最低反应阈值）；通过每周进行8.25 MET-hours（150分钟）的中度至剧烈体育活动，风险便可降低四分之三。与无休闲体力活动的个体相比，未达到建议的每周最低450 MET-minutes的活跃人群的死亡风险仍降低了20%；在达到或超过该活动量一倍的人群中,这一比例增加了31%;在达到该值一倍或三倍的人群中,这一比例增加了37%;在达到该最低值5倍后,风险没有进一步降低,但也没有证据表明在达到该值的10倍或更多倍时有害。

来自9个队列的超过120 000名60岁以上人群,随访时间平均为10年(Hupin et al., 2015)的累积结果表明,每周少于150分钟的MVPA与22%的死亡风险降低相关;超过此阈值后存在剂量反应:每周150分钟的MVPA(每周约500 MET-minutes)对应死亡风险降低28%,每周超过1 000 MET-minutes则对应死亡风险降低35%。

业余时间体力活动与全因死亡率:典型的队列研究

早期关于体力活动与全因死亡率的研究往往集中在职业性体力活动上,但后来的研究,特别是20世纪80年代以及以后进行的那些研究,越来越多地关注业余时间体力活动,因为在20世纪50年代末到60年代初,随着行业从手工劳动转向机械化西方发达国家的工作场所中体力活动开始减少。在这一部分中,我们考虑了几项经典的和当代前瞻性的队列研究,这些研究涉及业余时间体力活动与全因死亡率。选择这种研究设计是因为大多数关于这个主题的研究都是前瞻性队列研究。此外,相比病例对照研究也更不易受到偏差的影响。

哈佛校友健康研究

哈佛校友健康研究,作为体力活动与慢性病风险之间最有影响力的调查之一,是一项持续的队列研究,旨在预测1916年至1950年间进入哈佛大学的男性本科生(这些年里没有女性加入)中慢性病的风险因素。最初的前瞻性队列由21 582名校友组成,他们在1962年或1966年通过邮件问卷的方式反馈了自己的医疗历史和健康习惯。

在1986年发表的一项经典研究中,帕芬巴格和同事(1986)追踪了大约17 000名男性,这些男性在1962年或1966年时年龄为35~74岁,当时他们没有心脏病。研究人员对这些男性进行了12~16年的追踪,直到1978年,观察死亡率。在此期间,有1 413名男性去世。研究人员通过问卷评估了体力活动,询问这些男性每天爬楼梯的层数、每天走过的城市街区数量,以及他们参与的体育和娱乐活动的类型和每周花在这些活动上的时长(每周小时数)。然后通过这些自我报告来估算每周的能量消耗(千卡/周)。从每周能量消耗不足500千卡的人群中每年每万人有94人死亡,到每周能量消耗≥2 000千卡的人群中每年每万人只有54人死亡,全因死亡率呈现稳步下降(图4.2)。

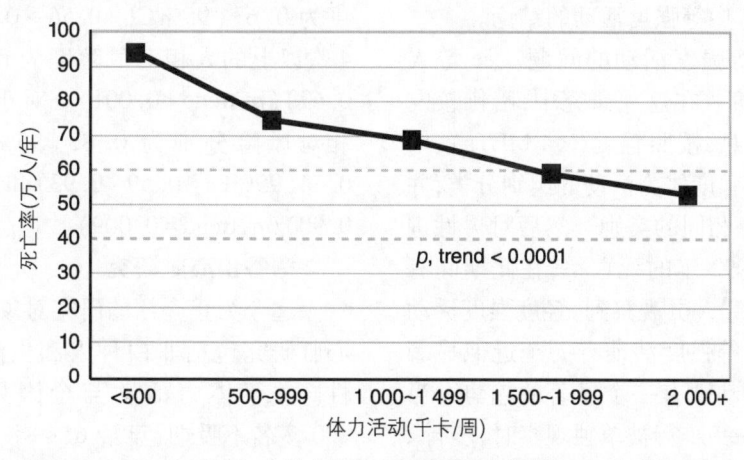

图4.2 1962~1978年,哈佛大学校友健康研究,调整年龄后,体力活动相关死亡率。

研究人员还估计了从体力活动中获得的寿命增加年数。在这些分析中,男性被分类为活跃组(每周消耗2 000千卡或更多)和不活跃组(每周消耗<500千卡)。总体而言,在调整了年龄、吸烟、BMI、血压和父母死亡年龄的差异后,与不活跃组男性相比,预计活跃组男性到80岁还可以多活2.15年。显然,年轻男性可以预期到80岁还能增加更多的寿命年数,例如,在研究开始时年龄在35~39岁的活跃男性,与不活跃的男性相比,可以预期增加2.51年的寿命;而年龄在70~74岁的活跃男性,则可增加0.42年的寿命。

这些分析在随后的一项研究中得到了扩展,该研究由 Lee 等人（1995）进行，他们意图研究出能降低全因死亡率所需的体力活动强度。在这项研究中，研究人员额外排除了脑卒中、癌症和慢性阻塞性肺疾病患者，以尽量减少偏差，因为这些男性活动水平可能下降，并且死亡风险也增加。然后，男性被分类为剧烈运动（需要≥6 METs）能量消耗（<150、150~399、400~749、750~1 499 和≥1 500 千卡/周）和非剧烈运动（需要<6 METs 的活动，同样分为<150、150~399、400~749、750~1 499 和≥1 500 千卡/周）的类别。除了调整年龄、吸烟、BMI、高血压、糖尿病和早期父母死亡外，分析还同时调整了剧烈和非剧烈活动。在长达 26 年的随访中（3 728 人死亡），基线时（1962 年或 1966 年）评估的剧烈运动能量消耗与全因死亡率之间存在显著的负相关剂量-反应关系，但非剧烈运动能量消耗与全因死亡率之间则没有这种关系。当体力活动信息在 1977 年更新时，观察到了类似的模式。

因此，研究人员得出结论，数据显示需要剧烈强度的体力活动来降低过早死亡的风险。然而，他们也承认对于这些发现可能有其他解释。首先，与剧烈活动相比，非剧烈活动往往报告得不那么精确；因此，非剧烈运动能量消耗缺乏显著发现可能仅仅反映了校友们对这些活动报告的不精确性。此外，研究人员没有将轻度强度活动与中等强度活动分开。因此，他们无法得出任何特定于中等强度活动的结论。

为了专门解决中等强度活动的问题，Lee 等人（2000）进行了后续研究。在这项研究中，哈佛校友根据 1977 年提供的信息，按照轻度（<4 METs）、中等（4~6 METs）和剧烈强度体力活动的组别分类，并使用与前面列出的分组相同的类别。然后对男性进行了追踪观察，直到 1992 年的死亡率，在此期间有 2 539 名男性死亡。研究人员观察到，轻度强度活动与全因死亡率无关；中等强度活动有一个近似显著的趋势，而剧烈强度活动则有一个显著的趋势。当中等强度的体力活动——步行被单独观察时，步行<5、5~10、10~20 和≥20 千米/周的类别中存在一个显著的趋势。研究人员得出结论，这些数据清楚地表明了剧烈强度活动的好处，同时也为中等强度活动在降低全因死亡率方面提供了一些支持。

艾奥瓦州女性健康研究

在艾奥瓦州女性健康研究中，研究人员观察到女性体力活动与全因死亡率之间也存在反比关系。库什及其同事（Kushi et al., 1997）评估了住在艾奥瓦州的 40 417 名绝经后女性体力活动与全因死亡率之间的关系。年龄 55~69 岁的女性，以 1986 年为基线，填写关于健康习惯和个人病史的问卷。通过询问女性是否定期参加体力活动以及她们参与中度和高度活动来评估体力活动。分析时，女性体力活动水平分为低、中或高强度活动水平。高强度水平定义为每周超过 2 次高强度活动，或者每周超过 4 次的中等强度活动；中等活动水平定义为每周 1 次高活动活动或每周 1~4 次中等强度活动；低活动水平定义为所有其他体力活动方式。7 年随访期间，有 2 260 名女性死亡。

调整年龄、初潮年龄、绝经年龄、首次活产时年龄、胎次、饮酒、总能量摄入、吸烟、雌激素治疗、BMI（基线和 18 岁时）、腰臀比、教育、婚姻状况以及高血压或糖尿病史等因素后，中等和高强度体力活动与全因死亡率的相对危险度分别为 0.77（95%CI：0.69~0.86）和 0.68（95% CI：0.60~0.77）（p, trend<0.001）。基线排除了患有心脏病和癌症女性，以及排除前 3 年随访，以防止出现疾病导致体力活动减少的偏倚后，也得出上述类似结果。当研究人员分别研究中等和高强度体力活动时，他们发现两者都与随访期间死亡风险较低有关。与很少或从未参加中等强度体力活动的女性相比，每月 1 次或每月几次参与中等强度女性相对危险度为 0.71（95%CI：0.63~0.79），每周参与 2~3 次活动的女性相对危险度为 0.63（95% CI：0.56~0.71），对于每周参与 4 次以上的人相对危险度为 0.59（95%CI：0.51~0.67）（p, trend<0.001）。对于高强度活动，相应的相对风险分别为 0.83（95% CI：0.69~0.99），0.74（95%CI：0.59~0.93）和 0.62（95%CI：0.42~0.90）（p, trend=0.009）。

檀香山心脏研究

迄今为止介绍的研究对象主要是白人。檀香山心脏研究包括非白种人和生活在夏威夷的日本男性。关于体力活动与全因死亡率的研究，追踪 700 多名不吸烟、年龄 61~81 岁之间以及体能较好的男性，12 年随访期间有 208 人死亡（Hakim et al., 1998）。1980~1982 年，受试者需要提供他们每天行走的距离。调整年龄、饮酒、饮食、总胆固醇和高密度脂蛋白胆固醇、高血压和糖尿病等因素后，与步行<1 英里（1 英里=1.609 344 千米）/天的人相比，步行 1~8 英里/天的人全因死亡率下降 30%。

护士健康研究

护士健康研究始于 1976 年，当时有居住在美国

11个州,年龄在30~55岁的121 700名女性注册护士,填写关于她们病史和生活方式(包括体力活动)的邮寄问卷。自那时起,通过每两年一次的问卷调查更新女性危险因素信息和健康状况。1980年首次评估体力活动,每2~4年更新一次体力活动信息。最初,只调查女性参与高强度和中等强度活动的平均小时数。1986年,调查中体力活动的范围扩大,类似于哈佛校友健康研究中的问题。包括调查在户外的步行速度、每天爬楼梯的数量。此外,还会调查到每个星期进行指定几个业余活动的平均时间。

一份源自该队列的报告显示(Rockhill et al., 2001),对80 347名未患心血管疾病和癌症的女性进行体力活动与全因死亡率关系的分析。按每周体力活动时间将女性分为<1.0小时/周、1.0~1.9小时/周、2.0~3.9小时/周、4.0~6.9小时/周和≥7.0小时/周。1982~1996年随访期间,有4 746名女性死亡。调整年龄、吸烟、饮酒、身高、BMI和绝经后激素使用等因素后,随访期间的相对死亡风险随体力活动小时数的增加而下降(0.82、0.75、0.74、0.71)。因此,在每周大于2小时体力活动后,风险有下降的趋势。

健康、老龄化(aging)和体成分(body composition)(健康ABC)研究

在宾夕法尼亚州匹兹堡和田纳西州孟菲斯,总共302名年龄在70~82岁体能较好的成年人参加了1997年和1998年的能量消耗子研究(Manini et al., 2006)。这是迄今为止唯一一项使用客观体力活动评估来调查其与全因死亡率关系的研究。使用双标记水法(一种检测能量消耗的精确方法)评估两周内总能量消耗。研究人员通过从总能量消耗中减去食物的热效应(估计为总能量消耗的10%)和静息代谢率(使用间接测热法测量)来估计自由活动所消耗的能量。按自由活动耗能量将受试者分为三组:<521、521~770和>770千卡/天。

在平均6.2年的随访期间,有55名受试者死亡。生存曲线表明,活动多的受试者存活率最高,活动少的受试者存活率最低。调整年龄、性别、研究地点、体重、身高、体脂比、睡眠持续时间和各种慢性疾病史等因素后,如前所述的三个活动组中全因死亡率的相对风险分别为1.00(参考值)、0.65(95%CI: 0.33~1.28)和0.33(95%CI: 0.15~0.74)(p, trend=0.007)。

使用客观方法检测体力活动水平研究结果与调查问卷评价体力活动水平研究结果一致。尽管此研究观察到的风险降低幅度大于流行病学研究中普遍使用的自我报告观察到的风险降低幅度,其中当比较极端群体时,平均风险降低大约30%~5%(Physical Activity Guidelines Advisory Committee, 2008; Lollgen et al., 2009),自我报告体力活动研究的风险减少与健康ABC研究中所报道的风险减少一样。例如,在中国台湾的年龄≥65岁约2 000人的研究中,比较极端类别,风险降低76%(Lan et al., 2006)。

瑞士双胞胎登记研究

瑞典双胞胎登记研究目的是调查遗传因素是否可以解释体力活动与全因死亡率之间的反比关系。受试者都是出生于1926~1958年,1970年生活在瑞士的同性双胞胎(Carlsson et al., 2007)。以1972年为基线,包括年龄在14~46岁的5 240对单卵双胞胎和7 869对异卵双胞胎。通过问卷统计过去一年的平均业余时间体力活动来评估体力活动,答案从"几乎从不"到"非常"。分析中,将答案分为三个层次:低、中和高强度体力活动水平。

1973~2004年的随访期间,有1 800名受试者死亡。整个队列进行分析,调整年龄和吸烟因素后,与低强度体力活动水平相比,中和高强度体力活动水平男性的全因死亡的相对风险分别为0.84(95%CI: 0.72~0.98)和0.64(95%CI: 0.50~0.83)。在女性中分别为0.82(95%CI: 0.70~0.96)和0.75(95%CI: 0.50~1.14)。然后研究者分析了体力活动不一致的双胞胎(即考虑遗传因素)。具体来说,在3 112个单卵双胞胎(1 556对)中,调整年龄和吸烟因素后,高强度体力活动水平相关比值的是0.80(95%CI: 0.65~0.99);也就是说,即使在共享大量遗传资料的人群中,随访期间,活动量多的双胞胎死亡可能性也降低了20%,从而支持体力活动与全因死亡率降低之间的因果关系。

英格兰健康调查和苏格兰健康调查

在1994年至2012年英格兰和苏格兰基于人口的调查的汇总结果中,63 591名中年人中有8 802人死亡(O'Donovan et al., 2017)。较之于低体力活动组,自述每周平均进行约25分钟的剧烈活动或一小时左右的适度活动加剧烈活动的人的全因死亡风险(根据年龄,性别,吸烟,职业和长期疾病进行调整)降低了30%(风险比HR=0.69)。即使他们没有达到每周至少150分钟的中度活动或75分钟的剧烈活动的指南推荐量。此外,无论人们每周仅在一两项上达到或超过指南要求(HR=0.70),还是在三项或以上上达到或超过指南要求(HR=0.65),风险降低都是相同的(O'Donovan et al., 2017)。

另一项研究结果汇总了包括 36 000 多名 40 岁及以上的成年人,提供了体力活动对饮酒这一死亡风险因素影响的例子(Perreault et al., 2017)。在这项研究中,在近 10 年的平均随访中,有 5 735 人死亡。饮酒量以每周英制单位计量,分为:①从不饮酒;②前饮酒者;③偶尔饮酒;④准则内饮酒(女性<14 单位或男性<21 单位);⑤危险饮酒(女性 14~35 单位或男性 21~49 单位);⑥有害饮酒(女性>35 单位或男性>49 单位)。每英制单位合 8 克酒精[约 25 毫升烈酒、半品脱(0.24 升)啤酒或 88 毫升葡萄酒]。转换为美国标准(每单位 14 克):符合准则(女性<8 个单位或男性<12 个单位;危险(女性 8~20 个单位或男性 12~28 个单位;有害(女性>20 个单位或男性>28 个单位)。推测危险和有害量饮酒分别使死亡风险增加约 15% 和 60%,而在指南范围内饮酒与约 8% 的增加相关,无统计学显著性。偶尔饮酒者的风险降低了近 20%。这些风险根据年龄、性别、体重指数、吸烟、社会阶层、痛苦/抑郁、慢性疾病以及诊断为冠心病或脑卒中的混杂影响进行了调整,但不包括饮食的其他特征。

这里的主要发现是,至少满足体力活动的最低建议(每周 7.5 MET-hours;每周 450 MET-minutes)部分减轻了饮酒的死亡风险(图 4.3)。未达每周体力活动的最低推荐量(实线)的报告准则内饮酒或危险饮酒者的死亡风险增加。然而,这些风险的升高在每周超过 7.5 MET-hours 的体力活动参与者中得以削弱(虚线)。这论证了第 2 章中引入的体力活动的效应修正的概念。

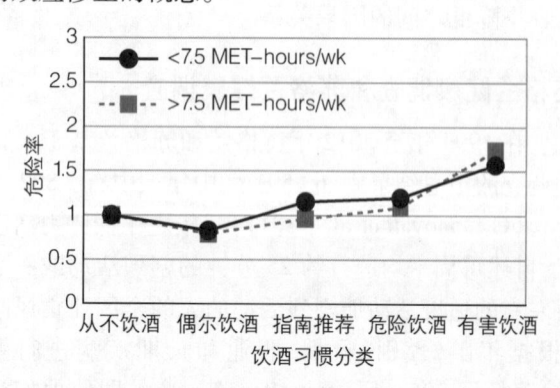

图 4.3 体力活动对饮酒导致的死亡风险的改善作用。
资料来源:Perreault et al., 2017。

抗阻(力量)训练和全因死亡率

本节我们介绍两项有关力量训练和全因死亡率的观察性研究。

女性健康研究

在起初参与研究的无心血管疾病,糖尿病和癌症的近 29 000 名美国女性(平均年龄 62 岁)中,约有 3 000 人死亡。到 2015 年平均随访 12 年(Kamada et al., 2017)。在调整了年龄、教育、心血管疾病、癌症、糖尿病病史以及行为和代谢危险因素(包括有氧运动)后,进行力量训练的时间与全因死亡率间展现出负剂量效应。与自述不进行力量训练的女性相比,那些表示每周花费近 2.5 小时的女性的死亡风险降低了约 20%~30%。更多的训练时间不意味着风险的进一步降低。然而,只有不到 5% 的女性自述花费了那么多时间,这些女性中只有 86 例死亡(占所有死亡的 3%)。低暴露率和低结局率导致估计真实风险的精度较低。

有氧中心纵向研究

在 1987 年至 2006 年期间进行了两次或两次以上临床检查的 12 591 名主要是中年男性和女性的随访观察研究了力量训练与全因死亡率(276 例死亡)的前瞻性关联。在调整了年龄、性别和吸烟、饮酒、父母心血管疾病、BMI、有氧运动、高血压、糖尿病和高胆固醇血症病史等潜在混杂影响后,那些自述每周进行一到两次或进行一小时力量训练的参与者的全因死亡风险降低了约三分之一(Liu et al., 2019)。

体力活动的设备测量

在过去几年中,基于人群的死亡风险研究使用加速度计等设备来客观地测量体力活动。加速度计比低强度体力活动和久坐时间的问卷能提供更好的评估。到目前为止,体力活动加速度计研究中的风险降低幅度大于自述研究。

2019 年发表的一项 Meta 分析汇总了 8 项关于体力活动和死亡风险的前瞻性队列研究的结果,这些研究对总共约 36 000 名成年人(73% 为女性;平均年龄 63 岁)进行了 3~14.5 年(5.9% 死亡)的随访。

使用加速度计评估体力活动和久坐时间。任何体力活动，无论强度如何，都与较低的死亡风险有关，且存在非线性剂量反应（Ekelund et al., 2019）。轻度体力活动增加死亡风险的四分位数分别为 0.60、0.44 和 0.38，中至剧烈强度活动则分别为 0.64、0.55 和 0.52。

妇女健康倡议

对近 6 400 名年龄在 63~99 岁之间的社区居住的美国女性进行了平均三年的随访（LaMonte et al., 2018），有 450 人死亡，通过加速度计评估体力活动习惯。当根据年龄、种族或民族、教育、吸烟、饮酒、自评健康进行调整时，中等和高度的轻度体力活动暴露（以 1/3 表示）全因死亡率相对风险分别为 0.57 和 0.47，中度至剧烈体力活动（MVPA）则分别为 0.63 和 0.42。轻度体力活动或 MVPA 每增加 30 分钟/天，风险降低 12% 或 39%。

妇女健康研究

该前瞻性队列研究包括 16 741 名女性（平均年龄 72 岁），她们在 2011 年至 2015 年期间被要求每天清醒时间佩戴加速度计 10 小时或更长时间，每周至少佩戴 4 天（Lee et al., 2019）。在平均四年的随访中，约有 500 名妇女死亡。根据年龄、吸烟、饮酒、饮食、激素治疗、心血管疾病、癌症、高血压、胆固醇、糖尿病和 BMI 病史进行调整后，与最低四分位数（约 2 700 步）相比，随着每日步数（4 400 步、5 900 步和 8 400 步）的增加，死亡风险分别降低了 46%、53% 和 66%。每天走 1 000 步的风险平均降低到约 18%，但此趋势在每天约 7 500 步后趋于平稳。

国家健康和营养检查调查（NHANES）

在这项 2003 年至 2006 年的研究中，该队列要求超过 3 400 名 40 岁或以上的成年人佩戴加速度计一周。在平均 6.5 年的随访中，近 400 例死亡。那些将大部分 MVPA 花费在虽然持续 10 分钟以上，但仅在一周中的一两天开展的活动中的人被归类为"周末勇士"（Shiroma et al., 2019）。与每周 MVPA 少于 38 分钟者相比，那些在一两天内积累大量 MVPA 的参与者在调整年龄、性别、种族、教育、吸烟和饮食等混杂因素后，死亡率降低了 60%~69%。这些风险降低与每周活动三次或更多次的人相似。

在对近 5 000 名 NHANES 参与者进行的 10 年随访中（St. Maurice et al., 2020），有 1 165 人死亡，其中 406 人死于心血管疾病、283 人死于癌症。对年龄、性别、种族/民族、教育、节食、吸烟、BMI、自述健康状况、行动不便、糖尿病、脑卒中、心脏病、心力衰竭、癌症、慢性支气管炎和肺气肿诊断等进行了调整。参考平均每天 4 000 步的不太活跃的人，每天 8 000 步的人的全因死亡率风险只有一半（HR = 0.49；95%CI：0.44~0.55），每天走 12 000 步的人死亡率为 1/3（HR = 0.35；95%CI：0.28~0.45）。预估步行强度的增加并不能在每日总步数的基础上额外降低死亡风险。男性、女性、非西班牙裔白人受试者、非西班牙裔黑人受试者、墨西哥裔美国人受试者的心血管疾病和癌症死亡率的结果相似。

久坐与全因死亡率

正如第 5 章所讨论的，与体力活动不足不同，久坐行为可能是心脏病的独立危险因素。在美国和大多数高收入国家中，心脏病是主要死亡原因，因此预计久坐行为可能也是全因死亡率的危险因素。一项 Meta 分析汇总了 21 项前瞻性研究的结果，这些研究报告了全因死亡率与每天花在所有久坐行为或看电视上的时间之间的关联（Patterson et al., 2018）。在调整了体力活动后，每天总久坐时间超过 8 小时的每一小时，风险增加 4%，而看电视的每一小时风险增加 3%，直到每天 3.5 小时为止，之后每增加一小时风险增加 6%。

在加拿大健身调查中，超过 17 000 名年龄在 18~90 岁之间的男性和女性被追踪了 12 年的死亡率（Katzmarzyk et al., 2009）。在 1981 年的基线调查中，参与者被要求从"几乎不坐""大约四分之一""一半""四分之三"或"几乎全部"几种时间中选择，报告一周中大多数天坐着的时间。在随访期间，有 1 832 名男性和女性死亡。在调整了年龄、性别、吸烟、饮酒和业余时间体力活动后，声称自己坐着时间占四分之三或几乎全部时间的人群中，全因死亡的相对风险分别比那些几乎不坐的人高出约 35% 和 50%。在达到体力活动推荐水平的个体中，那些坐着时间占四分之三或大部分时间的人与坐着时间较少的人相比，仍然面临增加的年龄调整后的死亡风险（分别高出 30% 或 40%）。而那些未达到体力活动推荐水平的人相应的风险增加约为 50% 和 85%。因此，达到体力活动指南并没有防止与长时间坐着相关的死亡风险，但它确实减缓了近一半的风险增长。

在第二阶段美国癌症协会的癌症预防研究中也调查了久坐行为与全因死亡率之间的关系（Patel et al., 2010）。在1992年，共有53 440名年龄在50~74岁之间的健康男性和69 776名健康女性，报告了他们每天坐着的平均小时数，不包括工作时间。在截至2006年的随访期间，有11 307名男性和7 923名女性死亡。与每天坐着时间少于3小时的人相比，那些每天坐着3~5小时和超过6小时的人的死亡相对风险（调整了年龄、种族、婚姻状况、教育、吸烟、BMI、酒精摄入量、总热量摄入、高血压、糖尿病和高胆固醇的存在以及体力活动水平）分别在男性中提高了7%和17%，在女性中提高了13%和34%。

后续的一项包括了刚刚讨论过两项研究的由14项队列研究组成的Meta分析得出结论称人们自称的久坐时间与全因死亡风险增加约20%相关，即使在调整了他们自称的体力活动时间之后（Biswas et al., 2015）。然而，正如在加拿大健身调查中一样，体力活动改变了久坐的影响。在报告高水平体力活动的人群中，久坐时间带来的风险增加较小（16%），且在统计上不显著，比报告低水平体力活动的人群中久坐带来的46%的死亡风险增加低35%。这些研究使用了自我报告的久坐时间和体力活动时间。

有研究用加速度计客观测量了近8 000名年龄在45岁或以上的黑人和白人成年人一周的久坐行为和体力活动，这些成年人选自一个国家队列（Diaz et al., 2017）。在平均四年的时间里，有340名参与者去世。久坐行为占了佩戴加速度计时间的约75%。久坐时间平均每次大约11分钟。对潜在的混杂因素如年龄、性别、种族、教育、肾功能、冠心病、脑卒中、糖尿病、心脏代谢危险因素以及在中等至剧烈强度体力活动（MVPA）中所花费的时间进行了调整，每天久坐12~13小时的人的死亡风险高出60%~160%。尽管有这些平均结果，那些最久坐的人通常每天在MVPA中花费5~10分钟，大约是每天久坐少于12小时的人的一半。

另一项前瞻性研究使用加速度计来测量来自妇女健康研究的近17 000名老年女性的久坐时间和体力活动（Lee et al., 2018）。在考虑了她们在MVPA中所花费的时间后，与久坐行为相关的死亡风险没有增加。

上述关于久坐行为对死亡的独立影响的研究结果并没有得出一个明确的结论，即体力活动是否可以改变久坐的死亡风险。一天中的时间有限，但人们如何分配时间的差异很大。久坐（坐着）的时间意味着没有参与体力活动。一种估计切换活动对健康结果影响的统计方法称为等时替代（Mekary et al., 2009）。类似于第2章中介绍的Cox比例风险分析，多元回归分析用于数学上划分这些因素对结果（这里是死亡率）的影响（即偏相关），无论是否考虑了久坐时间或体力活动时间。使用这种方法的几项研究通常确认，进行体力活动将抵消大部分（如果不是全部的话）过度久坐或以其他方式久坐的死亡风险。

在对澳大利亚新南威尔士州年龄在45岁或以上的超过20万居民平均四年的随访中，通过将1小时坐着的时间替换为1小时站立、步行或中度至剧烈活动，可以发现降低死亡风险分别为5%、14%、12%。相反，将1小时步行或中度至剧烈体力活动替换为坐着或站立，死亡风险增加6%~11%（Stamatakis et al., 2015）。

在美国国立卫生研究院-美国退休人员协会的饮食与健康研究中，超过15万名年龄在59~82岁之间的老年人平均被跟踪了近7年（Matthews et al., 2015）。与每天坐不到5小时的人相比，那些报告每天坐12小时或更多的人有更高的死亡风险。在那些报告每天进行不到2小时体力活动的人中，用相等数量的活动替换1小时坐着的时间与较低的全因死亡率相关，无论活动是否被视为锻炼（风险比$HR=0.58$）或非锻炼活动（家务、园艺工作和日常步行）（$HR=0.70$）。在那些已经每天进行2小时或更多体力活动的人中，用体力活动替换久坐时间几乎没有益处。用轻量级活动（轻松的家务和日常活动的步行）替换1小时久坐时间几乎可以降低20%的死亡风险，但这仅在最不活跃的群体中有效。

对美国国家健康和营养调查从2003~2006年和2011年的结果进行单独分析得到了一致的结论，用30分钟的轻量级活动替代30分钟的久坐行为会将死亡风险降低14%~20%，而用MVPA替换久坐时间可以将风险降低约50%（Fishman et al., 2016; Schmid et al., 2016）。来自超过一百万人的13项研究的汇总结果进一步考察了全因死亡率以及人们报告他们花在坐着、步行和参与业余时间体力活动上的时间（Ekelund et al., 2016）。在2~18年的观察期间，近85 000人（8.4%）去世。与那些每天坐<4小时的且也是最活跃的（>2 100 MET-minutes/周）的人相比，在随访期间死亡率在最低四分之一的每周体力活动（<960 MET-minutes）且每天坐<4小时的人高出12%，在最低四分之一的每周体力活动（<150 MET-minutes）且每天坐>8小时的人高出59%。对于那些最活跃的四分之一参与者来说，每天坐超过8小时并没有增加全因死亡率。相比之下，那些每天坐不到4小时但也是不活跃（每周<150 MET-minutes）的人有高出25%的死亡风险。大约每天1小时15分钟的MVPA消除了与高久坐时间相关的更高死亡风险。然而，这个量远高于目前公共卫生推荐的范围（每周2.5~5小时）。

体适能与全因死亡率

到目前为止，我们讨论了体力活动与全因死亡率的研究。体适能是不同于体力活动但又与体力活动相关的概念。体适能代表生理状况，体力活动则是一种行为。虽然体适能具有遗传因素，但常规的体力活动可以改善大多数个体的心肺适能（Timmons et al., 2010）。在已经讨论的研究中，体力活动主要使用自我报告评估，可能导致不准确的评估或者低估体力活动与全因死亡率之间的真实性。另一方面，在流行病学研究中（如使用最大强度运动试验），倾向于客观测量体适能，因为体适能可能与全因死亡率有更大的潜在关系。

在对33项研究（Kodama et al., 2009）大于100 000个受试者的Meta分析中，研究人员估计1-MET较高水平的最大有氧量与全因死亡风险降低13%相关（RR：0.87；95%CI：0.84~0.90）。将心肺适能分为低（<7.9 METs）、中（7.9~10.8 METs）或高（≥10.9 METs），全因死亡的相对风险分别为1.00（参考值）、0.68（95% CI：0.52~0.66）和0.64（95%CI：0.68~0.76）。

因此，虽然个体研究可能发现体适能与全因死亡率之间比体力活动与全因死亡率之间的关系更强，该Meta分析总体表明体力活动和体适能有类似关系。总的来说，与体力活动最少的个体相比（Physical Activity Guidelines Advisory Committee, 2008），体力活动最多的人群全因死亡率降低了31%，与体适能最差的人相比（Kodama et al., 2009），体适能最好的人群全因死亡率降低36%。

美国铁路工人

对受雇于美国铁路工业、基线检查未患有心血管疾病、年龄在22~79岁的2 431名白人男性的研究中，使用最大运动试验的心率评估体适能（Slattery et al., 1988）。直至1977年，跟踪其死亡率，1957~1960年随访期间有631例死亡。将男性按体适能水平分为四级，调整年龄、血压、吸烟和血清胆固醇水平后，体适能最差的一组全因死亡风险是最强组的1.23倍。

有氧中心纵向研究

有氧中心纵向研究是一项观察性队列研究，1970年开始于得克萨斯州达拉斯的库珀研究所，对25 000多名男性和7 000名女性进行了预防性体检。这是一项开放性队列研究，随着时间的推移，队列研究继续添加受试者。

1989年研究，布莱尔及其同事研究了10 224名男性和3 120名女性最大运动时间（80%的准确性预测最大摄氧量来评价心肺适能）与死亡率的关系，直到1985年平均约8年的随访期间有240男性和43女性死亡（Blair et al., 1989）。校正年龄后，体适能最差的男性（后五分之一，即队列中最低的20%）全因死亡率是体适能最强（前五分之一）的3倍多（RR=3.44；95%CI：2.05~5.77）。在死亡人数非常少的女性中，体适能最差女性的死亡率是体适能最好女性的4.65倍（95%CI：2.22~9.75）。在两种性别中，死亡风险降低最大幅度似乎发生在体适能水平在后五分之一中，前五分之一只出现轻微的降低。因此，后来对于该群体的分析通常将受试者分类为低体适能组（后20%）或高体适能组（前80%）。

在一项更新的分析中研究人员证实了这些早期研究结果，随访期延长至平均10年，期间有1 025名男性死亡（Wei et al., 1999）。此外，无论正常体重、超重还是肥胖的男性，低体适能与全因死亡率高相关。在正常体重男性中，调整年龄和测试年份，与前80%相比，后20%心肺适能全因死亡率相对风险2.00（95%CI：1.8~2.8）。对于超重和肥胖男性，这些比率分别为2.5（95%CI：2.1~3.0）和3.1（95% CI：2.5~3.8）。在该队列的女性研究中观察到类似的结果，其中随访时间平均超过12年，有292例死亡（Farrell et al., 2010）。另一项对60岁及以上的2 603名成年人研究中，在1979~2001年期间进行了最大运动试验，并在2003年之前对受试者进行了死亡率跟踪，期间有450人死亡（Sui et al., 2007）。

调整年龄、性别、检查时间、吸烟、异常运动心电图反应、慢性病史、BMI、腰围、体脂比和瘦体重等因素后，五级体适能的全因死亡率的相关风险分别为1.00（参考值）、0.54（95%CI：0.41~0.72）、0.44（95%CI：0.33~0.59）、0.44（95%CI：0.33~0.59）和0.31（95%CI：0.22~0.43）。无论受试者的BMI如何，体适能低（后20%）与全因死亡率高相关（图4.4）。

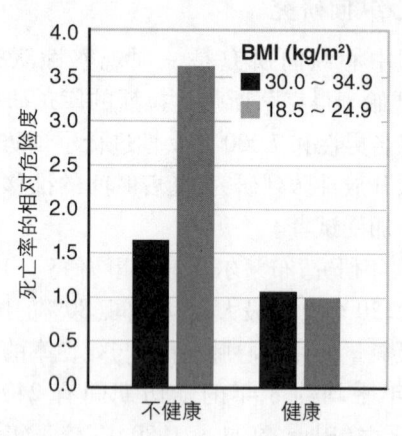

图4.4 60岁及以上人群心肺适能、体重指数和全因死亡率，有氧中心纵向研究（1979~2003年）。

研究分析共同验证了体力活动、肥胖与全因死亡率的关系，提出"健康与肥胖"假说的问题。也就是说，数据表明较高水平的心肺适能可以消除与超重或肥胖相关的死亡风险增加。例如，2007年的研究分析中，与正常BMI（18.5~24.9 kg/m²）健康（前80%）的老年人相比，BMI≥30.0~34.9 kg/m²健康人群全因死亡率的相对危险度为1.12（95%CI：0.76~1.66）。与同一组相比，正常BMI但不健康（后20%）人的全因死亡相对危险度为3.63（95%CI：2.47~5.32）。相对风险经过了年龄、性别、检查时间、吸烟、异常运动心电图反应和慢性病史等调整。因此，数据表明"健康且肥胖"比"不健康且瘦"更好。

并不是所有研究结果都与上述结论一致。其他关于体力活动与死亡率关系的研究，包括哈佛校友健康研究（Lee et al.，2000）和护士健康研究（Hu et al.，2004）表明，任意一种风险因素——体力活动不足、超重或肥胖与早亡风险增加相关，其作用大致相同，并且两种风险因素相加后的风险会进一步增加。在这两项研究中，体力活动没有消除超重或肥胖带来的相关风险增加。"健康与肥胖"假说的相关综述认为与全因死亡率相关因素是多重的（Fogelholm，2010）。然而，另一个风险因素——2型糖尿病更清楚地表明，超重或肥胖显著增加2型糖尿病的风险，并且体适能或体力活动没有消除超重或肥胖带来的相关风险的增加。

退伍军人研究

在另一项关于男性心肺适能与全因死亡率的研究中，调查了自1987年起连续对6 213名男性退伍军人进行了基于临床理论的平板运动试验（Myers et al.，2002）。其中，没有心血管疾病史的2 534名男性，有正常运动试验结果；其余有心血管疾病史受试者，运动试验结果异常或两者兼有。受试者的平均年龄为59岁，在平均6.2年的随访期间有1 256名男性死亡。调整年龄后，对于每1-MET较高峰值运动能力，全因死亡的相对风险为0.84（95%CI：0.79~0.89）。

心肺适能与有无心血管疾病史的男性死亡率呈负相关。将男性按体适能分为5个等级，随访期间后五分之一死亡风险是前五分之一人群的四倍以上。低体适能这一风险因子增加死亡风险的幅度远高于其他传统危险因素，如吸烟、肥胖、高胆固醇水平、高血压、糖尿病或慢性阻塞性肺病等因素。

圣詹姆斯女性参加心脏项目和非侵入性诊断的经济学研究

迄今为止，所讨论的研究大多数是男性（尽管有氧运动中心纵向研究中包括一小部分女性）。古拉及其同事（Gulati et al.，2005）的研究专门调查了女性，目的是探讨在男性中的研究结果是否也扩展到女性。来自芝加哥市区的平均年龄52岁的5 721名无症状女性，在1992年进行了跑步机测试以评估心肺适能，并参与了圣詹姆斯女性心脏项目。另有平均年龄61岁患有心血管疾病的4 471名女性在1990~1995年进行了脚踏车实验，参与了非侵入性诊断经济学研究。

2000年，随访期间有180名无症状的女性和537名有症状女性死亡。对于无症状女性，与运动能力≥85%年龄预测值的女性相比，那些运动能力<85%年龄预测值（即体适能较差女性）的女性全因死亡率相对风险为2.03（95%CI：1.51~2.71）。对于有症状的妇女，相应的相对危险度相似，为2.00（95%CI：1.90~2.37）。每增加1-MET的峰值运动能力，年龄调整后的全因死亡率相对风险降低17%。

退伍军人卫生保健系统研究

由于先前的研究中(除非侵入性诊断经济学研究中有28%的女性是黑人)大多数受试者是白种人的,这项研究旨在调查尤其是黑种人心肺适能与全因死亡率之间的关系。华盛顿和加利福尼亚州帕洛阿尔托退伍军人卫生保健系统的6 749名黑人男性(平均年龄58岁)和8 911名白人男性(平均年龄60岁)(Kokkinos et al., 2008)接受了限制性运动耐力试验,用于常规评价或运动诱发缺血的评价。根据Bruce方案在跑步机上的峰值运动时间来评估体适能,并以MET表示。平均7.5年随访期间,有3 912名男性死亡。

随访期间整个队列每个增加1-MET的运动能力,死亡的相对风险降低18%(RR=0.82;95%CI:0.81~0.83)。黑人和白人男性的结果相似,相对危险度分别为0.79(95%CI:0.78~0.81)和0.83(95%CI:0.82~0.84)。当按峰值运动能力将男性分为<5 METs、5~7 METs、7.1~10 METs和>10 METs,黑人的相对风险分别为1.00、0.81、0.50和0.26;白人的分别为1.00、0.79、0.52和0.34。数据分析中了调整年龄、BMI、心血管疾病药物和心血管疾病风险因素。当单独分析没有心血管疾病男性时,结果也是类似的。研究者得出结论,以前主要在白种人中观察到的心肺适能与全因死亡率之间的反比关系也适用于非洲裔美国人。

克利夫兰诊所队列

从1991年到2014年,超过122 000名中老年患者(59%为男性)在克利夫兰诊所的学术医疗中心进行症状限制性跑步机运动测试(Mandsager et al., 2018)。然后为患者分配了按年龄和性别标准化的心肺适能水平,并以百分位范围表示:低(<25%),低于平均水平(25%~49%),高于平均水平(50%~74%),高(75%~97.6%)和精英(>97.6%)。在平均8.5年的随访中,有13 637人死亡。全因死亡率与适能呈负相关(表4.3)。最低适能组的风险是精英组的五倍,是高适能组的四倍,是高于平均水平组的2.75倍,是低于平均水平组的两倍。相反,与最低适能组相比,随体适能水平的提高,风险依次下降了49%、64%、74%和80%。与低于平均水平的组相比,仅仅处于高于平均水平的组就将风险降低了近30%(HR=1.41)。令人惊讶的是,适能低于平均水平组的死亡风险与终末期肾病、吸烟、糖尿病、冠心病和高血压等既定死亡风险因素相似或更大。更值得注意的是,低适能组的风险实在调整了这些因子以及年龄、性别、体重指数、高脂血症、测试年份,以及目前使用阿司匹林、β受体阻滞剂或他汀类药物的情况等混杂因素之后得到的。因此,在这个庞大的患者队列中,心肺适能是一个独立的强保护性危险因素。尽管如此,这是一项回顾性研究,因为体能测试只进行过一次,并且在患者被医生转介进行测试后。因此,不能排除适能状况不佳和早亡的常见未定风险因素(例如,教育、收入、种族或民族以及其他疾病)的残留混杂。

表4.3 克利夫兰诊所心肺适能和全因死亡风险的比较

合并症	风险比(95%CI)
终末期肾病	2.78(2.53~3.05)
吸烟	1.41(1.36~1.46)
糖尿病	1.40(1.34~1.46)
冠心病	1.29(1.24~1.35)
高血压	1.21(1.16~1.25)
心肺适能分组	
低 vs 精英	5.04(4.10~6.20)
低 vs 高	3.90(3.67~4.14)
低 vs 高于平均	2.75(2.61~2.89)
低 vs 低于平均	1.95(1.86~2.04)
低于平均 vs 高	2.00(1.88~2.14)
低于平均 vs 高于平均	1.41(1.34~1.49)
高于平均 vs 高	1.42(1.33~1.52)
高 vs 精英	1.29(1.05~1.60)

资料来源:Mandsager et al., 2018。

体力活动或体适能与全因死亡率的变化

从前面的讨论可以看出,所有关于体力活动或体适能对全因死亡率的研究都是观察性流行病学研究。这种研究不能证明因果关系(进一步讨论内容参见第2章)。然而,体力活动或体适能与全因死亡率关系的观察性研究变化,为加强因果关系提供了信息。尽管不是随机对照试验(研究者控制体力活动或体适能）的研究结果，但结果同样具有说服力，结果表明体力活动或体适能（自变量）变化导致全因死亡率（因变量）的变化，可以为变量的因果关系进一步提供证据。

现已发表的几项关于改变体力活动习惯或改变体适能水平对之后全因死亡风险影响的研究。接下来，我们探讨全因死亡率相关的体力活动和体适能变化两个范例研究。结果一致表明，从低到高的体力活动或体适能水平的变化与死亡率降低有关。相反，从高到低的水平与死亡率相关，类似于与保持在低水平相关的死亡率。这与体力活动或体适能与全因死亡率降低之间的因果关系一致。

哈佛校友健康研究

这是首个关于体力活动变化与全因死亡率关系，以及从低到高的体力活动水平所获得预期寿命的研究（Paffenbarger et al.，1993）。在1977年对10 269名年龄在45~84岁的哈佛健康校友，随访至1985年死亡。1962年和1966~1977年随访间体力活动的变化（本研究中的体力活动评估如前所述）与死亡率相关，其间有476名男性死亡。

分析中将男性分为两组：没有参加中等强度的业余活动的（≥4.5 METs）记为"不活动组"；参与上述活动的记为"活动组"。研究报告指出，调整年龄、吸烟、高血压和BMI后，与在1977年出生于1962年或1966年不活动男性相比，在20世纪60年代到1977年期间从不活动变为活动的男性全因死亡率明显降低23%（RR = 0.77；95%CI：0.58~0.96）。事实上，他们的风险降低与在两个时间段都活动男性的风险降低是类似的（RR = 0.71，95%CI：0.55~0.96）。另一方面，从活动变为不活动的男性与那些一直不活动的男性相比，相对风险为1.15（95%CI：0.73~1.15），即这两组之间的死亡率没有显著差异。

总体而言，从不活动变为活动的男性与不活动的男性相比，预期寿命增加了7.2年。这种预期寿命的增长与保持BMI（0.65年）和血压正常（0.91年）相关的增长相似，但略低于戒烟（1.46年）相关的增加益处。

骨质疏松性骨折研究

男性哈佛校友的这些发现也扩展到女性。在骨质疏松性骨折研究中，从马里兰州巴尔的摩、俄勒冈州波特兰、明尼苏达州明尼阿波利斯市和宾夕法尼亚州莫农加希拉山谷四个研究中心招募65岁及以上的女性。以1986~1988年为基线，使用修改版的哈佛校友健康研究问卷（Gregg et al.，2003）评估体力活动。在1992~1994年的随访中再次评估了体力活动。对7 553名妇女进行分析，随访期中位数为6.7年，其间有1 029名受试者死亡。

分析中，将能量消耗分布最低的40%和<595千卡/周的女性归为久坐组，其余60%归为活动组。一直久坐或者从活动变到久坐的女性在随访期死亡可能性最大，一直活动或从久坐改变为活动的人死亡率最低。以一直久坐女性为参照，调整年龄、吸烟、BMI、自我健康评价、慢性疾病医疗条件和体力活动基线后，从久坐变为活动的女性全因死亡率相对风险为0.52（95%CI：0.40~0.69）。同时，从活动变为久坐女性的相对危险度为0.92（95%CI：0.77~1.09），与一直久坐女性没有显著差异。对于患有慢性疾病的女性，这种关系是相似的，但在75岁或以上女性中趋于弱化。

女性生活方式和健康队列：挪威和瑞典

1991年至1992年，来自挪威全国（57 582人）和瑞典乌普萨拉保健区（49 259人）的近100 000名30~49岁的妇女入组，2003年平均随访11.5年（Trolle-Lagerros et al.，2005）。女性在14岁和30岁以及入组时时使用以下水平报告了她们的体力活动水平：久坐不动、低（有时）、中等（每周散步几次）、高（定期）和剧烈（每周运动/慢跑几次）。入组时，死亡风险的降低与入组时的当前体力活动水平呈线性关系。即使是最低体力活动组也有约20%的风险降低（RR = 0.78）。在剧烈活动女性中，死亡风险不到久坐女性的一半（RR = 0.46）。无论年龄、吸烟、国家和教育程度如何，结果都是一致的，但肥胖女性（BMI≥30 kg/m²）在各体力活动组中死亡风险均更高。在调整入组时的体力活动水平后，14岁和30岁的活动与死亡率无关。然而，当检查14岁（青春期）和入组时（中年）之间体力活动的变化时，出现了更清晰的结果（图4.5）。活动减少的女性（14岁时活动，但入组时不活动；第2组）与14岁和入组时均不活动的女性（第1组）具有相同的高风险。相比之下，14岁时不活动但在入组时开始活动的女性（第3组）的死亡风险（RR = 0.68）与14岁活动并在入组时保持活动的女性（RR = 0.72；第4组）相同。从30岁开始的活动变化也看到了类似的结果。

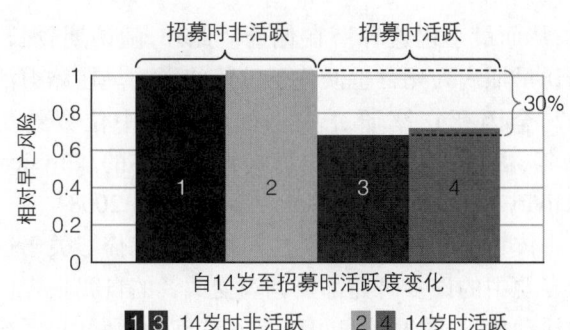

图 4.5 挪威与瑞典妇女生活方式与健康队列中体力活动水平的变化。

资料来源：Trolle-Lagerros et al., 2005。

欧洲癌症和营养前瞻性调查：诺福克队列

近 14 600 名 40~79 岁的男性和女性平均随访 12.5 年，同时发生了 3 148 人死亡（Mok et al., 2019）。根据年龄、性别、社会人口统计学以及病史、整体饮食质量、BMI、血压、甘油三酯和胆固醇水平的变化进行调整。体力活动的能量消耗通过问卷估算，并根据运动和心率监测进行校准。在 5 年中将体力活动水平从基线时不活动提高到相当于每周 150 分钟中度至剧烈体力活动（每周 600 MET-minutes）的能量消耗与全因死亡率降低 24% 相关，全因死亡率随着体力活动的增加而下降更多。可归因于持续的活动不足（每周<600 MET-minutes）的死亡风险估计占 46%。

有氧中心纵向研究

有氧中心纵向研究是首个研究体适能变化与全因死亡率关系的研究。这些分析包括年龄在 20~82 岁的 9 177 名男性（6 219 名健康人和 2 958 名有心肌梗死、脑卒中、糖尿病或高血压病史的人），1970~1987 年期间对受试者进行两次预防性体检（Blair et al., 1995），平均检查间隔为 4.9 年。通过最大运动时间评价体适能，并且将受试者分为不健康（心肺适能年龄分布最低的 20%）或健康（剩余的 80%）。在平均 5.1 年随访期间进行第二次检查，其中有 223 人死亡。

结果表明，调整年龄后，在两次检查中都健康男性死亡率最低，而死亡率最高的是两次检查中都不健康的男性。校正年龄后，与两次检查都不健康的男性相比，在两次检查都健康男性的全因死亡相对风险为 0.33（95%CI：0.23~0.47）。体适能类别从不健康变为健康男性的相对风险为 0.52（95%CI：0.38~0.72）。从 20~39 岁到 60 岁及以上不同年龄组的男性中都有这种趋势。将体适能视为连续变量的额外分析中，对于从第一次到第二次检查，每增加 1 分钟的跑步时间（等同于约增加 1 - MET 体适能），死亡率风险降低了 7.9%。

研究报告发现，在比较体适能的良好变化与全因死亡率降低的关系时，还有其他心血管危险因素（BMI、收缩压、胆固醇和吸烟）的有利变化，体适能的良好变化是最有效的。因此，这些关于心肺适能变化与全因死亡率关系类似于体力活动的作用。

挪威男性

挪威的队列研究，在 1972~1975 年，对年龄 50~70 岁的 1 428 名健康挪威男性进行临床检查，包括自行车运动测试（Erikssen et al., 1998）。在 1980~1982 年进行了第二次相同检查，追踪到 1994 年的死亡率。随访期间有 238 人死亡。调整年龄、基线体适能、体力活动、吸烟、BMI、安静心率、血压、肺活量、总胆固醇、甘油三酯和异常运动测试结果之后，从第一次到第二次检查期间体适能每增加 1 个标准差，可明显降低全因死亡率（RR = 0.70；95%CI：0.62~0.79）。

关系的真实性

体力活动或体适能与全因死亡率关系的研究数据是具有观察性的。确定观察关系是确定因果关系的第一步，我们必须确保观察到的关系是有效的，而不是一些其他因素的结果，如偶然性、偏倚或混杂因素。

可以通过检查研究结果的统计意义来评估偶然性的作用。按照惯例，如果我们获得 $p<0.05$，或者比较的 95% 置信区间包括 1.0 的风险比，我们接受偶然性不太可能的解释。获得的 p 值取决于研究的规模（少量受试者可能导致研究的把握度不足，因此即使存在真正的关联，也无法获得显著的 p 值）以及效应的大小（较小的效应量需要较大的样本量才能观察显著结果）。95% 置信区间不仅取决于研究的规模，还取决于每个暴露组的死亡率。前几节中讨论的许多研究确实显示出具有统计学意义的结果，表明偶然性不太可能解释。此外，Meta 分析结合了许多研究，以检查体力活动或健康与全因死亡率的关系，从而确保了足够的样本量，始终报告与活动不足（或低适能）者相比，体力活动更高（或高适能）的者

的死亡率显著降低（Kodama et al., 2009; Lollgen et al., 2009; Samitz et al., 2011）。

我们这里讨论的研究结果可以用偏倚来解释吗？有几种偏倚是需要考虑的。研究中对受试者相关暴露与结果的选择性偏倚就是一种偏倚。病例对照和回顾性队列研究中更容易发生这些偏倚，因为在研究开始就有暴露和结果。例如，假设航运公司的文职人员在工作中受伤的可能性比其他工人少，并会在同一职位上工作较长时间从而得到更多的福利，包括死亡抚恤金。当他们死亡后，他们的受益人提交死亡证明就可以获得抚恤金。而在同一公司的货运工人更可能因受伤而改变工作，因此往往会失去福利。公司可能不知道货运工人死亡的事情，因为这些货运工人的继承人没有提交死亡证明。假设我们对该公司的职业体力活动与死亡率进行回顾性调查研究。我们的研究结果可能会因研究中的受试者的选择而有所偏倚，我们可能会分析久坐人群（文员）的死亡数据，而分析不到活动人群（货运工人）死亡的数据。这将出现久坐人群死亡率更高的偏倚。当然，这种偏倚是可能出现的。然而，本章主要从前瞻性队列研究中讨论结果，选择性偏倚较少，因为在研究开始时尚未发生结果。在这些前瞻性研究中，我们观察到较活跃或健康人群的死亡率较低。

前瞻性队列研究特别关注失访受试者会因疾病甚至死亡而退出研究。如果他们也是体力活动不足的人，我们会观察到体力活动对死亡率真实作用的淡化，因为我们错误地观察到不活动受试者的低死亡率现象。迄今为止所描述的研究中，失访不是主要问题。虽然许多研究没有报告随访率，但许多研究使用国家制度来确定死亡率（如美国的国民死亡指数），这些死亡指数往往是完整的。在报告随访率的研究中，研究的随访率往往非常高（Physical Activity Guidelines Advisory Committee, 2008）。

有时，互为因果也是需要考虑的另一个偏倚。这种偏倚常发生在快死亡的病人，由于健康不佳而降低其活动水平。所观察到的低体力活动水平和高死亡率之间的关系可能不是由于前者导致后者，而是反映出快死亡病人体力活动较少。有不同的处理方式可以潜在地降低这种偏倚。许多研究只招募表面健康的受试者（主要未患高收入国家中常见疾病，如 CVD 和癌症，许多要讨论研究都是基于此）以防止偏倚。此外，一些研究在初始随访就剔除人员，如病人由于健康不佳极可能死亡而降低其活动水平时，从而最小化这种潜在偏倚。此外，随访期较长，随访早期病人死亡也淡化了偏倚的影响。在体力活动与全因死亡率研究中的随访时间中位数约为 12 年，因此，这种偏倚的影响将是最小的（Physical Activity Guidelines Advisory Committee, 2008）。

体力活动的错误分类也可能导致偏倚。关于这个专题中的许多研究都要调查受试者的自我报告体力活动信息，这些信息可能是不精确的。然而，系统相关的暴露和结果错误分类导致了偏倚的发生。前瞻性队列研究中，研究开始评估体力活动，早于任何结果出现之前。因此，错误分类不能与全因死亡率的结果系统性相关。相反，错误分类可能是随机的，这会淡化结果，而不是系统性偏倚。健康 ABC 研究，使用双标记水法评估体力活动，是评价能量消耗的黄金标准（Manini et al., 2006）。研究表明，使用自我报告体力活动与全因死亡率之间呈反比关系。

体力活动多的人也具有其他健康的习惯，作为混杂因素可以解释较高体力活动或体适能水平与全因死亡率较低的关系。然而，研究者调整几个潜在混杂因素（包括年龄、性别、种族、教育、吸烟、BMI、酒精、饮食、个人和家庭医疗史、女性生殖因素等）后，仍然存在反比关系。

因此，体力活动或体适能与全因死亡率降低的关系真实存在，并且不可能是由于偶然、偏倚或混杂因素造成的。

证据的力度

虽然研究结论体力活动与死亡率较低的关系是真实的，至于是否是因果关系之一。只有好的设计和随机对照试验才能提供支持因果关系的数据。至今，没有关于体力活动与常规风险死亡率的随机对照试验数据。因此，现有观察性数据不能证明较高水平的体力活动（或体适能）与较低的死亡率之间存在因果关系。我们之前讨论的观察性研究表明，基于因果关系的假设，从不活动变为活动（或健康）的人比一直保持不活动（或不健康）的人死亡率更低。此外，虽然没有在人群中进行常规风险的随机临床试验，但是已经在具有冠心病的人群中进行了这种试验。一项对包括 8 940 例心肌梗死或冠状动脉重建术的 48 个随机临床试验的 Meta 分析发现，与常规护理相比，在包括运动干预的心脏康复患者中，总死亡率的比值比为 0.80（95%CI：0.68～

0.93)(Taylor et al.,2004)。

此外,可以对流行病学观察性数据应用多个标准,以判断关系的因果性(见第2章的附加讨论):时间顺序、关系强弱、结果的一致性、生物学依据和量效关系。接下来,在体力活动或体适能与全因死亡率的流行病学观察性研究的背景下讨论上述内容。

时间顺序

如果是因果关系,则暴露(这里指的是体力活动或体适能)必须早于结果(死亡)。所有研究都是前瞻性队列研究,是按正确的时间序列发生的。前瞻性队列研究已证明较高水平体力活动或体适能与较低死亡率的一致关系(Lollgen et al.,2009;Kodama et al.,2009)。

关系强弱

基于流行病学观察性研究,体力活动或体适能与全因死亡率之间的呈中度负相关。在罗杰及其同事(Lollgen et al.,2009)的Meta分析中,体力活动最多的受试者与体力活动最少的受试者相比,风险降低31%。对于体适能,科达马及其同事(Kodama et al.,2009)的Meta分析显示,与体适能最差的受试者相比,体适能最好受试者风险降低36%。这些Meta分析代表所有研究的平均值,个别研究报告的影响程度越来越小。

哈佛校友健康研究(Paffenbarger et al.,1993)和有氧中心纵向研究(Blair et al.,1995)数据表明,体力活动或体适能变化的相关益处或与其他心血管危险因素(如BMI、血压、胆固醇和吸烟)的有益变化相当。

结果的一致性

许多研究发现不同性别间体力活动或体适能与全因死亡率的关系具有一致性。不同方法和不同国家受试者在不同时间进行的研究结果总体相似,支持其因果关系。

生物学依据

建立因果关系的最重要标准之一是关系具有生物学依据。本章前面指出美国的死亡主要原因中有心脏病、脑卒中、结肠癌和乳腺癌及2型糖尿病。第5、6和12章中,讨论了体力活动或体适能与每个死亡率主要原因之间反比关系的潜在生物学基础。很明显,存在许多合理的生物学机制来解释体力活动或体适能水平较好人群中上述疾病患病率低,从而降低全因死亡率。

剂量关系

体力活动或体适能与全因死亡率之间的剂量-反应关系可以证明因果关系(值得注意的是,没有剂量-反应关系不一定意味着不存在因果关系),数据确实呈反比关系。在2009年对业余时间体力活动(获得最多的数据)与全因死亡率的Meta分析中,低强度、中等强度和高强度体力活动男性的相对风险分别为1.00、0.81和0.78(Lollgen et al.,2009)。女性分别为1.00、0.76和0.69。对更多研究的分析显示,每周至少150分钟的运动使风险降低14%,每周300分钟或更长时间的运动使风险降低26%。在Kodama及其同事发表于2009年的对心肺适能和全因死亡率的Meta分析中,低、中和高适能类别的相对风险分别为1.00、0.68和0.64,每1-MET的适能风险降低约13%。

数据表明在低和中等类别之间的风险减少幅度较大,以及在中等和高类别之间风险减少量较少,表明曲线的剂量-反应关系。

体力活动量与早亡风险的降低

提供明确的体力活动公共卫生推荐量,规定体力活动量是极其重要的。"多少"的问题可以是指体力活动所消耗的总能量、强度、持续时间或频率。前面描述的范例研究可以看出,大多数已有在能量消耗方面的研究。具体体力活动相关量的数据较少。

体力活动指南咨询委员会经过对2008和2018年文献的全面总结得出结论,现有数据表明,无论是业余时间体力活动(在大多数研究中评估到的)、职业活动、家庭活动或通勤活动(如步行和骑自行车)的总能量消耗对降低早亡的风险都非常重要(Physical Activity Guidelines Advisory Committee,2008;2018)。数据清楚表明,每周2~2.5小时的中等强度体力活动足以显著降低全因死亡率。一些专门关于步行的研究也清楚表明,每周步行2小时及以上与全因死亡率风险降低显著关。例如,在剂量反应部分中所讨论的,现有数据支持反向剂量-反应关系。因此,每周2~2.5小时的中等强度体力活动或步行并不代表风险降低到"全或无"的阈值水平。

它是公共卫生推荐量的有益目标,因为在这一水平上可以清楚地看到效果。此外,迄今研究始终支持总能量消耗的反向剂量-反应关系,表明虽然目标是每周 2~2.5 小时的中等强度体力活动,但是任何量的体力活动都是有用的,更多的体力活动与死亡率风险额外降低有关。这与"运动有益,越多越好"降低全因死亡率所需的体力活动量方案一致(U. S. Department of Health and Human Services, 2008; Wen et al., 2011)。2019 年对使用加速度计测量体力活动暴露的研究进行的 Meta 分析结果进一步证实,早亡风险随着轻度体力活动或 MVPA 时间的增加而降低(Ekelund et al., 2019)。

关于体力活动所需强度,研究表明中度或高度体力活动与全因死亡率较低相关(Physical Activity Guidelines Advisory Committee, 2008;2018)。然而,与低强度活动相比,总能量消耗大于能量摄入,并不清楚高强度的体力活动是否与死亡率风险额外降低相关。也就是说,在能量消耗相同情况下,与中等或低强度相比,高强度体力活动是否有额外益处尚不清楚。虽然几项研究已经调查了与全因死亡率相关的不同强度活动,但很少有人通过消耗能量来整理混杂因素(例如,30 分钟的高强度体力活动比 30 分钟的中等强度活动消耗能量更多)。有部分数据表明,消耗量大于摄入量的高强度体力活动与全因死亡风险额外降低相关(U. S. Department of Health and Human Services, 2008)。

没有体力活动需要持续的时间和频率相关数据,其与总消耗能量无关。各种研究确实调查了不同体力活动持续时间或频率与全因死亡率有关。但这些研究并没有将体力活动的量调整为混杂因素,所以相关持续时间(或频率)的结果可能是反映能量消耗总量和全因死亡率风险之间的量效关系。也就是说,在消耗能量相同的情况下,不清楚是短时间多次体力活动还是长时间一次体力活动与全因死亡率有关(Physical Activity Guidelines Advisory Committee, 2008)。最后,一项研究调查了体力活动与全因死亡率的关系,每周进行 1~2 次的能量消耗充足的体力活动,以达到目前体力活动推荐量(即"周末勇士"的模式)(Lee et al., 2004)。在没有主要心血管风险因素的男性中,"周末勇士"(指平时不怎么运动,只在周末进行大量运动的人)与久坐不动的男性相比,死亡风险较低(RR = 0.41)。如果至少存在一个主要风险因素,此种风险降低将不成立。来自英格兰健康调查和苏格兰健康调查的综合结果显示经过长期患病调整后,无论人们是仅在一周中的一个或两个时间段达到或超过体力活动建议,还是在每周三个或更多时间段达成的,其风险降低都在 30%~35% 之间(O'Donovru et al., 2017)。当使用加速度计而不是依赖个人自我报告来测量体力活动时,结果也是类似的(Shiroma et al., 2019)。

总　　结

大量流行病学观察性研究一致表明,体力活动或体适能较好的人群比体力活动不足或体适能较差的人群的早亡率低。研究结果并非偶然、偏倚或混杂因素造成的。而且,虽然观察性研究不能证明因果关系,但在时间序列、关系强弱,结果一致性、生物学依据和量效关系的证明下,观察性研究数据支持其因果关系。这种关系存在于不同性别、不同年龄人群中。虽然不同族裔种族数据有限,但现有数据表明,不同种族之间也会有此关系。

目前,针对健康和降低全因死亡率,体力活动指南推荐每周进行 150 分钟中等强度有氧活动或 75 分钟高强度体力活动,或能量消耗相等的两者结合的活动(U. S. Department of Health and Human Services, 2008)。并且,鼓励久坐人群进行体力活动,现有数据进一步表明任何体力活动,甚至是低于推荐量的活动都是有帮助的。因为存在剂量-反应关系,对于能够并愿意消耗更多能量的人,进行更高强度体力活动的人或者两者都有的人,死亡率风险将会额外降低。

参　考　文　献

第5章

冠心病

> 关于这个疾病(心绞痛)的治疗,我听说有人每天锯半小时木头,心绞痛就几乎治愈了。
>
> ·威廉·赫伯登(William Heberden),1818·

本章目标
- 介绍冠心病的公共卫生负担,包括其流行率、趋势及主要风险因素。
- 详述冠心病的病理生理学机制。
- 综述体力活动降低冠心病风险的流行病学证据。
- 汇总降低冠心病风险所需体力活动量的研究数据。
- 综述体适能降低冠心病风险的流行病学证据。
- 讨论和评价体力活动与冠心病关系强弱,以研究其关系的真实性和因果关系。

冠心病（CHD）或称为缺血性心脏病，是全球头号死因。据估计，全世界有 1.1 亿人患有冠心病（Roth et al.，2017），2016 年有近 950 万人死于冠心病（Foreman et al.，2018）。自 1995 年以来，该比率已经下降了近 9%。全球疾病负担研究预测，到 2040 年，冠心病造成的寿命损失将下降 4%，但尽管如此，冠心病致死仍将是全球头号杀手（在研究的 195 个国家中有 105 个国家），占近 1 100 万人死亡（Foreman et al.，2018）。冠心病的患病率和死亡率在北美和拉丁美洲的高收入国家以及中亚和东欧的低收入和中等收入国家都很高（Roth et al.，2017）。实际上，由于低收入和中等收入国家人口比高收入国家更多，低收入国家（CHD 不是死亡主要原因）因 CHD 死亡的绝对死亡人数超过了高收入国家（CHD 是死亡的主要原因）。在本章中，我们研究 CHD 与体力活动不足的关系，这是疾病发展的主要危险因素。

冠心病的历史和规模

有记载 CHD 的文献可追溯到公元 150 年左右，盖伦提到心脏病变（血细胞中物质引起了身体异常）。在 1628 年，英国医生威廉·哈维解释道，心脏泵血是血液循环的动力，他是第一个描述心肌梗死（心脏病发作）的人。1 个世纪后，1768 年威廉·赫伯登发明术语——心绞痛，指的是由血液循环引起的胸痛。不久之后，英国外科医生约翰·亨特对死于暴怒病人进行尸解发现冠状动脉疾病（CHD 的另一个术语）。意想不到的是，大约 20 年后亨特死于心脏病发作，据说死于暴怒。1912 年，美国医生詹姆斯·哈里克推测，CHD 是由于动脉硬化导致心脏供血不足引起的。

CHD 是当今全球主要公共卫生问题。根据国家心肺血液研究所的报告（National Heart, Lung, and Blood Institute，1998），自 20 世纪 20 年代初以来心脏病（即 CHD，高血压心脏病和风湿性心脏病）一直是美国的首要死亡原因。然而，从 1950～1999 年美国心脏病死亡率下降了 59%，1996～2006 年间降低了 36%（Lloyd-Jones et al.，2010）。该比例在 2006～2016 年间又下降了 32%（Benjamin et al.，2019）美国和全球下降趋势可能是因为成年人吸烟减少，高血压得到更好的治疗，公众对健康饮食重要性认识的提高以及心脏病治疗更好的医疗条件。

目前，美国估计有 1 820 万 20 岁及以上的人患有冠心病（Benjamin et al.，2019）。急性心肌梗死（冠心病的主要表现）的年发病数约为 80.5 万次（包括 60.5 万次首次发病和 20 万次复发），每年死于冠心病的人数约为 36.5 万人。据估计，大约每 40 秒就有一个人心脏病发作。冠心病占心血管死亡的 40% 以上，是美国年度八大死因之一。2016 年，冠心病的点患病率为男性的 7.4% 和女性的 6.2%（Benjamin et al.，2019），但大约一半的美国男性和 1/3 的美国女性在其一生中会患上冠心病。冠心病的发病率低于亚裔美国人的平均水平，高于美国印第安人或阿拉斯加原住民的平均水平。男性首次心肌梗死的平均年龄约为 66 岁、女性为 72 岁。与男性相比，女性在绝经前可以免受冠心病的侵害。冠心病的发病率在美国各地各不相同，东南部各州的发病率通常较高（图 5.1），其脑卒中、高血压、肥胖、糖尿病和体力活动不足的发生率也较高（如后面的章节所示）。在过去十年中，美国冠心病的经济负担也很高，2016 年估计为 1 650 亿美元，占所有心血管疾病年度成本的 1/3 以上。冠心病是导致残疾和丧失劳动能力的主要原因。

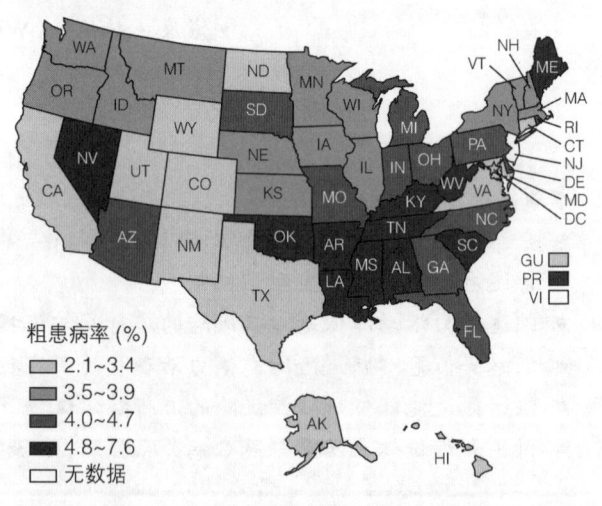

图 5.1 是否有医生或其他健康专业人员告诉过您，您有心绞痛或冠心病？按州分列的年龄调整患病率。

资料来源：BRFSS, 2015。

AL：亚拉巴马，AK：阿拉斯加，AZ：亚利桑那，AR：阿肯色，CA：加利福尼亚，CO：科罗拉多，CT：康涅狄格，DE：特拉华，FL：佛罗里达，GA：佐治亚，GU：关岛，HI：夏威夷，ID：爱德荷，IL：伊利诺伊，IN：印第安纳，IA：艾奥瓦，KS：堪萨斯，KY：肯塔基，LA：路易斯安那，ME：缅因，MD：马里兰，MA：马萨诸塞，MI：密歇根，MN：明尼苏达，MS：密西西比，MO：密苏里，MT：蒙大拿，NE：内布拉斯加，NV：内华达，NH：新汉普郡，NJ：新泽西，NM：新墨西哥，NY：纽约，NC：北卡罗来纳，ND：北达科他，OH：俄亥俄，OK：俄克拉荷马，OR：俄勒冈，PA：宾夕法尼亚，PR：波多黎各，RI：罗德岛，SC：南卡罗来纳，SD：南达科他，TN：田纳西，TX：得克萨斯，UT：犹他，VT：佛蒙特，VA：弗吉尼亚，VI：维尔京群岛，WA：华盛顿，WV：西弗吉尼亚，WI：威斯康星，WY：怀俄明

> **网络资源**
>
> - www. heart. org/HEARTORG/Getting Healthy/ PhysicalActivity/PhysicalActivity_UCM_001 080_ SubHomePage. jsp。该网站提供美国心脏协会的体力活动和心脏健康信息。
> - www. health. gov/paguidelines。该网站提供联邦政府(美国卫生与公共服务部)的体力活动指南及其科学依据。

冠心病的危险因素

CHD 的主要危险因素包括遗传易感性、男性、年龄、血清胆固醇升高、高密度脂蛋白胆固醇降低、吸烟、高血压、肥胖、糖尿病和体力活动不足。可通过体力活动改善主要危险因素(如高血压、血脂异常、肥胖和糖尿病),本书的第 7~10 章将进行更详细的描述。

此外,炎症、凝血系统(血液凝固调控机制)相关调节蛋白异常,以及半胱氨酸(与血管损伤相关)升高是 CHD 的直接发病机制。下面部分将详细讨论 CHD 的病因。

> **冠心病的主要可调控风险因素**
>
> - 抽烟
> - 高血脂
> - 高血压
> - 体力活动不足
> - 糖尿病
> - 肥胖
> - 压力
> - 高甘油三酯
> - 过度饮酒(适量饮酒 1~2 杯/天可降低风险)
>
> 2010 年美国心脏协会(Lloyd-Jones et al., 2010)。

冠心病的病理学机制

动脉粥样硬化是导致 CHD 和缺血性脑卒中的原因,动脉粥样硬化(即动脉硬化)是一种以脂肪沉积为特征(来自希腊语 athere 意为"粥",oma 意为"肿瘤"),导致大、中动脉的变窄和阻塞。

大小形状各异的斑块(粥样斑块)可以突出到冠状动脉的内腔(内径),延伸至动脉壁中,很难通过常规临床测试(如血管造影术)。尽管心绞痛的主要原因是大斑块阻塞血管(阻塞),但由瘢痕组织覆盖的小斑块更易破裂并将胆固醇释放到血液中,引发血栓(凝血形成)并增加脑缺血、心脏病发作及血管闭塞区域下游心肌细胞损伤或死亡的风险。

冠状动脉粥样硬化进程始于童年,其严重程度与血液胆固醇及脂蛋白水平有关。低密度脂蛋白(low-density lipoprotein,LDL)胆固醇加速动脉粥样硬化,脂肪摄入也加速动脉粥样硬化。相比之下,体力活动延缓动脉粥样硬化过程,其作用是通过影响 LDL、高密度脂蛋白及血压水平实现的。

动脉粥样硬化的形成

动脉粥样硬化过程始于冠状动脉内膜(最内层)的损伤。损伤起因于内皮细胞的组织损伤,可以是脂蛋白的物理损伤或烟草烟雾的化学损伤。对损伤的初始反应(图 5.2a)涉及循环血小板和血管内皮细胞的相互作用。血小板黏附在损伤部位的结缔组织,激活纤维蛋白原(图 5.2b);纤维蛋白原增加血小板聚集并释放对平滑肌和成纤维细胞(结缔组织的最常见细胞)具有趋化性的血小板衍生生长因子;动脉内膜平滑肌和成纤维细胞增殖并导致斑块形成(图 5.2c 和图 5.2d)。

氧化的低密度脂蛋白

血管内皮损伤后 LDL 氧化生成自由基(即 $LDL+O_2$)等有害物质加剧了动脉粥样硬化进程。自由基是携带不配对电子瞬时存在的原子或原子团,当原子或原子团丢失时则变成了不稳定状态。当氧在正常代谢期间从其四对电子中失去一对时,则变成自由基。因此,当另一种元素通过在与氧结合时失去电子而变成自由基时即发生了氧化。动脉粥样硬化中 LDL 的氧化可以在损伤细胞膜后导致细胞破裂。另一种观点和科学解释是动脉粥样硬化生成在内皮损伤之前就已开始。低密度脂蛋白进入内膜并被称为蛋白聚糖(与含有氨基糖的多糖键合的蛋白质)的基质分子保留。LDL 与蛋白聚糖的结合增加了 LDL 被氧化的可能性。

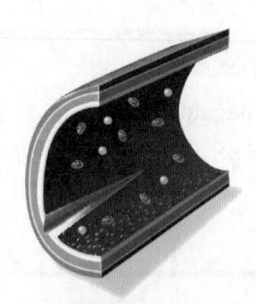

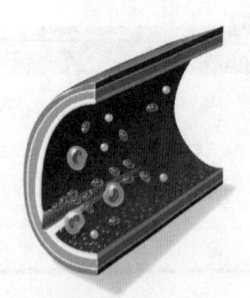

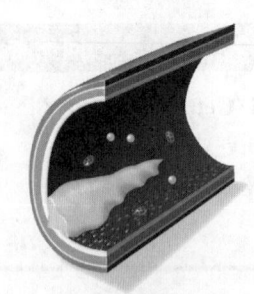

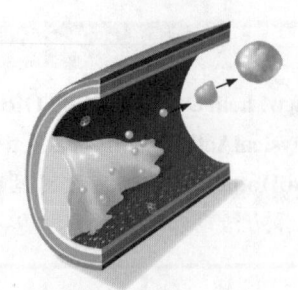

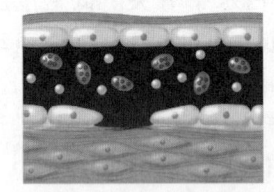

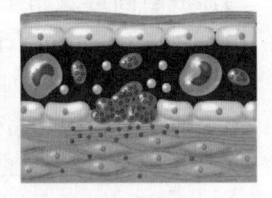

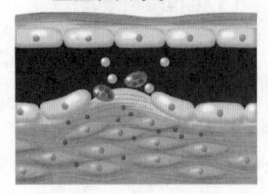

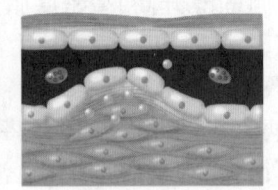

图 5.2 动脉粥样硬化的形成。

无论源于细胞损伤还是蛋白聚糖的保留，氧化的 LDL 刺激单核细胞趋化蛋白-1（MCP-1）的分泌，对巨噬细胞等免疫细胞产生致命吸附作用，从动脉损伤到摄取受损的内皮细胞碎片。氧化的 LDL 以这种方式，将巨噬细胞泡沫式填充在内皮上，促成动脉粥样硬化，最终阻塞动脉或促成冠状动脉血栓形成。氧化的 LDL 对内皮细胞也是有毒的，因此增加了细胞损伤。吸烟增加了低密度脂蛋白氧化，但β-胡萝卜素（维生素 A）和维生素 E 是抗氧化剂。流行病学观察性研究表明，富含抗氧化剂的饮食与 CHD 发生率较低相关，尽管单因素随机对照试验未发现抗氧化维生素能够延缓 CHD 的发展。抗氧化剂可以对自由基释放电子而使减少自由基，例如，橄榄油等单不饱和脂肪也能防止 LDL 变成自由基。

炎症反应

实验室、病例对照和前瞻性临床研究的证据表明，动脉粥样硬化性疾病涉及炎症反应（Libby et al., 2002），正如前面所述的巨噬细胞。心血管疾病（cardiovascular disease, CVD）的主要危险因素包括血脂异常、高血压、糖尿病和肥胖，都具有像细菌和病毒感染一样的促炎作用。炎症也似乎在急性冠状动脉疾病中起作用，如由血栓形成引起的心脏猝死（Rifai et al., 2002）。前瞻性流行病学研究报道，CVD（CHD 和脑卒中）风险增加与相关细胞因子水平升高有关，如肝脏产生的急性期感染标志物纤维蛋白原和 C 反应蛋白等。迄今为止的大多数研究集中在 C 反应蛋白上，因为它易于测量且半衰期较长（在血液中稳定时间久），并显著影响动脉粥样硬化进展的其他炎症反应，包括摄取巨噬细胞的 LDL、单核细胞对动脉内皮的黏附和 MCP-1 的产生（Libby et al., 2002）。几项前瞻性队列研究显示，高水平 C 反应蛋白（低度炎症的标志物）人群是正常或较低水平人群 CVD 患病风险的 2.5~4.5 倍（Albert et al., 2002; Libby et al., 2002）。最近的一项随机临床试验显示，LDL 水平正常，但 C 反应蛋白水平高的健康人群中测试他汀类药物——洛伐他汀的作用，表明该药物同时降低了 LDL 胆固醇（50%）和 C 反应蛋白（37%）水平，首次心血管病变发生率降低 44%（Ridker et al., 2008）。炎症其他标志物，包括白细胞计数和纤维蛋白原，也与 CHD 相关（Folsom et al., 2002）。最后，目前用于预防 CHD 的几种治疗方案，包括饮食、戒烟、阿司匹林、降低胆固醇的他汀类药物和体力活动，也具有消炎作用，可以解释其有益之处。体力活动的抗炎作用可以通过体重变化实现。感染与炎症的免疫学基础以及急性运动炎症反应将在第 13 章中讨论。

凝血

研究表明，凝血因子（即调控血液凝固的因子）是 CVD 的危险因素。影响凝血的主要因素包括血液黏度、凝血因子、血小板聚集性或黏性、纤维蛋白形成和纤维蛋白溶解。血液的凝固或凝结涉及血小板聚集和纤维蛋白形成。在早晨，激素如肾上腺素和去甲肾上腺素可增加血小板黏性，阿司匹林、乙醇和类黄酮（如在红葡萄皮中发现的化学物质白藜芦醇）可减少其黏性。

纤维蛋白原发生纤维化使血小板聚集，在钙离子作用下将凝血酶原变为凝血酶，后者又催化纤维蛋白原变成纤维蛋白。通常，该过程与纤维蛋白溶解相反，纤维蛋白溶解是纤维蛋白酶原水解其他物质。通过组织型纤溶酶原激活物（tPA）在血液中纤维蛋白溶酶原形成纤溶酶，由肌细胞或药物例如链激酶和胰蛋白酶释放。溶血栓作用主要是由于血管内皮细胞释放的纤溶酶原激活剂抑制剂 1（PAI-1）抑制 tPA。

弗雷明汉心脏研究结果显示，血细胞比容即血细胞在全血中所占的容积百分比是 CVD 的危险因素。血细胞比容较高与血液密度和凝固性增加相关；这些特征增加了血小板和内皮细胞之间的接触，促进血小板聚集。

血液中纤维蛋白原浓度也是心脏病发作和脑卒中的危险因素。1984~1998 年期间对几个国家进行的 13 项前瞻性、5 项横断面和 4 项病例对照人群研究的累积结果表明，血浆中纤维蛋白原较高使发生 CVD 的风险加倍（前三分之一与最低水平相比），且复发性心肌梗死和缺血性脑卒中增加 8%，独立于总体 CVD 风险状态、吸烟和年龄（Maresca et al., 1999）。

胆固醇较高且自述有心绞痛病人中，纤维蛋白原较低可以对心肌梗死或心源性猝死具有保护作用。相反，研究发现高 PAI-1 是首次心脏病发作或脑卒中、心脏病复发以及自述心绞痛患者心脏性死亡的风险因素。体力活动是凝血因素的有益因素，体力活动是降低发展 CVD 风险的途径之一。

同型半胱氨酸

血液中同型半胱氨酸升高与 CVD 风险增加时相关，尽管并不清楚这种关系是否具有因果性（Homocysteine Studies Collaboration, 2002）。同型半胱氨酸是一种天然中链氨基酸，是必需氨基酸蛋氨酸的代谢产物。医生麦克·卢尔从遗传性同型半胱氨酸尿症（由于相关酶缺乏导致的同型半胱氨酸水平异常升高）死亡儿童尸检中发现，其体循环内存在广泛的动脉血栓形成及动脉粥样硬化现象，由此提出高同型半胱氨酸血症可导致动脉粥样硬化性血管性疾病的假说。

血液中高同型半胱氨酸与胶原蛋白和钙离子的积聚、弹性蛋白的变性和冠状动脉内腔内皮细胞损伤有关，每种都可促成动脉粥样硬化斑块的形成。最重要的假设是同型半胱氨酸通过产生过氧化氢损伤内皮细胞，然后导致动脉内血小板聚集和凝血，形成粥样硬化，导致动脉阻塞。

Meta 分析研究血液同型半胱氨酸水平与冠心病风险之间的关系，发现与病例对照研究相比，排除偏倚，前瞻性队列研究发现其关系较弱，可能是因为疾病已经改变了同型半胱氨酸水平。12 项前瞻性队列研究的累积结果显示，与 25% 降低同型半胱氨酸相关的 CHD 调整后比值比为 0.83（95% CI：0.77~0.89）；13 人的病例对照研究中是 0.67（95%CI：0.62~0.71）（Homocysteine Studies Collaboration, 2002）。

虽然流行病学观察性研究表明 CHD 风险降低伴随同型半胱氨酸水平降低。尽管如此，最近随机临床试验测试含有叶酸、维生素 B_6 和维生素 B_{12} 的复合药片，有助于分解体内同型半胱氨酸，研究发现这种复合药片对高风险 CVD 的 5 000 名女性没有作用（可能因为她们有 CVD 病史，或因为她们有至少三种 CVD 风险因素）。平均 7 年以上的随访，与安慰剂组相比，服用复合药片女性的 CVD 相对风险为 1.03（95% CI：0.90~1.19）（Albert et al., 2000）。因此，美国心脏协会不建议大量使用叶酸和 B 族维生素补充剂以降低 CVD 的风险；然而，仍建议每天需要摄入足够量的叶酸、维生素 B_6 和维生素 B_{12}。

减少蛋白质的摄入而增加 B 族维生素的摄入可预防同型半胱氨酸中度升高。同型半胱氨酸水平增高的其他风险因素包括年龄、男性、环境毒物、高胆固醇和体力活动不足。

体力活动与冠心病

1802 年苏格兰医生威廉·赫伯登报告说，他的一个病人在"每天锯木头半小时"后几乎治愈了心绞痛后（Heberden, 1818）。美国心脏协会（Fletcher et al.，1996）、美国联邦政府、国际心脏学会联盟和WHO（Bijnen et al.，1994）公认体力活动不足是CHD的主要独立危险因素。以下部分描述了职业活动与冠心病风险关系的早期研究，随后讨论了早期及最近病例对照、回顾性和前瞻性队列研究业余时间体力活动与冠心病风险的关系。

2008年，体力活动指南咨询委员会（联邦政府任命的专家小组）对1996年后发表的60多项研究结果进行综述得出结论，活动水平较高的人群比活动不足人群CHD患病率低（Physical Activity Guidelines Advisory Committee，2008）。前瞻性队列研究数据表明，中年人体力活动将CHD风险平均降低了30%~40%。随后对仅限于休闲时间体力活动的前瞻性队列研究进行的Meta分析发现，与最不活跃的男性相比，最活跃的男性风险降低了22%（15项研究），最活跃的女性风险降低了33%（11项研究）（Sattelmair et al.，2011）。

职业活动与冠心病风险

英国流行病学家杰米里·莫里斯以他标志性的假说开启了运动与心脏病的现代研究，他假设体力活动可预防冠心病，并在20世纪50年代对伦敦运输工人和其他职业群进行探索性研究（Morris et al.，1953）。

伦敦公共汽车售票员

莫里斯的第一项研究表明，伦敦双层巴士上体力活动较多的售票员冠状动脉疾病风险低于坐在方向盘前的驾驶员。患有CHD的售票员中，疾病也不太严重，且发病年龄较大。莫里斯后来发表类似的研究，步行传送邮件的邮递员CHD的发生率低于久坐的办公室文员和电话接线员。后来进行后续研究对先前结果进行解释。售票员血压水平较低，但在血压水平相同的男性中，售票员患病率仍低于驾驶员。公共汽车驾驶员也较肥胖，但在体重相似的男性中，驾驶员突发性冠状动脉死亡率仍高于售票员。

旧金山码头搬运工

帕芬巴格（Paffenbarger et al.，1977）调查了年龄35~74岁的6300多名美国旧金山码头搬运工人（码头工人），进行22年的跟踪，直到死亡或75岁。根据职位对男性体力活动进行分类，每年调查一次工作调换情况。与领班和文员相比，装载货物的搬运工人归类为高体力活动组。联邦要求所有货运人员需要在一岗位工作超过5年（平均为13年），这有助于控制不称职的人自动调换到简单工作岗位。

从职业活动估计，每周能量消耗8500千卡以上的男性，每10000人的冠心病死亡率是活动较少男性的一半。他们的心源性猝死率降低了几乎三分之二。调整吸烟、收缩压、体重和葡萄糖耐量之后，相对率降低较小但仍然不同（图5.3）。

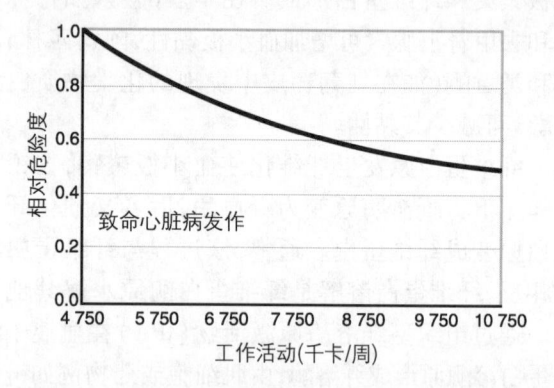

图5.3 旧金山码头搬运工研究表明每周能量消耗8500千卡以上的男性，每10000人冠心病死亡率是活动较少男性的一半。

资料来源：G. Thomas et al.，1981。

其他职业活动研究

除上述介绍的经典研究外，还有研究比较了包括铁路工人、农民、公用事业员工、公务员、警察和消防队员等不同职业体力活动水平男性之间CHD发病率和患病率。研究表明，体力活动水平较高的工人比体力活动最少的工人CHD总患病或致命人数减少1/3~3/4。然而，自2010年左右以来积累的一些证据表明，与休闲时间体力活动公认的保护作用形成鲜明对比的是，高职业体力活动会增加心血管疾病和全因死亡率（尤其是男性）的风险（Coenen et al.，2018）。然而，另一种观点认为，这种所谓的近期职业悖论也可以解释为无法通过简单的问卷调查对职业工作及其环境进行充分的分类和残留混杂。特别是对吸烟和社会经济地位低的调整不完全（Shephard，2019）。

然而，很难解释基于工作分类来估计职业体力活动水平的研究。这是因为职位相同的人实际能量消耗可能差别很大；也很难跟踪研究后换工作的人。在一项研究中，铁路扳道工人CHD率低于文员和行政人员（Taylor et al.，1962），但体力活动显著的保护作用可能是因为有病工人从较活跃的工作转到不活跃的工作所引起的。洛杉矶公务员（Chapman et al.，1964）和几家公共事业员工的研究（Hinkle et al.,1968;Mortensen et al.,1959;Paul et al.,1963)没有发现CHD患病与工作体力活动有关。可能是因为公用事业公司的大部分工作能量消耗较低且相似。此外,没有调查工人的业余时间体力活动。工作时间久的人可能会在业余时间活动,就像劳动工人可能会选择在业余时间休息一样。

为应对关于职业活动与CHD风险的早期研究结果的挑战,许多研究没有调整不同职业活动水平的其他CHD风险因素(如吸烟和饮食习惯)的差异。例如,在芬兰,活动量大的伐木工人比同一地区活动量较少的农民CHD死亡率较高,异常心电图频率更高(Punsar et al.,1976)。然而,伐木工人比农民吸烟多、饱和脂肪摄入多且社会经济地位更低。这些其他风险因素的高发生率可能抵消了伐木工人能量消耗高潜在保护效应。另一项对20~64岁的艾奥瓦州男性研究中,农民的CHD和总死亡率比非农民少10%(Pomrehn et al.,1982)。然而,虽然艾奥瓦州农民的体力活动和体适能是非农民的2倍,但农民抽烟喝酒较少,这可能是他们更健康的原因。在格鲁吉亚(Cassell et al.,1971)和北达科他州(Zukel et al.,1959)进行研究发现,农民抽烟量少于非农民,这排除了确定的结论即高体力活动是心脏病患病率低的独立因素。

以色列基布兹(社区定居点)工人的回顾性队列研究能够更好地控制可能混淆体力活动与心脏病关系的其他危险因素(Brunner et al.,1974)。本研究中个体种族血缘相似、生活环境、饮食和医疗服务相同。年龄40~64岁的大约5 300名男性和5 200名女性根据日常体力劳动类型划分为久坐组和活动组。两组体重、血清胆固醇、甘油三酯水平相似。因此,这些因素不能解释15年期间,久坐组男性致死和非致死性心脏病发作相对风险是活动组的2.5倍,女性则为3倍。

业余时间体力活动与冠心病风险

1978年前,几乎所有发表的研究仅仅基于职业种类来衡量职业体力活动。20世纪50年代末至60年代初期,随着手工劳动转向机械化劳动,西方发达国家的职业体力活动急剧下降。因此,注意力集中转向业余时间体力活动能否降低冠心病风险。一般来说,业余时间体力活动和冠心病风险关系的研究结果一致,即体力活动与冠心病风险存在负相关。下面将介绍前瞻性队列研究。

前瞻性队列研究

过去30年,欧洲和美国进行的一些前瞻性队列研究评估了业余时间体力活动与冠心病风险的关系。这些研究通常跟踪不同地区健康人群的代表性样本或选定样本(如哈佛校友或英国公务员),以确定长期因素(包括体力活动)与发展CHD的相关风险。虽然早期研究倾向于男性,但1996年后发表的许多研究也包括女性(Physical Activity Guidelines Advisory Committee,2008;2018)。尽管大多数结果表明业余时间体力活动与CHD发病率或死亡率呈负相关,但总体数据清楚地显示与CHD率较低与高体力活动水平相关。Meta分析研究纳入了共26项研究的513 472名受试者,其中有20 666例CHD患者。研究发现,与业余时间体力活动水平较低人群相比,中等水平体力活动CHD的相对风险为0.88(95%CI:0.83~0.93)(Sofi et al.,2008)。高水平体力活动相对风险为0.73(95%CI:0.66~0.80)。另一项Meta分析中,定量关系分析研究表明,与没有进行业余时间体力活动人群相比,进行150分钟/周相当于中等强度业余时间体力活动(即达到美国指南推荐量)的个体风险降低14%,相对风险为0.86(95%CI:0.77~0.96),进行中等强度活动2倍的量(相当于300分钟/周)的个体风险降低20%,相对风险为0.80(95%CI:0.74~0.88)(Sattelmair et al.,2011)。接下来将提供几个代表性研究的详细信息。随后对全球疾病负担合作组织(Kyu et al.,2016)的43项研究进行的Meta分析,其中包括所有形式的体力活动(职业、家务、交通以及休闲时间的体力活动),发现与未达到世界卫生组织(WHO)每周600分钟最低活动时间的人相比,每周花费600~4 000 MET-minutes的活跃人群患冠心病的风险降低了14%。

在前瞻性城乡流行病学(PURE)研究中,来自17个低收入、中等收入和高收入国家的约130 500人被跟踪了大约7年(Lear et al.,2017)。经过年龄和性别的标准化调整后,那些体力活动达到每周至少600 MET-minutes或150分钟中等强度推荐量的人(约80%的人口),心脏病发作的风险比未达到的人(约占人口的20%)低35%。

在接下来的部分中,我们将详细介绍几项有代表性的研究。

英国公务员

英国公务员的前瞻性队列研究为关于体力活动

与冠心病风险的经典研究。基础调查中,莫里斯及其同事研究了大约 18 000 名中年高级英国公务员,他们没有明显的冠心病,但有办公室久坐现象(Morris et al., 1973;1980)。男性提供星期五和星期六完成体力活动的详细记录。根据活动记录将男性分类为运动组和不动组。

高强度运动定义为强度至少为 7.5 千卡/分钟(普通重工业工作水平)的运动,包括体育运动、游泳、慢跑、快走、徒步、爬山或繁重劳务。研究中约 20% 的男性分为高强度运动组。高强度运动组每天进行至少 5 分钟的高强度运动或娱乐活动,或至少 30 分钟的重家务劳动,如在花园里挖土。平均 8.5 年跟踪,每年有 15 万人参加。在此期间,有 475 名男性死于冠心病。不运动组(2.9%)的 CHD 死亡率是高强度运动组(1.1%)的两倍之多,相对危险度约为 2.6。有氧运动(如游泳、快走和骑自行车)与 CHD 发生率相关性较低,但研究发现业余时间园艺和家务活动与此无关。

对活动与不活动男性之间的大范围风险因素差异进行调整后,高强度运动与 CHD 死亡呈负相关的关系依然存在。与期望相反,在总业余时间体力活动较高的人群中,心脏病患病率并不低。然而,莫里斯研究发现,运动较多的男性致死性和非致死性首次发病的年龄增长较小,此趋势在随访期间持续存在,消除了由于疾病而导致的体力活动不足的可能性。

莫里斯及其同事证实了 CHD 发病率仅在最近或目前活动男性中较低。研究前,停止进行中度业余体力活动的人,5~40 岁以上的 CHD 发病率高。此外,即使研究前未进行体力活动,随访期进行高强度运动的男性 CHD 发生率同样较低。

另一项调查研究,莫里斯及其同事(Morris et al., 1990)研究了 9 000 多名年龄 45~64 岁的英国男性公务员,调查他们上一个月的体力活动。9 年随访期间研究人数为 87 500 人,其中有 272 名男性死于 CHD,另有 202 名男性患有非致命性心脏病发作。高强度有氧运动组的男性 CHD 发生率显著降低。其他体力活动与心脏病发作或 CHD 死亡无关。较低强度有氧运动与年龄较大男性的 CHD 率较低(研究开始时为 55~64 岁)相关,表明剂量反应随年龄而变化。

哈佛校友健康研究

哈佛校友健康研究员另一代表了体力活动和冠心病风险的经典研究。在对哈佛大学约 17 000 名男性校友的初步调查中,他们主要是从事久坐职业或已退休的,通过邮寄问卷调查他们的体力活动情况(Paffenbarger et al., 1978)。年龄校正后,CHD 发生率与步行、楼梯攀爬和体育运动及每周所有活动消耗能量的千卡数呈负相关。每周消耗少于 2 000 千卡的男性比先前不活动同学的风险高出 64%(图 5.4)。当能量消耗类型主要是高强度运动而不是步行或爬楼梯时,冠心病风险降低约 10%。调整其他风险因素(包括吸烟、高血压、糖尿病、肥胖症和父母心脏病发病史)后,冠心病风险与体力活动水平之间负相关性仍然很强。研究的另一个重要发现是,在大学期间曾经是运动员但没有继续运动的校友比不是运动员但是体力活动较多的校友冠心病风险更大。也就是说,只有当前进行体力活动,而不是大学以前的运动经历,才与 CHD 减少相关,这与莫里斯英国公务员中研究结果相似。因此,运动的保护作用似乎独立于体质因素,这将有利于青少年体育的进行并延缓疾病的发病年龄。

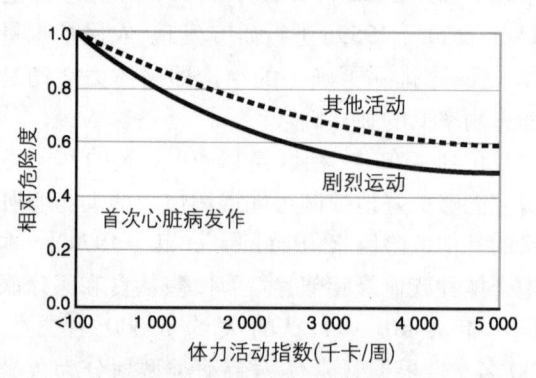

图 5.4 哈佛校友健康研究,心脏病相对风险与体力活动指数的关系。

资料来源:K. E. Powell, 1988。

校友研究的随访(Lee et al., 2000;Sesso et al., 2000)证实,即使考虑到其他健康差异,包括吸烟、饮酒、饮食、使用维生素或矿物质补剂、高血压、糖尿病和父母早期死亡等,体力活动高的中年男性 CHD 的发生率仍低于不活动男性。例如,在比较男性能量消耗<1 000、1 000~1 999、2 000~2 999、3 000~3 999 和 ≥4 000 千卡/周的分析中,CHD 的多元相对风险分别为 1.00(参考值)、0.80(95%CI:0.57~1.12)、0.80(95%CI:0.55~1.18)、0.74(95%CI:0.47~1.17)和 0.62(95%CI:0.41~0.96);$p=0.046$(Lee et al., 2000)。

哈佛大学队列研究提供了一些可控制的长期数据,用于研究业余时间体力活动与慢性疾病,包括特定的癌症、糖尿病、抑郁症和CVD风险之间的关系。帕芬巴格博士最有价值的研究是发现持续的剂量-反应关系,每周大约2 000千卡的业余体力活动最能降低CHD发病率和死亡率。

弗雷明汉心脏研究

弗雷明汉心脏研究中,对居住在马萨诸塞州弗雷明汉的1 909名男性和2 311名女性进行随访研究,通过调查问卷测定总体工作和业余时间体力活动来估计体力活动指数。数据显示,14年中男性而非女性冠心病死亡率与体力活动水平呈负相关(Kannel et al., 1979)。45~64岁活动最少的男性与活动最多男性相比,发展CHD的相对风险较小(1.3),但具有统计学意义(图5.5)。女性中没有此关系可能是因为体力活动问卷没有充分调查女性的体力活动,因为那个年代的女性几乎没有业余活动。

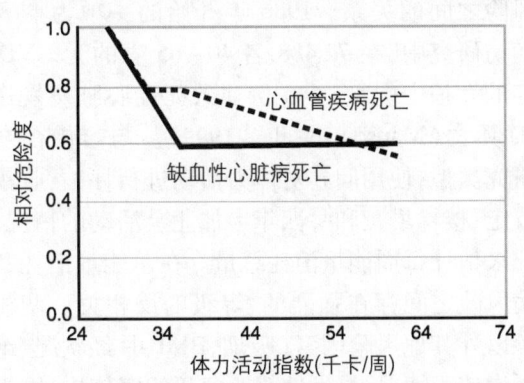

图5.5 弗雷明汉心脏研究(仅男性),体力活动指数与心血管疾病的相对死亡风险关系。

资料来源: K.E. Powell, 1988。

7国研究

7国研究包括研究开始时40~59岁的7个国家的16个群体(Keys, 1980)。10年CHD发病率和死亡率之间的差异与久坐男性人数比例无关。其他风险因素,尤其是血清胆固醇水平和饱和脂肪摄入量,可能是国家之间CHD率差异的原因。7个国家只有3个国家的体力活动(主要是职业)与冠心病之间存在负相关,其他人群则不相关。例如,在芬兰,CHD发病率和死亡率最高的国家,10年随访发现,久坐男性和活动男性之间冠心病死亡率没有差异。然而,在芬兰人中,久坐男性较少。

芬兰队列

卡沃宁(Karvonen, 1982)在7国研究中对两个芬兰队列额外追踪了5年,并通过优化访谈更详细地采集了男性体力活动习惯,并重新评估了10年的原始数据。对10原始年数据的重新评估发现,对于50~69岁的男性,CHD高发生率与久坐习惯显著相关。后5年中该年龄段CHD死亡率以及致命和非致死性MI综合征率也与体力活动水平负相关,然而,大多数死于CHD的男性在5年随访前(即前10年)已经诊断为CHD。因此,目前还不清楚在之后5年随访期间体力活动是否可以预防冠心病,或者不活动男性中CHD的高发病率是否与已经存在的CHD有关。

波多黎各心脏健康计划

波多黎各心脏健康计划(Garcia-Palmieri et al., 1982)使用类似于弗雷明汉心脏研究中的体力活动评分指数来评估初始年龄为45~65岁的8 793名男性。随访期8.5年以上,除了心绞痛之外,体力活动和冠心病发病率之间存在负相关(图5.6);最高风险是最低风险的两倍。

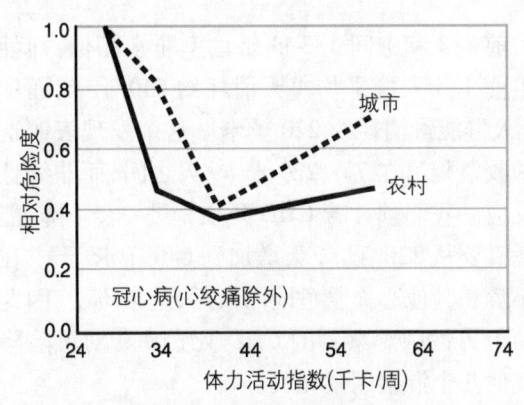

图5.6 波多黎各男性研究,除心绞痛之外的冠心病相对风险与体力活动指数的关系。

资料来源: K.E. Powell, 1988。

通过控制其他CHD混杂风险因素的多元分析,证实体力活动减少是CHD的独立风险因素。排出CHD发病史,以消除因疾病减少体力活动的影响。数据重新分析后,该关系仍然存在。

多风险因素干预试验

多风险因素干预试验调查了初始年龄在35~57岁,基于吸烟、血压和血清胆固醇等CHD风险前10%~15%的12 000多名男性。通过详细访谈运动习惯(明尼苏达休闲时间体力活动问卷)估计体力活动水平,回忆他们一年前参加约60分钟业余体力活动次数(Leon et al., 1987)。用体力活动的频率、持续时间和强度来计算业余时间体力活动的总能量消耗。6~8年随访期,有488人死亡。业余时间体力活动最多的前2/3男性的全因和CHD死亡率是后1/3,即业余时间体力活动平均为74千卡/天的67%(图5.7)。

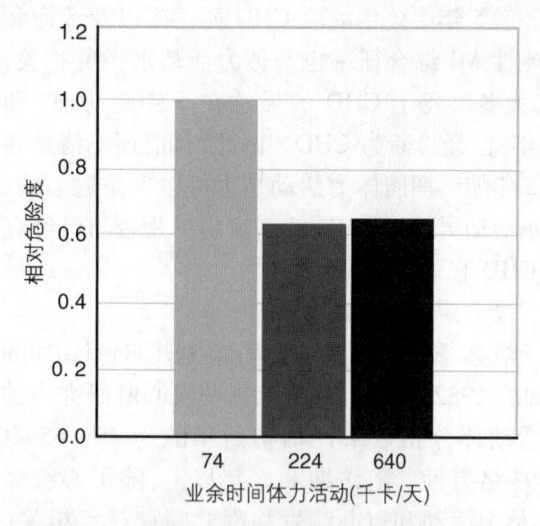

图5.7 多风险因素干预试验研究中CHD相对风险与业余时间体力活动的关系。

前1/3和中间1/3的死亡率非常相似,即使活动组前1/3人群平均每天消耗约640千卡,而中间1/3人群能量消耗约220千卡。这个发现表明这些人的收益阈值在75~220千卡/天之间,而非线性剂量反应。我们预计若CHD死亡率进一步下降,能量消耗需要从220千卡/天增加到640千卡/天。在调整年龄和其他心血管危险因素后,结果不变,因此在活动组男性中观察到的CHD死亡率相对风险降低与其他几个混杂因素无关。

随后,随访时间延长和更多死亡出现,研究人员可以根据体力活动水平的十分位数(而非三分位数)来进行分析。在16年后的一项研究中,十分位数中最不活动的男性(研究开始时平均每天5分钟的业余体力活动)CHD死亡率比十分位数中倒数第二至第四不活跃男性(平均约20分钟/天,主要是轻度和中度体力活动)高22%(Leon et al.,1997)。每天运动超过20分钟与CHD死亡风险额外降低无关。因此,对CHD高风险的中老年人来讲,适度的日常体力活动也好于久坐不动。

英国心脏研究

前瞻性队列研究中,研究人员对英国的24家常规诊所中的7 735名年龄40~59岁的男性进行了8年的随访(Shaper et al.,1991)。研究开始时,男性填写关于常规步行或骑自行车、娱乐活动和体育活动的调查问卷。以活动频率(即活动频率和强度的能量消耗指数)为基础得出体力活动指数,将男性分为6组:不活动组、偶尔活动组、轻度活动组、中度活动组、中高强度活动组和高强度活动组。随访期间,488名男性不止一次心脏病发作。在调整几个潜在的混杂因素后,6组体力活动的心脏病发作的相对风险分别为1.00(参考值)、0.9(95%CI:0.5~1.3)、0.9(95%CI:0.6~1.4)、0.5(95%CI:0.2~0.8)、0.5(95%CI:0.3~0.9)和0.9(95%CI:0.5~1.8)。研究开始时,在是否患有缺血性心脏病(约四分之一)男性中也观察到类似的关系。目前尚不清楚为什么在高强度活动组男性中体力活动与风险较低无关;这可能因为高强度活动组男性人数少。

护士健康研究

护士健康研究是一项前瞻性队列研究,旨在调查饮食与健康的关系,同时研究了体力活动与冠心病风险之间的关系。1986年开始的一项为期8年的随访研究中,在72 488名40~65岁的无CVD或癌症的女护士中,有645例非致死性心脏病发作或CHD死亡(Manson et al.,1999)。与哈佛校友健康研究类似,使用问卷对体力活动进行评估,收集女性行走、楼梯攀爬和每四年参加业余活动的情况,并以此来估计每周能量消耗总量。在总能量消耗和冠心病风险之间存在强烈的、等级的反相关。调整除年龄以外其他风险因素(吸烟、BMI、月经状况、绝经后激素使用情况、早发性心肌梗死的家族史、维生素补充剂的使用情况、饮酒、高血压、糖尿病、高胆固醇血症和阿司匹林使用情况等)后,总能量消耗五分位数CHD的相对风险分别为1.00(参考值)、0.88(95%CI:0.71~1.10)、0.81(95%CI:0.64~1.02)、0.74(95%CI:0.58~0.95)和0.66(95%CI:0.51~0.86)。每周快走3小时以上或进行1.5小时高强度活动的前五分之二的女性CHD相对危险显著较低。在未进行任何高强度活动女性中,步行能够降低冠心病风险;增加行走后五分位数相应风险分别为1.00(参考值)、0.78(95%CI:0.57~1.06)、0.88(95%CI:0.65~1.21)、0.70(95%CI:0.51~0.95)和0.65(95%CI:0.47~0.91)。此外,步行量前2/5女性的CHD相对风险显著降低。步行量为每周≥3.9 METs,相当于每周1.3小时以上的快走。

女性健康研究

女性健康研究是随机对照试验,1992~2004年期间对45岁及以上的40 000名女性进行低剂量阿司匹林和维生素E对心脏病和癌症的预防作用的研究。实验完成后,女性的发病率和死亡率与之前相同。在这项研究中,使用类似于护士健康研究调查问卷评估基线体力活动,并每两三年更新一次。在平均5年的随访中,有244名女性患有CHD,调整年龄、吸烟、饮酒、饮食、月经状况、绝经后激素使用情况以及父母早发MI病史等差异后,业余时间体力活动消耗量在<200、200~599、600~1 499和≥1 500千卡/周的CHD相对风险分别为1.00(参考值)、0.79(95%CI:0.56~1.12)、0.55(95%CI:0.37~0.82)和0.75(95%CI:0.50~1.12)(Lee et al.,2001)。这项研究的贡献是提供关于步行、中等强度活动和发展CHD风险之间关系的相关数据。在没有参加任何高强度活动的女性中,每周行走1~1.5小时女性的CHD风险显著降低;与不常步行的女性相比,每周步行时间<1、1~1.5和≥2小时的女性多元CHD相对风险分别为0.86(95%CI:0.57~1.29)、0.49(95%CI:0.28~0.86)和0.48(95%CI:0.29~0.78)。

女性健康倡议观察性研究

女性健康倡议是研究关于年龄在50~79岁不同种族的162 000名绝经期妇女,主要由四个部分组成:三项随机临床试验和一项大约94 000名女性的前瞻性队列研究。观察性研究分析了体力活动与CVD风险的关系(Manson et al.,2002)。1994~1998年基线研究期间,调查女性步行频率、持续时间以及参与"轻度""中度"和"剧烈"活动情况。在平均随访3.2年期间,发生了1 551次CVD事件。在对多个潜在混杂因素进行调整的多变量分析中,能量消耗五分位数的CVD相对风险分别为1.00(参考值)、0.89(95%CI:0.75~1.04)、0.81(95%CI:0.68~0.97)、0.78(95%CI:0.66~0.93)和0.72(95%CI:0.59~0.87)。在前五分之三中每周总能量消耗7.3 METs以上相当于每周快走约2.5小时人群的CVD风险显著降低。研究者还分别调查了与CVD风险相关的步行和剧烈活动,且在比较每种活动的前五分之一和后五分之一中可观察到的CVD风险降低。

健康专家随访研究

前瞻性队列研究,主要研究饮食、健康、体力活动的关系,调查了年龄40~75岁的44 000多名美国男性,使用类似于护士健康研究和女性健康研究问卷每四年评估一次体力活动。1986~1998年随访期间,研究者调查了冠心病风险与体力活动量、类型和强度之间的关系(Tanasescu et al.,2002)。研究发现,调整年龄、吸烟和冠心病几个危险因素后,总体力活动、跑步、力量训练和划船都与冠心病风险呈负相关和线性相关。每周1小时以上跑步运动与42%的风险降低相关(RR=0.58;95%CI:0.44~0.77)。每周30分钟以上力量训练与23%的风险降低相关(RR=0.77;95%CI:0.61~0.98)。每周1小时以上划船与风险降低18%相关(RR=0.82;95%CI:0.68~0.99)。每天半小时以上快步走的与风险降低18%相关(RR=0.82;95%CI:0.67~1.00)。步行速度独立于时间与降低CHD风险有关。然而慢跑、骑自行车、游泳或球类运动与冠心病风险没有显著相关。平均运动强度与降低的CHD风险相关,而与体力活动总量无关。与低强度运动(<4 METs)相比,对应于中度(4~5.9 METs)和高度(≥6 METs)活动相应风险降低分别为0.94(95%CI:0.83~1.04)和0.83(90%CI:0.72~0.97)。

其他体力活动类型与冠心病风险

近年来,业余时间体力活动水平低,所以对其他类型的体力活动,特别是交通(如在通勤期间的步行或骑自行车)部分活动引起研究人员的兴趣。通勤体力活动与心血管风险终点之间似乎存在中度负相关。在Meta分析中,与男性的通勤体力活动与各种心血管终点(CHD、脑卒中、高血压或糖尿病)合并相对风险为0.91(95%CI:0.80~1.04);女性中是0.87(95%CI:0.77~0.98)。关于家务或家庭体力活动的数据很少,并且这些数据与CVD风险降低有关(Hamer et al.,2008),这可能是由于这部分活动评估精度较低所致。

久坐行为与冠心病患病风险

独立于体力活动,久坐行为可能是CHD的危险因素。即使个人体力活动达到推荐量,如每天快走30分钟,每周5天,其余时间都在坐着。例如,假设每天睡觉8小时和30分钟快走,一天内仍然有15.5小时的时间是坐着的,坐着的大多数时间内可能会有站立和其他简短的自发运动(如小动作、起立和坐下)。动物研究表明,人为减少大鼠的自发站立和走动时间对脂蛋白脂肪酶有害调节作用远远大于对大鼠正常活动加入运动的有益作用(Hamilton et al., 2007)。人类研究中,加拿大健身研究中招募年龄在18~90岁的17 000多名受试者,12年跟踪报告发现近期久坐时间增加与CVD死亡率直接相关(Katzmarzyk et al., 2009)。久坐时间为几乎无、四分之一、二分之一、四分之三、几乎所有时间的多变量相对风险分别是1.00(参考值)、1.01(95%CI: 0.77~1.31)、1.22(95% CI: 0.94~1.60)、1.47(95%CI: 1.09~1.96)和1.54(95% CI: 1.09~2.17), p<0.000 1。有趣的是,即使在达到体力活动推荐量的运动个体中,那些坐着的时间更多人的CVD死亡率风险增加。调整年龄后,体力活动多的人群相对风险分别为1.00、0.92、1.01、1.31和1.40。自2007年该研究发表以来,其他前瞻性队列研究证实,自述每天久坐超过10小时的成年人患CVD(冠心病、非致命性心脏病发作、中风或死于CVD)的风险增加了约10%~15%(Biswas et al., 2015; Pandey et al., 2016)。在对9项队列研究的汇总分析中,在表示每周在体力活动中花费少于150 MET-minutes 的人中,坐着时间(每天4小时或更长时间)与CVD风险(高9%~32%)之间存在剂量反应关联。每周体力活动大于960 MET-minutes消除了每天坐着6~8小时的CVD死亡风险,并将每天坐着超过8小时的风险降低了大约一半(Ekelund et al., 2019)。然而,很少有研究只关注冠心病。丹麦健康检查调查(DANHES)跟踪了71 363名年龄在18~99岁之间没有冠心病的男性和女性,平均随访5.5年(Bjørk Petersen et al., 2014)。研究中有358例心脏病发作,1 446例诊断为冠心病。对年龄、性别、教育、吸烟、BMI、饮酒、高血压和休闲时间体力活动进行了调整。自述每天坐着10小时或更长时间的人比每天坐着少于6小时的人心脏病发作的风险高38%,但CHD的7%的小幅增加没有统计学意义。然而,体力活动改变了久坐不动的风险。每天坐10小时以上并自述在闲暇时间缺乏体力活动的人患心脏病的风险比每天坐不到6小时并在闲暇时间进行体力活动的人高80%,患CHD的风险高40%。

体适能与冠心病患病风险

大多数研究中评估正常体力活动(主要是自我报告)的方法不精确,可能会将活动人群划分成不活动人群或者将不活动人群划分成了活动人群,低估全因死亡率与CHD死亡率的真正关系。更客观地测量体适能才能更准确的估计风险。虽然体适能具有遗传因素,但常规体力活动也有助于提高体适能水平。低体适能与CHD和CVD风险增加有关。虽然Meta分析表示,在调整潜在混杂因素后,通过比较体适能(尤其是心肺适能)高低,体适能与CHD或CVD风险关系为0.64(95% CI: 0.57~0.72),与体力活动研究相似,但也有研究表明相对风险较高(Kodama et al., 2009)。或者,低水平比高水平体力活动相对危险度为1.56(95%CI: 1.39~1.75)。本节讨论了体适能和冠心病风险的几个代表性研究结果。体适能有几个组成部分,包括耐力(或心肺适能)、力量、体成分和柔韧性。大多数健康和冠心病风险的研究都会评估心肺适能。

洛杉矶公安

对洛杉矶县年龄小于55岁的2 779名健康男性消防和执法人员进行次大强度运动心率时心肺适能的评估,平均随访期约5年,有36次心脏病发作(Peters et al., 1983)。在控制其他常规CHD危险因素后,研究开始时,与心肺适能高于平均数的人相比,心肺适能低于平均数的人心脏病发作相对危险度为2.2(95%CI: 1.1~4.7)。若心肺适能低于平均数的人还有两个以上下列风险因素:高胆固醇、高收缩压或吸烟,那么他们的相对风险为6.6(95% CI: 2.3~27.8)。

血脂研究所患病率研究

血脂研究所研究结果表明,心肺适能与冠心病发病率和死亡率降低之间相关性很强。埃克隆及其同事(Ekelund et al., 1988)使用次大耐力运动试验测试了年龄30~69岁3 100多名健康白人体适能。平均随访8.5年后,有45例CVD死亡。与体适能最好的前四分位数相比,体适能最差的后四分位数男性CHD死亡相对危险度为6.5(95%CI: 1.5~28.7);CVD死亡相对危险度为8.5(95%CI: 2.0~36.7)。虽然研究人数较少,但是在各体适能类别中存在明显的剂量反应梯度关系(如图5.8所示)。

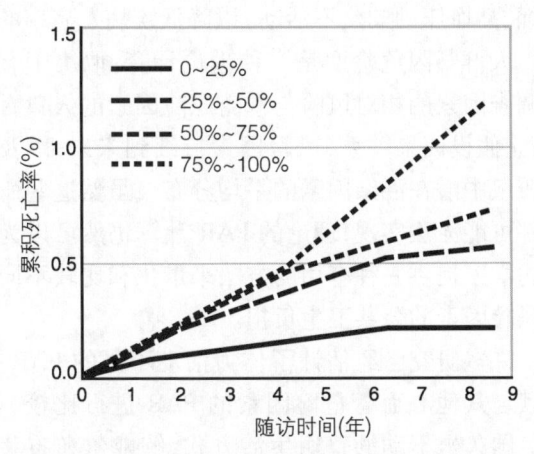

图 5.8 根据运动测试心率的四分位数,健康男性心血管疾病的累积死亡率。活动最多的男性(前四分之一)CVD 死亡率较低。随访期死亡率曲线的发散表明,运动对心血管死亡率的影响不是偏倚造成的。

有氧中心纵向研究

广泛引用的有氧中心纵向研究是由得克萨斯州达拉斯市的库珀有氧运动研究所进行的,在对 25 000 名男性和 7 000 名女性随访研究发现,体适能较好人群比不好人群 CVD 及全因死亡率都较低(Blair et al., 1989)。在该研究通过最大强度运动时间评估心肺适能。两个性别的低和中等体适能类别中死亡率差异最大,但是在中等和高体适能类别中进一步减少。高体适能男性(前 40%)CVD 死亡率约为中等体适能(中间 40%)的一半,但最低体适能男性(后 20%)的比率是中体适能的 3 倍。女性仅仅 7 例 CVD 死亡就发现类似的观察结果,较低体适能比高体适能女性 CVD 死亡率更高。

后续研究中更长的随访期、更多的心血管死亡继续表明,即使考虑潜在混杂因素,低体适能比高体适能男性和女性 CVD 死亡率更高(Blair et al., 1989; Sui et al., 2008)。且发现与低体适能相关的 CVD 死亡风险增加与其他 CVD 风险因素(如吸烟、高血压、糖尿病或高胆固醇血症)相关程度相似或甚至更强。

圣詹姆斯女性参加心脏项目

在另一项女性研究中,招募芝加哥大都市区的 35 岁及以上且健康的 5 721 名志愿者,进行跑步机测试评估心肺适能(Gulati et al., 2005)。在平均 8 年随访期间,有 180 名妇女死亡,其中 58 名死于心脏病。在调整年龄差异后,高、中和低体适能女性的心脏死亡相对风险分别为 1.00(参考值)、2.02(95%CI: 0.46~8.82)和 4.27(1.03~17.6)。

小结

尽管心肺适能有部分遗传因素,但是心肺适能大部分可通过体力活动习惯来改变。因此,体力活动或体适能研究结果的一致性,证明了常规体力活动与降低 CHD 风险之间因果关系的假设。

其他风险因素或患有冠心病的个体

在英国公务员(Morris et al., 1973; 1980)和哈佛校友(Paffenbarger et al., 1978)早期研究业余体力活动与冠心病风险时,研究表明有 CVD 其他风险因素的男性(如吸烟、身材矮小、高 BMI、高血压、脑卒中或糖尿病史以及父母 CVD 早发史)的高水平体力活动与 CHD 风险较低相关。在 MRFIT 研究中(Leon et al., 1987)也发现,抽烟、高血压和高胆固醇男性中,体力活动与 CVD 风险降低显著相关。其他研究也为这一假设提供了支持,有无 CVD 风险因素人群体力活动与 CHD 风险降低相关,且相关程度相似(如护士健康研究、女性健康研究、女性健康倡议、健康专家随访研究)。

例如,有氧中心纵向研究(Blair et al., 1996)中,在吸烟与否、有无高血脂或高血压和是否健康(异常心电图、CHD 史、脑卒中、高血压、糖尿病或癌症等)的人群中发现低体适能是 CHD 死亡率的重要预测指标。

> 体力活动不足造成了巨大公共卫生负担。增加体力活动对降低过度死亡率的影响远远大于其他冠心病危险因素的影响。

1999 年发表的有氧纵向研究(Wei et al., 1999)分析表明,所有体重水平(正常体重,BMI ≤ 24.9 kg/m²: RR=1.7,95%CI: 1.1~2.5; 超重,BMI 为 25.0~29.0 kg/m²: RR=1.9,95%CI: 1.4~2.5; 肥胖,BMI ≥ 30.0 kg/m²: RR=2.0,95%CI: 1.2~3.6)与高心肺适能(前 80%)相比,低心肺适能(后 20%)导致 CVD 死亡率相对风险显著增加。如预期所示,基线 CVD 与 CVD 死亡率相对风险高度相关(正常体重: RR=4.6,95%CI: 3.1~6.8; 超重:

RR=3.5,95%CI：2.6～4.7；肥胖：RR=5.8,95% CI：3.5～9.7）。正常体重、超重和肥胖男性中其他风险因素（糖尿病、高胆固醇、高血压和吸烟）与CVD死亡率也有可比的增加。

心脏病发作后高体力活动水平与CVD患者死亡率较低有关。对8 940名MI或冠状动脉血管再生手术患者，进行为期3个月的干预，随访时间中位数为15个月。48项随机对照临床试验累计研究结果表明，与常规护理相比，心脏康复组患者总死亡率（OR=0.80；95%CI：0.68～0.93）和心源性死亡率（OR=0.74；95%CI：0.61～0.96）比值比降低（Taylor et al., 2004）。

心脏康复项目不仅仅只有运动，还包括教育、行为改变、咨询、支持和心血管危险因素分析等部分。因此，不仅仅是体力活动降低了死亡率。在上述泰勒等人的Meta分析中（Taylor et al., 2004），研究人员还单独调查了12项随机对照试验，比较运动心脏康复组与常规护理组。运动心脏康复的心脏病患者总死亡率也降低（OR=0.76；95%CI：0.59～0.98）。在CHD患者二级预防研究的随机对照试验的另一项Meta分析中，研究者报告表明与运动康复组相比（OR=0.72；95%CI：0.54～0.95），不运动康复组与全因死亡率的小幅度降低相关（OR=0.87；95%CI：0.73～0.99）（Clark et al., 2005）。

一项针对基于运动的心脏康复干预的随机对照试验的更新的Meta分析纳入了14 000多名冠心病患者，在27项研究中发现心血管死亡风险平均降低了25%（RR=0.76；95%CI：0.59～0.98），但对心肌梗死（36项研究；RR=0.90；95%CI：0.79～1.04）、冠状动脉旁路移植术（29项研究；RR=0.96；95%CI：0.80～1.16）或支架血管成形术（18项研究；RR=0.85；95%CI：0.70～1.04）的风险的影响无统计学意义（Anderson et al., 2016）。

> 与常规护理相比，通过运动疗法康复的CHD患者死亡率平均降低24%。

体力活动不足与其他风险因素的比较

在第2章中，我们引入了人群归因危险度（PAR）的概念，是对消除人群中特定风险因素（如吸烟、高血压、肥胖、不活动）以降低疾病发病率的估计。人群归因危险度是一种理论计算，取决于有关被调查因素的相对风险与暴露风险因素的人口百分比；它假设因果关系，风险因素持续到未来，以及在比较组中潜在混杂因素的平均分布。虽然这些所以条件可能无法实现，理论的PAR计算仍然可以为流行病学家提供一种有用的方法来量化和比较不同疾病风险因素的公共卫生负担。

许多研究已经估计了体力活动不足的PAR，并将其与其他心血管危险因素的PAR进行比较。根据美国久坐不动的普遍生活方式，鲍威尔和布莱尔（Powell et al., 1994）估计，久坐生活方式（定义为没有业余时间体力活动）的CHD死亡率PAR为16%。

哈佛校友健康研究分析数据，帕芬巴格及其同事（Paffenbarger et al., 1993）估计，与没有参与中高强度体育活动（≥4.5 METs）相关的CHD死亡率的PAR为14%。也就是说，如果该样本中所有男性都进行了中高强度体育活动，则CHD死亡率将降低14%。哈佛校友样本中，与低水平体力活动相关的CHD死亡率的PAR与吸烟（13%）、高血压（20%）和超重（BMI≥26 kg/m^2，11%）有关。哈皮尼等人（Haapanen-Niemi et al., 1999）使用芬兰30～63岁男性人口研究数据来估计低水平体力活动和其他心血管危险因素冠心病死亡率的PAR。各种风险因素的PAR分别为吸烟10%～33%、高血清胆固醇9%～21%、高血压6%～15%、超重3%～6%和低水平业余体力活动22%～39%。通过分析有氧中心纵向研究数据，魏和他的同事（Wei et al., 1999）比较低心肺适能与其他风险指标（包括2型糖尿病、高胆固醇、高血压和吸烟）的影响。结果表明，如果其他危险因素影响不大的情况下，低体适能PAR与CVD死亡率的PAR相似。例如，在肥胖男性（BMI≥30 kg/m^2）中，与低体适能（分布于后20%）相关的CVD死亡率的PAR为39%，基线CVD的PAR为51%、2型糖尿病为15%、高胆固醇为26%、高血压为15%和吸烟为6%。

如预期所示，不同研究中PAR估计不同。然而，似乎体力活动水平不足造成巨大公共卫生负担，减少这种行为将对降低CHD或CVD过度死亡率的作用与减少其他主要心血管危险因素（如果不大于）的作用相似。

关系的真实性

本章关于体力活动或体适能与 CHD 风险之间负相关的数据来自观察性研究。此研究设计，没有按活动水平进行随机分组。因此，不能假设高水平体力活动或体适能会降低 CHD 患病率。要确定初步观察到的因果关系是有效的，而不是其他因素的结果，如偶然性、偏倚或混杂因素。

通过审查研究数据的统计性差异来评估偶然性。由于许多结果统计学差异显著，且许多研究数据的 Meta 分析也表示结果有显著性差异，所以研究结果不是偶然性。研究结果中的偏倚可能源于选择偏倚、失访、体力活动或体适能不精确的测量。病例对照研究更容易出现选择偏倚。研究者在根据疾病分组时则会出现选择偏倚。例如，如果研究中以体力活动水平高的人作为对照组，则可能会高估体力活动的益处。需要仔细评估患有未确诊疾病的个体可能减少其体力活动（不健康），在不活动或不健康人群中 CHD 发病率更高偏倚的可能性。在观察性研究中，通过严格初步筛选受试者以排除患有相关疾病人群，并通过长时间随访观察疾病发病率或死亡率，以最小化偏倚。队列研究基线时未确诊疾病的个体在随访期更可能患病或提前死亡，导致随访时间延长，健康人群的减少。

本章前面讨论关于体力活动或体适能与 CHD 风险的大多数研究，都有 6~26 年足够长的随访期，以减少基线未确诊疾病对结果影响的可能性。此外，许多研究者排除随访期早发病例后，再进行分析，从而最大限度地减少由未确诊疾病引起偏倚的可能性。

此外，研究发现体力活动或体适能变化与疾病风险变化相关，不能反映疾病导致活动减少的偏倚。例如，帕芬巴格和同事（Paffenbarger et al., 1993）与布莱尔和同事（Blair et al., 1995）的研究结果表明，假设体力活动或体适能水平变化产生了死亡率风险变化；也就是说，从低到高的体力活动或体适能水平的变化与死亡率风险降低相关，并且从高到低水平的变化与死亡率增加相关。大多数男性死亡是由 CVD 引起的。

> 体力活动或体适能变化与疾病风险变化相关的发现不能反映疾病减少体力活动的偏倚。

前瞻性队列研究除了体力活动或体适能水平，如失访、个人体力活动或体适能的错误分类及风险因素的差异性等因素也可能产生无效结果。失访可能与体力活动或体适能水平有关，由于患病导致失访人群停止参与实验，这就导致了偏倚。由于体力活动与体适能对死亡率队列研究中随访率达 90% 及以上，所以失访造成的偏倚可以忽略。如第 3 章所讨论的，人口研究中体力活动的测量仍是重大挑战。此外，大多数前瞻性研究仅测量基线体力活动水平，且没有考虑随访期间活动的变化（尽管在前面描述的护士健康研究、女性健康研究和健康专家随访研究等几个研究中体力活动信息会随时间更新）。通常认为，测量体力活动水平时未知疾病结果，因此对体力活动水平的错误分类相对于结果是随机的。按活动水平的随机误分类减少了体力活动与 CHD 结果之间关系的强弱，这表明文献中报道的体力活动与 CHD 风险的关系可能被低估了。

> 继续研究中很少有不活动或不健康受试者，所以失访可能会影响研究结果。

久坐或不健康人群中体力活动或体适能水平也与其他健康习惯或疾病风险因素（如吸烟、饮酒、血压、BMI、血脂和饮食习惯等）有关，这可能影响体力活动或体适能与 CHD 风险降低的关系。流行病学研究将这种现象称为"混杂因素"。队列研究对许多潜在风险因素进行控制后，体力活动或体适能与 CHD 风险的显著负相关仍然存在。CVD 风险因素，特别是胆固醇、血压和肥胖等因素的调整是有争议的。一些研究人员认为，与体力活动或体适能变化相关危险因素的有利变化是体力活动和体适能影响 CHD 风险的一部分，因此分析中不能调整。所以，对 CVD 风险因素调整实际上可能低估了体力或体适能对 CHD 风险的真正益处。

证据的力度

考虑到前面几节中偶然性、偏倚和混杂因素的影响，我们可以合理地得出结论，体力活动和体适能与 CHD 风险降低的关系是真实存在的。接下来的问题就是论证其关系是否是因果关系。如第 2 章所述，流行病学家应用至少五个主要标准，帮助确定观察到的关系是否是因果关系。密尔准则的标准分别是时间顺序、关系强弱、结果一致性、生物学依据和量效关系。

时间顺序

在前瞻性队列研究设计中，自变量（活动或体适能）测量先于结果发生，从而证明时间顺序的正确性。前瞻性队列研究已证明高体力活动或体适能水平与CHD风险降低的一致关系。

关系强弱

体力活动与CHD死亡率关系的文献综述中，鲍威尔及其同事（Powell et al., 1987）发现，47项研究中不活动相对风险从1.5~2.4不等，中值约为1.9。因此，进行体力活动的个体（相反，体力活动个体的风险是久坐个体的一半）的CHD死亡风险几乎是久坐个体的2倍。在最近一些综述中（Physical Activity Guidelines Advisory Committee, 2008）进行的定性评价和最近的Meta分析（Sattelmair et al., 2011; Sofi et al., 2008）发现，与不活动群体相比，活动群体CHD相对风险降低了20%~40%，可见其相关性较小。在使用加速度计等设备测量体力活动的研究中，降低40%~50%。

先前我们注意到，与低体力活动相关的冠心病死亡率的PAR与其他危险因素（如吸烟、高血压、高血清胆固醇和超重）相当或大于其他危险因素。

结果一致性

男女之间关于体力活动和体适能与全因死亡率和CHD死亡率关系的研究数据是非常一致的。即使时间、方法及样本不同，但是大部分研究结果总体相似。

生物学依据

因果关系的建立重要因素是找到关系的生物学证据。体力活动对CHD预防作用的生物学机制尚不完全清楚，但包括主要有心肌氧气供求以及心肌电稳定性等相关因素。当前最科学的生物学机制为HDL胆固醇水平增加、体重和血压降低、葡萄糖耐量改善、凝血因子的有利变化和炎症减少等。女性健康研究调查数据表明，体力活动与CVD风险降低59%可以由几种经典和新型CVD风险因素解释（Mora et al., 2007）。其中影响最大的主要是炎症和凝血标志物（32.6%），其次是血压的影响（27.1%），常规血脂（总胆固醇、低密度脂蛋白、高密度脂蛋白胆固醇）（19.1%）；脂肪肝血脂（脂蛋白a，载脂蛋白A1和载脂蛋白B1）（15.5%），BMI（10.1%），糖化血红蛋白/糖尿病（8.9%），剩余比例为体力活动（41%）。体力活动对于CVD风险减少可能归因于研究中没有评估的其他生物学机制，如心肌氧气供需平衡和心肌电稳定性。

然而，像莫拉等人进行观察性研究发现的因果关系需要实验研究的证实。一项对37项针对步行的随机对照试验的Meta分析（包括2 000名参与者，主要为女性）发现，步行在降低BMI和体脂、收缩压和舒张压、空腹血糖和有氧适能方面有良好的效果，但对腰围、腰臀比或胆固醇和甘油三酯水平没有影响（Oja et al., 2018）。

对来自国际儿童加速度测量数据库中14项研究的近21 000名儿童和青少年（4~18岁）的汇总数据进行Meta分析（Ekelund et al., 2012）。通过加速度计测量在中等至剧烈体力活动（MVPA）中花费的时间和久坐的时间。MVPA前三分之一的年轻人每人累积超过35分钟，而排名后三分之一的年轻人每天累积不到18分钟。在MVPA中花费的时间与所有心脏代谢危险因素有关，与性别、年龄、腰围和久坐时间无关。当与最不活跃的三分之一年轻人相比时，最活跃的三分之一年轻人风险因素得分降低的趋势更加明显，前者也是久坐不动人群。腰围（好36%）、收缩压（好72%）、高密度胆固醇（好40%）、胰岛素（好71%）和甘油三酯（好27%）。久坐时间与任何独立于在MVPA中花费时间的风险因素无关。

在参加客观体力活动和心血管健康研究的近5 000名老年妇女（63~99岁）中检查了体力活动、加速度计测量指标和心脏代谢危险因素之间的横断面关联（LaMonte et al., 2017）。结果根据年龄、种族或民族以及心脏代谢危险因素进行了调整。对于30分钟轻度体力活动或MVPA暴露，总体心脏代谢风险评分（年龄、收缩压、C反应蛋白、总胆固醇和高密度脂蛋白胆固醇、糖尿病、HbA1c、吸烟和预测CVD的心脏病发作家族史）降低了12%~15%。具体而言，30分钟的轻度体力活动或MVPA与由高密度胆固醇、甘油三酯、葡萄糖和C反应蛋白计算的临床风险评分的10%~20%降低，以及高体重指数的30%~50%的降低相关。

用等时替代来探索1 900名中年黑人和白人的久坐时间和体力活动与心脏代谢风险评分的关联，

该研究来自年轻人冠状动脉风险发展研究（Whitaker et al., 2019）。体力活动和久坐时间都是通过加速度计测量的。在 2005~2006 年间和 10 年后对腰围、血压、葡萄糖、胰岛素、甘油三酯、高密度脂蛋白胆固醇及其在心脏代谢风险评分中的组合进行两次测量,这段时间内人们平均每天久坐时间增加 40 分钟,MVPA 减少 5 分钟。对基线年龄、性别、种族、教育、就业、健康保险、报告的高血压、胆固醇、糖尿病、吸烟、饮酒和 BMI 药物使用情况以及心肺健康进行调整后,在这 10 年中,用增加 30 分钟/天的 MVPA 来代替增加 30 分钟/天的久坐时间与复合风险评分的降低有关,特别是腰围(-1.52 cm)、胰岛素(-1.13 IU/ml)和甘油三酯(-6.92 mg/dl)的减少以及高密度脂蛋白胆固醇的增加(1.59 mg/dL)。未见对血压和葡萄糖的积极作用。

心肌氧供需

运动训练的正常变化包括降低血液胆固醇和甘油三酯,这有利于降低动脉粥样硬化斑块的风险,并帮助维持心脏的正常血液供应。另一种常见变化是安静和极限运动时心率和血压较低。两者结合（收缩压×心率）则是心脏的代谢指数（即氧需求量）。此外,尸检研究发现,定期运动男性冠状动脉粥样硬化或心肌损伤较少。这些研究包括对终身马拉松运动员克拉伦斯·德马的尸检研究（Currens et al., 1961）、纽约韦斯特切斯特县（Stamler et al., 1970）、英国（Morris et al., 1958）、以色列（Mitrani et al., 1970）和芬兰（Rissanen, 1976）等各国研究。即使久坐、中度体力活动或高度体力活动男性中严重冠状动脉粥样硬化患病率是相似的,但高体力活动男性冠状动脉中腔隙较多。此外,高体力活动男性即使患有动脉粥样硬化晚期,但是他们主冠状动脉完全闭塞的可能性较小,且缺血事件发生和瘢痕形成较少。大鼠和猴子的实验研究也表明定期运动后冠状动脉内径会变大（Leon, 1972; Leon et al., 1977）。在另一项猴子研究中,定期运动会减少高脂肪、高胆固醇饮食动物的冠状动脉粥样硬化的严重程度（Kramsch et al., 1981）。

> 固定强度、规律的体力活动会降低心脏的氧需求,从而降低体力活动期间缺血的风险。

止血和炎症指标

线性研究表明,体力活动可能通过改善止血和炎症指标降低冠状动脉血栓形成的风险。体力活动标志性地引起血容量扩大,从而减小红细胞比容。因此,运动训练可以降低血液的黏度（厚度）,降低凝固性和血小板黏性。规律的体力活动也可能通过前列腺素代谢的变化减少血小板聚集。

人口调查横断面研究结果与上述观点一致。例如,即使调整年龄、胆固醇、吸烟、血压和身高体重后,年龄在 25~64 岁的 3 500 名受试者的业余时间体力活动而不是工作活动与血浆黏稠度负相关（Koenig et al., 1997）。年龄 45~69 岁的 4 000 多名男性横断面研究,剧烈运动与凝血因子Ⅶ活性降低相关（Connelly et al., 1992）。低业余时间体力活动与高水平凝血因子Ⅶ相关,独立于总血清胆固醇、BMI 和胰岛素水平,其中每一个都与高水平凝血因子Ⅶ相关（Bladbjerg et al., 1998）。

有效止血因子也是炎症的标志物,且最近研究表明,体力活动对 CHD 发展的保护作用可能部分通过作用于炎症及止血因子。例如,心血管健康横断面研究,65 岁及以上 5 888 名健康人群中研究体力活动与炎症指标的关系（Geffken et al., 2001）。横截面研究,将受试者按体力活动水平分成四分位数,比较血液中 C 反应蛋白、纤维蛋白原、白细胞、白蛋白和凝血因子Ⅷ活性水平。调整年龄、性别、种族、吸烟、BMI、CVD、糖尿病和高血压后,与体力活动水平最低的四分之一相比,最高的四分之一受试者 C 反应蛋白浓度降低 19%,白细胞计数降低 6%,纤维蛋白原浓度降低 4%,凝血因子Ⅷ活性降低 3%。进一步分析表明,体力活动水平更高人群的炎症指标较低,可能原因是体力活动降低了 BMI 和血糖水平。

国家健康和营养调查Ⅲ（NHANES Ⅲ, 1988~1994）是大型横向研究,在 20 岁以上的 13 748 人中研究 C 反应蛋白与体力活动之间的关系（Ford, 2002）。调整年龄、性别、种族、教育、工作状况、吸烟、高血压、BMI、腰臀比、HDL-C 和阿司匹林使用后,与上个月没有业余时间体力活动的人相比,参加轻度、中度或高度体力活动人群 C 反应蛋白浓度升高（各性别中 85% 及以上人群）的比值比分别为 0.98（95%CI：0.78~1.23）、0.85（95%CI：0.70~1.02）和 0.53（95%CI：0.40~0.71）。

NHANES Ⅲ 同行分析研究,在 40 岁及以上的 3 638 名受试者中研究体力活动与炎症如 C 反应蛋白、白细胞计数和纤维蛋白原升高的关系

(Abramson et al.，2002）。调整年龄、性别、种族、教育、血压、HDL 水平、LDL 水平、血糖、BMI、腰臀比、吸烟、饮酒、脂肪摄入和补充维生素 C 和维生素 E 后，与每月进行 0~3 次体力活动的人相比，每月体力活动达 22 次及以上人群 C 反应蛋白水平升高的比值比下降（OR = 0.63；95%CI：0.43~0.93）。对于白细胞计数和纤维蛋白原水平，也观察到类似的关系。

有氧中心纵向研究中样本量为 722 名男性，调整年龄、BMI、维生素使用、他汀类药物使用、阿司匹林使用、炎症性疾病、CVD、糖尿病和吸烟习惯等因素后，研究发现，不仅仅是体力活动，心肺适能与 C 反应蛋白水平呈负相关（Church et al.，2002）。对黑人、白人和美国原著居民超重的 135 名中年女性进行的横断面研究中，血浆 C 反应蛋白水平在心肺适能的三分位数上线性下降，在 BMI 的三分位数上增加（LaMonte et al.，2002）。在调整 BMI、吸烟、糖尿病和雌激素使用后，除黑人女性外，C 反应蛋白水平在体适能三分位数之间的差异仍然存在。在所有的女性中，调整种族和混杂因素后，体适能较好（>6.5 METs）女性与体适能不好女性相比，C 反应蛋白水平（>0.19 mg/dL）高风险的可能性为 0.67（95%CI：0.19~2.4）。虽然这些横断面研究表明定期体力活动可能对慢性、低度炎症具有保护作用，但它们缺乏推理因果关系所需的正确时间顺序。虽然前瞻性研究有限，但已经有关于体力活动对止血和炎症有利影响的类似发现。

在英国区域心脏研究中，60~79 岁的 3 810 名男性横断面研究显示，体力活动与前面讨论的几种止血因子之间存在反向剂量-效应关系，包括血液黏稠度、血小板计数、凝血因子Ⅷ和凝血因子Ⅸ、纤维蛋白原和 C 反应蛋白等（Wannamethee et al.，2002）。此外，这些男性 20 年前的体力活动数据仍然可用。尽管统计能力有限，但是从 20 年前到现在的分析，调整年龄、BMI、吸烟、饮酒等混杂因素后，体力活动与止血和炎症之间的关系与其他横断面研究结果相似。20 年间体力活动增加的男性生物指标与一直都有体力活动男性水平相似，而 20 年间体力活动减少的男性生物指标与一直不活动男性水平相似。在一项辅助分析中，即使是那些自述不经常参加运动但经常散步并参加其他一些休闲时间体力活动的男性，也比那些在 20 年随访中体力活动低且一直在减少的男性更有低的心脏代谢风险，更低的炎症水平和更好的内皮功能（Aggio et al.，2018）。

实验性研究对 12 名充血性心脏病稳定期患者进行 12 周的运动干预，研究运动训练对外周炎症指标的影响，并于干预前后进行相关指标检测，如相关血管内皮功能障碍、粒细胞-巨噬细胞集落刺激因子（GM-CSF）、单核细胞趋化蛋白-1（MCP-1）、细胞间黏附分子-1（ICAM-1）和血管细胞黏附分子-1（VCAM-1）（Adamopoulos et al.，2001）。实验交叉研究设计将患者随机分为运动组或常规护理组，然后附加其他条件，以自身作对照。运动训练使患者的最大摄氧量增加 13%，并伴有血清 GM-CSF、MCP-1、ICAM-1 和 VCAM-1 的显著降低。因此，运动训练有助于改善充血性心力衰竭患者巨噬细胞和内皮细胞之间相互作用的外周炎症指标。

最新随机临床试验炎症和运动（INFLAME）研究调查了无饮食干预的有氧运动训练对 C 反应蛋白升高个体的影响（Church et al.，2007）。受试者为 162 名久坐不动人群，平均年龄 49.7 岁，平均 BMI 为 31.8 kg/m²，C 反应蛋白水平≥2.0 mg/L 定为升高。受试者随机分为 4 个月的运动组或安静对照组。干预包括每周运动耗能量为 16 千卡/千克体重或每周进行约 150~210 分钟的中等强度体力活动。在运动干预结束后，运动组心肺适能增加了 12%。运动组和对照组之间的 C 反应蛋白水平的中值变化没有显著差异（$p=0.4$）。然而，C 反应蛋白水平的变化与体重和脂肪量的变化显著相关（两者 $p<0.01$）。因此，虽然观察性研究数据表明即使在调整 BMI 后，体力活动与炎症减少相关，但是随机对照试验结果表明体力活动对 C 反应蛋白水平的有益作用大部分是通过作用于体重变化。

> 运动和习惯性中等强度体力活动与血液凝固和慢性低度炎症指标降低相关，相关指标是由动脉粥样化破裂后血块导致冠状动脉突然死亡的标志物。

急性运动应答

虽然急性运动增加血液凝固性，但是该作用似乎被纤维蛋白溶解作用的增加所抵消。这些反应随着运动强度和持续时间的增加而增加（el-Sayed，1996）。次最大运动后纤维蛋白溶解作用的增加主要是 tPA 增加（约 40%）和 tPA 增加（约 150%）引起的，在 30 分钟内恢复到安静水平，且运动后 1 小时内 PAI-1 活性降低约 25%（DeSouza et al.，1997）。

长期运动后适应性变化

有些研究表明，长期运动减弱了运动期凝血功能，同时保持纤维蛋白溶解活性，但没有确定结论。人群横断面研究表明，体力活动与青少年（Folsom et al.，1993）和中年男性血浆纤维蛋白原水平较低有关（Connelly et al.，1992；Wannamethee et al.，2002）。此外，与久坐不动各年龄段女性相比，体力活动水平高的女性纤维蛋白原、tPA 和 PAI-1 水平较低，PAI-1 活性较低但 tPA 活性较高。在一项年龄在 25～64 岁的 700 名男性和将近 800 名女性研究中，与其久坐同龄人相比，tPA 活性在活动男性中高 30%，活动女性中高 12%。PAI-1 活性在活动男性和女性中分别降低 40% 和 30%。调整年龄、BMI 和腰臀比，没有进一步调整甘油三酯和胰岛素水平后，差异仍然存在（Eliasson et al.，1996）。

临床研究显示，一次性高强度自行车运动后血小板黏性和聚集力暂时增加，但在休息和 8 周自行车运动后会降低。运动干预方案为：每天 30 分钟，每周 5 天，强度为 60% 最大摄氧量。8 周运动适应扭转了 12 周体能失调（Wang et al.，1995）。同样，9 个月运动训练之后，男性最大功率输出增加 12%，女性增加 18%，伴随 PAI-1 水平的降低，独立于血浆甘油三酯水平降低（Ponjee et al.，1996）。

对 60～82 岁而非 24～30 岁男性进行 6 个月运动干预后，最大摄氧量增加约 20%，伴随着 tPA 水平增加 140%，tPA 活性增加 40%，PAI-1 活性减少 60%，纤维蛋白原减少 13%（Stratton et al.，1991）。最后，一项研究比较了有运动计划的两组男性：年龄与体力活动量相似，比较是否患有 CHD（Fernhall et al.，1997）。最大运动试验后两组 tPA 活性增加相似，PAI-1 活性降低相似，但 tPA 或 PAI-1 水平没有变化。

尽管研究中存在个体差异，但总体数据表明，长期体力活动的适应性变化体现在血液凝固性降低和纤维蛋白溶解活性不变或增加。

心肌电稳定性

动物研究表明，阻塞冠状动脉引起的心肌缺血会增加急性运动期间心脏氧需求量，但实际上是增加了心室纤颤的风险，心室颤动是心脏猝死的主要原因（Dawson et al.，1979）。相比之下，运动训练期间氧供应与需求比增加，会降低冠状动脉疾病患者心室纤颤的风险。固定强度的运动训练期间交感神经系统活性和儿茶酚胺分泌的减少也会降低心肌应激和心室纤颤的风险。然而，运动没有改变 CHD 患者非窦性心律不齐的现象（Laslett et al.，1983）。

量效关系

确定是否存在因果关系的另一个标准是量效关系，也就是说 CHD 风险减少与体力活动或体适能水平增加是否存在可预测的剂量-反应关系（线性或非线性），或者是否存在体力活动或体适能水平阈值，阈值水平越高则 CHD 风险越低。体力活动指南咨询委员会（Physical Activity Guidelines Advisory Committee，2008）一致认为体力活动与冠心病风险之间存在曲线剂量-反应关系，Meta 分析也同意上述关系（Sattelmair et al.，2011）。关于心肺适能也出现曲线关系（Kodama et al.，2009）。下一节将更详细地讨论剂量-反应关系本质，解答体力活动需要量与降低 CHD 风险的问题。

体力活动需要量与降低冠心病患病风险

体力活动量除了作为评价因果关系的标准之外，对于降低 CHD 风险也很重要，公共卫生部门需要根据这些信息来设置体力活动推荐量。我们可以根据体力活动的几个特定指标来探讨体力活动需要量，如体力活动总耗能量、强度、持续时间或频率。接下来将进行逐个讨论。

如前所述，体力活动与冠心病一级预防关系的数据主要来自流行病学观察性研究。大多数研究使用调查问卷评估体力活动，主要评估职业、业余时间、家务和通勤体力活动。其中主要评价中强度或高强度业余时间体力活动水平。研究人员根据总能量消耗将受试者分组（一般为 3～5 组）进行数据分析。因此，关于体力活动需要量大多涉及总能量消耗。

虽然许多研究提供了耗能量，但是体力活动评估以及数据分析中受试者分组的不一致性，难以将所有研究的体力活动数据组合。体力活动指南咨询委员会定性描述了体力活动量与 CHD 风险之间剂量-反应关系（Physical Activity Guidelines Advisory Committee，2008）。专家小组定义了三种不同剂量的（低、中和高）体力活动水平或身体强度，但并没有对强度进行量化。与"低"体力活动人群相比，有

"中度"体力活动人群的CHD或CVD风险降低20%~25%，有"高"体力活动水平的人群减少30%~35%，表明其曲线关系（即从"低"到"中等"比从"中等"到"高"风险减少更多）。2008年，对于前瞻性队列研究的Meta分析使用类似的方法评估业余时间体力活动水平。研究结论表明，与低水平业余时间体力活动人相比，中等体力活动水平个体CHD相对危险度为0.88（95%CI：0.83~0.93）。对于高体力活动水平个体而言，相对危险度为0.73（95%CI：0.66~0.80）。与2008年体力活动指南咨询委员会研究的结论相比，线性反比关系更为明确。同样，研究人员也没有量化"低""中"或"高"体力活动水平（无论是耗能量还是体力活动时间）。然而，在这两种情况下，三种体力活动清楚代表能量消耗增加。

联邦体力活动指南设定了与CHD率降低显著相关的体力活动推荐量，即相当于每周150分钟中等强度有氧活动或75分钟高强度有氧活动耗能量或者两者的综合耗能量（U.S. Department of Health and Human Services, 2008）。体力活动越高于推荐量，CHD发生率越低，即每周300分钟的中等强度或150分钟的高强度有氧体力活动，或两者的等效组合。例如，关于上述女性健康研究的最新分析，与不步行人群相比，每周不步行时间在<1、1~1.5、2~3和>3小时人群多元CHD相对风险分别为0.82（95%CI：0.67~1.00）、0.70（95%CI：0.56~0.88）、0.77（95%CI：0.60~0.97）和0.65（95%CI：0.51~0.83），p,trend<0.001（Weinstein et al., 2008）。

虽然很难将不同研究数据结合起来，但最近Meta分析效仿前瞻性队列研究，将业余时间体力活动耗能量以千卡/周来估计（Sattelmair et al., 2011）。虽然在1995年后发表的33项定性体力活动水平评估研究中，只有9项研究数据可用于定量评估。研究发现，与没有业余时间体力活动的人相比，业余时间体力活动耗能量550千卡/周（相当于每周150分钟的中等强度体力活动或当前联邦推荐量），CHD风险降低了14%，且耗能量在1 100千卡/周（300分钟/周）与风险降低20%相关。体力活动水平越高，风险下降幅度较小，呈曲线关系。体力活动水平低于推荐量的人CHD风险也显著降低，正如联邦指南所说的"体力活动有胜过无"和"体力活动越多益处越大"（U.S. Department of Health and Human Services, 2008）。随后对全球疾病负担合作组织（Kyu et al., 2016）的43项研究进行Meta分析，其中包括所有形式的体力活动（职业、家务、交通以及休闲时间的体力活动），发现每周花费600~4 000 MET-minutes的活跃人群患冠心病的风险比未达到WHO建议每周总活动时间600 MET-minutes的最低建议量的人群，其CHD风险降低了近14%，而在体力活动每周>4 000 MET-minutes的人群中，风险降低了25%。

在本章前面描述的对来自17个国家的130 500人的PURE研究中，心脏病发作的发病率与总体力活动水平之间存在负相关。与未达到最低建议量的人相比，每周花费600~3 000 MET-minutes或参加150~750分钟中等强度活动的人的发病率低30%。每周在中等强度活动中花费至少3 000分钟或超过750分钟的人的发病率比未达到最低建议量的人低40%（Lear et al., 2017）。

体力活动强度相关数据有限。有几项研究确实评估了不同强度体力活动与CHD风险的相关性。但由于体力活动强度与总耗能量相关，研究结果并不直接反应不同强度体力活动水平与CHD风险的关系。也就是说，相同时间下，高强度体力活动比低强度体力活动耗能量高。因此，如果没有考虑这种相关性，则目前尚不清楚CHD风险显著降低是因为体力活动强度还是总耗能量增加。由上述可知，体力活动耗能量增加，CHD风险下降。有趣的是，在耗能相同的情况下，高强度体力活动水平是否比中、低强度额外益处更多。哈佛校友健康研究表明，与耗能量相比，高强度体力活动与额外风险降低相关（Lee et al., 1995）。但也有其他研究，如护士健康研究（Manson et al., 1999）和女性健康倡议（Manson et al., 2002）表明，无论是步行（中等强度活动）还是剧烈活动都与CHD风险降低相关。

关于运动时间的研究，长时间体力活动比短时间体力活动总耗能量多。然而，就像运动强度、体力活动时间可能与总耗能量混淆。因此，必须考虑总耗能量，以便得出独立于总耗能量的持续时间的结论。目前联邦体力活动指南推荐量时间为每天进行持续10分钟及以上体力活动（U.S. Department of Health and Human Services, 2008）。以流行病学研究为基础设定推荐量，即研究表明受试者每天累计体力活动水平较高与较低的CHD风险相关。此外，随机临床试验表明白天积累短时间体力活动可以改善心血管危险因素（Murphy et al., 2009）。大多数调查是以步行为主的中等强度体力活动，比较单次长时间与2~3次短时间体力活动,总计20~30分钟,每周5天。短时间活动通常是10~15分钟1次,持续时间少于10分钟的数据较少。

最常见的结果是心肺适能和体成分的变化,几乎没有关于其他心血管危险因素(如血压、血脂和葡萄糖耐量)的数据。2008年,体力活动指南咨询委员会回顾了11项随机临床试验,检查总耗能量相同的情况下,不同运动时间对体适能的变化。3项研究表明单次长时间体力活动比多次短时间体力活动对心肺适能改善较好;2项研究表明多次短时间比单次长时间效果好;5项研究表明两者效果相同;仅有1项研究表明两者对心肺适能都没有改善效果。因此,总体结果表明,当能量消耗相同时,不同时间体力活动对心肺适能的影响不同。

墨菲及其同事综述了13项随机对照试验,研究不同时间体力活动与相关体成分变化的关系(Murphy et al., 2009)。有1项研究表明,能量消耗相同的情况下,单次长时间体力活动比多次短时间体力活动对体成分变化较大;另1项研究表明多次短时间效果优于单次长时间;6项研究表明两者对体成分改变都有作用;而其余5项研究表明两者都没有作用。因此,这些数据仅仅表明在总耗能量相同的情况下,不同时间体力活动对体成分变化的影响。只有1项研究调查了在总耗能量相同的情况下,不同时间体力活动与CHD患病率的相关性。对哈佛校友健康研究中平均年龄66岁的7 307名男性分析,根据调查不同活动类型、持续时间对受试者进行分组(Lee et al., 2000)。在多元变量分析中控制活动时间与能量消耗,结果发现活动时间不能预测CHD风险(p trend = 0.25),但能量消耗可以(p trend<0.05)。研究结果表明,体力活动耗能量而非时间可以减少CHD风险,而不是体力活动持续时间,与当前活动推荐量相似,即多次短时间体力活动。

研究数据间接表明通勤体力活动与心血管时间终点存在潜在中度负相关(在前面"其他体力活动类型与冠心病风险"一节中讨论)。每天步行或骑自行车上下班,意味着每天有2次的通勤体力活动。

总　　结

2008年和2018年,体力活动指南咨询委员会推论,活动人群患CHD率低于不活动人群。有关体力活动对CHD初级预防数据只来自流行病学观察性研究。由于随机临床实验成本高昂,所以几乎无法获得不进行体力活动与CHD关系的直接数据。若为体力活动降低CHD提供强有力的生物学机制,而随机将受试者分到久坐不动组,这会是违反伦理的行为。然而,仅有运动心脏康复计划研究中存在CHD患者运动干预数据,表明运动干预可以降低死亡率。1996年后发表的60多项流行病学研究(包括本章中的几篇)一致表明,业余时间体力活动可降低各年龄段CHD发生率及死亡风险,所以美国公共卫生政策正积极鼓励民众多加运动。独立于CHD其他主要风险因素,体力活动可降低CHD患病风险,但是体力活动的保护作用也可以通过改善心血管风险因素实现,改善CHD的风险因素如血压、体重、血脂、动脉粥样硬化、血液凝固性和炎症等相关因素。

流行病学研究还表明体力活动与CHD发生率的剂量-反应关系,但是其关系以及预防CHD发展的体力活动最佳量等相关数据较少。这主要是由于方法学问题,包括研究中难以精确测量业余时间体力活动,难以比较研究中不同方法估计的体力活动量,个别研究中缺乏主观体力活动的客观测量,以及很少有研究量化与CHD发生率变化相关的体力活动或体适能变化。

尽管如此,流行病学家普遍认为,目前联邦政府的体力活动推荐量足以降低CHD风险。这些指南鼓励任何量体力活动,且最理想的是每周150分钟的中等强度有氧运动或75分钟的高强度体力活动,或者两者结合相同耗能量。指南进一步指出,每次体力活动时间至少持续10分钟,以此来计算总量。超过推荐量的体力活动(即每周300分钟中等强度有氧活动或150分钟高强度体力活动,或两者结合的相同耗能量)与风险额外降低有关。临床实验表明,推荐量的运动可以刺激HDL胆固醇水平和纤维蛋白溶解因子增加,同时有助于降低血压、甘油三酯、体脂和血液凝固性等。人口研究还表明中度体力活动对动脉粥样硬化和心脏血栓形成的炎症指标有改善作用。

体力活动与CHD风险降低的剂量-反应关系是线性还是曲线关系尚不清楚。目前,与不活动或体适能低人群相比,中等强度活动或体适能相关风险降低最大,将不同研究数据整合,用千卡/周量化业余时间体力活动水平,包括最近Meta分析在内的大多数研究表明其负相关关系（Sattelmair et al., 2011）。此后风险继续下降，但程度逐渐减小。与非高强度运动（如中等）相比，高强度（如剧烈）对 CHD 风险有额外保护作用，这是否仅仅是能量消耗增加的作用尚不清楚。

总之，有大量的流行病学研究表明体力活动降低 CHD 的风险。体力活动最佳量为每周 150 分钟快走，每次持续时间需在 10 分钟以上，足以降低风险。体力活动量超过推荐量越多，额外风险降低越多。

参考文献

第6章

脑血管疾病与脑卒中

脑卒中的感觉就像是被上帝之手突然打倒。

•《牛津英语词典》,1599•

本章目标
- 描述脑血管疾病和脑卒中的公共卫生负担,包括人群的患病率、发病率和死亡率。
- 识别脑卒中可控制和不可控制的主要危险因素。
- 探讨脑卒中的类型、病理生理学及体力活动对脑卒中发生机制的影响。
- 描述缺血性脑卒中的医学治疗方法。
- 描述和评估体力活动降低脑卒中风险的证据力度。

脑卒中是由于血液供应不足引起脑细胞的损伤或死亡从而导致身体机能丧失或损害。希波克拉底被认为是第一个描述脑卒中及其严重影响的人。他用希腊词"apolessein"来表示脑卒中，这个词意味着受到惊吓，因为这种疾病被认为是灾难性的、不可控制的自然事件。在16世纪医学复兴之前，牛津英语词典定义脑卒中为"上帝之手的打击"，因此现代用"stroke"这个术语来表示一个脑血管意外事件。

见"脑卒中的5个常见症状"的警告标志。在脑卒中发生时，不是所有的常见症状都会出现。当症状发生，只有很短的一段时间（如几分钟），被称为短暂性脑缺血发作（transient ischemic attack，TIA）。TIA不是脑卒中，但它是一个前驱（即早期）症状，TIA之前，大约15%是脑卒中的主要危险因素，尤其是老年人。大约1/3有一次或一次以上TIA的人在五年内发生一次脑卒中。这样的脑卒中概率几乎是相同年龄和性别且没有一次TIA人的10倍（American Heart Association，2002；Goldstein et al.，2001；Helgason et al.，1997；Mohr et al.，1997）。一项研究表明，TIA后10年内，首次发生脑卒中的风险为18%，心肌梗死或冠心病死亡的风险为28%（Clark et al.，2003）。在TIA后，25%脑卒中患者一年内死亡（Kleindorfer et al.，2005）。

中和栓塞性脑卒中（图6.1a）。它们由血栓（血液凝块）或狭窄（动脉狭窄）引起，通常来自动脉粥样硬化或栓塞（通过循环的粥样斑或凝块闭塞血管，通常来自心脏）。另外10%的脑卒中是由于脑部出血造成的，而被列为原发性脑出血性脑卒中（Broderick et al.，2007；Petrea et al.，2009）。原发性脑出血性脑卒中占脑卒中死亡人数的近一半（Broderick et al.，1993）。这种类型的脑卒中说明如图6.1b，剩下的5%是蛛网膜下腔出血，当脑的表面血管破裂，血液流进脑和颅骨间隙时，蛛网膜下腔出血发生。缺血性和出血性脑卒中均可导致死亡或永久性脑损伤，但人们在轻度脑卒中后仍能恢复失去的大脑功能。

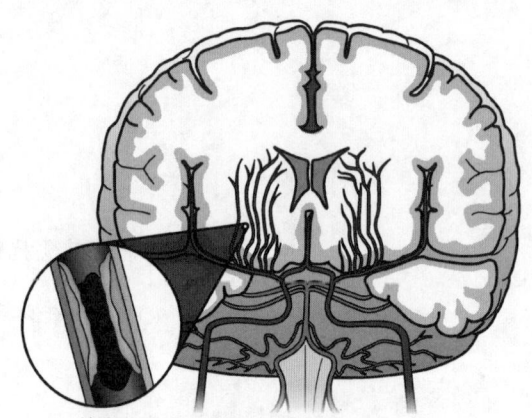

a. 堵塞物阻止血液流向大脑区域

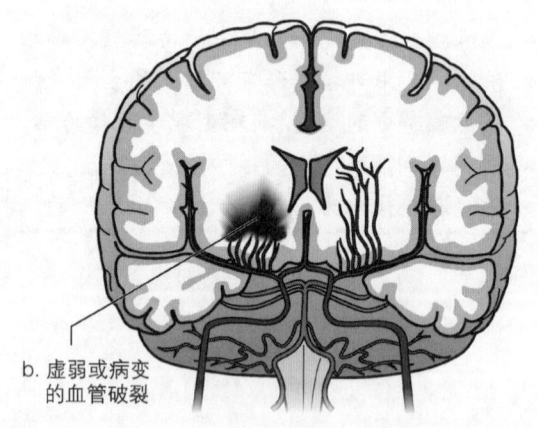

b. 虚弱或病变的血管破裂

图6.1 （a）原发性缺血性脑卒中和（b）脑出血的艺术呈现图。

脑卒中的5个常见症状

- 面部、手臂或腿部突然的麻木或无力，尤指身体的一侧
- 突发言语混乱、理解障碍
- 突发一眼或双眼视觉障碍
- 突发走路障碍，头晕，失去平衡或协调
- 不明原因的突发性剧烈头痛

American Heart Association，2010。

脑卒中是脑血管疾病的常见终点，其特征是由于脑细胞的损伤或死亡而引起的神经系统症状的突然发作。大约85%的脑卒中分为原发性缺血性脑卒

网络资源

- **www.heart.org**。美国心脏协会的网站，每年为美国提供心脏和脑卒中的统计更新。
- **www.strokeassociation.org**。美国脑卒中协会的网站是美国心脏协会的一部分，面向公众和卫生专业人员，传播有关预防和治疗脑卒中的信息。
- **www.strokecenter.org**。脑卒中护理和研究广泛信息的网站，包括神经病学图像库，由在圣路易斯的华盛顿大学医学院维护。

> 约 85%~90% 的脑卒中由血栓（血液凝块）、狭窄（动脉狭窄）或栓塞（由循环的血块或斑块阻塞血管）导致。其他病例由脑出血导致。

问题的重要性

1990 年全世界约有 440 万人死于脑血管疾病，仅次于造成 630 万人死亡的冠心病（Murray et al., 1997）。到 2016 年，脑血管疾病仍然排名第二，全球估计有 550 万人死亡，近 950 万人死于冠心病（GBD 2016 Stroke Collaborers, 2019）。预计到 2040 年，脑血管疾病仍将是全球死亡的第二大原因，预测届时将造成 600 万人死亡（Foreman et al., 2018）。自 1990 年以来，全球脑卒中年龄调整死亡率有所下降，但脑卒中造成的死亡和残疾的调整生存年损失量随着世界人口的增加而增加。2016 年，估计有 1 370 万新发脑卒中，4 100 万女性和 3 900 万男性有卒中史（GBD 2016 Stroke Collaborators, 2019）。全球脑卒中负担大部分发生在低收入和中等收入国家，特别是东亚和东欧。

脑卒中是美国第五大死因，从 2011 年到 2018 年，每年每 100 000 人中约有 38 例年龄调整死亡（Shah et al., 2019）。在美国，每年约有 610 000 名 20 岁及以上的成年人首次脑卒中，另有 185 000 人复发，约 160 000 人的死因与脑卒中相关（Benjamin et al., 2019; Virani et al., 2020）。2016 年，成年人中脑卒中的累计患病率约为 700 万（男性为 2.9%，女性为 2.8%）。在年纪较轻时，而不是较大时，男性脑卒中的发病率大于女性。在 55~64 岁时，男性对于女性的发病比率为 1.25；在 65~74 岁时，比率为 1.5；在 75~84 岁时，比率为 1.07；在 85 岁以上时，比率为 0.76（American Heart Association, 2010）。

根据由美国疾病防控中心管理的行为风险因素监测系统（BRFSS），在 2017 年有 2.5% 的美国成年人说：他们一度被卫生专业人员告知自己有过脑卒中。年龄调整后脑卒中死亡率最高的是东南部各州：密西西比州、阿拉巴马州、路易斯安那州、田纳西州、南卡罗来纳州、阿肯色州、佐治亚州和北卡罗来纳州（图 6.2）。

根据美国国家心肺血液研究所所言，自从 1938 年以来，在美国，脑卒中已经成为继冠心病和癌症之后的第三大死亡原因，并超过了肺病。2016 年，脑卒中是第五大死因，仅次于心脏病、癌症、肺部疾病和事故，占所有死亡人数的 5%。与心脏病死亡人数减少相似，自 1950 年以来，美国脑卒中死亡率急剧下降。在 2016 年从 89/10 000 下降到大约 37/10 000。从 2006 年到 2016 年，中风死亡率下降了 17%，但实际中风死亡人数增加了 4%。2016 年每 10 万人的年龄调整死亡率为非西班牙裔白人 36.1 人、非西班牙裔黑人 51.9 人、西班牙裔或拉丁裔 32.1 人、亚洲人或太平洋岛民 31.0 人、美洲印第安人和阿拉斯加原住民 30.7 人（Benjamin et al., 2019）（图 6.3）。

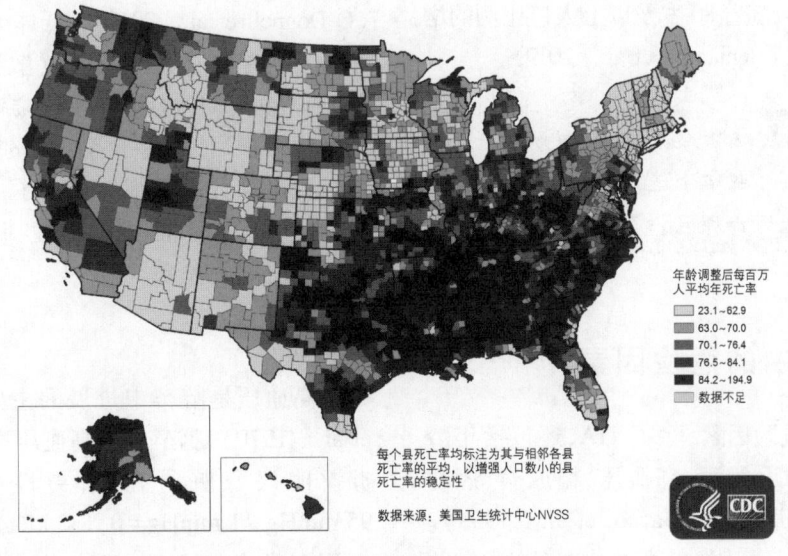

图 6.2 2018 年美国经年龄调整后的脑卒中死亡率分布图。
资料来源：CDC, 2020。

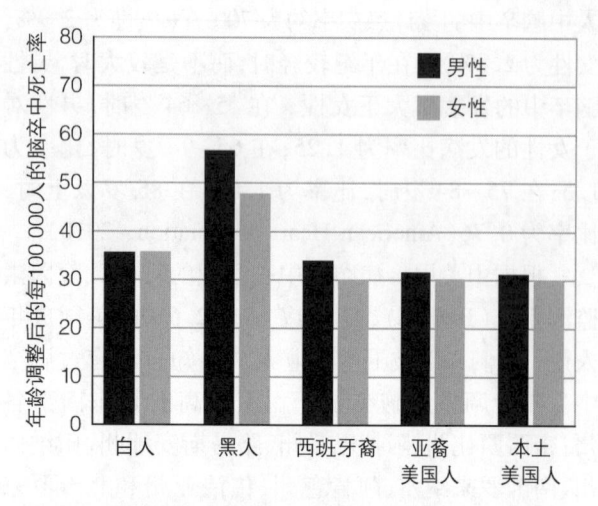

图6.3 依据性别、种族划分的美国脑卒中死亡情况。

> 根据美国国家心肺和血液研究所的社区动脉粥样硬化风险研究，在45~64岁的人中，8%~12%的缺血性脑卒中和37%~38%的出血性脑卒中会导致30天内死亡（Rosamond et al., 1999）。

除了对总死亡率的贡献外，脑卒中也成为美国成人残疾的主要原因。根据神经病学、沟通障碍以及脑卒中美国国家研究院所言：在2002年，450万的美国脑卒中幸存者中，近2/3的人在某种程度上残疾了。残疾包括失去对身体功能的控制、步态问题、视力受损、言语或理解障碍、抑郁、记忆力丧失、瘫痪。脑卒中也给幸存者的家人、朋友和照顾者带来了巨大的负担。2014年至2015年，美国脑卒中直接和间接经济成本估计为455亿美元，直接医疗成本为275亿美元（AHRQ, 2019），预计到2035年，随着80岁及以上人口比例的增长，将超过940亿美元（Benjamin et al., 2019）。

> 根据美国国家心肺血液研究所所言，自1938年以来，在美国，脑卒中已成为继冠心病和癌症之后的第三大死亡原因。

脑卒中的危险因素

脑卒中的主要危险因素，除了TIA，还包括年龄55岁以上、女性、吸烟、酗酒、高血压、糖尿病、冠心病、心律失常（如心房颤动）（Sacco et al., 1999）。在WHO的MONICA项目中，三年之内，11个国家的18种人群出现了12 224例脑卒中患者，年龄为35~64岁的男性和女性。吸烟和高血压患者所占脑卒中发病率：男性为21%，女性为42%（Stegmayr et al., 1997）。肥胖、高胆固醇血症、缺乏体力活动被认为是脑卒中的次要危险因素（Goldstein et al., 2001）。以上讨论的主要危险因素与动脉粥样硬化的发病机制密切相关。次要危险因素同样重要，但与动脉粥样硬化的发展没有直接关系。

在首次脑卒中的主要危险因素中，除了年龄、种族、性别以外，大多数因素可以通过卫生行为和医学治疗纠正、改变。

正如第5章的内容所见，生活习惯（如体力活动和健康饮食）也能降低脑卒中的风险，特别是缺血性脑卒中。来自健康专家研究中的近44 000名男性和来自护士健康研究中的7万名以上女性，52%~54%的缺血性脑卒中可被与生活方式相关的5种因素预防：不吸烟、BMI<25 kg/m^2、每日饮酒一口或更少、处于健康饮食的前40%名、每周30分钟以上的适度体力活动（Chiuve et al., 2008）。

在22个国家进行的一个病例对照研究INTERSTROKE（阿根廷、澳大利亚、巴西、加拿大、智利、中国、哥伦比亚、克罗地亚、丹麦、厄瓜多尔、德国、印度、伊朗、马来西亚、莫桑比克、尼日利亚、秘鲁、菲律宾、波兰、南非、苏丹、乌干达）中，于2007~2010年对3 000例脑卒中患者（2 337例缺血性脑卒中和663例出血性脑卒中）进行研究。案例组在年龄、性别上与无脑卒中史的对照组相匹配。研究者发现88%的缺血性脑卒中案例可归因于11个危险因素。只有高血压、吸烟、腰臀比、饮食、饮酒是出血性脑卒中的重要危险因素（O'Donnell et al., 2010）。低体力活动被定义为每周小于4小时的中等强度运动（散步、骑自行车、园艺工作）或剧烈运动（慢跑、踢足球、游泳）。表6.1通过调整其他因素后，显示了各因素的独立风险。

以下部分更详细地描述了可变危险因素（高血压病史、吸烟、酗酒、高脂血症、糖尿病、肥胖）和脑卒中风险之间的关系。

高血压

高血压是脑卒中进展的主要危险因素（Kannel et al., 1970），脑卒中是高血压患者常见的后果。在弗雷明汉心脏研究中，男性高血压患者（160/95 mmHg，1 mmHg=0.133 kPa）脑卒中的可能性是血压正常人的4倍（Kannel, 1999; Kannel et al., 1970）。

表6.1　22个国家的缺血性脑卒中危险因素

危　险　因　素	OR(95%CI)	人口归因危险性
高血压病史	2.37(2.00~2.79)	31.5%
目前吸烟	2.32(1.91~2.81)	21.4%
腰臀比(上/下三分之一)	1.69(1.38~2.07)	26.0%
饮食风险(上/下三分之一)	1.34(1.09~1.65)	17.3%
低体力活动	**1.47(1.10~1.96)**	**29.4%**
糖尿病	1.60(1.29~1.99)	7.9%
酒精摄入(>30饮品/月或者嗜酒)	1.41(1.09~1.82)	1.0%
感知到的压力	1.30(1.04~1.62)	4.7%
抑郁	1.47(1.19~1.83)	6.8%
心脏因素(房颤、瓣膜病、既往心肌梗死)	2.74(2.03~3.72)	8.5%
载脂蛋白B和载脂蛋白A1的比率(上/下三分之一)	2.40(1.86~3.11)	35.2%

资料来源：O'Donnell et al., 2010。

脑卒中的危险因素

- 年龄：在55岁后脑卒中的风险每十年增加一倍。三分之二的脑卒中发生于65岁以上的人。
- 性别：女性脑卒中风险性略高，死于脑卒中的概率高于男性，但是男人因为其他原因比女人死得更快，所以在美国的脑卒中幸存者中女性(230万)比男性(220万)更多。
- 种族：黑人的脑卒中风险性是其他美国人的两倍，可能是因为他们有更多的其他的关键风险因素。
- 心房颤动：心房的不规则收缩引起心律不齐，可导致血液淤积在心脏内，并促进血栓形成和缺血性脑卒中发作。
- 冠心病：动脉粥样硬化是冠状动脉疾病和颈动脉疾病的基础，也是缺血性脑卒中的主要原因。因此，冠心病患者脑卒中的风险性增加。

在护士的健康研究中，女性高血压患者脑卒中的相对危险性是正常血压者的4.2倍(Fiebach et al., 1989)。女性的脑卒中风险升高在各个水平的BMI都会发生。因此，高血压似乎是中年女性脑卒中的独立危险因素。甚至在年轻的成年人，高血压患者的脑卒中比值比是5倍高(You et al., 1997)。在临床药物试验中，收缩压降低10 mmHg或舒张压降低5 mmHg可平均降低40%的脑卒中发病率(Weiss et al., 2017)。

吸烟

吸烟者患脑卒中的风险更大，风险随着吸食香烟的数量增加，戒烟者与当前吸烟者相比，脑卒中风险性要低。香烟成分与动脉损伤和动脉粥样硬化进展的机制已经被证实。在Framingham的心脏研究中，例如，在独立于其他几个危险因素时，女性吸烟者与不吸烟者相比，脑卒中的相对危险增加了60%(Wolf et al., 1988)。目前，吸烟者患中风的风险是不吸烟者的两到四倍(Meschia et al., 2014)。

酗酒

饮酒已经被证明既增加也减少脑卒中的风险性。在美国的女性护士的前瞻性研究中发现，中年女性适度饮酒可降低缺血性脑卒中的风险(Stampfer et al., 1988)。但是，"檀香山心脏计划"的一份报告显示：男性即使是轻度饮酒也会显著增加出血性脑卒中的风险(Donahue et al., 1986)。尽管证据复杂，人们已普遍接受适度饮酒可以降低与动脉粥样硬化和缺血性脑卒中相关的血栓形成风险性。如果这种结果是因为血液中的抗凝血效应造成的，那么矛盾面就是"因为血液稀释效应导致出血性脑卒中的风险"。这一假说与抗血小板聚集药的药物作用信息是一致的，抗血小板聚集药(如阿司匹林)可以减少心血管疾病患者脑血管意外的复发性(Algra et al., 1996; Antiplatelet Trialists Collaboration, 1994)。然而，阿司匹林不推荐用于脑卒中的一级预防，因为每日325~500 mg阿司匹林对缺血性脑卒中的影响不明确,并且可增加出血性脑卒中的风险(Peto et al.,1988;Steering Committee of the Physicians' Health Study Research Group,1989)。目前,医学标准是仅对心血管疾病风险(包括脑卒中风险)高于7.5%的患者给以他汀类药物治疗(Grundy et al.,2019)。

高胆固醇血症

血胆固醇升高与脑卒中风险性增加只有适度相关。然而,临床试验表明使用他汀类药物去降低胆固醇,已经减少了颈动脉壁的增厚(Hodis et al.,1996),并且减少30%患脑卒中的频率(Cholesterol and Recurrent Event Trial Investigators,1996)。

肥胖与糖尿病

超重是男性和女性脑卒中的独立危险因素(Lindenstrom et al.,1993a;1993b)。来自第三次国民健康与营养调查(NHANES Ⅲ)和弗雷明汉心脏研究的数据表明:肥胖的中年男女性,脑卒中的终生风险性升高(BMI>30)(Thompson et al.,1999)。在那些患有糖尿病的年轻人中,可能因为微血管病变,脑卒中的比值比高出近12倍(You et al.,1997)。

脑卒中病因学

正如第5章讨论的:脑卒中的大量病理生理学过程包括动脉粥样硬化性疾病和类似冠心病的止血功能障碍。脑卒中的生理机制分为栓塞、腔隙性(即小、深血管导致的脑腔灌注减少)或依据脑卒中危险因素和先前医疗条件形成的血栓(Mohr et al.,1997)。

栓塞性脑卒中

脑栓塞的诱发因素包括心房颤动、窦房传导阻滞、近期心肌梗死、细菌性心内膜炎(心脏炎症)、心脏肿瘤、瓣膜疾病。约2%的心脏病发作后数周内发生脑卒中,主要来自左心室壁或动脉粥样硬化性血管的血凝块。大面积梗死、左心室扩张(通常由充血性心力衰竭引起)、心房颤动是左心室血栓形成的医学危险因素。主动脉弓的动脉粥样硬化性斑块是动脉粥样硬化性血栓形成的一个主要来源(Vahedi et al.,2000)。

腔隙性:灌注减少

脑卒中是由于颈动脉、基底动脉的重度狭窄(大于70%狭窄)以及脑内小动脉狭窄使灌注减少的结果。炎症感染也可引起动脉狭窄。脑卒中常见于细菌性或结核性脑膜炎、猪囊尾蚴病(一种由绦虫幼虫形成的囊肿)、真菌感染、带状疱疹的患者。腔隙性梗死主要由于动脉粥样硬化性小斑块、胆固醇栓塞、风湿性心脏病引起的血栓、心内膜炎、脑动脉硬化造成的大脑深处小动脉堵塞的结果。

血栓性脑卒中

血栓性脑卒中的促成条件主要包括可发生在任何年龄的凝血因素(如抗凝血蛋白和纤溶系统)的调节异常(见第5章)。调节性止血蛋白的遗传缺陷,在20岁或30岁有血管血栓的人群中很常见。然而,血管、止血性疾病和脑卒中之间的因果联系还没有被建立。

脑卒中的治疗

使用组织静脉注射的纤溶酶原激活剂(tPA)溶栓是目前唯一被美国食品和药品管理局批准的,用于缺血性脑卒中的急性治疗方法(即症状发作3小时内)。tPA改善了脑卒中后三个月的临床结果(OR=1.7;95%CI:1.2~2.6)而不是死亡率(Marler et al.,2000)。约四分之一的脑卒中患者在症状出现后的3小时内到达医院(Demaerschalk et al.,2005)。然而,静脉溶栓仅用于这些患者中的一小部分(Demaerschalk et al.,2005)。这可能是因为脑卒中症状36小时内脑出血的发生率,在静脉注射tPA后高出6倍(Marler et al.,2000)。在欧洲,溶栓治疗被批准用于症状发生后4.5小时,这也是美国心脏协会推荐的(del Zoppo et al.,2009)。缺血性脑卒中的其他急性治疗和预防措施包括如下:

- 他汀类药物应用于糖尿病、先前脑卒中、TIA发作的患者;
- 抗凝和抗血小板治疗应用于心房颤动或颈动脉支架置入术(金属植入、网状管延伸和动脉支持)患者脑卒中的预防;
- 颈动脉内膜切除术应用于(即颈动脉斑块切除术)5年以上预期寿命的患者和60%~99%狭窄的患者。

资料来源:Marsh et al.,2010。

缺血性脑卒中的治疗

症状发作后 4.5 小时内静脉注射重组组织纤溶酶原激活剂(tPA,阿替普酶)是急性缺血性脑卒中的一线疗法(Powers et al., 2018)。它改善了脑卒中后 3 个月的临床表现(例如,减少瘫痪、言语困难和其他残疾),但不能改善死亡率(Marler et al., 2000)。然而,在 tPA 溶栓后,超过一半的脑卒中患者没有表现出临床改善(Rha et al., 2007)。脑血流(再通)没有恢复,这主要是由于侧支血管的再闭塞或微血管阻塞(El Amki et al., 2017)引起的。

因在脑卒中发生后 24 小时内前循环中存在大动脉闭塞(Powers et al., 2018),机械血栓切除术(通过血管成像引导血管内装置去除凝块)也适用于急性缺血性脑卒中患者。在美国,食品和药品管理局批准了三类机械血栓切除术装置:2004 年的线圈取栓器、2008 年的抽吸装置和 2012 年的支架取栓器(Hameed et al., 2017;Raychev et al., 2012)。在大血管缺血性脑卒中患者中,血管内血栓切除术和 tPA 的早期治疗(6 小时左右)与 3 个月时的较低程度的残疾相关(Chen et al., 2015;Saver et al., 2016)。平均而言,大血管闭塞(颈动脉中段和颈内部和基底)的机械血栓切除术在 70% 至 90% 的病例中实现了再灌注,而仅 20%~40% 仅通过重组 tPA 治疗的患者实现了再通(Bhatia et al., 2010;Chen et al., 2015)。使用支架取栓器和接触性抽吸的临床疗效似乎没有差异(Lapergue et al., 2017),但目前的治疗指南建议进行支架取栓术(Powers et al., 2018)。

脑卒中后再通的临床益处可能会因缺血区域出血而导致的微血管阻塞或再灌注损伤而受损(图 6.4)

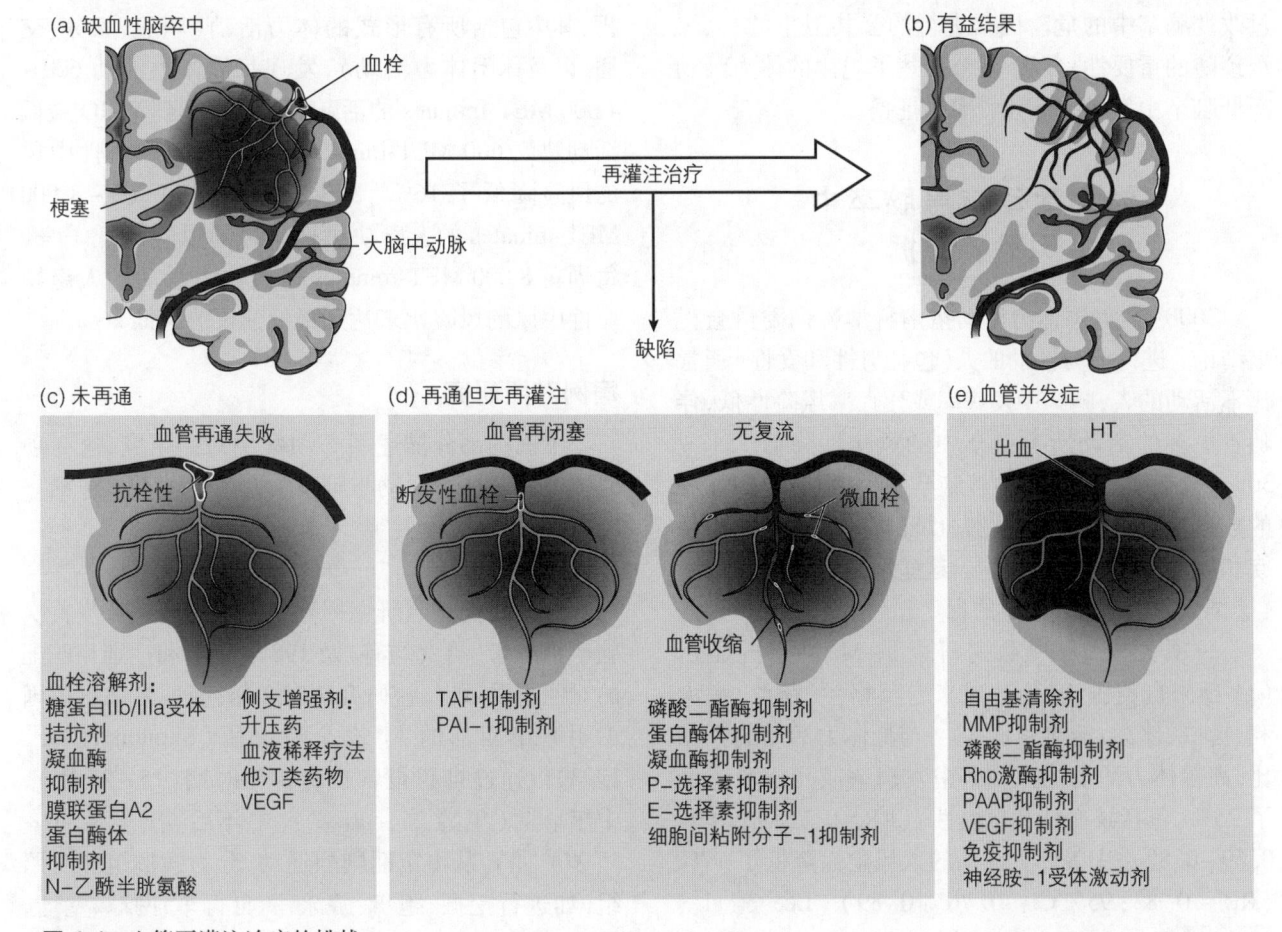

图 6.4 血管再灌注治疗的挑战。
(a)大脑冠状部分示意图;大脑中动脉被血凝块阻塞,浅灰色区域对应可通过再灌注治疗挽救的梗死;(b)展示了因不同形式的再灌注缺陷引起的无再通(c),再通但无再灌注和动脉再闭塞且无回流(d)以及血管并发症,出血性转化(e);(c)至(e)扼要介绍了每种情况下参与血流调节的潜在分子
GPIIb/IIIa:糖蛋白 IIb/IIIa 受体,VEGF:血管内皮生长因子,TAFI:凝血酶活化纤维蛋白溶解抑制物,PAI-1:纤溶酶原激活物抑制物 1,ICAM-1:细胞间粘附分子 1,MMP:基质金属蛋白酶,PARP:多腺苷二磷酸核糖聚合酶

(El Amki et al.，2017)。tPA 或血栓切除术后增加脑血流量的实验性疗法包括药物诱导的高血压和血管舒张或血液稀释。

另一种旨在通过 tPA 溶栓和机械血栓切除术改善再灌注的手术是远程缺血调节。这是在血管内治疗之前或之后完成的。它包括对手臂或腿部进行 3~4 个短周期(例如，5 分钟的充气和 5 分钟的止血带放气)的缺血，以防止另一个器官(例如大脑)的缺血。脑保护的初始窗口持续约 2 小时，可能是由于离子通道通透性，蛋白质磷酸化以及几种血管介质(包括腺苷和缓激肽)的释放的变化。延迟保护在 12~24 小时后持续 48~72 小时。它可能是由活性氧引发的，也可能通过调节炎症反应、改善内皮功能以及调节神经元死亡的半胱天冬酶和热休克蛋白的基因表达下调实现(Zhou et al.，2018)。

现代医学方法对脑卒中的不完善治疗突出了通过改变脑卒中的危险因素进行的公共卫生的一、二级预防的重要性。以下各节描述了规律的体力活动降低脑卒中发病率和死亡率的证据。

体力活动与患脑卒中风险：证据

2008 年，美国体力活动指南科学咨询委员会得出结论：进行体力活动的人(包括男性和女性)通常比不活动的人，脑卒中发病率或死亡率风险性低，伴随着更多的活动所有脑卒中的风险性降低 25%~30%(包括缺血性和出血性脑卒中)。但脑卒中亚型的数据是有限的，除了欧洲血统的白人以外，关于种族和族裔群体的数据很少。这些结论得到了第二版《美国人体力活动指南》的肯定。

一项关于 18 项队列研究的 Meta 分析显示(11 项来自美国，其他几项来自英格兰、荷兰、意大利、挪威、冰岛、瑞典和日本)：与低体力活动的人相比，高等体力活动的人脑卒中发病率或死亡率降低了 25%(包括缺血性和出血性)(RR = 0.75;95%CI：0.69~0.82)，中等体力活动的人风险性降低了 17%(RR = 0.83;95% CI：0.76 ~ 0.89)(Lee et al.，2003)。另一项 Meta 分析将 24 个前瞻性队列研究和 7 个病例对照研究的结果相结合，得出了同样的结论：中等体力活动的男性和女性与最不活动的人相比，缺血性、出血性和所有脑卒中的发生率较低(Wendel-Vos et al.，2004)。与较低水平的休闲时进行的体力活动相比，中等体力活动降低了所有脑卒中 15% 的风险性(RR = 0.85; 95% CI：0.78 ~ 0.93)，高水平的体力活动降低了所有脑卒中(RR = 0.78;95% CI：0.71 ~ 0.85)、缺血性脑卒中(RR = 0.79;95% CI：0.69 ~ 0.91)、出血性脑卒中(RR = 0.74;95%CI：0.57~0.96)20%~25%的风险性。

一个关于 13 项前瞻性队列研究后续的 Meta 分析(平均进行了 14 年的随访)发现：在与低体力活动对比时，中等体力活动与首次脑卒中的风险性降低 11%或者脑卒中的死亡率有关，而高体力活动与风险性降低 19%有关(Diep et al.，2010)。虽然结果显示男性比女性更强，但性别比较会受到研究较少、女性人数较少的阻碍，再加上人口调查中，体力活动水平相比较的问题。

最近对来自全球疾病负担合作组织(Kyu et al.，2016)的 26 项前瞻性队列研究进行 Meta 分析，其中包括所有形式的体力活动(职业、家务、交通，以及休闲体力活动)，发现每周体力活动 600~4 000 MET-minutes 的活跃人群与未达到 WHO 最低活动建议 600 MET-minutes 的人相比，缺血性中风的风险降低了 16%。每周活动量达 4 000~8 000 MET-minutes 的人患缺血性中风的风险降低 19%，每周花 8 000 MET-minutes 进行体力活动的人患缺血性中风的风险比未达到最低建议的人低 26%。

病例对照研究

下面的部分描述了 3 项案例对照研究，这 3 项研究评估了体力活动与脑卒中之间的关系。包括一个因果关系的证据。

英国伯明翰

一项病例对照研究招募了 125 名 35~74 岁首次脑卒中患者(男女均有)及 198 名年龄和性别相匹配的对照组受试者，该研究历时 2 年，受试者来自英国伯明翰市西部的 11 家全科诊所(Shinton et al.，1993)。通过自我报告在青少年时期(15~25 岁)、中年早期(年龄 25~40 岁)、中年后期(年龄 40~55 岁)、是否从事定期剧烈运动，分为病例组和对照组(如进行挖掘、跑步、游泳、骑自行车、网球、壁球、健身等运动)。当脑卒中后的残疾阻止了患者回应，受试者最亲密的亲戚或朋友被采访。图 6.5 显示了在 15~25 岁期间的剧烈运动史(RR = 0.33;95%CI：0.20~0.60)和在 15~55 岁之间增加参加剧烈运动的年数，与脑卒中率的逐渐降低有关。这种影响与

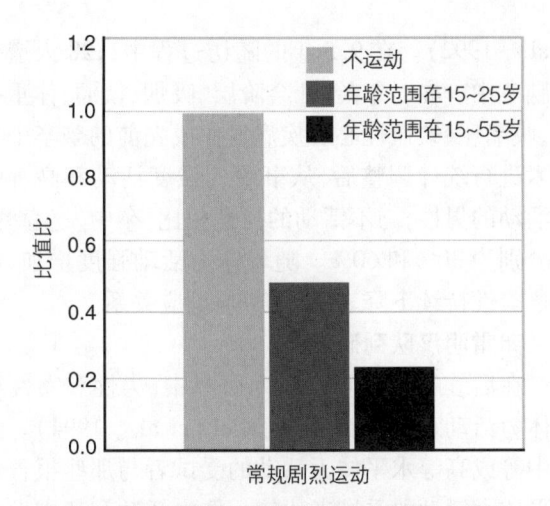

图6.5 英国伯明翰的体力活动与脑卒中复发。数值是被调整的,与潜在危险因素(种族、社会阶层、峰值BMI、肩胛下皮褶厚度、吸烟、饮酒、饱和脂肪的膳食摄入量、脑卒中家族史、高血压史、糖尿病、心肌缺血)是独立的。

资料来源:改编自Shinton et al., 1993。

潜在危险因素是独立的,包括种族、社会阶层、峰值BMI、肩胛下皮褶厚度、吸烟、饮酒、饱和脂肪的膳食摄入量、脑卒中家族史、高血压史、糖尿病、心肌缺血。

在无心脏缺血、周围血管疾病、健康状况不佳的65例案例组和169例对照组患者中,近期剧烈运动和步行预防脑卒中:在近期剧烈运动患者中比值比为0.41(95%CI:0.20~1.0)和近期散步患者中比值比为0.30(95%CI:0.10~0.70)。这项研究表明,参加剧烈运动的年数与脑卒中风险性的降低呈现剂量-反应关系,这种关系是独立于其他危险因素的,并且男女之间具有一致性。

美国曼哈顿北部的脑卒中研究

曼哈顿北部的脑卒中研究为病例对照研究,旨在探讨在一个多民族城市中,在休闲体力活动与缺血性脑卒中之间的关联(Sacco et al., 1998)。案例组的患者经历首次缺血性脑卒中,并且对于每一个案例,两个在年龄、性别和种族相匹配的对照组受试者被招募,通过随机数字拨号。

通过标准化的亲自访问体力活动被评估,访问内容是关于在访问前两周的14个独立活动的频率和持续时间。超过30个月的时间,有369例案例和678例对照组受试者被招募。他们的平均年龄为70岁,57%为女性,18%为白人,30%为黑人,52%为西班牙裔。结果表明:在调整心脏病、外周血管疾病、高血压、糖尿病、吸烟、饮酒、肥胖、医学原因活动

受限、教育和招募原因等影响因素以后,休闲体力活动与脑卒中风险显著降低相关。体力活动的保护作用,在青少年组与老年组、男性组与女性组、黑人组与白人组,西班牙组都可以观察到。

图6.6显示了不论年龄、性别或种族,体力活动强度和持续时间的剂量-反应关系。轻到中等强度的活动的比值比为0.39(95%CI:0.26~0.58),重体力活动的比值比为0.23(95%CI:0.10~0.54)。每周运动持续时间不到2小时的比值比为0.42(95%CI:0.14~0.70),每周运动不到5小时的比值比为0.35(95%CI:0.25~0.45),每周运动大于5小时的比值比为0.31(95%CI:0.25~0.59)。因此,在风险性下降和每周活动时间增加之间有一个小的线性梯度。

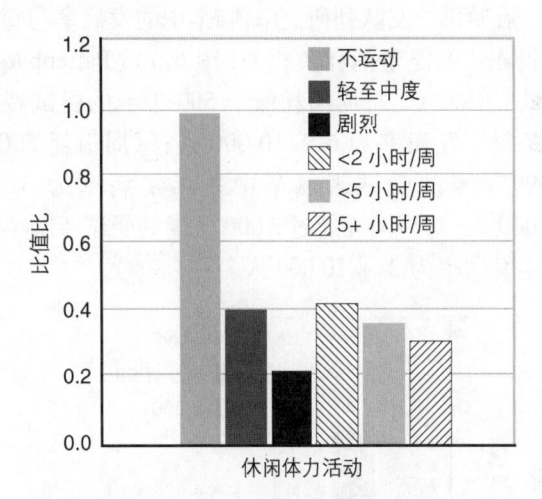

图6.6 在曼哈顿北部的体力活动和缺血性脑卒中研究中,包含了369例首次卒中案例组,在年龄、性别和种族上相匹配的678例对照组,平均年龄70岁,57%为女性,52%为西班牙裔,30%为黑人和18%为白人。

资料来源:Sacco et al., 1998。

中国广东省

374例缺血性脑卒中患者和464例因脑卒中以外的原因住院治疗的患者,均获得了体力活动公布和其他生活方式特征,平均年龄66岁(Liang et al., 2009),脑卒中风险性与体力活动呈负相关。在调整卒中的危险因素以后,定期从事每周至少22 MET-hours的休闲体力活动患者与每周少于10 MET-hours患者相比,缺血性脑卒中的风险降低75%(OR=0.25;95%CI:0.14~0.45)。

前瞻性研究

下面的部分描述了一些主要的前瞻性队列研

究,这些研究已经评估了体力活动和脑卒中之间的关联。

芬兰队列研究

1972年初,Salonen等人(Salonen et al.,1982)陆续用7年时间从芬兰东部随机选取了群体样本。记录3 978名男性和3 688名女性在工作和休闲时的体力活动。在7年的随访中,71例男性和56例女性发生脑卒中。控制年龄、血清总胆固醇、舒张压、身高、体重和吸烟等因素以后,工作中体力活动较少的男性和女性患脑卒中的相对危险系数为1.6和1.7。研究表明,适当的时序、几个因素的独立性和减少职业性体力活动和增加脑卒中的风险之间适度的强关联,在性别之间是一致的。

哈佛大学校友健康研究

在哈佛校友队列研究中,脑卒中的发病率与每周自我陈述的能量消耗负相关(图6.7)(Paffenbarger et al.,1984)。每周消耗低于500千卡的受试者脑卒中每年发病率为6.5/10 000人;每周消耗500~1 999千卡的受试者脑卒中每年发病率为5.2/10 000人;每周消耗超过2 000千卡的受试者脑卒中每年发病率为2.4/10 000人。

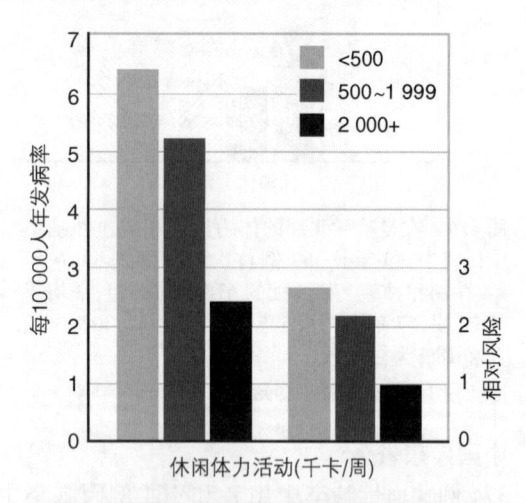

图6.7 哈佛大学校友研究队列中关于体力活动和脑卒中的结果包括:在1916~1950年间进入大学的男性中,首次卒中发生率和相对危险性超过10 000名。后续研究是在20世纪60年代和1978年。研究结果与血压、年龄、吸烟、体重、心血管疾病家族史相独立。

资料来源:改编自Paffenbarger,1984。

英国男性研究

在英国、威尔士、苏格兰的24个城镇的一般医疗机构中随机取样,测量年龄在40~59岁之间的7 630名英国男性的体力活动水平(Wannamethee et al.,1992)。在9.5年的随访过程中,128人遭受了脑卒中。在对年龄、社会阶层、吸烟、饮酒、体重指数、收缩压、缺血性心脏疾病发作或先前的脑卒中等因素进行统计调整后,从事中等强度活动和高等强度活动的男性,与不活动的男性相比,卒中发生率降低分别为30%和60%。随着体力活动强度增加,相对危险性持续下降表明了剂量-反应关系。

弗雷明汉队列研究

在后续的弗雷明汉队列研究中,男性和女性根据体力活动水平分为三组(Kiely et al.,1994)。报告中等或高等水平体力活动的受试者与那些报告低水平体力活动的受试者比较。体力活动和卒中发生率之间的关系,在32年的随访期间被分析了两次:第一次在50岁的1 897名男性和2 299名女性中进行分析,第二次在63岁或64岁的1 361名男性和1 862名女性进行分析。

在男性中,体力活动(排除年龄、收缩压、血胆固醇、每天吸烟的数量、葡萄糖耐受不良、总肺活量、体质指数、左心室肥厚、心房颤动、血管疾病、充血性心力衰竭、缺血性心脏病史、职业史等因素)与脑卒中风险性降低相关。老年男性中等强度活动组中最低的相对风险为0.40(95%CI:0.24~0.69)。超过中等强度活动的最高水平体力活动,并没有得到额外的风险性降低。本项研究中,体力活动水平与女性脑卒中风险的降低不相关。

火奴鲁鲁心脏研究

在火奴鲁鲁心脏研究中,将45~68岁之间的7 530个日本血统的夏威夷人,依据招募时自我陈述的24小时体力活动水平,分为不活动组、部分活动组、活动组(Abbott et al.,1994)。在22年的随访期间,脑卒中的风险性分别在较年轻男性组(45~54岁)和老年男性组(55~68岁)独立测量。老年男性组中,不活动组与活动组相比,出血性卒中相对危险性为3.7(95%CI:1.3~10.4);危险性的数据是独立于高血压、糖尿病、左心室肥厚等影响因素。在不吸烟的老年男性组中,不活动的与活动的相比较,血栓栓塞性卒中的相对风险性为2.8。部分活动老年男性组与活动组相比较,相对危险性为2.4(95%CI:1~5.7)。因此,增加体力活动水平和降低血栓栓塞性脑卒中风险之间存在一个独立的剂量-反应关系。在45~54岁的较年轻男性组,脑卒中风险和体力活动水平或吸烟之间没有关联,与老年男性相比,较年轻男性组卒中患病率低。

美国国家健康和营养调查队列研究

作为美国国家健康和营养调查流行病学随访研究中的一部分,自从 1971~1975 年的初始测量以后,年龄在 45~74 岁之间并且最初没有脑卒中史的 5 081 个白人和 771 个黑人,于 12 年随访期间被两次再评估(Gillum et al.,1996)。参与者的习惯性体力活动水平(包括休闲时间和非休闲时间)分为低等、中等、高等。

他们也根据静息脉率进行分类。女性白种人有 249 例脑卒中者,男性白种人有 270 例脑卒中者,黑种人有 104 例(包括男性和女性)。无论性别或种族,那些最不活跃的人脑卒中的发病率最高。此外,在调整年龄、吸烟、糖尿病史、心脏病史、教育、收缩压、血清总胆固醇、体重指数、血红蛋白浓度这些因素的影响后,在 65~74 岁年龄间的白种人女性中,非休闲时间低体力活动与脑卒中的风险性增加是独立的(RR=1.82;95%CI:1.10~3.02)。

休闲时间低体力活动和脑卒中风险增加之间关系同样见于男性白种人和黑种人(包括男性和女性)。在女性白种人中观察到:活动水平与脑卒中发病率下降之间呈现剂量-反应关系。同样,在黑种人,而不是白种人中发现静息心率与脑卒中风险增加呈线性关系。这项研究为中老年人脑卒中风险的持续降低提供了证据,而不论性别、年龄和种族。在基线时,45~64 岁男女性与 65~74 岁的相比,休闲时体力活动量与全损或非出血性脑卒中之间的关系没有统一的有差异。在女性白种人中,这项研究观察到活动水平和脑卒中风险性降低之间有最强和最一致的关联。

社区动脉粥样硬化风险性研究

最近,在研究开始时,被观察了大约 7 年的 45~64 岁无脑卒中史、冠心病史的成年人中,发生缺血性脑卒中的人已超过 14 000 人(Evenson et al.,1999)。在调整年龄、性别、种族、吸烟和教育因素后,运动休闲体育活动的最高四分位数与最低四分位数相比,风险比率约为 0.80~0.90(95%CI:0.6~1.26)。在调整高血压、糖尿病、纤维蛋白原水平和 BMI 因素影响后,这些无意义的、适度的风险降低进一步稀释,提示体力活动对缺血性脑卒中风险的影响不是直接的,但可以通过脑卒中的其他主要危险因素间接操作。

冰岛男性研究

阿格纳尔森及其同事报道,一项年龄在 40~80 岁间的 4 484 个男性的研究中,在大约 11 年随访期间,249 例脑卒中被确定。在最初测量时,受试者以是或者不是的形式回答问题,问题是在 20~29 岁、30~39 岁、40~49 岁、50~59 岁期间是否参加规则体力活动。那些回答"是"的受试者还要说明他们参加的体力活动类型和每周的小时数。结果表明,在调整其他已知的脑卒中危险因素后,在 40 岁以后保持休闲体力活动与缺血性脑卒中的风险减少有 40%的相关。

医师的健康研究

Lee 及其同事(1999)报道了历经 11 年随访的医师健康研究的结果,研究对象为年龄在 40~80 岁之间并且是自我报告无心肌梗死、脑卒中、TIA 发作和癌症的 21 823 位男性。在随访期间,发生了 533 例脑卒中。基线测得的体力活动水平的运动频率剧烈到足以使人出汗。在调整年龄、吸烟、饮酒、心绞痛病史和父母心肌梗死病史后,不论每周的运动频率(即使只是一天),剧烈运动与全脑卒中相对危险性的相关性下降了近 20%。然而,当进行调整体力活动与脑卒中关系之间潜在的介质,如 BMI、高血压病史、高胆固醇、糖尿病、风险降低的趋势不再显著。

美国护士的健康研究

在这项研究里,通过 8 年的随访,年龄在 40~65 岁之间的 72 488 名女护士中观察到 407 例脑卒中,这些护士在 1986 年(基线测量年份)无心血管疾病和癌症,并且于 1986 年、1988 年、1992 年完成了体力活动问卷(Hu et al.,2000)。结果表明,在控制年龄、BMI、高血压病史和其他协变量后,增加体力活动水平与总脑卒中和缺血性脑卒中的风险性呈负相关(图 6.8),步行锻炼也与总脑卒中风险降低有关。这些结果表明,女性参加体力活动,包括中等强度的活动,如散步与总脑卒中和缺血性脑卒中的风险性结果呈现剂量-反应关系。

自从 2004 年以后的 10 年随访期间,在 71 243 名妇女中共有 1 559 例脑卒中(853 例缺血性、278 例出血性、428 例不明确)(Chiuve et al.,2008)。在 1980 年和 1982 年间进行基础测量时,最活跃的 9%的女性在中等或剧烈体力活动上每星期花了 6 小时或以上的时间(即以每小时 3 英里或更快的速度行走、慢跑、跑步、骑自行车、游泳、划船、健美操,或是打网球、壁球),与自述不运动的最不活跃的女性(24%)相比,缺血性脑卒中和总脑卒中的风

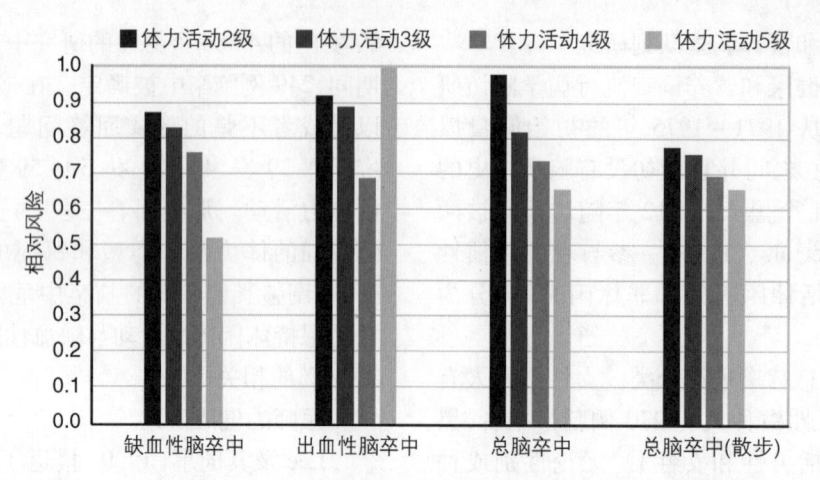

图 6.8 根据体力活动和步行水平，护士的健康队列研究中的体力活动和脑卒中类型。

险性降低40%。经过对年龄和一些卒中危险因素的调整后，说自己每天进行30分钟或以上中等或剧烈体力活动的女性（24%的患者），缺血性脑卒中的风险性降低25%，总脑卒中的风险降低21%（图6.9a）。如果所有的女性每天至少锻炼30分钟，那么大约有20%的缺血性脑卒中案例和17%总脑卒中案例都可以预防。

美国卫生专业人员随访研究

这是一个在1984年测定平均年龄为54岁的有关43 685例男性的队列研究（Chiuve et al., 2008）。在18年的随访期间，有994例脑卒中（缺血性脑卒中600例、出血性脑卒中161例）。活动最多的17%的男性（基线时间为1984年，定义与护士的健康研究中相同的）在中等或剧烈的体力活动每周花了6小时或以上时间。活动最多的与自述没有运动的最不活动男性组（他们自述无活动）（37%）相比，缺血性和总脑卒中风险性降低约40%。

在调整年龄和一些脑卒中危险因素后，29%的患者自述每天有30分钟或以上时间的中等或剧烈体力活动的男性中，缺血性脑卒中的风险降低了18%并且所有脑卒中的风险降低22%（图6.9b）。如果所有的男性每天至少锻炼30分钟，那么大约14%的缺血性脑卒中病例和17%的总脑卒中患者都可以被预防。

在20年的随访后，高强度运动≥5次/周的男性，在调整后TIA发作的相对风险减少33%，但与每周高强度运动少于一次的男性相比，关于脑卒中具有相似功能性结果（Rist et al., 2011）。

日本男性和女性研究

在平均9.7年间随访的年龄在40~79岁，无脑

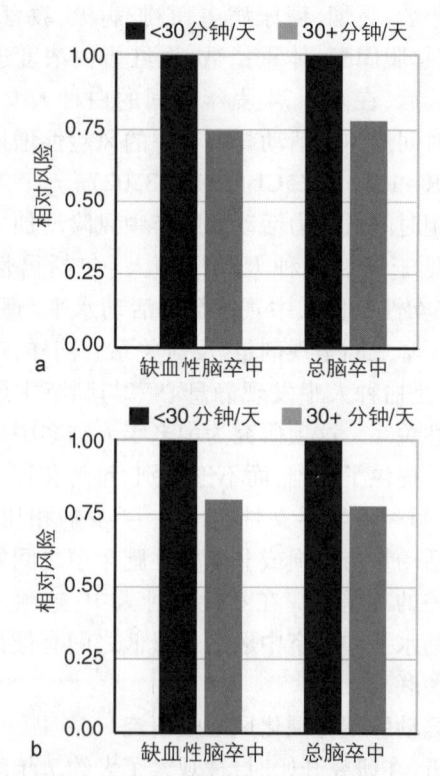

图 6.9 在（a）美国护士的健康研究和（b）美国卫生专业人员随访研究中的体力活动和卒中。其中有类似的研究设计，并表现出显著相似的结果。美国护士的健康研究是年龄在40~65岁之间的，1986年测时无心血管疾病的71 243例女性队列研究。在18年的随访中，总共有1 559例所有脑卒中（853例缺血性脑卒中，278例出血性脑卒中，428例未确定）。美国健康专业人员研究是在1984年初次测量时平均年龄为54岁的43 685例男性队列研究。在18年的随访期间，有994例脑卒中（缺血性脑卒中600例，出血性脑卒中161例）。

资料来源：Chiuve et al., 2008。

卒中、冠心病或癌症病史的男性超过31 000名，女性超过42 000名。男性和女性中，运动参与、步行都与缺血性脑卒中和所有脑卒中死亡率呈负相关（Noda et al.，2005）。在调整年龄、性别和心血管危险因素影响后，每天步行1个小时以上的人与每天步行0.5小时的人相比，患缺血性脑卒中的风险降低30%。

挪威北特伦德拉格男性和女性研究

在初始测量时，测量了没有心血管疾病或糖尿病的34 868名女性和32 872名男性每周的锻炼量，在16年的观察期间，719名女性和610名男性死于脑卒中（Vatten et al.，2006）。如果受试者报告每周进行两次或两次以上至少30分钟的中高等强度的体力活动，这些受试者被归类为活动组。调整年龄和脑卒中危险因素影响，那些很少或从不锻炼的女性脑卒中死亡风险比锻炼的女性高出45%；从不锻炼的男性脑卒中死亡风险比锻炼的男性高出35%。

氯沙坦干预降低高血压终点的研究

测量年龄在55~80岁的4 961名女性和4 232名男性，这些有高血压和左心室肥厚的受试者来自丹麦、芬兰、冰岛、挪威、瑞士、英国和美国的945个医疗中心，有541例脑卒中事件。自述每周两次30分钟以上锻炼的受试者（52%的患者），同时参加了抗高血压药物干预，在近5年治疗期间，无论他们服用何种药物和有其他心血管疾病的危险因素，脑卒中的风险降低了近25%（Fossum et al.，2007）。

美国国家跑步者的健康研究

对29 279名男性和12 123名女性进行了剧烈运动（每日跑步距离）与脑卒中风险之间的剂量-反应关系的研究。在7.7年的随访期间，100名男性和19名女性自述有过脑卒中（Williams，2009）。每天跑步1千米，风险降低8%；在调整年龄、吸烟、糖尿病、高胆固醇、高血压和体重指数后，风险降低7%。在调整年龄和吸烟后，平均每天至少4千米的跑步者（即符合美国2008年体力活动指南）与那些跑2千米以内的人相比，风险降低几乎50%（RR = 0.55；95%CI：0.32~0.99）。

美国妇女的健康研究

45岁或以上的39 315名美国健康女性，从1992~1995年被随机分配，接受使用小剂量阿司匹林和维生素E或安慰剂，用于心血管疾病和癌症的预防性治疗（Sattelmair et al.，2010），并在第36个月、第72个月、第96个月、第125个月和第149个月的随访中报告他们的体力活动情况。在近12年的观察期间，共有579例脑卒中（473例缺血性脑卒中、102例出血性脑卒中、4例未知类型）。在调整年龄、治疗和安慰剂影响后，每周消耗相当于600~1 499千卡的女性（28%的女性）或在休闲体力活动中每周消耗1 500千卡或更多的千卡的女性（21%的女性），与体力活动每周<200千卡的女性相比，缺血性脑卒中的风险性降低了30%~40%。进一步调整卒中危险因素混杂因素，这些风险削弱减半并且不再显著，这表明在与其他卒中危险因素独立时，体力活动对脑卒中没有保护作用。

脑卒中地理和种族差异研究

脑卒中地理和种族差异研究（REGARDS）调查了脑卒中死亡率过高的非裔美国人和美国东南部人群（McDonnell et al.，2013）。超过27 000名45岁或以上的成年人（42%非裔美国人）自述了在基线时每周进行剧烈体力活动的频率（足以出汗）。在平均5.7年的随访中，有918例脑卒中和TIA病例。定义体力活动的保护水平为每周参加大于等于四次活动。三分之一的参与者自述无体力活动。他们患脑卒中或TIA的风险比每周活动四次或更多次（根据年龄、性别、种族调整）的30%受访者高18%。在进一步调整高血压、糖尿病、BMI、饮酒和吸烟等卒中危险因素后，风险增加不再具有统计学意义。

加利福尼亚州教师研究

加利福尼亚州教师退休系统的61 256名中年成员报告了在1995年至1996年基线的前3年中休闲时间体力活动情况（Willey et al.，2017），并在10年后再次进行了报告。在平均6.5年的随访中，有987例脑卒中，其中709例为缺血性、221例为出血性、57例原因不明，247人死亡。三分之一的参与者2次报告均达到了至少150分钟/周的中度体力活动或75分钟/周剧烈体力活动的建议水平。根据种族、社会经济地位、烟草使用、酒精使用、BMI、高血压、糖尿病和高脂血症进行调整，两次达到中度或剧烈活动的建议量可使所有脑卒中的风险降低26%。在基线时未达到适度活动建议量但在随访时达到的参与者，缺血性脑卒中的风险降低了30%，致命性脑卒中的风险降低了35%。在基线时达到体力活动建议量但后来未达到者，脑卒中风险没有降低。

韩国国民健康保险系统队列

这是2009年至2010年间在韩国接受健康检查的336 000多人的全国性样本（Jeong et al., 2017）。在平均3.6年的随访中，发生了1 878例缺血性脑卒中和351例出血性脑卒中。调整年龄、性别、收入、吸烟、饮酒、BMI、高血压、糖尿病、高脂血症和轻度体力活动频率后，风险未随频率的增加呈现计量依赖性下降。与自述无体力活动的人相比，每周至少进行一次或两次中度至剧烈活动的人患缺血性脑卒中和脑卒中的风险降低了约20%。体力活动同样降低了出血性脑卒中的风险（15%），但由于病例数量少，估计值没有统计学意义。归因于不活动的风险是仅次于高血压，占脑卒中风险的12%和缺血性脑卒中风险的13%。

缺血性脑卒中患者脑卒中前体力活动、功能恢复和动脉闭塞试验

在159名平均年龄为68岁的男性和女性患者中，研究了急性缺血性脑卒中前的体力活动习惯与脑卒中严重程度和预后的关联（Ricciardi et al., 2014）。患者在症状发作后12小时内被收入三级脑卒中中心。脑卒中前的体力活动水平与三个月后功能恢复良好相关。脑卒中前高水平的体力活动（每周≥1 000 MET-minutes）独立的（根据年龄、远端与近端闭塞、血糖和纤维蛋白原进行调整）与入院时脑卒中严重程度较轻、更早的改善、静脉溶栓后动脉再通和最终梗死量降低相关。

远端缺血调节研究

在102例58~73岁的急性缺血性脑卒中患者中研究了体力活动的神经保护作用，这些患者接受静脉注射tPA治疗，并随机分配到远程缺血预处理组作为静脉溶栓的辅助治疗。使用磁共振成像（急性，24小时后和1个月后）评估梗死生长的速度。脑卒中前一周的体力活动水平与梗死后24小时梗死生长速度下降和最终梗死大小有关（Blauenfeldt et al., 2017）。

心肺适能和脑卒中的前瞻性研究

在脑卒中风险的人口调查中，体力活动主要依据人们的回忆来评估。同样重要的是，身体健康的人，脑卒中的风险性是否降低。正如我们在第3章看到的，体适能可以是被客观测量的体力活动的替代物，也可以作为解释风险降低的生物学机制。

芬兰男性研究

2011年，有研究通过最大摄氧量（VO_{2max}）测得的低心肺健康与脑卒中的关联，受试者为居住在芬兰库奥皮奥及其附近的没有脑卒中或肺部疾病史的男性（Kurl et al., 2003）。在平均11年的随访期间，有110例脑卒中（87例缺血性脑卒中）。通过调整年龄，处于健康水平的后25%男性与前25%男性相比，缺血性脑卒中增加了三倍多。在进一步调整脑卒中的危险因素后，较低的风险性仍然显著。低心肺健康的相对风险性类似于在收缩压、肥胖、饮酒、吸烟、低密度脂蛋白胆固醇水平下观察到的风险性。

有氧运动中心纵向研究

在无心肌梗死或脑卒中病史的46 405名男性和15 282名女性中，通过最大耐力测定心肺健康（Hooker et al., 2008）。在平均18年的随访期间，男性中有527例非致命性脑卒中和186例致命性脑卒中，女性中有120例非致命性脑卒中和55例致命性脑卒中。在对基线年龄、脑卒中的危险因素进行调整以后，体适能水平在前75%以上的男性（相当于至少9.9 METs）与后25%的男性相比，致命性脑卒中的风险降低约50%，非致命性脑卒中的风险降低20%~40%。女性结果与男性相似，但无统计学意义，主要是由于女性人数和脑卒中病例较少。对年龄调整后，脑卒中率最高的是最初体适能水平小于8 METs的男性和女性中。随后的报告检查了ACLS队列中的19 815名男性和女性，他们在1999年至2009年期间接受了医疗保险，并在65岁后因脑卒中住院。根据高血压、糖尿病和心房颤动进行调整后，心肺适能前40%的人患脑卒中的风险比最低的20%低近40%。男性和女性的结果相似（Pandey et al., 2016）。

另一项分析检查了1 094名无CVD的ACLS参与者，并在40~59岁（平均年龄51岁）之间使用跑步机完成心肺适能测试，在59岁（平均年龄69岁）之后进行了颈动脉超声检查（Lee et al., 2019）。近50%的人心肺适能（CRF）很高，40%的人有中等，10%的人较低。在至少5年，平均18.5年的随访中，与低CRF组相比，高CRF组晚年患颈动脉疾病（根据斑块和颈动脉狭窄判断）的概率为0.50（95% CI：0.29~0.87）。CRF每升高1-MET与患颈动脉疾病的几率降低10%相关。

奥斯陆缺血研究

该研究入组了1972~1975年在挪威奥斯陆的五家大公司担任蓝领或白领的40~59岁的健康男性雇员，然后一直跟踪到2007年（Prestgaard et al.，2019）。通过腿部自行车测试评估基线体适能，七年后再次在1 403名参与者中评估体适能，随后将参与者归为持续健康、变得不健康、持续不健康、变得健康四类。随后跟踪参与者平均近24年。对基线年龄、吸烟、总胆固醇、BMI、静息心率、静息时收缩压和运动测试期间最大收缩压进行调整后，与变得不健康组相比，持续健康组脑卒中风险（HR）为0.43（95%CI：0.28~0.67），变得健康组为0.34（95%CI：0.17~0.67）。在基线时身体健康程度高的人群中，变得不健康组的脑卒中风险（HR, 2.35；95%CI：1.49~3.63）高于持续健康的人。在基线时健康状况低的患者中，变得健康组的脑卒中风险显著低于持续不健康组（HR, 0.40；95%CI：0.21~0.72）。

随机对照试验

在运动对脑卒中一级或二级预防的影响中缺少随机对照试验。有一项对24个实验的Meta分析为调查运动是否降低死亡、功能依赖或残疾，共有1 147名受试者，这些受试者经过心肺功能训练（11个试验，692名受试者）、力量训练（4个试验，158名受试者）和混合训练干预（9个试验，360名受试者）（Saunders et al.，2009）。运动训练后被随访的627例受试者中，在干预期间一个单一死亡被报告，8人死亡被报告。渐进性行走可以有效提高最大步行速度和耐力（6.5米/分钟，6分钟），并减少行走过程中需要的支持。

外周动脉疾病的研究

外周动脉疾病（peripheral artery disease, PAD）是心、脑以外动脉的血流受阻，通常由于动脉粥样硬化。静息踝肱指数（踝肱收缩压比值）小于90%是最常见的临床确诊方法。约10%~30%年龄在55岁或以上的成年人有PAD，大约一半的PAD患者在休息、腿用力或者腿疼时，出现间歇性跛行的症状（如肌肉疼痛）（Hankey et al.，2006）。

虽然PAD不被包括于脑卒中的预防和治疗指南中（Adams et al.，2007；European Stroke Organization Executive Committee，2008），但有证据表明PAD是脑卒中的危险因素（Banerjee et al.，2010）。例如，PAD患者相比没有PAD的人，脑卒中或TIA发作的风险性更大（Criqui et al.，1997）。三分之一到二分之一的脑卒中或TIA发作患者在大量试验中出现低踝臂压力指数（ABI）（Hooi et al.，1998；Weimar et al.，2007；Agnelli et al.，2006）。外周动脉疾病的患者五年内ABI有15%或更多下降的，其脑卒中的风险性增加（Criqui et al.，2008）。

在REACH（欧盟法规《化学品的注册、评估、授权和限制》）登记的人群中，已有PAD患者预测一年中脑卒中的发生率与先前脑卒中、高血糖、高胆固醇血症无关（Aichner et al.，2009）。在中国PAD患者中，25%的患者的颈动脉狭窄率超过70%，相比而言，在冠状动脉疾病的患者中这一比例为11%（Cheng et al.，1999）。

减轻PAD症状的常用疗法，包括无痛行走、戒烟、他汀类药物和西洛他唑（血管扩张药物也能抑制血小板聚集）。三项早期随机对照试验表明，运动比正常的日常活动更能缓解PAD症状（Hiatt et al.，1990；1994；Tisi et al.，1997）。运动持续约60分钟，每周3天，持续4~12周。在运动组的患者经历了最大和无痛终点步行的显著改善。一段时间后，长期运动的参与者表现出最大步行时间增加了120%和无痛步行时间增加了170%（Crowther et al.，2008）。

一项Meta分析总结了32项每周至少2天运动训练的随机对照试验，持续2周至2年，共有1 835名因PAD而间歇性跛行的人（Lane et al.，2017）。试验使用跑步机行走测试作为结果。大多数试验规模较小（约20~50名患者）。在27项试验中进行了运动与常规护理或安慰剂组的比较，5项试验比较了运动与药物或小腿压迫。患有其他疾病或其他先前存在的运动能力障碍的患者通常被排除在外。与常规医疗护理或安慰剂相比，在11项研究中运动使最大步行时间平均提高了4.5分钟（95%CI：3~6），改善范围约为50%~200%，在10项研究中患者无疼痛行走的距离为82米（90码；95%CI：72~92），最大步行距离为120米（95%CI：51~190）。尽管有这些良好的临床结果，但运动并没有影响踝肱压力指数或死亡率。

最有效的监护下训练使用了3~6个月1周至少3次的30~45分钟的跑步机上步行（Gardner

et al.，1995）。造成腿部肌肉疼痛，3~5分钟内选择步行速度。患者进行休息直到疼痛消退后恢复行走。可以用来解释步行性能改善和运动训练后缺血性疼痛减轻的机制，包括毛细血管密度增加、内皮介导的血管舒张、止血改善进而改善肌肉的氧输送，以及线粒体的增加进而提高肌肉摄取氧气和运动痛觉迟钝效应（如不够敏感或疼痛信号耐受性增加）。最近的一些证据表明，高强度间歇性训练（HIIT，通常，在跑步机上短时间进行几次近乎全力的行走或腿部骑行，与较长时间的休息交替进行）可能对PAD患者有益。8项小型试验的结果发现，HIIT似乎在短短6周内改善了步行距离。相比之下，需要更持久的低强度训练计划才能达到与之类似的结果（Pymer et al.，2019）。

总之，运动训练有助于缓解PAD患者的疼痛和耐力，尽管不能改善肢体循环。然而，新出现的证据表明，有规律的闲暇时间体力活动可以降低患PAD的风险。7项对约95 000人，其中包括870例PAD病例进行的，为期5~24年的随访组成的前瞻性研究表明，闲暇时间的习惯性体力活动与较低的PAD风险相关（Heikkilä et al.，2019）。大多数研究中因PAD患病率低（约1%）和样本过少导致风险降低没有统计学意义。此外，因各研究中心脏代谢风险因素的调整不均衡可能带来残留混杂。尽管如此，在西班牙对大约7 000名55~80岁CVD高风险人群进行的PREDIMED研究中，自述每周进行≥500 MET-minutes休闲时间体力活动的人在平均4.8年中PAD事件（87例）的相对风险，在调整了其他风险因素后，为0.45（95%CI：0.27~0.76）。体力活动，不吸烟、适度饮酒和饮食地中海饮食合计占PAD可归因风险的82%。

证 据 的 力 度

如前所述，在确定危险因素与疾病之间是否存在因果关系之前，重要的是确定所观察到的关联是否是有效的，而不是由选择偏倚、随访流失、测量自变量和因变量的问题，或其他健康因素的结果。一般而言，有关体力活动和脑卒中风险性的病例对照研究和前瞻性研究都已经很好地进行并且有了足够长的随访期，以便减少研究中未确诊疾病对于结果的影响，以及确保有足够数量的脑卒中事件用于分析。在这些研究中使用的体力活动评估方法差别很大，从简单地询问运动出汗的频率到更详细的活动历史。毫无疑问，在使用这些方法时，一定程度关于体力活动分类的误判，将结果潜在偏向于体力活动与脑卒中风险之间没有关联。体力活动与脑卒中风险性关系的独立性是值得被怀疑的。

此外，一些队列研究探讨了体适能与脑卒中风险之间的关系，但体适能或体力活动的变化与脑卒中风险性之间的关联还尚未得到研究。

虽然体力活动与脑卒中风险性相关联的数据比与心脏病风险降低相关联的数据要少得多，约一半关于体力活动和脑卒中的研究表明：体力活动有保护作用，特别是对于缺血性脑卒中。在本节中，我们将对这些证据的时间顺序、关联的强度、前后一致性、剂量效应和生物学合理性进行评估。

时间顺序

我们的复查中包括了约30项研究，采用了前瞻性的设计，在评估结果、脑卒中发病率或脑卒中死亡率之前，先对自变量体力活动进行评估。观察随访时间从2年到32年，平均约10年。因此，这些研究满足时序标准。

关联强度

体力活动与脑卒中风险性降低关联程度为中等强度并且在研究中相对一致。由于脑卒中的发病率低，近一半的研究中，活动人群中较低的风险性没有达到统计学意义，特别是那些较小的队列。然而，所有的研究观察到的缺血性脑卒中和所有脑卒中风险性降低平均在25%~30%。关于出血性脑卒中减少的结果不太清楚，部分原因是其发病率低于缺血性脑卒中。

一致性

虽然不是所有的研究都同意，但大多数研究表明，在调整脑卒中其他危险因素后，进行体力活动者比久坐不动者缺血性脑卒中的风险较低。在不同年龄、两种性别、几种族群中已经证明了结果的一致性。然而，大多数证据来自欧洲血统的白人。还没有足够的研究去证明美国黑人男性和女性的体力活动和风险之间的关联，美国黑人脑卒中风险性较高于美国其他种族或少数民族。

剂量效应

随着每周能量消耗的增加或体力活动强度的增加,脑卒中风险的剂量呈梯度降低的证据没有冠心病的证据清楚。只有约60%的研究探讨了三种或更多的体力活动,这些研究中约三分之二的研究表明:脑卒中随着体力活动的增加而减少,呈现出剂量-反应梯度。其他研究显示出阈值或"L"形效应,即一定的活动水平与预防脑卒中是有关联的,但进一步增加体力活动,风险并没有表现出更大的下降。关于休闲时体力活动的三项前瞻性队列研究提出了倒"U"形关系,说明只有在中等强度体力活动时,脑卒中风险的下降是最明显的。在美国曼哈顿北部脑卒中研究(病例对照研究)中,报告了休闲时体力活动强度和持续时间与脑卒中风险性之间的剂量-反应关系,这种关系在年龄、性别和种族之间是一致的。在美国护士的健康和美国卫生专业人员的队列研究中,每天30分钟的中到高等强度的体力活动,可防护缺血性和所有脑卒中。护士的健康研究也表明了剂量反应,体力活动总水平和运动性步行可降低所有脑卒中和缺血性脑卒中,而不是出血性脑卒中。2018年体力活动指南咨询委员会报告总结认为,体力活动对缺血性中风具有曲线剂量反应,类似于在冠心病中观察到的现象(Kraus et al., 2019)。

总的来说,无论是中等强度还是高等强度的体力活动,似乎每周更多的体力活动赋予所有脑卒中和缺血性脑卒中更多的保护。

生物学合理性

体力活动与缺血性脑卒中患病率降低呈正相关的一个可能的解释是:体力活动降低动脉粥样硬化和血栓形成的风险。缺血性脑卒中涉及的病理生理学机制类似于动脉粥样硬化性疾病,动脉血栓形成类似于冠心病。因此,体力活动对降低凝血风险、降低血脂、提高高密度脂蛋白的益处,可以解释为缺血性脑血管病发展的风险性下降。

事实上,有证据表明心肺健康在延缓中年男子颈动脉粥样硬化的进展中可能发挥作用。在为期4年随访的针对42~60岁854个芬兰男性的研究中,探讨心肺健康与早期动脉粥样硬化进展的关联(Lakka et al., 2001)。在调整年龄和吸烟的影响后,最大有氧能力和超声测量的颈动脉内膜厚度、斑块厚度及表面粗糙度呈反比关系。在额外调整收缩期血压、血清载脂蛋白B(动脉粥样硬化的危险因素)、糖尿病、血浆纤维蛋白原水平以后,这些逆相关减弱,但仍然存在。最大有氧能力最低四分位数(每分钟26 ml/kg)男性与最高四分位数(每分钟>36 ml/kg)的相比,颈动脉内膜平均厚度增加2倍,表面粗糙度增加31%。在近1 100名40~59岁没有心血管疾病的成年人中,通过跑步机测试测量的心肺适能与动脉粥样硬化的亚临床标志物呈负相关[颈动脉内膜中层厚度>1.2毫米或颈动脉狭窄≥30%,至少五年后的第二次门诊就诊时通过超声波测得(平均19年)](Lee et al., 2019)。近一半的人体适能较高,10%较低。根据年龄、性别、BMI、高血压、总胆固醇与高密度脂蛋白C比值、糖尿病和随访时间进行调整后,与低CRF组相比,高适能组晚年患颈动脉疾病的概率为0.50(95% CI: 0.29~0.87)。适能每升高1-MET与亚临床颈动脉疾病概率降低10%相关(OR = 0.89; 95% CI: 0.80~0.98)。

也有可能,通过减轻脑卒中后的脑细胞损伤,定期体力活动有助于防止脑卒中死亡。减轻脑细胞损伤脑卒中后。来自啮齿类动物研究中强有力的证据表明:中等强度的体力活动对部分脑区的神经元有神经营养作用(Cotman et al., 2002);通过上调一氧化氮合酶预防缺血性脑卒中,提高脑血管内皮依赖性血管舒张功能(Endres et al., 2003),并减少脑损(Wang et al., 2001)和脑卒中后死亡率(Ang et al., 2003; Stummer et al., 1994)。

总 结

美国2008年和2018年体力活动指南的科学咨询委员会得出结论,进行体力活动的男性和女性通常比最不活动的男女性,有一个较低的脑卒中发生率或死亡率。更积极活动的人表现出:所有脑卒中(包括出血性脑卒中和缺血性脑卒中)的风险降低25%~30%。看来,增加体力活动与动脉粥样硬化和血液凝固风险性降低是相关的。因此,体力活动和缺血性脑卒中的风险降低之间的关联可以预料。由于脑卒中的发病率相对较低,体力活动和脑卒中之间的关联只能在大型队列研究中进行评估,在这些研究中,体力活动的测量方法往往不是很精确,而且通常不允许剂量-反应关系评估。更好的体力活动评估技术是必要的，以允许更清晰地识别体力活动强度和持续时间与最佳的脑卒中风险性降低的关系。此外，许多研究没有分类脑卒中的类型，这是重要的，因为体力活动可以预防脑卒中的机制可能根据缺血，灌注不足，栓塞引起的脑卒中而有所不同。

参 考 文 献

第 3 部分

体力活动与风险因素

　　体力活动流行病学的一个关键目标是确定体力活动是否对全因死亡率和心血管疾病死亡率产生积极的保护作用,而这种保护作用是独立于其他危险因素的,如高血压、血脂异常和肥胖。然而,控制这些风险因素对死亡率降低的复杂影响,可能会低估体力活动间接降低这些风险因素的影响。在生物学上,这些风险因素与心血管疾病的发病机制和其他导致早逝的原因有关,如糖尿病和癌症。此外,高血压、血脂异常和肥胖本身也被认为是一种疾病,同时也是全因死亡率和心血管疾病死亡率的主要风险因素。因此,确定体力活动是否能以积极的方式改变这些因素,发挥健康效应是非常重要的。这一部分的相关章节,描述了基于人口的研究和临床实验,提供了体力活动和锻炼在高血压、血脂异常和肥胖症的一级和二级预防中发挥作用的证据。

第7章

体力活动与高血压

> 脉搏是心脏与动脉的舒张和收缩……
>
> • 鲁弗斯(Rufus),公元 200 •

本章目标

- 描述高血压的公共卫生负担,包括其费用、流行率和在人群中的趋势及其在心血管疾病风险中的作用。
- 描述高血压升高的临床水平和高血压的分期。
- 明确高血压主要风险中的可变因素和不可变因素。
- 讨论原发性高血压的病理生理学基础。
- 描述体力活动对血压调节已知和假设的影响。
- 通过对确诊为高血压人群的描述和评估,强有力地证明体力活动或运动训练可以避免高血压的发展或降低血压。

高血压是冠心病和脑卒中的主要危险因素。古埃及和中国医生在3 000多年前就观察到"脉搏增强"的症状，印度医师苏斯鲁塔（Sushruta）大约公元前600年就根据脉搏进行诊断（Dwivedi et al.，2007）。"Soggmopalpation"（这个词源自希腊语"sphygmos"，译为"脉搏"，和拉丁语"palpare"，译为"感觉"）由希腊医生普拉萨哥拉斯（Praxagoras）教授创造，和希波克拉底同一时代大约公元前400年左右。然而，出生于土耳其的希腊罗马医师盖伦将这些想法带到了公元2世纪的阿拉伯半岛（Hajar，1999），在那里被伊斯兰医生阿维森纳记载在他的《医典》中（Gruner，1930）。

17世纪以来，高血压已经被认为是一种疾病，英国医生威廉·哈维在1628年出版的《心血运动论》中准确地描述了动物体内心脏和血液的运动。然而，英国神学家和科学爱好者斯蒂芬·哈利斯是第一个测量血压的人（Ruskin，1956）。1733年，他将一根黄铜管放在一匹马的颈动脉中，并将管子连接到一只灵活的鹅的气管，然后将其连接到一个高3.7米的玻璃管上。当他的马流血死亡时，管子中的血液超过了2.7米。大约150年后，第一台血压计由Ritter von Basch设计出来了。1905年，俄罗斯人谢尔盖耶维奇·科洛茨科夫使用听诊器检测血压袖带通气期间的动脉脉搏，与心跳的收缩期和舒张期相对应的血压（Wain，1970）。

脉搏和血压的测量具有悠久的历史，但对高血压相关的疾病的认识相对较晚。在20世纪40年代之前，高血压通常被称为良性原发性高血压，表明病因不明，对健康影响不大。

现在都知道血压升高通常是致命的。在最初没有血管疾病的100万名成年人中，有61项对血压和死亡率进行的前瞻性观察研究的综合结果表明，在中老年时期，平均血压从115 mmHg收缩压或75 mmHg舒张压升高直接增加了出血性或缺血性血管疾病和其他疾病的死亡风险（Lewington et al.，2002）。在每年1 270万的风险人群中，约有56 000例血管性死亡（脑卒中12 000人、冠心病34 000人、其他血管事件10 000人），以及其他病因死亡，其中66 000人年龄在40~89岁之间。男性和女性血压升高的风险是相同的，并且在死亡时的每个年龄段都是成比例的（图7.1）。在40~69岁之间的人群中，每20 mmHg收缩压或10 mmHg舒张压的变化与冠状动脉疾病死亡率翻倍和卒中死亡率的相关性超过两倍。

> 一项涉及12 878名参与者的9项前瞻性队列研究的Meta分析估计，高血压的心血管疾病（CVD）死亡率的人群归因风险为41%，低体力活动的风险为12%（Yang et al.，2012）。

> 高血压患者中，在25年间涵盖年龄、教育程度、种族、吸烟、酒精、身体质量指数和血脂异常等因素的调查中，心肺功能最弱的20%与最健康的20%相比的死亡率可能性在男性增加一倍，在女性中增加将近一倍（Evenson et al.，2004）。

美国预防、检测、评估与治疗高血压全国联合委员会将高血压定义为未经治疗的收缩压为130 mmHg及以上或舒张压为80 mmHg及以上，或目前使用抗高血压药物。高血压的严重程度进一步按照表7.1所示的分类系统进行分类。

表7.1 成年人（18岁及以上）血压分类

分　类	收缩压/mmHg	关系	舒张压/mmHg
正常	<120	和	<80
血压升高	120~129	和	<80
高血压第一阶段	130~139	或	80~89
高血压第二阶段	≥140	或	≥90
高血压急症	>180	和/或	>120

网络资源

- www.cdc.gov/bloodpressure/。美国CDC关于高血压信息的网站。
- www.nhlbi.nih.gov/health/dci/Diseases/Hbp/HBP_WhatIs.htm 由美国NIH国家心肺和血液的研究所为健康专业人士提供的心血管疾病信息的网站。
- www.heart.org/HEARTORG/Healthcare Research/Healthcare-Research_UCM_001093_SubHomePage.jsp。美国心脏协会卫生专业人员网站。
- www.who.int/dietphysicalactivity/publi-cations/facts/cvd/en/。WHO提供的高血压资料。

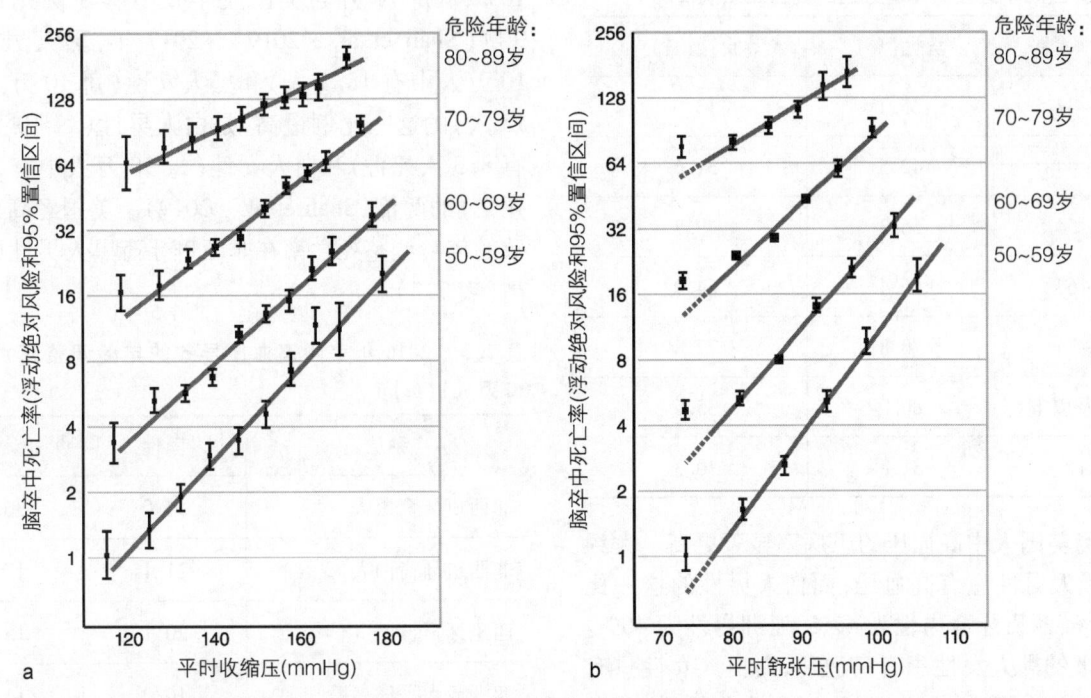

图7.1 随着心脏收缩压（a）和舒张压（b）的上升脑卒中的死亡风险增加。

资料来源：The Lancet Vol. 360。

原发性或特发性高血压，原因不明或不可预测，占高血压病例的90%～95%。大多数继发性高血压，其中原因已知是由肾性肾炎引起的，肾上腺皮质激素分泌过多，包括醛固酮增多症、嗜铬细胞瘤（肾上腺髓质中的肿瘤，导致儿茶酚胺的分泌过多）或肾素—血管紧张素—醛固酮系统的功能障碍。

问题的重要性

1990年至2015年间，对154个国家进行的全球疾病负担研究估计，在25岁及以上的人群中，SBP≥110～115 mmHg的每年死亡率（每10万）从136到145，增加了7%，SBP≥140 mmHg的人数从98到106，增加了8%（Forouzanfar et al.，2017）。根据这些比率，35亿成年人的SBP至少为110～115 mmHg（导致1 070万人死亡），8.74亿成年人的SBP为140 mmHg或更高（导致780万人死亡）。缺血性心脏病（490万）、出血性脑卒中（200万）和缺血性脑卒中150万）的死亡率最高。2015年，患者的SBP至少为110～115 mmHg，中国、印度、俄罗斯、印度尼西亚和美国占全球残疾调整生命年的一半以上。

全球疾病负担研究预测，到2025年，降低高血压患病率将成为心血管疾病死亡率风险降低的最大原因（Roth et al.，2015）。尽管自1985年以来，美国因冠心病和脑卒中而导致的死亡率有所下降，但高血压的患病率仍然很高。

美国国家健康和营养调查（NHANES）估计，从2012年起，有3 750万男性和3 880万20岁以上的女性，美国非机构成年人中有33.6%患有高血压，定义为未经治疗的收缩压140 mmHg或更高；舒张压90 mmHg或更高；目前使用降压药；或至少两次被医生或其他健康专业人员诊断为高血压（American Heart Association，2012）。根据最近更为保守的指南（SBP≥130 mmHg或DPB≥80 mmHg），20岁或以上美国成年人的年龄调整高血压患病率估计为46%（男性49.0%，女性42.8%）（Bejamen et al.，2019；Virani et al.，2020）。这可以推断出有近1.2亿人。

根据NHANES 2016年的数据，约5%的12～19岁的儿童或青少年患有高血压（Jackson et al.，2018）。55岁以下患高血压的男性多于女性。从55岁到64岁，男性和女性的患病率是相似的。之后，女性高血压的百分比更高（表7.2）。74岁以后确诊和未确诊高血压患病率约为86%，男性为80%（National Center for Health Statistics，2019）。

表 7.2 美国成年人按照年龄分组的高血压患病情况

年　龄	男性(%)	女性(%)
20~34	25.7	13.0
35~44	42.5	31.6
45~54	56.3	49.7
55~64	66.4	64.9
65~74	70.8	77.8
75 岁及以上	80.0	85.6
总计	31.8	30.3

非裔美国人中高血压的患病率显著更高。大约 59% 的黑人男性患有高血压，而白人男性的这一比例为 48%，西班牙裔男性为 47%，亚洲男性为 46%。大约 56% 的黑人女性患有高血压，而白人女性只有 41%；西班牙裔女性为 41%，亚洲女性为 36%（Bejamen et al.，2019）。

与脑卒中、肥胖和糖尿病一样，美国东南部地区的高血压患病率最高（图 7.2）。从 2011 年到 2017 年，因高血压导致的年龄调整死亡率增加了约 10%，从每 10 万名美国成年人中有 8 例死亡增至 9 例（Shah et al.，2019）。2017 年，黑人男性（每 10 万人中有 18.5 人）和黑人女性（每 10 万人中有 15 人）的这一比例最高，是白人男性（每 10 万人中有 8.5 人死亡）和白人女性（每 10 万人中有 7.6 人死亡）的两倍（Shah et al.，2019）。美国经高血压导致的年龄调整死亡率在非西班牙裔黑人男性中也最高（表 7.3）。

表 7.3 2016 年美国高血压导致的年龄调整死亡率（每 10 万人）（%）

种族	男性	女性
非西班牙裔黑人	54.0	36.7
非西班牙裔白人	21.1	17.3
西班牙裔	20.1	15.6
亚洲或太平洋岛民	16.0	14.0
美国印第安人或阿拉斯加原住民	26.2	20.7

资料来源：Xu et al.，2018。

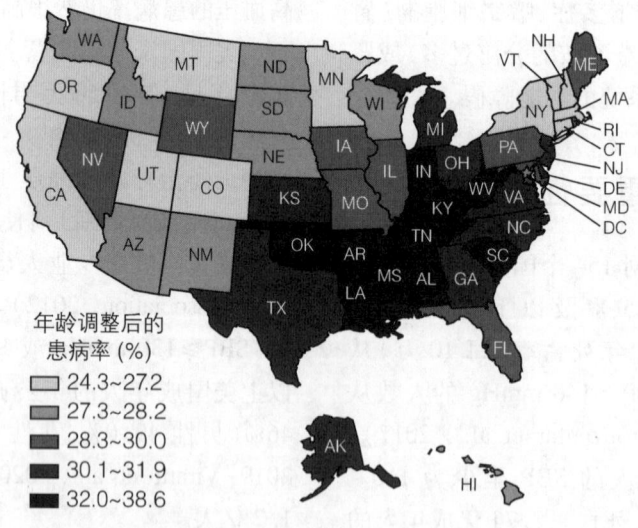

图 7.2 美国成年人高血压患病率的地区差异。
资料来源：CDC，2019。

AL：阿拉巴马，AK：阿拉斯加，AZ：亚利桑那，AR：阿肯色，CA：加利福尼亚，CO：科罗拉多，CT：康涅狄格，DE：特拉华，FL：佛罗里达，GA：佐治亚，HI：夏威夷，ID：爱德荷，IL：伊利诺伊，IN：印第安纳，IA：艾奥瓦，KS：堪萨斯，KY：肯塔基，LA：路易斯安那，ME：缅因，MD：马里兰，MA：马萨诸塞，MI：密西根，MN：明尼苏达，MS：密西西比，MO：密苏里，MT：蒙大拿，NE：内布拉斯加，NV：内华达，NH：新汉普郡，NJ：新泽西，NM：新墨西哥，NY：纽约，NC：北卡罗来纳，ND：北达科他，OH：俄亥俄，OK：俄克拉荷马，OR：俄勒冈，PA：宾夕法尼亚，RI：罗德岛，SC：南卡罗来纳，SD：南达科他，TN：田纳西，TX：得克萨斯，UT：犹他，VT：佛蒙特，VA：弗吉尼亚，WA：华盛顿，WV：西维吉尼亚，WI：威斯康星，WY：怀俄明，Guam：关岛，Puerto Rico：波多黎各，Virgin Islands：维尔京群岛。

> 根据NHANES 2014~2016年的数据,美国20岁及以上男性和女性的高血压总患病率约为46%,涉及近1.2亿非住院成年人。

与白人相比,黑人在年龄较小的时候就会发生高血压,并且终身有较高的血压风险,导致非致死性脑卒中的相对风险升高了30%,死亡脑卒中高出80%,心脏病死亡率高出50%,终末期肾脏疾病(end-stage renal disease,ESRD)高出四倍,即当肾脏不再能够自己正常工作时发生的情况。高血压是仅次于糖尿病的终末期肾病的致病因素。2015年,超过70万美国人因ESRD接受了透析或肾移植(United States Renal Data System,2017)。

儿童和青少年血压升高的种族或民族差异似乎并不明显。儿科工作组数据来自11项对1~17岁儿童和青少年的研究,从78 556次门诊的58 588名儿童中获得血压数据集(Rosner et al.,2009)。体重指数调整后的血压升高率,西班牙裔男孩高出20%(OR:1.21;95%CI:1.07~1.37),并且在正常体重(BMI小于百分位数第85位)而非超重的儿童中,黑人男孩比白人男孩高14%(OR:1.14;95%CI:1.03~1.27)。女孩中没有观察到高血压发生率的种族或民族差异。

> 根据美国肾脏数据系统(U.S. Renal Data System)的数据,2015年有703 243人接受了ESRD的治疗。2018年,美国进行了超过21 000例肾脏移植手术。

2014年至2015年期间,在美国,由高血压导致的直接和间接成本估算为559亿美元,其中包括医疗服务、药物以及因缺勤造成的损失(Benjamin et al.,2019)。仅2014年,处方药费用就接近290亿美元(Ritchey et al.,2016)。据预测,到2035年,直接成本可能上升至2 210亿美元(RTI,2016)。

高血压的治疗

在人体血压测定方法发明出的两千年前,古代医生观察到膳食盐"硬化了脉搏"。目前,美国超过三分之二的高血压患者使用抗高血压药物,其中近三分之二成功地将血压控制在140/90 mmHg以下(Ostchega et al.,2008)。

包括WHO在内的一些机构的治疗指南建议,只有在心血管风险较高的情况下(如10年致命或非致命心脏病风险事件等于或超过20%)或当血压非常高时(≥160/100 mmHg)(Olsen et al.,2016)才推荐使用药物治疗高血压。然而,美国心脏病学会和美国心脏协会(Whelton et al.,2018)建议降压治疗从血压较低时就开始,这主要基于收缩压干预试验的结果,研究发现强化药物治疗SBP目标低于120 mmHg降低心血管事件的风险和全因死亡比治疗标准目标低于140 mmHg(Wright et al.,2015)。随后对123项以61.4万人为对象的随机对照试验进行Meta分析,得出结论,即收缩压每降低10 mmHg,冠心病、脑卒中和心力衰竭的风险降低近20%~30%,全因死亡率降低13%(Ettehad et al.,2016)。

> WHO估计,全世界有11.3亿人患有高血压,只有五分之一的人得到控制。WHO制定了到2025年全球高血压患病率将降低25%的全球目标。

然而,在血压较低时进行的强化药物治疗仍有争议,原因有二。首先,它还伴有多种不良事件,包括低血压、昏厥、电解质失衡和急性肾损伤或肾衰竭(Wright et al.,2015)。其次,强化治疗的结果已经在高危患者的试验中看到,但它们被外推到轻度至中度高血压(SBP为140~159 mmHg或DBP为90~99 mmHg或两者)。低危轻度至中度原发性高血压患者的药物治疗有利于减少脑血管事件和死亡(Musini et al.,2017),但不是冠状动脉疾病、总心血管事件或各种原因死亡(Diao et al.,2012;Musini et al.,2017)。最近一项超过38 000名低风险高血压患者的观察性研究中发现,抗高血压药物治疗和死亡或心血管疾病的风险在平均随访六年,但观察到增加30%~70%的不良事件,如昏厥、电解质异常和急性肾损伤(Sheppard et al.,2018)。

抗高血压药物治疗指南通常推荐血管紧张素转换酶(ACE)抑制剂、血管紧张素受体阻滞剂(ARBs)、钙通道阻滞剂和噻嗪类利尿剂作为一线治疗,单独或联合使用。受体阻滞剂被推荐用于患有冠状动脉疾病、心脏病发作、心律失常或心力衰竭的患者。受体阻滞剂在预防重大 CVD 事件、脑卒中和肾功能衰竭方面似乎不如其他药物有效。钙通道阻滞剂在预防脑卒中方面优于其他药物。钙通道阻滞剂在预防心力衰竭方面较差，利尿剂优于其他药物（Ettehad et al.，2016）。

在一项涉及近 3 万名患者的 194 项抗高血压药物随机对照试验的 Meta 分析中，ACE 抑制剂、ARBs、受体阻滞剂和利尿剂在降低收缩压方面同样有效：63 项受体阻滞剂试验中为 -10 mmHg；ACE 抑制剂 57 次试验中为 -7 mmHg；36 项血管紧张素 Ⅱ 受体阻滞剂试验中为 -8 mmHg；钙通道阻滞剂试验中为 -11 mmHg；利尿剂 46 次试验中为 -8 mmHg（Naci et al.，2018）。

> 轻度高血压患者通常为中年人，且不伴有其他心血管疾病。对于这些低风险人群，体育锻炼可以帮助降低血压，减少其他健康风险，并避免因抗高血压药物治疗而产生的不良事件（Sheppard，2019）。

用于治疗高血压的大多数药物是针对临床观察而开发的，加深了对高血压病因学的了解。在观察到交感神经的手术损伤成功降低血压后，在 20 世纪 40 年代开发了阻断交感神经系统（sympathetic nervous system，SNS）神经节或消耗儿茶酚胺的药物。利尿剂是在 20 世纪 50 年代发现的，在低钠饮食被发现降低某些人的血压。肾素在 19 世纪后期在肾脏中发现，且肾素在一些高血压患者体内水平上升，但直到 20 世纪 80 年代才出现血管紧张素转换酶（angiotensin-converting enzyme，ACE）抑制剂的发展。

> 针对高血压患者的随机对照试验显示，药物治疗和运动训练平均均可降低收缩压约 9 mmHg。

虽然药物治疗高血压和降低死亡率具有很高的疗效，但是通常难以找到最佳效果的联合用药方式，而在某些研究中，高血压药物并没有降低白人妇女的死亡率（Anastos et al.，1991）。此外，流行的抗高血压药具有严重的副作用。例如，在美国和加拿大进行的抗高血压和降脂治疗预防心脏病发作试验（Antihypertensive and Lipid-Lowering Treatment to Prevent Heart Attack Trial，ALLHAT）是一项随机对照试验，其中包括 33 000 多名年龄在 55 岁及以上的男女性高血压的患者，显示与服用噻嗪类利尿剂的患者相比，服用其他药物的患者在五年随访期间有严重不良事件。具体来说，α 肾上腺素能阻断药物将心脏病发作和脑卒中发生率提高 25%。钙通道阻滞剂将心力衰竭的风险增加了 38%（但不是致命性冠心病或非致死性心脏病发作的风险）；ACE 抑制剂将脑卒中危险增加 15%，心力衰竭风险增加 19%（Furberg et al.，2002）。ALLHAT 试验的后续评估已经证实，利尿剂通常更有利于患有糖尿病、肾脏疾病、代谢综合征或其中一种以上的患者，特别是黑人的一线药物治疗（Einhorn et al.，2010）。

相似的 7 项随机对照试验（包括 27 433 例）的 Meta 分析发现，与安慰剂或无治疗相比，β 受体阻滞剂将脑卒中风险降低了 19%，但接受 β 受体阻滞剂的近 106 000 名患者的 13 项研究显示，与服用其他抗高血压药物的患者相比，其风险高 16%（Lindholm et al.，2005）。盎格鲁-斯堪的纳维亚心脏结果试验－血压下降臂（Anglo-Scandinavian Cardiac Outcomes Trial-Blood Pressure Lowering Arm，ASCOT－BPLA）是对 19 257 例高血压和至少三种其他心血管危险因素的随机对照试验，与根据需要的钙通道阻滞剂加 ACE 抑制剂或 β 受体阻滞剂根据需要加入利尿剂。该研究在大约 5.5 年后早期停药，因为接受 β 受体阻滞剂的患者心脏病发作或冠心病死亡率高达 10%，死亡或非致死性卒中发生率高达 30%，发生糖尿病风险高出 40%（Dahlöf et al.，2005）。

高血压药物治疗

五大药物	在高血压处方中的比
钙通道阻滞剂	21%
ACE 抑制剂或 SNS 受体阻断剂	18%
利尿剂	12%
SNS 受体阻断剂	8%
联合应用（ACE 抑制剂，加 SNS 受体阻断剂，加利尿剂）	7%

资料来源：Nelson et al.，2000。

高血压治疗史

20世纪40年代
- 硫氰酸盐
- 神经节阻滞剂
- 儿茶酚胺甙元（*Rauwolfia* 衍生物）

20世纪50年代
- 血管扩张剂（肼屈嗪）
- 外周交感神经抑制剂（胍乙啶）
- 单胺氧化酶抑制剂
- 利尿剂

20世纪60年代
- 中枢 α2-激动剂（SNS 抑制剂）
- β 肾上腺素能抑制剂

20世纪70年代
- α-肾上腺素能抑制剂
- α-β-受体阻滞剂

20世纪80年代
- ACE 抑制剂
- 钙通道阻滞剂

20世纪90年代
- 血管紧张素Ⅱ受体拮抗剂

21世纪
- 基因治疗

21世纪第二个十年
- 体力活动

资料来源：Moser, 1997; Opie, 2009。

一般预防高血压的生活方式改进

- 成年人保持正常体重（BMI：18.5~24.9 kg/m^2）
- 将膳食钠摄入量减少至不超过 100 mmol/d（约 6 g 氯化钠或每天 2.4 g 钠）
- 进行常规有氧运动，如轻快步行（每周至少 30 分钟，每周至少 3 次）
- 对于大多数男性将酒精摄入限制在每天不超过 1 盎司（30 mL）的乙醇 [如 24 盎司（720 mL）啤酒，10 盎司（300 mL）白酒，或 2 盎司（60 mL）100 度的威士忌]，对于女性和轻体重的人每天不超过 0.5 盎司（15 mL）的乙醇
- 维持饮食中足够钾的摄入量（>90 mmol/d，3 500 mg）
- 食用丰富的水果和蔬菜及低脂肪乳制品，饱和脂肪和总脂肪含量较低

资料来源：Whelton et al., 2002。

临床试验的结果是否已经转化为循证实践尚不清楚。例如，多民族动脉粥样硬化研究是来自四个民族的 6 814 名成年人的前瞻性队列研究，显示 ALLHAT 公布后，抗高血压药物利尿剂用量的百分比从 32% 上升到 44%，在 2005 年达到 39%（Delaney et al., 2009）。然而，搜索 5 375 名新诊断的高血压患者的缅因州医疗补充数据库至少持续 6 个月，显示 2001 年药物使用 β 受体阻滞剂比例为 23.5%、利尿剂为 17.5%、ACE 抑制剂为 37.5%、钙通道阻滞剂为 9.5%、血管紧张素受体阻滞剂为 3.8%、其他为 8.2%。到 2005 年，这些比例为 β 受体阻滞剂为 27.8%、利尿剂为 25.5%、ACE 抑制剂为 30.9%、钙通道阻滞剂为 6.4%、血管紧张素受体阻滞剂为 1.6%、其他为 7.7%（Weiss et al., 2006）。因此，虽然利尿剂和 β 受体阻滞剂的使用处方略有增加，但是存在很高卒中和心力衰竭风险的 ACE 抑制剂使用率仍然很高。

对于轻度至中度高血压，前期治疗通常侧重于低风险干预措施，包括体重减轻、膳食盐减少和体力活动增加。除了年龄和种族，高体脂肪、胰岛素抵抗、膳食钠和酒精使用也是已知的高血压危险因素（Fletcher et al., 1994）。因此，一级预防高血压的重点是生活方式的改变，包括减少盐摄入量、增加钾摄入量、减肥、减轻压力和增加体力活动。大约 10 年前，美国疾病预防与健康促进局任命的预防服务工作小组得出强有力的结论，独立于其他危险因素，不活跃的男性和女性比活跃或体适能健康人群的发生高血压的风险高出三分之一到二分之一（Harris et al., 1989）。这个结论是基于两个观察结果队列，哈佛校友和有氧运动中心纵向研究队列，但其他证据同意早期观点。

高血压病因学

血液流动的理论起源于希波克拉底的著作，他

认为动脉携带血液，但是静脉携带空气，表明动脉和静脉都携带血液。然而，盖伦认为，血液从各自的动脉和静脉系统中流出并流回心脏。直到1616年，英国医生威廉·哈维得出结论，血液循环是一个闭路，毛细血管连接动脉和静脉。

血压的基本决定因素由泊肃叶定律描述，其规定通过血管的层流血流（$\dot{Q}$）受到血管长度差异（ΔP）、血管半径（r）、血液黏度（η）和血管长度（l）的影响。根据下列等式：

$$\dot{Q} = \frac{\Delta P \pi r^4}{8 \eta l}$$

简化和求解压力方程，我们可以确定血压是血流量（即心输出量）和总外周阻力（total peripheral resistance，TPR）流量的代数乘积。实际上，一个人的血压取决于血液的体积、流速，特别是血管的直径。高血压是从影响血流或阻碍血流的一个或全部因素发展起来的；并且改变血液流动或抵抗力的具体机制随年龄，种族和身体组成而变化。

> 血压是血流量（即心输出量）和外周血流阻力的代数乘积。

自主神经系统

虽然血液的渗透压（即离子如钠）的浓度，诸如醛固酮的皮质类固醇和血流动力学因素如血容量和黏度影响血压，但自主神经系统（autonomic nervous system，ANS）也是如此。从肾上腺髓质分泌的神经递质去甲肾上腺素（也称为去甲肾上腺素），从交感神经释放的激素肾上腺素（也称为肾上腺素）与心脏细胞上的肾上腺素能受体（或肾上腺素受体）结合以增加其速率和收缩力；在肾脏上和血管中的平滑肌细胞，然后收缩以增加外周阻力。因此，交感神经系统活动期间血压升高（图7.3）。去甲肾上腺素或肾上腺素（第一信使）与肾上腺素受体的结合和肌肉细胞的收缩之间的必要步骤是激活"第二信使"环腺苷单磷酸（cAMP），其调节控制肌细胞去极化的钙通道。用于治疗高血压几种药物抑制交感神经活动（如α2-激动剂可乐定等），β肾上腺素能受体结合（如普萘洛尔），或阻断钙通道（如维拉帕米）。

与交感神经系统的作用相反，从副交感神经系统的迷走神经释放的神经递质乙酰胆碱与心脏和血管上的胆碱能受体结合，以减缓心脏和放松肌肉细胞，从而降低血压，在肾脏上也是如此。因此收缩压和舒张压取决于自主神经系统的交感神经和副交感神经分支的优劣势支配活动的平衡。有利于更大的交感激活的不平衡可以直接作用于心脏和血管或通过改变肾素—血管紧张素—醛固酮系统的调节，或者间接地通过肾脏增加心输出量和总外周阻力来增加血压。乙酰胆碱与血管结合的关键作用是释放血管释放因子，如一氧化氮衍生自血管内皮细胞。

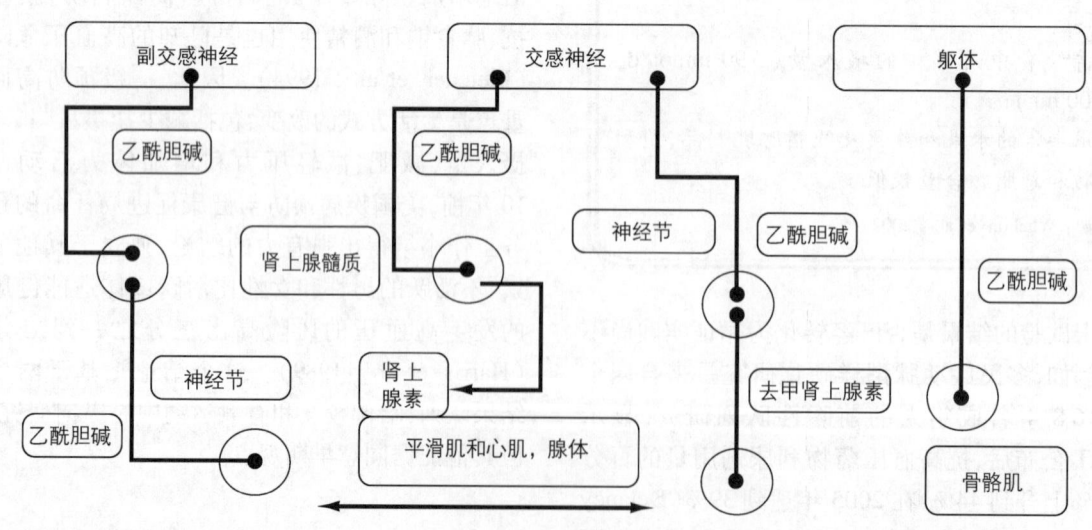

图7.3 自主神经。

体力活动与降低患高血压风险：证据

基于人群的流行病学研究和临床实验提供了实质性证据，即中等强度的体力活动与轻度高血压的一级预防和二级预防（即治疗）相关。第二版《美国人体力活动指南》（Physical Activity Guidelines Advisory Committee, 2018）中指出，在正常血压的成人中，患高血压的风险在反向剂量反应下呈降低趋势。此外，还得出结论：来自随机试验的证据非常有力，即低强度到高强度的有氧运动和动态阻力训练可以降低高血压患者的血压。

对近 30 000 人参与的 194 组抗高血压药物随机对照试验进行系统回顾和 Meta 分析，对 3 500 名高血压患者进行的 56 项运动试验的单独分析发现，平均来看，药物治疗和运动训练使得每个收缩压降低约 9 mmHg（95%CI：8~10 mmHg）。在 135 次有氧运动试验中，运动后的减少为 9 mmHg；48 次动态阻力试验为减少 7 mmHg；31 次有氧和阻力联合运动试验为 14 mmHg（Naci, 2018）。

关于运动效果的证据来自使用旧指南的研究，这些研究通常将高血压定义为未经治疗的收缩压不低于 140 mmHg、舒张压不低于 90 mmHg，或当前正在使用抗高血压药物，或被医生及其他健康专业人员告知患有高血压。目前尚不清楚，在未来的研究中，当使用当前更为保守的定义（将高血压定义为 SBP≥130 mmHg 或 DPB≥80 mmHg，将高血压前期定义为 SBP 为 120~129 mmHg 和 DPB<80）时，常规体力活动和运动训练对降低风险或血压的幅度是否会有所不同。在下面的章节中，我们将展示目前累积的证据，并评估其证明因果关系的强度。

前瞻性队列研究

一项对 12 项前瞻性队列研究的 Meta 分析观察了 126 321 例高血压患者，平均随访约 10 年（Huai et al., 2013）。不同研究中对混杂因素的调整是不均匀的。只有一半的研究发现，当最高水平的体力活动与最低水平的体力活动相比时，高血压的患病风险在统计学上显著降低。然而，在所有研究中平均计算时，中强度组的高血压风险降低了 11%，高强度组的高血压风险降低了 19%。

随后的一项 Meta 分析针对 24 项关于高血压风险和休闲体力活动的前瞻性队列研究，包括约 30 万人中的 6 万例高血压发病病例（Liu et al., 2017）。对高血压的定义各不相同，且各项研究中对混杂因素的调整程度参差不齐。尽管如此，每周每增加 600 MET-minutes 的运动，估计的高血压风险将降低 6%。（Liu et al., 2017）。

以下前瞻性队列研究检查了体力活动与高血压风险的关系。前瞻性研究有助于建立活动或不活动及随后高血压的时间序列。一些研究表明，无论人是否肥胖，体力活动或心肺适能能防止发生高血压的风险，并且 BMI 对高血压风险的不利影响通过心肺适能得到改善（Lee et al., 2009）。

有氧中心纵向研究

1970~1981 年，在达拉斯的库珀诊所进行了体检和跑步机健身测试的近 5 000 名男子和 1 200 多名 20~65 岁的女性，于 1982 年回应了有关其健康状况的邮件调查（Blair et al., 1984）。根据跑步机测试期间的疲劳时间，人们被归类为身体素质低或较高。在平均四年的随访观察中，240 人发生高血压，定义为大于 140/90 mmHg。调整年龄，BMI，性别和基线血压后，低适能组发生高血压的相对风险为 1.5（图 7.4）。低适能组的人收缩压（130~139 mmHg）和舒张压（85~89 mmHg）都高于正常值，比体质好并拥有正常血压（低于 120/85 mmHg）的人群发展为高血压的概率超过十倍。

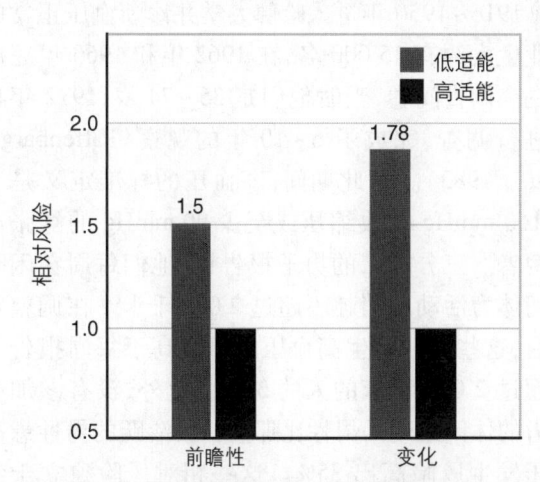

图 7.4 有氧中心纵向研究的体适能和高血压。
资料来源：Blair et al., 1984。

在 1970~1981 年进行了 1 300 人的第二次临床检查。因此，可以检查从第一次测试时间到第二次测试之间的适应度变化与血压变化之间的关系。那时从低适能组转到高适能组的人，高血压患病风险是健康状况不良人群的一半左右。

在随后的ACLS研究中,在1970~2002年对基线检查时年龄在20~82岁之间的16 601名男性进行了平均18年的高血压事件跟踪(Chase et al., 2009),发现有2 346人发生高血压。根据年龄和检测年份的调整,在每年10 000人的观察中,划分为久坐、慢走/慢跑/快走、规律健身的人群,发生高血压频次分别为86.2、76.6和66.7次。低、中、高心肺功能的相应频次分别为89.8、78.4和64.6。体力活动和健身的保护性协同在调整后仍然存在用于BMI、吸烟、酒精摄入、静息SBP、基线健康状况和家族疾病史(Lee et al., 2009)。

ACLS:亚基因研究

2000年开始对ACLS队列的血液样本进行系统的收集,最终研究人群基因与其体适能之间相互作用对健康结果的影响(Rankinen et al., 2007)。在他们的第一次诊所访问中,1 234名参与者健康且血压正常。平均8.7年的随访期后,629人发生高血压。其余605人在追踪约10年后仍维持正常血压。每个MET的心肺适应水平(95%CI:12~24)发生高血压风险降低19%,每单位BMI降低9%(95%CI:4~13)。当联合评估健康时,较高的BMI的影响减少了一半以上(OR:1.04;95% CI:0.99~1.09)。

哈佛校友健康研究

1916~1950年进入哈佛大学并诊断血压正常的毕业生大约有15 000名,在1962年和1966年完成了一个调查问卷,当时他们是35~74岁,1972年再次进行调查,完成了6~10年的观察(Paffenbarger et al., 1983)。在此期间,高血压的标准定义是至少160 mmHg的收缩压或至少90 mmHg的舒张压或两者。三分之二的男子报告说,他们每周在闲暇时间体力活动中消耗不超过2 000千卡。在调整年龄后,这些男性发生高血压的风险高于每周报告消耗超过2 000千卡的人的30%。此外,没有参加有活力的休闲运动的男性比那些积极活跃的男性患高血压发生风险高出35%。这些相对风险独立于年龄、BMI>36 kg/m²,自大学以来BMI至少增加5 kg/m²,至少有一名高血压父母,以及至少一名患有冠心病的父母。

后来对1962~1985年近17 000名哈佛大学男性校友的分析显示,中年时参与剧烈休闲运动与独立于BMI、体重增加或父母高血压的高血压风险呈负相关(Paffenbarger et al., 1991)。在1977年至1988年间的另一项分析中,观察到6 390名男性中有885例患有高血压。中度活跃的体育参与能降低高血压的患病风险,但走路、楼梯攀登和轻型运动没有改变这种风险(Paffenbarger et al., 1997)。超重、父母高血压、酒精使用或香烟使用会增加高血压的风险。所有这些因素的组合占新发高血压病例的四分之一到一半。1960~1977年积极运动的男性(Paffenbarger et al., 1997)的高血压发病率较低,与超重、吸烟或酒精使用无关。体力活动的强度更降低了高血压的风险不仅仅是总能量的消耗。

宾夕法尼亚大学校友

另一项涉及大学校友的研究是追踪1931~1940年宾夕法尼亚大学的在校生(Paffenbarger et al., 1968)。从大学到1962年问卷调查完成时间跨度在22~31年之间。在此期间,7 685例受试者中有9%发生了由医师诊断出的高血压,年龄为20~60岁。活动水平根据每周参与体力活动的时间是否超过5 h来评估。约有40%的受访者报告说,他们每周的运动时间不到5小时。他们比每周花费5个小时以上的运动时间的人发生高血压的年龄调整风险高出30%。然而,收缩压超过130 mmHg(RR=2.7),舒张压超过80 mmHg(RR=2.2)和父母高血压病史(RR=1.7)是较好的高血压预测因子。

在随后的Penn队列分析中,5 500名男性中有近740名在1962~1985年发生高血压(Paffenbarger et al., 1991)。大学期间参与体育运动并没有改变高血压患病率。在中年时期,走路、爬楼梯或是休闲运动同样未对高血压患病率产生影响。但是,参加中等程度的娱乐休闲运动可以降低高血压,独立于超重、体重增加或父母高血压病史的情况。剧烈运动并没有降低高血压患者的死亡率,但超重和吸烟增加了死亡率。

衣阿华妇女

在1985年艾奥瓦州驾驶执照名单(Folsom et al., 1990)中,从55~69岁的所有女性的随机样本中招募的近42 000名妇女的队列中检查了两年高血压发病率。发生高血压的相对风险在休闲时间体育活动中最低的三分之一的女性中比在最高活动的三分之一以上的女性采样中高出30%。然而,降低风险同活跃女性较低的BMI、较小的腰臀比、吸烟少、年纪轻有联系。

日本办事处工作人员

日常能量消耗通过在工作日一天的活动进行评价,记录了2 548名年龄在35~59岁的日本男性上班族,他们初次血压正常,没有服用高血压药物,没有心血管病史。然后在7年的年度健康检查中测量血压(Nakanishi et al., 2005)。在年龄、高血压家族史、饮酒、吸烟、入院时的体格运动和随访期间BMI的变化受到控制后,在接下来的几年中,平均收缩压和舒张压较登记研究时测量的日常生活能量消耗有所下降。登记时收缩压的额外调整,高血压相关危险因素或高血压的用药,日常生活能耗的四分位数在最不活跃的25%的工作者中为0.84、0.75和0.54。

芬兰

在基于人群的5 935名男性中,首次使用免费高血压药物研究了芬兰东部和西南部的年龄在25~64岁之间的5 935名男性和6 227名女性,他们在开始观察时没有使用抗高血压药物,无冠状动脉心脏病、脑卒中或心力衰竭的病史(Barengo et al., 2005)。经过平均11年的随访观察,经过调整调查年龄、地域、年份、教育、吸烟、酒精摄入、基线收缩压、BMI、上下班和职业体力活动后,高度休闲体力活动的男性患有高血压风险降低20%(RR: 0.79; 95%CI: 0.63~0.99),调整年龄、时间地域(RR: 0.65; 95%CI: 0.46~0.91)而非其他协变量(RR: 0.73; 95%CI: 0.52~1.03),进一步调整后高度休闲体力活动的女性患有高血压风险降低。通勤活动与高血压风险无关。

另外从8 302名男性和9 139名女性的队列中抽取更大的样本,分析了体力活动与BMI与高血压风险的联合关系(Hu et al., 2004)。图7.5显示,与仅进行轻体力活动的人相比,中度和高强度体力活动相关的高血压风险比分别为男性0.60和0.59,女性为0.80和0.72,不考虑最初收缩压或是超重者(BMI 25~29.9 kg/m²)或肥胖(BMI≥30 kg/m²)。

哥本哈根市心脏研究

这是对位于丹麦哥本哈根地区19 698名20岁以上的人随机抽样的纵向研究(Andersen et al., 2007)。1976~1994年进行了三次调查,参与率为74%、70%、61%,共计37 056人,主要是中年人。超过一半的人报告进行低强度休闲活动;20%是久坐的;25%的受访者称进行中等轻度的活动;只有2%是高强度的活动。在15年的观察期间,人口的平均

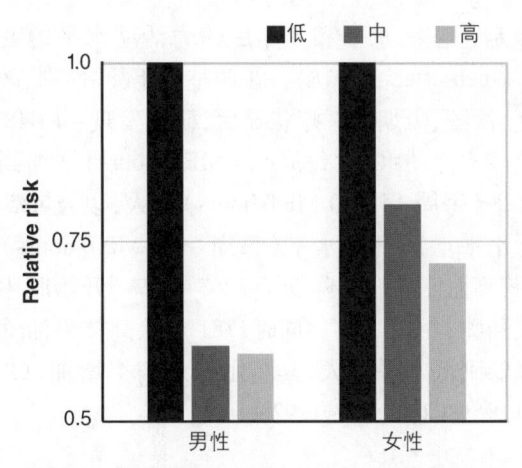

图7.5 芬兰男性和女性中体力活动水平与高血压患病风险的关系。
资料来源: Hu et al., 2004。

收缩压下降了2 mmHg。然而,在那段时间里,大多数人在工作和闲暇时间体力活动的自我报告都没有改变,并且仍然很低,这表明体力活动对人口水平测量的血压几乎没有影响。尽管如此,使用抗高血压药物(5.4%)的高活跃度男性患者的比例低于久坐男性(8.7%)。此外,这些分析没有检查自然发生的体力活动和血压变化之间的关联。在15年中,4 129名妇女中有1 029人,2 946名男子中有815人完成第一次和最后一次调查的变得更加活跃,而930名女性和930名男子活跃度降低。增加休闲时间体力活动的女性相对于没有改变他们的活动习惯或变得不那么活跃的人SBP下降了2 mmHg。

坦桑尼亚移民

许多非洲国家普遍存在从农村到城市的移民。调查人员确定了15~59岁的103名男性和106名女性,他们计划从莫罗戈罗乡村迁徙到坦桑尼亚的达累斯萨拉姆,6个月或更久。在移民之前至少1个星期(不超过1个月)内接受评估,移民后每几个月调查一次。其中有132人被追踪了一整年(Unwin et al., 2010)。体力活动的参与率男性从约80%下降到刚刚超过25%,女性从近40%下降到16%。尽管男性和女性的体重都增加了5磅,但SBP在男子身上反而下降了5 mmHg,而女性则下降了9 mmHg,这可能是由于饮食变化(包括水果和蔬菜的消费增加)所导致的。

芬兰公共部门研究

该研究对15 634名最初无心脏代谢疾病的中年成年人(85%为女性)的体力活动水平进行了评估,并在1997年至2013年间每四年进行一次跟踪。研

究确定了基线水平和 8 年后体力活动水平的变化（Leskinen et al., 2018）。在调整了年龄、性别、教育程度、饮酒、吸烟和医疗状况后,研究发现:1 048 名从低体力活动水平（每周<14 MET-hours）增加到中等水平（每周 14~30 MET-hours）的人,以及 495 名从低水平增加到高水平（每周≥30 MET-hours）的人,其高血压患病率降低了 22%~30%（开始服用高血压药物;1 070 例）。同时,781 名从高体力活动水平降低到低水平的人,其高血压患病率增加（OR=1.41;95%CI: 1.03~1.92）。

青年研究

在成年时期发生高血压的风险随年龄增长而增加。然而,儿童血压往往追溯到成年期,部分原因是肥胖。自 2000 年开始,儿童肥胖症的流行导致儿童血压相应上升。因此,重要的是要知道体力活动能否改变一些儿童中这种患病增加的风险。

一项针对肥胖且主要为血压正常青少年的随机对照试验的系统综述发现,在 9 项研究中,有 7 项报告了收缩压（SBP）的降低,而在 10 项研究中,有 3 项报告了舒张压（DBP）的降低。这些研究的样本量通常较小（25~50 名参与者）,因此可能无法检测到具有临床意义的血压变化。随后的一项 Meta 分析纳入了 5 项小型随机对照试验,这些试验研究了不同形式的高强度间歇训练（持续 4~12 周）对 165 名超重或肥胖、血压正常的青少年（6~17 岁）的影响。结果显示,与其它形式的运动相比,高强度间歇训练使收缩压平均降低了约 4 mmHg（García-Hermoso et al., 2016）。

纽约市

经常访问内城医疗中心的近 200 名主要是西班牙裔 5 岁的队列被追踪了 20 个月（Shea et al., 1994）。年龄相关的血压升高与较高健康指数成反比。最健康的 20% 儿童 SBP（每年 3 mmHg）的增幅明显小于健康最低的 20%（每年 5 mmHg）儿童。

北爱尔兰青年心脏项目

随机抽取 12~15 岁 229 名男孩和 230 名女孩,对他们的心血管危险因素进行了评估。3 年期间男孩体力活动自我报告与低水平收缩压之间存在显著的相关性,女孩却不是（Boreham et al., 1999）。

马斯喀特艾奥瓦研究

一组 125 名 10 岁的儿童被追踪了 5 年（Janz et al., 2002）。在调整年龄、性别和生长成熟率后,头四年的体力活动被作为第五年心血管健康结果的预测因素进行了测试。在研究的前四年,肌肉力量的变化解释了 4% 儿童在第五年 SBP 中的差异。

儿童膳食干预研究

这是一项随机对照试验,用于减少 623 名 8~10 岁的男孩和女孩的饮食中的饱和脂肪和胆固醇,他们具有升高的低密度脂蛋白（LDL-C 水平在年龄和性别之间的第 80 至第 98 百分位数）但血压正常（Gidding et al., 2006）。经过 3 年的观察,每周每 100 个 MET 小时的自我报告的体力活动,收缩压自然降低 1.15 mmHg。进行每 10 个小时的高强度体力活动,随着 BMI 降低 0.2 kg/m², 血压也会发生显著的变化。因为儿童的血压通常每年增加 1~2 mmHg,所以在 3 年观察期间,活跃儿童的 1 mmHg 下降对于公共卫生来说可能是重要的。然而,100 MET 小时产生差异在儿童中是巨大的（每周大约 10~25 小时的中度至剧烈体力活动）。它代表研究中 95% 最活跃和 5% 最不活跃的儿童之间的差异,从而限制了其对大多数儿童的实际重要性。

儿童医院——罗斯托克,德国

67 名肥胖、血压正常和久坐的男孩和女孩（12~16 岁）被随机分配进行 6 个月的监督运动（1 小时,每周 3 次游泳或水中有氧运动、运动或步行）,或保持在他们习惯的低活动水平（Meyer et al., 2006）,饮食习惯没有改变。平均而言,运动训练后 SBP 减少 8 mmHg,伴随着体重指数降低 10%,腰臀比下降 7%,体脂肪比例下降 3%,以及近一倍的桡动脉扩张,表明增强血管扩张的能力。对照组无明显变化。

佩南布科州——巴西

将 6 个月的监督有氧运动训练对 43 名肥胖但血压正常,15 岁的男孩和女孩的影响进行比较,这些受试者的成熟程度相近,被随机分配在跑步机上进行高强度（约 40 分钟）或低强度（约 60 分钟）的训练,每周三次（Farah et al., 2014）。在每一种强度运动下,每周消耗大约 1 000 千卡。在高强度训练后,收缩压和舒张压下降了约 13%,在低强度训练后下降了 5%~10%。患者的腰围只有在高强度训练后才有所下降（下降了 6%）。有一半的参与者退出了研究,所以研究结果可能会偏向于那些对运动反应更好的人。

体力活动与治疗高血压的证据

早期的研究表明,患有严重高血压的男性也可受益于中度强烈的运动。经过16周的每周3天、每次45分钟,强度约为最大心率的75%的自行车运动,非裔美国男性曾经血压超过180/110 mmHg,不用药物时,其舒张压从89 mmHg减少到83 mmHg,左心室的大小和厚度减小(Kokkinos et al., 1995)(增厚的左心室壁增厚是慢性高血压的常见副作用)。

较新的Meta分析累积了对105位研究组中3 936名参与者进行72项随机对照试验的结果,这些研究组主要通过步行、慢跑、跑步或骑自行车锻炼至少四周(Cornelissen et al., 2005b)。平均而言,峰值吸氧量增加13%,静息心率下降近7%。根据研究的大小(即运动参与者的数量)对结果进行加权后,运动训练使临床上测量的收缩压和舒张压分别降低了3 mmHg和2.4 mmHg,日间动态收缩压和舒张压降低了3.3 mmHg和3.5 mmHg。30例主要为1期高血压(-6.9 mmHg收缩期和-4.9 mmHg舒张期)患者的静息血压下降幅度明显高于正常血压组(-1.9/-1.6 mmHg)(Fagard et al., 2007)。

这些平均变化相当于高血压患者收缩压和舒张压均降低约5%,而高血压前期或血压正常的人群中,平均变化约为2%。在诊所环境之外的通过自动记录测量日间活动期血压,在运动训练后也观察到3.3 mmHg(2%)收缩压和3.5 mmHg(4%)舒张压的降低(Fagard et al., 2007)。休息和动态血压的变化与体重变化无关(Cornelissen et al., 2005)。

一项最新的Meta分析汇总了105组随机进行四周或以上有氧运动训练的研究结果,发现平均收缩压(SBP)降低了近4 mmHg,舒张压(DBP)降低了3 mmHg。结果总结在图7.6中。在26组高血压受试者中,有氧训练后的血压降低幅度更大(SBP降低了8.3 mmHg,DBP降低了5.2 mmHg),而在50组血压升高的人群中,降低幅度较小(SBP降低了2.1 mmHg,DBP降低了1.7 mmHg),在29组血压正常的人群中,血压没有变化(Cornelissen et al., 2013)。

> 一项对100多项有氧运动训练随机对照试验结果的Meta分析显示,高血压患者的收缩压(SBP)和舒张压(DBP)平均降低了约8/5 mmHg,而血压升高(高血压前期)人群的收缩压和舒张压平均降低了约2/2 mmHg(Cornelissen et al., 2013)。

也有证据支持抗阻运动对降低血压的有效性。一项对29项动态抗阻训练的随机对照试验的Meta分析发现,SBP累积净降低了2.0 mmHg,DBP降低了3 mmHg(Cornelissen et al., 2013)。在血压升高(高血压前期)的人群中,动态抗阻运动后SBP和DBP均降低了约4 mmHg,降低幅度大于血压正常或高血压患者。

一项后续的Meta分析包括了71项随机和非随机试验,研究对象为中年参与者,包括血压正常者(16项试验)、高血压前期患者(41项试验)和高血压患者(14项试验;MacDonald et al., 2016)。中等强度的训练平均每周进行约3天,持续14周。对于血压正常者或正在服用降压药物的患者,没有发现显著效果。然而,在高血压前期人群中,SBP和DBP分别降低了3 mmHg;在高血压患者中,SBP降低了6 mmHg,DBP降低了5 mmHg。

一项针对65岁及以上成年人的Meta分析,纳入了41项持续两周或以上的随机对照试验,发现有氧运动训练后静息血压降低(SBP降低了5 mmHg,DBP降低了2 mmHg),抗阻运动训练后(SBP降低了7 mmHg,DBP无变化),以及有氧和抗阻联合训练后(SBP降低了6 mmHg,DBP降低了4 mmHg)(Kelley et al., 2018)。

较少的研究表明,腿部或手臂的等长抗阻训练(包括手握训练)也可以降低静息血压(Millar et al., 2014)。一项对11项等长抗阻训练的随机对照试验的Meta分析,共包括302名参与者,发现在血压正常的8项试验中,SBP降低了5 mmHg,DBP降低了3 mmHg;在高血压患者中,SBP和DBP均降

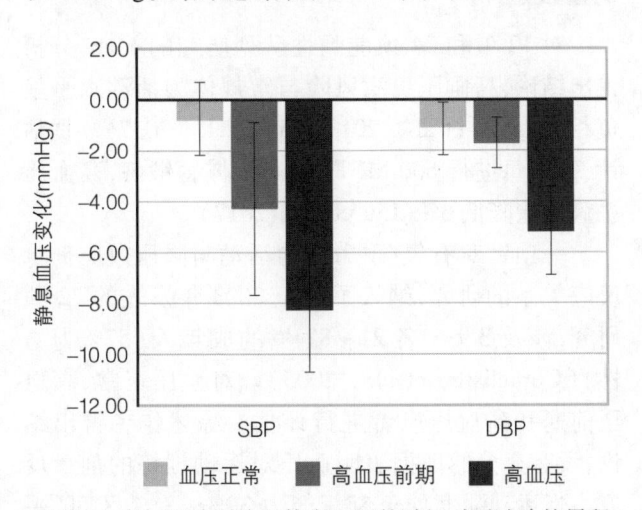

图7.6 有氧运动训练和静息血压的随机对照试验的累积结果。

低了 4 mmHg（Inder et al.，2016）。

2019 年的一项 Meta 分析汇总了 16 项随机和非随机对照试验的结果，这些试验持续两周或以上，共包括 492 名成年人，报告了 SBP 平均降低了 5 mmHg，DBP 降低了约 2 mmHg（López-Valenciano et al.，2019）。在这少量试验中，血压降低幅度并未因高血压或正常血压状态、年龄、性别、训练时长或训练部位（手臂或腿部）而有所不同。

另一项 2019 年的 Meta 分析汇总了 14 项等长抗阻训练的随机对照试验的个体参与者数据（而不是像其他 Meta 分析那样汇总每组的平均值）（Smart et al.，2019）。这些试验持续了 3~12 周，共包括 326 名参与者。其中一半正在接受高血压药物治疗，四分之一患有冠状动脉疾病。SBP 降低了约 6~7 mmHg，DBP 降低了 3 mmHg。与之前的 Meta 分析类似，血压降低幅度并未因初始血压水平、药物治疗、BMI、性别、年龄或训练部位（手臂或腿部）而有所不同。

对于近 7 000 名血压升高的成人进行的 105 次生活方式干预持续至少 8 周的 Meta 分析发现，有氧运动比饮食变化有利，如表 7.4 所示。证据不支持使用放松疗法或钙、镁、钾补充剂来降低血压（Dickinson et al.，2006）。

表 7.4 降压干预措施的 Meta 分析结果

干　预	血压平均下降	置信区间（95%CI）
改良饮食	5 mmHg	3.1~7.0
有氧训练	4.6 mmHg	2.0~7.1
酒精限制	3.8 mmHg	1.4~6.1
钠盐限制	3.6 mmHg	2.5~4.6
鱼油补品	2.3 mmHg	0.2~4.3

证据的力度

根据密尔标准，休闲时间的体力活动与降低发生高血压的风险独立相关，有效减轻了轻度高血压患者的血压，证据是充分的。

时间序列

显示适当时间序列的大型前瞻性队列研究已经显示，运动活跃的人群发生高血压的风险降低。

协同力量

使用前瞻性队列设计的近 20 项观察性研究的累积证据显示，当活跃成年人与久坐同龄人相比，发生高血压的风险降低了 10%~20%。有氧运动训练（25 个训练组）的随机对照试验结果显示，高血压患者的收缩压/舒张压平均降低约 8/5 mmHg。大约 50 个高血压前期患者的训练组显示，平均减少了约 2/2 mmHg（Cornellisen et al.，2013）。对于未服用抗高血压药物的患者，在进行动态阻力运动训练后，也会出现类似大小的减少（MacDonald et al.，2016）。基于针对血压升高和死亡风险的观察性研究（Lewinton et al.，2002），这些运动影响收缩压和舒张压，分别将使高血压前期患者得冠心病或脑卒中的风险降低 7%~17%，高血压患者则降低 10%~30%。

一致性

大多数证据来自于对欧洲或亚洲血统的白人男性和女性的研究。然而，对女性和非欧洲种族的人进行了充分的研究表明，无论年龄、性别、国家或种族如何，体力活动都能同样地降低血压。尽管如此，第二版《美国人体力活动指南》得出结论（Physical Activity Guidelines Advisory Committee，2018），积累的证据不足以确定体力活动与血压之间的关系是否会因年龄、性别、种族或民族、社会经济地位或体重状况的不同而变化。

剂量反应

对 12 项和 24 项前瞻性队列研究的 Meta 分析得出结论，高血压患病风险与常规体力活动水平呈负相关（Huai et al.，2013；Liu et al.，2017）。据估计，每周每进行 600 MET-minutes 体育锻炼，高血压患病风险降低 6%（Liu et al.，2017）。

一项针对有氧/耐力体力活动与降压效应剂量反应关系的研究，纳入了截至 2003 年发表的 72 项研究，涉及 3 936 名 21~83 岁的成年人（57% 为男性）（Cornelissen et al.，2005）。对血压正常、高血压前期和高血压患者进行评估。综述作者得出结论，没有充分的证据表明血压对运动训练的剂量反应。当运动强度处于有氧能力 30%~85% 区间（平均 65%）、单次持续时间 15 分钟~1 小时（平均 40 分钟)、每周进行1~7次(平均3次)、持续周期4~52周(平均16周)时,不同参数组合均能同等程度伴随血压下降。

正常血压人群的9项随机对照试验显示行走对收缩压平均值无影响,但6项研究显示舒张压从最初的78 mmHg开始降低了1.5 mmHg,变化幅度为2%,无论人们每周步行的时间少或多于150分钟(Murphy et al.,2007)。另有9项是采用气功练习,这是一种使用呼吸技术、轻柔运动和冥想(太极是受欢迎的形式)的低强度中医康复系统,对比参加常规有氧运动的组收缩压和舒张压的平均减少相似(Guo et al.,2008)。

一项2009年的研究将剂量反应问题扩展到在临床环境之外测量的血压。这项针对年龄在55岁及以上的19名久坐男性和21名久坐女性的随机试验研究了10周的耐力训练(每周3次,每次1小时,低强度和高强度)对血压的影响(Cornelissen et al.,2009)。如预期,高强度训练后心肺适应度改善许多。然而,医疗机构测量的静息DBP只有在高强度训练后才有所减少。运动训练不改变日常活动中测量的血压。

> 没有明确的证据表明运动训练降低血压的剂量反应。运动强度在运动能力的30%~85%,持续15分钟至1小时,并且每周进行数次且至少4周,对降低血压均是有效的。

第二版《美国人体力活动指南》得出结论(Physical Activity Guidelines Advisory Committee,2018),积累的证据不足以确定体力活动与血压之间的关系是否会因体力活动的频率、强度、时间或类型的不同而变化。

生物学意义

经过某项中等强度运动(>35%的最大心率),如跑步、步行、骑自行车或游泳后2~4小时(Kenney et al.,1993)高血压人群收缩压/舒张压可暂时降低约19/8 mmHg,正常血压人群降低9/4 mmHg。运动的急性降压作用能解释常规运动对降低血压的长期效应是未知的。然而,在运动期间和运动后调节血压的一些相同的机制可能被长期的体力活动习惯所改变。由于诊断为高血压的人的血流动力学情况可能有所不同,因此体力活动对心输出量和总体外

周阻力的影响是否会在高血压的一级和二级预防方面有所不同是值得考虑的。

在心源性或高动力性高血压,通常在具有临界性高血压的年轻人中可见,尽管全身外周阻力是正常的,静息心输出量可以提高10%~20%(Weir,1991)。在老年人中,高血压通常伴有心输出量减少,但总体外周血管阻力增加。这些改变的暗示机制是伴随年龄的老化最大心率降低(即变时反应)血管硬化以及中枢神经系统调节血压的改变。男性和女性年龄增长与SBP增加之间似乎存在相关性。直到年龄在50~60岁,DBP才有同样的关系。在这些年龄之后,男性和女性的舒张压通常会下降,或者男性轻度下降(Fletcher et al.,1994)。

> 证据表明,运动训练可以通过降低基础心输出量或总体外周阻力来降低静息血压。

与白人相比,非裔美国人通常是总外周阻力增加,心输出量减少,肾素产生减少,血浆量正常或扩张(Pickering,1994)。肥胖的人倾向于具有高的心输出量,扩张的血浆体积,增加的交感神经系统兴奋性以及正常或稍微降低的外周阻力(Weir,1991)。

心输出量

心输出量是每搏量和心率的乘积,因此心输出量的减少必定与其中之一或两者的减少有关。在正常血压的人群中,运动训练后的常见适应情况是静息心率降低同时心搏量的代偿性增加,使得心输出量不变。心搏量的增加主要是血浆体积增加和静脉回流左心脏。长期运动可能会对高血压患者产生不同的反应。一些研究表明,尽管运动训练后血压下降,心率却没有变化(Krotkiewski et al.,1979)。这一结果可能是通过减少血浆体积来解释的,这是在肥胖高血压患者运动训练10周后观察到的(Weir,1991)。

总外周阻力

在正常血压和高血压患者中都研究了对急性运动的总体外周阻力的变化。克鲁鲁及其同事(Cleroux et al.,1992)报道,轻度高血压患者以50%最大摄氧量的最大强度运动30分钟后,总外周阻力降低27%,血浆去甲肾上腺素降低20%,伴有运动后低血压。尽管运动后心脏输出增加了30%,但运动停止

后这些效应持续了90分钟。许多研究中的一个常规发现是血浆去甲肾上腺素水平降低,表明运动训练使交感神经系统活动减少(Arakawa,1993)。这可能对心输出量以及外周阻力产生有利影响。

随机对照试验显示有氧耐力训练后血压平均降低的也报告了全身血管阻力(7%)、血浆去甲肾上腺素(29%)和血浆肾素活性(20%)同时降低。因此,有氧耐力训练似乎通过降低与交感神经系统和肾素-血管紧张素系统的较少活化相关的全身血管阻力来降低血压。这些研究中观察到的身体脂肪和胰岛素抵抗力的降低也可能间接地降低血管阻力(Cornelissen et al., 2005)。

在一项随机对照试验中,通过单独饮食控制或饮食(摄入量减少12.5%)与运动(支出增加12.5%)相均衡,实现超重成人25%的能量消耗,导致各组总体及腹腔内脂肪量和收缩压减低类似(Larson-Meyer et al., 2010)。然而,只有饮食和运动同时作用组中的舒张压和低密度脂蛋白胆固醇减少了,同时胰岛素敏感性增强了。

一项早期的研究表明,高血压患者的牛磺酸水平比正常血压人群低约30%(Arakawa,1993)。牛磺酸是具有抗高血压性质的氨基酸,在心肌,脑和骨骼肌中浓度高。采取强度为40%~60%最大摄氧量的运动训练,每周3次,共计10周,导致患高血压的日本男性和女性的血清牛磺酸浓度增加26%,同时去甲肾上腺素水平和血压均降低(Tanabe et al., 1989)。

胰岛素

胰岛素抵抗和高胰岛素血症也涉及高血压的发展。高血压患者通常都是胰岛素抵抗、高胰岛素血症和高血糖症患者,无论其是否治疗高血压。血浆胰岛素浓度和血压之间似乎存在直接关系,高胰岛素血症已经显示出高血压的发展(Reaven,1988)。似乎可以通过胰岛素代谢的变化来调节血压,从而解释为什么体重减轻增加胰岛素敏感性并降低血浆胰岛素水平,从而可以降低高血压患者的血压(Gilders et al., 1989)。此外只有在训练前高胰岛素水平的肥胖患者,运动训练后血压降低,体重无变化(Kiyonaga et al., 1985)。高胰岛素血症和血压之间关系的解释可能与肥胖和非肥胖人群中增加的交感神经系统活动有关,或者促进肾管对钠的重新吸收导致血浆体积增加(Reaven,1995)。有可能通过锻炼来预防高血压的一种机制是预防肥胖,因为肥胖与胰岛素抵抗有关,并且已被证明是心血管疾病和原发性高血压的独立直接危险因素。

运动后低血压

运动后低血压(postexercise hypotension,PEH)是急性运动后数分钟和数小时内静息血压持续下降。心脏输出量减少(特别是有高血压患者的每搏量减少)和运动肌肉小动脉血流量的降低能够分别解释PEH,但对这些可能原因的具体解释尚未知晓(MacDonald,2002)。PEH在血压正常的人群中差异较大,但在高血压前期或高血压患者中常见。

在骑自行车或跑步等耐力运动期间,心输出量增加并且供应不参与运动器官的血管收缩导致收缩压增加至200 mmHg。同时,供应收缩肌肉的血管扩张通常导致舒张压与静息水平无变化或少量减少。相比之下,在阻力运动(如举重或等长训练)期间,

---

运动与高血压:可能合理的机制

降低交感神经系统(SNS)活性
- 降低静息儿茶酚胺水平
- 肾素-血管紧张素-醛固酮系统(RAAS)
- 血浆肾素减少

电解质调节
- 钠(增加排泄)

降低血浆胰岛素水平
- 胰岛素抵抗→血浆胰岛素浓度升高→交感神经系统(SNS)活性增强和肾小管对钠的重吸收增加

自主神经系统(ANS)受体变化
- β_1 受体减少
- α_1 受体减少
- α_2 受体增加
- 胆碱能张力增加

结构性变化
- 血管腔变化
- 增加(血管内皮细胞产生的)一氧化氮
- 动脉粥样硬化的发展

  血管壁对血流变化的即时反应能力(血管顺应性)

  释放局部内皮源性血管舒张物质的能力

收缩压可以升高到300~500 mmHg，并且舒张压可以增加到200~350 mmHg，因为对运动中涉及的收缩肌肉的血管附加机械压缩，但是也增加呼吸期胸部压力。与耐力运动中发生的不同，阻力运动期间血压的上升随着阻力的节奏而上升和下降。

当耐力运动或抵抗运动结束时，血压通常下降到比运动开始前低的水平，部分原因是外周血流阻力降低以及血液在训练后扩张的肌肉血管中汇集，在患有高血压的人群中，血压下降还可能因为每搏输出量和心输出量减少所致。这些压力通常在10分钟左右恢复正常，但持续时间可能会持续一个小时以上，特别是运动剧烈时（尤其是大负荷运动）。运动后低血压尚未得到解释，但可能由于在运动训练计划中血压的总体累积减少，引起血压调节系统长期持久性改变或者只是白天的减压期更多。如果那样，体力活动活跃的人在白天的活动自然会增加（MacDonald，2002）。

在一项研究中，在一天家庭日常体力活动（轻快步行，草坪割草和园艺）积累后记录了12小时动态血压，其中8人血压正常、10人为高血压前期患者、10人有轻度1期高血压（Padilla et al.，2005）。日常体力活动对舒张压没有影响。然而，图7.7显示在体力活动停止6~8小时后，高血压前期患者收缩压下降约为7±2 mmHg，高血压患者为13±4 mmHg。这些压力降低与估计的体力活动总能耗无关。然而，其他证据表明，多次短时体力活动的积累对于在白天引起强化运动后低血压比单次长期更有效。在一项研究中，以50%有氧代谢能力的强度进行4次10分钟的步行（组间间隔1小时），之后有10~11小时SBP和DBP水平降低，而以同样强度单次40分钟步行后有7个小时的血压降低（Park et al.，2006）。

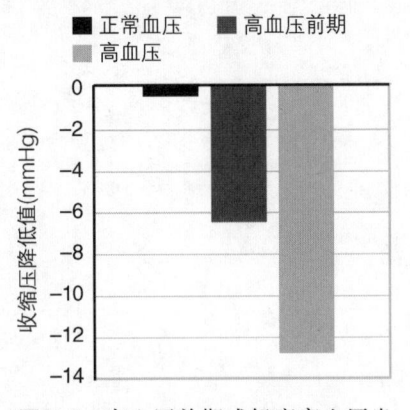

图7.7 高血压前期或轻度高血压患者运动后低血压的研究。

应激反应性

几项前瞻性研究表明，冷加压测试期间放大的血压反应（即手或脚在冰水中浸没）可以预测高血压的发展，但其他研究则没有（Carroll et al.，1996；Kasagi，1994；Menkes et al.，1989）。这些研究没有控制心肺适能，这与未来高血压的风险成反比（Blair et al.，1984）。几项研究表明，心肺适能可以减轻收缩压的增加（Dishman et al.，2002；Dishman et al.，2003；Jackson et al.，2002）。对女性进行的冷加压测试表明心肺适能与血管反应的改变有关（Jackson et al.，2002），或者在某些刺激下减弱交感神经，增强副交感神经的反应。一般来说，尽管有氧耐力训练在心理压力测试中并没有改变血压反应（Jackson et al.，2006），如此在单次中等强度的有氧运动后强化的运动后低血压延伸为对这些类型测试的钝性血压反应（Hamer et al.，2006）。在一项研究中，30分钟中等强度的自行车运动增加了年轻女性的血流介导的血管扩张，并降低了在心理压力期间的动脉流速和血流反应，同时在前额冷刺激期间进一步增强了类似的降低效果。总体而言，尽管在神经血管应激期间急性运动增加了血管阻力并减少了肢体血流，但它改善了内皮功能（Rooks et al.，2011）。

虽然有几种潜在的运动可能有助于降低或预防高血压的机制，但尚不清楚哪些机制最可能受到体力活动的影响，或者降低高血压人群血压的机制是否同样也可以预防高血压正常人们患高血压。

> 15项随机对照试验中有10项发现在中度强烈运动至少30分钟（50%有氧能力或更高）后，精神性刺激对血压反应减少3~5 mmHg（Hamer et al.，2006）。

证据小结

纵向和横断面研究已经证明运动训练和身体素质对高血压的一级和二级预防具有保护性作用。这些影响与年龄和身体质量无关。然而，许多研究中饮食控制不佳，主要是因为在过去多年的人口研究中测量饮食的不切实际。此外，人口研究还没有提供足够的证据来得出关于体力活动与一级预防高血压之间是否存在剂量-反应关系的结论。通常，仅报告身体健康或体力活动水平中的一个。

高血压治疗临床研究表明，运动强度（以VO_{2max}的百分比或手臂或腿部肌肉最大自主收缩的百分比表示)与运动训练后血压降低之间没有明显关系。总体而言，中等强度的规律体力活动似乎对预防原发性高血压具有一定的保护作用(American College of Sports Medicine，2004；Physical Activity Guidelines Advisory Committee，2018)。据估计，每周进行600 MET-minutes的休闲体力活动，患高血压的风险可降低6%（Liu et al.，2017)。规律运动被认为是预防和治疗高血压的最佳非药物方法之一(Whelton et al.，2018)。

> 根据密尔标准判断，休闲时间的体力活动与发生高血压的风险降低是互相独立的，并且对患高血压的成年人起降低血压的效果，证据是充分的。

ACSM针对高血压患者的最新FITT（频率、强度、时间和类型）建议

频率：每周大多数时间，最好每天进行运动。
强度：低强度到高强度，重点推荐中等强度的运动。
时间：每天进行20~30分钟的连续或累计体力活动，每周总计达到90~150分钟或更多。
类型：有氧运动或抗阻训练，可以单独进行，也可以结合进行。

资料来源：Pescatello et al.，2004；2019。

总　　结

总的来说，观察性流行病学研究和临床环境中的随机对照试验已经表明，规律的体力活动有减轻或预防轻度高血压的潜力。临床研究具有实验控制的优点，但在许多研究中，难以分离体力活动与饮食和体重变化的独立影响，特别是高血压，血脂异常和肥胖症彼此复杂相关。此外，几乎不可能在增加体力活动期间防止脂肪减少，而不增加热量摄入，如果微量营养素也随着食物摄取量的改变而改变，这可能会影响高血压和血脂异常。尽管如此，许多研究表明中度体力活动的好处很大程度上与重量变化和其他高血压危险因素无关，这在不同类型的人群之间是一致的，在时间上是合乎逻辑的，并且在生物学上似乎是合理的，以支持当前的公共卫生状况代表了预防和治疗高血压的有效佐剂。目前，对于已经久坐并开始进行新的体力活动的典型中年或老年人，证据不支持线性剂量反应梯度。一些新出现的证据表明，在休闲运动员之间可能存在剂量反应，其表现水平远远高于目前久坐的人的可行目标，构成美国和其他国家人口的很大一部分。高血压患者的有氧运动训练的随机对照试验通常显示，其静息血压SBP降低约8 mmHg、DBP降低5 mmHg，高血压前期患者的静息血压降低约2 mmHg(Cornelissen et al.，2013)。动态抗阻运动可使高血压患者降低4~6 mmHg，高血压前期患者降低3~4 mmHg(Cornelissen et al.，2013；MacDonald et al.，2016)。这种幅度的减少对于公共卫生来说可能是重要的，因为以美国人口为基础的证据已经得出收缩压减少5 mmHg会伴随着脑卒中死亡风险的人数降低14%、冠心病死亡率降低9%、全因死亡率降低7%(Whelton et al.，2002)。

参 考 文 献

第8章

体力活动与血脂异常

> 他们的心脏像油脂一样肥。
>
> •《圣经》•
> 诗篇 119：70

本章目标
- 血脂异常对公共健康负担的描述，包括其在人群中的普遍性和在心血管疾病风险中的作用。
- 识别和描述关键脂蛋白的功能。
- 确定主要可修改和不可修改的血脂异常的风险因素。
- 描述体力活动对脂蛋白及其功能的已知和假设的影响。
- 描述和评估体力活动和运动训练提高脂蛋白水平和功能的证据的强度。

网络资源

www.heart.org。美国心脏协会官方网站。提供关于脂蛋白和心血管疾病的信息和链接到公众和专业人士。

http://hp2010.nhlbihin.net/ncep.htm。美国NIH国家心脏、肺和血液研究所维护的国家胆固醇教育计划网站。

胆固醇是发现在脑、神经、肌肉、皮肤、肝脏、肠和心脏的所有细胞膜中的一种蜡状物质。胆固醇用以合成多种激素、维生素D和有助于乳化不溶性脂质的胆汁酸（如来自富含饱和脂肪的食物），因此胆固醇可以参与细胞代谢。由于胆固醇不溶于血液，所以胆固醇还可以运输非脂溶性维生素A和维生素E。血液中胆固醇过多会诱发动脉粥样硬化，即硬化和阻塞动脉并导致冠心病和缺血性脑卒中的疾病过程。高胆固醇血症通常指超过成年人群平均值200 mg/dL的总血清胆固醇水平。血脂异常是指高胆固醇血症或高甘油三酯（包含脂肪的重要能量存储物质），或高水平的低密度脂蛋白胆固醇（LDL-C，"坏"胆固醇），或低水平的高密度脂蛋白胆固醇（HDL-C，"好的"胆固醇）。

在描述血脂异常和血脂异常对公众健康的影响后，本章提出证据表明体力活动与降低血脂、减少LDL-C和增加HDL-C这一变化有关，这可以帮助解释体力活动在预防心血管疾病和因其诱发的死亡的部分保护作用。

> 估计有9 300万美国成年人的总胆固醇水平为200 mg/dL及以上，高于理想水平。其中，近2 900万人（20岁及以上成年人的12%）的水平为240 mg/dL及以上，被认为是高危心脏疾病（Carroll et al., 2017）的风险（Benjamin et al., 2019; Verani et al., 2020）。

虽然高胆固醇血症与冠心病的患病风险增加有关（表8.1），但是运输胆固醇的脂蛋白组分才是冠心病患病风险的更好预测因子（表8.2）。低水平的HDL-C（<40 mg/dL）是冠心病的主要危险因素；在HDL-C水平低于25 mg/dL的人中冠心病的发生率为约18%。在2015年至2016年期间，美国成年人中有超过18%的人的HDL-C水平低于40 mg/dL（Carroll et al., 2017）。约有7%的美国6~19岁的儿童和青少年有高总胆固醇（Nguyen et al., 2015）。

表8.1 总胆固醇水平与CHD风险相关性：弗雷明汉心脏研究

胆固醇水平（mg/dL）	相 对 风 险
300	3.0
260	2.0
235	1.4（冠心病案例中的平均水平）
225	1.0（平均水平）
220	0.95（无冠心病患者的平均水平）
200	0.90
185	0.80
150	冠心病的可能保护阈值

表8.2 高密度脂蛋白水平与冠心病患者风险相关性：弗雷明汉心脏研究

HDL (mg/dL)	相 对 风 险 男	相 对 风 险 女
25	2.00	—
30	1.80	—
35	1.50	—
40	1.22	1.94
45	1.00	1.55
50	0.82	1.25
55	0.67	1.00
60	0.55	0.8
65	0.45	0.64
70	—	0.52
75	冠心病防护阈值？	

男性的HDL-C的平均水平为40~50 mg/dL，女性的HDL-C的平均水平为50~60 mg/dL。一般来说，总胆固醇1%的变化会引起风险度2%的变化，LDL-C 1%的改变会引起风险改变2%~3%。流行病学研究显示，HDL-C增加1 mg/dL与男性冠状动脉疾病降低2%、女性冠状动脉疾病降低3%

相关（Gordon et al.，1989）。然而，贝特类药物的随机对照试验显示，HDL-C 每增加 1 mg/dL，冠心病人的死亡率降低 3%~5%，心脏病人的死亡率降低 2%（Frick et al.，1987；Robins et al.，2001；Rubins et al.，1999）。总血清胆固醇与 HDL-C 的高比率是比单独一种组分能更好地预测风险增加的因素（表8.3）。

表8.3 HDL 比值水平与冠心病患者风险：弗雷明汉心脏研究

RR	总的/HDL	LDL/HDL
男		
0.5	3.43	1.00
1	4.97	3.55
2	9.55	6.35
3	24.00	8.00
女		
0.5	3.27	1.47
1	4.44	3.22
2	7.05	5.00
3	11.04	6.14

高水平的 LDL-C（>160 mg/dL）和甘油三酯（>200 mg/dL）也与冠心病的高患病风险（图8.1）有关。通常，LDL-C 低于 130 mg/dL 预示总胆固醇小于 200 mg/dL 的，被认为是正常的；LDL-C 为 130~159 mg/dL，被认为是临界风险水平；LDL-C 大于 160 mg/dL 预示总胆固醇大于 240 mg/dL，被认为是高风险水平。甘油三酯高于 145 mg/dL 的血液将导致冠心病的患病风险提高约 12.5%。在 17 个前瞻性队列研究中共计 46 413 名男性和 10 864 名女性，空腹甘油三酯每增加 1 mmol/L（88.5 mg/dL），男性患心血管疾病风险增加 32%（HDL-C 调整 14%），女性患心血管疾病风险增加 76%（HDL-C 调整 32%）。甘油三酯 1%的变化与男性患冠心病风险约 0.5%的变化和女性患冠心病风险约 1.3%的变化相关（Hokanson et al.，1996）。

下栏给出了来自"2002 年美国国家胆固醇教育计划"成人治疗小组Ⅲ（ATP Ⅲ）用于测定高脂血症的指南。

来自弗雷明汉心脏后代研究的发现证实了 HDL-C 是一个重要的风险因素，但其风险会受到 LDL-C 和甘油三酯水平的影响（Bartlett et al.，2016）。不考虑年龄、性别、BMI、吸烟、高血压和糖尿病，心脏病发作或脑卒中风险如图 8.2 所示。结果显示：①当 LDL-C 或甘油三酯水平升高（≥100 mg/dL）时，HDL-C 水平较低（男性<40 mg/dL，女性<50 mg/dL）的人风险增加 30%，同时升高时风险增加 60%；②当 HDL-C 水平较高（男性≥40 mg/dL，女性≥50 mg/dL）的人同时达到优化水平（<100 mg/dL）的 LDL-C 和甘油三酯水平时，风险降低 40%；当其中一个水平升高（≥100 mg/dL）时，风险降低 30%；③在 HDL-C 较高的人中，如果其 LDL-C 和甘油三酯水平也升高，风险降低只有 10%，且与相对风险为 1.0 的结果没有统计学差异。

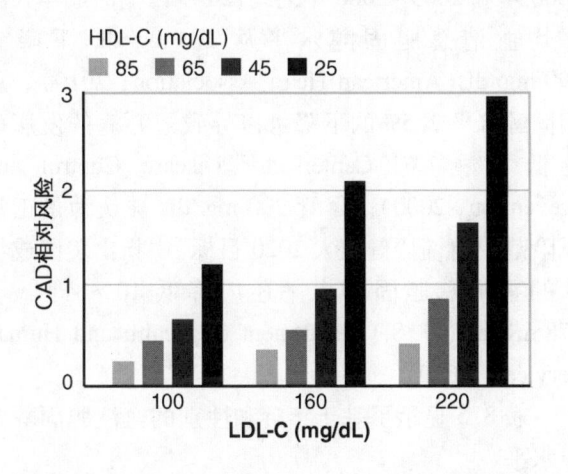

图8.1 HDL-C 和 LDL-C 作为冠心病的危险因素。

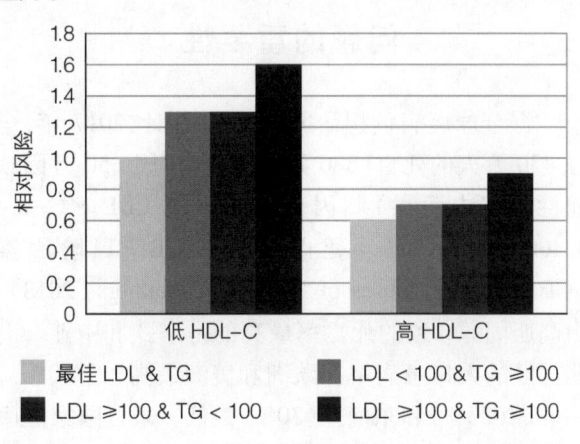

图8.2 与 HDL-C、LDL-C 和 TG 有关的心血管事件的风险。

资料来源：Bartlett et al.，2016。

> **美国国家胆固醇教育计划指南**
>
> **总胆固醇**
> 　　最佳＜200 mg/dL；临界高 200～239 mg/dL；高≥240 mg/dL
> **LDL－C**
> 　　最佳值＜100 mg/dL；接近最佳值 100～129 mg/dL；临界值高 130～159 mg/dL；高 160～189 mg/dL；非常高≥190 mg/dL
> **甘油三酯**
> 　　正常＜150 mg/dL；临界高 150～199 mg/dL；高 200～499 mg/dL；极高≥500 mg/dL
> **HDL－C**
> 　　低＜40 mg/dL；高＞60 mg/dL
> 　　资料来源：National Cholesterol Education Program, 2002。

自该指南出版以来，药物治疗的数项重要临床试验结果导致了对高风险人群的治疗选项和目标进行了修正。目前，用于动脉粥样硬化初级预防的推荐目标为 LDL－C＜100 mg/dL；但当风险非常高时，目标 LDL－C＜70 mg/dL 是临床治疗的选择，这也适用于那些 LDL－C＜100 mg/dL，但其他情况下风险非常高或已经患有冠心病或脑卒中的患者（Grundy et al., 2004；Benjamin et al., 2019）。一项关于他汀类药物疗法（首选药物）的八项大型试验的 Meta 分析发现，HDL-C 与心血管风险有关，即使在治疗后达到 LDL－C 水平＜50 mg/dL（Boekholdt 等，2013）。

问题的重要性

据全球疾病负担研究（GBD）估计，2017 年，全球 430 万人的死亡（380 万因冠心病而亡、50 万因缺血性脑卒中而亡）归因于高水平的 LDL－C——3 400 万（近 13%）死亡归因于 GBD 风险因素（GBD，2017；Causes of Death Collaborators，2018）。由高胆固醇导致的死亡率最高的是东欧和中亚。高胆固醇的人口患病率在欧洲和美洲最高（约 50%），在非洲（23%）和东南亚（30%）最低。来自国家健康和营养调查（NHANES）及国家卫生统计中心的估计显示，美国近 2 900 万的 20 岁或以上的成人具有高的患冠心病和脑卒中风险，因为他们的总胆固醇水平为 240 mg/dL 或更高（表 8.4）。另有 6 400 万人具有 200～240 mg/dL 的临界高水平。大约 14% 的白人女性超过 240 mg/dL 或更高的水平。近 37% 的墨西哥裔美国男性的风险升高，因为他们的 LDL－C 水平为 130 mg/dL 或更高，三分之一的 HDL－C 水平低于 40 mg/dL。与白人和墨西哥裔美国男性相比，黑人男性的低 HDL－C 患病率约为三分之一，墨西哥裔美国女性的患病率比白人、黑人和亚洲女性高 40% 至 60%（Bejemaim et al., 2019）。大约 20% 的 12～19 岁美国青少年中，至少有一种脂质水平异常：高 LDL－C（≥130 mg/dL）、低 HDL－C（≤35 mg/dL）或高甘油三酯水平（≥150 mg/dL）。正常体重的青少年中患病率最低（14%），肥胖青少年中患病率最高（43%）（Centers for Disease Control and Prevention，2010），但只有不到 1% 的青少年需要药物治疗（Bejemaim et al., 2019）。图 8.3 显示了 20 岁及以上美国人按性别和种族/民族分类的高 LDL－C 和低 HDL－C 水平的患病率。

表 8.4　按种族或民族和性别分列的高总胆固醇水平

种族或民族	男性(%)	女性(%)
非西班牙裔黑人	10.6	10.3
西班牙裔	13.1	9.0
非西班牙裔白人	10.9	14.8
非西班牙裔亚洲人	11.3	10.3

根据 NHANES 2005～2006 年的数据，在 1999～2000 年和 2005～2006 年之间，20 岁以上的成年人的平均血清总胆固醇水平从 204 mg/dL 下降到 199 mg/dL（American Heart Association，2010）。总胆固醇水平 2.5% 的下降可以导致冠心病的发病率降低 5%～7%（Centers for Disease Control and Prevention，2000）。尽管 200 mg/dL 被认为是正常风险范围内，但"健康人 2020 目标"中指出美国成年人的平均总胆固醇水平还应降低 10%，即低于 178 mg/dL（U. S. Department of Health and Human Services，2010）。

表 8.5 显示了基于年龄和性别的血液胆固醇健康水平。

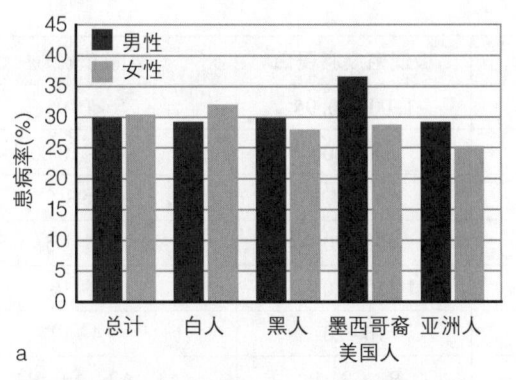

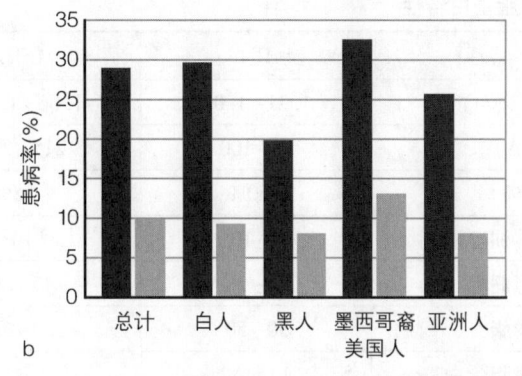

图 8.3 2016 年,按种族/民族和性别分类,(a) LDL-C 为 130 mg/dL 或更高,(b) HDL-C 为 40 mg/dL 或更低的 20 岁及以上美国人的患病率。

资料来源：Benjamin et al., 2019。

表 8.5 健康血液胆固醇水平

人口统计	总胆固醇	高密度胆固醇	低密度胆固醇
19 岁或以下	小于 170 mg/dL	小于 100 mg/dL	大于 45 mg/dL
20 岁或以上的男性	125~200 mg/dL	小于 100 mg/dL	40 mg/dL 或更高
20 岁或以上的女性	125~200 mg/dL	小于 100 mg/dL	50 mg/dL 或更高

什么是脂蛋白？

胆固醇和其他脂肪（即脂质）不可溶，它们通过与蛋白质结合随血液运输。这种脂蛋白包括乳糜微粒、LDL、VLDL 和 HDL；他们的胆固醇、脂质、磷脂和蛋白质的相对组成有所不同。它们的大小和密度也不同，从而在较大和较小密度的脂蛋白分子中发现更高浓度的脂质脂蛋白由各种载脂蛋白组成，载脂蛋白是使脂质溶于血液并识别调节脂蛋白功能的受体所需的多肽。（图 8.4 和表 8.6）。

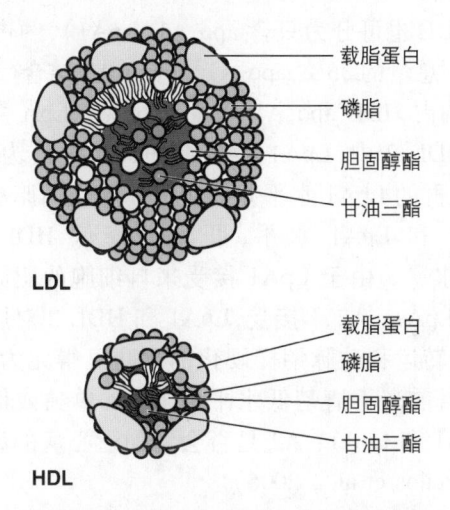

图 8.4 低密度脂蛋白和高密度脂蛋白分子的大小以及它们的组成通过甘油三酯、磷脂、胆固醇和载脂蛋白不同。

> **甘油三酯**
>
> 甘油三酯是人体内最丰富的脂类，由甘油分子和三种脂肪酸组成。高水平甘油三酯与高胆固醇血症密切相关，如果假设 VLDL=甘油三酯/5，则可用于预测 VLDL 水平。VLDL 水平超过 40 mg/dL 表示存在脂蛋白血症。低密度脂蛋白胆固醇的水平可以用弗里德瓦尔德方程估算：低密度脂蛋白胆固醇=总胆固醇-高密度脂蛋白-极低密度脂蛋白。

甘油三酯的主要形式是生物脂肪，甘油分子由三个脂肪酸分子酯化形成（通过除去醇和酸的羟基之间的水形成酯）。膳食中的甘油三酯约占乳糜微粒的 98%，其由肠中的肠细胞形成并通过胸导管进入血液循环（也是称为左淋巴管或胸导管）。甘油三酯通过酶脂蛋白脂肪酶（LPL）水解（即被水分裂）成单酰基甘油和两种脂肪酸，用于细胞氧化呼吸（如在肌肉收缩期间作为燃料）。脂蛋白脂肪酶存在于心脏，骨骼肌和脂肪组织的毛细血管内皮中。甘油三酯的水解有助于从血液循环中清除乳糜微粒。水解后保留的乳糜微粒残余可以导致动脉粥样化，但是 LPL 可以减少乳糜微粒残留物对内皮细胞的黏附并促进它们在肝脏中的再酯化。极低密度脂

表 8.6 脂蛋白特性

特性	HDL	LDL	极低密度脂蛋白	乳糜微粒
密度(g/ml)	1.21~1.06	1.06~1.006	1.006~0.95	<0.95
大小(Å)	50~100	215~220	300~800	400~10 000
脂质(%)	~50%	~75%	~90%	~98%
甘油三酸酯	4~10	10	50~70	85~95
胆固醇	25~35	45~60	10~20	2~10
磷脂	30~50	20~30	10~20	4~12
主要载脂蛋白	A1, A2	B	B, C3, E	A1, A2, A4, B48, E
大量来源	肠	血浆	肝	肠
少量来源	肝		肠	

蛋白(VLDL)主要负责将在肝细胞中合成的甘油三酯转运至脂肪细胞以进行储存。进入循环后，VLDL 被转化为低密度脂蛋白（LDL）(Tortora et al., 1993)。LDL 颗粒按大小（小型和大型 LDL）和密度进行分类。较小、较密的 LDL 与动脉粥样硬化的风险直接相关(Mora et al., 2007)。低密度脂蛋白是血液中胆固醇的主要运输者。高密度脂蛋白通过反向胆固醇转运过程从巨噬细胞泡沫细胞将胆固醇从非肝组织（在肝脏之外的组织）中移除，将其转运到肝脏以便排泄为胆汁和粪便。细胞胆固醇向 HDL 的外流是由腺苷三磷酸（ATP）结合盒转运蛋白 1（ABCA1）催化的，该蛋白在动脉壁巨噬细胞中表达。

ABCA1 在新生 HDL3 分子上吸引载脂蛋白 A1（apo A1）。这有助于防止巨噬细胞中的过多胆固醇积累并将其发展为泡沫细胞。反向转运随后涉及通过磷脂胆固醇酰转移酶（LCAT）和 apo A1 在 HDL 分子的核心中酯化和储存胆固醇。胆固醇酯从新形成的 HDL（称为 HDL3）转移到 LDL、VLDL 和乳糜微粒，以交换甘油三酯，这由胆固醇酯转运蛋白（CETP）调节。较不密集的 HDL2 和 HDL1 的最终命运是在肝脏中作为新的 HDL 进行回收，这由肝脏脂蛋白酶（HL）和乙酰辅酶 A：胆固醇酰转移酶（ACAT2）以及一种名为清道夫受体 B 类 I 型（SR-BI）的蛋白质辅因子来调节，该蛋白质调节了肝脏中 HDL 中胆固醇酯的摄取(Hoekstra, 2017; Van Eck et al., 2005)。

HDL 的结构和功能

HDL 由一系列分子组成，它们的大小、密度、脂质和载脂蛋白组成以及可能的功能各不相同(Von Eckardstein et al., 1994)，密度范围为 1.06~1.21 g/ml。HDL 相对于血液中的其他脂蛋白具有高磷脂含量，大部分 HDL 磷脂是卵磷脂。HDL 具有最大的表面积，比血液中的其他脂蛋白大 80% 左右。

HDL 分子根据增加的密度分为三个亚型或亚组：HDL1、HDL2 和 HDL3(Eisenberg, 1984)。最丰富的部分是 HDL2 和 HDL3。HDL 组分之间存在几个主要差异(Eisenberg, 1984)。首先，粒子的核心直径从 HDL3 增加到 HDL1。HDL1 的核心比 HDL3 的核心大 50% 左右，HDL1 的胆固醇酯含量和甘油三酯含量比 HDL3 的胆固醇酯含量和甘油三酯含量高 3~4 倍。HDL2 具有比 HDL3 大约两倍的表面积和比 HDL3 多 50% 的蛋白质，包括载脂蛋白 A（apo A）、载脂蛋白 C（apo C）和载脂蛋白 E（apo E）。HDL1 比 HDL2 的蛋白质更少，且只有一个类别——apo E。Apo E 可增强其在肝脏中的 apo E 受体的摄取。

HDL 也可分为只含 apo A1（LpA1），约占 HDL apo A1 总量的 35%，apo A1 与 apo A2 结合（LpA1：A2），约占 HDL apo A1 总量的 65%。LpA 主要存在于 HDL 2 中，LpA1：A2 在 HDL3 中最为丰富。不同人群的 LpA1 水平差异很大。脂蛋白脂酶升高 HDL 2 和 LpA1 水平，肝脂酶降低 HDL 2 和 LpA1 水平。由于 LpA1 接受来自细胞的胆固醇流出，但 LpA1：A2 不接受，LpA1 和 HDL 2 对胆固醇的逆向转运和动脉粥样硬化的预防显得尤为重要。然而，目前尚不清楚低水平的 LpA1 单独或低水平的 LpA1 和 LpA1：A2 是否会增加冠心病的患病风险(Asztalos et al., 2006)。

载脂蛋白是否比传统脂质水平能更好地预测冠心病患病率是有争议的。在来自没有心血管疾病的弗雷明汉后代队列的 3 322 名中年白人男性和女性的15年随访中，apo B：apo A1比率赋予了与总胆固醇相似的风险升高（约40%）：HDL-C（40%）和LDL-C：HDL-C（35%）。并且，当apo B：apo A1比率被增加到超过总胆固醇和HDL-C的弗雷明汉风险评分时，没有增加风险的预测（Ingelsson et al.，2007）。然而，在来自第三次NHANES死亡率研究的7 594名中年美国成年人的多民族样本中，由高的apo B引起的CHD死亡风险几乎加倍，而高载脂蛋白A1降低一半，而总胆固醇的风险升高较小（17%）和HDL-C的风险降低（32%）。只有apo B和apo B：apo A1比率在调整心血管危险因素后与冠心病的死亡相关（Sierra-Johnson et al.，2009）。对38 000名患者进行的8项他汀类药物临床试验的汇总结果表明，即使LDL-C水平降低至50mg/dL以下，apo A1水平仍与较低的心血管风险相关（Boekholdt et al.，2013）。

HDL-C形成

新的高密度脂蛋白分子有三个主要来源：来自肝脏或小肠的分泌；来自富含甘油三酯的脂蛋白水解的脂质和蛋白质片段，如VLDL和乳糜微粒；来自磷脂和凋亡蛋白之间的化学相互作用。肝脏分泌的新HDL分子呈圆盘状（Hamilton et al.，1976）并含有表面apo E、apo C和apo A1（按密度顺序排列）（Marsh 1976）。相反，在血液中的HDL中，apo A1是最主要的，apo E是最少的。这种差异可能是由于LCAT酶对新HDL分子的作用（Eisenberg，1984）。与肝脏不同的是，肠道分泌的新HDL-C分子具有高apo A1。新HDL的第二个来源是水解乳糜微粒和VLDL（Shepherd et al.，1989；Winkler et al.，1989）。乳糜微粒和极低密度脂蛋白表面脂解过程中脱落的分子含有apo A1、apo C、磷脂和游离胆固醇（Eisenberg 1976；Tall et al.，1978）并与LCAT相互作用。新HDL的第三个来源是血浆中未结合的载脂蛋白，特别是apo A1和磷脂的结合（Eisenberg，1984）。

Apo A1是所有三种类型的新HDL形成的关键。肝和肠以大约相同的速率分泌apo A1（Wu et al.，1979）。Apo A1是LCAT反应的主要辅酶，对于其他HDL组分的形成是必需的。游离分泌的apo A1可以转化为新的HDL，在尿液中排泄或吸收到LDL中（Eisenberg，1984）。Apo A1还调节肝外组织中过量胆固醇，特别是通过与ABCA1结合启动逆向转运，促进胆固醇从动脉壁巨噬细胞中流出（Barbaras et al.，1986；Mahlberg et al.，1992）。

HDL3形成

来自新HDL的球形HDL3分子的形成取决于LCAT的活性（Norum，1984）。在血浆中，LCAT结合新的HDL和低密度脂蛋白，并催化游离胆固醇的酯化。酯化涉及将游离脂肪酸从位于HDL分子的壳上的磷脂（卵磷脂）转移到另一胆固醇分子（Norum，1984）。酯化的胆固醇是疏水的（即排斥水分子）并且移动到HDL-C分子的核心。酯化的胆固醇在HDL分子的表面上留下间隙或空间，其来自细胞膜（例如内皮细胞）或来自其他脂蛋白的胆固醇填充（Tall et al.，1978；Eisenberg，1984；Tall，1990）。胆固醇从其他脂蛋白或细胞表面转移到HDL是由HDL介导的胆固醇逆运输的第一部分。随着时间的推移，新HDL的核心扩大，分子变成HDL3。

HDL2形成

由于HDL3积聚胆固醇酯，其直径增加并且其密度降低。将酯化的胆固醇加入HDL3的核心也增加了HDL3的表面区域，其因此转化为HDL2。随着HDL表面积的增加，它能够接受更多的载脂蛋白，特别是apo A1。HDL2的一个重要特征是直接将胆固醇酯转移至LDL-C的能力（Eisenberg，1984）或通过CETP的作用将其转化为VLDL和乳糜微粒中的甘油三酯（Tall，1986）。CETP反应取决于存在于脂蛋白表面上的载脂蛋白。然而，转移的大小由胆固醇酯和甘油三酯在脂蛋白中的相对比例决定，并且与脂蛋白的表面积成比例（Deckelbaum et al.，1982）。通过CETP反应交换甘油三酯的胆固醇酯降低胆固醇的HDL2核心含量。在更多的CETP和LCAT反应之后，HDL2转化成更大的，密度更低的HDL1分子，其中主要含有从VLDL和乳糜微粒吸收的甘油三酯和apo E（图8.5）（Daerr et al.，1982）。

风险因素

五百分之一的人有高胆固醇血症的遗传形式，即杂合子家族型。只有不到百万分之一的人是纯合型。因此，几乎每个人都可以控制血液中的胆固醇或其成分是否上升到增加冠心病风险的水平。尽管血液胆固醇有近70%是由于肝脏的内源性产生的，但肉类、家禽、鱼类、海产品和乳制品中的胆固醇摄入量影响了每一个人血清胆固醇水平的波动。

水果、蔬菜、谷物、坚果和种子不含胆固醇。国家膳食中胆固醇的目标是每天不超过300 mg，但是美国人每天平均摄入量男性为450 mg，女性为320 mg。

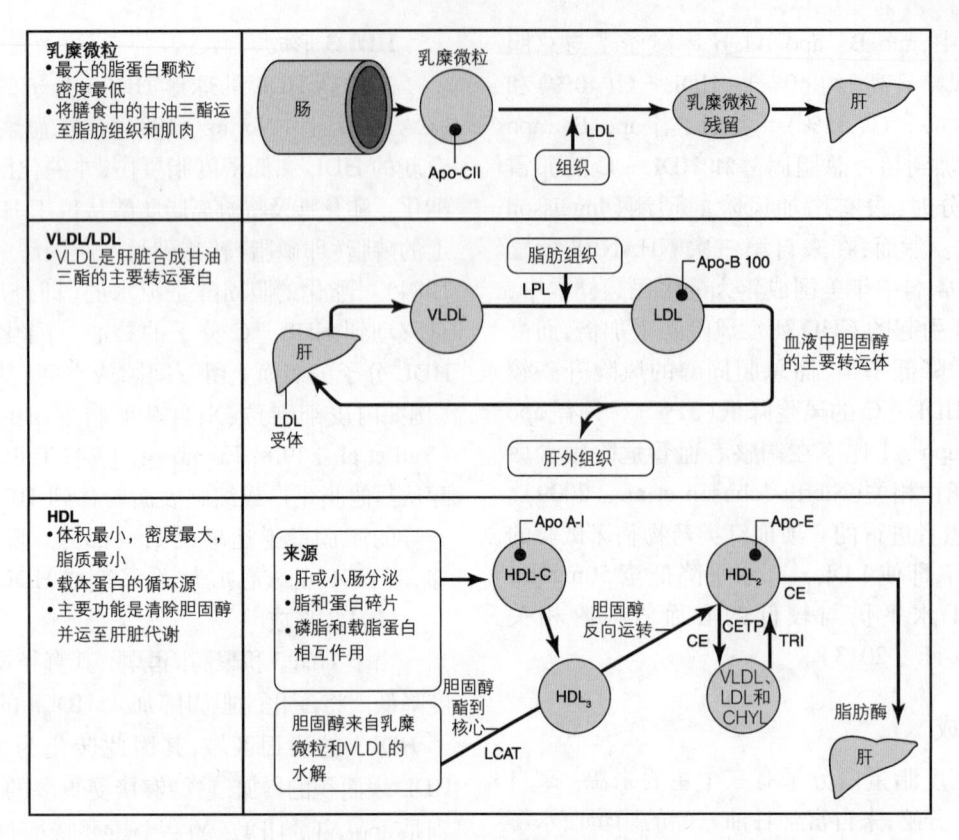

乳糜微粒
- 最大的脂蛋白颗粒密度最低
- 将膳食中的甘油三酯运至脂肪组织和肌肉

VLDL/LDL
- VLDL是肝脏合成甘油三酯的主要转运蛋白

HDL
- 体积最小，密度最大，脂质最小
- 载体蛋白的循环源
- 主要功能是清除胆固醇并运至肝脏代谢

图 8.5 脂蛋白代谢。注意到肝脏 ACAT 和 HPL 活性的运动可能增加 HDL－C 水平的合理位点，通过 LCAT 和 apo A1 通过酯化法调节 HDL 的反向转运，CETP 调节与乳糜微粒和 VLDL 的甘油三酯交换；并增加 LPL 的活性。

虽然一个大的鸡蛋有 200 mg，鸡蛋含有卵磷脂，这限制了膳食胆固醇的吸收。

吸烟、糖尿病、肥胖、酒精、雄激素和抗炎类固醇和情绪压力也对血脂水平有负面影响，会增加甘油三酯和 LDL－C 水平（表 8.7）。肥胖和吸烟降低 HDL－C。糖尿病患者的总胆固醇、LDL－C 和甘油三酯水平通常升高。继发性血脂异常在 2 型糖尿病患者中很常见，并促进动脉粥样硬化疾病的发展。胰岛素抵抗会刺激脂肪细胞中的脂解作用，导致血液中游离脂肪酸水平升高、肝脏中载脂蛋白 B（apo B）的破坏（从而增加小而密的 LDL－C 水平）以及 HDL 颗粒的减少（Vergès，2010）。

表 8.7 影响血脂的因素分析

影响因素	影　　响
性别	绝经前女性血脂总体水平较低、HDL－C 水平较高
年龄	随年龄增长脂总体水平升高、HDL－C 水平降低
体脂比	超重和肥胖人群的血脂总体水平和 LDL－C 水平较高、而 HDL－C 水平较低
饮食	当摄入脂肪和胆固醇时,血脂总体水平、TG、LDL－C 水平升高
糖尿病	血脂总体水平、TG、LDL－C 水平升高,血糖得到控制时回到合理范围
酒精	适量摄入会使 HDL－C 水平升高
烟草	降低 HDL－C 水平
类固醇	降低 HDL－C 水平
压力	血脂总体水平升高,HDL－C 水平降低
运动	HDL－C 水平升高,TG、LDL－C 水平降低

LDL 治疗中生活方式的改变

导致血脂异常的生活方式危险因素
- 肥胖（BMI≥30 kg/m²）
- 缺乏体力活动
- 致动脉粥样化饮食

治疗性生活方式改变
- 治疗性饮食生活方式改变
- 减少摄入胆固醇营养素
- 饱和脂肪<7%的总热量
- 多不饱和脂肪占总卡路里的10%
- 单不饱和脂肪占总卡路里的20%
- 碳水化合物50%~60%的总卡路里
- 蛋白质约占总热量的15%
- 膳食胆固醇<200 mg/天
- 低LDL的治疗选择
- 植物甾烷醇/固醇（每天2 g）
- 黏性（可溶性）纤维（每天10~25 g）
- 重量减少
- 增加体力活动

性别和雌激素

在绝经之前，通常女性具有的总胆固醇水平低于同年龄的男性。随着女性和男性变老，直到约60~65岁，他们的血液胆固醇水平升高。在女性中，更年期通常导致 LDL-C 增加和 HDL-C 降低，并且在50岁以后，女性具有比同年龄的男性更高的总胆固醇水平。一些女性可能从更年期后的激素替代疗法（也称为雌激素替代疗法）中受益，因为雌激素降低 LDL 并升高 HDL。

> 心脏病患者的研究表明，降低血液胆固醇可以减少因心脏病死亡，非致死性心脏病发作，需要旁路手术或血管成形术的风险。

酒精使用

酒精摄入会增加 HDL-C 水平，但不降低 LDL-C 水平。然而，摄入太多的酒精会损害肝脏和心肌，导致高血压和甘油三酯的升高，所以酒精饮料不应该用作预防心脏病的方法。

药 物 治 疗

当适当的饮食，正常的体力活动和体重减轻不足以降低高血脂，胆固醇药物是可选择的治疗方式。在某些患有高脂血症的儿童和青少年中，药物治疗在医学上必要的，特别是那些父母胆固醇水平较高的人群（McCrindle et al.，2007）。除了健康的生活方式改变外，他汀类药物已成为降低 LDL-C 的一线治疗方法。他汀类药物通常可将 LDL-C 水平降低50%。依折麦布（一种选择性抑制肝脏和小肠胆固醇吸收的药物）与他汀类药物联合使用时，可进一步降低总胆固醇16%，降低 LDL-C 24%，并将 HDL-C 提高近2%（Mikhailidis et al.，2007）。在他汀类药物试验中，平均每降低40 mg/dL（1 mmol/L）的 LDL-C，主要血管事件（如心脏病发作、冠状动脉搭桥手术和脑卒中）的发生率减少20%，血管相关死亡率降低12%（CTT Collaboration, 2015）。其他降低 LDL 的药物包括胆汁酸螯合剂和 PCSK9 抑制剂。贝特类和烟酸主要用于降低甘油三酯，对 LDL-C 的影响较小。

表8.8显示了 LDL-C 的目标水平。

表8.8 低密度脂蛋白胆固醇的目标

低密度脂蛋白胆固醇	最佳目标
无冠心病或脑卒中病史且低患病风险	<130 mg/dL
有冠心病或脑卒中患病风险	<100 mg/dL
确诊冠心病、脑卒中或糖尿病	<70 mg/dL

资料来源：American Heart Association, 2019。

在美国，通常用于降低 LDL-C 水平的药物包括他汀类药物（如阿托伐他汀、氟伐他汀、洛伐他汀、匹伐他汀、普伐他汀、瑞舒伐他汀、辛伐他汀），它们抑制 HMG-CoA 还原酶、胆汁酸螯合剂（如考来烯胺、考来替泊、考来维仑）或烟酸，这是对于甘油三酯超过250 mg/dL 的患者是首选的，因为胆汁酸螯合剂可以提高甘油三酯。用于降低甘油三酯的其他常用药物也包括贝特类（如吉非罗齐和非诺贝特）和胆固醇吸收抑制剂（如依折麦布）（表8.9）。联合治疗通常用于极度高脂血症的患者，但是这需要仔细监测，因为副作用例如便秘、痉挛、潮红、胃痛和水肿的发生率增加，这对于一些心脏或血管疾病患者是致命的（American Heart Association, 2012）。

表 8.9 胆固醇药物

他 汀 类 药 物		
通用名称	商品名称	如 何 工 作
阿托伐他汀 洛伐他汀 普伐他汀 辛伐他汀 氟伐他汀 罗苏伐他汀 匹伐他汀 辛伐他汀/依折麦布	立普妥 美降脂 普拉固 舒降之 氟立平 来适可 可定 益适纯 力清之 维妥力	通过抑制限速酶3-羟基-3-甲基-戊二酰-CoA(或β-羟基-β-甲基戊二酸单酰辅酶A)还原酶来降低肝脏中胆固醇的生成。然后细胞感知低胆固醇并表达更多的低密度脂蛋白受体,从而去除循环的LDL-C。 • 将LDL-C降低20%~60% • 根据水平将甘油三酯降至10%~40% • 增加HDL 5%~10%

可能与他汀类一起使用的药物			
类 型	通用名称	商品名称	如 何 工 作
胆汁酸螯合剂	考来烯胺 考来替泊 考来维仑	消胆胺 降脂宁 维乐妥	• 与肠道中含胆固醇的胆汁酸结合并排出体外 • LDL-C 降低 10%~20%
贝特类药物	吉非罗齐 非诺贝特	诺衡 力平之	• 激活脂蛋白脂酶,降低 apo C3 • 降低 VLDL-C 和甘油三酯 20%~50% • 将 HDL-C 增加 10%~15%
烟酸	烟酸(维他命 B_3)	烟酸片 诺之平 尼克乐	• 阻止脂肪分解,因此更少的脂肪酸进入肝脏合成 VLDL • 当从肝脏中的 HDL 中去除胆固醇脂时,也保留 apo A1 • 降低 10%~20% 的 LDL-C • 降低甘油三酯 20%~50% • 将 HDL-C 提高 15%~35%
胆固醇吸收抑制剂	依折麦布	益适纯	• 抑制 NPC1L1,从而阻止饮食胆固醇在肝脏和小肠的吸收 • 降低 LDL-C 15%~20%

资料来源:National Heart, Lung, and Blood Institute, 2002。

美国心脏病学会和美国心脏协会的 2018 年胆固醇指南建议:当 10 年动脉粥样硬化性心血管疾病 (ASCVD) 风险为 5%~7.5% 时,采用中等强度他汀类药物治疗(将 LDL-C 降低约 30%~50%);当 10 年 ASCVD 风险等于或超过 7.5% 时,采用高强度他汀类药物治疗(将 LDL-C 降低 50% 或更多)(Grundy et al., 2019)。10 年 ASCVD 风险基于年龄、性别、种族、血压、胆固醇水平、吸烟状况和糖尿病等因素计算(风险估算工具:http://tools.acc.org/ASCVD-Risk-Estimator-Plus/#!/calculate/estimate/)。

欧洲血脂异常管理指南也根据初始 LDL-C 水平和整体心血管疾病(CVD)风险设定了治疗目标(表 8.10)(Catapano et al., 2016)。对于中等 CVD 风险的人群,LDL-C 目标为 115 mg/dL。对于高风险和极高风险患者,治疗目标是将 LDL-C 降低 50%。对于高风险患者,初始 LDL-C 水平 ≥100 mg/dL

> **心脏代谢综合征作为治疗的次要目标**
>
> 当血脂异常与腹部肥胖、高血压、胰岛素抵抗和系统性炎症同时存在时,心血管疾病的风险会显著增加。这些风险因素的集合被称为心脏代谢综合征。
>
> **心脏代谢综合征的一般特征**
> - 腹部肥胖
> - 致动脉粥样硬化性血脂异常
>   - 甘油三酯升高
>   - 小而密的 LDL 颗粒
>   - 低 HDL-C
> - 血压升高
> - 胰岛素抵抗(伴或不伴糖耐量异常)
> - 促血栓状态
> - 促炎症状态

> **ASCVD 患病风险增强因素**
>
> 早发 ASCVD 家族史
> 持续性 LDL-C 升高：LDL-C 水平 ≥160 mg/dL（≥4.1 mmol/L）
> 持续性甘油三酯升高：甘油三酯水平 ≥175 mg/dL（≥2.0 mmol/L）
> 慢性肾病（CKD）
> 代谢综合征
> 子痫前期或早绝经
> 炎症性疾病（如类风湿性关节炎、银屑病、HIV 感染等）
> 种族（如南亚裔人群）
> C 反应蛋白 ≥2.0 mg/L
> Apo B ≥130 mg/dL
> 脂蛋白（a）>50 mg/dL 或 >125 nmol/L
> 踝臂指数（ABI）<0.9（提示外周动脉疾病）

时，建议通过药物治疗将 LDL-C 降低 50%。对于极高风险患者，初始 LDL-C 水平 ≥70 mg/dL 时，建议通过药物治疗将 LDL-C 降低 50%。

表 8.10 欧洲血脂异常治疗指南

风险（%）	生活方式干预+药物治疗（阈值）（mg/dL）
1~4	100~155
5~10	100~155
≥10	70~100

资料来源：Catapano et al., 2016。

据估计，在 10 000 名患者中使用他汀类药物治疗 5 年，将 LDL-C 降低 77 mg/dL（2 mmol/L），可以预防 1 000 名患者发生主要血管事件（10% 的获益）。然而，这也可能伴随 1%~2% 的患者出现严重不良事件：50~100 例糖尿病、5~10 例出血性脑卒中、50~100 例肌肉疼痛或无力（但仅比安慰剂组多10~20 例）（Collins et al., 2016）。

一些服用他汀类药物的患者在运动期间抱怨肌肉疼痛。然而，在一项研究中，高胆固醇、身体活动不足的人服用瑞舒伐他汀（10 mg/天）加上持续20 周的 3 天耐力运动（包括最近 10 周的抗阻运动），其 LDL-C 水平降低、氧化 LDL-C 水平更大程度的降低。与仅用他汀类药物治疗相比，其肌酸激酶（肌肉损伤的标志物）没有持续升高，也没有肌肉疼痛的报告（Coen et al., 2009）。短期他汀类药物治疗似乎不会降低肌肉力量、耐力或通过跑步机测试确定的有氧能力（Parker et al., 2013）。

LDL-C 的目标浓度为 100 mg/dL（2.6 mmol/L）可能导致有其他冠心病、脑卒中和外周血管疾病危险因素的人得不到充分治疗。欧洲协会联合工作组的治疗目标是 LDL-C 为 2 mmol/L（77 mg/dL），总胆固醇为 4 mmol/L（155 mg/dL）。心脏保护研究显示，LDL-C 降低至 1.7 mmol/L（66 mg/dL）与 2 型糖尿病或外周和脑血管病患者的临床益处相关，而与初始胆固醇水平无关。LDL-C 降低 1 mmol/L（39 mg/dL）可导致心血管疾病事件减少 25%，与基线 LDL-C 水平无关（Fourth Joint Task Force, 2007）。

他汀类药物对心血管健康的医学意义已经超出了他们在胆固醇合成中的作用，包括其抗炎性质（Arnaud et al., 2005；Sorrentino et al., 2005）。降脂药物的抗炎作用可通过延迟动脉粥样化形成，甚至在具有正常 LDL-C 的人中提供额外的 CVD 风险降低。在预防中使用他汀类药物的理由：干预试验评估罗苏伐他汀（JUPITER）研究发现，他汀类药物治疗可降低低水平 LDL-C（平均为 104 mg/dL）的健康男性和女性的血管事件，由于高 C 反应蛋白（炎症标志物）升高的风险（Ridker et al., 2009）。在 17 802 名试验参与者中，瑞舒伐他汀导致血管事件减少 44%，心肌梗死减少 54%，脑卒中减少 48%，动脉血运重建术减少 46%，全因死亡率减少 20%。所有参与者都受益，包括妇女，不吸烟者和弗雷明汉研究中风险评分低的人。风险降低程度与那些使用他汀类药物治疗高 LDL-C 患者相似（Ridker, 2009）。

贝特类药物减少非致死性心脏病发作的数量，但不能提高全因死亡率，因此仅在不耐受他汀类药物的患者中有发现。虽然在降低 LDL 方面不太有效，但是当异常脂血症与代谢综合征（高血压和 2 型糖尿病）的其他特征相关时，贝特类改善 HDL 和甘油三酯水平并似乎改善胰岛素抵抗。胆固醇吸收抑制剂（即依泽替米贝）与他汀类药物（例如，Vytorin）的组合未显示进一步减少动脉粥样硬化，尽管 LDL-C 水平降低 25%（Kastelein et al., 2008），并且依泽替米贝低于烟酸用于减少动脉粥样硬化（Taylor et al., 2009）。

最近一项对 17 项临床试验的 Meta 分析检验了

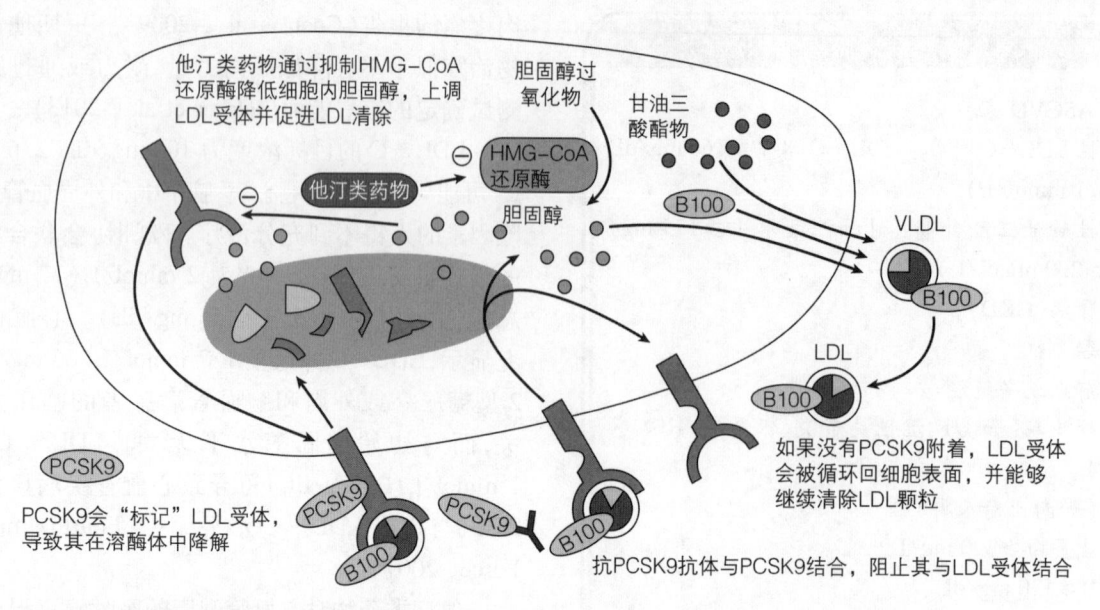

图 8.6 他汀类药物及抗 PCSK9 单克隆抗体的作用机制。B100=apo-B100。

烟酸对有心血管疾病史或血脂异常史的患者至少一种心血管疾病结局的影响(D'Andrea et al., 2019)。20世纪70年代和80年代的前他汀时代的试验显示,烟酸单药治疗后,急性冠状动脉综合征(即心脏病发作或心绞痛)或脑卒中的风险降低了25%,血管重建术(如冠状动脉搭桥手术或血管成形术)的风险降低了50%。在接受他汀类药物治疗的二级预防试验中,烟酸治疗对心血管预后没有附加影响。

目前,他汀类药物适用于10年动脉粥样硬化性心血管疾病风险为7.5%或更高的患者(Lloyd-Jones et al., 2010),约占接受他汀类药物治疗的成人的50%。在美国,只有约45%的合格成年人服用他汀类药物(Pencina et al., 2014)。根据目前的指导方针,据估计,到2025年,将有1 200万美国人接受他汀类药物治疗,额外费用近40亿美元,但预计具有成本效益通过增加质量调整寿命并防止约4.4万人死亡(Heller et al., 2017)。2002~2003年至2012~2013年,美国40岁及以上成年人的他汀类药物处方从18%(2 180万患者和1.34亿张处方)增加到28%(3 920万患者和2.21亿张处方),每年总共花费约170亿美元(Salami et al., 2017)。

降低LDL-C的较新药物包括抑制PCSK9酶的单克隆抗体。2015年,FDA批准使用PCSK9抑制剂用于不能耐受或对他汀类药物或其他治疗方法无反应的ASCVD患者,特别是有疑似家族史和持续高LDL-C($\geq$190 mg/dL)的患者。他汀类药物可增加LDL受体。PCSK9抑制剂可以保护它们免受破坏(图8.6)。经批准的PCSK9抑制剂(如阿利罗单抗)和Repatha(依洛尤单抗)每2周或4周皮下注射一次。PCSK9是一种丝氨酸蛋白酶,可以破坏肝脏中的LDL受体。而apo B是LDL蛋白的结构组成蛋白与LDL受体结合,一旦在肝脏PCSK9结合LDL受体的细胞外部分,它会被其他酶降解或循环到肝细胞的表面。PCSK9使受体容易被降解,因此没有PCSK9与它们结合的LDL受体不太可能被破坏,而更有可能被循环到细胞表面。因此,与PCSK9结合的单克隆抗体阻止其与LDL受体结合,并促进血液中LDL-C的清除(Horton et al., 2007)。

对49项随机试验(312 175名LDL-C平均在122 mg/dL的患者)进行的Meta分析发现他汀类药物使LDL-C水平每下降40 mg/dL(1 mmol/L),发生主要血管事件的风险就会降低约23%,5次非他汀类药物治疗后也上调LDL受体的表达使风险较低25%(饮食、胆汁酸螯合剂、回肠旁路和依折麦布)。对于其他干预措施,烟酸降低了6%,贝特类降低了12%,PCSK9抑制剂降低了50%;胆固醇酯转移蛋白抑制剂没有变化。LDL-C水平每降低1 mmol/L,一级预防试验中CVD事件发生率降低1.5%,二级预防试验中CVD事件发生率降低4.6%(Silverman et al., 2016)。

在他汀类药物治疗中加入非他汀类药物治疗是否会产生额外的临床益处。在一项对34项随机临床试验的Meta分析中,13.6万名接受他汀类药物、依折麦布或pcsk9抑制单克隆抗体的患者的全因死亡率为7.1%,13.4万名接受弱药物治疗、安慰剂或常规治疗的患者的全因死亡率为7.7%。风险的降低取决于LDL-C的初始水平。例如,对基线LDL-C水平为≥160 mg/dL的患者进行的试验表明,全因死亡率的风险降低了近30%。基线LDL-C每升高40 mg/dL,全因风险降低9%,心血管死亡风险降低14%(每年每1000人死亡人数减少1人),但仅在基线LDL-C水平较高的患者的试验中,而不是在初始LDL-C水平低于100 mg/dL时(Navarese et al., 2018)。

一项对在他汀类药物治疗中加入非他汀类药物治疗的对照试验的系统综述得出结论,添加了依折麦布后7年内ASCVD事件减少1.8%(需要治疗的数量:56),添加了PSCK9抑制剂后2~3年内ASCVD事件减少约1.5%。然而,在每次试验中,需要接受治疗以产生临床效益的患者数量约为60人。对于已经接受他汀类药物治疗的ASCVD高危患者,当添加烟酸或CETP抑制剂时,很少或没有证据表明ASCVD得到改善(Wilson et al., 2019)。

据估计,心血管门诊患者中约有2%~10%的患者可以接受PCSK9抑制剂治疗(Hess et al., 2017)。PCSK9抑制剂每年的成本约为5500~14 000美元,而通用依折麦布药物每年的成本约为200~550美元,通用他汀类药物每年的成本约为450~2500美元(具体取决于剂量和处方计划的折扣)。然而,目前的有限证据表明,使用或不使用PCSK-9抑制剂的患者之间的治疗获益差异可能较小,CVD绝对风险的降低幅度可能不到1%(Schmidt et al., 2017)。

约有一半的冠心病患者对脂质治疗没有反应,因为他们的HDL-C水平较低,所以他们有较高的CVD风险。例如,在英国全科医学研究数据库中,19 843名接受他汀类药物治疗的患者中,有6 823人在平均接受两年治疗后LDL-C升高。其中,3 115人(46%)也有低HDL-C或高甘油三酯。与低密度脂蛋白胆固醇高但高密度脂蛋白胆固醇或甘油三酯正常的患者相比,这些患者心脏或大脑发生血管事件的风险高出24%(Sazonov et al., 2010)。

在1975~2003年接受脂质药物治疗的弗雷明汉后代研究参与者中,HDL-C每增加5 mg/dL,8年随访期间心血管事件风险降低21%(95% CI: 7%~33%)(Grover et al., 2009)。当预处理低密度脂蛋白胆固醇时,风险降低最强,且与低密度脂蛋白胆固醇、甘油三酯和预处理脂质水平的变化,以及吸烟状态、体重和β受体阻滞剂的使用。它适用于不同类型的病人和药物类别。由于这些原因,正在开发和测试影响LDL-C和HDL-C代谢药物。药物靶点的例子是酰基辅酶a-胆固醇酰基转移酶(ACAT2)和胆固醇酯转移蛋白(CETP)的抑制剂。

> 研究表明,降低血液胆固醇水平可以降低患心脏病的风险,包括心脏病发作和与心脏病相关的死亡。这一结论不仅适用于高胆固醇血症患者,也适用于胆固醇水平正常或平均的人群。

CETP可通过将胆固醇酯从HDL重新分配到载脂蛋白b-脂蛋白,特别是在VLDL和乳糜微粒水平高的情况下,促进动脉粥样硬化性脂蛋白谱的形成。抑制CETP的药物,如达西特拉普和阿那西特拉普,可以降低LDL-C和使HDL-C加倍(Kappell et al., 2010),所以它们可能会降低心血管风险(Ansell et al., 2006)。然而,通过抑制CETP活性来提高HDL-C是否真的能降低心血管疾病的风险,这是一个有争议的问题。

一项CETP抑制剂托塞曲比的临床试验,在15 000例心脏病患者中,HDL-C水平增加了60%,LDL-C水平减少了20%,因为它增加了5 mmHg的收缩压,并没有减缓动脉粥样硬化。导致心血管事件增加25%,死亡率比预期高60%,可能是由于肾素-血管紧张素-醛固酮系统激活后的高血压效应(Barter et al., 2007; Nissen et al., 2007)。达塞曲比是一种不太有效的CETP抑制剂,能使HDL-C水平升高25%~30%,但它似乎不会增加血压或升高醛固酮水平(Robinson, 2010)。

CETP同样可能具有抗动脉粥样化形成的保护作用。观察性研究表明,较高的CETP水平与较低的心血管风险相关,实验研究显示CETP刺激反向胆固醇转运途径,其在肝脏中代谢之前从巨噬细胞中除去胆固醇,并作为胆汁排泄。临床试验正在进行中,以测试CETP抑制是否对动脉粥样硬化和心血管事件具有有利影响(Kappelle et al., 2011)。

> **改变 LDL 目标的主要危险因素(不包括 LDL-C)**
>
> **既定风险**
> - 吸烟
> - 高血压
> - (血压≥140/90 mmHg 或服用降压药)
> - 低 HDL-C(<40 mg/dL)*
> - 早发冠心病家族史
> - 男性一级亲属<55 岁的冠心病
> - 女性一级亲属<65 岁的冠心病
>
> 年龄(男性≥45 岁;女性≥55 岁)
>
> **新出现的风险因素**
> - 脂蛋白(a)
> - 同型半胱氨酸
> - 血栓前因子
> - 促炎症因子
> - 空腹血糖受损
> - 亚临床动脉粥样硬化
>
> * HDL-C≥60 mg/dL 被视为"负"风险因素,即不被视为风险因素。
> 资料来源:成人第三治疗小组(ATP-Ⅲ)指南;国家胆固醇教育计划。

HDL-C 在预防心血管疾病中的因果作用受到质疑,因为一些人虽然遗传性 HDL-C 水平较高,但并未表现出预期的心血管疾病风险降低(例如心脏病发作;Voight et al., 2012)。在针对近 23 000 名欧洲裔女性健康专业人员(45 岁及以上)的女性基因组健康研究中,携带 LPL、HL 和 CETP 基因变异的女性 HDL-C 水平较高(LPL:55.08 vs. 53.33 mg/dL;HL:55.17 vs. 52.87 mg/dL;CETP:54.99 vs. 51.26 mg/dL)。然而,只有携带至少一个 CETP 基因变异的女性心肌梗死风险降低(Ahmad et al., 2011)。

由于临床试验中提高 HDL-C 水平的药物通常未能降低心血管风险,尽管 HDL 在 LDL-C 逆向转运中具有明确作用,研究开始关注 HDL 功能的测量指标,例如胆固醇外流能力、结构(颗粒类型)和 HDL 颗粒数量(Kontush, 2015;Toth et al., 2013)。

在 JUPITER 试验(评估瑞舒伐他汀在预防中的应用)中,12 个月的瑞舒伐他汀治疗(20 mg/天)未改变胆固醇外流能力,但增加了 HDL-C(+7.7%)、载脂蛋白 A-I(+4.3%)和 HDL 颗粒数量(+5.2%)。胆固醇外流能力与 HDL-C、apo A-I 和 HDL 颗粒数量相关,且与心血管事件呈负相关,但 HDL 颗粒数量是心血管事件的最强预测因子(比值比每标准差为 0.51;95% CI:0.33~0.77)(Kher et al., 2017)。

在他汀治疗基础上添加非他汀类药物以提高 HDL-C 的试验并未显示对心血管疾病二级预防的临床益处。一项对 39 项随机试验(117 411 名患者)的 Meta 分析显示,烟酸、贝特类和 CETP 抑制剂虽然提高了 HDL-C 水平,但在未接受他汀治疗的患者中,烟酸或贝特类药物减少了非致命性心肌梗死的风险(分别为 30% 和 22%)。然而,与他汀治疗相比,这些药物在降低全因死亡、冠心病死亡率或卒脑卒中险方面未显示出额外益处(Keene et al., 2014)。

一项后续的 Meta 分析也发现,在冠心病或既往心血管事件患者的二级预防试验中,HDL-C 的变化与非致命性心脏病发作或心脏死亡风险无关(Hourcade-Potelleret et al., 2015)。在 31 项他汀类药物试验(约 94 000 名患者)中,风险降低了 21%,同时 LDL-C 平均降低了 29%(-45 mg/dL),HDL-C 增加了 4%(1.7 mg/dL,无统计学意义)。在 6 项贝特类药物试验(约 8 600 名患者)中,风险降低了 13%,同时 HDL-C 增加了 8%(3.2 mg/dL),LDL-C 降低了 3%(-4.6 mg/dL,无统计学意义)。在 8 项烟酸试验(约 30 000 名患者)中,尽管 HDL-C 增加了 29%(11 mg/dL),LDL-C 的变化高度可变且无统计学意义,但风险未发生变化。同样,在 6 项 CETP 抑制剂试验(超过 34 000 名患者)中,HDL-C 增加了 36%(15 mg/dL),LDL-C 降低了近 10%(-7.6 mg/dL),但并未降低心脏风险。

然而,添加提高 HDL-C 的非他汀类药物的临床益处可能有限,因为他汀类药物本身可使 HDL-C 水平适度增加 4%~10%(McTaggart et al., 2008;Nicholls et al., 2007)。此外,越来越多的证据表明,HDL 的功能比 HDL-C 水平在预防动脉粥样硬化中更为重要(Khera et al., 2011;Li et al., 2013;

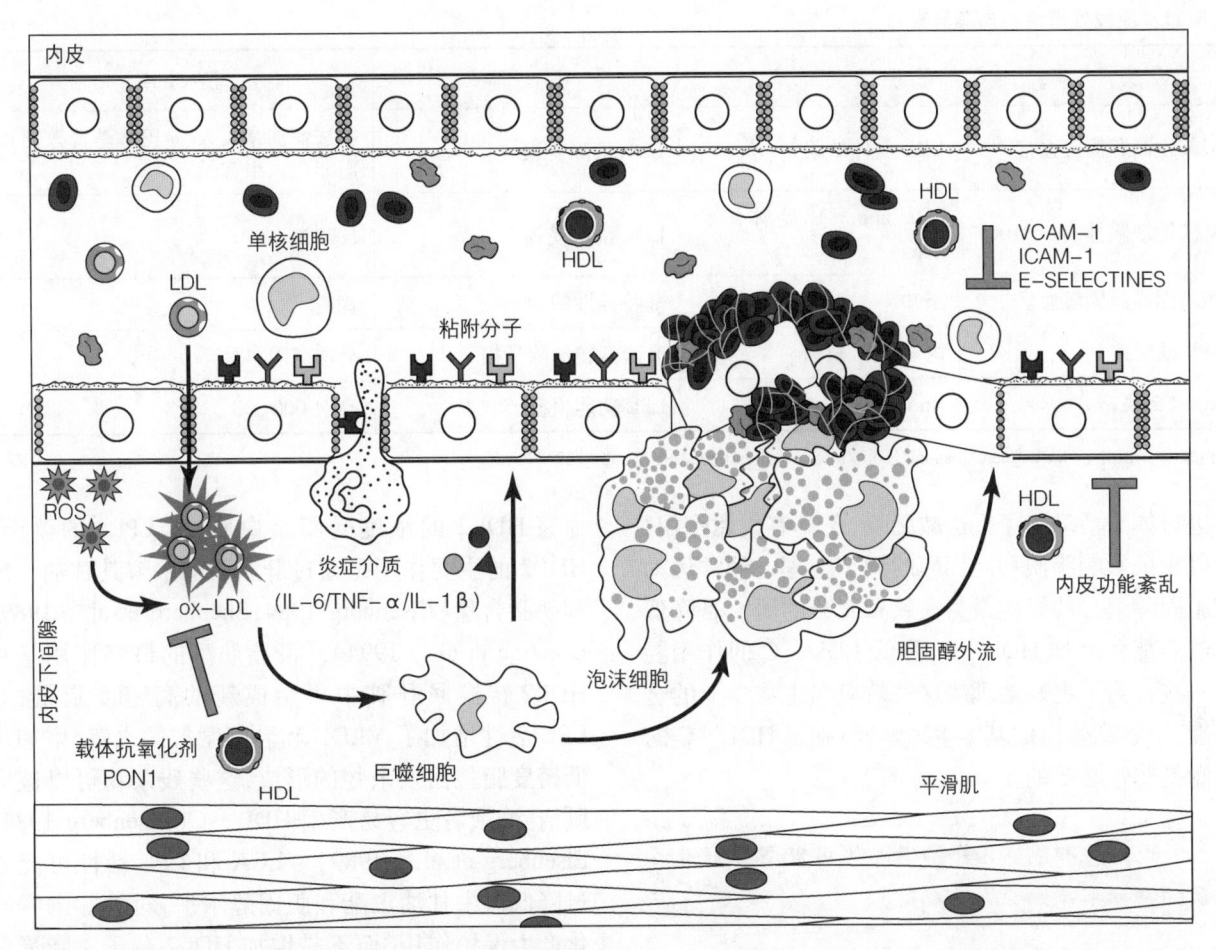

图8.7 HDL的心脏保护功能。HDL的主要心脏保护功能包括：通过对氧磷酶1(PON1)的活性和抗氧化分子的转运抑制LDL的氧化(ox-LDL)；抑制炎症过程中黏附分子的表达；促进胆固醇外流，减少内皮功能障碍。
IL：白细胞介素；TNF：肿瘤坏死因子；PON1：对氧磷酶1；ROS：活性氧；VCAM-1：血管细胞黏附分子1；ICAM-1：细胞间黏附分子

Rohatgi et al., 2014)。除了胆固醇逆向转运外，正常或高水平的HDL-C还具有抗血栓形成和其他抗动脉粥样硬化作用，包括抑制LDL-C氧化和炎症，即使LDL-C水平较高(Estrada-Luna et al., 2018)(图8.7)。在基线HDL-C水平较低(≤45 mg/L)的患者中，最新他汀类药物匹伐他汀可显著提高HDL-C水平(6%~14%)、HDL2-C(9%)以及HDL磷脂含量和颗粒大小(14%)，同时促进HDL3-C的形成并增强HDL的抗氧化作用。实验室研究表明，匹伐他汀可增加apo A-1，并在分离的肝细胞中诱导ABCA1基因表达，同时增强巨噬细胞的胆固醇外流能力(Pirillo et al., 2017)。

血脂异常的病因与体力活动

血脂异常的主要原因是单基因突变或多基因突变，其导致甘油三酯和LDL-C的过量产生或清除缺陷，或者HDL-C的产生不足或过度清除(表8.11)。大多数血脂异常是继发性的，由于行为或其他医疗条件而引起的。发达国家最次重要原因是久坐的生活方式，饮食中摄入过多的饱和脂肪、胆固醇和反式脂肪(即在食品加工过程中氢化的多不饱和或单不饱和脂肪酸)。其他常见的次要原因包括糖尿病、过度饮酒、慢性肾脏疾病、甲状腺功能减退、原发性胆汁性肝硬化和其他胆汁淤积性肝病；药物如噻嗪类(用于治疗水肿和高血压的利尿剂)、β受体阻滞剂、维甲酸类(维生素A衍生物)、抗逆转录病毒剂、雌激素和孕激素，以及糖皮质激素。

即使一个人的脂蛋白合成和代谢是正常的，饮食中胆固醇和脂肪的摄入对血液中胆固醇和脂质的水平有很大的影响。降胆固醇药物被设计用来改变脂蛋白合成和代谢的各个方面。同样，人们相信，经

表 8.11 原发性遗传性血脂异常

疾 病	遗传缺陷	机 制	流行率
家族性高胆固醇血症	LDL 受体缺陷	LDL 清除受损	在法裔加拿大人、黎巴嫩基督教徒和南非白人很常见
家族性缺陷性 apo B100	LDL apo-B 受体结合缺陷	LDL 清除受损	1/700
多基因高胆固醇血症	未知	非特异性的	普遍
LPL 缺乏症	内皮 LPL 缺损	乳糜微粒清除受损	全球范围罕见
Apo C2 缺乏	Apo C2 缺陷	LPL 功能损害	<1/1 000 000

资料来源:http://www.merckmanuals.com/media/professional/pdf/Table_159-3.pdf。

常进行体力活动除了促进减肥外,还具有代谢作用,可以积极影响脂质和胆固醇的调节生理。经常运动对胆固醇组分的影响最为一致和充分的研究是降低甘油三酯和增加 HDL-C,降低 LDL-C 的作用要小一些。为了更好地理解这些效应在生物学上的合理性,了解脂蛋白的基本生理学,特别是 HDL-C 的代谢是非常必要的。

> 血液总胆固醇水平降低 10% 可能导致冠心病的发病率减少 20%~30%。

在低 HDL-C 水平和高总胆固醇水平作用下,男性和女性的心脏病发作风险最高。然而,HDL-C 水平较低时(男性为 37 mg/dL 或更低,女性为 47 mg/dL 或更低),无论其血液总胆固醇水平如何,其都处于心脏病发作的高风险之中。相反,当 HDL-C 水平较高时(男性为 53 mg/dL 或更高,女性为 67 mg/dL 或更高),血液总胆固醇水平高的人心脏病发作的风险较低。

运动训练后 HDL-C 水平的增加可能并不能说明运动的抗动脉粥样硬化作用(leaf, 2003)。运动训练可增加 HDL-C 的(Kraus et al., 2002),它可以导致 HDL2-C 水平的增加和 HDL3-C 水平的减少,而不会导致总 HDL-C 的净变化(Nye et al., 1981)。运动训练也能提高 apo A1 水平(Couillard et al., 2001; Kiens et al., 1980; Thompson et al., 1997)或增加其生物半衰期(可能通过增加骨骼肌中的脂蛋白脂肪酶活性)(Thompson, 1990),以促进 HDL2 存活,增强外周组织中胆固醇的回收,并将胆固醇酯输送至肝脏进行清除(Leaf, 2003)。

HDL-C 的水解虽受肝脂肪酶活性的调节,但血浆 HDL2 的浓度受脂蛋白脂酶(LPL)的调节。HDL2 的主要作用是通过肝脂肪酶水解其甘油三酯和磷脂含量(Eisenberg 1984; Shepherd et al., 1989; Durstine et al., 1994)。肝脂肪酶的最终作用是将 HDL2 转换回肝脏中再生成新的高密度脂蛋白。LPL 活性增加了 VLDL 和乳糜微粒的水解,增加了低密度脂蛋白残余物的形成,这些残余物可以被肝脏清除,或者更容易产生 HDL-C(Eisenberg 1984; Eisenberg et al., 1989)。LCA 和 LPL 活性可能通过降低血中甘油三酯和胆固醇水平,对动脉粥样硬化产生保护作用,而不是增加 HDL2 分子。脂蛋白脂肪酶还可以附着在甘油三酯水解为脂肪酸作为细胞燃料后残留的乳糜微粒上,并帮助肝脏吸收这些残余物。这一点很重要,因为人们认为乳糜微粒残留物可以穿透内皮细胞并促进动脉粥样硬化的形成。

肝脂肪酶活性降低对动脉粥样硬化的保护作用更难理解。肝脂肪酶水解来自 HDL2 的甘油三酯和磷脂,并将 HDL3 分子返回到循环中。此外,肝脂肪酶可以通过肝脂肪酶的磷脂酶活性从循环中去除 HDL-C(Tall, 1990)。肝脂肪酶活性降低导致 HDL2 分子增加,但单独升高 HDL2 分子并不一定对动脉粥样硬化有保护作用。然而,apo A1 是高密度脂蛋白摄取胆固醇所必需的(Barbaras et al., 1986; Mahlberg et al., 1992)。肝脂肪酶引起 apo A1 的释放(Melchior et al., 1994)。因此,降低肝脂肪酶活性可以增强 HDL 从肝外组织和其他脂蛋白中接受胆固醇的能力。此外,肝脂肪酶降低了 HDL2 的水解,因此 HDL2 分子可以变成更大的 HDL1 分子,其中主要含有 apo E。那么,肝脏中的 apo E 受体将清除 HDL1 分子。

> **胆固醇逆转运输的关键步骤**
>
> **步骤 1 胆固醇流出**
> - 通过 HDL3 颗粒从肝外细胞中除去胆固醇
> - 细胞流出由 ATP 结合盒转运蛋白 1 催化
>
> **步骤 2 HDL 生长**
> - Apo A1 催化 LCAT 以酯化胆固醇以储存在成熟 HDL2-C 分子的核心中
> - 胆固醇酯转移蛋白（CETP）调节胆固醇酯从 HDL2-C 颗粒转移到乳糜微粒、VLDL-C 和 LDL-C 以交换甘油三酯
> - 骨骼肌中的脂蛋白脂肪酶通过从 HDL2-C 的脂蛋白组分水解甘油三酯而加速这个过程
>
> **步骤 3 在肝脏清除**
> - HDL 结合 HDL 受体以进行清除
> - 肝脂肪酶准备 HDL-C 通过从 HDL-C 水解甘油三酯和磷脂的受体结合
> - HDL 停留在 B 类清道夫受体 I 型（SR-BI），用于清除胆固醇酯然后再循环
> - 由 LDL 携带的胆固醇酯被 LDL 受体清除

> 对于久坐的人来说，适度的体力活动，比如快走 8～15 英里（13～24 千米）/周，持续 6～9 个月，会增加高密度脂蛋白水平和降低甘油三酯水平。在休闲跑步者（即每周跑 15～60 英里或 24～97 千米的人）中，无论总距离如何，跑得快的人的 HDL 水平更高。

体力活动和脂蛋白水平：证据

运动被推荐作为一种辅助手段，与低脂肪、高纤维饮食一同，用于脂质治疗（National Cholesterol Education Program Expert Panel，2002）。

到目前为止，包括最早的 1957 年在内，大多数关于体力活动和脂蛋白的研究都是对胆固醇水平正常或接近高水平人群进行运动训练的临床研究。这些研究主要涉及白人男性，对冠心病高危人群的应用有限。尽管前瞻性队列研究尚未报道，但在过去 20 年中，已经发表了一些观察性的、基于人群的研究和许多随机对照试验。以下是一些研究的总结和一些具体的例子。

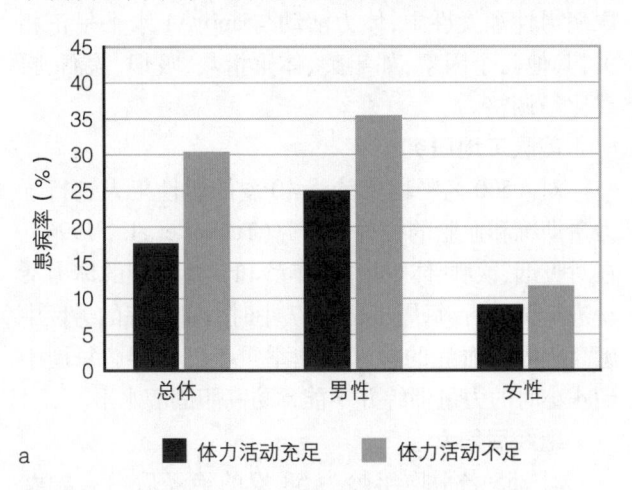

横断面研究

根据 2011 年至 2014 年 NHANES 的结果（图 8.8），未达到联邦体力活动指南最低标准的成年人中，低 HDL-C（<40 mg/dL）的患病率（21.0%）高于达到指南标准的成年人（17.7%）。无论种族、民族或教育水平如何，充足的体力活动对所有年龄段的男性和女性都具有保护作用（Zwald et al.，2017）。

在小型临床样本的横截面比较中，同年龄的男性和女性耐力运动员的 HDL-C 水平比未经训练的同龄人高 20%～30%，并且在更多的体力活动和更高的 HDL-C 水平之间存在剂量-反应关系（Durstine

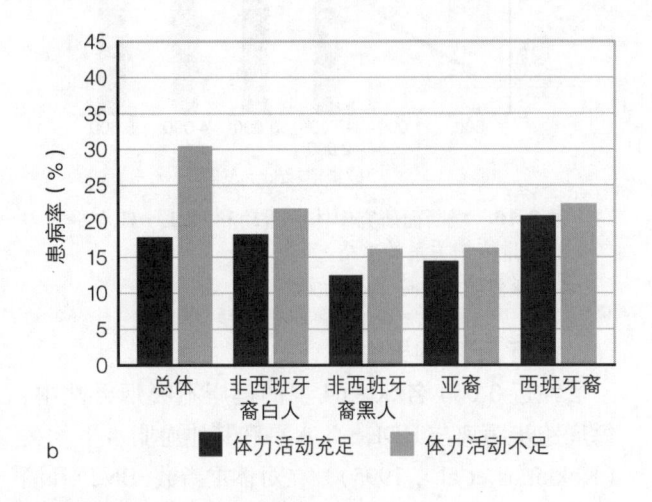

图 8.8 美国成年人中低 HDL-C（<40 mg/dL）的分布情况，（a）按性别划分、（b）按种族或民族划分。

et al.，1994）。然而，中等强度的运动对提高中青年女性 HDL－C 水平的效果不如男性。横断面研究表明，当体力活动暴露在每周 15~20 英里（24~32 千米）的快走或慢跑中或每周消耗 1 200~2 200 千卡（Durstine et al.，2001）时，HDL－C 中的甘油三酯浓度升高 2~3 mg/dL，并呈剂量依赖性，甘油三酯浓度降低 8~20 mg/dL（图 8.9 和图 8.10）。

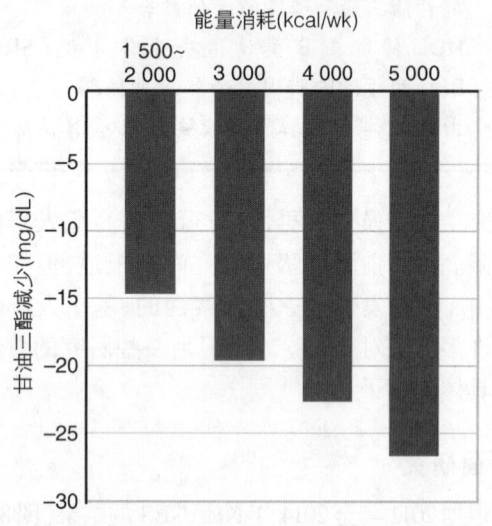

图 8.9 横断面研究中体力活动和甘油三酯水平的剂量依赖关系的总结。

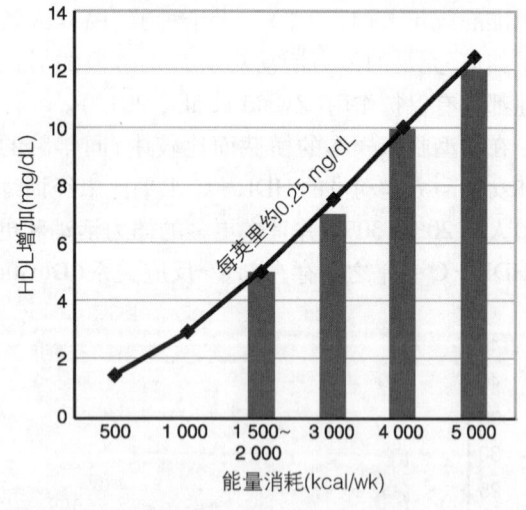

图 8.10 横断面研究中体力活动和 HDL－C 水平的剂量依赖关系的总结。

资料来源：Durstine et al.，2001。

健康，不吸烟男性

在近 3 000 名 30~64 岁的健康不吸烟男性中，每周跑步距离与 HDL－C 水平和其他血脂水平相关（Kokkinos et al.，1995）。在对体重指数（BMI）和酒精消耗量进行调整后，每英里跑的 HDL－C 增加约 0.3 mg/dL。LDL－C 和甘油三酯水平与 BMI 呈正相关，与每周长跑、每周运动次数和运动时间呈负相关。那些每周跑 11~14 英里（17.7~22.5 千米）的人与非跑步者相比，高密度脂蛋白胆固醇高 11%，低密度脂蛋白胆固醇低 8%。在每周跑 7~14 英里（11.3~22.5 千米）的男子中，以每英里 10~11 分钟（约 6~7 分钟/千米）的速度观察到更高的 HDL－C 水平。

马拉松研究

根据过去一年 537 名年龄在 20~60 岁之间的健康男性的自我报告，对闲暇时间的体力活动进行了量化（Marrugat et al.，1996）。经过年龄、饮酒量、吸烟量和体重指数的调整后，在休闲时间强度大于 7 千卡/分钟的体力活动中每天消耗 100 千卡的热量，与每年增加 2.09 mg/dL（0.054 mmol/L）有关。在 9.5~12 千卡/分钟的强度下 HDL－C 与总胆固醇、非高密度脂蛋白胆固醇和甘油三酯的水平较低有关。更好的身体素质与至少需要 5 千卡/分钟的体育活动有关。运动强度与血脂谱（7 千卡/分）和身体适配（5 千卡/分）相关。

波士顿地区健康研究

根据 340 名患者（266 名男性，74 名女性）的性别、年龄和居住地匹配 340 名对照组的受试者（O'Connor et al.，1995）。总的能量消耗与血脂和载脂蛋白无关，但参与中等到高强度娱乐性体力活动与 HDL－C 和 HDL2 直接相关。

强心研究

对来自亚利桑那州、俄克拉何马州和达科他州 13 个社区的 4 500 名 45~74 岁的美国印第安男女进行了总体力活动（休闲加职业）和血脂的研究（Yurgalevitch et al.，1998）。在糖尿病男性和非糖尿病男性和女性中，体力活动与 apo A1 水平呈正相关，其他几个因素，如年龄、体重指数、吸烟、饮酒、腰臀比经调整。

美国工地研究

对 8 500 名平均年龄为 40 岁的男性工人进行了力量训练和血脂的相关性研究（Tucker et al.，1996）。在对吸烟、饮酒、体重指数、年龄和其他类型的体力活动进行调整后，每周进行 4~7 小时力量训练的男性中患高胆固醇血症的概率比非举重者低一半。每周不到 4 小时的力量训练并不能预防高胆固醇水平。

绝经后妇女

对 255 名平均年龄为 58 岁的绝经后白人妇女进行了体力活动与 HDL－C 之间的相关性研究

(Cauley et al.，1986)。经多种因素调整后,体力活动与高密度脂蛋白胆固醇和高密度脂蛋白二级呈正相关。运动频率与 HDL2 水平呈近似线性关系。

西班牙男性

在 20~60 岁的 332 名健康西班牙男性中,检测了身体活动与血清载脂蛋白 A 蛋白的关联(Martin et al.，1999)。在有冠心病家族史的男性中,每天在休闲体育活动中消耗超过 300 千卡的男性的 apo A 高于平均水平的概率低于每天消耗低于 300 千卡的男性的 15%。结果提示,有 CHD 家族史的男性,有规律的日常体育锻炼有助于控制 apo A 蛋白水平。

坦桑尼亚

对居住在坦桑尼亚的近 1 000 名成年人进行的横断面研究比较显示,居住在农村地区的人报告说,他们的体力活动水平较高,BMI 较低,总胆固醇、低密度脂蛋白 C、甘油三酯和载脂蛋白 A1 和载脂蛋白 B 的水平较低(Mbalilaki et al.，2007)。然而,坦桑尼亚农村居民的 HDL-C 水平也较低,因此他们原本有利的血脂水平也可能受到饮食的影响,与城市居民相比,他们的饮食已知脂肪含量较低,而复合碳水化合物含量较高。然而,生活在坦桑尼亚的马赛人虽然饮食高脂肪,但其血脂水平较低,这可能归因于他们的高强度体力活动水平(2 565 千卡/天)。他们体力活动的水平几乎是低脂肪饮食的农村班图人(1 500 千卡/天)的两倍,是高脂肪饮食的城市班图人(891 千卡/天)的三倍(Mbalilaki et al.，2010)。

FINMONICA

1982 年、1987 年、1992 年和 1997 年在芬兰每隔五年进行一次全国横断面调查,结果发现,男女的闲暇时间体力活动、通勤期间的体力活动和职业体力活动与 HDL-C 水平呈正相关(Barengo et al.，2006)。

洛杉矶动脉粥样硬化研究

在 500 名 40~60 岁的男性和女性中,首先对没有心血管疾病的受试者(Nordstrom et al.，2002)的体力活动、HDL-C 和颈动脉粥样硬化三年间的关系进行研究,颈动脉粥样硬化可通过动脉内膜中层厚度来估计(Nordstrom et al.，2003)。各体力活动组 HDL-C 呈线性增加趋势。经调整年龄、性别、吸烟、饮酒、膳食脂肪和抗氧化维生素补充剂、血压和胆固醇药物以及糖尿病后,超声测量久坐、正常活动和高活动(每周 3.5 次或更多次有氧运动)人群的颈总动脉内膜中层厚度增加率(微米/年)分别为 14.6、10 和 5.8。

社区动脉粥样硬化风险研究

少数群体在以人口为基础的体力活动和血脂研究中的代表性不足。社区动脉粥样硬化风险研究检验了体力活动变化与血脂和脂蛋白变化的纵向关联。对 8 764 名年龄在 45~64 岁之间的非裔美国人和白人参与者进行了 9 年的随访(Monda et al.，2009)。每增加一周 180 分钟的运动量(如 45~60 分钟的快走),所有参与者的 HDL-C 增加 3~4.9 mg/dL;女性 LDL 降低 4~10.6 mg/dL;非裔美国妇女总胆固醇降低 7.4 mg/dL;白种人甘油三酯降低了 9~12.9 mg/dL。与 BMI 的相关性不一致。

美国国家健康与营养调查(NHANES)——2003~2004 年、2005~2006 年

一项横断面研究分析了 1 235 名 12~19 岁青少年的数据,研究了通过加速度计测量的一周内中高强度体力活动(MVPA)与高风险 LDL-C、HDL-C 和甘油三酯水平之间的剂量-反应关系(LeBlanc et al.，2010)。高风险血脂值基于年龄和性别的特定阈值。与没有 MVPA 的青少年相比,每天进行 15 分钟或以上 MVPA 的青少年,高风险 HDL-C 和高风险甘油三酯的几率分别降低了约 20%~30% 和 50% 以上。MVPA 与 LDL-C 无关。

美国国家健康与营养调查Ⅲ(NHANES Ⅲ)

一项研究对 10 261 名美国中年人进行了平均约 14 年的随访(Reddigan et al.，2011)。代谢风险因素(血脂异常、2 型糖尿病、肥胖、高血压、炎症和胰岛素抵抗)根据临床阈值进行分类。在调整了基本混杂因素(年龄、性别、收入、种族、吸烟状况、酒精摄入、膳食脂肪摄入和心血管疾病史)后,自称不活动的人心血管疾病死亡率比从事轻度或中高强度体力活动的人高出近 40%。这种增加的死亡风险与升高的代谢风险因素(包括血脂异常:甘油三酯>180 mg/dL;男性 HDL-C<40 mg/dL,女性 HDL-C<50 mg/dL,或总胆固醇>230 mg/dL)无关。

女性基因组健康研究——女性健康研究

女性基因组健康研究——女性健康研究是一项前瞻性队列研究,旨在探讨与 HDL-C 水平相关的遗传变异是否受体力活动的影响(Ahmad et al.，2011)。该队列包括 22 939 名欧洲裔美国女性健康专业人员,年龄在 45 岁及以上,研究开始时无心血管疾病和癌症(1992~1995 年)。研究检查了与 HDL-C 水平相关的 9 个基因中的 58 个单核苷酸多态性(SNPs)。调整了年龄、BMI、酒精使用、高血

压、糖尿病和激素治疗等因素。体力活动较多的女性（每周528 MET分钟以上）基线BMI较低（低6%），甘油三酯水平较低（低11%），HDL-C水平较高（高7%），apo A1水平较高（高3%）。体力活动改变了编码脂蛋白脂肪酶（LPL；两个变异）、肝脂肪酶（HL；三个变异）和胆固醇酯转移蛋白（CETP；两个变异）基因的假定有益变异的影响。如果女性是HL和CETP有益次要等位基因的携带者且体力活动较多，则HDL-C水平较高；但如果体力活动较多的女性携带LPL有益次要等位基因，则HDL-C和apo A1水平较低。

在调整了年龄、BMI、糖尿病、血压、吸烟和总胆固醇后，LPL次要等位基因携带者在活动较多的女性中心肌梗死风险降低（HR=0.51;95%CI：0.30~0.86），但在不活动的女性中未观察到这种关联。CETP变异的次要等位基因携带者无论体力活动水平如何，心肌梗死风险均降低近30%。HL变异与心肌梗死风险无关。

瑞典生活方式、生物标志物与动脉粥样硬化研究

一项研究对800多名18~26岁的健康瑞典年轻人进行了研究，旨在识别动脉粥样硬化的早期风险因素（Fernström et al., 2017）。通过超声测量颈动脉内膜中层厚度（CIMT）作为亚临床动脉粥样硬化的标志，并通过腿部骑行测试测量有氧适能（VO_{2max}）。研究发现有氧适能与CIMT之间没有相关性。根据Wildman的心血管代谢风险定义，12%的受试者被归类为有心血管疾病风险。仅有3.2%的人甘油三酯升高（≥150 mg/dL），但35%的女性和近25%的男性HDL-C水平较低（女性<50 mg/dL，男性<40 mg/dL）。有风险和无风险人群的饮食习惯没有差异。然而，47%的有风险参与者有氧适能较低，而无心血管疾病风险的参与者中这一比例为23%。

芬兰公共部门研究

一项研究对15 634名最初无心血管代谢疾病的中年成年人（85%为女性）进行了每四年一次的体力活动评估（1997~2013年）（Leskinen et al., 2018）。研究确定了基线时和八年后体力活动水平的变化。在调整了年龄、性别、教育水平、酒精使用、吸烟和医疗状况后，781名体力活动水平从高（≥30 MET-hours/wk）降至低（<14 MET-hours/wk）的人，血脂异常（开始他汀治疗；311例）的发生几率增加（OR：1.71;95%CI：1.00~2.90）。然而，495名体力活动水平从低增加到高的人，血脂异常的发生几率没有变化（OR：0.87;95%CI：0.45~1.67）。

2010~2012年中国国家营养与健康调查

中国国家营养与健康调查是一项全国代表性的横断面研究，涉及69 974名45岁及以上的成年人（Li et al., 2018）。体力活动按IOM体力活动水平（PAL）的四分位数（低、中、高、极高）排序。血脂异常定义为以下任何一种情况：总胆固醇≥240 mg/dL、甘油三酯≥200 mg/dL、LDL-C≥160 mg/dL、HDL-C<40 mg/dL、使用降脂药物或自我报告的血脂异常。在调整了性别、年龄、吸烟、酒精使用、BMI、腹部肥胖和高血压后，与低活动人群相比，高活动人群的血脂异常几率降低了12%，极高活动人群降低了25%。在糖尿病前期或2型糖尿病患者中，结果相似且更为显著。

立陶宛高心血管风险队列

在立陶宛高心血管风险研究中，一项横断面队列研究对2009年至2016年间超过92 000名40~54岁的男性和50~64岁的女性（无显性心血管疾病）进行了调查（Kutkiene et al., 2018）。90%的样本存在任何类型的血脂异常（总胆固醇>5 mmol/L，或LDL-C>3 mmol/L，或男性HDL-C<1.0 mmol/L、女性HDL-C<1.2 mmol/L，或甘油三酯>1.7 mmol/L）。约7.5%的血脂异常患者没有任何其他传统风险因素。60.1%的血脂异常患者检测到三个或更多风险因素。52%的血脂异常患者报告体力活动不足（<600 MET-minutes/wk），而血脂正常人群中这一比例为44%。

瑞典人口与地址登记

数据来自1990年（1 180名参与者）和2000年（491名参与者）两项横断面随机人口样本，研究对象为20~65岁的瑞典女性和男性（Ekblom-Bak et al., 2009）。心肺适能定义为通过静态腿部骑行测试中的心率反应估算的有氧能力。高心血管代谢风险的临界值为：甘油三酯约150 mg/dL；总胆固醇约200 mg/dL；女性apo A1<1.25 g、男性<1.15 g；女性HDL-C约50 mg/dL、男性HDL-C约40 mg/dL；apo B≥1.2 g；LDL-C约115 mg/dL。形成了致动脉粥样硬化风险（apo B≥1.2 g和LDL-C≥115 mg/dL）和抗动脉粥样硬化风险（女性apo A1<1.25 g、男性<1.15 g；女性HDL-C<50 mg/dL、男性HDL-C<20 mg/dL）的概况。在调整了性别、年

龄和腰围后,每增加一个单位的适能,甘油三酯的风险降低5%,总胆固醇降低3%,致动脉粥样硬化风险降低3%,抗动脉粥样硬化风险降低2%。

韩国首尔三星医疗中心

超过2 100名男性参加了一项健康筛查计划,包括测量冠状动脉钙化(CAC)和CIMT作为亚临床动脉粥样硬化的替代标志(Jae et al., 2016)。患有心血管代谢综合征的男性高CAC的几率增加40%,高CIMT的几率增加70%。通过峰值摄氧量直接测量适能。与低适能相比,高适能水平与较低的CAC(OR: 0.69; 95%CI: 0.55~0.88)和CIMT(OR: 0.53; 95%CI: 0.40~0.71)患病率相关。与无心血管代谢综合征的适能参与者相比,不适能且患有心血管代谢综合征的参与者CAC的几率增加50%,高CIMT的几率增加两倍以上。即使符合心血管代谢综合征的诊断标准,高适能的男性也未表现出这些亚临床动脉粥样硬化筛查标志的升高几率。

白厅Ⅱ队列

一项横断面研究对445名健康成年人(平均年龄66岁)进行了研究,使用加速度计客观测量了4~7天的体力活动量和久坐时间(Hamer et al., 2014)。将10分钟的久坐时间替换为等量的中高强度体力活动(MVPA)与较低的甘油三酯和较高的HDL-C水平相关。然而,这些关联可能受到与BMI的强相关性的混杂影响。

挪威儿童研究

一项前瞻性研究对700名10岁的挪威儿童进行了研究,通过客观测量体力活动发现,基线时较高水平的中等强度体力活动与7个月随访时较低的甘油三酯水平和较低的胰岛素抵抗相关。相比之下,久坐时间与随访时的心血管代谢风险因素无关(Skrede et al., 2017)。

加速度计评估的久坐时间

- 在美国西班牙裔或拉丁裔成年人的样本中,调整体力活动水平后,久坐时间较长与较低的HDL水平和较高的甘油三酯水平相关(Qi et al., 2015)。
- 10~14岁的儿童久坐时间较长与高甘油三酯血症和心血管代谢风险的几率增加相关(Bailey et al., 2016)。
- 在410名佛兰德成年人中,将久坐时间替换为轻度或中高强度体力活动与较高的HDL-C水平相关(Knaeps et al., 2018)。

运动训练研究

早在1957年,临床研究就检测了运动训练对胆固醇和血脂水平的影响。从那以后,在对70多个男性和女性的研究中,大约有一半的人报告说有氧运动或抵抗运动与甘油三酯减少和HDL-C增加有关。结果在男性中普遍更为有利,可能是因为雌激素似乎影响女性的脂质代谢。女性月经周期中性激素水平的波动会导致血液脂蛋白水平的变化,这是绝经前妇女研究中必须考虑的问题。对LDL-C和总胆固醇的影响并不一致。

有氧耐力训练可使HDL-C水平提高4%~22%,甘油三酯水平降低4%~37%(Durstine et al., 2001; Leon et al., 2001)。德斯廷及其同事得出结论,每周花费1 200~2 200千卡的运动训练计划通常会使HDL-C水平升高2~8 mg/dL,甘油三酯水平降低5~38 mg/dL。虽然总胆固醇或LDL-C的降低通常没有发现,但研究使用更高的运动量也有报道。

另一项研究调查了1987年以来发表的51项运动训练研究,涉及约4 700名18~80岁(平均47岁; Leon et al., 2001)的成年人(60%为男性)。这些研究持续了至少12周,主要包括健康、久坐的白人的结构性集体锻炼;少数研究监测生活方式、家庭锻炼或使用抵抗力锻炼。28项研究是随机对照试验。有9项研究涉及总胆固醇水平高(>240 mg/dL)的人群;有2项关于非裔美国人的研究;2项关于亚洲人的研究。

一般来说,中等到剧烈运动强度,每周的能量消耗从500~4 800千卡不等。独立于饮食干预的体力活动最一致的结果是HDL-C平均增加约5%。LDL-C(约5%)和甘油三酯(约4%)的下降不太一致,总胆固醇通过运动训练保持不变。这些变化与参与者的年龄或性别以及每周的能量消耗无关。只有少数研究使用了一种以上的运动强度,因此没有足够的证据来判断剂量反应是否随着运动强度的增加而发生。

在大多数研究中,饮食没有被操纵,运动后的平均体重减轻可以忽略不计(平均不到1千克,从没有减少到7.2千克)。15项研究将超重或肥胖人群的运动和饮食限制结合起来。在这些研究中,体重减轻从7~18千克不等,因此这些人的脂蛋白变化可能被体重减轻混淆或减缓。

31项有氧运动或阻力运动训练的随机临床试

验累积结果表明，有氧运动训练可使高脂血症患者和非高脂血症患者的血压降低，虽然效果微小但有统计学意义。胆固醇、低密度脂蛋白胆固醇和甘油三酯总含量降低 3.8 mg/dL，高密度脂蛋白胆固醇含量增加 1.9 mg/dL（0.05 mmol/L；Halbert et al.，1999）。一周锻炼三次以上并没有什么好处。阻力运动训练效果的证据是不确定的。有许多类似的定量总结支持运动训练对脂蛋白和脂质的有利影响。

在 25 个随机对照试验中，运动训练对 HDL-C 水平的影响平均为 2.53 mg/dL（0.065 mmol/L）（Kodama et al.，2007）。提高 HDL-C 水平的阈值是每周运动约 120 分钟或每周能量消耗约 900 千卡。每运动 10 分钟，HDL-C 水平增加 1.4 mg/dL（0.036 mmol/L）。运动强度或每周运动频率与 HDL-C 变化无关。体重指数小于 28，总胆固醇水平为 220 mg/dL（5.7 毫摩尔/升）或更高的人比体重指数为 28 或更高，总胆固醇水平小于 220 mg/dL（5.7 毫摩尔/升）的人高密度脂蛋白胆固醇水平增加 2.1 mg/dL（0.054 mmol/L）。运动对最初总胆固醇水平高或体重指数低的受试者更有效。在另一项定量研究中，在总共 984 名成年人中，19 项持续 8 周或更长时间的有氧运动随机对照试验的平均值为 11%（2.6 mg/dL；95%CI：1.0~4.4 mg/dL）（Kelley et al.，2006a）。HDL2-C 的增加与体重和体脂百分比的减少无关。

在 2018 年对约 60 项关于血脂的运动试验的综述中，只有不到 20% 的试验被认为使用了足以提高有氧能力的运动剂量（表 8.12）（Fikenzer et al.，2018）。

表 8.12　有氧耐力训练对空腹血脂的影响

脂类	试验	有效剂量	平均变化（mg/dL）
甘油三酸酯	10	减少约 8%	128~140
总胆固醇	10	减少约 4%	204~212
LDL-C	10	减少约 5%	132~138
HDL-C	10	增加约 4.5%	45~47

随机对照试验的 Meta 分析

运动和脂质

男性

在 49 项持续 8 周或更长时间的有氧运动试验中，包括 2 990 名男性，观察到总胆固醇（-2%），LDL-C（-3%），HDL-C（2%）和甘油三酯 9%（Kelley，2006b）。

女性

其中有氧运动是主要干预的试验导致总胆固醇（2%，-4.3 mg/dL），HDL-C（3%，1.8 mg/dL），LDL-C（3%，-4.4 mg/dL）和甘油三酯（5%，-4.2 mg/dL）（Kelley et al.，2004）。

心血管疾病患者

10 项有氧运动试验持续了至少 4 周，总共 1 260 名成年心血管疾病患者（Kelley et al.，2006）。在 HDL-C（3.7 mg/dL）中平均增加 9%，甘油三酯减少 11%（-19.3 mg/dL），但在总胆固醇中未见降低（95%CI：-22.3~4.7 mg/dL）或 LDL-C（95%CI：-19.5~4.2 mg/dL）。

2 型糖尿病的成人患者

在 220 名 2 型糖尿病成人的 7 项试验中，结果显示 LDL-C 减少约 5%，但总胆固醇，HDL-C，总胆固醇/HDL-C 或甘油三酯没有变化（Kelley，2007b）。

超重或肥胖成人

在 13 个有氧运动持续 8 周或更长时间的 13 个试验中，总共 613 个 BMI ≥25 kg/m² 的患者，甘油三酯减少 11%（16 mg/dL）（Kelley et al.，2005a）。HDL-C 的增加和 LDL-C 的减少取决于体重的减少。

老年人

该分析包括 2 827 名 50 岁或以上的成年人的有氧运动的结果。观察到 HDL-C（5.6%，2.5 mg/dL）和总胆固醇/HDL-C（7.1%，-0.8）的改善（Kelley et al.，2005b）。

青少年

389 名 5~19 岁的男孩和女孩持续 4 周或更多周有氧 12 个运动实验的结果发现：甘油三酯（-1.0 mg/dL）降低 12%，包括超重儿童。平均变化对于 HDL-C 或 LDL-C 没有统计学显著性，但是 LDL-C 的降低随着训练强度的增加和较大年龄的增加而增加，而 HDL-C 的增加在初始 HDL-C 水平较低时较大（Kelley，2007a）。

锻炼的好处似乎并不局限于剧烈的有氧耐力训练。进行性耐药的29项随机对照试验对1 329名成人进行为期4周或以上的培训（Kelley et al.，2009）。平均而言，总胆固醇（-5.5 mg/dL或2.7%）、总胆固醇/HDL-C（-0.5 mg/dL或11.6%）、非HDL-C（-8.7 mg/dL或5.6%）、LDL-C（-6.1 mg/dL或4.6%）和甘油三酯（-8.1 mg/dL或6.4%）下降。高密度脂蛋白胆固醇（0.7 mg/dL或1.4%）的平均增幅不大。此外，来自948名成年人的22项步行锻炼随机对照试验报告，非高密度脂蛋白胆固醇（Kelley et al.，2005c）平均减少4%（-8.8～-2.4 mg/dL）。

在一项对32项随机对照试验（RCTs）的Meta分析中，比较了瑜伽与非运动对照组，结果显示，即使是较轻强度的活动（如瑜伽）也能改善BMI、血压、甘油三酯、LDL-C和HDL-C，但对空腹血糖没有显著影响（Chu et al.，2016）。

在过去的几年里，西弗吉尼亚大学的社区医学教授乔治·凯利和他的同事们对有氧运动和血脂的随机对照试验进行了一系列的系统回顾。在不同的人群中，这些结论给出了运动作为一线治疗或饮食佐剂的平均疗效的定量估计，这可以通过与本章前面描述的药物治疗的疗效进行比较来判断。

对不同脂蛋白水平（通常是正常）的不同类型人群进行的研究结果进行平均化，使用不同类型和强度的运动，可以防止对运动在特定情况下改变血脂的功效得出强有力的结论。因此，研究一些代表这些不同情况的个体研究，特别是在有血脂异常的人群中，是很有帮助的。

有氧运动训练

可能是因为早期心脏病的研究主要集中在有氧耐力运动，大多数关于运动训练对血脂水平影响的研究也使用了有氧运动和中等强度到高强度的体力活动。通常，这些研究表明，高密度脂蛋白胆固醇水平的升高和甘油三酯水平的降低有积极的益处，但对低密度脂蛋白胆固醇和总胆固醇的影响不太明显。在许多研究中，运动和体力活动的影响是否独立于饮食和体脂的变化，或与其相关，尚不清楚。

密苏里州圣路易斯，华盛顿大学

耐力锻炼训练对血浆脂蛋白脂肪的影响在10～62岁之间，冠状动脉疾病在研究中维持着体重和死亡（Heath et al.，2004）。等离子体胆固醇降低8%、LDL-C提高9%、甘油酯降低13%。LDL-C和 VO_{2Max} 的变化呈负相关的（$r=-0.73$），而LDL-C和HDL-C的变化则与培训前测量的水平相反。

因此，研究人员认为，运动风险的保护作用似乎是一种训练效应的结果，因为这些效应与 VO_{2max} 的变化最相关，而且在最初低 VO_{2max}、高LDL-C和低HDL-C水平的患者中，这些效应更大。

加利福尼亚州，斯坦福大学

在一项随机研究中，48名30～55岁的久坐健康男性被分配到一个持续一年的跑步项目中，另外33名男性仍然久坐（Wood et al.，1983）。跑步者组的心肺功能增强，体脂减少，但脂蛋白水平的变化与对照组差异无统计学意义。然而，平均每周至少跑8英里（12.9千米）的25名男子的HDL-C增加了4.4 mg/dL，HDL2增加了3.3 mg/dL。HDL-C和HDL2的增加和LDL-C的减少与周跑距离直接相关。因为身体脂肪的减少也与HDL-C的增加有关，跑步对HDL-C的部分影响可能是由脂肪的减少引起的。

斯坦福大学的另一项研究中，研究了限制脂肪和胆固醇的运动和国家胆固醇教育计划（NCEP）饮食对180名45～64岁的绝经后妇女和近200名30～64岁的男性的HDL-C低于平均水平（女性<60 mg/dL，男性<44 mg/dL），LDL-C升高（女性为125～210 mg/dL，男性为125～190 mg/dL）的原因（Stefanick et al.，1998）。他们被随机分为有氧运动组、NCEP饮食组、饮食加运动组或未接受干预的对照组。一年后，节食组和节食加运动组的妇女和男子的脂肪和胆固醇的饮食摄入量以及体重均下降。HDL-C、甘油三酯水平以及总胆固醇与HDL-C的比例不受饮食或运动的影响。然而，在饮食加运动组中，女性和男性的LDL-C分别降低了14.5 mg/dL和20 mg/dL。因此，除非参加锻炼，否则饮食不会改变LDL-C。

绝经后妇女

西尔斯及其同事（1984）报告说，6个月的高强度耐力训练导致老年妇女HDL-C增加，甘油三酯水平降低。其他证据表明，雌激素替代可以优化绝经后妇女定期运动对血脂的影响。林德海姆及其同事（1994年）研究了一项为期6个月的中等强度运动计划（有无口服雌激素替代）对绝经后妇女血脂和脂蛋白水平的影响。将100名42～59岁的健康、久坐、绝经后妇女随机分为以下四组：运动、雌激素替代、运动和雌激素替代，以及一个既不接受雌激素也不接受运动的对照组。运动约30分钟,包括跑步机步行或骑自行车,每周至少3次。运动组的女性总胆固醇下降5%,LDL-C下降10%。运动组的甘油三酯减少了20%,但HDL-C没有变化。然而,无论是久坐组还是接受雌激素治疗的运动组,HDL-C水平都增加了近10%。

非裔美国男性高血压患者

充分的剧烈运动也能改善高血压患者的脂质代谢。36名35~76岁患有原发性高血压的非裔美国男性被随机分配到不运动或以60%~80%最大心率进行自行车运动,每周3次,持续16周(Kokkinos et al.,1998)。运动组最大摄氧量提高近10%,但体重不变。尽管锻炼者HDL-C的变化没有超过对照组,但在高强度锻炼的男性中变化更大。10名以最高心率75%或以上运动的男性HDL-C增加了10%(从42 mg/dL到46 mg/dL)。因此,低强度到中等强度的有氧运动可能无法提供足够的刺激来改变患有严重高血压的非裔美国男性的血脂水平。

超重男子

51名久坐的超重男子每周3天(约1000千卡/周)以最大摄氧量的70%~80%持续进行45分钟耐力运动训练(跑步机步行、慢跑和固定自行车)。经过9个月后,这些男性的总胆固醇水平正常,但他们第一步是在美国心脏协会拥有减肥食谱。为了确定遗传因素是否影响结果,根据脂代谢调节蛋白apo E的亚型将这些男性分为apo E2($n=6$)、apo E3($n=33$)或apo E4($n=12$)。所有基因型的男性都有相似的年龄和体重,以及研究开始时的血浆脂蛋白和脂质分布。apo E2基因型男性在运动训练时血浆HDL-C和HDL2-C的平均升高幅度高于其他两组(apo E2、apo E3和apo E4组HDL-C的平均升高幅度分别为8 mg/dL、3 mg/dL和2 mg/dL;HDL2-C的平均升高幅度分别为5 mg/dL、1 mg/dL和1 mg/dL)。即使在调整了体重变化后,这种影响仍然存在。虽然只是基于一个非常小的男性群体,但这些发现表明,调控apo E的基因——即可以调节肝外组织摄取低密度脂蛋白以及肝脏摄取乳糜微粒残余物,并可略微调节HDL-C分子功能——可能会影响运动对HDL-C的作用。

HERITAGE家庭研究

最近的证据表明,有氧运动训练对血脂的影响与心肺功能的变化无关,但与能量消耗和体脂减少有关(Katzmarzyk et al.,2001)。有285名男性(77名黑人和218名白人)和359名女性(131名黑人和224名白人),年龄在17~65岁,参加了5个月的耐力自行车训练,最大摄氧量增加17.5%,体脂质量减少3.3%。控制年龄后,无论种族,健康状况的变化与血脂的变化无关。相反,男性脂肪质量的变化与HDL-C和HDL2-C的变化呈负相关,与总胆固醇与HDL的比值呈正相关;在女性中,它们与总胆固醇、低密度脂蛋白胆固醇(LDL-C)和总胆固醇与高密度脂蛋白的比率呈正相关。因此,耐力运动训练后血脂的变化与心肺功能的变化无关,但与体脂质量的变化有关。这表明,体力活动对血脂的代谢影响更多地取决于能量消耗或脂肪损失,而不是健康状况的变化。

HERITAGE家庭研究还表明,运动训练后HDL-C的变化在人群中差异很大(Leon et al.,2000)。平均增加约1.55 mg/dL(0.04 mmol/L),但标准差是平均值的3倍,几乎一半的受试者没有变化或减少。训练前HDL-C水平可以部分解释这种变化。HDL-C低于35 mg/dL的受试者的增加量(2.0 mg/dL)大约是其他人(1.2 mg/dL)的两倍。然而,甘油三酯的初始水平影响更大。以甘油三酯(119 mg/dL)和HDL-C(36 mg/dL)的第50百分位为切入点,将受试者分为4组,高甘油三酯和LDL-C组的HDL-C水平平均升高4.9%,而低甘油三酯和LDL-C组的HDL-C水平仅升0.4%(Couillard et al.,2001)。因此,在甘油三酯升高的人群中,血浆HDL-C的增加幅度更大。图8.11显示了运动训练后血脂变化的个体变化模式。

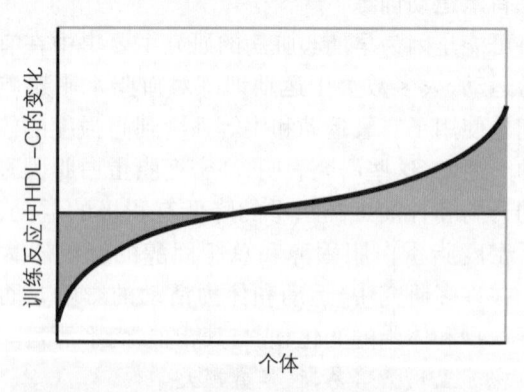

图8.11 HDL-C的训练反应的异质性,显示对常规体力活动的响应的个体差异。

在HERITAGE家庭研究中,测定了265名黑人和486名白人血浆HDL-C、HDL2-C、HDL3-C

和 apo A1 水平，并对 13 个 CETP 单核苷酸多态性进行了基因分型。其中一个 CETP 变异体与白人中 HDL-C 和 apo A1 的初始水平有较高的相关性。当与 apo E 基因型结合时，它占 HDL-C 初始水平变化的近 10%。在运动训练后，CETP 变异纯合子的白人妇女 HDL3-C 和 apo A1 的增加更大（Spielmann et al., 2007）。

现有证据支持原有研究的假设，即中等强度和高强度耐力训练对血脂有良好影响。最常观察到的变化是高密度脂蛋白胆固醇的增加。据估计，高密度脂蛋白胆固醇每增加 1 mg/dL，男性和女性发生冠心病的风险分别降低 3% 和 4%。耐力运动也可能降低血液总胆固醇、低密度脂蛋白胆固醇和甘油三酯。一般来说，低密度脂蛋白胆固醇降低 1% 与心脏病风险降低 2%~3% 相关。

通过以下途径进行有针对性的风险降低干预研究

久坐、超重的男性（n=49）和轻度至中度血脂异常的女性（n=35）（LDL-C 为 130~190 mg/dL 或男性 HDL-C<40 mg/dL、女性 HDL-C<45 mg/dL）被随机分为 6 个月的对照组和 8 个月的 3 组运动组：①高量-高强度：相当于以 65%~80% 的有氧能力（约每周 23 kcal/kg），每周慢跑 20 英里（32.0 千米）；②低量-高强度：相当于以 65%~80% 的有氧能力（约每周 14 kcal/kg），每周慢跑 12 英里（19.2 千米）；③低量-中等强度：相当于以 40%~55% 的有氧能力（约每周 14 kcal/kg），每周步行 12 英里（19.2 千米）。运动训练对总胆固醇和 LDL-C 水平没有影响。只有高剂量-高强度运动组的 HDL-C 增加 9.7%（4.3 mg/dL）。运动后甘油三酯降低 10%~25%（13.1~51.6 mg/dL），但与剂量无关。

英格兰，坎特伯雷基督教会大学学院

类似于"通过定义的运动进行针对性风险降低干预研究"，但仅包括血脂水平正常的男性，64 名久坐男性被随机分配到非运动对照组或两种静态腿部骑行运动条件之一：中等强度运动组（每周 3 次 400 千卡的运动，强度为 60% VO_{2max}）或高强度运动组（每周 3 次 400 千卡的运动，强度为 80% VO_{2max}）（O'Donovan et al., 2005）。参与者被要求保持正常饮食。经过三个月的训练，有氧能力呈剂量依赖性增加。然而，总胆固醇（-22±31 mg/dL）和低密度脂蛋白胆固醇（-20±31 mg/dL）的变化差异较大，且仅在高强度组中观察到。运动训练未改变 HDL-C 或甘油三酯水平。

丹麦，哥本哈根大学

36 名血脂水平正常的未训练男性被分配到维持其日常活动水平的对照组或三种运动条件之一，持续三个月：高强度、接近最大强度的间歇跑步机跑步（每周 40 分钟）；抗阻运动训练（每周 150 分钟）；或连续跑步机跑步（每周 150 分钟）（Nybo et al., 2010）。高强度间歇训练后，心肺适能提高了 14%，连续跑步后提高了 7%，抗阻运动训练后提高了 3%。在任何运动条件下，HDL-C 和 LDL-C 水平均未发生变化。然而，在中等强度的连续跑步条件下，总胆固醇与 HDL-C 的比值在训练后有所下降。

餐后血脂症

经过耐力训练的人餐后血脂水平较低（即餐后血液中甘油三酯含量增加），根据能量消耗情况，单次运动后血脂水平也会降低。这些影响可以通过提高脂蛋白脂肪酶活性和减少肝脏分泌甘油三酯来解释（Gil et al., 2003）。29 项涉及 555 人的研究平均值显示，饭前锻炼可使餐后甘油三酯水平比不锻炼降低一半以上的标准差，而且这种降低似乎与能量消耗有关（Petitt et al., 2003）。在涉及 555 人的 29 项研究中，平均数据显示，与不运动相比，餐前运动使餐后甘油三酯水平降低了超过半个标准差，且这种降低似乎与能量消耗有关（Petitt et al., 2003）。一些证据表明，在能量消耗相同的情况下，一次抗阻运动比一次有氧运动更有效（Petitt et al., 2003），而一次高强度间歇跑步在青少年男孩和女孩中也显示出效果（Thackray et al., 2013; 2016）。

在一项研究中，20 名中年男性在高脂肪餐（80 克）后，研究了运动对脂蛋白亚组分浓度和组成的影响。餐前，男性在跑步机上行走 90 分钟或休息。运动使餐后甘油三酯降低了 29%，乳糜微粒浓度降低了 28.6%（14.6 mg/dL），大颗粒 VLDL1 降低了 34.4%（39.7 mg/dL），小颗粒 VLDL2 降低了 23%（9.6 mg/dL; Gill et al., 2006）。超过 95% 的 VLDL1 和 VLDL2 分子由含 apo B 的颗粒组成。运动后，VLDL1 中的 apo C3 与 apo B 以及 apo E 与 apo B 的比值较低。运动后，VLDL1 和 VLDL2 中的胆固醇酯与甘油三酯比值较低，而 HDL2 中的比值较高。因此，中等强度运动对 VLDL1 的影响在数量上大于对乳糜微粒的影响，并导致脂蛋白组成的变化，可能降低其致动脉粥样硬化特性。

> **鸡蛋粉碎机**
>
> 只要连续6周进行中等强度的耐力运动训练（每周4或5天，每次60分钟），便可使HDL-C增加10%，使LDL-C降低约20%，即使在两个月内每周吃12个鸡蛋也可以（Vislocky et al.，2009）。

抗阻运动训练

抗阻运动训练对血脂水平影响的研究产生了相互矛盾的结果。大多数横断面研究表明，与耐力训练运动员相比，抗阻训练运动员的HDL-C水平较低或总胆固醇与高密度脂蛋白比率较高。由于这些研究中的选择偏差，对于其他可能影响血脂和脂蛋白的因素，如年龄、身体成分、饮食和合成代谢或雄激素类固醇的使用。与此相反，大多数临床研究发现，抵抗运动训练导致脂蛋白和血脂水平的良好变化。然而，这些研究中有许多没有对照组，在训练前后抽取一份血样。许多研究对象的脂蛋白和血脂水平正常，但没有证实在运动训练期间饮食得到控制（Hurley，1989）。当这些因素得到控制时，在高胆固醇血症患者中，抵抗运动训练似乎不会改变脂蛋白或脂质水平。

男性的风险

本研究检测了16例未经训练的中年男性高总胆固醇（约230 mg/dL）、高LDL-C（140 mg/dL）、高甘油三酯（190 mg/dL）、低HDL-C（35 mg/dL）和两种或两种以上其他危险因素对血脂、脂蛋白、脂酶及肝脂酶活性的影响（Kokkinos et al.，1991）。在运动开始前的几天分别采集了至少两份血样。经过20周的抗阻训练后，锻炼者上身力量增加了50%，下身力量增加了37%，最大氧含量和体脂百分比没有变化。血甘油三酯、总胆固醇、高密度脂蛋白胆固醇和低密度脂蛋白胆固醇水平，以及脂蛋白脂酶和肝脂酶活性也没有变化。尽管据报道饮食没有改变，但吸烟、饮酒、血糖或胰岛素水平的影响可能在本研究中没有得到控制。

绝经前妇女

24名胆固醇和脂蛋白水平正常但久坐的健康绝经前妇女被随机分为两组，一组每周以1 RM的85%进行45~50分钟的抗阻运动，另一组则保持久坐状态（Prabhakaran et al.，1999）。14周后，运动者的力量增加，体脂减少，总胆固醇从180 mg/dL到164 mg/dL，LDL-C从115 mg/dL到99 mg/dL，总胆固醇与高密度脂蛋白胆固醇的比率从4.2降到3.6。抗阻运动训练对甘油三酯和HDL-C无明显影响。

肥胖女性

16名22~57岁的久坐肥胖妇女每周进行三组重复6~8次，每次60%~70%的1 RM抗阻运动。其他6人仍然久坐不动（Manning et al.，1991）。这些妇女报告说她们的饮食保持不变。12周后，体重、体重指数和热量摄入保持不变。总胆固醇、HDL-C、LDL-C、甘油三酯、apo A1、apo B100的血药浓度和总胆固醇与高密度脂蛋白胆固醇的比值均无变化。apo B是LDL-C的主要载脂蛋白成分。因此，在没有体脂的情况下进行阻力运动训练，久坐肥胖妇女的脂蛋白水平似乎没有改变。尽管其中6名妇女是绝经后妇女，但她们在研究开始时的脂蛋白水平与年轻妇女没有差异，因此雌激素状况不太可能影响研究结果。然而，总胆固醇（200 mg/dL）、HDL-C（59 mg/dL）、LDL-C（120 mg/dL）和甘油三酯（110 mg/dL）的水平在研究开始时是正常的，因此无论采用何种干预措施，都没有什么改善的余地。

有氧与抗阻联合训练

在LDL-C水平高（130~190 mg/dL）或正常的久坐成年人中，每周三天，进行四个月的有氧运动（每天40分钟）和抗阻运动（每天10分钟）联合训练，使肝脏中LDL-C的清除率提高了约三分之一，并降低了LDL-C水平（Ficker et al.，2010）。

运动训练与他汀类药物治疗

一项小型Meta分析汇总了两项小型非对照试验（共26名患者；Meex et al.，2010；Wittke，1999）和一项约200名患者的观察性心脏康复研究（König et al.，2005）的结果。每项研究比较了他汀单药治疗与他汀联合运动治疗在血脂异常患者中的疗效（Gui et al.，2017）。与他汀单药治疗相比，他汀联合运动治疗后血脂水平的变化更有利，但差异无统计学意义：LDL-C（约-0.30 SD；95% CI：-0.58~0.00）；甘油三酯（约0.20 SD；95% CI：-0.47~0.11）；HDL-C（约0.10 SD；95%CI：-0.18~0.41）。

一项为期三个月的随机对照试验（RCT）对68名2型糖尿病高风险的成年人进行了研究，通过加速度计监测身体活动（Mäkelä et al.，2019）。干预组在试验期间的步数比对照组多46%。然而，试验期间干预组（5 870±3 277 步/天）和对照组（4 034±3 460 步/天）的平均每日步数均低于推荐值。尽管 PCSK9 水平与干预前后的最大摄氧量呈负相关，但这一适度的身体活动干预并未影响 PCSK9 水平。

餐后血脂

为了确定抗阻运动后餐后血脂的减少是否取决于运动强度，10 名健康男性进行了中等强度或高强度的抗阻运动，但进行了相同的工作（重复和设置不同，以等同工作），并在 15.5 小时后吃了一顿高脂餐（Singhal et al.，2009）。高强度运动后空腹甘油三酯降低约 35%，中等强度运动后空腹甘油三酯降低约 25%。餐后 3 小时脂肪氧化在剧烈运动后增加 39%，中等运动后增加 18%。

运动和植物固醇

植物固醇通过减少肠道对膳食胆固醇的吸收而降低总胆固醇和低密度脂蛋白胆固醇水平。相反，运动似乎通过减少肝脏 VLDL 分泌和增加骨骼肌脂蛋白脂酶活性来降低甘油三酯水平。此外，运动训练似乎通过改变高密度脂蛋白亚组分（例如，增加高密度脂蛋白2）来增加高密度脂蛋白C，同时也改变反向胆固醇转运酶活性（Marinangel et al.，2006）。

在一项为期 8 周的随机对照试验中，在没有饮食控制的情况下，对总胆固醇高的成年人，将植物固醇与中等强度的有氧运动（25~40 分钟/天，每周3 天）相结合，导致总胆固醇（7.7%）和甘油三酯（11.8%）降低，HDL-C 升高（7.5%）（Varady et al.，2007）。单独运动可使甘油三酯降低 16.6%，高密度脂蛋白胆固醇升高 9.5%。各组的体脂减少了 4%。植物固醇降低了 18% 的胆固醇吸收，但是不受锻炼影响。

> 在一项对 30 名中年人的随机研究中，9 个月的有氧运动使 VO$_{2peak}$ 升高 24%，同时载脂蛋白 B（环）降低 18%（Dimitriou et al.，2007）。

证据的力度

总体证据表明，规律的有氧或耐力运动可以改善脂蛋白谱，这一结果令人鼓舞（Durstine et al.，2001；Kelley et al.，2006b），尤其是当运动训练量足以提高心肺适能时（Fikenzer et al.，2018；Kraus et al.，2002），或者当人们胆固醇水平升高时（Kodama et al.，2007）。

> 欧洲血脂异常管理工作组得出结论，体力活动试验的证据显示：降低 LDL-C 的证据较弱，降低甘油三酯的证据中等，而提高 HDL-C 的证据较强。

时间序列

基于人群的观察研究目前主要局限于横断面研究，缺乏建立因果关系的适当序列：在测量血脂结果之前进行体力活动测量。然而，一些前瞻性队列研究支持体力活动增加 HDL-C 和减少动脉粥样硬化。

相关性

50 多个随机对照试验的累积证据表明，有氧和耐力运动训练可使 HDL-C 增加约 5%。据相似的报道，LDL-C 和甘油三酯分别降低了约 5% 和 4%，但与 HDL-C 水平相比，研究较少，且不太一致。基于人群的横断面研究和有限数量的前瞻性队列研究显示了类似的效果。

一致性

无论年龄或心血管疾病风险如何，运动后脂蛋白谱的改善在男性和女性中通常是相似的。尽管结果对少数民族来说是令人鼓舞的，但绝大多数的研究都是针对欧洲血统的白人进行的。运动训练前 HDL-C 水平较低的人在运动后有较大的增加，但只有十几项研究检测了运动对血脂异常人群的影响。这些研究使用了不同的方法。因此，现在下结论认为运动的益处是否被低估，或者是否在低密度脂蛋白胆固醇、甘油三酯或低密度脂蛋白胆固醇的人群中可靠地发生还为时过早。

剂量反应

根据证据，每周 1 200~2 400 千卡的有氧运动至少持续 12 周，并在中等强度或高强度下进行，可使脂蛋白产生有利的变化。变化似乎并不取决于健身的变化。目前还没有足够的随机对照试验来比较不同强度或体力活动量产生的效果,因此无法确定剂量反应。然而,现有的最佳证据表明,血脂异常患者HDL的增加及甘油三酯和的减少是由总能量消耗决定的,而不是运动强度(Kodama et al., 2007; Slentz et al., 2007; Wood et al., 1983)。

生物学合理性

根据运动显示,最常报告的血脂改善是HDL-C增加(主要是HDL2)和甘油三酯减少,这似乎不是通过收缩骨骼肌之间的胆固醇交换来解释的(Jacobs et al., 2006)。尽管游离脂肪酸和肌内甘油三酯在中等强度到剧烈运动中仍然是仅次于碳水化合物的燃料,运动降低甘油三酯和增加HDL-C的一种机制是将甘油三酯作为能量使用(Bergman et al., 1999)。

在肝外组织中发现的LPL酶负责将甘油三酯分解成脂肪酸,然后在中等强度的长时间运动中用作燃料。当甘油三酯被水解时,极低密度脂蛋白分子收缩并将表面胆固醇输给高密度脂蛋白分子,然后作为胆盐反向转运到肝脏排泄(Gibbons et al., 1995)。基因转录、蛋白质合成和LPL活性在急性耐力运动后可持续48小时(Ferguson et al., 1998; Seip et al., 1997)。运动后LPL活性的增加可能解释了急性运动对餐后血脂(即餐后高甘油三酯)的减缓作用。最近对29项研究中555人的数据进行了定量分析,结果表明,饭前锻炼的人,无论性别或年龄,其饭后甘油三酯的增加量都会减少一半标准差;膳食类型,或者锻炼的强度、持续时间都对该现象的发生有影响(Stewart et al., 2003)。

运动增加HDL-C的第二种机制是通过另一种叫作卵磷脂的酶:胆固醇酰基转移酶(LCAT)。众所周知,运动会增加生命周期评价活动。LCAT负责转移血液中的游离脂肪酸,并将胆固醇酯化生成HDL2胆固醇。然而,LCAT不是一种限速酶,因此运动后LCAT活性的增加可能仅仅表明LPL活性的增加导致了更高的脂质利用率。第三种机制被认为是随着运动而导致HDL-C水平升高的原因,是另一种酶——肝脂肪酶的活性降低。肝脂肪酶,一种在肝脏中发现的酶,负责HDL2分解代谢。运动可降低肝脂肪酶活性。这会减少HDL-C的分解代谢,导致更多的HDL-C留在血液中。一些研究也表明,经常运动对LCAT的辅因子apo A1有良好的影响;载脂蛋白B100是LDL受体的配体;胆固醇酯转移蛋白(CETP)的水平,CETP调节胆固醇酯从HDL分子转移到其他脂蛋白,从而从肝外组织反向转运胆固醇。目前尚未确定运动训练是否会影响CETP或DGAT1和DGAT2(它们影响二酰基甘油的酯化以生成甘油三酯)的活性,或者是否会影响MTP,后者是含apo B的脂蛋白组装和分泌所必需的。

表8.13总结了伴随运动脂蛋白酶的变化。尽管运动训练对血液中LDL-C水平的影响在许多研究中都很小且不一致,但一些证据表明运动可以防止LDL-C的氧化。在一项对13名冠心病患者进行的小规模的不受控制的研究中,尽管LDL-C没有变化,每周只跑两次两个月与LDL-C氧化率降低有关水平(Ziegler et al., 2006)。在另一项对17名健康的年轻医科学生进行的不受控制的研究中,16周的剧烈有氧运动训练(50分钟/天,每周5天)提高了LDL的抗氧化能力,并在25分钟中高强度的自行车运动后将氧化LDL降低了16%(elosua et al., 2003)。

表8.13 伴随运动的脂蛋白酶变化

酶	单 次 练 习	运 动 训 练
LPL活性	升高-4 h运动后	升高
HL活性	不变	不变,除非减肥
Apo A1	不变	升高
LCAT活性	升高或者不变	升高或者不变
CETP活性	未研究	升高或者不变
CETP质量	升高或者降低	升高或者降低

资料来源:Durstine et al., 2001; Leaf, 2003。

总　　结

美国心脏协会、欧洲动脉粥样硬化协会和WHO得出结论,高水平的总胆固醇、LDL-C、甘油三酯和低水平的HDL-C是冠心病和动脉粥样硬化的主要危险因素。虽然减肥、降低饮食脂肪和胆固醇以及他汀类药物仍然是血脂异常一级和二级预防的一线干预措施,但也建议进行体力活动。随机对照试验和基于人群的研究普遍认为,体力活动有助于提高HDL-C水平和降低甘油三酯水平,而LDL-C的降低则不太一致。这些影响似乎在很大程度上与年龄、性别和体重减轻无关。虽然还不完全了解其生物学机制,但体力活动对脂肪和胆固醇代谢的一些特征有着有利的影响,包括调节性载脂蛋白、CETP以及LPL和LCAT等酶的增加。有规律地进行中等强度到剧烈强度的运动似乎有助于胆固醇逆向转运到肝脏,且不依赖饮食和药物治疗而增强疗效。在临床实践中,一些随机试验表明,谨慎饮食与运动相结合比单独运动更有效地降低总胆固醇和低密度脂蛋白胆固醇水平,但单独运动可降低甘油三酯水平(Kelley et al., 2012)。

参 考 文 献

第9章

体力活动与肥胖

> 我下定决心要长胖，这样看起来，至少能年轻到四十岁。
>
> • 约翰·德莱顿(John Dryden)(1631~1700)•
> 《女皇》，第三幕，第一场

> 我究竟做了什么？为什么要让我遭受这些残酷的痛苦？太多事情：
> 你吃得太多、喝得太多，也太纵容你那两条懒洋洋的腿……对于经常运动的人来说，
> 肉和饮料再合适不过，而对于从不运动的人来说这些是碰都不能碰的。
>
> • 本杰明·富兰克林(Benjamin Franklin)(1706~1790)•
> 《富兰克林与痛风午夜对话》，1780年10月22日（马修斯，1914）

本章目标
- 描述肥胖对公共卫生事业造成的负担，包括其花费成本、患病率和趋势，以及肥胖给心血管疾病和糖尿病带来的风险。
- 确定与讨论能量平衡的组成部分。
- 确定肥胖的主要健康风险。
- 讨论在临床和人口研究中测量身体肥胖的方法。
- 描述已知的和假设的体力活动对肥胖的影响。
- 描述和评估体力活动和运动训练在降低与肥胖相关的健康风险、防止过多的体重增加、帮助减肥和维持节食后体重等方面的优势。

全球范围内,肥胖与糖尿病、心血管疾病、某些癌症以及健康相关生活质量差的风险增加有关(2017年全球疾病负担——死亡原因合作者2018)。对于肥胖人群,无论是否运动,控制饮食都能降低全因死亡率18%(每1 000名参与者的死亡人数减少6人)(Ma et al., 2017)。

超重和肥胖被定义为正向的能量平衡(即能量摄入超过能量消耗)造成的过多身体脂肪累积的结果。早在10世纪,波斯医生阿维森纳就在他的《医典》中用了整整一章来阐述肥胖会对健康造成危害的观点(Bassem, 1992)。在17世纪,欧洲经济衰退期间,肥胖问题就已经得到了社会的重视,正如英国剧作家约翰·德莱顿在本章开篇引言中所说,肥胖问题已经成为发达国家21世纪的公共健康负担。目前在许多发展中国家,肥胖与营养不良同时发生的现象也屡见不鲜。

> WHO已经创造了"globesity"一词,特指超重和肥胖这一全球流行病。

美国人膳食指南科学咨询委员会得出结论,不良的饮食模式、过度消耗卡路里和缺乏体育锻炼是直接导致肥胖的原因(Dietary Guidelines Advisory Committee, 2005; 2020)。然而,通过对2020~2025年美国人膳食指南进行系统审查后发现,饮食模式与肥胖风险之间的关联无法量化,其部分原因是受到体力活动的影响。体力活动作为这种关联的混杂因素或调节因素,经常被忽视(U. S. Department of Agriculture, 2014)。

> 据估计,全世界有20%的成年人肥胖。在美国,这一比例为40%,超过9 300万人。

当今很多国家的环境是"致胖的",这主要是由于接连不断的食物广告诱使人们产生吃的欲望,同时人们很容易获得高热量的食物,以及久坐不动的生活方式造成的。某些致胖基因决定了现代人容易发胖,尽管超重和肥胖是不健康的,但是现代人群中的超重和肥胖却很常见。专家们一致认为,在人类进化中,所谓的"节约基因"可以防止脂肪的减少。食物的限制和脂肪的消耗导致了"饥饿的大脑",这样一来会促使摄入的能量增加,并通过减少活动来降低能量的消耗(Zheng et al., 2009)。在人类进化发展中,即20世纪50年代的全球肥胖流行病的产生在很大程度上是由于食物的供给增加且对加工食物的需求。与现代人类不同的是,原始祖先常受到食物短缺以及食物安全和健康性的挑战。肥胖及其相关疾病可能需要通过采用间歇性禁食以及运动的方式来改善(Mattson, 2014)。

肥胖专家通常将体重的过度增加归因于暴饮暴食而不是缺乏体力活动,但是少吃和加强锻炼作为一种拖延或者扭转全球性肥胖问题的手段,目前我们还不清楚究竟哪一方面更为重要。毋庸置疑的是,这两者都是通过减少能量差(改变能量消耗和能量摄入之间的差距)来促进人体减重(Hill et al., 2003)。

然而,有证据表明,在美国人中,热量摄入与BMI与时间长短之间没有直接联系(Brown et al., 2016b)。1971年至2008年间的国家健康和营养调查估计,美国人的BMI和热量摄入增加了10%和14%,但每千克体重的热量没有变化。此外,从1988~1994年到1999~2000年,体力活动频率有所增加,但此后没有增加。美国人的平均体重增加了2.3 kg/m^2,与统计的能量摄入或消耗变化无关。除了统计报告的偏倚外,在这项研究中,BMI增加的许多替代(即混杂)原因都无法控制(Brown et al., 2016a)。值得注意的是,我们没有考虑到身体密度和静息代谢率,这有助于解释BMI相同的人在肥胖方面的差异。在美国年轻人中,最初估计的能量差大约为每天100千卡。

在使用双标记水法对近1 000个4~18岁的孩子以及1 400个18~98岁的成年人进行能量消耗的估算中,发现每增加10%的能量摄入,孩子的体重就会增加4.5%,成年人体重增加7.1%(Swinburn et al., 2006; 2009)。这意味着美国成年人每天至少需要400千卡的能量差才能扭转美国成年人过去40年里的体重增加(Heymsfield, 2009)。但是有研究表明,体重增加的三分之二是瘦体重(儿童3.1%/4.5%,成人4.8%/7.1%)(Swinburn et al., 2009)。因此,并不是所有人的BMI增加都会导致身体脂肪含量增加。公共卫生的目标是减少多余的脂肪,而不是瘦体重。体力活动能够达到这个目的,因为它可以减少脂肪并增加瘦体重(也就是说,帮助保持身体密度和静息代谢率),同时燃烧多余的卡路里。

> 2016年,高BMI导致全球近470万人死亡。它是仅次于高血压、吸烟和高血糖的第四大风险因素(Global Burden of Disease 2017 Causes of Death Collaborators, 2018)。

> ## 网络资源
>
> http://apps.who.int/bmi/index.jsp。WHO 的身体质量指数的数据库,用来监督全球营养状况的互动式工具。
>
> www.cdc.gov/nchs/fastats/overwt.htm。美国国家卫生统计中心,提供最新的超重和肥胖的患病率和趋势。
>
> www.nhlbi.nih.gov/health/prof/heart/index.htm。美国 NIH 的心脏、肺和血液研究所的卫生专业人员提供的心血管疾病信息。
>
> www.cdc.gov/nccdphp/dnpa。国家慢性病预防和健康促进中心的营养、体力活动和肥胖等部门的主页。
>
> www.nhlbi.nih.gov/guidelines/obesity/ob_home.htm。美国 NIH 关于识别、评估和治疗成人超重和肥胖的临床指南。
>
> www.iotf.org。国际肥胖工作组的主页。

据估计,我们以狩猎和采集为生的史前祖先每天在体力活动上消耗 1 200 千卡(体重近 22 千卡/千克),而他们所需食物消耗的能量大约是 2 900 千卡。因此,他们的生存效率(能量消耗除以日常生活的能量消耗)约为 2.4:1(即 2 900 千卡:1 200 千卡)。在当今富裕的社会,久坐的人通常每天摄入 2 030 千卡,但是只消耗 580 千卡(小于 9 千卡/千克),生存效率为 3.5:1(Cordain et al., 1998; Eaton et al., 2003)。有一种理论认为,通过增加每天 500 千卡的体力活动消耗可以将比例降低到 2:1,这代表着我们能够以史前祖先的比例重置静息代谢率(RMR)来减缓全球肥胖,史前祖先的静息代谢率比现在久坐的成年人高 15%(Eaton et al., 2003)。大多数人可以通过每天增加额外 1 小时的中等强度的体力活动来实现静息代谢率的提高(Saris et al., 2003)。

WHO 建议,人们的日常体力活动水平应该达到其每天静息代谢率平均值的 1.75 倍水平。在正常的生活条件下,成年人中体力活动水平的最高测量值约为 2.5(Westerterp et al., 2004)。一项对生活在坦桑尼亚北部的原始 Hadza 部落中的人群进行研究发现,由于该部落以狩猎采集为生,因此其机体 BMI 较低(20 kg/m^2)(Pontzer et al., 2012)。负责狩猎和采集蜂蜜的哈扎族男性的 PAL 值为 2.25,而负责采集植物性食物的哈扎族女性的 PAL 值为 1.8。其中女性每天消耗的能量为 823 千卡(19 千卡/千克体重),男性为 1 477 千卡(29 千卡/千克体重)。相比之下,在肥胖很常见的美国和欧洲,据估计,女性每天消耗约 13 千卡/千克,男性每天消耗约 16 千卡/千克。Hadza 群落男性平均每千克体重的静息代谢率比美国和欧洲的高 10.5%,女性平均每千克体重的静息代谢率比美国和欧洲的高 29%(Pontzer et al., 2012)。大多数成年人通过中等强度的体力活动(如步行)来达到他们的体力活动水平,而儿童通过高强度和低强度结合的体力活动来达到他们的体力活动水平。在美国,久坐成年人的静息代谢率约为 1 450 千卡,因此在每天能量消耗达到 580 千卡的基础上,只要额外增加 500 千卡的体力活动就可以接近体力活动水平的 1.75 倍(Eaton et al., 2003)。那么这就意味着需要将人们目前的体力活动水平提高近两倍。稍后我们将在第 17 章讨论为什么这种情况在社会或环境发生剧烈变化的情况下是不可能发生的。

生存效率概念的提出补充了世界著名营养学家基恩·迈耶(Jean Mayer)在 50 多年前的研究中提出的高能量流通(high energy flux)假说。根据迈耶在印度对黄麻工厂男性工人的研究,他发现,食物摄入量较高的文员和管理者,他们的体重超标,而对于摄入量较低的工人来说,他们的体重就相对较轻(Mayer et al., 1956)。他根据观察做出了这样一个假设:维持健康体重的最好方式是保持高水平的能量摄入和能量消耗(即高能量流通或吞吐量)。一些研究表明,在衰老过程中,保持高能量流通、高体力活动的人由于具有较高的 BMI(即更多的肌肉和较少的脂肪)和较强的交感神经系统活性,因此静息代谢率也都较高(Bell et al., 2004)。尽管可以在低能量流通下保持体重,但是大多数人都不愿意或者不能控制他们的进食量。因为当人们体重减轻时 RMR 也会自然的降低,所以当人们想减轻体重时,减少肥胖和保持高的能量流通的最佳方法是增加体力活动(Hill, 2006)。

美国 NIH 认为,肥胖是一种由个人基因(即 DNA)、环境和人的饮食和体力活动习惯等相互作用产生的慢性疾病(National Heart, Lung, and Blood Institute, 1998)。过多的体重增加主要在成人期表现出健康风险,其健康风险表现为可能会造成慢性的但可治愈的疾病。超重或肥胖的人会有较高患高血压、高胆固醇血症、2 型糖尿病、冠心病、脑卒中、胆囊疾病、骨关节炎和乳房（绝经后的妇女）、子宫、食管、结肠、胰腺和肾脏癌症的风险。在青少年中，肥胖（BMI≥第 95 个百分位）的人患高血糖、高血压、高甘油三酯和低水平 HDL-C 的风险大约要比普通人高 3 倍（Cook et al., 2003）。同样的，在幼年的儿童中，肥胖的人患高血压和低水平的高密度脂蛋白胆固醇的风险比普通人高 2~3 倍（Messiah et al., 2008）。在白人和西班牙人中，有大腰围（另一个肥胖指数）的青少年也更可能患高甘油三酯、高血糖（仅男孩）和低水平的高密度脂蛋白胆固醇（Johnson et al., 2009）。

根据 NHANES Ⅲ 和弗雷明汉心脏研究的积累数据显示，中度肥胖（BMI>32.5 kg/m²）的中年男性和女性和不肥胖的同龄人相比，在预期寿命缩短一年的同时，患高血压的风险增加了 2 倍，患 2 型糖尿病的风险增加了 3 倍（Thompson et al., 1999）。在调整了其他风险因素后，美国 18~44 岁的成年人每增加 2.3~3.6 千克的体重，患 2 型糖尿病的风险增加 6%（Hillier et al., 2001）。根据美国 CDC 的行为风险因素检测系统（BRFSS）的数据，BMI 为 40 kg/m² 或更高的美国肥胖成年人（2006 年占美国成年人的 6%）相比于正常体重的成年人来说，患糖尿病的风险提高了 7 倍，患高血压的风险提高了 6 倍，患高胆固醇血症的风险提高了 2 倍，自我测评正常或者健康不良的风险提高了 4 倍（Mokdad et al., 2003）。肥胖的人也有 5~6 倍的患胆结石的风险（Erlinger, 2000）。最后相比正常体重的人来说，肥胖的男性和女性更容易早早地死于各种原因（Berrington de Gonzalez et al., 2010）。

在 2008 年，肥胖问题消耗了美国约 1 470 亿美元，几乎占所有医疗费用的近 10%（Finkelstein et al., 2009）。在人口数据的仿真模型中，人们五十多岁之前，肥胖的医疗成本高于吸烟的医疗成本，在这之后，吸烟者的成本更高。然而由于吸烟者年纪较轻就去世，而肥胖者还要继续接受医学治疗，因此肥胖的人生命成本更高一些（van Baal et al., 2008）。根据医疗支出小组的调查发现，从 1998 年到 2011 年（An, 2015），肥胖的支出成本增加了 25%（1 360 美元）。2010 年，美国的人均一生成本估计为 171 483 美元（Yang et al., 2014），2013 年，5 年的人均成本为 33 900 美元，10 年的人均直接成本为 70 200 美元（Su et al., 2015）。

综合 34 项研究发现，与健康体重（BMI 为 18.5~25 kg/m²）的人相比，超重人群的年度医疗保健费用高出 12%，肥胖人群高出 36%。其中费用最高的是药物治疗（超重 18%，肥胖 68%），其次是住院治疗（超重 12%，肥胖 34%）和门诊治疗（超重 4%，肥胖 26%）（Kent et al., 2017）。研究结果估计，在英国，超重和肥胖的年度医疗保健费用加起来占成人医疗保健支出的 12%，美国为 15%。

据估计，1991 年美国 18 岁以上的成年人由于肥胖而死亡的人数约为 280 000 人（Allison et al., 1999）。根据美国疾病负担研究发现，从 1990 年到 2016 年，肥胖水平增加了 50%，导致 40 万人死亡，占残疾调整后寿命的 11%，仅次于吸烟所导致的死亡率（U.S. Burden of Disease Collaborators, 2018）。我们现在也了解到，早期的很多研究过高地估计了肥胖与死亡率的关系，因为他们没有充分考虑到由于人们的体重状态不同，随着体重变化而变化的其他死亡风险因素也是不同的。例如，2000 年在调整了年龄、性别、种族、吸烟和饮酒等其他死亡风险因素后，与正常体重（BMI 为 18.5~25 kg/m²）的人群相比，仅有 112 000 人的死亡与肥胖有关（Flegal et al., 2005）。然而，研究者每年得出的由于肥胖导致死亡的真实人数并没有与此达成一致。通过对 5 项队列研究的结果进行汇总分析后发现，54 000 名男性和女性中有 6% 的人患有代谢性健康肥胖，即没有血糖、血脂或血压升高的肥胖，而这些仍与平均 13 年的死亡风险增加有关。但代谢性健康肥胖的人的死亡率没有 BMI 或腰围健康的人高（Kuk et al., 2018）。因此，每年均有因肥胖导致的真实死亡人数并不一致的情况，这在很大程度上是由于国家统计的结果没有统一调整肥胖和死亡等常见的其他风险，尤其是缺乏运动。

最近在对美国、英国和芬兰成年人减肥的 10 个前瞻性队列研究中发现，在不健康的人群中，因肥胖而造成的死亡率有所降低（即存在除了肥胖以外的其他慢性疾病或健康危险因素）（RR = 0.84；95% CI：0.73~0.97）。对于只是超重但其他方面健康的人来说，体重减轻并不能改变他们的死亡风险（Harrington et al., 2009）。大多数研究根据体力活动的水平进行了调整，但是他们并没有测试体力活动或体适能是否改变了减肥对死亡率的影响。也没有设置成年人通过节食、运动或者两者都有的减肥方式的随机对照试验来验证这两者是否有延长预期寿命的可能。然而，接下来在本章节中提及的内容将会证明，体力活动和体适能二者都可以降低肥胖人群的死亡风险。所以即使是超重30磅(13.6 kg)的人,适度的体力活动和体适能也能保持其身体健康。

问题的严重性

根据WHO的全球统计数据摘要,2016年有近20亿18岁或以上的人超重(39%)和6.5亿人肥胖(13%)。约4 100万5岁以下儿童超重或肥胖,3.4亿5~19岁儿童和青少年超重或肥胖。根据2 416项以人口为基础的研究,对1.29亿人的BMI进行了测量,得出的其他全球估计数据显示,2016年,20岁或20岁以上的女性有3.9亿人肥胖,男性有2.81亿人肥胖,另有13亿成年人超重。2016年,全球5~19岁儿童和青少年中,有5 000万女孩和7 400万男孩肥胖,7 500万女孩和1.17亿男孩中度或严重体重不足(NCD Risk Factor Collaboration, 2017)。这些估计数字表明,在许多高收入国家,儿童和青少年体重指数的上升趋势已在较高水平上趋于稳定,但在亚洲部分地区已经加速。

从1990年到2017年,全球的肥胖率增加了70%,经残疾调整的寿命增加了130%(按年龄标准化20%)(Global Burden of Disease 2017 Risk Factor Collaborators, 2018)。据预测,到2040年,高BMI将成为全球第二大过早死亡的风险因素,仅次于高血压(Foreman et al., 2018)。在195个国家和地区中,预计到2040年,高BMI将成为76个国家和领土的主要风险因素,其次是烟草。在许多撒哈拉以南的非洲国家,高BMI并不是五大主要风险之一,这些国家的贫困和营养不良才是最大的健康挑战。尽管高BMI在许多经济发达地区(如加拿大、美国和欧洲)和发展中地区(如墨西哥和巴西)更为常见,但现在在许多社会经济发展水平较低的地区(如人均年收入低于1 000美元)也很常见(Foreman et al., 2018)。

最近的研究表明,美国是世界上肥胖率最高的国家,其中身高和体重均是自我报告评估的,其中高BMI($\geq 30 \text{ kg/m}^2$)患病率最高(图9.1)。

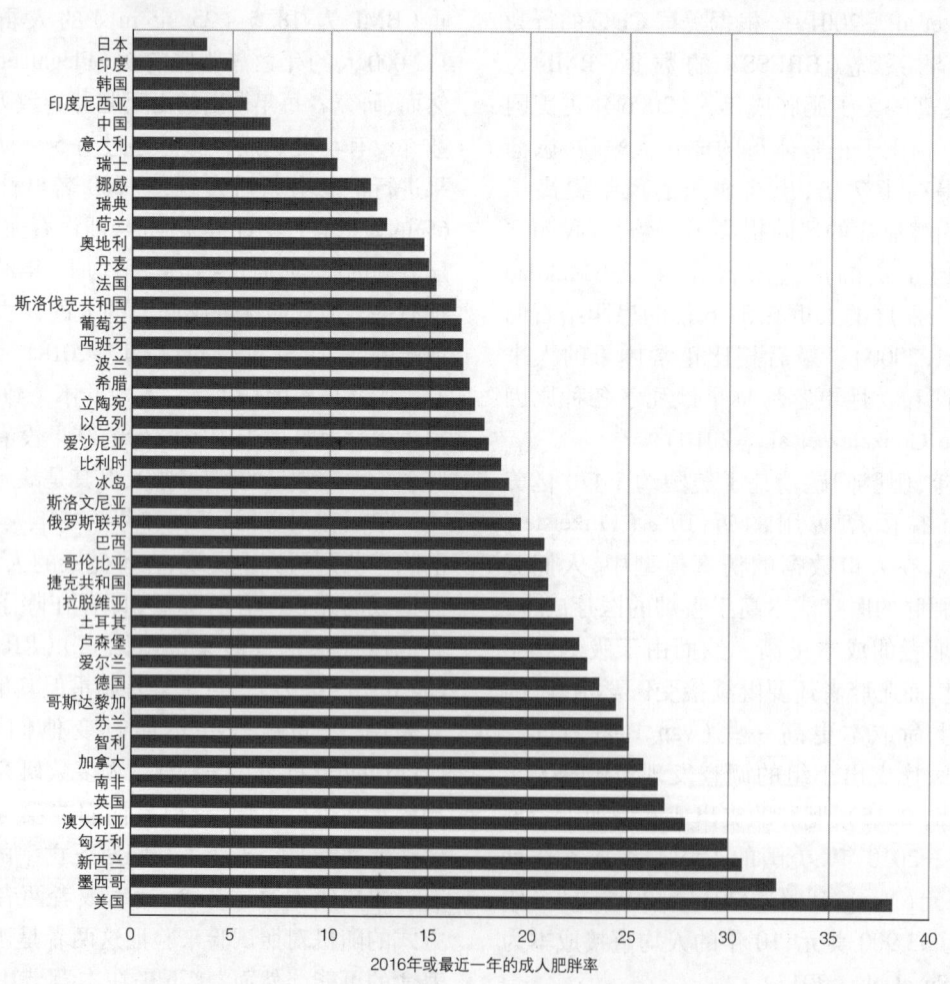

图9.1 各个国家的肥胖和超重预计流行率。

资料来源:Organization for Economic Cooperation and Development, 2019。

2015~2016年NHANES

- 中年人的肥胖患病率（42.8%）比年轻人（35.7%）的肥胖患病率高。
- 非西班牙裔黑人和西班牙裔成人和青少年的肥胖患病率高于非西班牙裔白人和非西班牙裔亚裔成人和青少年。
- 2013年至2014年和2015年至2016年期间成人和青少年的肥胖率无变化。

在对美国进行成人体重测量后发现，2016年有72%的20岁或以上成年人超重，其中40%的成年人（约9 300万）被认为肥胖（Hales et al.，2017）。近6%的男性和10%的女性严重肥胖（Hales et al.，2018）。在青少年中，2~5岁儿童占13.9%；18.4%的6~11岁儿童和20.6%的12~19岁青少年肥胖（Hales et al.，2017）。20世纪70年代后，美国超重和肥胖的患病率稳步上升，最终在本世纪初创新了记录（Flegal et al.，2010）。尽管如此，在2012年至2016年期间，经年龄调整后的肥胖率增加了近14%（National Center for Health Statistics，2018）。图9.2显示了2011年和2017年美国肥胖持续流行的情况，从南部蔓延到西部和北部。2011年，有10个州和哥伦比亚特区的肥胖率低于25%，没有一个州的肥胖率超过35%。到2017年，只有科罗拉多州、夏威夷和哥伦比亚特区的肥胖率低于25%。七个州（阿拉巴马州、阿肯色州、艾奥瓦州、路易斯安那州、密西西比州、俄克拉何马州和西弗吉尼亚州）都有35%或更多的成年人肥胖。BRFSS的这些估计来自人们自我报告的体重，与测量的体重相比是较低的。

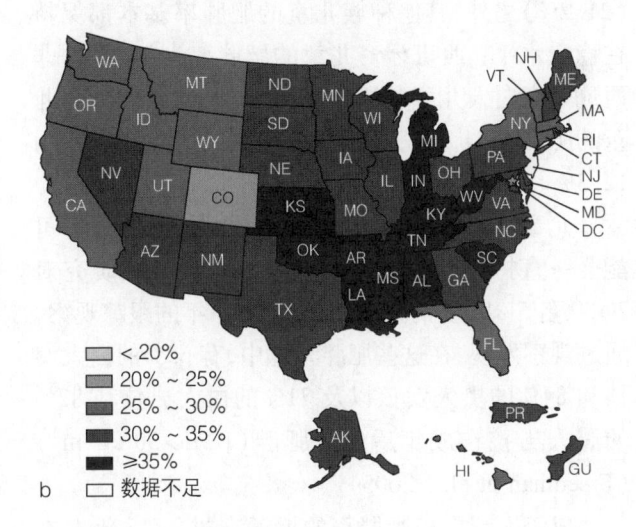

图9.2 2011年（a）和2017年（b）美国各州成年人的肥胖患病率。
资料来源：CDC，2019。
AL：亚拉巴马，AK：阿拉斯加，AZ：亚利桑那，AR：阿肯色，CA：加利福尼亚，CO：科罗拉多，CT：康涅狄格，DE：特拉华，FL：佛罗里达，GA：佐治亚，GU：关岛，HI：夏威夷，ID：爱德荷，IL：伊利诺伊，IN：印第安纳，IA：艾奥瓦，KS：堪萨斯，KY：肯塔基，LA：路易斯安那，ME：缅因，MD：马里兰，MA：马萨诸塞，MI：密歇根，MN：明尼苏达，MS：密西西比，MO：密苏里，MT：蒙大拿，NE：内布拉斯加，NV：内华达，NH：新汉普郡，NJ：新泽西，NM：新墨西哥，NY：纽约，NC：北卡罗来纳，ND：北达科他，OH：俄亥俄，OK：俄克拉荷马，OR：俄勒冈，PA：宾夕法尼亚，PR：波多黎各，RI：罗德岛，SC：南卡罗来纳，SD：南达科他，TN：田纳西，TX：得克萨斯，UT：犹他，VT：佛蒙特，VA：弗吉尼亚，VI：维尔京群岛 WA：华盛顿，WV：西维吉尼亚，WI：威斯康星，WY：怀俄明

肥胖率在正规教育程度较低、收入较低的人群以及一些少数群体中最高，特别是美国印第安人或阿拉斯加土著、非洲裔美国人和墨西哥裔美国妇女（图9.3）。

5~17岁的美国印第安年轻人的肥胖率从1995~1996年的24%增长到2002~2003年的28%（Zephier et al.，2006）。2005年，在美国4岁儿童中，美国印第安人或阿拉斯加土著儿童（31%）的肥胖率是非西班牙裔白人儿童（16%）、亚洲儿童（13%）的两倍，并且比非西班牙裔黑人儿童（21%）和西班牙裔儿童（22%）的肥胖率高出一半（Anderson et al.，2009）。根据美国CDC儿童营养监测系统的数据显示，低收入、学龄前儿童的肥胖患病率从1998年的12.4%上升到2003年的14.5%（Centers for Disease Control and Prevention，2009），2008年这一比例稳定在14.6%。在2008年，除了

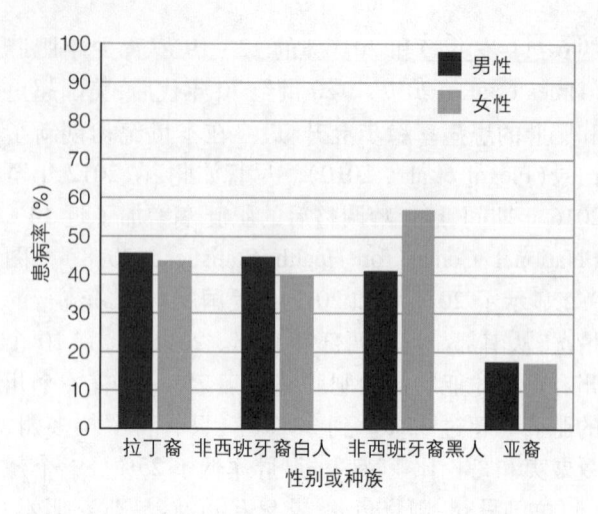

图 9.3 调整年龄后按性别和种族划分的 18 岁及以上美国成年人的肥胖患病率。

肥胖的健康风险

- 高血压
- 胆囊疾病
- 高胆固醇血症
- 骨关节炎
- 2 型糖尿病
- 癌症（子宫、前列腺、乳腺、结肠）
- 冠心病
- 脑卒中

美国印第安人、阿拉斯加原住民儿童肥胖率最高（21.2%）之外，其他种族儿童的肥胖率基本都保持在稳定水平：西班牙裔儿童的肥胖率为 18.5%，非西班牙裔白人儿童的肥胖率 12.6%，非西班牙裔儿童的肥胖率 11.8%，亚洲、太平洋岛儿童的肥胖率为 12.3%。

儿童时期的肥胖（BMI ≥ 第 95 百分位）很有可能会一直持续到成年时期。美国博加心脏研究对 2400 名 5~14 岁的儿童进行长达 17 年的跟踪观察，通过观察发现，在这些肥胖儿童中，有 65% 的白人女孩和 84% 的黑人女孩以及 71% 的白人男孩和 82% 的黑人男孩在成年后依然肥胖（BMI > 30 kg/m^2）（Freedman et al., 2005）。

成年人超重和肥胖率的增长在过去 15 年左右开始趋于平稳（Ogden et al., 2006; Ogden et al., 2007）。同样，美国学童的超重比例也稳定在三分之一左右（Ogden et al., 2008），而年轻人的肥胖率则更高（表 9.1）。

表 9.1 2011~2016 年美国儿童和青少年肥胖患病率（%）

年龄	2011~2012 年	2013~2014 年	2015~2016 年
2~5 岁	8.4	9.4	13.9
6~11 岁	17.7	17.4	18.4
12~19 岁	20.5	20.6	20.6

BMI 等于或高于 2000 年美国疾病控制与预防中心增长图表中按性别和年龄划分的第 95 百分位。
资料来源：2017~2018 年美国国家健康和营养检查调查数据；2018 年美国国家卫生统计中心数据。

超重和肥胖的治疗

尽管目前我们对于基因、行为、环境三者之间的相互作用并不了解，但这三者之间的相互作用无疑对肥胖有重要的影响（Agurs-Collins et al., 2008; Rankinen et al., 2009）。大部分的肥胖患者还是由暴饮暴食、体力活动过少造成的。虽然这些行为都是人类自身可控的，但是想要通过改变人的习惯来预防和治疗肥胖具有很大的挑战性。

慢性疾病的健康风险因素可以通过减少 2%~3% 的多余体重来改善。在为期 18 周的通过饮食干预来达到减肥目的的实验中，肥胖人群通过节食减肥使体重平均减轻约 10 kg（22 磅），三分之二的肥胖人群保持减肥后的体重将近 1 年，但是之前减掉的体重在 3~5 年内就会反弹（Foreyt et al., 1994）。减肥面临的部分挑战是，在相同的时间内暴饮暴食或是饮食不足（饮食限制）。而饮食控制会导致能量平衡，然而需要更多的饮食补充才能恢复能量平衡。长期的饮食不足会导致静息代谢率下降，这导致了限制性饮食后脂肪增加的溜溜球效应（Westerterp, 2013）。相比之下，即使是一天禁食也可以使一个人在接下来的三天内的卡路里摄入量减少 30%，而间歇性禁食通常会导致体重减轻（例如，一个月内减少 2%~3%）（Patterson et al., 2017）。

临床减肥实验表明，肥胖药物只有在与健康饮食和规律锻炼配合使用才有效。与单纯靠饮食和锻炼相比较来说，三者配合使用能够额外减少 2.3 kg（5 磅）体重。美国食品和药品管理局（FDA）目前批准的长期治疗肥胖的药物有：奥利司他，一种脂肪酶抑制剂，可减少脂肪的消化和吸收，在美国以罗氏鲜和艾丽（非处方版本）的名称上市；氯卡色林（Belviq），作用于大脑血清素受体，促进饱腹感；芬特明-托吡酯（Qsymia），这是一种减少食欲和促进饱腹感的兴奋剂；纳曲酮-安非他酮（Naltrexone-bupropion），它结合了一种阿片类阻滞剂和一种抗抑郁药，以降低食欲和促进饱腹感；利拉鲁肽（Saxenda），一种可注射的胰高血糖素样肽 1（GLP-1）受体激动剂，可调节葡萄糖并促进饱腹感（Daneshvar et al., 2016）。所有的药物都有共同的副作用，如恶心、头痛、口干、腹泻、便秘或脂肪粪便。

> 从1990年到2020年美国的肥胖率增长了近两倍，成人肥胖率为40%，青年肥胖率为21%。肥胖造成的经济负担估计在每年1 470亿~2 100亿美元之间。

对于大多数超重的人来说，一个好的减肥目标是在六个月的时间内减掉大约 5%~10% 的体重。对于 BMI 指数在 27~35 之间的人来说，这个目标可以通过每天减少 300~500 千卡来实现，这样积累下来每周可以减少 0.2~0.5 kg（0.5~1 磅）。对于 BMI 指数超过 35 的肥胖人群来说，则需要每天达到 500~1 000 千卡消耗才能实现这些目标。6 个月后，体重减轻的速率会慢慢下降，并且随着体重下降，新陈代谢的速率也会降低，这时候体重就会进入平台期。

如果不通过饮食疗法、体力活动和行为疗法组成的"维持体重计划"保持体重，那么减掉的体重很快就会反弹回来。因此在成功减肥 6 个月后，应该继续努力保持体重有一定程度的下降。

> 如果没有持续进行体力活动，肥胖人群在节食后平均减重约10千克；三分之一的人通常会在一年内反弹，而几乎所有人会在三到五年内反弹。

超重和肥胖的定义和评估

虽然精准地评估体脂需要相应的实验室设备，但在流行病学研究中，克莱托体重指数（BMI）通常被用于估计超重和肥胖，因为这种方法适用于在大量受试者中进行评估。美国国立卫生研究院将 BMI 为 25.0~29.9 kg/m² 定义为超重，BMI 等于或超过 30.0 kg/m² 定义为肥胖（National Heart, Lung, and Blood Institute, 1998）。因此，一个人可能会超重，但不肥胖，但一个肥胖的人一定超重。肥胖被进一步分类为 I 类（BMI 为 30.0~34.9 kg/m²）、II 类（BMI 35.0~39.9 kg/m²）和 III 类（BMI ≥ 40 kg/m²）。按 BMI 划分的体重分类见表 9.2。表 9.3 将选定的身高和体重转换为 BMI。例如，体重指数为 30 就相当于超重约 30 磅（13.6 kg）。

表 9.2 按照 BMI 指数划分的超重和肥胖的分类

	肥胖等级	BMI（kg/m²）
体重过轻		<18.5
正常体重		18.5~24.9
超重		25.0~29.9
肥胖	I	30.0~34.9
	II	35.0~39.9
超级肥胖	III	≥40

资料来源：National Institutes of Health, 1998。

身体脂肪和疾病风险的模式

腹部脂肪过多与全身脂肪比例失调是导致与肥胖相关的慢性疾病的另一个危险因素。腰围和腹部

表 9.3 选择的 BMI 指数根据英寸（厘米）和磅数（千克）进行分类

身高 英寸（厘米）	BMI=25 kg/m²	BMI=27 kg/m²	BMI=30 kg/m²
	体重 磅数（千克）		
58(147.32)	119(53.98)	129(58.51)	143(64.86)
59(149.86)	124(56.25)	133(60.33)	148(67.13)
60(152.40)	128(58.06)	138(62.60)	153(69.40)
61(154.94)	132(59.87)	143(64.86)	158(71.67)
62(157.48)	136(61.69)	147(66.68)	164(74.39)
63(160.02)	141(63.96)	152(68.95)	169(76.66)

续 表

身高 英寸（厘米）	BMI=25 kg/m²	BMI=27 kg/m²	BMI=30 kg/m²
	体重 磅数（千克）		
64（162.56）	145（65.77）	157（71.22）	174（78.93）
65（165.10）	150（68.04）	162（73.48）	180（81.65）
66（167.64）	155（70.31）	167（75.75）	186（84.37）
67（170.18）	159（72.12）	172（78.02）	191（86.64）
68（172.72）	164（74.39）	177（80.29）	197（89.36）
69（175.26）	169（76.66）	182（82.56）	203（92.08）
70（177.80）	174（78.93）	188（85.28）	207（93.90）
71（180.34）	179（81.19）	193（87.54）	215（97.52）
72（182.88）	184（83.46）	199（90.27）	221（100.25）
73（185.42）	189（85.73）	204（92.53）	227（102.97）
74（187.96）	194（86.00）	210（95.26）	233（105.69）
75（190.50）	200（90.72）	216（97.98）	240（108.86）
76（193.04）	205（92.99）	221（100.25）	246（111.59）

公制公式转换=体重（kg）/身高（m）²
BMI指数计算的示例：一个人体重78.93 kg，身高177 cm，他的BMI指数是25 kg/m²：体重（78.93 kg）/身高（1.77 m）²=25 kg/m²

非公制公式转换=[体重（磅）/身高（英寸）²]×704.5
BMI指数计算的示例：一个人体重164磅，身高68英寸（或5英尺8英寸），他的BMI指数是25 kg/m²：[体重（164磅）/身高（68英寸）²]×704.5=25 kg/m²

脂肪含量呈正相关，并为评估患者在减肥治疗前和治疗期间的腹部脂肪含量提供了一个临床可接受的测量方法。男性腰围大于102 cm，女性腰围大于88 cm被认为有风险。即使绝经后女性处于正常体重，腰围在风险范围内的女性死于癌症或心血管疾病的风险也要比腰围在正常范围内的女性高出20%~25%（Sun et al., 2019）。对于6~19岁的儿童，腰围（最窄的腰围或髂嵴和浮肋中间）在第90个百分位通常被用于定义存在高风险。孩子的体重过重（BMI在第85~94个百分位）并且有较高的腰围身高比值时，会导致心血管疾病的风险因素增加2倍或3倍（Freedman et al., 2009）。表9.4说明，BMI在25~34.9 kg/m²的成年人中，腹部肥胖增加导致BMI升高，进而引起与肥胖相关的疾病。腰围没有增加预测BMI为35 kg/m²或以上人群患病风险的准确性。

表9.4 根据BMI、腰围和相关疾病风险对超重和肥胖进行分类

			与正常体重和腰围相关的患病风险	
	BMI（kg/m²）	肥胖等级	男性≤102 cm 女性≤88 cm	>102 cm >88 cm
过 轻	<18.5		—	—
正 常	18.5~24.9		—	—
超 重	25.0~29.9		增加	高
肥 胖	30.0~34.9	Ⅰ	高	很高
	35.0~39.9	Ⅱ	很高	很高
极度肥胖	≥40	Ⅲ	极其高	极其高

资料来源：National Institutes of Health, 1998。

腰臀比可以预测内脏脂肪的类型。腰部以上多余的脂肪，称作腹部脂肪比腰部以下多余的脂肪，即所谓的臀部脂肪，更容易增加冠心病的风险。美国心脏协会建议，理想的腰臀比是男性小于1.0，女性小于0.8（American Heart Association，2001）。

一些证据表明，腰部以上储存多余的脂肪代表内脏脂肪含量高，并且具有更强的生物活性，也就是说，更容易将脂肪细胞运输到血液中，从而导致动脉粥样硬化。其他证据表明，腹腔内脂肪细胞更可能分泌炎症因子，导致血管和器官损伤。躯干脂肪增加了患独立于血脂的冠心病的风险。例如，在巴黎前瞻性研究中，在6.6年时间中随访了6 718名42~53岁的男性，检查了他们的皮下脂肪的分布和冠心病的发病率（Ducimetiere et al.，1986）。脂肪分布描述13个皮褶厚度的测量（躯干5个、肱三头肌4个、大腿中部4个）。躯干的测量值和BMI（r约为0.50）呈相关关系，但是用来更好地预测心肌梗死和心绞痛的发病率，与其收缩压、血清胆固醇和血清甘油三酯无关。

体脂百分比及体重分布区域的精确测量需要在实验室进行测量，估算出构成身体质量的四种组织成分：水、矿物质、蛋白质和脂肪。体脂不能直接测量，所以它可以根据骨骼中的矿物质、身体水分和身体密度的评估来计算。最常见的是，矿物质含量可以通过双能 X 射线吸收法（dual-energy X-ray absorptiometry，DXA）测量；身体水分可以通过氚稀释法来测量；身体密度可以通过水下称重法或空气置换体积法测量。基于直接在尸体上测量相对的4个部分，已经开发了具有用于评估体脂率的预测方程式，体脂率的标准精度是±2%~±3%，相比之下BMI的标准精度是±5%~±7%。此外，总脂肪（包括皮下脂肪和腹部或内脏脂肪）可以通过计算机辅助断层扫描来测量，并与腰围作为身体肥胖的指标进行比较。这些更直接的测量显示，BMI 和腰围维度作为体脂估计值的准确性会随年龄、性别和种族的不同而不同。这种情况主要是因为定义超重和肥胖的 BMI 和腰围围度的分数是来自白人成年人的数据。

例如，在传统家庭研究队列中，665 名 17~65 岁的黑人和白人男性和女性的 BMI 和体脂率之间是平方的关系，而不是线性的关系（Jackson et al.，2002）。BMI 低于 20 kg/m² 或高于 35 kg/m² 时，脂肪含量低于线性关系的预期。调整为线性关系之后，BMI 相同时女性的体脂率比男性高 10.4% 这种关系男性会因为年龄和 BMI 的不同而导致差异，女性会因为年龄、BMI 以及种族的不同导致差异。将年龄因素排除后，BMI 小于 25 kg/m² 时，以 BMI 评估女性体脂率，黑人女性低估了 2%，白人女性高估了 0.8%。将种族因素排除后，年龄小于 30 岁 BMI 大于 30 kg/m² 的男性，以 BMI 评估其体脂率，体脂率低估了 3.3%。此外，在任何年龄、BMI 或腰围，白人男性和女性的腹部脂肪量都比黑人男性和女性的高（Stanforth et al.，2004）。

在一项针对加拿大 30~65 岁居民的研究中，研究人员将具有欧洲血统的男性和女性与少数民族的土著、中国和南亚血统相比较（Lear et al.，2007a；2007b）。BMI 相同时，中国人和那些具有欧洲血统的人的体脂率相似。但是，南亚裔人口的体脂率却被低估了 3.9%。BMI 在 25~30 kg/m² 之间时，与欧洲人对比，中国人的总脂肪较少，腹内脂肪较多，而南亚人则有更多的总脂肪和腹内脂肪。此外，BMI 相同时所有非欧洲人群的腹内脂肪含量都较高。

在休斯敦大学就读的 17~35 岁的大学生中，BMI 相同时，女性的体脂率比男性高，并且会因为种族的不同导致差异（Jackson et al.，2009）。女性 BMI 相同时，与非西班牙裔白人相比，非西班牙裔黑人的体脂率低 1.76%，西班牙裔（1.65%）、亚洲人（2.65%）和亚洲印第安人（6%）较高。男性 BMI 相同时，与非西班牙裔白人相比，非西班牙裔黑人的体脂率低 4.6%，亚洲印第安人高 4.6%，西班牙裔和亚洲人相似。

分布在实验室或临床环境中的 DXA 的医疗技术，提供了相对准确的体脂评估。它主要用于验证 BMI、腰围或其他人体测量方法的准确性，这些测量方法可用于基于大量人口的人群疾病风险研究中，也可以用于改变总体或局部体脂肪的小型临床试验当中。然而，这些技术尚未广泛用于基于人群的体力活动研究中，以确定它们是否能够比 BMI 和腰围测量的方法提供更好关于 CHD 发病率和死亡率的评估。例如在国家健康和营养调查（NHANES）中的近 13 000 名成年人中，BMI 和腰围的相互关系要比与由 DXA 测量的体脂率的关系更加密切，并且男性和女性会因为年龄和种族而导致差异（Flegal et al.，2009）。尽管如此，当以 BMI 或相当水平的腰围或体脂率来将人们的超重分类时，全因死亡率和与肥胖相关的死亡原因的风险是相似的（Flegal et al.，2009）。重要的是要记住在本章中，在不同的年龄、种族划分中，BMI 和腰围的测量值并不是身体脂肪或腹部脂肪的等价指标。

瘦但是肥胖？

BMI 在划分人群肥胖方面具有较高的特异性。研究表明，高 BMI（≥30 kg/m²）分类的结果与双能 X 射线吸收仪分类的结果相似（Okorodudu et al., 2010）。然而，BMI 的敏感性较低，在西方人口中，BMI 分类大约有一半可能将肥胖的成年人被定义为非肥胖，有 25% 到 50% 的儿童和青少年可能被定义为在年龄段中为健康人群，而如果通过客观的密度测量，这些儿童和青少年应当归为肥胖。在亚洲和撒哈拉以南的非洲，BMI 更加低估了肥胖率（Reilly et al., 2018）。

相比于欧洲人群，在南亚和东亚人群中，低 BMI 存在患糖尿病、代谢紊乱、心血管疾病和全因死亡率的风险。这就是所谓的"瘦但肥胖的悖论"。不同种族之间体型的差异会在 BMI 和实际身体肥胖之间产生不同的关系。在特定的 BMI 下，身材苗条人的体脂率可能高于肌肉强壮或更强壮的人。细长度是指一个人的腿与躯干的相对长度（即坐着的高度与总高度的比例），而与手腕和膝盖的宽度以及骨盆和肩膀的宽度而有所不同。由于细长度的差异而导致的体重估计的变化大约为儿童的体重-身高为 1.5 个标准差，成人的 BMI 为 6.5 kg/m²。据估计，在全球范围内，目前使用的 BMI 临界值低估了超过 4 亿~5 亿例的全球成年人超重（Hruschka et al., 2016）。

代谢综合征

虽然肥胖被认为是一种疾病，但关于是对于它是早亡的独立因素还是由于肥胖伴随的一系列死亡风险因素而导致死亡，仍存在争议。例如，第 8 章介绍过与肥胖并存的糖尿病或前驱糖尿病、高血压和血脂异常被定义为代谢综合征，冠心病和心血管疾病死亡率的绝对风险。

根据 NHANES 的数据，自 2007 年以来，经年龄调整后的美国成年人的代谢综合征患病率约为 34%（Ervin, 2009; Shin et al., 2018）。毫不奇怪，患病率通常会随着年龄的增长而增加，从 20~39 岁年轻人的 19% 到 40~59 岁中年人的近 40%，再到 60 岁或以上人群的 55%。

目前还没有公认的诊断代谢综合征的标准。美国国家胆固醇教育计划（NCEP）成人治疗组 III 提出的标准，略作修改，目前被广泛推荐和使用。美国心脏协会和国家心肺血液研究所建议将代谢综合征定义为存在三种或更多种以下条件：

- 腰围高：男性等于或大于 102 cm；女性等于或大于 88 cm。
- 甘油三酯升高：等于或大于 150 mg/dL。
- 降低 HDL-C：男性小于 40 mg/dL；女性低于 50 mg/dL。
- 血压升高：等于或大于 130/85 mmHg。
- 空腹葡萄糖升高：等于或大于 100 mg/dL。

超重和肥胖的病因：调定点理论和调整理论？

储存过量的脂肪导致的体重增加最终可以通过摄入超过消耗的卡路里来解释，然而，管理摄食量与基础代谢的能量消耗、消化和体力活动的能量提取之间的平衡的生理机制是复杂和完全未知的。影响饮食和体力活动行为即决定能量平衡和体脂的增加或减少的因素目前不太清楚。关于超重和肥胖，调定点理论和调整理论两个常见的病因理论，解释了体力活动如何在治疗或预防超重和肥胖中起作用。在本章后面讨论的合理体重的观点，为肥胖人群提供了一个可供选择的体重目标。

调定点理论

调定点理论假设身体具有内部控制机制，即位于大脑下丘脑外侧中的设定点可以调节代谢以保持一定程度的身体脂肪。虽然大鼠的证据支持了这一理论，但是没有科学共识认为这种代谢设定点存在于人体中来维持脂肪。虽然在服用兴奋剂、尼古丁和运动后体重的减轻似乎与改变调定点的概念一致，这些影响也可以通过对基础代谢的改变来解释，不需要在设置点上改变。研究表明在以控制饮食的方法为主后，体重减轻会伴随着非脂肪体重和基础能量消耗的减少（Sum et al., 1994）。严重的热量限制已表明会抑制高达 45% 的静息代谢（McArdle et al., 1991）。

> 对于大多数超重和肥胖的人来说，超重和肥胖不仅仅是代谢问题。体重增加的人似乎对食物相关的活动比对体力活动的机会更敏感。

调整理论

改变饮食的干预措施和以行为治疗为原则的减肥收效甚微，尤其是对于肥胖人群（Foreyt et al., 1993）。成功的减肥计划应包括体力活动（Pavlou et al., 1989; Perri et al., 1986）。调整理论由科罗拉多大学的肥胖症研究员吉姆斯·希尔提出，以帮助解释为什么肥胖和超重的问题不仅仅是新陈代谢的问题（Hill et al., 1994）。他的观点是，大多数人体重的减轻与增加与饮食和体力活动的模式相关，这些习惯基于他们的基因倾向、学习和环境行为线索之间的相互作用。证据表明，肥胖人群在社会和物理环境中对与食物相关的刺激更敏感，这刺激了他们的摄入能量，而不是消耗能量。

体力活动的作用

体力活动在预防和治疗超重和肥胖方面具有重要作用，即使这一作用尚未完全被理解。

34个国家的137 593名青少年（10~16岁）参与了2001~2002年学龄儿童的健康行为的横断面调查的报告，评估了中等到剧烈强度的体力活动与超重和肥胖的发病率之间的关系（包括欧洲、以色列、加拿大和美国）（Janssen et al., 2005）。国际儿童BMI标准用于定义18岁青年的超重（BMI ≥25 kg/m²）或肥胖（BMI ≥30 kg/m²）。在位于北美、英国和欧洲西南部（希腊、意大利、马耳他、葡萄牙和西班牙）的国家中，超重和肥胖率尤其高。青少年中超重和肥胖患病率最高的两个国家是马耳他（7.9%和25.4%）和美国（6.8%和25.1%）。34个国家中有30个国家的超重青年的体力活动水平较低。在调整年龄、性别、电视观看、计算机使用、目前尝试减肥和饮食等因素（摄入水果、蔬菜、甜食和软饮料）后，每周进行一次体育锻炼可以减少超重或肥胖的概率，但达不到正常体重。在奥地利为0.80（95% CI：0.76~0.85），希腊为0.95（95% CI：0.90~1.00），美国为0.90（95% CI：0.87~0.94）。

然而，体力活动与青少年身体肥胖的关系是复杂的。一项针对600多名14~18岁的美国黑人和白人青少年的体力活动研究发现，无论年龄或种族，身体脂肪含量最低的男孩和女孩花在高强度体力活动的时间最多，而且每天摄入的热量也是最高的。（Stallmann-Jorgensen et al., 2007）。此外，进行剧烈运动的人每天比不进行剧烈运动的人多消耗约440千卡能量，但这也导致他们进行中等强度体力活动和在电视机前静坐所消耗的能量是一样的。因此，研究人员推测，那些积极活动的人体内脂肪含量较低，这是由于代谢率和脂肪氧化的升高，类似于本章开头介绍的能量通量和生存效率的概念。如果这是真的，研究表明，预防儿童肥胖应注重增加强烈的体力活动，而不是限制能量摄入（Gutin, 2008）。

每天一个小时中等强度的体力活动可以增加约150~200卡路里（1卡路里=4.18焦耳）能量消耗。如果额外的能量消耗大于能量摄入，这就能有助于防止不健康的体重增加。美国体力活动指南科学咨询委员会还得出结论，成年人的减肥可能需要60~90分钟的日常活动，以帮助避免体重反弹，儿童和青少年在一周的大部分时间里都需要至少60分钟的中等强度的体力活动，以便在他们成年后保持健康的体重增长（Dietary Guidelines Advisory Committee, 2005）。同样，2008年委员会认识到，关于保持体重所需的体力活动量，减重或预防体重减轻后的体重恢复，建议必须考虑能量的摄入。该委员会还指出，在大多数减肥研究中，包括节食，体力活动对总体卡路里减少和体重减轻的贡献很小。最后，委员会指出，在工作和家庭中更多地使用节省劳动力的工具，以及在自由休闲期间花费更多的时间用于久坐活动（如互联网使用和在线社交网络），会使得日常生活活动的能量消耗下降，应该重视日常生活中计划的体力活动以实现能量平衡（Physical Activity Guidelines Advisory Committee, 2008）。

ACSM建议成年人每周参加至少150分钟的中等强度体力活动，以防止体重增加过多，减少慢性疾病风险因素，尤其是在成年人中，那些BMI ≥25 kg/m²或腰围超过88厘米（35英寸）的女性以及BMI ≥25 kg/m² 腰围超过102厘米（40英寸）的男性。ACSM建议这些人的体重减轻5%~10%，对于那些持续减肥体重减轻超过10%的人，预期会有额外的健康益处。超重和肥胖的人如果需要减去较大的体重并且防止体重反弹，可能需要每周300分钟甚至更长时间的体力活动。ACSM还建议进行力量训练，以增加或维持非脂肪量，并进一步降低健康风险。虽然增加到有氧运动的抗阻训练通常不会增强减肥效果，但它可以在衰老和节食期间通过延缓肌肉损失（肌肉减少）来增加基础代谢率。

即使在工作或休闲期间被认为是静坐的人中，日常生活中的日常能量消耗可能存在显著差异，保持直立姿势（如站立而不是坐着）和自发产生的运动（如踱步和烦躁），其被称为非运动性活动产热（non-exercise activity thermogenesis, NEAT）(Levine et al., 1999)。当人们暴食时，体重增加的差异很大。一项突破性的研究持续8周每天给年轻的、非肥胖的成年人提供超过他们每天维持体重所需热量1000千卡，测量他们在体重增加和自然发生的能量消耗的变化。用DXA测量身体脂肪，并且用双标记水法测量总日常能量消耗。运动由加速度计计数和访谈法估计，并且在暴食期间没有变化。平均而言，有432卡路里的额外热量以脂肪形式储存，531卡路里的热量因NEAT增加而燃烧。人们的脂肪增加量相差10倍，从大约0.4~4 kg不等。体重增加和NEAT增加呈负相关关系，NEAT每天变化幅度很大，范围从298~1692卡路里不等。平均每天NEAT增加336卡路里，意味着每天的能量消耗增加三分之二。作者推测，当人们暴食时，一些人增加NEAT以保持身材苗条，而另一些人则容易增加体重，因为它们不会自然增加NEAT。

相关实验室研究表明，由于普遍使用节省劳动力的设备而使NEAT大大减少（Lanningham-Foster et al., 2003）。毫不奇怪，当我们用机器代替手工时，一些家务活（洗衣服27:45；洗餐具54:80）和与工作相关的交通活动（骑行代替步行近一英里的工作25:83；乘电梯代替在工作时爬楼梯3:11）的能量消耗就变少了。使用节省劳动力的工具所损失的日常体力活动的总能量成本每天约为110千卡。

证据表明，定期进行体力活动或体适能可以减少超重人群的健康风险、防止体重过量增加、帮助超重和肥胖人群减肥、帮助人们在减肥后保持稳定的体重。

体力活动和体适能与肥胖的健康风险：证据

研究体适能与体力活动相关的结果有所不同（Fogelholm, 2010）。体适能的研究通常观察到健康可以消除超重或肥胖导致的全因或心血管死亡率的过度风险（Lee et al., 2009）。相比之下，体力活动的研究通常表明每个风险因素（即不活动或超重/肥胖）与增加全因或死亡率或CVD的风险大小几乎相等并且体力活动不能消除与脂肪增加相关的过度风险。这种差异可能反映了两个属性，缺乏健康和不活动，并不代表相同的特征。此外，体适能往往要比体力活动测量更精确。在本节中，我们将详细描述一些研究。

关于2型糖尿病，体适能和体力活动的研究的结果更加相似，表明肥胖会急剧增加与2型糖尿病相关的风险，不管是体适能还是体力活动都不能消除超重或肥胖相关的超额风险（Fogelholm, 2010; Sui et al., 2008）。

体力活动

自我报告的体力活动和高BMI的联合关系的研究通常表明，对于CVD和癌症的死亡率和全因死亡率来说每个都是独立的风险因素。肥胖的死亡风险并不是通过体力活动消除的，但是，在最初没有慢性疾病的人群中，它通常会大幅减少。

哈佛校友健康研究

来自近17000名34~74岁的哈佛男性校友的研究结果表明，即使存在肥胖症，从事体力活动也可以降低死亡风险（Paffenbarger et al., 1986）。男性每周至少消耗2000千卡却仍然吸烟、拥有高BMI或者体重增加的情况下的全因死亡率降低了25%~33%。自从上大学以来净体重增加较低与相对风险增加了33%有关，虽然这一发现可能是由吸烟或癌症等疾病所致，而这些疾病并未受到控制。

护士的健康研究

在研究开始时，选取116564名年龄为30~55岁没有已知CVD和癌症的女性进行长达24年的随访，以此来研究BMI和体力活动与随后死亡的前瞻性关联（Hu et al., 2004）。有10282人死亡：2370例死于心血管疾病，5223例死于癌症，2689例死于其他原因。图9.4显示较高水平的体力活动减少，但没有全部消除，与高BMI相关的死亡风险升高。与拥有低BMI（<25 kg/m^2）并且运动（平均每周≥3.5小时的中高强度的运动，每天30分钟或者更多的时间）的女性参考组相比，对于低BMI不运动的女性来说全因死亡的相对风险为1.55；对于运动但是肥胖的女性来说全因死亡的相对风险为1.91（BMI≥30 kg/m^2），对于不运动而且肥胖的女性来说因全因死亡的相对风险为2.42。防止死亡率发生的重点是心血管死亡（Li et al., 2006）。因此，在BMI相同时，每天30分钟以上的中等强度到高强度的体力活动可以使心血管疾病死亡风险降低40%~50%。相比之下，这种体力活动

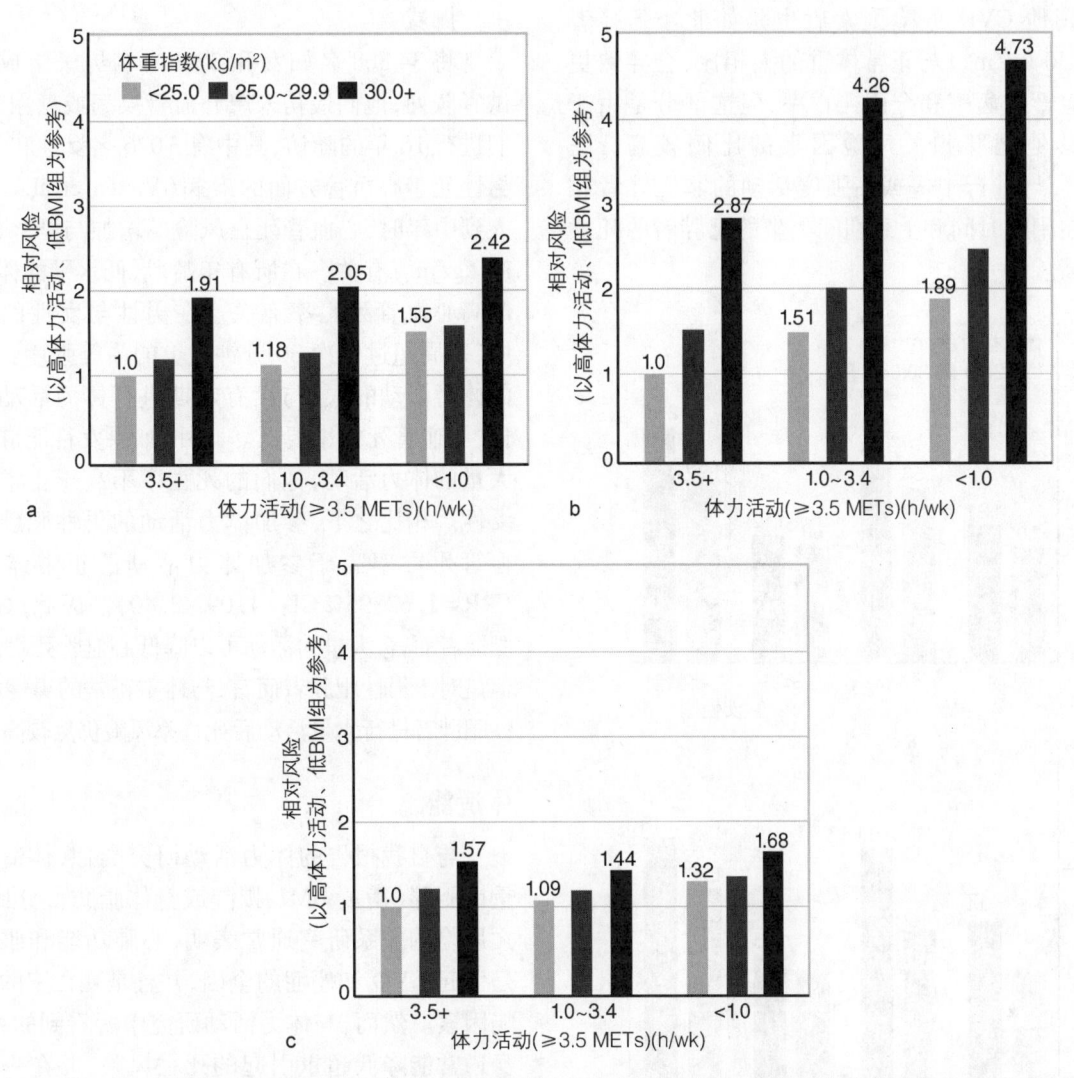

图9.4 护士健康研究的结果显示,体力活动能降低(a)全因死亡率、(b)心血管疾病死亡率和(c)癌症死亡率。结果根据年龄、吸烟、父母冠心病史、更年期和激素使用以及饮酒情况等因素进行了调整。

资料来源:Hu et al.,2004。

量只使具有较低的BMI的女性患癌症的死亡风险降低25%。超重(BMI≥25 kg/m²)和缺乏相结合的风险因素约占所有英年早逝的30%,占心血管死亡的60%,占女性非吸烟者中癌症死亡的20%。

女性健康研究

检查38 987名最初没有心血管疾病、癌症和糖尿病的女性,从中发现闲暇时间体力活动(≥1 000千卡/周)和BMI与CHD发病率(非致命性心脏病、冠状动脉搭桥术、血管成形术或CHD死亡)之间的共同联系(Weinstein et al.,2008)。在平均11年的随访期间,冠心病发生了948例。高BMI和缺乏体力活动都与冠心病风险升高相关。与正常体重并且有体力活动的女性风险相比,超重和有体力活动的女性相对风险为1.54,肥胖和有体力活动的女性相对

风险为1.87,体重正常和不进行体力活动的女性相对风险为1.08,超重和不进行体力活动女性的相对风险为1.88,肥胖和不进行体力活动的相对风险为2.53。体力活动与高BMI相关的CHD的风险降低有关,但是没有因为进行体力活动而消除。

芬兰北卡和库奥皮奥

在一项对年龄在25~64岁之间的22 528名男性和24 684名女性的基线研究中,在近18年的平均随访期间发生了7 394例死亡(Hu et al.,2005)。在闲暇与职业期间自我报告的体力活动与降低死亡率具有独立的剂量关系。在调整年龄之后,从事体育运动的男性和女性的全因死亡率(约降低25%~40%)、CVD(约降低20%~45%)和癌症(约降低15%~20%)导致死亡率也较低。即使在调整了

BMI 和其他 CVD 危险因素后也是如此。肥胖者（BMI≥30 kg/m²）与正常体重的人相比，会导致更高的心血管患病率和全因死亡率，但这部分是由于他们的其他肥胖相关风险因素的比例较高。图9.5 显示，与进行中等或高强度活动的非肥胖者相比那些在闲暇时间和上班期间久坐的肥胖者的死亡风险升高。

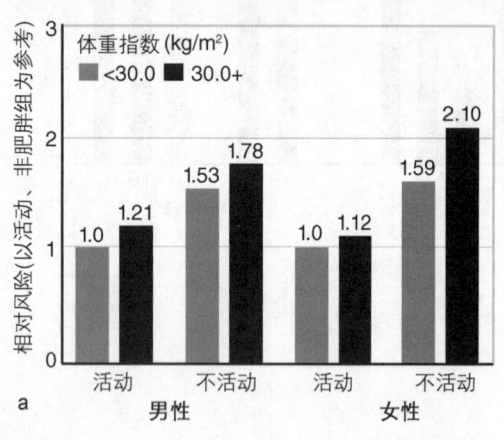

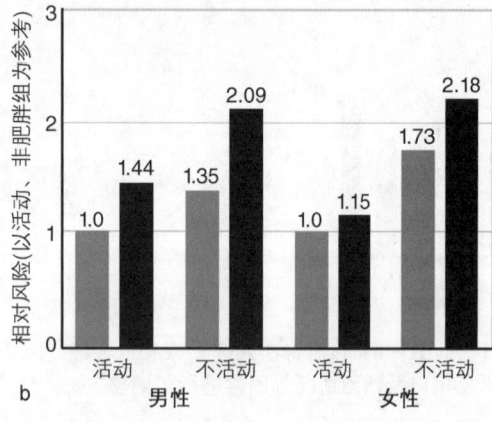

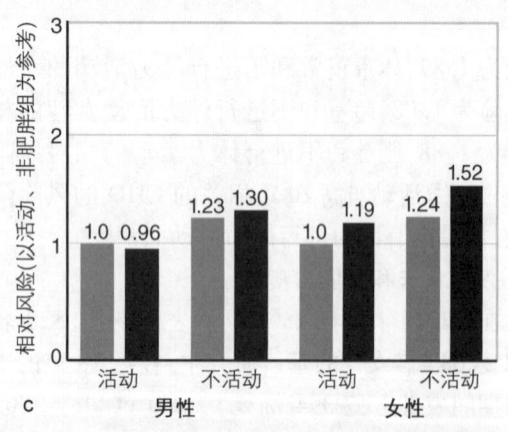

图 9.5 在芬兰库奥皮奥和北卡累利阿进行的研究结果显示，不活动的肥胖成年人患（a）全因死亡率、（b）心血管疾病死亡率和（c）癌症死亡率的风险升高。研究结果对年龄、调查年份、受教育程度、吸烟情况、收缩压、胆固醇和糖尿病进行了调整。

资料来源：Hu et al., 2004。

挪威

将 34 868 名妇女和 32 872 名男子组成一支受试者队列，他们最初未患心血管疾病或糖尿病，对他们进行 16 年的随访，其中有 3 026 名女性和 3 526 名男性死于心血管方面的疾病（Vatten et al., 2006）。人到中年时，心血管死亡风险的增加与肥胖（BMI≥30 kg/m²）有关。在所有年龄段，低水平的体力活动与高心血管死亡率有关。在男性与女性的肥胖者中，每周超过一次 30 分钟以上的中等强度到高强度的体力活动的人，与没有定期进行体力活动的人相比，心血管死亡率要低。此外，如果女性肥胖者参加大量的体力活动，他们的死亡率不高于正常体重的女性。相比之下，参加体力活动的男性肥胖者的心血管死亡率高于参加体力活动的正常体重男性（RR=1.62；95%CI：1.09~2.40）。因此，对于女性肥胖者而言，大量的活动可以降低心血管死亡的风险，但是对于男性肥胖者而言，与体重正常的男性相比，男性肥胖者进行大量活动后死亡率风险仍然较高。

体适能

与自我报告的体力活动研究类似，体适能和超重或肥胖（衡量 BMI、腰围或身体脂肪百分比）与死亡风险的关系研究通常表明，心肺功能和肌肉力量是引起 CVD 和癌症的全因，并且是死亡率的独立影响因素。然而，与体力活动研究中所看到的相反，健身通常能降低超重引起的死亡风险，并在一些健康的人群中消除这种过度的风险。

脂质研究室死亡率研究

在脂质死亡率的临床研究中，对 4 276 名 30~69 岁的人，进行平均为期 8.5 年的观察（Ekelund et al., 1988）。在跑步机行走的疲劳时间和次最大心率决定着健康的程度。BMI 不是死亡率的唯一危险因素。然而，对身体素质最低的人，进行年龄、收缩压、高密度脂蛋白、血糖水平、吸烟、静息心率、定期体力活动和 BMI 进行调整之后，CVD 死亡的相对风险为 2.7~3，冠心病死亡相对风险为 2.8~3.2。

在之后的一项研究中，对 2 585 名女性和 2 890 名男性患者进行 22~26 年的随访，对他们的心肺适能（最大跑步机性能）和 BMI 与癌症死亡风险之间的关系进行比较（Evenson et al., 2003）。根据年龄、教育程度、吸烟、饮酒、饮食和更年期等因素对女性特异性风险比进行调整（仅限女性）。与其他 4/5 的男性相比，体适能最高的 1/5 的男性癌症死亡率低了一半,但女性则没有降低(HR = 0.84; 95%CI: 0.52~1.36)。相对于其他五分之四的女性而言,在 BMI 最高的五分之一的人口中,癌症死亡率高出 50%(HR = 1.05;95%CI: 0.77~1.43)。在本次调查中,对男性来说,高体适能是一个比高 BMI 更强有力的预测癌症死亡率的因子,但对女性来说高 BMI 是一个比高强度健身更强大的预测癌症死亡率的因子。

在另一项脂质临床研究中,调查了 1 359 名 40~59 岁的俄罗斯男性和 1 716 名 40~59 岁的美国男性,在随访的 18 至 23 年间进一步研究得到,健康和 BMI 与死亡率风险存在潜在联系(Stevens et al.,2002)。根据年龄、教育程度、吸烟史、饮酒和饮食习惯的风险比率进行调整之后,在俄罗斯男性中,健康与全因死亡率和 CVD 死亡率相关,但是肥胖与全因死亡率和 CVD 死亡率不相关。健康、肥胖人群和健康、不肥胖人群有相同的死亡风险,但无论肥胖与否,不健康的人群死亡风险高达 75%。在美国男性中,低体能和肥胖这两项都会使死亡率风险大约增加 40%~50%。因此,在俄罗斯男性中,身体健康消除了肥胖的风险;但在美国男性中,健康、肥胖与死亡率之间的联系彼此相互独立。

有氧运动中心纵向研究

关于健身有益于健康,且这一作用与肥胖无关的观点,一项最具有说服力的证据来自达拉斯的库伯诊所的有氧运动中心纵向研究(ALCS)。其他几项 ALCS,测量了体脂百分比、体重指数和腰围,并指出中度到高强度健身,可以消除与肥胖相关的 CVD、癌症死亡率的全部原因,在一开始的八年随访中,发现在 21 925 名 30~83 岁男性中有 428 例死亡(144 例死于 CVD,143 例死于癌症,141 例死于其他原因)(Lee et al.,1999)。在对年龄、检查年份、吸烟史、酒精摄入和父母的缺血性心脏病疾病史进行调整之后,偏瘦的人比标准体重的人患全因死亡的风险高两倍。不健康、偏瘦的男性比健康、肥胖的男性患有全因死亡和 CVD 死亡的风险更高。不健康的人全因死亡和 CVD 死亡风险比健康人更高,并且这一现象与总脂肪含量和去脂体重这两个因素无关。同样,低腰围(<87 cm)不健康的人比高腰围(≥99 cm)健康的人有更高的全因死亡风险。在之后的分析中,对平均随访了 17 年的 38 410 名健康人进行研究(Farrell et al.,2007),其中有 1 037 例癌症死亡。每项肥胖测量指标的死亡率风险均呈线性增长,而健身可以降低五分之一的风险(RR 为 1.0、0.70、0.67、0.70 和 0.49)。健康水平的调整也可消除体脂百分比、BMI 和腰围等死亡风险的趋势,并且这一现象独立于针对肥胖的措施。

图 9.6 所显示的是来自达拉斯队列,对近 22 000 名 30~83 岁男性进行 8 年随访的结果。无论 BMI 是正常还是超重(>27.8),不健康男性的全因死亡和 CVD 死亡的相对风险是健康男性的两倍。

在另一个 ALCS 报告中,对 2 316 名患有糖尿病但无 CVD 史的男性进行平均 16 年的观察,得出健康和 CVD 死亡率具有跨 BMI 水平的潜在的联系

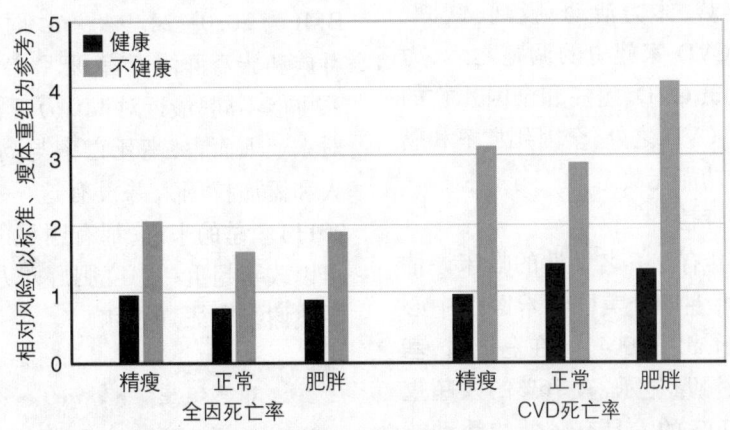

图 9.6 ACLS 对 21 856 名男性进行了大约八年的跟踪研究。总共随访了 21 925 名年龄在 33~83 岁之间的男性,排除了心电图异常或有心肌梗死、脑卒中或癌症病史的男性。结果根据年龄、考试年份、吸烟史、饮酒和父母冠心病史进行了调整。

体脂百分比组:偏瘦<16.7%;正常 16.7%~25%;肥胖≥25%;不适合,年龄特定规范的最低 20%。对照组是健康、瘦体重组。

资料来源:Lee et al.,1999。

（Church et al.，2005）。在多年暴露期间，36 710位男性中有179例的CVD死亡。根据年龄和CVD风险因素调整死亡风险。在所有BMI水平中：正常体重（2.7）、超重（2.7）和1级肥胖（2.8）与健康水平前40%的正常体重男性，与他们相比，健康水平最低的20%的男性有较高的死亡率风险。

在ACLS的老年人中，健康、肥胖者的CVD或全因死亡的风险没有增加。对2 603名年龄在60岁及以上的成年人，进行平均12年的观察，发现心肺适能（最大的跑步机性能）与死亡率具有潜在联系（Sui et al.，2007），在这些人中出现了450例死亡。在调整年龄、性别和检查年份后，与正常体重和近1.4倍高腰围的人（女性≥88 cm，男性≥102 cm）相比，第1阶段（BMI为30.0～34.9）和第2阶段（BMI≥35.0 kg/m²）患肥胖疾病的死亡率分别为1.30和2.30。死亡风险呈线性下降（0.51、0.39、0.38和0.25）。在调整了吸烟、基线健康、体重指数、腰围或身体脂肪百分比后，更高的健康状况组的死亡率降低，在调整健康状况指标之后，腰围与死亡风险的相关性被消除。

对来自ACLS队列的8 762名20～80岁的男性进行研究，观察他们的肌肉力量（腿和胸部按压组合式的1次最大值）和全因死亡、CVD及癌症死亡率的关系（Ruiz et al.，2008）。在平均18.9年的随访期间，发生503例死亡（145例CVD，199例癌症）。在每年10 000人的统计中，对于全因死亡来说特定年龄的肌肉强度三元组分别为38.9、25.9和26.6；CVD分别为12.1、7.6和6.6，癌症分别为6.1、4.9和4.2。在进行年龄、体力活动、吸烟、饮酒、BMI、基线医疗条件和CVD家族史的调整之后，力量最低的三分之一男性患CVD、癌症和全因死亡的风险高出约40%。除了CVD之外，全因死亡率和癌症死亡率的升高与心肺功能无关。

女性的缺血综合征评估

从1996～2000年，共有936名女性的临床评估和造影显示心肌缺血，并在四个美国学术医疗中心进行登记注册（Wessel et al.，2004）。在登记时，基于自我报告健康的有效测量显示，有76%的人超重（BMI≥25 kg/m²），有70%的人具有较低的活动能力（7 METs或更少），有39%的人患有冠状动脉疾病（CAD）。他们在四年后进行了后续的临床检查。在随访期间，有337例（38%）女性初次患有CAD；118例（13%）患有严重CAD；68例（8%）死亡，但是在对其他风险因素进行调整后，BMI、腰围与冠心病或CAD无关。在随访期间独立于CAD风险的因素中，每个1-MET水平的健康评估与主要不良CAD风险降低8%有关。虽然过高的BMI是心血管疾病的危险因素，但有研究结果却出现悖论，即为"超重或轻度肥胖的CVD患者具有更好的生存率"（Lavie et al.，2014）。然而，"心肺健康"改变了这一悖论。在一项针对10 000名冠心病患者的研究中，只有那些处于健康水平后三分之一的患者表现出肥胖悖论（McAuley et al.，2012）。在另一项针对2 000名心力衰竭患者的研究中，肥胖患者的预后优于正常体重的患者。但无论BMI如何，平均或更高健康水平的患者预后更好（Lavie et al.，2013）。

超重和肥胖风险因素与体力活动相互独立吗？

弗吉尼亚大学的运动生理学家Glenn Gaesser对肥胖会威胁生命、纤瘦可以保证健康的观点提出质疑（Glenn Gaesser，1996；2002）。他认为，不管体重如何，任何人都可以通过体力活动实现和保持健康代谢，这是我们在第3章中定义的。Gaesser认为，科学证据不够强大，不足以支撑超重和肥胖是早逝直接原因的结论。

然而，最近的一项大型研究数据来自146万19～84岁的白种成年人，通过汇总他们的19项前瞻性研究数据得出，考虑到吸烟和不良的健康影响，在对他们进行体力活动调整之后，BMI与全因死亡率呈现"J"形关系（Berringtonde Gonzalez et al.，2010）。BMI为40.0～49.9 kg/m²时死亡率最高，BMI为20.0～24.9 kg/m²时死亡率最低。对不同种族和族裔群体而言，肥胖与全因死亡率之间的关系可能不同，最近对110万亚洲人的一项分析表明，对东亚人而言，高死亡率与高BMI相关，而印第安人和孟加拉国人并没有这一相关性（Zheng et al.，2011）。总的来说，都有明显的证据表明，体力活动可以改善超重和中度肥胖对几种健康风险因素（包括代谢综合征）的影响。

> 即使超重和肥胖的人不减肥，适度的体力活动也可以帮助他们降低血压。

减少超重人群的健康风险

在2003～2004年，美国NHANES对3 458名美

国成年人进行的横断面分析,这些人接受政府的建议,每周使用加速度计对进行大量体力活动后得出的数据进行测量,得出临床血压、血糖、甘油三酯的水平和体重指数水平升高的可能性较低,以及高密度脂蛋白水平低——所有的风险因素与代谢综合征相关(Metzger et al.,2010)。在墨西哥健康工作组的研究中,男性每天进行30分钟或更多时间的体力活动,患代谢综合征的概率降低了25%,女性每天在工作场所进行至少3小时的体力活动,患代谢综合征的概率较低(Méndez-Hernández et al.,2009)。

对年龄和教育水平、家庭收入、吸烟状况和饮酒调整之后,有近12 000名30岁至79岁的韩国人不进行休闲体力活动,代谢综合征的患病率在男性中高出25%~30%,在女性中,高出前2/3参加体力活动人群的50%至85%(Cho et al.,2009)。在挪威奥斯陆居住的6 400名男性,通过对年龄进行调整,其中在1972年进行过中度至高强度的休闲体力活动的人,在28年后,他们的代谢综合征发病风险降低35%(Holme et al.,2007)。风险降低的主要原因是他们的血糖、甘油三酯水平、BMI和血压较低。

对3 476名超重或肥胖的成年人进行43项随机对照试验的定量评价,研究发现与单独饮食控制(-1.1 kg;95%CI:-1.5~-0.6)相比,结合饮食控制可以减轻体重(Shaw et al.,2006)。在研究中,独自进行运动训练会减轻少量体重,但是会导致舒张压明显降低(-2 mmHg;95%CI:-4~-1),甘油三酯(-0.2 mmol/L;95%CI:0.3~-0.1)和空腹时葡萄糖(-0.2 mmol/L;95%CI:-0.3~-0.1)明显下降。因此,即使体重没有减轻,运动也会改善一些与CVD相关的危险因素。

在最近的一项随机对照试验中,超重的成年人仅通过单独饮食或均衡饮食(摄入减少12.5%)和运动(消耗增加12.5%),造成消耗25%的能量,导致各组的总脂肪和腹内脂肪量消耗相似(Larson-Meyer et al.,2010)。然而,只有饮食和运动组的人在新陈代谢方面有所改善。试验结果表明,通过提高胰岛素的敏感性,可以使舒张期的血压和LDL-C下降。

代谢综合征是由若干个健康风险因素来定义的,因此确定哪些因素受到饮食或运动的积极影响是很重要的。在HERITAGE家庭研究中,105人(17%)在运动训练前有代谢综合征。经过20周的训练,32人的代谢综合征消失了:甘油三酯减少43%,高密度脂蛋白胆固醇提高16%,血压降低38%,空腹血浆葡萄糖改善9%和腰围减少28%(Katzmarzyk et al.,2003)。

在STRRIDE试验中,超重的男性和女性都患有血脂异常(即胆固醇的危险水平)(Johnson et al.,2007),其中有69人(40%)患有代谢综合征。经过8个月的运动训练,这一比例下降到28%。每周消耗23千卡/千克(如慢跑20英里/周)的高强度活动(65%~80%的有氧耐力)对于改善代谢综合征的所有组成部分(除血糖水平之外)最为有效,并且结果通常是男性比女性更有利。

在一项为期一年的随机对照试验中,将179名男性、149名绝经后患有血脂异常的女性分配到对照组、饮食组、运动组、饮食加运动组(Camhi et al.,2009)。与对照组相比,男性在饮食、饮食加运动后代谢综合征的改善更有效,女性在饮食、运动、饮食加运动后代谢综合征的变化更有利。在调整身体脂肪百分比的变化后,这些差异被消除了。因此,无论是饮食还是运动,只有减少身体脂肪才能改善代谢综合征。

体力活动与预防体重增加:证据

目前的观点是,在成年人中,体重增加3%或更多属于过量增重,一旦超过5%就会有健康风险(Stevens et al.,2006;2009)。对于体重是165磅的人来说,再多5磅就是超重,多出8磅或更多会造成不健康。在20世纪80年代和90年代,据估计,超过一半的美国成年人在三四年间体重增加5磅以上(Sherwood et al.,2000;St. Jeor et al.,1997)。

对具有11项前瞻性队列的研究进行综述,结果显示,成年人在2~10年的体重减轻,或是体重增加的风险降低(如5~10 kg),与通过最大跑步机耐力增加体能或进行体力活动有关(DiPietro,1999)。最近,美国体力活动指南科学咨询委员会查找了自1995年以来发表的九项前瞻性队列的研究,这些研究的随访时间至少在一年到六年,结果显示,体力活动与体重之间呈负相关。该委员会得出结论,对于长期维持体重(体重变化<3%)所需的最佳的体力活动量尚不明确,但许多人每周可能需要超过150分钟的中等强度活动,才能将体重维持在稳定水平(Physical Activity Guidelines Advisory Committee,2008)。很明显的是,正如本章后面内容所述,大多数人每周需要进行300分钟或更长时间的中等强度

的运动,以确保减轻多余的体重(Physical Activity Guidelines Advisory Committee, 2018)。

> 运动锻炼后的体重减轻程度通常很小,但是控制饮食结合运动锻炼后的体重持续性减轻程度比单独控制饮食的效果要好。

体力活动作为一种干预措施具有潜在功效,可以减缓通常与成年早期和中期衰老相关的体重增加。然而,低体力活动既可能是体重增加的原因,也可能是体重增加的结果。一项观察性研究仅在随访时或仅将体力活动定义为从基线到随访的变化,而没有表明基线活动与较低的初始体重或预测的后续体重增加有关,那么初始体重高的人不经常运动,这项研究将会存在反向因果关系——即较高的体重导致较低的活动,而不是较低的活动导致较高的体重(Ekelund et al., 2017; Ekelund et al., 2019)。当然,随机对照试验对于确定因果效应是必要的。尽管如此,更多的前瞻性研究仍主要基于自我报告(Ekelund et al., 2017),随着时间的推移,体重会随着时间的推移而变化,这两项指标都采用了多项体力活动测量方法,这些研究更好地描述了在一般群体中体力活动与体重变化之间的时间关系。

科学咨询委员会出版的第二版《美国人体力活动指南》(Jakicic et al., 2019; Physical Activity Guidelines Advisory Committee, 2018)指出,成年人进行更多的中度到剧烈的体力活动对于减少体重是很重要的。体力活动可降低发生肥胖的风险并增加人们保持健康体重(BMI在18.5~25 kg/m² 之间)的概率。证据还表明,体力活动产生的这些有利作用具有时间阈值效应。在每周150分钟会促进这些有利作用的产生,但当体力活动时间为每周300分钟或更长时间时,这些作用效果会更明显。

该委员会还指出,体力活动与体重减少之间的联系在不同年龄的男性和女性之间是一致的,但没有足够的证据来确定这种联系是否因种族或民族、社会经济地位或一个人的初始体重状况而不同。这些结论基于26项前瞻性队列研究的证据,这些研究的随访时间为1~22年。大多数研究对体力活动进行了两次或两次以上的评估,从而可以估计体力活动暴露的变化。接下来将讨论一些示例性研究。

NHANES Ⅰ 随访研究

以1982~1984年流行病学随访的NHANES Ⅰ 调查数据为基础(1971~1975年),将年龄在25~74岁之间的3 515名美国男性和5 810名女性作为样本,研究他们的休闲体力活动水平(低、中、高)和体重变化之间的关系(Williamson et al., 1993)。在随访调查的记录中显示,低水平的体力活动与体重增加密切相关。在随访调查中发现,低体力活动组与高体力活动组相比,体重显著增加(>13 kg)的男性相对风险是3.1(95% CI: 1.6~6.0),女性是3.8(95%CI: 2.3~6.5)。在最初和随访调查中,对低体力活动的人而言,男性的相对风险为2.3(95% CI: 0.9~5.8),女性为7.1(95%CI: 2.2~23.3)。

年轻人冠状动脉危险发展研究

针对体重的变化,进行了一项长达七年以上的前瞻性研究,将年龄在18~30岁的美国黑人和白人作为受试者,其中有1 823名男性和2 083名女性(Lewis et al., 1997)。白人女性体重平均增加了5.2 kg,黑人女性体重平均增加了8.5 kg,黑人男性体重平均增加了4.8 kg,白人男性体重平均增加了2.6 kg。研究得出体质下降与两性的体重增加密切相关。最大耐力时间每减少1分钟,则预示男性体重增加1.5 kg,女性体重增加2.1 kg。

一项随访研究调查了体力活动和体重变化之间的长期联系,并根据长期趋势、年龄、临床地点、教育、吸烟、酒精摄入量、奇偶校验、脂肪能量摄入百分比,以及这些变量随着时间的推移进行调整(Schmitz et al., 2000)。研究分为三次进行,每次有5年的间隔:基线至第5年($n=3 641$),第2年至第7年($n=3 160$)和第5年至第10年($n=2 617$)。在所有的四个种族和性别亚组中,体力活动的变化与体重的变化呈负相关。与未超重者相比,基线超重者与体力活动变化相关的预测体重变化是未超重者的4~5倍。与体力活动减少的人相比,在随访的前2~3年中,每周、每年6个月或更久的体力活动增加至少2小时的人的平均5年增重减少了0.8~2.8千克。

在1985年到2006年期间,对年轻人冠状动脉风险发展(CARDIA)队列的3 554名成员进行了为期20年的随访(Hankinson et al., 2010)。该研究根据基线时自我报告的体力活动分数以及性别进行分类。将前一年报告体力活动分类为保持高、中和低活动水平(300分大约是150分钟的中等到剧烈的体力活动)。男性高、中、低活动水平分别为608分及以上、340~607分、340分以下；而女性高、中、低活动水平分别为398分以上、192~397分、192分以下。并对种族、基线BMI、年龄、教育、吸烟、饮酒和卡路里摄入量进行了调整。与活动量最低的组相比，保持高活动量的男性每年少增加近2.7 kg的体重和3 cm的腰围，而保持高活动量的女性每年少增加6.1 kg的体重，腰围每年减少4 cm。

美国男性健康专家

在1986年，研究组对19 478名40~75岁的未患癌症、冠心病、脑卒中、糖尿病的男性进行研究，观察他们在四年内的习惯性体力活动、看电视、吸烟和饮食对体重变化所产生的影响（Coakley et al.，1998）。体重增加根据初始年龄、高血压和高胆固醇血症进行调整。与总队列中体重增加1.4 kg的中年男性相比，那些体力活动增强、电视收视率下降、餐间不吃东西的中年男性平均体重减少了1.4 kg（95%CI：1.1~1.6 kg）。对年龄在45~54岁的男性而言，如果每周增加1.5小时的高强度体力活动，体重将会减少2 kg。

美国癌症协会：癌症预防研究 I 和 II

在1982年和1992年分别进行了一项队列研究，对一组年龄在50~74岁，自述BMI为18~32（kg/m²）的非西班牙裔白人男性（n=35 156）和女性（n=44 080）进行研究，研究协会对他们的体重、参与的10项休闲体力活动和家务提出质疑（Kahn et al.，1997）。其中使用利尿剂、有癌症病史、糖尿病病史或10年BMI变化大于8（即3%）的这部分人被排除在分析之外。男性的BMI平均10年增加0.6 kg/m²（SD=1.7），女性平均增加1.4 kg/m²（SD=1.9）。对年龄、受教育程度、美国地区、初始体重指数、婚姻状况变化、总热量摄入、吸烟和饮酒以及更年期、雌激素替代和女性的孕期进行了调整。在1982年和1992年（或他们40岁时），每周进行慢跑、有氧运动、健美操的男性也比那些没有从事这些活动的男性BMI增加减少0.22~0.34 kg/m²。那些每周慢跑1~3小时或每周进行4小时以上有氧运动的女性BMI比没有运动的女性BMI增加减少0.27~0.29 kg/m²。每周步行4小时或更长时间，对男性和女性的BMI增长都有一定的控制作用（0.08 kg/m² 和 0.16 kg/m²）。

图9.7还显示了，那些每周慢跑1~3小时，或是每周步行4小时及以上的男性和女性，相比不进行活动的受试者，他们体重增加的概率很小，尤其是腰部。该队列在1992~1999年期间进行了后续分析（Blanck et al.，2007）对18 583名40~69岁的绝经女性进行为期7年的体重增加研究，她们没有糖尿病、心脏病、脑卒中和癌症等慢性疾病史，正常体重女性而言（BMI<25 kg/m²），每周进行超过18个MET-hours的休闲体力活动（n=2 609）比每周进行4 MET-hours或更少（n=2 278）的女性体重增加超

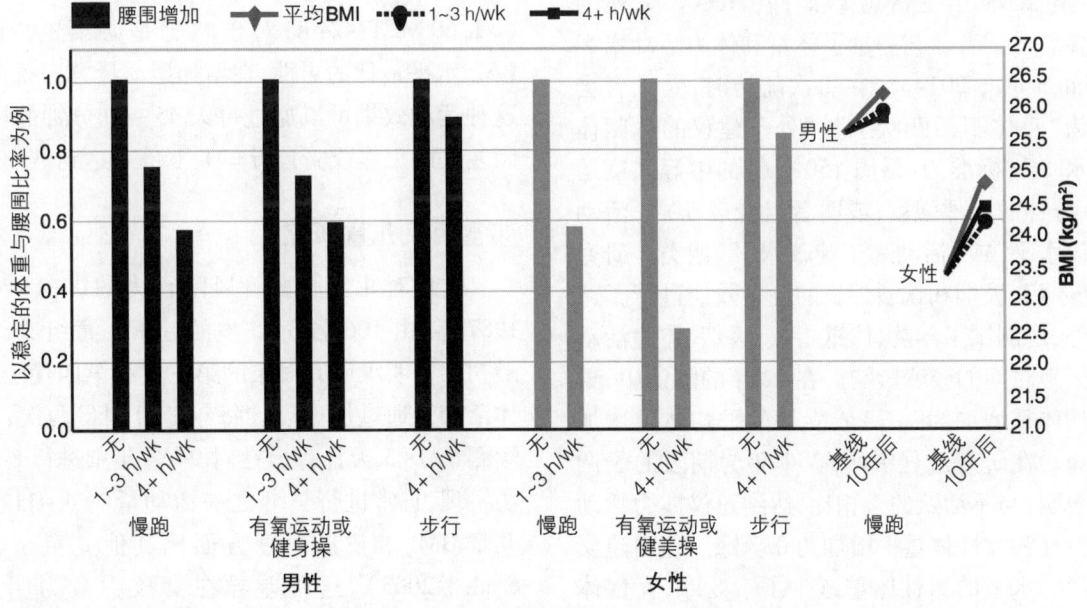

图9.7 体重正常的美国人，在休闲时间持续进行的体力活动和10年的BMI增加。

资料来源：Kahn et al.，1997。

过4.5 kg。在最初超重（BMI≥25 kg/m²）的女性中，体力活动不能预防体重增加5~9磅或超过10磅（Blanck et al.，2007）。

全国女性健康研究

这是一项前瞻性研究，对来自不同种族和民族的3 064名美国女性进行观察，她们的年龄在42~52岁之间，研究这些女性在绝经前后的体重、腰围与体力活动之间的关系（Sternfeld et al.，2004）。她们在三年的随访期间（1996~1999年、1997~2000年），平均体重增加2.1±4.8 kg（约3%±6.5%），平均腰围增加2.2±5.4 cm（约2.8%±6.3%）。研究得出绝经状态的变化与腰围增加或体重增加无关。运动/锻炼自我报告水平的标准差增加与体重减少0.32 kg呈纵向相关，而与腰围无关。对日常的体力活动进行观察（骑自行车和步行运输，减少看电视），得出类似的反向关系（减少0.21 kg；95%CI：-0.01~0.41 kg）。因此，中年女性保持或增加体力活动水平，有助于防止体重和腰围增加。

挪威健康研究

挪威Nord-Trøndelag健康研究中心通过对挪威一个县的长期研究后发现，休闲时间的体力活动（散步、滑雪、游泳或锻炼）可以预测受试者20多年来反复测量的体重变化。

在1984年至1986年、1995年至1997年和2006年至2008年三次就诊期间，HUNT队列的19 000多名受试者参与测量了体重和体力活动指标（Moholdt et al.，2014）。在每次随访时，受试者会被归类为"身体不活跃状态"、"处于建议的休闲体力活动水平"（标准为：每周150分钟的中等强度运动或60分钟的剧烈强度，或两者组合运动）、"活动低于建议水平"或"活动高于建议水平"四类。研究年龄、糖尿病、吸烟和饮酒带来的混杂效应进行了调整。此外，还测试了年龄、体重指数、吸烟、体力活动和工作久坐时间的改变影响。在22年的随访中，男性的平均体重增加为7.7 kg，女性的平均体重增加为8.5 kg。在研究过程中所有11年为期限的子调查结果表明，与不活跃的人相比，达到建议体力活动水平的男性和女性体重少增加约0.7 kg。超出建议的体力活动水平的男性体重减少了1.8 kg，女性体重减少了2.1 kg。与不活跃的参与者相比，超过建议的体力活动水平的男性体重额外增加≥2.3 kg的概率低20%，女性则低30%。但体重额外增加的概率没有因为体力活动量降低而降低。

有氧运动中心纵向研究

在1970~1994年期间，有4 599名男子和724名妇女（平均年龄43岁）接受了3次或更多的体重和健康测量值（最大跑步机耐力时间），将体能变化作为体力活动的指标（DiPietro et al.，1998）。通过前两次（大约2年后）测量值之间的适应性变化，预测了在平均周期7.5年内，第一次和最后一次体重测量的增减变化。在此期间，男性体重平均增加0.6 kg，女性体重平均增加1.5 kg。不过，体重变化差异很大（标准差约5 kg），原因是线性依赖于健康的变化。在男性和女性中，跑步机耐力每增加1分钟，体重增加就会减少0.6 kg，它使男性体重增加5千克或以上的风险降低14%，女性降低9%，使男性和女性体重增加10 kg或以上的风险降低21%。

在一项为期五年的随访中，分析了体重变化与休闲体力活动水平之间潜在的关系，该水平以每日的METs来表示，在1970年至1998年期间接受过4次以上体检的2 500名20~55岁的健康男性为实验对象（DiPietro et al.，2004）。在随访中，在第一次到第三次门诊期间，保持体力活动水平的男性体重呈曲线状。PAL的降低使得男性体重的增加中更显著。从低的PAL（<1.45 METs/24 h）到中等的PAL（1.45~1.60 METs/24 h）或高的PAL（>1.60 METs/24 h）对于减肥是必要的。刚开始PAL水平最低的男性，在增加运动量方面获益最大，这种运动效果可以通过每天45~60分钟的快步走、园艺庭院工作或骑自行车上下班来达到。

弗雷明汉儿童研究

这项对儿童心血管风险行为的纵向研究始于1987年，由106名3~5岁的健康儿童组成，他们是最初弗雷明汉研究对象的第三代和第四代子孙。总体活动量通过加速度计每年随机测量两次，每次连续测量3~5天计算。在对94名儿童进行8年的随访发现，日常进行三分之一活动量的4~11岁正常儿童BMI和皮肤厚度方面比其他儿童小（Moore et al.，2003），这种差异在女孩中最为明显。到11岁时，最活跃儿童的BMI低了约7%，皮褶厚度薄了约20%。

美国印第安小学生——路径

对454名二至五年级的美国印第安小学生进行了三年随访(Stevens et al., 2004)。使用方式是用皮褶厚度与生物电阻来估计体脂肪百分比。在调整了二年级的身体成分的措施后,总的体力活动的水平升高(以加速度计的记录为准),预测在五年级的正常体重而不是过重的儿童会有较低的体脂百分比。在过重儿童中,较高的体力活动与体内脂肪百分比的变化无关,并且与BMI的增加是相互矛盾的。尽管在本项研究中进行了体力活动的客观测量,但是仅进行了一天的观察。此外,用皮褶厚度、生物电阻抗和BMI检测身体肥胖并不是特别精确的方式。

埃文河亲子纵向研究

这是一项从出生就开始的持续性队列研究,其中收集了2003年和2007年数据,研究了12岁儿童的体力活动与14岁时他们身体胖瘦之间的关联(Riddoch et al., 2009)。1991~1992年,居住在埃文县(英国)的14 541名孕妇被招募参与研究。孩子出生12年后,这1 964名男孩和2 186个女孩到了诊所,并获悉了他们的身体状况,产后状况和其他不确定变量的信息。并通过12岁时的中至高强度的总体力活动(用加速度计测量7天)预估在14岁时的身体脂肪量(DXA测量)。结果表明,从12岁开始,每天进行15分钟额外的中等至高等强度的体力活动与他们14岁时表现出脂肪含量较低的状况具有关联性,男孩为11.9%(95%CI: 9.5%~14.3%),女孩为9.8%(95%CI: 6.7%~12.8%)。

女性健康研究

女性健康研究于1992~2004年间进行,是一项关于在健康女性中,低剂量阿司匹林和维生素E对预防心血管疾病和癌症效果的随机试验。在试验末期,仍然对这些女性进行观察性随访研究。最近的一项分析研究表明在女性日常的饮食消耗中不同量的体力活动与长期体重变化之间具有关联性(Lee et al., 2010)。这一分析从1992~2007年的随访得出,研究对象为34 079名身体健康,饮食规律,平均年龄为54岁的美国女性。她们通过自己记录体力活动的数据,大约每三年进行数据更新。在整个研究中也定期报告体重。女性被分类为消耗<7.5 MET-hours(相当于每周150分钟的中等强度体力活动)、7.5~21 MET-hours(相当于60分钟/天或420分钟/周的中等强度体力活动),和≥21 MET-hours/周的体力活动。分析研究了平均间隔三年的体力活动与体重变化之间的关系。

在整个研究中女性的体重平均增加了5.7磅(2.6 kg)。与每周进行≥21 MET-hours的女性相比,每周活动7.5~21 MET-hours的女性,以及每周活动<7.5 MET-hours的女性的体重显著增加,而这两组不那么活跃的组间体重增加没有差异。与最活跃的女性组相比,两个不那么活跃的组在任何三年内都更有可能增加至少5磅(2.3 kg)体重。只有在BMI正常的女性中,更多的体力活动才与更少的体重增加有关。在体重更重的女性中,体力活动和体重变化之间没有关联。其中,约13%女性以正常的BMI(<25 kg/m²)开始参与研究,并在整个研究过程中维持着体重,她们在任何时间的体重增加都小于5磅(2.3 kg)。她们的平均体力活动水平大约相当于每天60分钟的中等强度的体力活动,并在研究期间一直持续。

白厅Ⅱ队列研究——伦敦

这项研究的受试者包括3 489名男性和1 391名女性英国公务员,他们平均基线年龄为49岁。自我报告的体力活动、BMI和腰围这三个指标在1991年完成了基线评估,而在1997年和2002年的随访中又评估了两次以上(Hamer et al., 2013)。基线体力活动与随访期间BMI或腰围的变化无关。根据年龄、性别、吸烟、就业等级、饮食模式、卡路里摄入量和慢性疾病对研究进行调整。与1997年至2002年间体力活动保持稳定的受试者(变化<2.5小时/周)相比,那些报告每周至少增加2.5小时的中度至剧烈体力活动的受试者表现出较低的BMI(-0.40 kg/m²)和腰围(-1.10 cm)。

黑人女性健康研究

超过20 000名1995年基线时年龄<40岁且非肥胖的美国黑人女性接受了直至2009年的长达14年的随访调查。BMI、运动和步行时间在基线时进行评估,随后每两年完成一次问卷调查评估(Rosenberg et al., 2013)。基线时的平均体重为146磅,而到2009年时平均体重为171磅。在2007年,剧烈运动(例如,篮球、游泳、跑步、有氧运动)和步行的数据被收集。对随时间变化的混杂因

素如吸烟、饮酒、出生人数和饮食进行了调整后（并排除癌症、心脏病发作或中风的病例），随着剧烈运动水平的增加，肥胖发生概率（BMI≥30 kg/m²）呈运动量依赖性降低。与很少或没有运动的基线健康体重（BMI<25 kg/m²）的女性和超重女性（BMI 25~30 kg/m²）相比，报告每周剧烈运动≥7小时的女性的肥胖发生概率低23%。每周步行时长与肥胖风险无关。仅存在轻微的运动剂量反应梯度。与步行少于1小时/周的人群相比，1~2小时/周步行时长人群的肥胖发生率降低了13%，3~4小时/周步行时长肥胖的发生率降低了18%，5~6小时/周的肥胖发生率降低了21%。

澳大利亚新南威尔士州

32 000名45岁及以上的成年人在2006~2007年和2009~2010年中的三年随访期间报告了体重增加情况（Gebel et al.，2014）。三年期间，受试者体重平均增加了0.66 kg（1.5磅）。将总体中度至剧烈运动（MVPA）量（分钟/周）和剧烈运动（VPA）的所占比例作为独立变量进行检测，并对年龄、性别、教育程度、婚姻状况、随访时间、久坐时间、吸烟状况、饮酒量、自评健康状况以及基线身高和体重进行相应的调整。与MVPA少于150分钟（占研究队列人数的六分之一）的受试者相比，报告每周MVPA达到300分钟或以上（占研究队列人数的三分之二）的受试者成为队列体重增加最多的三分之一人群[体重增加2 kg（4.4磅）或更多]的概率降低了10%。剧烈运动在MVPA的占比与体重变化无关。至少需要300分钟的MVPA才能防止体重增加。

澳大利亚妇女健康纵向研究

1996年，在2003年和2009年期间，通过对5 000名年龄在18~23岁之间的具有健康BMI（18.5~25 kg/m²）的女性进行了两次调查（Brown et al.，2016）。在2012年的一项随访研究中，60%的人保持正常体重，29%的人超重，11%的人在16年中变得肥胖。对年龄、教育程度、城乡居住地、出生国、职业、工作时间、婚姻状况、胎次、吸烟、饮酒、坐姿时间、能量摄入和口服避孕药的使用情况进行了混合调整。2003年至2009年的体力活动与保持健康BMI的概率这二者之间具有运动量依赖性关联。与几乎不参与运动的女性（<40 METs/周）相比，每周进行40~500 METs体育锻炼的女性在16年后保持正常BMI的概率高出18%；每周在体育锻炼进行500~1 000 METs的女性保持正常BMI的概率高出23%；每周进行体育锻炼1 000或更多METs的女性保持正常BMI的概率高出49%。

这些长期随访的大型研究的结果为科学咨询委员会提出的《美国人体力活动指南》提供了依据——许多人每周需要300分钟或更长时间的中等强度活动才能将体重保持在稳定水平（Physical Activity Guidelines Advisory Committee，2008；2018）。

体力活动与减肥：证据

在美国肥胖的盛行率正在增加的同时，有更多的成年人参与到自愿减肥，这是自相矛盾的（Serdula et al.，1999；Williamson et al.，1992）。在20世纪50~60年代初期，只有7%的男性和14%的女性试图减肥；而到1989年，一项全国性调查显示，大约25%的男性和40%的女性试图减肥。一般男性想要减肥30磅（13.6 kg）使体重保持为178磅（80.7 kg）；一般女性想要减肥31磅（14.1 kg）使体重保持为133磅（60.3 kg）。无论年龄、性别和种族如何，都可以看到这些趋势。从长远目光来看，大多数试图减肥的超重人群，往往是不成功的。这意味着大部分成年人群陷入体重循环。

最近的一项系统性定量综述评估了18个前瞻性队列研究，这些研究通过改变饮食或体力活动来减少有意减肥后的死亡风险（Harrington et al.，2009）。对于患有肥胖相关风险因素的人来说（RR=0.87；95%CI：0.77~0.99）主动的减肥是有一些好处的（RR=0.84；95%CI：0.73~0.97）。相反，对于没有患肥胖相关的危险因素的人来说（RR=1.09；95%CI：1.02~1.17），减肥与小部分死亡风险增加有关（RR=1.11；95%CI：1.00~1.22）。对于其他健康的肥胖人群来说减肥并没有明显的益处。通过调整体力活动做出的14项研究并没有阐明饮食和体力活动对于减肥或死亡率风险的具体关系。作者的结论是有必要进行精心设计的研究以确定在大众范围内，人是可以通过利用体力活动、饮食和身体成分之间独立的和相互的作用达到减肥的目的，进而延长人的寿命。

体重循环：有氧运动中心纵向研究

一些来自美国学术团体协会的证据表明，体力活动或健身可以抵消体重波动或不健康饮食的风险。美国学术团体协会的一个在临床基础上进行6年的观察研究得出结论:体重增加与体重循环有关(Van Wye et al.,2007)。年龄在20~78岁之间,身体健康、体重正常的797位男性和141位女性,在1987~2003年至少完成了4次体检。获得他们的减肥经历和所有检查中测量的体重信息。体重循环状态被定义为有至少失去2.3 kg,并且有5次或5次以上。体重循环和非体重循环女性的BMI分别为23 kg/m² 和21 kg/m²,体重循环和非体重循环男性的BMI分别为27 kg/m² 和25 kg/m²。在对最初的体重指数、身体老化和吸烟行为进行调整后,体重循环和非体重循环的男性和女性的体重增加情况相似。尽管有体重循环的历史的人不会有长期增重的风险,但他们的心肺适能保持在基线水平,健康程度的提高均与增重的减少有关。对比中,一次跑步机最大功率的试验,能在基线水平上每次增加1分钟的耐力,或在前后两次体测中,每次增加1分钟的耐力(女性的耐力相差7%,男性耐力相差5%),女性的初始体重或体重增加值比以往低了0.2 kg,男性的初始体重或体重增加值比以往则低0.55 kg。

> 规律的体力活动有助于减少体重波动、瘦体重的减少以及限制节食的后续健康风险。

运动训练的研究

尽管体力活动对于降低体脂含量有很大的潜在疗效,但研究发现其实际效果很小。按照ACSM指南,增加或保持心肺适应度的运动训练研究表明,正常人群的体重平均降低了1.5 kg(3.3磅)和脂肪量降低了2.2%(American College of Sports Medicine,1983)。美国饮食协会最近得出结论,很少有研究使用足够大的"剂量"的体力活动来减轻体重,而是通过体力活动干预,就能减掉5%的体重。而且,一些人锻炼得越多,他们自然地摄入的热量越多,这是很常见的。能量摄入的增加在不保持饮食热量恒定的短期研究中,额外运动对负能量平衡的影响可以被抵消。然而,有证据表明,规律的体力活动对减轻腹型肥胖、减少肝脏和骨骼肌中多余的脂肪有益,即使上述体力活动对降低体重或者总体脂量的效果轻微(Janisnewski et al.,2007;Ross et al.,2000)。

运动

2008年美国体力活动指南科学咨询委员会锁定了4个随机对照试验,有充足的参与者来检测体力活动对体重和身体组成的显著影响。他们持续了8~16个月,体力活动量的范围从每周180分钟中等强度至每周360分钟中高强度的体力活动之间(Physical Activity Guidelines Advisory Committee,2008)。关于其他一些试验表明,运动对腹部肥胖有益,以及体力活动与饮食相结合对减少体重是有利的。

最近的一项Meta分析,评估了14项持续3~12个月的有氧运动试验,并涉及了1847名肥胖或超重患者。他们在6~12个月中,体重减轻1.6 kg和1.7 kg并且腰围减少约2 cm(Thorogood et al.,2011)。

中西部运动实验

这项为期16个月的随机对照试验测试了在没有节食的情况下进行有监督的中等强度运动,是否对超重和久坐的年轻人的减肥或防止体重增加有效(Donnelly et al.,2003)。研究人员将年龄在17~35岁之间的131名成年人随机分为对照组(44人)和运动组(87人)。运动组被要求在跑步机上行走,或使用固定的运动周期或椭圆训练器,以55%~70%的有氧能力的强度,每天45分钟,每周5天。33名对照组对象和41名实验组对象完成了测试,并参加了90%的训练项目。在整个研究过程中,参与者按照自己的意愿进食,在研究过程中或两组之间没有能量摄入的变化。这项研究的优势在于使用水下称重和计算机辅助断层扫描来评估身体组成和脂肪质量,使用双重标记的水来评估能量消耗,以及使用最大运动测试来确认坚持运动足以增加健康。在16个月的测试中,每个训练项目男性消耗了约670千卡(6.7千卡/千克),而女性消耗了约440千卡(5.4千卡/千克)。

运动可以预防女性的体重增加,促进男性体重减轻。图9.8显示,与对照组相比,运动的男性的体重(5.2±4.7 kg)、BMI(1.6±1.4 kg/m²)和脂肪量(4.9±4.4 kg)均减少(平均值±SD)。运动的女性保持其初始体重、BMI和脂肪量,而对照组体重(2.9±5.5 kg),BMI(1.1±2.0 kg/m²)和脂肪质量(2.1±4.8 kg)增加。该研究证实,如果持续16个月,坚持定期的、中等强度的运动计划,对于超重年轻人来说不用节食也可以控制体重是有效的。然而,由于一半以上的运动组成员退出了该计划,该研究还表明,在

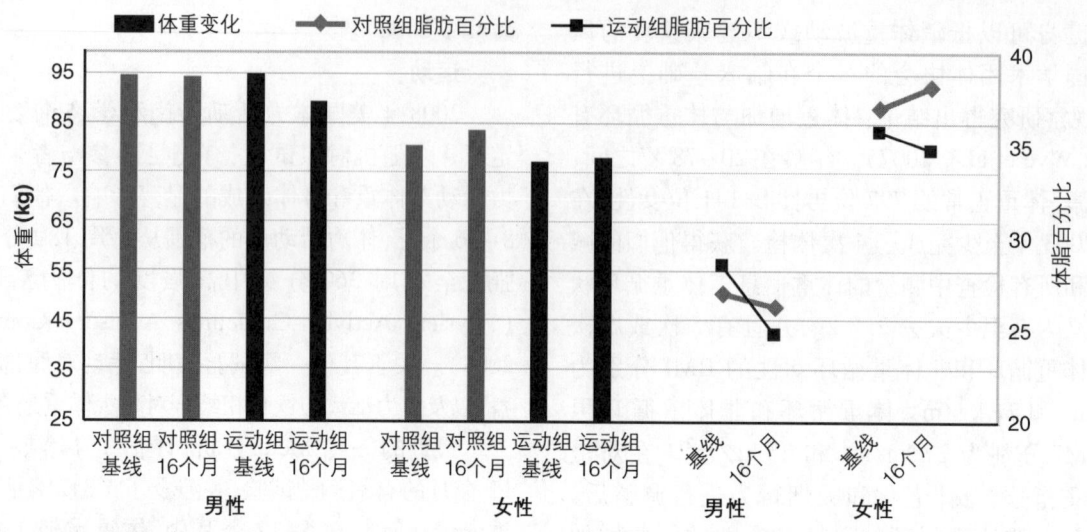

图 9.8 中西部运动试验的结果表明,超重男性和女性在不节食的情况下,进行 16 个月的运动可以降低体重和体脂百分比。

资料来源: Donnelly et al., 2003。

体重管理中,锻炼的公共卫生有效性受到人们定期锻炼计划的意愿的限制。

福瑞德哈金森肿瘤研究中心——西雅图

这个为期 12 个月的试验研究了中高强度的有氧运动(60 分钟/天,每周 3 天,使用跑步机,固定周期,椭圆机和赛艇在诊所或健康俱乐部,每周 3 天在家)对 40~75 岁的久坐男性($n=102$)和女性($n=100$)的体重和身体组成的影响(McTiernan et al., 2007)。男性实际平均运动时长为 370 分钟/周,女性为 295 分钟/周。运动的妇女体重减轻 1.4 kg 和脂肪减轻 1.9 kg,而对照组的不运动妇女体重增加 0.7 kg。作者估计在卡路里摄入保持不变的情况下,额外的体力活动应导致体重减轻 7.8 kg。所以研究表明,有些人在运动时会吃的更多,这是仅靠运动来实现短期减肥所存在的一个实际问题。

另外一项为期 12 个月的试验,测试了每周 3~4 天的中等强度运动(主要是散步)对绝经后体重超重的妇女的总脂肪和腹内脂肪的影响(体脂 > 33%)(Irwin et al., 2003)。运动组女性(87 人)平均每周运动 3~4 天,每周运动近 180 分钟。与每周进行 1 次,每次 45 分钟的对照组(86 人)相比,干预组增加了 11% 左右的有氧耐力,体重下降了 1.4 kg、体脂肪百分比减少 1%、腹内脂肪量减少 8.6 g/cm² 和腹部皮下脂肪量减少了 28.8 g/cm²。

杜克大学跨界试验

175 名久坐不动、体重超重的男性和女性(平均 BMI 为 30 kg/m²)患有血脂异常(即肥胖)。研究人员将研究对象随机分为两组,一组是对照组,为期 6 个月;另一组是运动组,为期 8 个月。实验通过跑步机、椭圆机或健身车来完成:① 低等强度,有氧能力 40%~55%,每周消耗 14 千卡/千克(如每周步行 12 英里);② 中强度运动,有氧能力 65%~80%,每周消耗 14 千卡/千克(如每周慢跑 12 英里);③ 高强度每周消耗 23 千卡/千克(如慢跑 20 英里/周)(Slentz et al., 2005)。对照组成员体重增加 1%,腹部脂肪增加 8.6%,而每周消耗 14 千卡/千克的两个运动组成员的体重减少 1%。最高强度的运动(即每周约 23 千卡/千克),在不改变热量摄取量的情况下,可使体重减少近 3%,腹部内脂肪及皮下脂肪减少 7%。

明尼苏达女性力量训练研究

将 BMI 为 20~35 kg/m² 之间的 60 名中年女性随机分配到为期 15 周,每周两次有监督的力量训练,然后进行 6 个月的无监督训练,或者是没有干预的对照组(Schmitz et al., 2003)。在 39 周的随访中,力量训练对体重变化没有影响,但是运动组改变了他们体重的组成。他们的去脂体重增加了 0.89 kg,脂肪重量减少了 1.0 kg,体脂减少了 1.63%。这项研究表明,抗阻训练不仅可以有效地帮助女性减掉体脂,而且还可以解释为什么仅仅通过体重来判断运动的有效性是错误的。还有证据表明,当人们通过节食减肥,有氧运动和阻力运动可以保持去脂体重。

弗吉尼亚大学

对 27 名患有代谢综合征的中年肥胖女性(BMI

为 34±6 kg/m², 测试关于运动训练强度对腹部脂肪和身体成分的影响 (Irving et al., 2008)。这些女性被随机分配到 3 个为期 16 周的小组中：① 对照组 (七名女性保持他们现有的体力活动)；② 低强度的运动 (11 人每周进行 5 天的运动, 强度达到或者低于乳酸阈值)；③ 高强度运动 (9 人每周进行 3 天的运动, 强度高于或等于乳酸阈值)。每次运动训练大约消耗 400 千卡的能量。计算机断层扫描可以确定腹部脂肪含量, 通过空气置换法评估体脂百分比。高强度的训练, 可以减少腹部总脂肪量, 包括腹部皮下脂肪和腹腔内脂肪。

怀孕后体重增加

一项包括 910 名女性在内的 12 项随机对照试验或临床试验表明, 仅靠运动并不能帮助减肥 (两项试验涉及 53 名女性)。而 7 项包括 573 名妇女的试验的均值显示, 饮食加运动的减重平均值比通常的医疗护理减轻近 2 kg 体重 (95%CI: -1.9 ~ 0.90 kg) (Amorim et al., 2013)。

运动加节食

2008 年《美国人体力活动指南》科学咨询委员会得出结论认为, 想要通过运动来减掉 5% 体重的成年人, 必须要保证食物摄取不变, 或者通过饮食来进行限制 (Physical Activity Guidelines Advisory Committee, 2008)。一项元分析总结了 48 项随机试验, 通过对 7 300 名超重或肥胖成年人进行了持续了三个月或更长时间的随访研究发现, 采用 13 种不同品牌的饮食支持 (以健康减肥为目的), 在有无接受运动或行为支持 (咨询或团队支持) 情况下的平均体重下降情况 (Johnston et al., 2014)。分析结果显示, 与不采用规定饮食的人相比, 采用不同品牌规定饮食的人之间的体重减轻的重量是相似的。减重最多的是低碳水化合物饮食 (6 个月后减重 8.73 kg, 12 个月后减重 7.25 kg) 和低脂饮食 (6 个月后减重 7.99 kg, 12 个月后减重 7.27 kg)。对行为支持和运动对体重减轻的独立效应进行估计, 在 6 个月和 12 个月后, 行为支持减重 3.23 kg 和 1.08 kg, 运动减重 0.64 kg 和 2.13 kg。几项研究表明, 这些方式对那些体重过高或者肥胖的人有效。

女性健康生活方式计划

这是一项从 1992 ~ 1999 年进行的五年随机对照试验, 该试验选择了 535 名 44 ~ 50 岁未绝经的健康女性, 对她们进行膳食和体力活动生活方式的干预研究。其中, 509 人完成了实验 (Simkin-Silverman et al., 2003)。饮食加体育锻炼组的减肥目标是 5 ~ 15 磅 (2.3 ~ 6.8 kg), 具体取决于个人的初始体重。这些女性需要每天吃 1 300 ~ 1 500 千卡的食物 (脂肪总量 25%, 饱和脂肪 7%, 膳食胆固醇 100 毫克), 同时增加运动, 每周至少需要消耗 1 000 ~ 1 500 千卡。干预措施包括在前 20 周的 15 次小组会议, 当参与者改变行为, 并参加烹饪课程、锻炼课程和集体散步以后逐渐减少会议频率。而对照组仅接受评估, 生活方式无实验性改变。在研究期间, 干预组的女性比对照组的女性更加活跃, 她们摄入的卡路里更少 (图 9.9)。4 年半后, 55% 的干预参与者, 只有

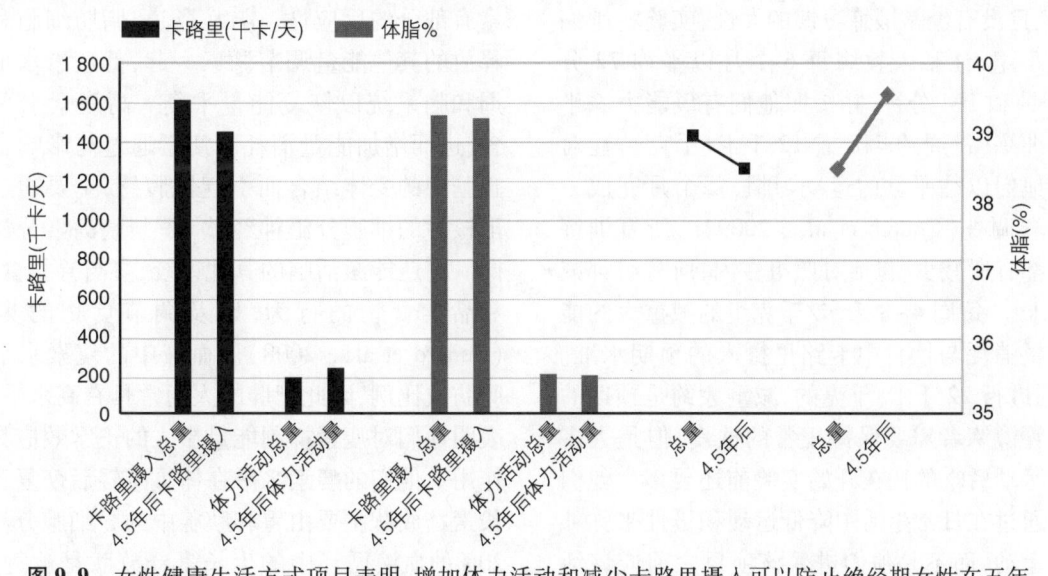

图 9.9 女性健康生活方式项目表明, 增加体力活动和减少卡路里摄入可以防止绝经期女性在五年内的体重增加。

资料来源: Simkin-Silverman et al., 2003; Kuller et al., 2001; Simkin-Silverman et al., 1995。

26%的对照参与者处于或低于其初始体重。饮食加体育锻炼组的平均体重变化比正常体重低0.2磅（0.1 kg, SD=5.2 kg），对照组平均体重增加5.2磅（2.4 kg, SD=4.9 kg）。在研究开始时，每组的体重指数（kg/m²）平均为25，在对照参与者中其增加至26，但在干预组中没有改变。然而，在饮食加运动组中，通过皮褶厚度和DXA测量的体脂百分比下降了0.5%（SD=4%），而在对照组中增加了1%（SD=4%）。干预组腰围（M=−2.9 cm, SD=5.3）比对照组（M=−0.5 cm, SD=5.6）变小。

圣卢克斯——罗斯福医院，纽约

年龄在19~48岁的中度肥胖患者，每周会接受营养咨询，并被随机分为三组，分别为：饮食加力量训练组（手臂和腿部的渐进性阻力）、饮食加有氧训练组（腿部和手臂循环）或仅饮食组（Geliebter et al., 1997），并进行8个月的训练。由25名男性和40名女性完成实验。他们的配方饮食能量含量是其能量代谢率的70%（约1 230±255千卡/天）。每周三次的有监督的训练在能量消耗上大致相等。各组均减重约9.0千克，力量训练组比有氧运动组和单纯饮食组减掉的脂肪量要少，但能量代谢率的下降幅度相似。因此，力量训练在节食过程中保护了瘦体质，但并不能阻止超重人群减肥时常见的能量代谢率下降。

行为因素

女性对运动的剂量反应试验：随机分配464名超重，绝经且没有经常锻炼习惯的女性，实验将她们分成三个小组，让私人教练每6个月以平均72分钟、136分钟和194分钟，并按照他们有氧能力一半的量进行训练（每周约4、8或12千卡/千克），让对照组维持他们以往平常的运动习惯，每个月完成一次症状问卷调查（Church et al., 2009）。所有训练组的腰围都有所减少，包括对照组在内，所有组都减掉了1~2 kg。每周4~8千卡/千克组的减重大约能够达到能量消耗与饮食中卡路里摄入的预期水准。然而，每周进行12千卡/千克的，减重大约是预期的一半。尽管锻炼者需要保持正常的饮食，但是大多数的女性运动后吃的比在开始实验前还要多。他们也有可能通过在日常生活中降低运动积极性来弥补这额外的运动，而不是他们进入该项目之前应该活动的量。这项研究表明了衡量锻炼对减肥影响的实际问题，因为人们在进行新的锻炼计划时，可能摄取比正常更多的食物或减少每日的活动。这不需要从单个锻炼阶段中做太多的额外消耗来抵消负能量平衡。吃一整块麸皮松饼，喝一瓶果汁就可以补充运动上消耗的200或300卡路里。

虽然人们普遍认为，体力活动会促进饥饿感和进食，而这会抵消运动减肥所带来的益处，但是该观点的实际证据很少（Donnelly et al., 2014; Woo et al., 1982）。一项持续两周研究表明，运动造成能量消耗为1 000千卡/天时，能够降低运动对食物摄入造成的影响，结果显示虽然在初始体重减轻后食物摄入量增加，但是增幅只占运动消耗能量的30%。而且，有些人通过额外的饮食并没有得到补偿。另一方面，当活跃的人开始以坐着为主的生活方式时，他们通常不会缩减饮食来减少平衡能量的消耗（Blundell et al., 2003）。

运动与食欲

大脑可以感知葡萄糖和胰岛素的血液水平，并调节两餐之间的饥饿状态。低葡萄糖可刺激食欲，而高水平的葡萄糖和胰岛素则抑制食欲。运动可降低胰岛素和葡萄糖水平，因此它可能影响食欲。运动是否刺激或抑制食欲在短期还没有得到明确的结论，但研究表明一般锻炼后不久，食欲的确会被抑制（Martins et al., 2008）。有多项研究探究了运动对瘦素和生长素释放肽的影响，上述两种激素可部分通过影响食欲调节能量平衡（Borer, 2010）。瘦素是从脂肪细胞释放的主要能量平衡激素，其对胰岛素有部分的反应性。与从肠道、脂肪细胞和骨骼肌释放的其他能量调节激素一起，低瘦素水平激活外周和脑系统以恢复能量平衡。高瘦素水平抑制饮食，进而增加能量消耗。瘦素通过与影响食欲的下丘脑中的受体结合而引起饱腹感，主要通过抑制弓形核中的细胞分泌神经肽Y−与胰岛素分泌方式相同。它还能激活脑的其他系统，参与寻找食物，嗅觉和品尝食物的行为，以及调节食物的奖励效应（Lenard et al., 2008）。血液中的瘦素水平与身体脂肪成比例，因此肥胖的人通常具有高水平瘦素，这表明他们对瘦素抑制能量摄入的正常效应具有抵抗作用。他们的瘦素水平在体重减轻后恢复正常。生长素释放肽主要由胃和胰腺中的ε细胞分泌。大约20%的血液循环中的生长素释放肽是被酰基化的，它们主要通过刺激神经肽Y的分泌以促进食欲。饭前血液水平增加，饭后减少。

与生长素释放肽刺激食欲作用相反的是肠道中产生的抑制食欲激素，包括胰高血糖素样肽1（GLP-1）和肽YY。GLP-1的作用是通过调节葡萄糖水平、胰岛素分泌和胃排空以增加饱腹感。肽YY水平在餐后增加，能够延迟胃排空以增加饱腹感。

一些小规模研究采用了急性运动方案（通常是10~12名正常体重的男性在高强度下跑步或骑自行车）来研究运动对机体产生的影响。通过对每一项研究单独分析后发现，酰化生长素释放肽的水平没有显著降低（18项研究），肽YY（8项研究）和GLP-1（5项研究）的水平也没有显著增加。然而，这些研究共同显示酰化生长素释放肽循环水平有轻微下降（-0.20 SD; -16.5%），其中肽YY（0.24 SD; 9%）和GLP-1（0.28 SD; 13%）的循环水平有小幅度增长（Schubert et al., 2014）。

瘦素的血液水平在运动持续小于1小时或消耗小于800千卡后不发生改变，但是在刺激释放游离脂肪酸或消耗超过800千卡后减少（Bouassida et al., 2008）。生长激素水平不受中度至剧烈有氧运动的急性期的影响（Kraemer et al., 2007）；但从假设的角度看，瘦素应当在导致体重减轻的慢性运动后减少。瘦素水平和腰围可在久坐后减小，肥胖的妇女进行14周，每周三天的阻力运动，或1 200千卡/天饮食后也可以使得瘦素水平和腰围减少（Kerksick et al., 2009）。在对肥胖青少年的研究中，8个月的中度或剧烈运动训练没有改变瘦素平均水平，但是心血管适应性增长最低的青年在瘦素水平上倾向增长得最高（Barbeau et al., 2003）。在下丘脑中产生的其他蛋白质（如食欲素A和神经肽Y）刺激进食并导致肥胖。食欲素A也可刺激体力活动并且在肥胖抗性大鼠中升高（Teske et al., 2006），但是对人的食欲素A和神经肽Y对运动的影响是未知的。

运动训练计划允许超重的人根据自己的意愿进食，但是这些经常导致男性而非女性的脂肪减少，可能是因为能量调节激素和食欲和对能量消耗的增加产生反应存在性别差异（Hagobian et al., 2010）。在一项小型研究中，超重的男性和女性在运动中增加额外的膳食卡路里摄入能够平衡运动的能量消耗（Hagobian et al., 2009）。男性的生长素释放肽水平不受运动影响，但女性在运动后生长素释放肽水平升高，无论能量消耗是否与更多的摄入量相平衡。能量平衡运动后，男性的食欲受到抑制，但运动没有改变女性的胃口。对结果的一个解释是，维持身体脂肪的机制在女性中比在男性中更有效。在一项独立的研究中，女性的饥饿感在消耗550千卡的散步后受到抑制，但运动后并没有影响生长素和瘦素的分泌延迟和短期减少（Borer et al., 2009）。

12名正常体重的妇女通过控制饮食导致约850千卡的能量消耗，然而控制饮食后却增加了食欲和进食，同时增加了酰化生长素释放肽水平，降低了肽YY水平。而90分钟跑步仍然能够引起同等能量的消耗，却对食欲、进食或激素水平没有影响（Alajmi et al., 2016）。同时，在经过一小时的高强度跑步后，男性和女性的食欲和生长素释放肽水平均降低，但进食并没有改变（Alajmi et al., 2016）。最近一项研究显示，在15名正常体重的男性中，禁食后进行一小时的高强度跑步运动后，这15名男性都表现出食欲降低，同时生长素释放肽水平下降，肽YY水平增加，但饥饿感被抑制的程度和激素反应水平和在他们之间有很大的不同（Goltz et al., 2018）。

总体证据显示，经过一段时间的剧烈运动后，人们的饥饿感通常会降低。但在饮食行为和与进食相关激素方面的相应变化却不一致。除非对食物的获取受到限制或体重明显减轻，否则人类的食欲并不依赖于体内的稳态控制（Borer, 2010）。因此，剧烈运动后食欲的变化可能不仅取决于进食相关激素的能量调节作用，还取决于社会因素和环境因素、食物的刺激价值（即预期的快乐）以及大脑对运动的一些会影响食欲的反应，比如情绪的变化。

遗传因素

全基因组关联研究得出了500多个与肥胖特征相关的变异等位基因，这些等位基因主要与欧洲裔人群的BMI和腰臀比有关（Loos, 2018）。然而，这些基因变异的功能在很大程度上是未知的。然而能够知道的是，与高BMI相关的基因变异主要在脑神经通路中，而与腰围相关的基因变异主要在脂肪细胞的代谢通路中（Goodarzi, 2018; Loos, 2018）。在相关的描述性研究中，可支撑至少有22个基因可以对肥胖的影响的说法（Rankinen et al., 2006），但是它们各自在人群之间变化只占一小部分（小于1%）。研究已经发现FTO（脂肪量和肥胖相关）基因较强地缔合。有欧洲祖先，且父母中的一方或双方（30%~50%的研究人群）继承了有变异风险FTO基因的孩子平均重量会增加1~4 kg，并且具有高BMI的风险增加15%~65%，也许是因为该基因有助于更多地摄取或储存更多的脂肪(Loos et al.,2008)。由于FTO基因变异而产生的肥胖群体的风险已显示为约20%。

其他全基因组关联研究表明,习惯性的体力活动能够改变遗传变异相关的肥胖风险。一项元分析汇总了60项研究的结果,这些研究纳入了20多万欧洲裔成年人,结果表明,与FTO基因变异相关的肥胖风险(BMI、腰围或腰臀比)在经常锻炼的人群中比不经常锻炼的人群低约30%(Graff et al.,2017)。

在几项研究中,体力活动与具有FTO基因风险的人的BMI降低有关,但这不是全部。在一组由700名宾夕法尼亚阿米什成年人组成的小组中,他们按照传统采用积极的生活方式,FTO变异与高BMI相关,只有最小年龄的25%,通过加速度计测量的性别调整的体力活动为7天(约2 600和3 100千卡/天)(Rampersaud et al.,2008)。如果他们在体力活动中位于前25%(约3 600和4 000千卡/天),那么具有风险FTO基因的人中就没有更多超重或肥胖的风险。然而,即使最活跃的阿米什人每天花费约3~4小时在中度体力活动,这个水平远高于具有更久坐的生活方式的典型美国人的水平。

另一个FTO突变体被来自欧洲前瞻性研究癌症和营养诺福克研究,选择了20 374名年龄在39~79岁的英国男性和女性进行研究(Vimaleswaran et al.,2009)。对FTO基因较高的人来说,那些需要在工作中久坐的人,比没有休闲时间进行体力活动的人更容易患肥胖症,大约有75%使得BMI增加,有60%的风险使腰围增加。居住在丹麦的17 162名中年人中,从父母双方遗传了GTO基因且不运动人群的BMI最高(Andreasen et al.,2008)。然而,在瑞典和芬兰的队列研究中,体力活动并没有改变与FTO变异相关的BMI升高的风险(Jonsson et al.,2009)。

一些运动训练研究检验了体内有风险形式的FTO变体的人在运动训练后减掉的脂肪是更多还是更少。在遗传家族研究中,对481名久坐的白人,进行了为期20周的耐力训练的研究,其中患有FTO基因的非神经变体的男性和女性的体重,脂肪量和体脂百分比分别减少了30%~40%,这来自父母双方的风险变量,而不是父母单方。FTO基因型对2%的脂肪减少变化进行了解释,表明在259名黑人参与者中,FTO与体重减轻无关(Rankinen et al.,2009)。在对234名绝经后白人女性的运动剂量反应试验(DREW试验)中,也检测了同样的FTO基因(Mitchell et al.,2009)。从双方父母那里继承了这种危险基因的女性在开始锻炼前的BMI比那些没有这种危险基因的女性要高,但是经过6个月的中等强度运动后,她们的体重却减少了相似的重量。然而,妇女进行的体力活动达到或超过减肥时所建议的运动量,那些纯合的具有危险FTO基因的女性减掉的体重(约3 kg)是没有危险FTO基因的女性或仅从父母一方获得该基因的女性的两倍。

一项系统性综述和对8项随机对照减肥试验的元分析中,通过对9 500多名肥胖或超重成年人进行汇总分析得出,父母一方或双方有FTO等位基因携带者在饮食、运动或药物治疗后,与非携带者的体重或腰围减少的程度类似(Living stone et al.,2016)。纳入的近7 000名参与者的元分析显示,对10项节食或节食加运动的减肥试验得出结论,携带一个风险FTO等位基因的人的体重减轻程度并不比非携带者多,但携带父母双方的风险FTO等位基因的人比非携带者平均多减轻0.5 kg的体重(Xiang et al.,2016)。

在一项对846名芬兰健康男性的横断面研究中,风险FTO等位基因纯合子的人BMI和腰围的测量值较高,心肺健康程度较高的人BMI和腰围的测量值较低。然而,健康程度并没有改变FTO变异与这些肥胖相关特征的关系(Huuskonen et al.,2012)。在一项为期9个月的有氧运动加饮食咨询的减肥试验中,无论携带哪种FTO基因型,人群的体重均减轻。而心肺功能增长的人群中,携带风险FTO等位基因的人的体重减轻程度比非携带者少(Sailer et al.,2016)。

尽管体力活动可能与人的基因相互作用,影响肥胖相关的结果,但一些研究似乎表明成年期间的体力活动习惯,对肥胖与基因遗传或儿童习惯产生的影响同样强烈或更强烈。在一项关于减重的遗传影响的经典实验研究中(Bouchard et al.,1994),7对年轻成年男性同卵双胞胎每天运动两次,10天中有9天日常能量和营养摄入量保持不变。由运动引起的RMR以上的总能量缺口为约58 000千卡,平均脂肪减少11磅(5.0 kg)。虽然这对双胞胎之间的重量损失差异比每对双胞胎的平均差异大六倍,但是四分之一左右的体重减轻这种情况,不能通过双胞胎具有相同的DNA的事实来解释。在对来自芬兰双胞胎的89对双胞胎的30年观察性队列研究中,42对双胞胎在1975年、1981年和2005年的自我报告体力活动有所不同。在 1975 年和 2005 年之间，和不活跃的双胞胎相比，体重增加较少仅为 5.4 kg，腰围在 2005 年减少 8.4 cm。同卵双生和异卵双生的双胞胎之间的差异是相似的，而报道有相似体力活动的双胞胎之间的差异则不存在。尽管仅限于自我报告，但这项研究表明，即使在部分控制了基因和童年环境的情况下，持续的体力活动也能降低体重增加的概率(Waller et al. , 2008)。在 32 年的随访中，七对在闲暇时间进行不同体力活动的同卵双胞胎中，不运动的双胞胎比运动的双胞胎内脏脂肪含量更高，尽管这只是在少数人身上进行的研究，但这为体力活动可以改变肥胖遗传倾向提供了更多证据(Leskinen et al. , 2015)。

儿童和青少年

量性评估总结了 14 项体力活动的随机对照试验，这些试验通常持续 16 周，旨在减少来自美国、澳大利亚、奥地利、加拿大、瑞典和中国香港的总体超重或肥胖男孩和女孩的体重(Atlantis et al. , 2006)。研究表明，体重平均下降 2.7 kg(95%CI：-6.1～-0.8)，体脂率平均下降 0.4%(95%CI：-0.7%～-0.01%)。尽管这些效应是在合理的范围以内，但它们在临床上是有意义的。通常每周活动 155～180 分钟比每周活动 120～150 分钟有更好的效果。然而，这些研究有许多不足。只有四个研究报告了饮食摄入卡路里。此外，尽管推测随机化，在研究开始时，运动组和对照组之间的差异通常大于运动的影响，这使得益处难以展现。最后，没有研究使用每周超过 200 分钟的体力活动，这远低于现在的公众建议，即学龄儿童每天应有 60 分钟的中高强度的体力活动(即每周 420 分钟)。某些最近的研究使用了改进的方法，并获得更多结果。

对持续 6 个月至 3 年的 18 项的量性评估(Harris et al. , 2009)，以及持续 7 周至 6 年的另一项评估(Dobbins et al. , 2009)，这些评估基于学校的体力活动干预报告体力活动对 BMI 没有明显的效果。这可能是由于体力活动量不足，计划干预的依从性差，未能控制饮食，以及使用 BMI 作为结果而不是更准确的身体脂肪测量。当研究没有把体重或脂肪减少作为主要结果时，体力活动增加后体重通常不会改变(Webber et al. , 2008)。研究没有关注超重或肥胖的儿童，或者体重活动对预防最初体重正常的儿童的重要性。对抗儿童肥胖无疑将需要协调努力改变环境和行为，避免使儿童处于过度体重增加的风险。

肥胖或超重青少年

15 项持续了 6～36 周的小型随机对照试验中，556 名超重和肥胖的青少年在经过运动干预后分别减少了体重(3.7 kg)、BMI(2.0 kg/m^2)、体脂率(3.1%)和腰围(3.0 cm)(Stoner et al. , 2016)。在对这些试验以及另外五项试验的后续分析中，每 MET-hour/周的体力活动与体重减少 0.3 kg 或 BMI 减少 0.13 kg/m^2 有关(Stoner et al. , 2019)。

尽管如此，如佐治亚医学院的 FitKid 项目已经显示儿童体力活动对减肥具有积极影响。在这个项目中，一项为期 10 个月的随机对照试验测试了每日课后活动的效果，是对 8～12 岁的 118 名黑人女孩，包括 30 分钟的学校作业和健康食品时间，以及 80 分钟的中度至强力体力活动(25 分钟技能指导，有氧体力活动 35 分钟，力量/伸展 20 分钟)。另有 83 名女孩仅根据结果进行测量(Barbeau et al. , 2007)。结果是腰围，BMI，通过 DXA 测量的身体脂肪百分比，而且通过磁共振成像测量的腹部脂肪量。在 10 个月后对照组中的女孩已经变胖了，或者体重没有发生改变。干预组的女孩则保持相同或减轻了身体脂肪。在调整年龄，结果测量的初始分数和性成熟的医生评级后，干预组显示在体脂百分比降低 2%(95%CI：-3%～-1%)，BMI 降低 0.45 kg/m^2(95%CI：-0.79～-0.12)和腹部脂肪量减少 14.6 m^3(95%CI：-24.2～-5.1)都有大幅度下降，但腰围并没有，即使这季度平均出勤率只有为 54%。较高的出勤率与体脂百分比和体重指数的大幅降低有关。此外，在训练期间，积极锻炼的女孩体内脂肪百分比降低更多。

一项为期 8 个月的随机对照试验对 18 所公立学校的 600 名三年级男女学生(61%的黑人、31%的白人、3%的亚裔或西班牙裔)测试了 FitKid 项目，40 分钟的家庭作业和健康零食，外加大约 1 小时的体育锻炼(20 分钟的热身和技能指导；40 分钟中等至剧烈体力活动，约 200 千卡和 10 分钟放松)。儿童参加了至少 40%的日常课程(n=182)减少身体脂肪百分比 0.76%(95%CI：-1.42%～-0.09%)，对照组(n=265)的儿童没有改变(Yin et al. , 2005)。结果并没有因种族、性别或学校的不同而有所不同(包括免费或优惠午餐的学生比例)。在这些孩子中，

儿童肥胖策略

- 改变家庭生活方式。
- 父母应该成为儿童改变的推动者。
- 使用行为矫正来支持行为的长期改变,包括改变环境(例如,去除吃东西的暗示,增加活动的暗示)、监控行为、设定,以及检查目标、奖励的积极改变。
- 改变饮食摄入和饮食模式:父母应该树立健康饮食的榜样,让孩子吃低脂肪、低能量的食物,多吃水果和蔬菜,减少分量,少喝加糖饮料。
- 增加体力活动:让孩子多做一些无组织的户外玩耍;让他们使用主动交通工具(如步行或骑自行车)到学校和公园;如有需要,提供交通工具供市民参与体力活动;父母应该塑造积极的生活方式。
- 减少久坐的时间(例如,每天看电视和使用电脑的时间不要超过 2 小时)。
- 使用非传统的治疗方法,包括减肥药,作为辅助手段来支持肥胖青少年的长期生活方式改变。

控制组的 164 名学生和参加所有课程至少 40% 的 42 名学生两年后仍在同一所学校就读。每年参加 FitKid 项目的儿童体内脂肪含量都有所下降,而对照组的儿童体内脂肪含量则有所上升。尽管干预组儿童的 BMI 指数有较大的增加,但这种情况还是发生了。干预组的儿童在暑假期间恢复到对照组的水平,这表明在小学期间需要全年进行体力活动(Gutin et al., 2008)。

一项比较肥胖儿童和青少年生活方式和药物治疗的综述发现,12 种以增加体力活动或减少久坐行为为核心的措施,平均在 6 个月或 12 个月后对降低 BMI 有显著效果。与奥利司他或西布曲明相比,这种药物的疗效较小,但对儿童有副作用(Oude Luttikhuis et al., 2009)。

限制热量摄入和增加体力活动

美国饮食协会(American Dietetic Association)的结论是,减肥研究表明,与不接受治疗的对照组相比,接受体育锻炼的减肥组体重只出现了小幅下降。这可能反映了一个事实,那就是仅通过至少在大多数人可以承受的范围内的体力活动引起的热量差是相对较小的。然而,通过体力活动减肥是在节食减少热量摄入之后的一种补充。根据身体的大小、健康水平和运动强度的不同,成年人每周锻炼 5 天,每次 30 分钟,就可以轻松地多消耗 1 000 千卡热量。相比之下,一个正在节食的人可以很容易地通过错误计算或多吃一些零食或饮料而每周多消耗 1 000 千卡热量(American Dietetic Association, 2009)。

节食食物会导致基础能量消耗的下降,而这与体重的下降是同步的。基础代谢率(BMR)和食物的热效应在节食期间会降低。基础代谢率随着总质量和瘦体重的下降而下降。由于体力活动,尤其是抗阻训练,可以在增加瘦体重的同时减少脂肪占体重的百分比,因此有可能延缓节食中常见的 BMR 的减少。初始体脂影响慢性运动后机体组成的变化。

在一项研究中,肥胖女性(You et al., 2006),在 20 周的饮食中一星期增加 3 天低强度(将近 1 个小时的 50% 有氧能力)或高强度(30 分钟约 70% 最大摄氧量)步行,所提供饮食赤字产生 2 800 千卡/周,减少体重(11%~13%)、脂肪量(17%~20%)、无脂质(6%~8%)、腰围(9%~10%)和体脂百分比(7%~10%)。然而,只有饮食加上锻炼,而不仅仅是饮食,才能减少腹部皮下脂肪细胞的大小,腹部皮下脂肪可是 2 型糖尿病的一个危险因素。

体力活动与体重维持:例证研究

当只通过节食来减肥时,通常会反弹,但饮食结合着不断地运动,似乎会产生更好的长期减肥效果,特别是如果饮食结束后有目的进行锻炼计划。图 9.10 阐述了一个肥胖者的 8 周的饮食结果。通过总结 6 项减肥研究发现,饮食干预加小剂量运动和运动量较大的群体减掉的体重相同(约 21 kg)。而两到三年后的运动减重的减重维持率(15 kg,占其初始体重的 12.5%,占其减重的 54%)比运动量小的群体(7.5 kg,占其初始体重的 6.7%,占其减重的 27%)更高(Anderson et al., 2001)。节食和锻炼对于减肥是一样有效,而且在饮食结束时增加锻炼计划也能阻止参与者 8 个月和 18 个月后体重反弹。在节食之后,为保持体重所需要的体力活动量要有多少,现在还不是很清楚,但专家建议,它可能高达 2 500~2 800 千卡/周,是建议减少其他健康风险预期的 2~3 倍(Johannsen et al., 2007)。

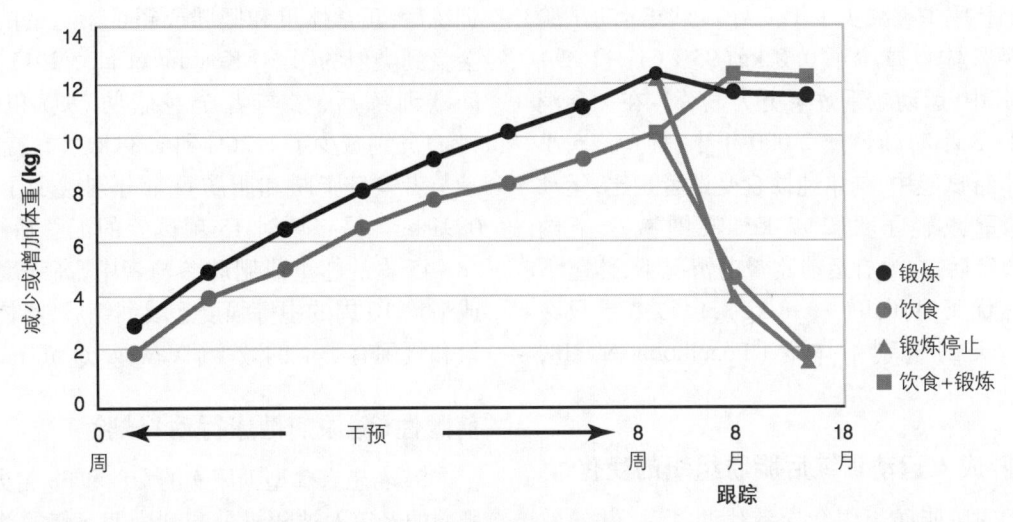

图9.10 中度肥胖人群的研究不仅说明了运动是有效的减肥作为8周的成年人饮食，但也在饮食结束时增加锻炼计划可以防止参与者过后恢复体重。

资料来源：Pavlou et al., 1989。

如果将体重变化小于3%作为维持体重的标准，而5%或以上的变化被认为具有降低健康风险的临床意义（Stevens et al., 2006），那么一个体重91 kg的肥胖者需要减掉2.7 kg才能防止超重，减掉4.5 kg才能获得健康益处。

美国饮食协会认为体力活动是在一开始减重后防止体重反弹的重要因素（American Dietetic Association, 2009）。许多相关研究表明后续的体力活动和维持减肥之间有很强的关系（Kayman et al., 1990）。例如，在一项研究中，招募超重或肥胖女性医院减肥中心被要求增加体力活动1 000~2 000千卡/周，并告知减少摄入量为1 200~1 500千卡/天。后6个月，体力活动平均增加了约1 200千卡/周，但24个月后，这一增长率降至约700千卡/周。那些在24个月后体重下降了10%或更多的女性比那些体重下降少于10%的女性（每周增加75~125分钟）有更多的体力活动（每周增加275分钟）（Jakicic et al., 2008）。

1994年发表的一项关于25年减肥干预措施的系统、定量的综述，报告了这一情况的研究主要集中在中年人中1级肥胖（BMI为33.2±0.5 kg/m²；体脂百分比33.4±0.7%）采用短期干预（15.6±0.6周）（Miller et al., 1997）。平均膳食或饮食加运动干预各导致体重25年减肥干预的系统、定量回顾。普通的饮食或饮食加运动干预导致体重减轻约11 kg。一年后只节食或饮食加锻炼，体重维持在6.6±0.5 kg和8.6±0.8 kg。

随后的系统回顾6个随机临床试验持续10~52周比较维持长期减肥（至少1年）超重和肥胖成人（BMI > 25 kg/m²）饮食加运动后与饮食干预（Curioni et al., 2005）。每项研究的差异很小，但当对研究进行归一处理后发现，饮食加运动导致的初始体重减轻（13 ± 10 kg）比单独饮食（9.9 ± 9.6 kg）高20%，一年后饮食加运动组（6.7±8.3 kg）持续减重比单独节食（4.5±11.3 kg）多20%。（13±10千克）单独节食（9.9±9.6 kg），一年后体重减轻20%（6.7±8.3 kg）比单纯饮食（4.5±11.3 kg）。尽管如此，不管这项计划是否包括额外的体育锻炼，一年后，将近一半的最初减肥效果都恢复了。同样，最近的系统的、定量的审查18项随机对照试验至少持续了6个月的效果饮食加运动干预与饮食干预对肥胖减肥的影响或超重成人（Wu et al., 2009）。结果表明，饮食和运动相结合是有益的。饮食加运动与单独节食相比，平均体重减少了1.14 kg（95%CI：0.21~2.07）、平均BMI减少了0.50 kg/m²（95%CI：0.21~0.79）。同样，在干预结束后，大部分减掉的体重又恢复了。

在20个随机对照试验中，3 000多名肥胖成年人通过进行低卡路里饮食（<1 000千卡/天）后的体重减轻（Johansson et al., 2014）。在3~16周的饮食中，平均体重减轻了12.3 kg。与节食期结束后的对照组相比，在三次抗肥胖药物试验后的12~36个月，体重减少了3.5 kg。在四次代餐试验后的10~26个月内，体重减少了3.9 kg。6次高蛋白饮食试

验后 3~12 个月体重减少了 1.5 kg。5 次运动试验后 6~12 个月体重减少了 0.8 kg（95% CI：-1.2~2.8 kg）。其中，运动减重效果更为显著。在一项消耗 1 000（2~3 小时/周）或 2 000 千卡/周（4~6 小时/周）的步行试验中，与单纯饮食受试者相比，运动 40 周后体重减轻了约 2.7 kg，腰围减少了约 2.5 cm。两年后，在没有运动监督的情况下，体重下降情况仍然优于对照组（-3.8 kg），但该效果只在 1 000 千卡/天的组别中体现（Fogelholm et al.，2000）。

超重或肥胖成人运动训练后脂肪组织的变化

过多的内脏脂肪组织会导致代谢紊乱，并导致脂肪在肌肉、肝脏、心脏和胰腺的 β 细胞中储存。因此，减少内脏脂肪是心脏代谢疾病一级和二级预防的关键。

通过汇总 35 项持续四周或更长时间有氧运动、抗阻运动或综合运动训练对超重或肥胖成年人内脏脂肪组织的影响后发现（Ismail et al.，2012），与对照组相比，有氧运动（而非抗阻运动）可减少三分之一的内脏脂肪。而 9 项直接比较有氧运动和阻力运动的研究发现，有氧运动的益处很小（0.20 SD）。

在 5 项至少持续了 12 周的随机对照试验中，569 名超重或肥胖的成年人在不限制饮食热量的情况下，中等强度或高强度的有氧训练使女性内脏脂肪组织减少约 37 cm^2，男性减少 47 cm^2（Vissers et al.，2013）。

对 31 项持续 4 周或更长时间的试验进行的 Meta 分析发现，在高强度间歇训练或中等强度持续训练后，正常体重和肥胖或超重参与者的身体成分会受到类似的影响（Keating et al.，2017）。高强度间歇训练后，参与者全身脂肪（%）和脂肪重量（kg）分别减少了 1.26% 和 1.38 kg。在持续训练后，参与者全身脂肪和脂肪重量分别减少了 1.48% 和 0.91 kg。另一项对 13 项试验的汇总后也发现，在 18~45 岁的超重或肥胖参与者中，高强度间歇训练或平均 10 周的中等强度连续训练后，身体总脂肪质量和腰围有类似的减少（Wewege et al.，2017）。

前瞻性（糖尿病健康行动）试验

54 名患有 2 型糖尿病的女性和 38 名男性超重或肥胖的老年人被随机分配到为期一年的饮食和行为干预中，干预期间参加家庭锻炼计划（目标是 175 分钟/周的中等强度体力活动）或参加常规医疗护理和糖尿病支持和教育（Gallagher et al.，2014）。磁共振成像被用来测量全身、皮下和肌肉内的脂肪组织。干预后女性体重减少了近 7 千克，男性体重减少了 9 千克（10%）。女性和男性的总脂肪组织（主要是皮下）相应减少了近 5 千克（12%）和 8 千克（26%）。

2008 年《美国人体力活动指南》科学咨询委员会得出结论，许多人可能需要每周进行 300 分钟中等强度的运动来达到他们的体重目标。双标记水研究的女性减重大约 12 kg 达到目标体重指数的 20~30 kg/m^2 估计，每天从体力活动能量消耗 11~12 千卡/千克可能需要防止减肥后体重反弹（相当于每天近 90 分钟的中等强度运动或大约一半的高强度运动）（Schoeller et al.，1997）。

合适的体重

重要的是要认识到行为因素和一个人的历史成功实施减肥或保养计划。耶鲁心理学家和减肥专家 Kelly Brownell 推广了"合理的重量而不是理想的重量"（Wilfley et al.，1994）。他认为理想的体重是由规范（即在许多人中平均）与风险相关的权重对于疾病和死亡率，而不是体重增加的影响个人，他们独特的历史，以及有助于他们的沉降点和他们成功维护体重的可能性损失。

什么是合理的重量目标？

临床问题：

- 你父母或祖父母有过超重的历史吗？
- 你作为成年人的一年内维持的最低体重是多少？
- 你说的最大尺寸的衣服是什么？
- 很好考虑我去过哪里？
- 你穿这些衣服的重量是多少？
- 你的朋友或家庭成员和你的年龄、体格有什么关系？
- 你觉得谁看起来正常？
- 在饮食和运动方面所要求的改变，你能承受多大的重量？

来自国家体重控制登记处的数据还表明,可能需要高水平的日常体力活动来防止体重反弹(Klem et al.,1997)。国家体重控制登记处是由3 000多名成功减肥30磅(13.6 kg)至少一年的人组成的登记处。据报道,这些人最初使用多种方法减肥,但90%以上的人表示,锻炼对他们的长期减肥维持至关重要。他们报告说,平均每周运动消耗2 682千卡,相当于每周7天走4英里(6.4千米)的能量。

最近,14名参与者在《超级减肥王》电视减肥比赛中平均减掉了58 kg重量,相当于他们最初体重的60%。6年后,对其进行随访后发现,他们总体上恢复了88%的体重。然而,保持25%体重减轻(以DXA测量)的7人的体力活动增加了一倍多(增加160%,达到12千卡·千克·天;以双标记水法来衡量)。而在比赛中体重反弹的7人,在比赛结束后,他们的体力活动量仅增加了34%,达到8千卡·千克·天。相比之下,体重保持者和体重反弹者的能量摄入量减少了大约相同的数量(9%和7.5%)(Kerns et al.,2017)。体重保持者的活动量相当于每天大约80分钟的步行。

证据的力度

以人群为基础的流行病学研究和临床试验都支持这样的观点,即有规律的体力活动和运动训练对减少成年期体重增加的主要和次要风险以及帮助肥胖或超重的人在减肥干预后避免减掉大部分体重是有益的。体力活动在短期减肥中的作用部分取决于一个人最初的肥胖和饮食。

时间序列

超过25项前瞻性队列研究一致认为,体力活动或健身活动的增加(定义为最大跑步机耐力的增加)可以预测体重在2~20年内的减轻或增加。

关联的强度

定量评价了1966~2000年期间发表的22个非随机化临床试验和9个随机临床试验,研究了运动训练对体重或脂肪丢失的影响(Ross et al.,2001)。20项短期研究持续4个月或更少,平均增加能量消耗2 200千卡/周,并报告体重平均减少0.18千克/周,脂肪重量0.21千克/周。11项持续6.5个月或以上的长期研究平均增加能量消耗1 100千卡/周,报告体重平均减少0.06千克/周,脂肪重量0.06千克/周。平均来说,运动量为13~26千卡/千克/周(约180分钟的适度运动或115分钟的剧烈运动)会导致1%~3%的小的体重减轻(Slentz et al.,2005)。虽然对于减肥来说是适度的,但是这些量对于帮助人们在他们变老的时候保持他们的体重稳定以及在节食后保持减肥是非常有用的。

在久坐不动的成年人中,体重会随着年龄的增长而增加,而体力活动对防止超重有很大影响,并在限制卡路里的饮食结束后保持体重减轻。久坐不动或休闲时间体力活动较少的成年人在10~20年内的体重通常比体力活动的人增加约20%。研究表明,在10~20年内久坐或很少进行休闲体力活动的成年人通常比经常进行体育锻炼的人多增加20%的体重,肥胖的风险也降低了至少20%。对于肥胖的人来说,进行至少6个月锻炼和饮食控制通常会使体重减轻20%,并在1~3年内保持减轻的体重。

一致性

以人群为基础的观察性研究包括了来自美国和欧洲一些国家的具有全国代表性的群组的男性和女性,这些研究普遍认为,无论年龄、性别或种族,体力活动与较低的体重增加有关。体力活动和健康水平也可以降低超重人群的死亡风险。然而,大多数研究对象是欧洲后裔。同样,随机对照试验表明,无论男女,无论种族,运动训练都有助于体重和脂肪的减少,尽管大多数研究仅限于白人。

剂量反应

减脂与短期运动研究中的能量消耗量成正比,但与长期研究无关(Ross et al.,2001)。假设控制饮食,短期研究期间的体重减轻约为基于能量消耗预测的85%。相比之下,体重减轻仅为长期研究预期的30%左右,表明参与者对规定的体力活动或处方饮食的依从性差。只有少数女性研究使她们每周消耗超过1 500千卡,因此尚不清楚是否有女性患者的剂量反应。此外,研究通常没有比较男女之间或不同种族的人之间的结果。根据现有证据,当调整时间以保持每个人的能量消耗相同时,高强度运动似乎不会导致体重或总脂肪损失大于中等强度。ACSM得出结论,在中等强度运动(约55%~69%的最大心率或约3~6 METs,取决于年龄)的约2.5~4.5小时之间存在剂量反应,其导致能量消耗为至少1 200~2 000千卡/周。这一活动量加上1 000~1 500千卡/周的卡路里摄入量减少,将产生健康的体重减轻(0.5~1千克/周)。间歇性的体力活动时期(如每天累积30~40分钟的10分钟/次的体力活动)似乎与连续训练一样有效。

> 一项包括近7.7万和1.4万例代谢综合征发病病例的Meta分析发现,每周进行600 METs的体力活动,患代谢综合征的风险就会降低10%(Zhang et al., 2017)。

美国体力活动指南咨询委员会进一步得出结论,在没有节食的情况下,相当于每周13~26 MET-hours的体力活动与1%~3%的体重减轻相关。这个范围的下限可以通过每周150分钟的快走来实现。体重减少5%或更多需要每周消耗26千卡/千克体重或更多(大于1 500 MET-minutes)的体力活动。大多数人可以通过每天快走步行约45~70分钟或每天慢跑20~25分钟来实现这一目标。该委员会还得出结论,许多成年人每天需要大约60分钟的步行或30分钟的慢跑(每天大约4.4千卡/千克),以防止在6个月或更长时间内恢复体重(Physical Activity Guidelines Advisory Committee, 2008)。

第二版《美国人体力活动指南》(Physical Activity Guidelines Advisory Committee, 2018)咨询委员会得出结论,降低偶发性肥胖风险和增加人们保持健康体重的几率的阈值是每周进行150分钟中等至剧烈体力活动,但当体力活动时间为每周300分钟或更长时,风险则会增加。

生物学的合理性

体力活动有助于能量消耗主要有三种方式:第一,运动期间的能量消耗可以提升到静息代谢的2~20倍,这取决于运动的持续时间和强度以及人的健身内容。这种效应有利于增加每日总能量消耗,除非这增加的运动是其余时间补偿性的体力活动。第二,锻炼可以促进RMR的暂时和持续增加。静息代谢率是大多数人每日总能量消耗的最大组成部分(约60%~75%)。因此,除了肌肉工作的直接能量成本之外,单次运动后的RMR的临时增加和运动训练后的持续增加可能会累积,这促进了体重减轻或随着时间维持体重。第三,即使当严格的饮食或老年人减少脂肪量和体重时,增加或保留瘦体重的长期运动训练也会使RMR持续增加。

运动结束后,能量消耗不会立即恢复到运动前的静息水平。随着身体的恢复,他们的氧气消耗量以及他们的RMR仍然会升高。这被称为运动后过度耗氧量(excess postexercise oxygen consumption, EPOC),其由较高的体温、呼吸和循环产生,并用于补充组织中的氧,重新合成肌肉中的三磷酸腺苷和磷酸肌酸,并在肌肉和肝脏补充糖原储备。EPOC的时间可以是几分钟或24小时,具体取决于锻炼的强度和持续时间(Hill et al., 1994)。EPOC在运动后的前2小时内出现急剧的下降,随后是持续时间逐渐下降,持续24小时左右,这取决于人的健康水平和运动的剧烈程度(Børsheim et al., 2003)。甘油三酯与脂肪酸循环的增加速率以及作为燃料的碳水化合物向脂肪的转变可能导致EPOC的延长组分。EPOC与运动持续时间成正比,强度超过有氧能力的50%~60%。延迟的EPOC(3~24小时)可以在至少70%的有氧能力的剧烈强度下持续50分钟或更长的持续时间,但即使延迟的EPOC持续时间也仅产生该运动的氧气成本的6%~15%(LaForgia et al., 2006)。美国医学研究所估计EPOC在运动过程中占能量消耗的15%,但最近在实验室条件下对男性每日体力活动进行的模拟显示,在中度或剧烈的体力活动里,它占总能量消耗的5%~6%(Ohkawara et al., 2008)。因此,如果成年人遵循公共健康建议,每天增加体力活动消耗500千卡,那么如果他们积极活动,可能会在运动结束后多烧75千卡。然而,对于大多数人来说,更有可能增加25~30千卡。

许多研究(但不是全部)表明长期的运动训练,即使脂肪和体重均降低,也可以提高或保持瘦体重产生RMR持续增加(Speakman et al., 2003),但不是所有研究都这样。有多大贡献呢?在休息时,静息肌细胞需要大约比脂肪细胞多消耗3倍能量(每天每磅约6或2千卡)(Wang et al., 2001)。因此,一个人体重180磅(82 kg)的人失去了5磅(2.3 kg)的脂肪和增加瘦体重5磅后,三个月的运动计划将通过增加RMR每天20千卡即使体重没有改变。这不是一个大差异,但它可以大大有助于脂肪的损失或重量长期维护(约4.5 kg影响超过5年期)。

然而,大多数研究者发现,非肥胖人群的有氧运动训练对 RMR 几乎没有持久影响。这并不奇怪，因为非肥胖受试者的训练通常对瘦体重的影响非常小，这是 RMR 的主要决定因素。通过增加瘦体重产生 RMR 长期升高所需的运动强度和持续时间，或在单次运动后获得延长的 EPOC，超过了大多数人选择或能够做的事情。因此，在运动期间消耗的累积能量似乎是运动和体力活动对减肥和维持的主要贡献。

有规律的运动可能对调节能量平衡的激素有积极的影响，这也是有道理的。其中一种激素双连脂联素，由脂肪细胞分泌，帮助调节葡萄糖和脂肪酸的代谢。脂联素水平越高，患 2 型糖尿病、动脉粥样硬化疾病、非酒精性脂肪肝和代谢综合征等代谢疾病的风险就越低。虽然急性运动似乎不会影响血液中的脂联素水平，但定期体育运动的长期影响尚不清楚（Bouassida et al.，2008）。

抗阻训练

抗阻训练后的体重降低通常小于 1 kg，但当训练导致瘦体重增加时，这可能会产生误导。研究表明，力量训练导致体脂减少仅略低于有氧运动产生的效果，并且力量训练也使瘦体重产生更大幅度的增加，这可能具有增加能量消耗的额外益处。运动可能通过增加无脂肪体重或每单位无脂肪质量（即脂肪以外的细胞）的 RMR 来增加 RMR。由于内脏器官的能量需求超过骨骼肌的能量需求，目前尚不清楚肌肉量的增加是否可以解释阻力运动训练后报告的 RMR 增加。在一项研究中，在一次阻力运动后 15 小时，RMR 增加了约 10%，即每天 180 千卡（Melby et al.，1993）。

运动如何帮助人们减掉体内脂肪？

- 增加能量消耗。
- 延缓肌肉的流失，因此维持基础代谢率。
- 增加运动期间和之后的代谢率。
- 可能会增加交感神经系统的强直性活动异常低的人的 SNS 活动。
- 运动后可能会急剧抑制食欲，但随着体力活动的长期增加，整体食欲会增加。
- 抵消体重循环的影响（yo-yo 节食）。
- 具有积极的心理影响，帮助人们坚持饮食或锻炼计划。

> 抗阻训练训练平均可增加基础代谢率 50~75 千卡。增加的主要原因是增加了瘦体重，而不是额外使用蛋白质作为燃料。

代谢健身

第 3 章介绍的代谢健身概念的潜在重要性突出了饮食减肥计划的高失败率以及有利于体力活动的临床和流行病学证据，以保持体重减轻和减少伴随超重和肥胖的健康风险。建议所有的人，无论 BMI 如何，除了低脂肪、高复合碳水化合物和适度总热量的严格饮食外，还要追求至少中等的日常体力活动。

体力活动可以降低与肥胖相关的冠心病、高血压、血脂异常、2 型糖尿病的风险，以及与体重减轻无关。此外，由于胰岛素抵抗似乎是诱发与代谢综合征相关的一系列风险的关键催化剂，因此，体力活动对糖耐量受损的保护作用对于超重人群具有特殊的重要性。改善饮食和体力活动模式可以改善与减肥无关的健康结果。研究表明，在许多人体重没有显著减轻的情况下，增加体力活动和改善营养可以使血糖和血脂正常。这种代谢变化的机制是由于肌肉和肝细胞上受体的上调而导致胰岛素敏感性增加。此外，运动的胰岛素样效应在缺乏胰岛素的情况下，由于葡萄糖转运体 GLUT4 的作用而增加了血糖清除率。

最终目标：减肥还是降低风险？

大多数人根据体重来判断饮食和运动是否成功。平均每周减重 1 kg 是一个比较成功的计划，很多人认为这是缓慢的过程。因此，在减肥或锻炼计划的前 3~6 个月内，放弃的概率可能很高。对于大多数超重但不肥胖的人来说，通过严格的饮食和有规律的体育锻炼，从对体重秤的关注转变为对血压、血糖和血脂水平的健康管理，追求适度的身体健康也许是一个更重要的健康目标。

总 结

超重和肥胖在美国和其他几个发达国家已经成为流行病。尽管存在一些科学上的争论，但普遍的共识仍然是超重或肥胖的人患高血压的风险会增加，与缺乏体育锻炼、高胆固醇血症、2 型糖尿病、冠心病、脑卒中、胆囊疾病、骨关节炎、子宫癌、乳腺癌（绝经后妇女）、食管癌、结肠癌、胰腺癌和肾癌等也息息相关。肥胖与糖尿病前期、高血压、血脂异常并存则为代谢综合征，是冠心病和早亡的绝对危险因素。据估计，美国每年有 10 万人死于肥胖，而肥胖的主要原因是饮食过量和缺乏运动。

本章描述的证据表明，体力活动作为能量平衡中最多变的方面，在帮助人们避免超重和肥胖方面具有巨大的潜力。虽然运动训练对减肥的影响通常是不太大的，因为大多数人只愿意进行适量的体力活动，但它们可能类似于限制热量摄入的影响。减肥和长期保持体重的最佳方法包括严格地减少热量摄入和增加体力活动，包括抗阻运动。最后，有规律的体力活动和高于平均水平的心肺锻炼都能大大降低超重人群的死亡率。总的来说，流行病学和临床研究表明，有规律的体力活动有可能降低超重或肥胖的主要和次要风险。临床研究在大多数情况下具有实验控制的优势，但在许多研究中，很难将体力活动的独立影响与饮食和体重变化的独立影响区分开来，尤其是高血压、血脂异常和肥胖三者之间有着错综复杂的关系。此外，如果不增加热量的摄入，就很难在增加体力活动的过程中防止脂肪的流失，如果营养成分随着食物摄入量的改变而改变，就会影响高血压和血脂异常。尽管如此，许多研究表明，适度体力活动的许多益处似乎足够有说服力、一致、符合时间逻辑和生物学上的合理性，以支持当前的公共卫生立场，即体力活动是预防和治疗超重和肥胖的有效佐剂。

目前，在对久坐不动的中老年和老年人开始一项新的体力活动计划研究中，有证据不支持运动强度和脂肪减少之间的线性剂量-反应梯度。体重和脂肪的减少与持续 4 个月或更少的体育锻炼所消耗的总能量呈线性关系。然而，这种关系在长期的项目中消失了，可能是因为人们很难长时间坚持饮食和锻炼项目。

总之，有规律的体力活动能独立降低全因死亡率以及由癌症和心血管疾病导致死亡的风险。即使他们不减肥，它也可以通过影响超重人群的主要危险因素（高血压、血脂异常和高血糖）间接预防心血管疾病。这些因素也会增加其他流行和致命疾病的风险，如 2 型糖尿病和癌症。在本书的后续章节中，我们将阐述体力活动降低这些疾病风险的证据。

参 考 文 献

第4部分

体力活动与慢性病

　　本部分涉及2型糖尿病和骨质疏松症两种慢性病,在世界范围内,这两种疾病的流行率不断增加,但增加原因尚未得到充分诊断。国际糖尿病联合会汇编的最新数据显示,2017年全球有4.25亿人患有糖尿病,预计到2045年,这一数字将达到6.29亿。另外3.5亿人处于糖尿病前期,如果不及时治疗,他们很可能会发展为糖尿病。由于人口老龄化、不健康的饮食、肥胖和久坐不动的生活方式,预计这种增长将主要发生在发展中国家。在美国,糖尿病是成年人失明、终末期肾功能衰竭和非创伤性截肢的主要原因。糖尿病是美国第七大死亡原因,它使冠心病、高血压和脑卒中的患病风险增加2~4倍。本部分的第一章讨论了体力活动可以帮助降低2型糖尿病风险,并提供明确的证据。

　　低骨量是世界上排名第五的代谢风险因素,特别是增加跌倒后的死亡风险。全球男性低骨密度的患病率约为5%,女性约为7%。骨质疏松症患病率也在增加,尤其是在欧洲女性中。在美国50岁或以上的非西班牙裔白人、西班牙裔或拉丁裔女性中,有20%患有骨质疏松症,而美国亚裔女性中这一比例增加了一倍。最近估计显示,在美国,有超过6000万50岁或以上的女性和男性患有低骨量或骨质疏松症。到2030年,患病人数预计达到7000万人。这种趋势对公众健康的影响体现在骨量低的人群其骨折风险的增加。例如,女性髋部骨折的风险等于其患乳腺癌、子宫癌和卵巢癌的风险总和,大约五分之一的髋部骨折患者(大多数在75岁之后)在骨折后的一年内死亡;50%的幸存者需要他人的护理维持生活。虽然随着年龄的增长骨质疏松症和骨折风险会不断增加,但也有越来越多的证据证明,缺乏体力活动会导致骨质疏松,不同类型的运动产生的机械应力会增加骨骼承受的机械压力,可以促进青少年和年轻人的峰值骨量,延缓伴随衰老而来的骨质疏松。

第10章

体力活动与糖尿病

> 肉体和四肢融化成尿液。
>
> • 阿瑞蒂亚斯(Aretaeus),公元150 •

本章目标
- 描述2型糖尿病的公共卫生负担,包括它在各种人群中的患病率、治疗成本,和其在心血管疾病和早期死亡风险中的作用。
- 讨论用来确定诊断糖尿病和2型糖尿病主要的可改变和不可改变的风险因素的常规测试方法。
- 描述和解释胰岛素依赖型和非胰岛素依赖型葡萄糖代谢的关键因素。
- 描述骨骼肌对葡萄糖摄取和胰岛素敏感性的已知和假设影响。
- 描述支持体力活动和运动训练能提高葡萄糖利用率和降低2型糖尿病患病风险的证据,并对证据的强度做出评估。

糖尿病是一种由胰岛素分泌不足或利用胰岛素将葡萄糖从血液运送到其他组织的功能受损而引起的慢性疾病。糖尿病的结果是过量的葡萄糖在血液中集聚，即高血糖症，这一症状对机体是有害的。2015年死亡证明的统计分析表明糖尿病是美国第7大死亡原因，是造成79 535人死亡的根本原因，并导致了252 806人死亡（Centers for Disease Control and Prevention, 2017）。WHO估计，全世界范围内，每年约有380万人死于糖尿病或高血糖。为了提高全球对糖尿病的认识，每年11月14日是国际糖尿病联合会（International Diabetes Federation, IDF）和WHO共同确定的世界糖尿病日（Frederick Banting的生日，胰岛素的共同发现者）。在美国，糖尿病是成年人失明、晚期肾衰竭和非创伤性截肢的主要原因。它使得高血压、脑卒中和冠心病死亡的风险增加了2~4倍。

在2017年高达3 270亿美元，其中2 370亿是直接医疗指出，其余900亿花费由工作效率降低引起，包括残疾（375亿）、失业（302亿）和早死（199亿）（American Diabetes Association, 2018; Centers for Disease Control and Prevention, 2020）。

在糖尿病患者中，用于慢性并发症的费用主要归因于外周血管疾病（39%）、周围神经病变（36%）、肾脏疾病（29%）、心血管疾病（27%）以及眼视网膜疾病（25%）（American Diabetes Association, 2018）。

根据美国糖尿病协会的数据（2018），美国25%的医疗保健费用都花费在糖尿病患者身上，另外10%花费在糖尿病的并发症上。按人均统计，每位糖尿病患者的医疗费用是健康个体的2.3倍，等同于每年约9 600美元的额外费用。糖尿病的标志性症状是泌尿过多（多尿）、持续口渴（多饮）、饥饿感增加（多食）、慢性疲劳或冷漠。公元前1500年印度的著作首次描述了一种令人困惑的疾病，该疾病会引起强烈的口渴和过多的尿排泄。人们首先注意到蚂蚁和苍蝇会被糖尿病人的尿液所吸引。公元前600年左右，印度医生苏鲁塔将这种过多排泄带有甜味的尿液的疾病记录为"蜂蜜样尿液"（Dwivedi et al., 2007）。糖尿病，这个术语，大约在公元前250年第一次被使用，由希腊语前缀"穿过"（dia-）和希腊语动词"行走"（bainen）以及一个衍生后意义是"虹吸管"的名词构成，表明患者尿排泄量似乎比可以摄入的液体量大。后来又添加拉丁词语"甜蜜加糖"（mellitus）以描述尿液。公元150年左右，希腊医生写了糖尿病是如何"溶解肉体"（Adams, 1856）。1798年，英国医生约翰·罗洛首次在糖尿病患者的血液中检测到过量的葡萄糖。尽管几个世纪之前，希腊、罗马的医生就开始开具运动处方进行糖尿病治疗，但是具有讽刺意味的是罗洛建议患者卧床休息。本章将描述糖尿病及其对公共卫生的影响，然后提供了强有力的证据表明关于将运动锻炼用于治疗糖尿病的观点，希腊人是正确的而罗洛是错误的。

问题的重要性

2017年，全世界成年人（20~79岁）糖尿病患病率估计为8.8%（4.25亿人），预计到2045年将增加到9.9%（6.29亿人）。此外有3.5亿人处于糖尿病前期，预计到2045年将增加至5.32亿人。中东和北非、北美和加勒比地区以及东南亚的年龄调整患病率最高（International Diabetes Federation, 2017）。最近糖尿病在各国的发病趋势不同。从2006年到2014年，美国、以色列、瑞士、瑞典和韩国的发病率有所下降；葡萄牙、丹麦和德国增加；而在加拿大、意大利、苏格兰和英国没有变化（Magliano et al., 2019）。大约90%~95%的病例为2型糖尿病。全球疾病负担研究（GBD 2017 Risk Factor Collaborators, 2018a）估计，2017年有100万人死于糖尿病，糖尿病为全球过早死亡第15大原因（冠心病为第1位，肺癌在第13位），预计到2040年糖尿病将升至第7位（GBD 2017 Risk Factor Collaborators, 2018b）。2017年，2型糖尿病被列为残疾调整年份的第三大非传染性原因，仅次于冠心病和出血性中风，超过慢性肺病和缺血性中风（GBD 2017 Risk Factor Collaborators, 2018b）。

预计到2030年，全球经济负担将从1.3万亿美元增加到2.1万亿至2.5万亿美元，这意味着成本占全球国内生产总值的比例将从1.8%增至2.2%（Bommer et al., 2018）。美国成人糖尿病患病率在全球排名第七（图10.1）。

> 2016年全球有近470万人死于高血糖。它是仅次于高血压和吸烟的第三大健康危险因素（GBD 2016 Risk Factors Collaborators, 2017）。

网络资源

- www.diabetes.org。美国糖尿病协会网站。
- www.cdc.gov/diabetes/pubs/factsheet11.htm。由美国CDC维护的糖尿病简报。
- http://diabetes.niddk.nih.gov/dm/pubs/statistics/。国家糖尿病、消化系统和肾脏疾病研究所维护的国家糖尿病信息中心的网站。
- www.who.int/diabetes/facts/en/。WHO糖尿病统计数据网站。
- www.idf.org/。国际糖尿病联合会的主站点。
- www.diabetesatlas.org/。国际糖尿病联合会统计事实站点。

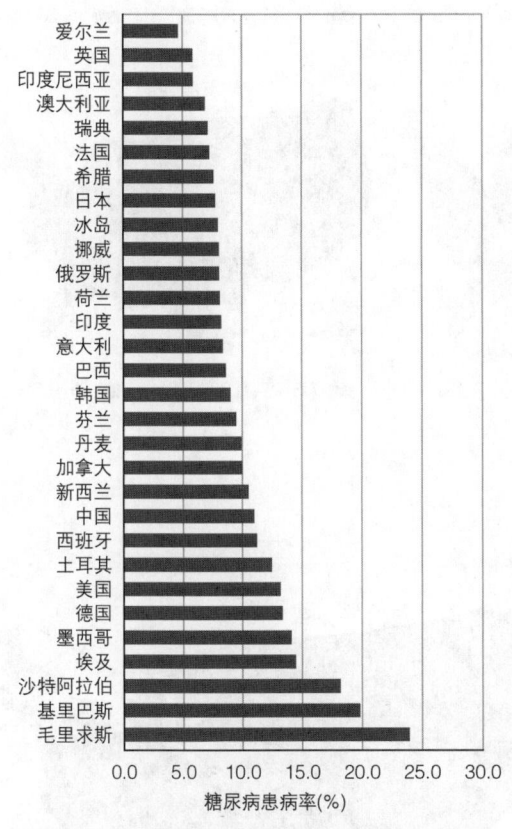

图 10.1 各国糖尿病的患病率。
资料来源：IDF，2017。

2016年美国CDC估计，8.6%（2100万）美国成人被医生或其他医疗保健人员告知患有2型糖尿病（Bullard et al., 2018）。此外有700万人有血糖升高史（空腹血糖至少有126 mg/dL或糖化血红蛋白HbA1c 6.5%），也可能患有糖尿病（Centers for Disease Control and Prevention，2017）。糖尿病患者人数从1958年的160万增加到1994年的1000万，增加了6倍，而到2008年，又几乎翻了一番。然而，从那时起，由于发病率降低，糖尿病的患病率趋于稳定，尤其在非西班牙裔白人中最明显（Benoit et al., 2019）。根据全国健康访谈调查，2008年诊断出约170万成人糖尿病新病例。2015年患病率降至约150万例（Centers for Disease Control and Prevention，2017），2017年降至130万例（Benoit et al., 2019）。随着患病率的下降，糖尿病的年龄别死亡人数也从2007年的每10万人23例下降至2011~2017年间的每10万人21.5例（Shah et al., 2019）。尽管如此，据估计，美国有8400万成年人处于糖尿病前期（Centers for Disease Control and Prevention，2017），若未经治疗，通常在5年内转化成2型糖尿病。在诊断为糖尿病的人群中，大部分（超过40%）缺乏锻炼。图10.2显示从1994~2015年，肥胖及糖尿病的患病率显著增长，而图10.3显示2012年和2015年美国糖尿病患病率稳定增长。

> 根据美国CDC发布的《2017年国家糖尿病统计报告》，被诊断患有糖尿病的成年人中，约有16%的人吸烟、90%的人超重、至少40%的人不运动。

糖尿病的人口统计资料

疾病控制与预防中心估计2011年美国糖尿病患病人数大约包括1260万女性、1300万男性和21.5万儿童青少年（20岁以下），以及1090万老年人（65岁或以上）。尽管在美国男女患糖尿病比例相似（男11.8%；女10.8%），但在调整年龄后，不同种族或民族患病率存在差异。在20岁以上的成年人中，10.2%的非西班牙裔白人（1570万人）患有糖尿病，而非西班牙裔黑人则有18.7%（490万人）的人患病（Centers for Disease Control，2011）。

> 如果肥胖和缺乏运动的情况得不到控制，预计到2030年美国的糖尿病患病率将增加到10%左右，到2050年将增加到12%，约4800万人。

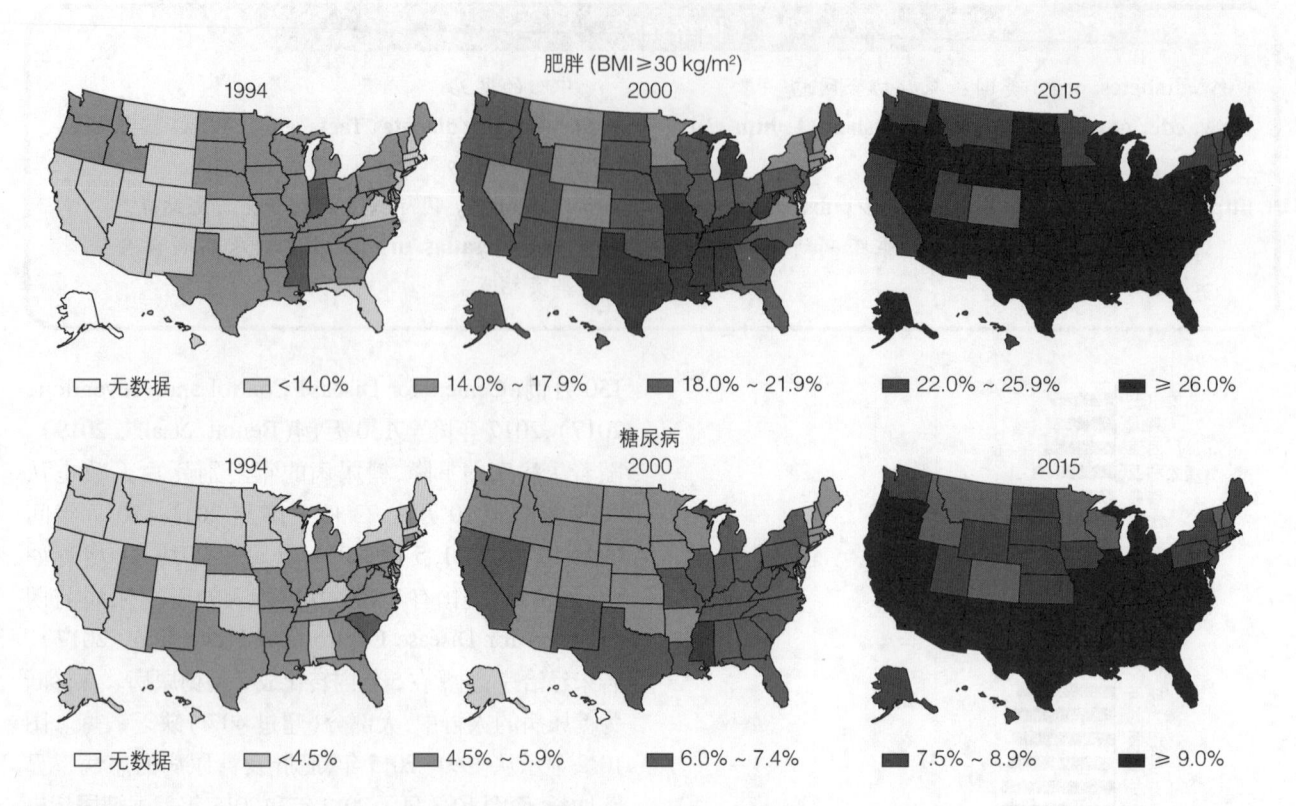

图 10.2 1994~2015 年间美国成人肥胖或确诊的糖尿病患病率的变化趋势。
资料来源：Centers for Disease Control and Prevention, Diabetes。

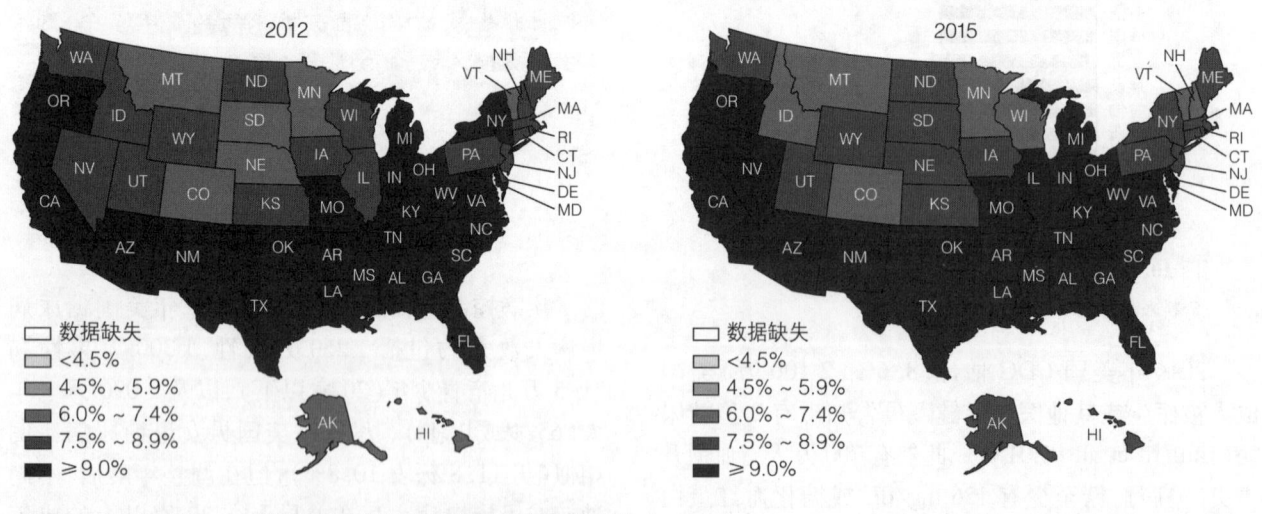

图 10.3 2012 年及 2015 年美国确诊的成年糖尿病患者患病率。
资料来源：Centers for Disease Control and Prevention, Diabetes。

AL：亚拉巴马, AK：阿拉斯加, AZ：亚利桑那, AR：阿肯色, CA：加利福尼亚, CO：科罗拉多, CT：康涅狄格, DE：特拉华, FL：佛罗里达, GA：佐治亚, HI：夏威夷, ID：爱德荷, IL：伊利诺伊, IN：印第安纳, IA：艾奥瓦, KS：堪萨斯, KY：肯塔基, LA：路易斯安那, ME：缅因, MD：马里兰, MA：马萨诸塞, MI：密歇根, MN：明尼苏达, MS：密西西比, MO：密苏里, MT：蒙大拿, NE：内布拉斯加, NV：内华达, NH：新汉普郡, NJ：新泽西, NM：新墨西哥, NY：纽约, NC：北卡罗来纳, ND：北达科他, OH：俄亥俄, OK：俄克拉荷马, OR：俄勒冈, PA：宾夕法尼亚, RI：罗德岛, SC：南卡罗来纳, SD：南达科他, TN：田纳西, TX：得克萨斯, UT：犹他, VT：佛蒙特, VA：弗吉尼亚, WA：华盛顿, WV：西维吉尼亚, WI：威斯康星, WY：怀俄明在调整人口年龄差异之后,2016 年针对年龄在 20 岁及以上的确诊的糖尿病患者做的全国调查数据反映了不同种族的患病率的差异性。情况如下(Bullard et al., 2018):

种族或民族
- 8%的非西班牙裔白人
- 11.5%的非西班牙裔黑人
- 9.1%的拉美裔
- 6.9%的亚裔美国人

教育水平
- 14.2%的人没有完成高中学业
- 10%的高中毕业生
- 6.9%的人受过高中以上教育

在没有完成高中学业的 25~64 岁的黑人和墨西哥裔美国女性中,2 型糖尿病的患病率增加了一倍以上。美国印第安人和阿拉斯加原住民的糖尿病患病率是美国所有文化群体中最高的,在印第安人健康服务中心接受治疗的人中约有 16%,在全国健康访谈调查中约有 18%(Centers for Disease Control and Prevention, 2016)。糖尿病导致的死亡率为美国非西班牙裔白人死亡率的两倍多(Centers for Disease Control and Prevention, 2014)。

> 儿童期体重指数升高 1 个标准差与成年期 2 型糖尿病风险增加 80%有关。

美国一项大型研究项目——青少年糖尿病研究估计,2001 年有 15.4 万美国青少年被诊断为患有糖尿病。在年龄 10~19 岁的青少年中,黑人和非西班牙裔白人青年的比例最高(0.32%),然后依次是美国印第安青年(0.23%)、西班牙裔青年(0.22%)和亚洲/太平洋岛民的青年(0.13%)。在年龄较大的青年人之中,患 2 型糖尿病的比例范围从非西班牙裔的白人青年的 6%到美洲印第安青年的 76%不等(SEARCH for Diabetes in Youth Study Group, 2006)。自那之后,2 型糖尿病新病例的发病率每年增加 7%,从 2002~2003 年的每 10 万名青年中有 9 例新病例(约 3 800 例)增加至 2011~2012 年的每 10 万名青年中有 12.5 例新病例(约 5 300 例)(Mayer-Davis et al., 2017)。在所有年龄、民族和种族的男孩和女孩子中均有增加。然而,非西班牙裔白人青年的年增长率(0.6%)低于其他青年,年发病率最高的是美国土著青年(8.9%)(图 10.4)。

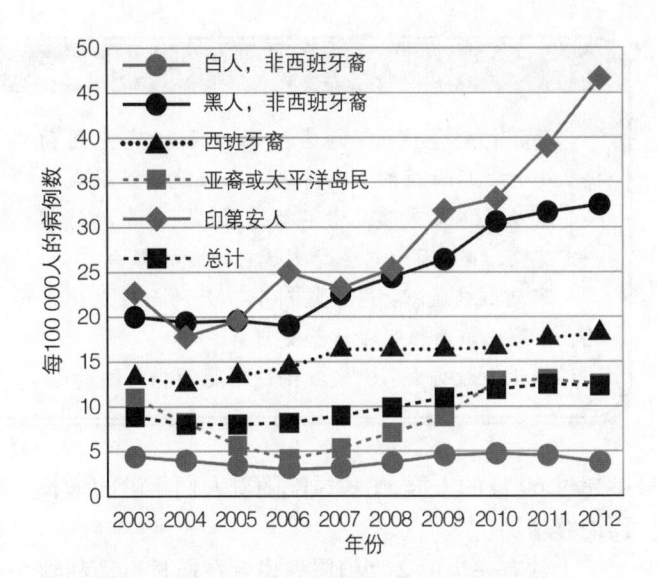

图 10.4 2003~2012 年间不同种族和民族美国年轻人中 2 型糖尿病的年龄和性别调整发病率。

数据来源:Mayer-Davis, 2017。

---

2 型糖尿病患病率日趋增长的人群

美国的老年人和少数民族
非洲裔美国人
西班牙美国人
美洲印第安人
亚洲和太平洋岛裔美国人

糖尿病的临床特征

糖尿病主要有两种类型:1 型糖尿病,又称为胰岛素依赖型糖尿病或青少年糖尿病;2 型糖尿病,又称为非胰岛素依赖型糖尿病。在 1 型糖尿病中,胰腺不能产生人体生存必需的胰岛素。1 型糖尿病在儿童和青少年中发生最频繁,但在其他较年长的人群中该疾病也越来越多见。在儿童和青少年中,大约 90%糖尿病都是 1 型。

在美国,近 18%青少年患糖尿病前期(即空腹血糖升高或清除血液中多余葡萄糖的能力减弱),而糖尿病前期是患 2 型糖尿病的倒数第二个危险因素(Menke et al., 2016)。2 型糖尿病多发生在 40 岁以上成年人,最初是由胰岛素抵抗引发。胰岛素抵抗是指机体对血液中胰岛素升高反应不足,而血液中胰岛素升高正常情况下会降低餐后血糖。最终,在 2 型糖尿病的发展过程中,正常胰岛素的生成也会发生障碍。超过一半的 2 型糖尿病病例发生在年

> ### 糖尿病的临床测试
>
> 葡萄糖耐量试验：通常检测口服75毫克葡萄糖2小时之后血糖的升高情况。阳性试验结果表明胰岛素反应不足或胰岛素不敏感，但是，这个测试不一定完全准确，因为它会受测试前饮食的影响。
>
> 家庭血糖监测：通常监测4~7天的血糖变化情况，结果比葡萄糖耐量试验更可靠。
>
> 糖化血红蛋白：测定红细胞中葡萄糖与铁的结合量，即糖化血红蛋白（HbA1c）的含量。这项测试最准确，因为它不受即时血浆变化的影响，与血液循环中的红细胞在其120天的生命周期内与葡萄糖的长期接触（即2~3个月）有关。然而高HbA1c（≥6.5%）的患病率低于空腹高血糖或OGTT测量的高血糖，因此是一种不太敏感的检测方法（Cowie et al., 2010）。

龄超过60岁的人群，患病风险随着人们年龄的增长而继续增加。

大约有一半的2型糖尿病患者在通过运动和饮食控制减体重后可以恢复正常，剩下的一半可以在通过增加摄入低血糖指数的碳水化合物恢复正常（例如，水果、蔬菜和意大利面等食物，这类食物不会引起血糖水平飙升）。本章的重点是2型糖尿病，因为通过饮食控制、减轻体重和体育锻炼是可以高度预防的。尽管有证据表明运动可以帮助1型糖尿病患者控制血糖水平，但是这类病人进行运动时有特定的安全顾虑（例如，预防低血糖和由于微循环问题引起的肢端损伤）。这些是临床医学的内容，并不是流行病学书籍的相关内容。

> 在美国及全球范围内约90%~95%的糖尿病是非胰岛素依赖型或2型，这是由于肌肉和脂肪细胞对胰岛素不敏感导致高血糖增加体力活动及减轻体重可使50%患者血糖恢复正常。

在1921年，加拿大学者Frederick Banting和Charles Best发现胰岛素。它是由存在于胰腺胰岛的β细胞分泌的一种激素（德国医学生Paul Langerhans在1869年发现胰岛，胰岛因此而得名islets of Langerhans）。胰岛素调节血糖，除了大脑和肠道以外的所有组织（主要是肌肉、肝脏和脂肪细胞）所需的葡萄糖都需要在胰岛素的作用下从血液穿过细胞膜进入到细胞内。胰岛素分泌不足或细胞转运不足，就会导致高血糖和酮症，从而损害组织，尤其是血管和神经。

餐后血糖（最后一餐饭消化后）的正常范围是80~100 mg/dL，血糖通常在餐后会升高。糖尿病患者若不控制，血糖通常为300~400 mg/dL，甚至可以高达1 000 mg/dL。当血糖超过180~200 mg/dL，糖分会渗出到尿液（即为溢出）。基于血液测试的糖尿病诊断标准见表10.1。最常见的血糖测量方法是口服葡萄糖耐量试验和血糖试验。两种试验都要在人们禁食8~12个小时后进行。口服糖耐量试验监测饮用葡萄糖饮料后2小时内血糖水平的变化。血糖测试是在没有额外的葡萄糖负荷到血液的情况下完成的。

> 美国糖尿病协会建议糖尿病早期患者应保持7%的体重减轻，每周至少增加150分钟中等强度的体力活动。

糖尿病的健康负担

糖尿病的慢性并发症有冠心病、神经疾病、失明、肾功能衰竭和肢体截肢。糖尿病患者心血管疾

表10.1　糖尿病的糖检测标准

表 征	口服葡萄糖耐量试验	空腹血糖测试	糖化血红蛋白
正 常	<140 mg/dL	<100 mg/dL	<5.7%
前驱糖尿病	140~199 mg/dL	100~125 mg/dL	5.7%~6.4%
糖尿病	≥200 mg/dL 或随机血糖≥200 mg/dL	≥126 mg/dL	≥6.5%

资料来源：American Diabetes Association, 2010。

病的发病率是一般人的2~4倍;患脑卒中的风险是一般人的2~4倍;75%的糖尿病患者服用高血压药物或血压为130/80 mmHg或更高;60%~70%的患者有轻度至重度糖尿病性神经损害;经济发达国家的糖尿病患者中,近75%的死亡可归因于心脏或血管疾病。另外,一般绝经前期女性不易患冠心病,但是患有糖尿病的该年龄段的女性则不然。以下是关于没有控制的糖尿病的并发症和其对健康影响的统计数据(American Diabetes Association, 2020)。

- 糖尿病性神经病变:约半数糖尿病患者有糖尿病性神经病变,糖尿病性神经病变可以导致肢体感觉丧失。糖尿病是男性阳痿的常见原因。肢体神经损伤和循环不良会导致肢体组织损伤,特别是脚,可能导致溃疡发生。糖尿病是下肢非创伤性截肢的主要原因。

- 糖尿病性视网膜病:糖尿病性视网膜病是由眼睛小血管受损而引起的,是导致20~74岁的成年人失明的主要原因(每年有12 000~24 000个新病例)。平均而言,糖尿病患者患病15年以上者,大约2%的患者会失明,10%的患者会出现视力问题。糖尿病患者患青光眼和白内障的风险增加。预计到2030年,美国糖尿病视网膜病变的患病率将达到1 100万人,比2010年增加50%(National Eye Institute, 2019)。

- 截肢:超过60%的非创伤性下肢截肢发生在患有糖尿病的人。2004年,约71 000名糖尿病患者进行了非创伤性下肢截肢。每年约有10万糖尿病患者进行非创伤性下肢截肢手术。

- 肾病:肾功能衰竭的风险与糖尿病的严重程度和持续时间直接相关,可以通过控制血糖水平和血压和限制饮食中的蛋白质摄入来延缓。大约25%的美国成人糖尿病患者患有慢性肾病(Zhang et al., 2010),是非糖尿病患者的5倍(Zelnick et al., 2017)。每年大约有5万多名美国糖尿病患者开始接受肾衰竭治疗。

> 在2007~2012年NHANES的研究中,约38%的美国成年糖尿病患者达到了指导方针要求的每周150分钟中等至剧烈体力活动的(Siegel et al., 2018)。

- 妊娠并发症:患糖尿病的孕妇发生新生儿缺陷和产前胎儿死亡的风险增加。有妊娠糖尿病的妇女(非糖尿病妇女妊娠期间暂时性的血糖升高)在产后的1~20年中患糖尿病的风险增加35%~60%,并且妊娠风险也增加。2012年,美国有22.2万名女性(占妊娠期的5%~10%)发生妊娠期糖尿病,预计花费13亿美元(American Diabetes Association, 2020;Dall et al., 2014)。

妊娠糖尿病

妊娠糖尿病的诊断需要满足以下任意一项血浆葡萄糖值:

- 禁食:≥92 mg/dL(5.1 mmol/L)
- 1小时:≥180 mg/dL(10.0 mmol/L)
- 2小时:≥153 mg/dL(8.5 mmol/L)

资料来源:American Diabetes Association, 2013。

危险因素

糖尿病在一定程度上是一种遗传性疾病。某些基因标记可以显示1型糖尿病的发病风险。2型糖尿病尽管有很强的家族遗传性,而且在美国其发病具有种族和民族的差异性,但是与2型糖尿病相关的基因标记还不确定。除了年龄、人种和种族这些不可变因素外,糖尿病的其他风险因素可以通过增加体力活动来改善,从而有助于2型糖尿病的一级和二级预防。这些因素包括超重、胰岛素抵抗、高血压、高胆固醇和妊娠糖尿病。

> 2型糖尿病的风险因素可以通过增加体力活动来调控,这些因素包括胰岛素抵抗、超重、高血压、高胆固醇和妊娠糖尿病。

> 超重或肥胖的2型糖尿病成年患者在进行10年强化生活方式饮食加运动干预后,每年身体残疾的发生率降低1%(Gregg et al., 2018)。

前瞻性队列研究表明,久坐不动和体重增加是2型糖尿病发生的危险因素。还没有随机临床试验通过实验证实改变体重、脂肪分布、饮食或体力活动这些因素能独立地降低2型糖尿病的风险。然而,对通过体力活动与饮食相结合来减肥成功的干预手段进行的追踪分析表明,体力活动增加的人,即使体重下降不显著,糖尿病的患病风险也会下降。

胰岛素和葡萄糖转运

1813年左右,法国生理学家伯纳德得出结论:糖尿病是由糖原代谢异常引起的。之后在1888年,斯特拉斯堡大学奥斯卡·明考斯基(Oskar Minkowski)和约瑟夫·冯·梅林(Joseph von Mering)发现,胰腺摘除导致狗患上糖尿病(Kuft, 1938)。十年后,霍普金斯大学医学院的学生尤金·奥皮(Eugene Opie)报告糖尿病患者产生胰岛素的胰岛发生胰腺变性(Opie, 1900)。

葡萄糖从血液进入细胞的运动主要有赖于胰岛素与细胞膜上胰岛素受体的结合和随后的葡萄糖转运蛋白的运动。葡萄糖转运蛋白通过第二信使介导的葡萄糖通道的磷酸化,从细胞质转移到细胞膜。在脂肪组织和骨骼肌中最常见的葡萄糖转运蛋白是葡萄糖转运蛋白4。在胰岛素分子与受体结合,并发挥其作用后,在胰岛素最初释放到血液后大约一个小时内,胰岛素在肝脏内在酶的作用下被降解。

胰岛素受体是酪氨酸激酶,这种酶从三磷酸腺苷(ATP)转移磷酸盐到调控细胞活动的靶蛋白的酪氨酸残基上。胰岛素受体由两个α亚基组成,α亚基结合胰岛素分子,使两个β亚基发生自体磷酸化,然后突入细胞激活胰岛素受体底物(IRS)。胰岛素受体底物在不同组织有不同的形式。例如,在骨骼肌和脂肪组织中主要的胰岛素受体底物是胰岛素受体底物1,而胰岛素受体底物2不仅存在于骨骼肌和脂肪组织中,也在肝和脑中表达。

胰岛素受体信号转导涉及两个主要酶通路:一是磷脂酰肌醇-3-激酶(PI3-K)到蛋白激酶B(Akt)的通路,这条通路能增加葡萄糖的摄取和糖原合成,抑制糖异生和脂质代谢,防止细胞死亡;二是丝裂原活化蛋白激酶(MAPK)通路,能调节基因的表达,并与PI3-K Akt通路共同控制蛋白质的合成和细胞更新。

激活的胰岛素受体底物作为细胞内的第二信使启动一系列酶的活动。首先在一种名为鸟嘌呤核苷酸结合蛋白(Ras)的G蛋白上,二磷酸鸟苷(GDP)被三磷酸鸟苷(GTP)取代。这一反应启动了系列磷酸化反应,最终导致MAPK的活化,和PI3-K到PI3-K依赖性丝氨酸/苏氨酸激酶(PDK1)到Akt酶通路的活化。该酶通路调节细胞信号转导,动员葡萄糖转运蛋白向细胞膜运动。这些步骤对于胰岛素依赖型的葡萄糖转运蛋白向细胞膜上的募集是必要的。但是,连接AKT和GLUT4的动员的机理还未知(图10.5)。

糖原合酶激酶3(GSK-3)也是一个胰岛素信号转导和葡萄糖代谢过程中的关键因素。当胰岛素缺失时,GSK-3激活抑制糖原合酶。胰岛素与受体结合通过Akt抑制性磷酸化抑制GSK-3。结果,胰岛素激活糖原合酶(从而增加了细胞内葡萄糖向糖原的转化)。胰岛素也能在肝脏间接地通过激活己糖激酶和抑制葡萄糖-6-磷酸酶促进糖原合成,从而将葡萄糖储存在细胞中。胰岛素还能抑制糖异生,保留氨基酸,进一步减少肝脏葡萄糖的输出。此外,它能通过抑制细胞内脂肪酶来抑制脂肪组织中的脂肪分解,这些脂肪酶能水解甘油三酯释放脂肪酸。因此,胰岛素不仅促进了葡萄糖而不是脂肪酸作为首选燃料参与供能,而且促进了脂肪组织中脂

成人无症状糖尿病或糖尿病前期的检测标准

美国糖尿病协会和CDC建议对有以下一种或多种危险因素的超重或肥胖(BMI≥25 kg/m² 或 ≥23 kg/m² 的亚裔美国人)成年人进行血糖异常筛查
- 腹部脂肪比例高
- 父母或兄妹有糖尿病
- 高危民族/种族(如,黑人,西班牙人,美国印第安人,亚裔美国人,太平洋岛民)

- 脑血管疾病或高血压疾病史
- 患有多囊卵巢综合征的女性或曾患有妊娠期糖尿病
- 每周体育锻炼少于3次
- 吸烟史
- 与胰岛素抵抗相关的其他临床症状

研究表明,如果结果正常,应每三年复查一次。

资料来源:Centers for Disease Control and Prevention, Diabetes, 2020。

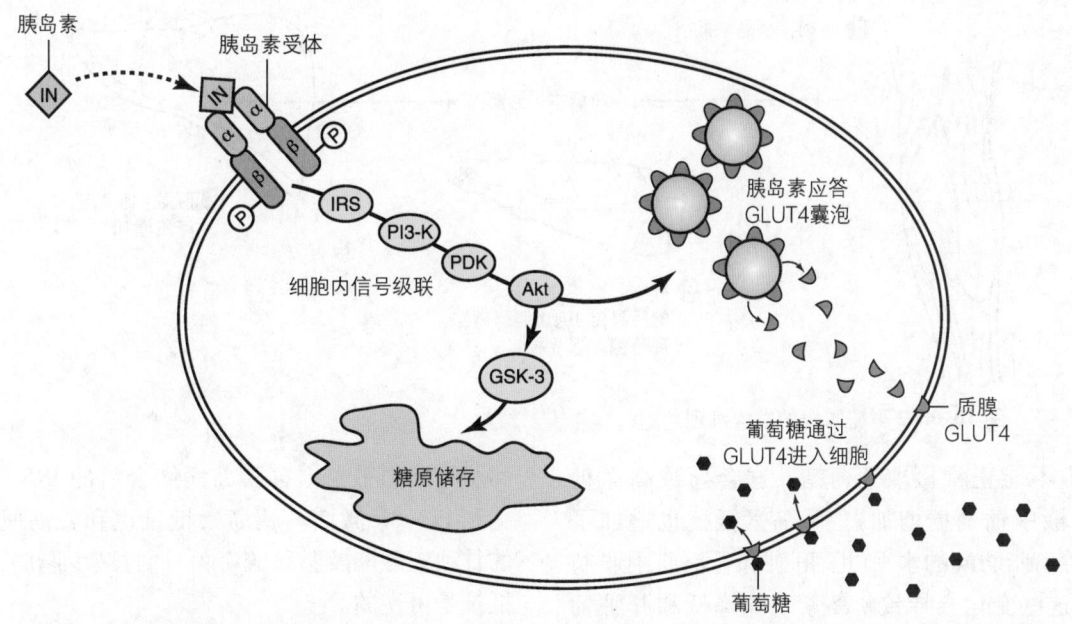

图 10.5 胰岛素作用下葡萄糖转运蛋白的动员。刺激葡萄糖转运的胰岛素信号通路。胰岛素受体底物（IRS）络氨酸残基的磷酸化，磷脂酰肌醇 3 激酶（PI3-K）活化，从细胞质到细胞膜磷脂酰肌醇 3 激酶依赖性的 PKD 和蛋白激酶 B（Akt）的活化。

肪的储存。然而，当肝脏被占据其质量的约 5%的糖原饱和时，肝细胞摄取的额外的葡萄糖就被用于合成脂肪酸。这种脂肪酸以脂蛋白的形式从肝脏输出，被脂肪细胞用来合成和储存甘油三酯。

有些其他的酶抑制胰岛素作用，如蛋白质酪氨酸磷酸酶（PTPase）催化胰岛素受体和胰岛素受体底物的去磷酸化，因此能抑制胰岛素的作用。磷脂酰肌醇 3 磷酸酶也能通过降低 PI3K 信号通路的活性，从而抑制或终止胰岛素信号转导。

虽然神经元只能使用葡萄糖作为能源，当胰岛素不可用时，脂肪、肌肉、肝细胞可以用脂肪酸和蛋白质作为能源。当血液中胰岛素水平下降时，肝脏糖原合成减少，糖原分解酶被激活。胰岛素缺失和胰高血糖素存在都可以刺激糖原分解。当血糖水平低于正常范围时，胰腺中的 α 细胞分泌胰高血糖素。

胰高血糖素与胰岛素作用相反，能刺激糖原分解、糖异生作用，肝脏输出葡萄糖，还能刺激游离脂肪酸从甘油三酯中水解。我们将在后面的章节讨论在运动中胰岛素如何减少分泌，从而使骨骼肌在运动中相比于其他组织更容易使用葡萄糖和脂肪供能。

2 型糖尿病的病因

19 世纪法国医生兰斯洛奥（Lancereaux）把糖尿病区分为肥胖性糖尿病和瘦型糖尿病（Lancereaux, 1880）。在胰岛素治疗被发现之前，大多数儿童和一些成年人在几个月内就死于糖尿病，而体重超重患者常常可以存活多年（Harley, 1866）。埃利奥特·乔斯林（Elliot P. Joslin），现附属于哈佛大学的加斯林糖尿病中心的创始人，将美国 20 世纪 30 年代糖尿病患病率不断上升归因于肥胖（Pincus et al., 1934）。

现在已经知道，2 型糖尿病的发病机制始于某种程度的胰岛素抵抗，主要发生在骨骼肌、脂肪组织和肝脏中（图 10.6）。初始代偿性反应包括肝脏增加葡萄糖输出，接下来应答血糖增加而出现血胰岛素增多。如果高胰岛素水平能够代偿胰岛素抵抗，机体可以维持正常的葡萄糖耐量；否则，出现渐进性糖耐量异常的早期表现。约 40%~50%的糖耐量异常的患者会发展为 2 型糖尿病，在糖耐量异常出现之后每年发展为显性糖尿病的患者大约为 1%~5%。当胰岛素抵抗变得严重，并且基础肝葡萄糖输出升高，随后胰岛素分泌明显减弱——即 β 细胞机能失调时，糖耐量异常就会转变成糖尿病。研究发现 2 型糖尿病患者 β 细胞总质量降低了 50%，此外，胰岛素原（无生物活性的胰岛素前体）相对于胰岛素分泌量增加。

胰岛素抵抗或不敏感（即胰岛素受体信号转导减少）会导致 2 型糖尿病，因为脂肪组织、肝脏、骨骼

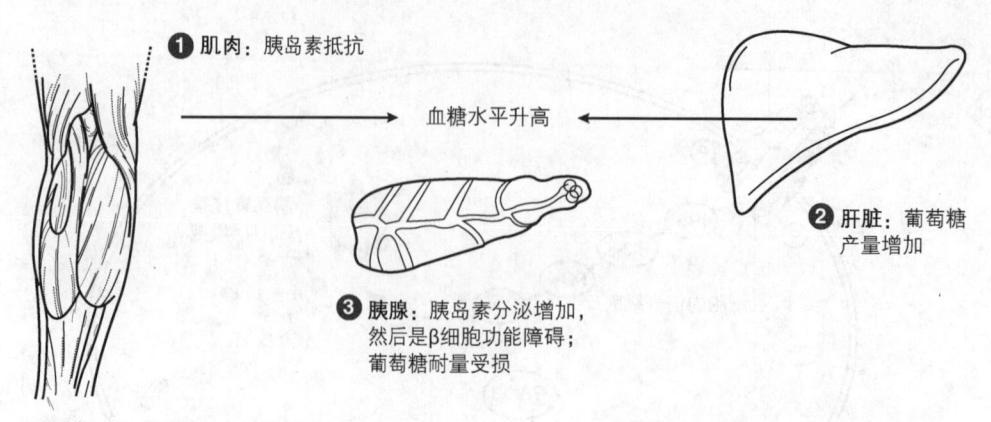

图 10.6 2型糖尿病的发病机理。

① 肌肉：胰岛素抵抗
② 肝脏：葡萄糖产量增加
③ 胰腺：胰岛素分泌增加，然后是β细胞功能障碍；葡萄糖耐量受损
血糖水平升高

肌的细胞不能正常摄取葡萄糖。这会导致高血糖（循环血液中葡萄糖增加）。胰岛素抵抗也增加了血液中游离脂肪酸的水平以及肝脏和骨骼肌中脂肪的储存，这些变化会导致胰岛素功能降低和肝脏葡萄糖的输出。

> 近一半的IGT患者在5~20年内患上2型糖尿病。减少IGT发展成糖尿病的最有效治疗方法是通过饮食和增加体力活动来减轻体重。

临床上胰岛素敏感性通常是指一个人服用1个国际单位的胰岛素（0.035 mg 人胰岛素）时血糖下降的水平（mg/dL）。胰岛素抵抗可以通过2小时口服葡萄糖耐量试验期间的胰岛素和葡萄糖水平计算（Seike et al., 2011）。然而，最常见的、经过验证的胰岛素敏感性或胰岛素抵抗的临床试验在侧栏中进行了描述。在临床上级本书中，胰岛素敏感性在概念上被认为是胰岛素抵抗的对立面。

2型糖尿病患者或肥胖的人胰岛素受体活性和骨骼肌、脂肪组织、肝细胞中胰岛素与受体结合后的胰岛素信号转导受损（即IRS磷酸化和PI3-K激活减少）（Caro et al., 1987; Goodyear et al., 1995; Krook et al., 1998; Sinha et al., 1987）。一些证据表明，肥胖但没有糖尿病的患者，骨骼肌胰岛素抵抗是由胰岛素受体减少及其活性降低引起的，但在2型糖尿病患者，它是由胰岛素受体结合下游胰岛素信号转导不足引起的（Caro et al., 1987）。

糖尿病前期过程中或2型糖尿病确诊之后，胰岛素抵抗发展的确切机制还不完全清楚。然而，脂肪细胞起到关键的作用。脂肪细胞分泌的高游离脂肪酸抑制细胞中葡萄糖摄取和糖原合成、增加肝糖酵解及葡萄糖输出量，从而加剧胰岛素抵抗。高游离脂肪酸似乎也损害胰岛素结合后的IRS-1磷酸化和PI3-k激活。胰岛素抵抗也和骨骼肌中储存的甘油三酸酯及脂肪酸有关，通过减少脂肪，胰岛素抵抗是可逆的。

脂肪组织也可以作为一种内分泌器官，分泌蛋白质比如瘦蛋白素和脂联素，这些物质向激素一样可以调节胰岛素的作用。瘦蛋白素，在大脑中作用影响饱腹感，也会在肝脏和骨骼肌中作用来帮助调节胰岛素的活动。瘦蛋白素水平不足或信号转导障碍都与胰岛素抵抗有关。脂肪代谢障碍和瘦蛋白素缺乏的人用瘦蛋白素替代疗法可以改善他们的血糖调节。

脂联素增加骨骼肌脂肪酸供能，有助于减肥，并且其与胰岛素抵抗、高胰岛素血症呈负相关。肥胖或患有2型糖尿病的人通常血液中脂联素水平较低。

在20世纪90年代，研究人员发现肿瘤坏死因子α（TNF-α），一种巨噬细胞在炎症过程中分泌的细胞因子，通过抑制胰岛素受体及IRS-1磷酸化导致胰岛素抵抗（Feinstein et al., 1993; Hotamisligil et al., 1993）。之后又发现，肥胖者的胰岛素抵抗与TNF-α和其他进入脂肪组织，以及肝脏的巨噬细胞分泌的炎症因子（又称作脂肪因子）有关（Hotamisligil, 2006; Hevener et al., 2010）。相反的，抗炎细胞因子如白细胞介素-10（IL-10）能增强胰岛素敏感性（Dagdeverin et al., 2016; Hong et al., 2009）。

针对2型糖尿病的稳定血糖的药

本章后面提到的证据明确表明，对于大部分人来说当他们减少体脂或增加中高强度体力活动的时间，即使没有减掉很多体重时，也会提高胰岛素敏感性，同时预防或延迟2型糖尿病。因此，饮食和锻炼是预防和治疗2型糖尿病首选的医疗组成部分。虽

> ## 胰岛素抵抗和胰岛素敏感性检测
>
> **正糖钳夹技术**
>
> 正糖钳夹技术是测量胰岛素抵抗的金标准，通常在医院或者实验室进行。通过将可变速率的葡萄糖与固定速率胰岛素（例如 100 μU/mL）滴定，将葡萄糖钳制在特定水平（如 90 mg/dL）。葡萄糖输注速率是根据钳夹期间每 3~5 分钟测量一次的血糖浓度计算的。当达到稳定状态时，胰岛素抵抗与维持血糖水平所需的葡萄糖成反比。葡萄糖钳需要花费时间、金钱和人力，而且它们会人为地提高胰岛素水平，超出自然产生的水平。
>
> **频繁取样的静脉葡萄糖耐量实验**
>
> 临床上通过注射葡萄糖（例如，50%溶液），20 分钟后再注射胰岛素（例如，0.03 单位/千克）来估计胰岛素抵抗。然后在 3 小时内连续采样血液（最多 25 次）。胰岛素敏感性是通过非线性模型从血液胰岛素水平预测血糖衰变来数学估计的。更快更充分地去除葡萄糖意味着更高的胰岛素敏感性。
>
> 这种检测与正糖夹钳密切相关，由于不需要反复输注葡萄糖，因此劳动强度较低，但在时间和金钱上仍然昂贵。
>
> **稳态评估模型**
>
> 内稳态评估模型（HOMA）（Matthews et al., 1985）是大型随机试验和流行病学队列研究中评估胰岛素抵抗的标准、最常见的临床试验。它只需要测量基础（空腹）葡萄糖和胰岛素水平或 c 肽（胰岛素分泌的替代测量），而不需要复杂的计算。它也与更精确的葡萄糖钳夹试验密切相关。理想情况下，每隔 5 分钟采集 3 个基础样本，因为胰岛素分泌是脉冲的。然而，通常只抽血一次。
>
> HOMA-胰岛素抵抗=空腹血浆胰岛素（μU/L）*空腹血糖（mmol/L）/22.5
>
> 计算模型为 HOMA 提供了正确的非线性解而备受推荐（Levy et al., 1998）

然如此，治疗 2 型糖尿病经常也需要调节血糖的药物。了解糖稳定药物的作用机制也有助于学习和理解体育锻炼的生物学反应，理解骨骼肌活动如何调节葡萄糖的使用。虽然运动可增加胰岛素敏感性，但可有效增加胰岛素敏感性的抗糖药只有双胍和噻唑烷二酮类。其他的降糖药主要是通过增加胰岛素的产生或减少肝脏产生的葡萄糖。至少有 54 种非胰岛素药物被 FDA 批准用于成人 2 型糖尿病治疗，并在美国上市（Gourgari et al., 2017）。二甲双胍单药治疗被认为是一线治疗，但对于哪些药物与二甲双胍联合作为二线治疗没有普遍共识。

磺酰脲类药物

第一个上市的磺酰脲类药物是甲苯丁酰胺，于 1956 年在德国问世。下一代药物格列本脲和格列吡嗪于 1984 年获得 FDA 批准并在美国上市，随后格列美脲于 1995 年上市（Quianzon et al., 2012）。磺脲类药物通过刺激胰腺 β 细胞分泌胰岛素来降低血糖。它们与阻断钾 ATP-依赖离子通道的受体结合，导致 β 细胞去极化和胰岛素释放。磺脲类药物可使绝对糖化血红蛋白降低 1%~2%，但主要的不良副作用是低血糖。

格列奈类

甲格利脲是一种非磺酰脲类药物，通过与胰腺中的磺酰脲受体 1 受体结合来增加胰岛素分泌。它们在餐前服用，以抑制餐后血糖的升高。瑞格列奈于 1997 年获得 FDA 批准，那格列奈于 2000 年获得批准。糖化血红蛋白绝对水平降低 1%~1.5%。

α-葡萄糖苷酶抑制剂

阿卡波糖（销售名称为 Precose）于 1995 年获得 FDA 批准，米格利托（销售名称为 Glyset）于 1999 年获得 FDA 批准。它们就是所谓的淀粉阻滞剂。它们是复杂的低聚糖，随餐服用，有助于短暂地降低餐后（餐后）血糖水平，抑制肠道 α-葡萄糖苷水解酶，从而阻碍复杂碳水化合物和蔗糖在小肠中消化成单糖。它们可以降低糖化血红蛋白绝对值约 1%。

噻唑烷二酮类（格列酮类）

罗格列酮（商品名为文迪雅）和匹格列酮（商品名为艾可拓）在 1999 年美国获批用于降低骨骼肌、肝脏和脂肪组织的胰岛素抵抗。使用适当的剂量，它们可以使空腹血糖降低约 20%，并且可以在一个月或两个月的治疗后，使糖化血红蛋白降低 1%左右。文迪雅和艾可拓被认为可通过影响蛋白质改变基因表达，从而提高胰岛素受体活性和 IRS-1 酪氨酸磷酸化、PI3 激酶活性，也可能降低 TNF-α 等炎性细胞因子水平。通过这些机制，该类药物可以帮助维持胰腺 β 细胞功能。这些药物不适用于患有肝肾疾病、心脏肥大、充血性心力衰竭或水肿的病人，也不适用于怀孕妇女。

一些证据表明，文迪雅会增加心脏病发作、充血性心力衰竭或心血管死亡以及女性骨折的风险，艾可拓则不会（Lincoff et al.，2007）。文迪雅是否比其他最流行的糖尿病药物如二甲双胍，更会增大心血管疾病的风险，这一问题还存在争议。但从2007年到2010年，美国食品药品管理局对文迪雅的安全性进行了严格审查，在此期间处方用药文迪雅在美国下降了80%。2010年9月，文迪雅在欧洲停售，在美国限制使用。在美国，只有当医生和患者都证明所有其他糖尿病药物都无效，并且病人完全接受文迪雅对心脏存在的风险时，才能选用。

二肽基肽酶-4抑制剂（格列汀）

这类药物阻断酶二肽基肽酶-4。磷酸西他列汀（捷诺维）于2006年获得FDA批准，随后沙格列汀（Onglyza）于2009年、利那列汀（Tradjenta）于2011年、阿格列汀（奈辛）于2013年分别获得FDA的批准。格利肽类通过增强胰高血糖素样肽-1（GLP-1）和葡萄糖依赖的胰岛素性多肽的作用起作用，后者是小肠中K细胞分泌的一种激素，通过β-细胞刺激胰岛素的产生和通过α细胞降低胰腺中的胰高血糖素分泌来降低血糖。格列汀可将空腹血糖降低约20 mg/dL，绝对糖化血红蛋白降低1%。

胰高血糖素样肽-1激动剂-注射剂

利拉鲁肽（上市名称为Victoza）于2010年被FDA批准用于治疗成人2型糖尿病，并于2019年被FDA批准用于10岁或以上儿童。他司鲁泰的试验在出现严重不良事件后于2010年中止。艾塞那肽（Bydureon）于2012年获批。杜拉鲁肽（标记为Trulicity）于2014年被批准用于成人。利西那肽（Adlyxin）于2016年被批准用于成人。赛马鲁肽（Ozempic）于2017年获批。GLP-1激动剂通过模拟胰腺中GLP-1受体蛋白的作用来调节血糖水平，这在2型糖尿病患者中通常是低的。像GLP-1一样，这些药物增加饱腹感，减缓消化，降低肝脏葡萄糖输出，并在葡萄糖水平高时增加胰岛素分泌。它们能将糖化血红蛋白绝对含量降低约1%。

钠-葡萄糖共转运蛋白-2抑制剂（格列佛净）

加格列净（Invokana）、达格列嗪（Farxiga）和恩帕格列嗪（Jardiance）于2013年获得FDA批准。艾托格列净（Steglatro）于2017年获批。所有这些都是通过抑制钠-葡萄糖共转运体-2（SGLT2）来增加葡萄糖从肾脏流向尿液的外排，SGLT2调节葡萄糖在肾曲小管中的再吸收。不良副作用包括骨矿物质减少，骨折风险增加，以及糖尿病酮症酸中毒，尿路感染、生殖器坏疽和截肢的风险增加。

双胍类（二甲双胍）

二甲双胍（商品名格华止）于1957年在法国由药剂师简·阿伦（Jan Aron）和医生翰·斯登（Jean Stern）开发。但由于担心其对健康风险有不良影响，二甲双胍一直无法上市，直到1979年才在法国被使用。二甲双胍是法国丁香植物的衍生物，100年前，人们发现这种植物可以降低血糖，但是有毒。在美国，二甲双胍直到1994年才被批准用于治疗2型糖尿病。服用适当剂量，二甲双胍可以使空腹血糖水平降低约20%，其作用主要通过减少肝脏葡萄糖输出来实现。服用二甲双胍进行治疗，一两个月后，糖化血红蛋白可以降低1%～3%左右。31项试验，4 570例患者的平均试验结果显示，二甲双胍可以使体重指数降低5.3%、空腹血糖降低4.5%、空腹胰岛素降低14.4%、甘油三酯降低5.3%、低密度脂蛋白胆固醇降低5.6%。与安慰剂或不治疗相比，二甲双胍可以使高密度脂蛋白胆固醇增加5%，新发糖尿病的发病率降低40%（Salpeter et al.，2008）。有些患者不推荐使用该药物，包括糖尿病酮症酸中毒的患者，肾脏或肝脏疾病患者、充血性心力衰竭或心脏病患者，以及嗜酒和酗酒的人、80岁以上的老人和孕妇。二甲双胍是世界上治疗2型糖尿病最常用的药物。随机对照试验表明二甲双胍有助于预防2型糖尿病（Crandall et al.，2008；Knowler et al.，2002），能改善血糖调节，降低2型糖尿病肥胖患者心血管死亡率（Rotella et al.，2006）。有证据表明，二甲双胍主要是通过抑制糖异生，从而减少肝葡萄糖输出来起作用的（Bailey and Turner，1996）。现在普遍认为二甲双胍能抑制ATP的产生，从而激活5'-磷酸腺苷-活化蛋白激酶（AMPK）。AMPK对能量平衡的变化很敏感（例如，当限制能量摄入使ATP产生减少或提高能量消

不同降糖药常见副作用包括胃肠道不适，如恶心、腹胀、腹泻、便秘和偶尔呕吐；皮疹；疲劳；头晕；体重增加；腿部、面部和喉咙肿胀；生殖器感染和坏死；低血糖；胰腺炎。

耗增加ATP的消耗时）。AMPK激活能调节细胞从合成代谢状态转入分解代谢状态，关闭消耗ATP的合成代谢途径从而恢复能量平衡。

AMPK是治疗肥胖和2型糖尿病的药物作用靶点，因为它是脂肪组织、骨骼肌、肝脏和中枢神经系统能量耗竭的关键感受器。不管是急性的还是慢性的高血糖症都会降低肌肉和肝脏中AMPK的活性，吃得过多、缺乏运动引起的低AMPK活性与胰岛素抵抗和肥胖状态下的代谢紊乱有很强的相关性（Ruderman et al.，2004）。二甲双胍通过诱导胰岛素受体的基因表达和增加酪氨酸激酶活性来改善胰岛素敏感性。在最近的一项研究中，在单次40分钟的中高强度运动4小时后，胰岛素敏感性增加了50%，骨骼肌AMPK活性增加了200%。然而，当二甲双胍治疗2~3周后进行同样强度的运动时，这些变化没有再发生（Sharoff et al.，2010）。

2型降血糖药物的处方费用差别很大。例如，Glucophage的费用约为每月10美元，而Riomet和Glumetza的费用约为每月400~600美元，具体费用取决于剂量。用的磺脲类药物和格列酮类药物也很便宜，每月大约5到15美元。相比之下，格列汀类药物（150~400美元/月）、SGLT2抑制剂（500美元/月）和注射用GLP-1激动剂（600~775美元/月）非常昂贵，而且往往昂贵得令人望而却步。目前的指南建议HbA1c水平非常高的患者联合二甲双胍和SGLT2抑制剂（American Diabetes Association 2019d）。在美国市场上，有十几种药物将二甲双胍与磺脲类、甲格利林尼酯类、格列汀类、格列锌类和格列酮类药物联合使用。在最近的一项研究中，一次40分钟的中等至高强度运动，在4小时之后，使胰岛素敏感性提高了50%，使骨骼肌中AMPK活性增加了200%。然而，在实施二甲双胍治疗2~3周后，同样的运动却没有产生类似的效果（Sharoff et al.，2010）。

2型糖尿病的抗糖药物干预

在大多数2型糖尿病患者中，降糖药物可以有效地将血糖水平降低到目标水平，但它们对死亡风险没有太大影响。61项随机对照试验（包括26 367例2型糖尿病患者）的103项比较结果发现，口服抗糖尿病药物可将绝对HbA1c水平降低0.5%~1.25%，但噻唑烷二酮类和磺酰脲类药物可将绝对HbA1c水平降低约1.0%~1.25%。受益主要发生在治疗的前4~6个月，在延长治疗期间，平均下降不超过1.5%（Sherifali et al.，2010）。一项对179项临床试验和25项观察性队列研究的最新综述得出结论，除二肽基肽酶4（DPP-4-4）抑制剂的效果小于二甲双胍外，不同单一疗法对HbA1c值降低的效果相似。二甲双胍加其他药物组合比二甲双胍单独降低绝对糖化血红蛋白0.43%~0.93%（Maruthur et al.，2016）。其他综述证实，二甲双胍与其他药物联合用于双重或三联治疗可使二甲双胍单药治疗降低HbA1c的获益加倍（Wang et al.，2017；Yang et al.，2017）。

> 超过300项临床试验，包括近12万名患者及140万个治疗月数的结果显示，没有证据表明任何抗糖药物类别或治疗糖尿病药物组合与2型糖尿病患者死于心血管疾病或全因死亡率降低有关（Palmer et al.，2016）。

2型糖尿病的干预措施

体重控制
饮食：饱和脂肪摄入少于能量摄入的10%，增加碳水化合物和膳食纤维。
使用胰岛素或降糖药
运动锻炼

运动如何改善葡萄糖的利用

减肥和噻唑烷二酮类药物能改善血糖控制的部分原因是这些干预能使胰岛素刺激后胰岛素受体和IRS-1酪氨酸磷酸化程度以及PI3激酶的活性得到提高。相比之下，经常性的运动和二甲双胍能提高全身性的糖利用，但是对胰岛素信号转导的影响很小（Musi et al.，2006）。然而，运动训练和二甲双胍一样，可激活胰岛素受体下游的酶通路（例如，AMPK）和蛋白激酶B（Akt）的底物AS160，从而提高骨骼肌葡萄糖转运。而且运动可以增加脂肪供能，增加骨骼肌线粒体含量，从而间接地增加胰岛素的敏感性（Hawley et al.，2008）。

肌肉收缩的胰岛素样作用

骨骼肌收缩引起诸多代谢效应，使葡萄糖摄取在没有胰岛素的作用下，得到增加。参与上述反应的蛋白质最有可能包括AMPK、LKB1、钙离子/钙调素依赖性蛋白激酶类（CaMKs）、PKC和AS160（图10.7）。

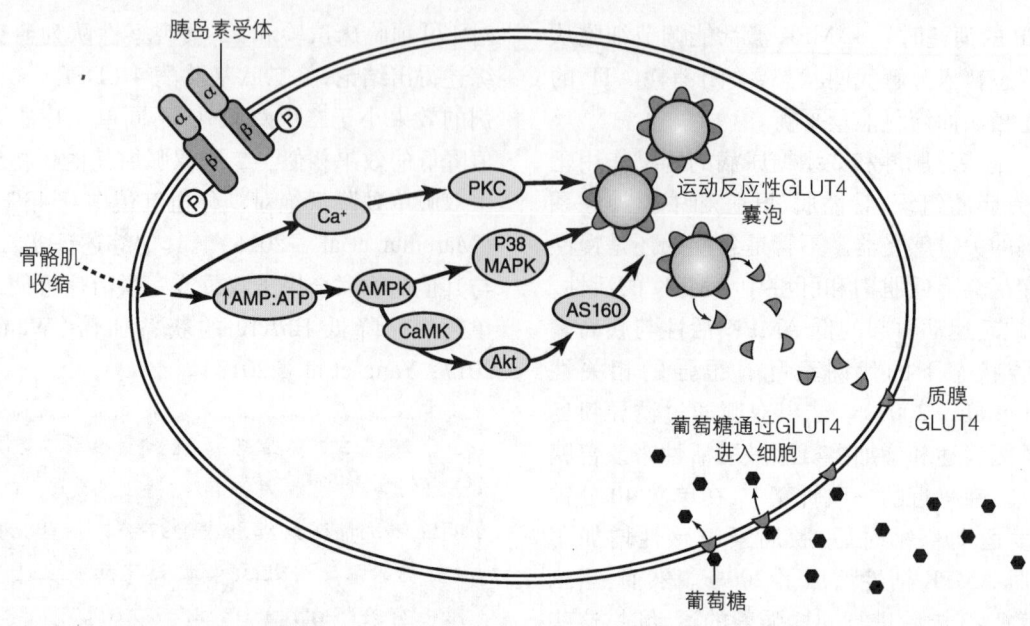

图 10.7　骨骼肌收缩对葡萄糖摄取产生的胰岛素样作用的可能机理。

磷酸腺苷（AMP）活化蛋白激酶（AMPK）

运动过程中，由于肌肉中与能量转换相关的 AMP/ATP 的比率上升，AMPK 在收缩的骨骼肌中活化（McBride et al., 2009；McGee et al., 2003）。在大鼠实验中，运动还增加了肝及脂肪组织的 AMPK 活性——而这些组织在运动中，其能量需求并不增加。这样的效果似乎取决于糖稳定细胞因子 IL-6。IL-6 由骨骼肌分泌，产生激素样作用，能增加胰岛素敏感性和全身性糖的摄取。

也有人认为 AMPK 有助于决定肌纤维类型，有助于骨骼肌中线粒体和 GLUT4 蛋白的生成（McGee et al., 2010）。与近期研究证据表明的二甲双胍的作用相类似，有研究表明，阻断 AMPK 或者其主要的激动剂丝氨酸/苏氨酸激酶 11（通常写作 LKB1）的作用，收缩骨骼肌中葡萄糖的转运不受影响或者只有部分减少。因此，运动之后，GLUT4 及葡萄糖转运水平的升高，是否是 AMPK 的作用还是取决于肌肉的糖原水平，现在还没有证实。

蛋白激酶 C

哺乳动物体内主要有三种 PKC（蛋白激酶 C）：①传统蛋白激酶 C（cPKCs），它依靠钙离子和甘油二酯才能激活；②新型蛋白激酶 C（nPKCs），它依靠甘油二酯来激活；③非典型蛋白激酶 C（aPKCs），它的激活不依赖于钙离子和甘油二酯。阻断传统蛋白激酶 C 和新型蛋白激酶 C 作用的药物会损害收缩骨骼肌的糖摄取，但是运动中肌肉收缩似乎也不会增加 cPKCs 和 nPKCs 的活性。AMPK 对葡萄糖转运的影响可能是由细胞外信号调节激酶（ERK）和非典型蛋白激酶 C 的激活来介导。

钙/钙调素依赖性蛋白激酶

骨骼肌收缩依赖于细胞内钙离子水平的升高，研究提示，钙/钙调素（钙调蛋白）信号转导和钙/钙调素依赖性蛋白激酶类（CaMK）都是肌肉收缩过程中 GLUT4 动员的一部分。目前存在争议的问题是 CaMK 信号转导是否可以在 AMPK 活性不变的情况下刺激肌肉的糖摄取。

促分裂原活化蛋白激酶（MAPK）

骨骼肌中 MAPK 蛋白家族包括：细胞外信号调节激酶（ERK）和 p38 丝裂原活化蛋白激酶（p38 MAPK），两者都能被细胞因子、生长因子、细胞应激和运动所激活。p38 丝裂原活化蛋白激酶被胰岛素和炎性细胞因子（例如，对肌肉损伤的反应）和运动过程中高强度的肌肉收缩所激活（Kramer et al., 2007），但是 p38 丝裂原活化蛋白激酶对急性运动的反应可能取决于运动史（Gibala et al., 2009；Yeo et al., 2010）。

160 kDa 的蛋白激酶 B 底物（AS160）

160 kDa 的蛋白激酶 B 底物（AS160）是一种能调节脂肪组织和大鼠骨骼肌中胰岛素刺激下的 GLUT4 转运的蛋白（Kramer et al., 2006）。对骨骼肌收缩产生反应，AMPK 磷酸化 AS160，而蛋白激酶 B 似乎能调节骨骼肌中胰岛素刺激下发生的 AS160 的磷酸化。越来越多的证据支持 AMPK 激活导致大鼠运动后骨骼肌中 AS160 磷酸化和胰岛素刺激的葡萄糖摄取(即胰岛素敏感性增加)的观点。目前尚不清楚这对患有胰岛素抵抗的人是否具有临床意义(Wang et al., 2018)。AS160磷酸化是否负责运动期间的葡萄糖运输也尚不明确(Cartee et al., 2007)。

体力活动与患糖尿病风险:证据

公元前600年左右,运动治疗糖尿病由印度医生苏鲁塔首次提出,在公元1000年左右,罗马医生、哲学家塞尔索斯也提出同样的主张。虽然在公元1000年左右希腊罗马的医生也为糖尿病患者开运动处方,但是他们更推荐骑马这种运动方式,因为他们错误地认为通过骑手和马之间的轻微摩擦可以减少排尿。运动治疗糖尿病的传统一直持续到18世纪晚期,直到英国医生罗洛建议糖尿病治疗首选卧床休息。卧床休息、服药和限制糖及淀粉类食物糖尿病治疗传统在欧洲持续了近100年,然而,这期间一些医生仍然推荐肌肉锻炼。

英国医生摩根在他治疗糖尿病的历史中,得出结论"每天坚持户外肌肉锻炼,可以被视为治疗糖尿病的一种有价值的辅助手段"。(Morgan, 1877)摩根记录了当时其他应用运动治疗糖尿病的医生,特别提到了巴黎医学院一位卫生学教授——布恰尔德。布恰尔德教授督促他的病人"每天在健身房完成运动课程,或者积极参与能使人大量出汗的体力劳动或运动"。根据他的观点,通过这些劳作或运动,机体适当处理食物中淀粉类和糖类成分的机能才能得到恢复。同样地,摩根博士还叙述道:"观察了8名糖尿病患者,发现积极参与并能使人大量出汗的体力劳动或运动是具有一定价值的,但必须是在户外的剧烈运动,在室内的简单有氧运动几乎没有任何用处……如果患者喜欢这种运动并能够坚持,且有初步的实验能够表明运动可以减少糖的排泄,那么他强烈建议用这种疗法代替药物……"

然而运动在2型糖尿病的一、二级预防中的真正作用直到1995年才被揭示(American College of Sports Medicine, 2000; American College of Sports Medicine and the American Diabetes Association, 2010; Physical Activity Guidelines Advisory Committee, 2008)。体力活动可能有助于糖尿病的一级(减少首发)、二级(逆转)和三级(延缓医疗并发症)预防和治疗(King et al., 1992)。代谢研究提示,体力活动的主要作用是改善葡萄糖转运和胰岛素敏感性,其中一些可能是减肥的间接效果(Goodyear et al., 1998)。因此,体力活动在糖尿病的一级预防和早期治疗中的价值最大。

体力活动和锻炼的证据

2018年第二版《美国人体力活动指南》(Physical Activity Guidelines Advisory Committee, 2018)的科学咨询委员会得出结论,证据表明,大量的中等至高强度体力活动与较低的2型糖尿病风险之间存在很强的相关性,但在非常高强度体力活动时,剂量反应减弱(图10.8)。

基于横断面和前瞻性人群的研究提供了与这种保护作用相一致的证据。还有一些证据表明,运动对2型糖尿病患者的葡萄糖代谢控制和预防或延缓慢性并发症有积极影响。

美国糖尿病协会体力活动建议

- 患有1型或2型糖尿病或前体糖尿病的儿童和青少年应每天进行60分钟或以上中等或高强度的有氧运动,每周至少3天进行高强度的肌肉增强和骨骼增强活动。
- 大多数1型和2型糖尿病成年人每周应进行150分钟或以上中等至高强度的有氧运动,每周至少进行3天,连续不运动不超过2天。较短的持续时间(最少75分钟/周)的高强度或间歇训练对于年轻和身体健康的人来说可能足够了。
- 患有1型和2型糖尿病的成年人应该每周进行两到三次抗阻力运动,每次不连续。
- 所有成年人,尤其是2型糖尿病患者,应该减少每天久坐的时间。久坐应该每30分钟中断一次,对血糖有好处,特别是对于患有2型糖尿病的成年人。
- 对于患有糖尿病的老年人,建议每周进行2~3次柔韧性训练和平衡训练。如瑜伽和太极。

资料来源:Colberg et al., 2016。

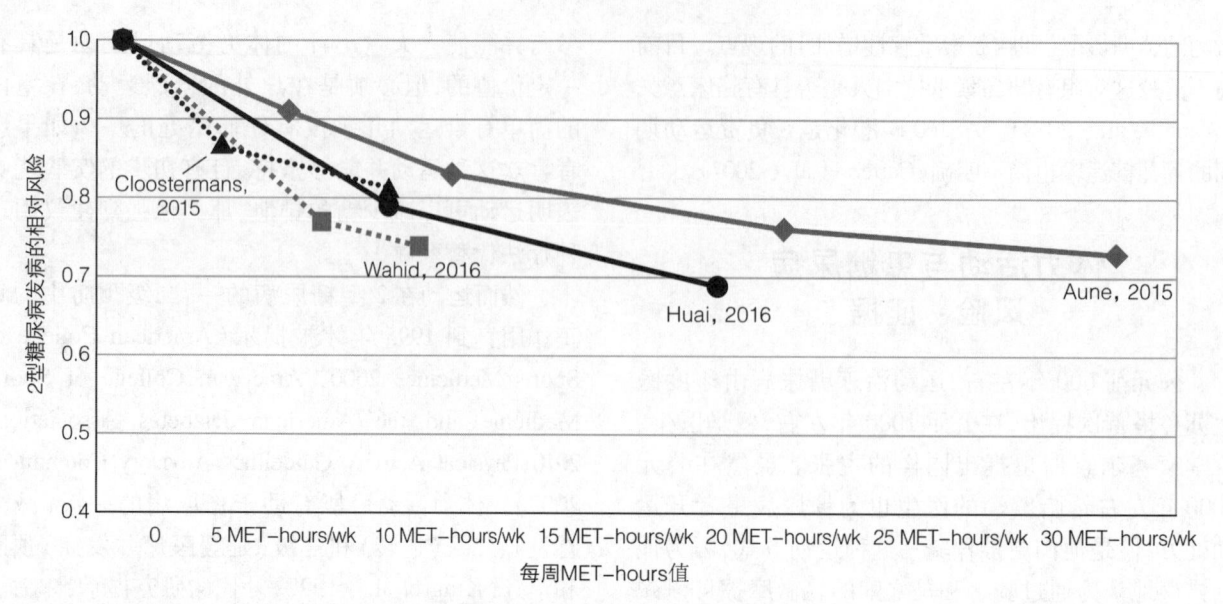

图10.8 中等至高强度体力活动与2型糖尿病相对风险的剂量-反应关系。
资料来源：Physical Activity Guidelines Advisory Committee Scientific Report, 2018。

横断面文化研究

一些研究探究是否由于自然发生的文化变化而引起的体力活动减少与2型糖尿病患病风险增加有关。一些人群，传统的生活方式以体力活动为主，在社会城市化之后，他们开始久坐不动。随着南太平洋岛国的文化发展，齐梅特和他的同事们发现摒弃传统的体力劳动为主的生活方式，接受并习惯于久坐的生活方式，与2型糖尿病患病率上升有显著的相关性。

其他研究人员观察了那些从农村迁移到更具城市化地方的人群，有的研究人员将移居人群和一直待在故乡的人群进行比较。例如，川特和他的同事们发现那些移民到美国的日本人患2型糖尿病的概率是一直待在本土的日本人的2倍。这两类研究都认为，接受了更加城市化的生活方式，由于体力活动的减少，糖尿病的患病风险增加了。当然，饮食变化的作用往往也很难从城市化的效应中剔除出来。

毛里求斯

岛国毛里求斯，位于印度洋西南部，2型糖尿病患病率在该国所有的种族中都较高（印度人、非洲裔的克里奥尔人和中国人）。2型糖尿病在这些种族和遗传背景不同的人群中的高患病率表明环境因素对2型糖尿病发展的重要性，而这些群体是研究增加患病风险行为的独特人群。1987年一项关于休闲与职业体力活动的访谈研究，以4 658名25~74岁的亚洲人、印度人、克里奥尔人和中国人作为随机样本，根据访谈结果，研究参与者被分成活跃型和不活跃型。患有糖尿病的人被排除在外。空腹血糖、葡萄糖耐量试验2小时后血糖和血清胰岛素水平在活跃组的男女对象中均降低，这一结果与身体质量指数和腰臀比无关。后续的一个关于毛里求斯人的研究发现，在印度、克里奥尔、中国的中年男性及印度和克里奥尔的女性中，较高的体力活动总量与较低的葡萄糖耐量试验2小时后血糖水平相关，在调整了身体质量指数、腰臀比、年龄和2型糖尿病家族史这些因素之后结论仍成立（Pereira et al., 1995）。

皮马印第安人

在美国，皮马印第安人2型糖尿病患病率是目前已知最高的。一项研究，在1 054名15~59岁住在亚利桑那州的皮马印第安人中，通过问卷调查了他们目前和一直以来的休闲及职业体育活动状况（Kriska et al., 1993）。研究发现目前体力活动量与空腹血糖及糖耐量试验2小时后血糖水平呈负相关。然而，在大多数的性别和年龄组中，积极参加体力活动的人身体质量指数和腰臀比也较低，这些因素可能介导了体力活动与糖尿病风险之间的相关性。虽然如此，在调整年龄、身体质量指数、腰臀比这些因素之后，经常参加体力活动的男性的2小时后血糖水平仍较低，而那些一直以来很少参加体力活动的人有着较高的糖尿病患病率。无论男女，在过去一年中有着中、高水平休闲体育活动的人与低水平休闲体育活动的人相比，2型糖尿病的年龄调整后患病率较低。

一项后续的研究比较了成年皮马印第安人、生活在墨西哥马德雷山脉的非皮马印第安人和生活在亚利桑那州的皮马印第安人的口服葡萄糖耐量（Schulz et al.，2006）。研究结果再次证明，与遗传因素相比，环境对生活方式包括体力活动的影响，对糖尿病风险的影响更强大。虽然所有皮马人都有着相似的基因，墨西哥皮马印第安人2型糖尿病患病率约为7%，与非皮马墨西哥人的患病率相似，但是比生活在美国的皮马印第安人38%患病率的五分之一还少。肥胖的患病率在墨西哥皮马印第安人（7%的男性和20%的女性）和非皮马墨西哥人（9%的男性和27%的女性）中相似，但是比在美国印第安人（64%的男性和75%的女性）中的发生率要低很多。相反的，皮马和非皮马墨西哥人的男性和女性花在体力活动上的时间是美国印第安人男性、女性的2.5倍和7.5倍。

前瞻性队列研究

一项系统回顾研究，考察了10项前瞻性队列研究，共包括301 221名参与者和9 367名糖尿病患者，结果显示经常参加至少中等强度体力活动的人与久坐不动的人比，2型糖尿病的平均相对风险是0.69（95%CI：0.58~0.83）（Jeon et al.，2007）。随后的一项Meta分析对8项休闲时间体力活动的前瞻性队列进行研究，包括296 395名参与者和10 815例2型糖尿病患者，发现了剂量-反应关系。适量的体力活动可降低21%的发病风险，较高的体力活动可降低31%的风险（Huai et al.，2016）。另一项系统综述汇总了9项前瞻性研究中近11.8万名25~65岁成年人的2型糖尿病患病率结果（clostermans et al.，2015）。体力活动包括休闲活动和积极的交通活动。对年龄、性别、教育程度和吸烟情况进行了调整。在平均9年的随访中，共发生11 237例2型糖尿病病例。超重（RR=2.33）或肥胖（RR=6.10）人群的风险高于正常体重人群，不运动人群的风险高于每周高水平运动≥150分钟的人群（HR=1.23）。那些既肥胖又缺乏体育锻炼的人患2型糖尿病的风险是体重正常但体育锻炼量高的人的7.4倍。

全球疾病负担合作组织（Kyu et al.，2016）对55项前瞻性队列研究进行了Meta分析，包括所有形式的体力活动（职业、家务、交通以及休闲时间的体力活动）。研究发现，平均每周进行600~4 000 MET-minutes体力活动的人比没有达到世界卫生组织每周600 MET-minutes最低建议的人患糖尿病的风险低14%。每周运动4 000~8 000 MET-minutes的人风险降低25%，每周运动8 000 MET-minutes以上的人风险降低28%。

> 2018年《美国人体力活动指南》科学咨询委员会得出结论，每周进行150~300分钟的中高强度体力活动，可使2型糖尿病的发病率降低25%~30%。

一项Meta分析汇总了在英国（休闲时间、主动交通和家务）（Jefferis et al.，2012）、美国（职业和家务）（Reis et al.，2011）和中国（休闲时间和主动交通）（Shi et al.，2013）进行的3项研究的结果，共包括261 618名参与者和19 417例2型糖尿病病例，平均随访时间为7.5年。与不运动的人相比，报告每周花360 MET-minutes进行体力活动的人风险降低23%，每周花675 MET-minutes或更多进行体力活动的人风险降低26%（Wahid et al.，2016）。

队列研究示范

在本节中，我们将探究几个典型的队列研究。

宾夕法尼亚大学校友研究

宾夕法尼亚大学近6 000名男性校友被观察了14年。观察结果显示，随着休闲体育活动水平增高，2型糖尿病风险呈剂量依赖性下降（Helmrich et al.，1991）。休闲体力活动每增加500千卡/周，一直到3 500千卡/周，2型糖尿病的年龄调整风险就降低6%。即使在调整了肥胖、高血压与父母糖尿病史这些因素，上述关系仍存在。

护士健康研究

这是一项在进行中的前瞻性队列研究，对来自美国11个州的基线调查显示没有糖尿病病史、心血管疾病或癌症的女性护士进行了体力活动的调查报告。第一次调查是在1986年进行的，追踪随访在后期定期进行。按要求，参与研究的女性要报告每周平均花费在下列活动上的时间：散步、慢跑、跑步、骑自行车、游泳、打网球或壁球和参加健美操。在初始阶段，约87 000名参与者被观察了8年，其间有1 300名新的2型糖尿病病例被确诊（Manson et al.，1991）。研究发现，与不进行任何剧烈活动的人相比，每周至少进行一次剧烈活动人，2型糖尿病在调整年龄后的相对风险降低三分之一。图10.9显示了当调整身体质量指数之后，与参加剧烈活动相关的患病风险下降被削减一半，相对风险上升为0.84。然而，这降低的风险仍然与那些一周没有任何运动的人的患病风险显著不同。不过，剂量反应没有被观察到。但是一周5天剧烈活动获得的效益并不比一周1天的多。只分析开始的前两年的研究数据，这个时期比较接近体力活动水平测量时间，锻炼者的年龄调整的相对患病风险为0.5，年龄和BMI调整的相对风险为0.69。总的来说，体力活动的保护作用能在肥胖和体重正常的女性身上看到，且这种作用与年龄和家族糖尿病史无关。

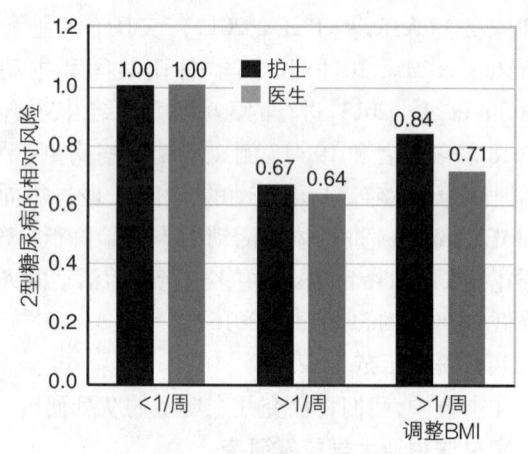

图10.9 研究观察美国护士和医师的健康剧烈的体力活动与2型糖尿病的相对风险的关系。研究包括87 253名接受追踪随访8年的女性和21 000名接受追踪随访5年的男性。相对风险与每周活动频率、年龄、身体质量指数和家族史无关。

资料来源：Manson et al., 1991; Manson et al., 1992。

经过16年的追踪观察，在68 907名参与者中有4 030人患2型糖尿病（Rana et al., 2007）。在调整年龄、吸烟和其他糖尿病风险因素之后，2型糖尿病的风险随着身体质量指数和腰围的增加以及体力活动水平的降低而增加。与每周至少活动21.8 MET-hours的正常体重女性（$BMI<25\ kg/m^2$）相比，肥胖和久坐不动的女性（一周锻炼时间少于2.1 MET-hours）的2型糖尿病的相对风险是16.75（95%CI：13.99~20.04），运动但肥胖的女性的相对风险是10.74（95%CI：8.74~13.18），正常体重但久坐不动的女性的相对风险是2.08（95%CI：1.66~2.61）。因此，尽管肥胖和久坐不动都是2型糖尿病发展的独立风险因子，但是肥胖带来的风险比久坐不动来的风险大。

医师健康研究

医生健康研究被设计为阿司匹林和β胡萝卜素在心血管疾病和癌症的一级预防中的随机对照试验。自1982年以来，通过问卷调查，对22 071名年龄在40~84岁之间的无基线糖尿病、心肌梗死、脑血管疾病和癌症的男性医生进行了原始队列研究。

21 000多名参与者在初始剧烈运动的频率和其他危险因素确定之后被追踪观察了5年（Manson et al., 1992）。在105 141人年次的随访过程中，新发2型糖尿病病例报告有285例。调整年龄后的发病率，在一周活动少于一次的人中是每10万人年有369例，在每周活动至少5次的人中是每10万人年有214例。那些每周至少锻炼一次的男性的年龄调整相对风险比久坐不动的人的相对风险低三分之一。糖尿病的年龄调整相对风险随着锻炼频率的增加而降低：每周1次是0.77，每周2~4次是0.62，每周5次或5次以上是0.58。体力活动的保护作用在调整了年龄、吸烟、高血压和身体质量指数之后仍然存在。尽管体力活动的保护作用与体重指数无关，但是运动与降低2型糖尿病风险的相关性在超重的人群中尤为强烈。

随后的分析研究了在20 757个基线调查没有患糖尿病的受试者中，自我报告剧烈活动水平、体重指数及糖尿病发病之间的独立相关性和合并相关性（Siegel et al., 2009）。在平均（中位数）随访23.1年之后，1 836人患糖尿病。与有正常身体质量指数且积极参加体育活动（每周都进行剧烈的体力活动）的人比，参与活动但是超重的人的风险比率是2.39（95%CI：2.11~2.71），参与活动但是肥胖的人的风险比率是6.22（95%CI：5.12~7.56）。久坐不动、体重指数正常、超重或肥胖的人，调整后患病风险比率分别是1.41（95%CI：1.19~1.67）、3.14（95%CI：2.73~3.62）和6.57（95%CI：5.25~8.21）。积极参与体力活动的人，不管是正常体重还是超重，都比久坐不动的人的糖尿病发展风险低。然而，体力活动对肥胖的人保护作用不强。

英国人

一项研究从英国18个城镇的一般医疗机构挑选出5 159名年龄在40~59岁且无冠心病、2型糖尿病或脑卒中史的男性作为研究对象（Wannamethee et al., 2000）。在平均随访期为16.8年的过程中，有196例新发2型糖尿病病例。在调整潜在的混杂因素（生活方式特征指标与先前存在的疾病）后，体力活动与2型糖尿病风险、血胰岛素水平及γ-谷氨酰转移酶(一种肝脏胰岛素抵抗的标志物)水平呈负相关。胰岛素和γ-谷氨酰转移酶水平的变化解释了大部分与运动相关的2型糖尿病风险的降低,表明体力活动降低2型糖尿病的患病风险主要靠提高胰岛素敏感性来实现(Heath et al., 1983)。

有氧中心纵向研究

这是对14 006名(7 795人做空腹血糖受损分析)没有心血管疾病、癌症或糖尿病的男性做的前瞻性分析。发生空腹血糖受损的有3 612例,发生2型糖尿病的有477例。与锻炼水平最低的20%的人群相比,锻炼水平最高的20%的人群患空腹血糖受损和糖尿病的风险要分别低14%和52%。患病风险最高的是肥胖且锻炼水平很低的人。锻炼水平最低的20%的人群中肥胖的人患2型糖尿病的风险是其他锻炼水平的80%的人群中体重正常的人的6倍高。身体质量指数和锻炼水平合并与受损的空腹血糖之间的关联性也存在类似的趋势。低锻炼水平和肥胖都能增加发生空腹血糖受损和患2型糖尿病的风险。锻炼水平可以降低因肥胖而增加的风险,但不能完全消除风险。

23 444名年龄在20~85岁之间,基线报告没有患心血管疾病、癌症以及糖尿病的男性,在平均18年的追踪研究中,589人自我报告患糖尿病;研究分析了体适能和自我报告的体力活动量对糖尿病发生的联合效应(Sieverdes et al., 2010)。在调整年龄和其他风险因素之后,那些为了锻炼经常走路、慢跑或跑步的人,或参加剧烈的体育活动及健身活动的人,比久坐不动的人糖尿病患病风险分别低40%和28%。类似地,中等或高体适能水平的人与低体适能水平的人组比,患病风险也分别低38%和63%。

ACLS研究发现,和对男性的研究结果一样,体适能水平对那些因超重或肥胖使糖尿病风险增加的女性,具有独立的、保护性的作用,但是体适能并不能消除风险(Sui et al., 2008)。在对6 249名20~79岁基线检测没有心血管疾病、癌症或糖尿病的女性,进行的平均17年的追踪随访中,有143人患上2型糖尿病。将人群按体适能水平进行三等分。调整身体质量指数和其他风险因素之后,与体适能水平处于下三分之一的女性相比,体适能水平处于中和上三分之一的女性,其患病风险分别是0.86(95%CI:0.59~1.25)和0.61(95%CI:0.38~0.96)。调整体适能水平和其他风险因素之后,超重和肥胖的女性与正常体重的女性比,其患病风险分别是2.34(95%CI:1.55~3.54)和3.70(95%CI:2.12~6.44)(图10.10)。超重或肥胖,且体适能水平处于下三分之一的女性比正常体重且体适能水平在上三分之二的女性患病风险要高。

女性健康倡议研究

在接近50万人观察中,有86 907名女性自述患有糖尿病,其中自我报告的糖尿病事件发生率为非西班牙裔白人2.2%,非裔美国人6.2%,西班牙裔4.5%,亚洲人3%,以及5.7%的美国印第安妇女在1994~1998年和2002年之间的458 018个妇女年的随访期间(Hsia et al., 2005)。在调整了年龄、体重指数、饮酒量、教育、吸烟、高血压、高胆固醇、膳食纤维和饮食中的碳水化合物这些因素之后,当与活动量最少的20%的女性相比时,处于总体力活动量的上60%的白人女性患病风险可以降低20%~33%;处于步行量的上40%的白人女性,患病风险可以降低25%。在调整年龄和体重指数之后,高水平体力活动量的人有较低的患病风险的趋势也在非洲裔美国女性和西班牙女性中发现;但由于少数民族群体中女性人数不足,所以没办法提供强有力的测试,验

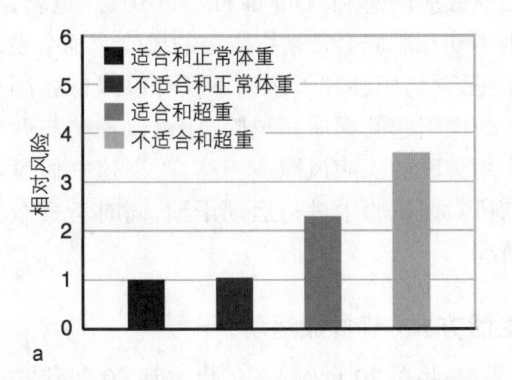

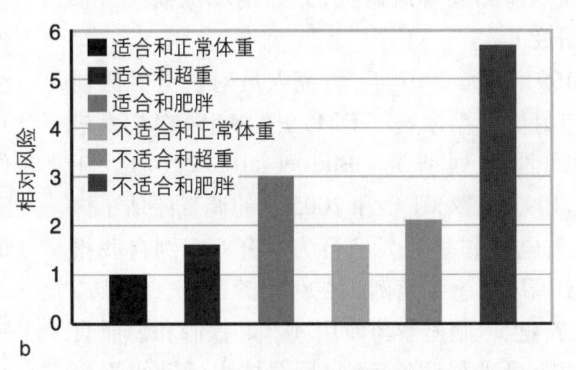

图10.10 有氧中心纵向研究中女性(a)和男性(b)根据心肺适能水平不同和正常或超重BMI而划分的糖尿病相对风险。

证种族、民族因素是否可以改变体力活动对降低 2 型糖尿病发展风险的影响。

女性健康研究

一项前瞻性队列研究对 37 878 名在基线没有心血管疾病、癌症或糖尿病的美国女性保健专业人员进行了近 7 年的追踪随访，期间 1 361 名女性自我报告患上糖尿病（Weinstein et al., 2004）。每周进行耗能超过 1 000 千卡休闲时间体力活动的女性被划分为活跃女性。调整其他风险因素包括年龄、糖尿病家族史、高血压、高胆固醇、激素替代疗法和饮食因素之后，活跃女性患糖尿病的风险比其他女性低 15%。然而，体力活动的好处与肥胖程度有关联。与积极参加体力活动且体重正常的女性相比，那些超重或肥胖的女性有近 4~12 倍的患糖尿病的风险，不论她们是否积极参加体力活动。每周步行 2~3 小时，超重和肥胖女性的患病风险可以降低超过三分之一，但是对正常体重的女性则不起作用。

氯沙坦干预降低高血压患者终点事件研究

来自丹麦、芬兰、冰岛、挪威、瑞典、英国和美国的 945 家医疗中心的患高血压和左心室肥厚的 4 961 名女性、4 232 名男性参与了该研究，他们的年龄在 55~80 岁之间。研究测量了他们的体力活动量。那些在降压药物干预开始的时候，报告每周进行 2 次，时间超过 30 分钟的运动的患者（52% 的患者），不管他们服用的是什么药，在近五年的治疗过程中，糖尿病发病风险降低了 25%~40%。与那些报告自己从来不锻炼的患者相比，这些报告有运动习惯的女性的相对风险是 0.74（95%CI：0.55~0.99），男性的相对风险是 0.60（95%CI：0.44~0.81）（Fossum et al., 2005）。风险的降低与年龄、吸烟、饮酒、种族、心室肥厚严重程度及其他心血管疾病危险因素无关。

糖尿病与妇女健康研究，妊娠期糖尿病——护士健康研究 II

从 1991 年到 2007 年，研究人员对护士健康研究 II 中有妊娠期糖尿病（GDM）史的 4 554 名妇女进行了前瞻性队列研究（Bao et al., 2014）。于 1991 年、1997 年、2001 年和 2005 年的调查评估了体力活动、看电视和其他久坐行为。有 635 例自我报告的 2 型糖尿病患病病例。在对年龄、胎次、种族或民族、家族史、口服避孕药使用、吸烟、饮酒和总膳食卡路里摄入量进行调整后，每周总体力活动水平每增加 5 MET-hours（中等强度体力活动约 100 分钟/周），糖尿病发病风险降低 9%。在进一步调整 BMI 后，风险降低 5%。此外，随着时间的推移，体力活动的增加与患 2 型糖尿病的风险降低有关。与总体力活动水平保持在每周 2 MET-hours 或更少的女性相比，将总体力活动水平提高到每周 2 MET-hours 以上的女性患 2 型糖尿病的风险降低了 45%，在进一步调整 BMI 后，风险降低了 30%。每周在家看电视 6 小时或更长时间后，患 2 型糖尿病的风险呈线性增加，即使是在调整了体力活动后，但在进一步调整了 BMI 后没有增加。

中国，南京

数据汇集自 2004~2007 年和 2007~2010 年两项以社区为基础的前瞻性队列研究，研究对象为生活在中国南京市区的 35 岁或以上成年人（Xu et al., 2014）。在 4 550 名年龄在 35 岁或以上的参与者中，2 型糖尿病的 3 年累积发病率为 5%。753 名有足够体力活动（每周总体力活动 150 分钟）的参与者患 2 型糖尿病的可能性比每周少于 150 分钟的参与者（$n = 3\ 797$）低 50%（OR = 0.49；95%CI：0.31~0.77）。在调整年龄、性别、教育程度、家族史、高血压、体重、吸烟、饮酒、看电视和蔬菜和肉类饮食摄入量的混杂效应后，患病风险相似（OR = 0.43；95%CI：0.27~0.68）。

肥胖和体力活动对患病风险影响的比较

最近的一篇综述得出结论，高体重指数的人即使有较大运动量，其患 2 型糖尿病和拥有糖尿病风险因子的风险比有正常体重指数但是低运动量的人的风险大（Fogelhdm, 2010）。尽管有这样的结论，一项综述性研究分析了发表在 1999~2008 年间的 5 项队列研究，探究肥胖和体力活动对 2 型糖尿病风险的联合作用，得出结论，肥胖和低体力活动的联合效应，平均而言，属于叠加性质，有时超过他们的独立效应的总和（Qin et al., 2010）。也就是说，久坐不动和肥胖会带来指数级的风险。那个发现的内涵是，预防肥胖和不运动不仅可以降低各因子的独立效应引起的糖尿病风险，还可以预防与两者交互作用关联的疾病风险。当然，验证这一假说需要在随机对照试验中进行运动干预，同时考察有无减重情况。

生活方式（节食加运动）干预

一些在 20 世纪 80 年代末和 90 年代初开展的研究考察了节食和体力活动对 2 型糖尿病患者或糖

耐量异常的人的综合益处。

Zuni 糖尿病项目开始于 1983 年,目的是降低肥胖率和提供 2 型糖尿病的一级和二级预防。在两年的追踪研究之后,与没有参加体育锻炼的糖尿病患者相比,参加体育锻炼项目的糖尿病患者,体重减轻、空腹血糖下降、降糖药使用减少(Heath et al., 1991)。

随后,在 2009 年之前,七个国家开展了生活方式干预的随机对照试验,在 2 型糖尿病风险患者(糖耐量受损或代谢综合征)的预防计划中规定运动及饮食:美国(糖尿病预防计划)、芬兰(糖尿病预防研究)、瑞典(Västerbotten 干预计划)、意大利(阿斯蒂糖尿病预防计划)、中国(大庆 IGT 和糖尿病研究)、印度(印度糖尿病预防计划)和日本(日本糖尿病预防计划)(Baker et al., 2011)。每周规定的中等强度运动量从 150 分钟/周到 210~280 分钟/周,但只有在美国和芬兰的试验中有监督。与常规医疗护理相比,生活方式干预可将随后诊断为 2 型糖尿病的风险平均降低约 40%(从意大利和瑞典的 25% 到中国和印度的 65%~70% 不等)。为了防止 1 例 2 型糖尿病的发生,需要治疗的人数从 5 到 19 不等。一般来说,在试验中,报告的体力活动增加比体重减少更一致。在包括 3 100 多名患者的 9 项随机对照生活方式干预试验中,2 型糖尿病发生的相对风险降低了三分之一(RR = 0.67;95%CI:0.51~0.89;LeBlanc et al., 2018)。

其中一项为期三年的随访试验表明,即使是轻度减肥(5%~7%)的生活方式干预也能使 2 型糖尿病的发病率降低 60%;同样,10 年随访显示减少了三分之一(Soleymani et al., 2016);Chen 和同事(2015)确定,与对照组相比,生活方式干预可将 BMI 降低 0.29 SD,HbA1c 降低 0.37 SD。然而,与口服抗糖尿病药物一样,饮食+运动干预对血管并发症和死亡率的有利影响的累积证据似乎很少(Howells et al., 2016)。

最近一项对 32 项随机对照试验(包括近 4.4 万名患者)的 Meta 分析评估了生活方式干预(运动+饮食)和抗糖尿病药物的结果,这些药物通常会降低糖耐量受损或糖尿病前期患者的空腹和餐后 2 小时血糖水平(Sheng et al., 2019)。平均而言,生活方式可将 2 型糖尿病的风险降低约 40%,药物可将风险降低约 30%~70%。参见图 10.11。与对照组相比,相对风险(95%CI)为:生活方式 0.58 (0.49~0.67);生活方式+二甲双胍 0.62(0.45~0.80),生活方式+噻唑烷二酮(格列酮)0.54 (0.32~0.88);噻唑烷二酮(0.39 (0.27~0.53);噻唑烷二酮(+二甲双胍 0.33 (0.16-0.63);磺酰脲 0.67 (0.40~1.00);α-葡萄糖苷酶抑制剂 0.66 (0.46~0.88);GLP-1 激动剂 0.28(0.15~0.50)。

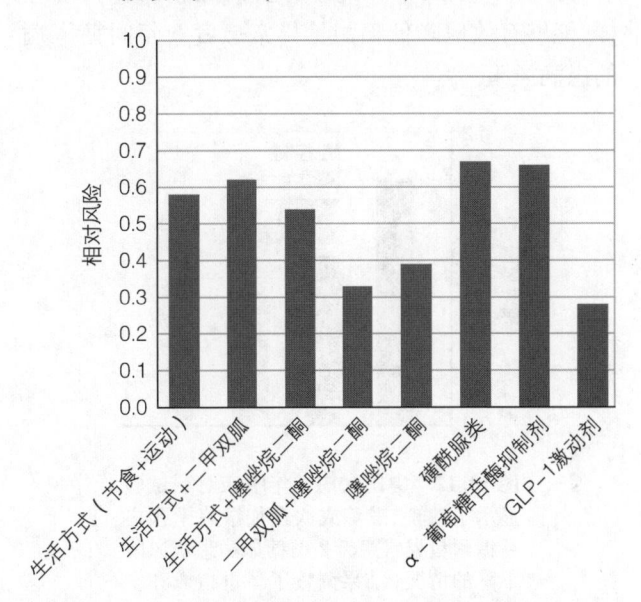

图 10.11 生活方式干预(运动加饮食)和抗糖尿病药物对糖尿病前期患者进展为 2 型糖尿病的风险的影响。
资料来源:Sheng et al., 2019。

示范性随机实验

在本节中,我们将研究几个典型的研究。

中国大庆研究

一项在中国大庆的糖耐量异常成年人中开展的随机对照试验中,专家比较了饮食调节和锻炼减轻糖尿病发展的效果(Pan et al., 1997)。来自大庆市 33 所医疗诊所的将近 111 000 名男性和女性接受了糖耐量异常和 2 型糖尿病的筛查。577 名被划分为糖耐量异常的人被诊所随机分配到对照组或三个积极治疗组之一:即饮食对照组、体育锻炼组和饮食锻炼结合组。在 6 年的追踪随访期间,检测每两年进行一次来甄别出发展成 2 型糖尿病的人。经过 6 年的随访,那些积极参加锻炼的人,其糖尿病患病率(每年每 100 人年有 8 人患病)是那些维持正常体力活动水平人的患病率(每年每 100 人有 16 人患病)的一半。6 年间,糖尿病累计患病率在对照组中是 67.7%(95%CI:59.8~75.2);在饮食对照组中是 43.8%(95%CI:35.5~52.3);在锻炼组中是 41.1% (95%CI:33.4~49.4);在饮食锻炼结合组是 46%

(95%CI：37.3~54.7)。不管参加者体重正常或超重(BMI≥25 kg/m²)，所有干预组的糖尿病患病率都比对照组低。控制饮食和锻炼后体重减轻的情况相似。在调整基线体重指数和空腹血糖，饮食组、锻炼组、饮食锻炼结合组的糖尿病风险分别下降31%、46%和42%(图10.12)。因此，锻炼和饮食调节一样，能够有效地降低糖耐量异常患者6年间糖尿病的患病风险。

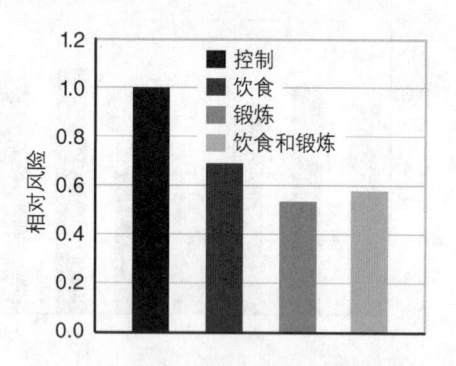

图10.12 中国大庆6年临床对照试验显示了饮食、锻炼或饮食加锻炼干预之后糖耐量异常患者2型糖尿病患病风险下降的情况(结果调整了体重指数和空腹血糖)。

资料来源：Pan et al.，1997。

在干预结束近15年后，当饮食锻炼结合组与对照组再次相比较后，发现在20年的周期中，干预组的糖尿病发病率在调整年龄和诊所后下降了43%(0.57；95%CI：0.41~0.81)。在该时间段，干预组参与者的累积患病率是80%(每年7%)，对照组参与者的累积患病率是95%(每年11%)。干预组参与者平均患糖尿病的时间比对照组参与者少3.6年(Li et al.，2008)。

美国糖尿病预防项目

美国糖尿病预防项目是一项随机临床实验，来自美国27所医疗中心的3 234名25~85岁(平均年龄51岁)成年人参加了该项目。该项目花费超过1.74亿美元(Knowler et al.，2002)。参加实验的人有45%属于少数民族。由口服糖耐量实验检验，实验参加者全部都患有糖耐量异常，所有的人都超重，平均体重指数是34。参加者被随机分配到3组中的任意一组：即改变生活方式，目标是通过低脂膳食和一周150分钟运动减重7%；口服降糖药二甲双胍(850 mg，一天两次)，加上饮食和锻炼宣教；对照组，摄入安慰剂，同时接受饮食和锻炼宣教。干预进行3年。图10.13显示了结果，经过平均3年的干预，安慰剂组糖尿病发生率是29%，二甲双胍组糖尿病发生率是22%(约降低风险30%)，而锻炼和饮食对照组糖尿病的发生率仅仅为14%(降低风险50%多)。

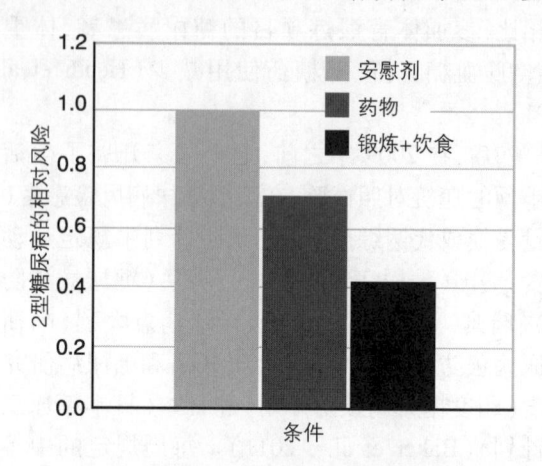

图10.13 糖耐量异常患者发展成2型糖尿病的相对风险：服用降糖药或进行锻炼和饮食控制与服用安慰剂相比较。

资料来源：Knowler et al.，2002。

相对风险的表述基于疾病发生率的原始数据。研究中，安慰剂组、二甲双胍组和饮食加锻炼组的原始糖尿病发生率，分别是每年每100人11、7.8和4.8。在研究开始的第一年，饮食和锻炼使患者体重平均减少15磅(6.8千克)，相当于初始平均体重指数的7%(Hamman et al.，2006)；在3年的干预期间，减重得以维持在5%。生活方式干预对男性、女性和所有的种族都有效，包括60岁及60岁以上的老人。降糖药也有效，但是对老年人或者轻微超重的人效果甚微。

减重是糖尿病患病率降低的主导预测因子。然而，在实验的第一年，接受生活方式干预的人近一半没有完成减重目标。不过，那些完成了每周至少150分钟的中等强度的运动的体力活动目标的人，其糖尿病的患病风险仍有约50%的下降。经过3年的治疗，代谢综合征的发病率，在安慰剂组中从基线的55%上涨到61%；二甲双胍组，停留在54%；而在饮食加锻炼组，则从51%下降到43%。饮食加锻炼组的代谢综合征的发病率比安慰剂组低约40%，比二甲双胍组低约25%(Orchard et al.，2005)。

在有妊娠糖尿病史的妇女中，从糖耐量受损或糖尿病前期进展为诊断为2型糖尿病的情况更为常见。在随机进入DPP的2 190名妇女中，350名报告有GDM史的妇女与1 416名以前活产但没有GDM

史的妇女进行了比较。有 GDM 史的女性随机分配到安慰剂组的糖尿病粗发病率比无 GDM 史的女性高 71%。与安慰剂组相比,高强度的生活方式和二甲双胍治疗分别降低了约 50% 的糖尿病发病率(Ratner et al.,2008)。

在 DPP 结局研究(糖尿病预防计划研究组 2015 年)中,有近 90%(2 776 例患者)在平均 15 年后进行了随访。二甲双胍组(至少服用 80% 的药片)在 DPP 期间的依从性为 70%,在随访期间下降到 55%。到随机分组 15 年后,37% 的安慰剂组和 29% 的生活方式治疗组已经由他们的医疗保健提供者使用二甲双胍治疗。与安慰剂组相比,生活方式干预组糖尿病发病率降低了 27%,二甲双胍组降低了 18%。这些持续的下降幅度小于前 2.8 年 DPP 后观察到的 58% 和 31% 的下降幅度。所有组中微血管并发症的患病率为 11%~12%,生活方式干预组($n=1\,887$)的患病率较低,为 8.7%。15 年后,生活方式干预,而不是二甲双胍治疗,与安慰剂相比,微血管病变降低了 40%,视网膜病变降低了 50%,神经病变降低了 60%。

印度糖尿病预防计划

500 多名糖耐量受损(平均 BMI 26 kg/m²)的亚洲印度患者(421 名男性,110 名女性)被随机分配到对照组或生活方式组(饮食+运动)、二甲双胍组或生活方式+二甲双胍组(Ramachandran et al.,2006)。平均随访 30 个月后,与对照组相比,生活方式干预组相对风险降低 28.5%,二甲双胍组相对风险降低 26.4%,生活方式加二甲双胍组相对风险降低 28.2%。在所有干预组中,预防 1 例糖尿病事件所需的治疗人数为 6~7 例。在生活方式干预中加入二甲双胍没有额外的好处。

日本预防生活方式相关疾病——善沙伦研究

研究人员在日本全国范围内招募了 641 名超重(≥24 kg/m²)的中年日本成年人,他们没有糖尿病,但空腹血糖水平升高(100~125 mg/dL),并随机分配到生活方式、饮食和运动干预组($n=311$)或对照组($n=330$)(Saito et al.,2011)。主要结局是基于每年 2 小时口服糖耐量试验的 2 型糖尿病患病率。生活方式干预组 2 型糖尿病的累积患病率为 12.2%,对照组为 16.6%(经混杂因素调整后,HR 为 0.56)。在亚组分析中,在糖耐量受损的参与者中,风险降低了近 60%,在研究开始时糖化血红蛋白水平为 5.6% 或更高的患者中,风险降低了 75%。

在糖尿病实验中寻找健康行动

Look AHEAD(糖尿病健康行动)研究是一项多中心随机对照试验,纳入 5 145 名超重成人(45~74 岁)2 型糖尿病患者,旨在比较生活方式干预,通过饮食和增加体力活动与家庭锻炼计划(每周 175 分钟中等强度体力活动的目标)或糖尿病支持和教育的常规医疗护理(Gallagher et al.,2014;Look AHEAD Research Group,2007)。经过一年的干预,减肥组的人平均减掉了 8% 的体重,糖尿病、高血压和降脂药物的减少。平均糖化血红蛋白从 7.3% 下降到 6.6%。甘油三酯和高密度脂蛋白胆固醇也得到改善。

青少年 2 型糖尿病的治疗选择

青少年和青年 2 型糖尿病的治疗选择(TODAY)研究是第一个针对青少年 2 型糖尿病的随机对照干预试验。该研究对 700 名年龄在 10 至 17 岁的男孩和女孩进行了平均近 4 年的随访,并比较了二甲双胍单药治疗与二甲双胍加罗格列酮和二甲双胍加饮食减肥干预(每天 1 200~1 500 千卡)和运动(每周 200~300 分钟中等至剧烈的体力活动)的效果(TODAY Study Group,2007;2010)。仅二甲双胍治疗组达到目标结局的成功率为 48%,二甲双胍+罗格列酮双联治疗组为 61%,二甲双胍+运动和饮食组为 53%(TODAY Study Group,2012)。维持血糖控制的失败主要是因为 β 细胞功能下降(每年 20%~30%),而不是胰岛素抵抗的增加或 BMI 的变化(Narasimhan et al.,2014)。

英国——普通医学实践

英国的 44 个初级保健医疗机构咨询了近 900 名前驱糖尿病患者,他们被随机分为两组,一组提供标准护理,另一组提供定期电话联系的饮食和体力活动 6 小时分组生活方式教育计划(Davies et al.,2016)。在三年的随访中,有 131 例 2 型糖尿病的发病病例。设备测量的步行(每天多走 500 步)、久坐行为(每天少坐 26 分钟)和 HbA1c 降低(0.06%)均有改善,但干预后 2 型糖尿病风险降低 25% 未达到统计学意义(RR=0.74;95%CI:0.48~1.14)。

2 型糖尿病人血糖控制的提高

一个对随机和非随机对照试验所做的 Meta 分析,包括了 12 个有氧训练研究。有氧训练满足平均每周进行 3.4 次,为期 18 周;和 2 个抗阻训练研究,抗阻训练满足每周2.5次，为期15周。训练结束后，与对照组相比，训练组糖化血红蛋白降低0.66%，该效果与体重指数变化无关（Boalé et al., 2001）。

随后的一个Meta分析对14个随机对照试验做了分析。这些实验的持续时间从8周到12个月不等。Meta分析对377名2型糖尿病患者中做运动的和不做运动的人做了比较。平均而言，运动训练使糖化血红蛋白降低0.3%~0.9%，并且在不影响体重指数的情况下，使糖耐量测试中胰岛素水平得到改善（Thomas et al., 2006）。在13项由糖调节异常患者参加的随机对照试验中，抗阻训练使糖化血红蛋白降低0.48%（95%CI：-0.76~-0.21），使收缩压降低6.19 mmHg（95%CI：-11.38~-1.00）（Strasser et al., 2010）。

一项涉及23项随机对照试验8 538名患者的Meta分析发现，与对照组患者相比，有氧运动和阻力运动训练的糖化血红蛋白绝对水平分别降低了0.7%（95%CI：-1.1%~-0.40）和0.6%（95%CI：-1.1%~-0.01%）（Umpierre et al., 2011）。当患者每周锻炼150分钟或更长时间时，这些下降幅度更大，接近0.9%（95%CI：-1.2%~-0.50%）。一项对20项持续6周或更长时间的抗阻力运动随机对照试验的Meta分析发现，在患有糖尿病的成年患者中，糖化血红蛋白水平从7.7%降低到7.3%，在11次高强度训练（75%~100% 1RM）试验后，2型糖尿病患病率为-0.61%（95%CI：-0.90~-0.33），在9次低至中等强度训练（20%~75% 1RM）试验后，2型糖尿病患病率为-0.23%（95%CI：-0.41~-0.05）（Liu et al., 2019）。

与对照组相比，持续至少两周的高强度间歇运动训练与胰岛素抵抗降低0.50 SD（11项试验）、糖化血红蛋白下降0.19%（11项试验）和体重降低1.3 kg（14项试验）相关。胰岛素和葡萄糖不依赖于体重减轻。在代谢综合征或2型糖尿病患者（5项试验）中，空腹血糖比对照组降低16.5 mg/dL（Jelleyman et al., 2015）。

证据还表明，锻炼对2型糖尿病患者的胰岛素敏感性有很强的影响。一项Meta分析汇总了479名口服抗糖尿病药物治疗的成年2型糖尿病患者的14项随机运动训练干预措施（有氧，或高强度间歇运动，或组合，或阻力运动）的结果，持续1周至6个月（每周3次或更多次运动）。胰岛素敏感性的平均改善0.59标准差（95%CI：0.359~0.816）。在三项试验中，运动后48~72小时胰岛素敏感性优于对照组0.70标准差，在其他三项试验中，最后一次运动后超过72小时（0.890标准差）（Way et al., 2016）。

糖尿病的有氧和抗阻运动实验

在加拿大，渥太华的8个社区运动场所进行为期6个月的随机对照试验。实验随机分配251名不运动的、中年2型糖尿病患者到4个运动干预组。运动在专家监督下进行，每周进行3次。四个组分别为：有氧运动（每次45分钟，强度为75%的最大心率）、抗阻运动（7个动作，每个动作2~3组，每组最大重复次数为7~9次）、有氧加抗阻运动，以及不运动对照组（Sigal et al., 2017）。能量摄入控制在大约能维持体重所需能量的90%。与不运动相比较，有氧运动和抗阻运动分别使糖化血红蛋白水平降低了0.51%和0.38%。有氧加抗阻运动使糖化血红蛋白水平降低了0.83%。相对于不运动，只做有氧运动可以减轻体重和减小腰围。但是运动对甘油三酯、高或低密度脂蛋白胆固醇的水平没有影响。因为有氧加抗阻运动组的运动量是有氧运动组或抗阻运动组的2倍，所以很难知道两种运动结合产生的降低糖化血红蛋白水平的叠加效应是源于两种不同的运动方式带来的效应还是源于额外的运动量产生的效应。

跨越糖尿病前期——杜克大学

45~75岁（$n=237$）不吸烟者、久坐不动、空腹血糖升高（95 mg/dL~125 mg/dL）、无心血管疾病、未控制的高血压或糖尿病的患者被随机分配到四个6个月干预组之一：①低量的中等强度运动（大致相当于每周步行8~9英里）；②高量的中等强度运动（大致相当于每周步行14英里）；③高量的高强度运动（大致相当于每周跑步14英里）；④节食+低量的中等强度运动（达到7%的体重减轻，以模仿本章前面描述的美国糖尿病预防计划）。只有节食加运动组的空腹血糖下降（-5.8 mg/dL）。然而，在口服糖耐量试验中，大量中等强度运动组餐后2小时血糖的改善（30、60、90和120分钟的综合样本）（下降6.4%）是饮食加运动组改善的80%（下降8.2%）。在高强度运动组，除了120分钟的样本外，没有统计学意义上的下降（1.2%）。因此，与节食加运动的情况相比（6千克），仅进行大量的中等强度的运动（大致相当于每周步行14英里，持续6个月）可以改善整体的口服葡萄糖耐量，体脂略有降低（2千克）（Slentz et al., 2016）。

加拿大安大略省金斯敦市女王大学

300名没有2型糖尿病但患有腹部肥胖的成年人被随机分配到每周5次高强度（每次360～600千卡）的跑步机运动中，强度分别为高（~75%有氧能力）或低（~50%有氧能力）或对照组（Ross et al.，2015）。近四分之三的人完成了这项研究。6个月后，经年龄和性别调整后，高剂量和高强度组口服糖耐量试验中2小时的葡萄糖水平比对照组低12.6 mg/dL。无论强度如何，两组高强度运动组的餐后胰岛素和口服糖耐量试验期间的胰岛素敏感性都比对照组改善更多。

久坐行为

一项对14项随机试验的系统综述显示，与长时间坐着相比，少数人（10～24人）长时间坐着或通过轻度体力活动或站立来中断久坐，其餐后葡萄糖或胰岛素反应显著降低15%～30%（Dempsey et al.，2016）。

另一项对17项干预试验的系统综述也得出结论，对久坐不动或患有2型糖尿病的人来说，中断久坐，代之以低强度的体力活动和站立，会对餐后葡萄糖和胰岛素反应产生有利的急性变化，但对年轻且经常活动的人来说，更高强度或更高量的体力活动更有效（Benatti et al.，2015）。

证据的力度

许多基于人口的大型研究和一些大规模的、控制良好的临床研究显示，参加中高强度的运动与较低的2型糖尿病患病风险有关。运动的这一保护作用目前看来是可信的、可观的，它在两性之间、不同年龄人群之间，以及不同种族之间都是一致的，而且该作用是计量依赖性的，有一定生物学机理支持的。

时间顺序

横断面研究缺乏时序性，许多这样的研究已经被越来越多的持续4～16年的前瞻性队列研究和持续3个月到6年的随机对照试验所取代。所有的这些研究一致得出结论——体力活动能降低2型糖尿病风险，改善糖耐量异常或2型糖尿病患者的血糖控制。以减重为目标，将体力活动和饮食控制相结合，这比世界上使用最广泛的稳糖药物——二甲双胍，能更有效地降低糖耐量异常患者中2型糖尿病的患病率。在干预过程中，即使有人没有达到预期的减重目标，体力活动依然能降低糖尿病的患病风险。

关联强度

有限的前瞻性队列研究和随机对照试验一致认为，规律的、剧烈的体力活动能使2型糖尿病的患病风险降低25%～50%。

平均10项前瞻性队列研究，包括301 221名参与者，与久坐不动相比，规律的中高强度体力活动能使2型糖尿病的患病风险降低30%（Jeon et al.，2007）。大量的非随机和随机对照临床试验显示，规律的中高强度的体力活动，能使糖耐量异常患者的糖耐量水平平均提高10%（范围在5%～50%），能使2型糖尿病患者的糖化血红蛋白水平降低0.5%～1%。

一致性

探究体力活动和2型糖尿病风险之间关系的横断面研究、前瞻性队列研究和随机对照临床试验涉及来自不同国家代表不同种族和民族的男性和女性（Jeon et al.，2007）。研究结果一致认同：中老年男性和女性，包括糖耐量异常患者，不管他们的体适能水平、种族和民族背景如何，体力活动都能使他们罹患2型糖尿病的风险降低。

剂量反应

一篇对前瞻性队列研究和随机对照试验做的综述得出结论：每天30分钟的中高强度体力活动对预防2型糖尿病是有效和安全的，且在北美、欧洲、亚洲的不同国家的所有人群都适用（Hu et al.，2007）。基于5个关于规律行走的前瞻性研究的结果，平均而言，规律行走（通常指每周2.5小时或更久的快走），与低行走量相比，能使糖尿病的患病风险降低30%，所有的体力活动都可以达到这样的效果（Jeon et al.，2007）。2018年第二版《美国人体力活动指南》的科学咨询委员会得出结论，大量的中度至重度的体力活动与患2型糖尿病的风险降低有显著关联，而在最高运动量下，剂量-反应关系减弱。

关于2型糖尿病患者提高血糖控制所需要的体力活动的量或强度，目前还没有清晰的共识，还需要更多的临床对照研究（Kelley et al.，2001）。然而，临床运动训练研究结果提示，60%～80%最大摄氧量强度的运动能可靠地提高胰岛素敏感性，降低糖化血红蛋白。相反，也有研究报道，在50%～60%最大摄氧量的低中强度运动之后，胰岛素敏感性上升，糖化血红蛋白水平下降。

虽然如此，一项由近 1 500 名年龄在 40~69 岁的男性和女性参与的跨文化横断面研究，包括非洲裔美国人（29%）、西班牙人（34%）和非西班牙裔白人（38%），发现：口服糖耐量实验检测的胰岛素抵抗水平与自我报告的通常每周剧烈体力活动的频率呈负相关，也与通过回忆访谈去年一年中体力活动估算的周总能量消耗的五等分成负相关（Mayer et al.，1998）。图 10.14 显示了在调整年龄、性别、种族、膳食脂肪、饮酒和吸烟因素之后，自我报告每周进行至少 5 次剧烈体力活动的人，其胰岛素敏感性（1.59，95%CI：1.39~1.79）明显比自我报告很少或从来不参加剧烈活动的人（0.90，95% CI：0.83~0.97）高。在调整体重指数之后，体力活动的影响降低，但是不会消失。

生物学机制

2 型糖尿病的标志性特点是胰岛素敏感性损害和胰岛素分泌不足。2 型糖尿病的病理生理学发展过程目前仍不完全明了，但是 5 个事件是关键：胰岛素受体数量减少、胰岛素化学信号转导不全、糖转运蛋白向细胞膜的转运不全、糖转运蛋白功能不全和酶活性损害。这些特征为考察规律运动预防和治疗 2 型糖尿病的生物学机制提供了理论框架。由于高脂肪量会降低胰岛素敏感性，因此许多研究提示积极参加体力活动的人，2 型糖尿病的患病风险下降和胰岛素敏感性升高，该效果一半要归因于脂肪量的下降。然而，除了减脂的间接影响，体力活动似乎也对胰岛素敏感性和血糖控制产生其他影响。

1999~2002 年美国国家健康和营养检验调查对 1 783 名 12~19 岁的美国青少年做了测试，结果表明自我报告的体力活动量（MET-hours/周）和跑台测验估算的有氧适能，都与男生的胰岛素敏感性呈正相关，该关系在女生中不成立。女生的胰岛素敏感性与体重指数呈负相关。

运动过程中的糖利用

骨骼肌是决定全身糖利用的主要组织，所以运动训练之后糖代谢的变化可能会改变肌细胞对胰岛素的敏感性。在运动的开始阶段，肌肉收缩所需能量由三磷酸腺苷提供。身体对三磷酸腺苷消耗做出的代偿反应就是募集糖原和甘油三酯。两种能源物质哪一种被优先募集取决于运动的强度和持续时间。在长时间低中强度运动中，甘油三酯的脂解作用是最重要的，因为相对于糖的氧化，甘油三酯的氧化可以产生更多的三磷酸腺苷。然而，在高强度运动中，糖原代谢产生三磷酸腺苷的速度快于甘油三酯代谢。因此，在高强度运动中，糖原是首选的能源物质。

生理学证据提示胰岛素的效能最有可能在糖原代谢过程中得到提高。因此，高强度运动中首选的代谢能源，糖原可能是运动中胰岛素效能提高的根源（Little et al.，2011）。

运动后胰岛素敏感性提高

在一次运动之后，胰岛素刺激糖运输大大提高。这种运动后胰岛素敏感性的提高似乎与胰岛素信号通路的激活无关，而可能与糖原储备的减少以及运动后 AMPK 活性增加有关。

胰岛素抵抗

运动有益于葡萄糖控制，其作用是通过两个方面来实现的：一方面促进肌肉收缩过程中能源物质的运输，另一方面提高人在静息状态下胰岛素的敏感性。

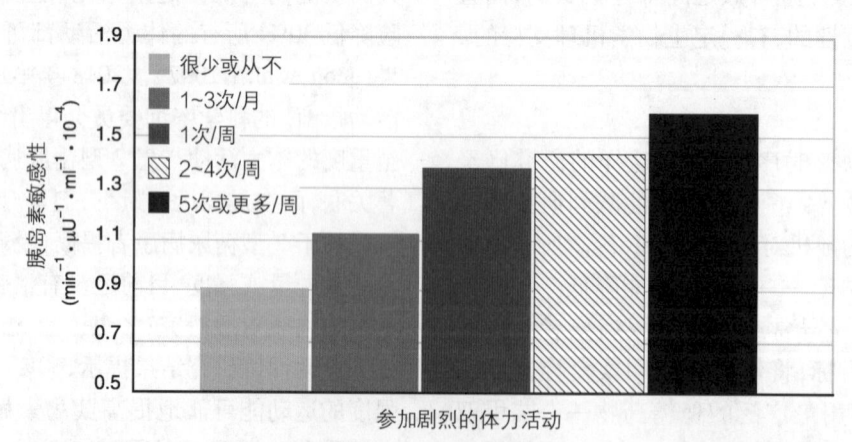

图 10.14　自我报告剧烈体力活动频率与胰岛素敏感性。显示结果调整了种族、诊所、年龄、性别、饮酒、吸烟、膳食脂肪和高血压等因素。

资料来源：Mayer-Davis et al.，1998。

规律的有氧运动能提高糖转运蛋白4（GLUT4）的水平和线粒体酶含量，使骨骼肌纤维向有利于糖运输和利用的类型发生改变。骨骼肌纤维类型可以划分为：疲劳较快的快肌纤维（Ⅱb、Ⅱx、Ⅱa型纤维）和抗疲劳型的慢肌纤维（Ⅰ型纤维）。Ⅱb和Ⅱx型纤维主要通过无氧糖酵解产生ATP，而Ⅱa和Ⅰ型纤维主要通过有氧氧化作用获得能量。Ⅰ型纤维的线粒体最多，而Ⅱb型纤维的线粒体最少。有氧运动能提高每种纤维中线粒体的数量，也可以将Ⅱb型纤维转化为Ⅱx和Ⅱa型纤维，从而更趋于有氧型。规律的运动也可以增加GLUT4蛋白的数量，特别是在有氧慢肌纤维中。患有胰岛素抵抗或2型糖尿病的人，其有氧慢肌纤维数量少于正常人，而且肌纤维中GLUT4蛋白水平较低（Gaster et al., 2001; Nyholm et al., 1997）。

近20个对照临床研究已经表明，运动锻炼能提高胰岛素敏感性，从而改善糖耐量。运动后12小时，血糖水平降低，由此获悉胰岛素敏感性提高。然而，血糖水平通常会在运动后48~72小时恢复到运动前水平。长期稳定的，平均水平约为10%的提高往往在经过一周至少5天的高强度运动锻炼后出现。

尽管运动可能会提高脂肪细胞的糖利用和胰岛素活性，但是运动的主要作用还是发生在骨骼肌。细胞的糖摄取需要糖转运蛋白发挥作用。正常情况下，糖转运蛋白位于细胞膜内，只有当它们处于细胞膜上时，才能协助细胞将糖摄取进入胞内。有证据显示2型糖尿病人的糖运输系统发生了改变，因为糖转运蛋白向细胞膜的运动减弱。肌肉收缩有类胰岛素作用，能促进葡萄糖从血液穿过细胞膜进入细胞内的转运（Holloszy et al., 1996）。

胰岛素能增加细胞膜上糖转运蛋白的数量。糖转运蛋白已发现的至少有6种，其中有2种在骨骼肌中表达（GLUT1和GLUT4）。由于糖转运蛋白，特别是GLUT4，似乎对肌肉中胰岛素介导的糖运输非常重要，那么有理由认为糖转运蛋白数量的增加或功能的增强对运动锻炼之后胰岛素抵抗减轻有重要贡献（Heriksen, 2001）。

近期有证据提示，骨骼肌收缩过程中，活性氧自由基和一氧化氮含量上升，两类物质会使肌肉中糖摄取增加，该作用实现途径与其他信号通路没有关联（Merry, 2009）。

减重

规律的体力活动也可能通过减少体脂而对预防或减缓2型糖尿病的发展起间接的作用。体脂，尤其是腹内脂肪，与胰岛素抵抗有关。大约80%的2型糖尿病人同时患有肥胖，而肥胖对糖尿病的发展起非常重要的作用。尽管运动可以促进肥胖患者的代谢健康，但是严重肥胖会限制可以安全进行的运动的类型和强度。低强度运动可能不足以引起糖代谢发生大的变化，但能促进减重，从而间接地减轻胰岛素抵抗。例如，在Look AHEAD实验中，患有2型糖尿病的肥胖男女，通过饮食控制（每天少摄入500千卡热量）和锻炼（一周≥175分钟）来减重，患者空腹血糖下降，胰岛素敏感性增强，这要归因于全身脂肪和肝脏脂肪的减少（Albu et al., 2010）。

CALERIE实验是一项小型随机对照试验，实验中，未患糖尿病的超重男女，接受为期6个月的干预。一部分受试者减少25%的能量摄取；另一部分受试者减少12.5%的能量摄取，同时通过运动增加12.5%的能量消耗，最后两部分人减去等量脂肪（Larsen-Mayer et al., 2010）。然而，只有饮食控制加锻炼组才出现胰岛素敏感性的显著提高（比仅仅控制饮食的效果好50%以上）。

骨骼肌的活动和GLUT4

肌细胞收缩会将大量的细胞内GLUT4募集到细胞膜，从而增加糖运输，这一作用不依赖于胰岛素信号通路。肌肉活动通过以下机制募集GLUT4：

细胞内的钙

肌肉收缩需要钙在细胞内汇集（肌动蛋白和肌球蛋白形成横桥需要钙离子）。细胞内额外的钙离子激活了蛋白酶C（PKC）和钙调素依赖型蛋白酶（CaMK），这两种激酶都可能刺激GLUT4的运动。

AMPK

肌肉收缩改变了AMP/ATP比率，从而刺激了一磷酸腺苷活化蛋白激酶（AMPK），最终通过几种可能的途径导致糖运输增加。AMPK也可以导致p38促分裂原活化蛋白激酶（MAPK）磷酸化，MAPK磷酸化可能与GLUT4迁移反应有关。

> **运动对糖尿病的长期效果**
>
> 1. 降低循环血液中的胰岛素
> 2. 提高糖耐量
> 3. 减轻胰岛素抵抗
> 4. 增加 2 型糖尿病患者骨骼肌中胰岛素受体的数量
> 5. 增强肌肉收缩的类胰岛素作用，增加 GLUT4
> 6. 提高 2 型糖尿病患者的胰岛素敏感性

> **一次运动的急性效果**
>
> 1. 提高肝脏的糖输出
> 2. 增强肌肉的糖摄取
> 3. 增强来自脂肪细胞的自由脂肪酸的脂解
> 4. 通过以下途径减少胰岛素的分泌：
>   ① 增加肾上腺髓质肾上腺素的分泌；
>   ② 增加胰高血糖素（胰高血糖素由胰腺的 α 细胞分泌，能激活肝脏中的肝糖分解和产生 75% 的葡萄糖）；
>   ③ 增加生长激素的分泌；
>   ④ 增加来自肾上腺皮质的皮质醇的分泌。

在糖尿病预防项目中，1 079 名项目参加者接受生活方式干预，糖尿病风险降低，而体重减轻是这一结果的主要预测因子（Hamman et al., 2006）。不管参与者对他们的饮食和体力活动做出多大的改变，每减重 1 千克，患病风险就降低 16%。495 名参加者一年干预之后没有达到减重目标（减轻体重的 7%），其中部分参加者完成了体力活动目标（每周至少 150 分钟的中等强度运动），他们的糖尿病风险降低了 44%。

总的来说，大部分的研究提示，一周至少 3 次的剧烈运动对血糖控制最有益，而该效果不受任何其他因素影响。每天进行中等强度的体力活动，结合减脂，可以进一步提高胰岛素敏感性。

总　结

基于人群的研究和一些对照临床研究表明，适度的体力活动与 2 型糖尿病的发病风险下降存在剂量依赖性关联。体力活动对糖尿病表现出的保护性作用就目前看来是正确的，该结论在不同性别、年龄和种族群体之间具有一致性，而且有一定的生物学理论支持。美国糖尿病预防项目是一个由 3 234 名年龄在 25~85 岁之间有糖耐量异常的肥胖患者参加的多文化随机对照试验。该试验证实：为期 3 年的干预，每周进行 150 分钟的锻炼和低脂饮食，使患者减重 5%，糖尿病发展风险与安慰剂组相比降低 60%，该效果优于口服降糖药，后者使患病风险降低 30%。目前还不清楚体力活动对抗糖尿病的效果是否完全与体重指数、脂肪减少和饮食控制无关。尽管体力活动可以通过减重间接地使糖尿病风险下降，体力活动还可以提高糖耐量和胰岛素敏感性，而肌肉收缩对葡萄糖从血液到细胞的转运有类胰岛素作用。一次急性运动产生的降血糖效果能持续约 48 小时，所以每周隔天锻炼可能足以维持正常化的血糖水平。宾夕法尼亚州大学校友研究显示：每周每增加耗能 500 千卡的休闲体力活动，糖尿病风险就会呈剂量依赖性下降。对有糖尿病风险或已患 2 型糖尿病的人的建议是每周在休闲时间进行至少 150 分钟的中高强度的体力活动。

参 考 文 献

第11章

体力活动与骨质疏松症

我的力量因为我的罪恶而被吞噬,我的骨头也被消耗了。

·圣经·
诗经 31:10

本章目标
- 描述骨质疏松症的公共卫生负担,包括其在人群中的流行情况,其成本及其在健康和晚年死亡率中的影响。
- 讨论用于测量骨矿物质的方法,骨质减少和骨质疏松症的定义。
- 描述成骨和骨骼退化的过程。
- 确定骨质疏松症的主要可改变和不可改变的危险因素。
- 描述不同类型体力活动对骨量的影响。
- 描述和评估体力活动和运动训练改善骨骼健康、降低骨质疏松和骨质疏松性骨折风险的证据。

骨质疏松症或"多孔骨"是以骨质量异常低和骨组织微结构恶化为特征的疾病,其导致骨骼脆弱并增加骨折风险。人骨矿物质可以与相同年龄,性别和种族的标准进行比较,WHO根据年轻白人的骨密度数据,将测量的骨密度低于平均水平的2.5个标准差以上的定义为骨质疏松症(WHO Study Group, 1994)(表11.1)。根据这一定义,如果骨骼不能承受正常体力活动的压力,或者患有自发性、非创伤性或低创伤性骨折病史,如椎骨压缩或压溃性骨折,该骨骼被认为是骨质疏松。骨质量每减少1个标准差,骨折风险增加50%~100%(Hui et al., 1989)。髋关节股骨颈部的骨质量每减少1个标准差,髋部骨折风险增加300%。

表11.1 WHO骨质疏松的诊断标准

分　　级	诊断标准
正常	骨密度在正常成人骨密度平均值的1个标准差之内
骨质减少	骨密度较正常成人骨密度平均值降低1~2.5个标准差
骨质疏松症	骨密度较正常成人骨密度平均值降低2.5个标准差以上
严重骨质疏松症	骨密度较正常成人骨密度平均值降低2.5个标准差以上并伴有1次或1次以上的脆性骨折

骨密度低于20~29岁年轻人的1~2.5个标准差表明骨质减少(即低骨量),这是导致骨质疏松症的直接危险因素(WHO Study Group, 1994)。据WHO统计,不活动也是骨质疏松症的危险因素。国际骨质疏松症基金会将2005年10月20日定为世界骨质疏松症日,致力于锻炼预防骨质疏松。在描述骨质疏松症及其公共卫生影响后,本章介绍了体力活动有助于提高青少年和成年人群的峰值骨量,延缓随着年龄增长造成的骨质流失,并减少骨质疏松性骨折的风险。

髋关节骨质量每下降1个标准差,骨折的风险增加3倍。女性的髋部骨折风险等于她患乳腺癌、子宫癌和卵巢癌的综合风险。

据报道,"骨质疏松症"一词最早出现于法国,可追溯至19世纪20年代,用于描述解剖尸体中发现的空洞骨骼(Kanis et al., 2018),但像本书所讨论的其他慢性疾病一样,骨质疏松症自古以来一直存在。正如圣经中记载的那样,公元前990~公元前970年的以色列统治者King David,晚年期间可能患有骨质疏松症(Ben-Noun, 2002),根据本章开头来看,他已经将骨质流失与不良习惯和力量联系起来。骨科考古学家发现,在以色列南部内盖夫沙漠发现的六世纪女性遗体中发现严重骨质疏松症,两例胸椎椎体压缩性骨折,多个部位的骨密度低于预测年轻人骨密度的5~8个标准差(Foldes et al., 1996)。在上埃及利什特出土的一具木乃伊中记载了一例由骨质疏松症引起髋部骨折的病例,该木乃伊可追溯到第十二代王朝(公元前1990~公元前1786年)(Dequeker et al., 1997)。

即使在古代,尽管男性和女性因为游牧或农业生活方式而进行体力活动,妇女的骨密度也比男性低,骨质疏松的风险高于男性。在奥地利,青铜器时期(公元前2200年~公元前1600年)挖掘的一组骨骼中,14名约45岁的女性股骨颈部的骨密度为$0.98\pm0.15\ g/cm^2$,明显低于现场发现的5名男性的平均值($1.2\pm0.26\ g/cm^2$)(Frigo et al., 1995)。

其他考古学证据表明,骨质疏松症在21世纪已成为一个更普遍的健康问题,因为骨质疏松性髋部骨折的发病率已经越来越高,仅仅是因为越来越多的人活得更久,美国和欧洲比预期的更多。在伦敦斯皮塔佛德的基督教会修复期间,发掘出了87具年龄在15~89岁之间的白人妇女的骨骼,她们死于1729~1852年(Lees et al., 1993)。她们的股骨颈骨矿物质丢失率明显低于294名年龄在42~48岁现代女性更年期前后的比较样本。作者认为,与斯皮塔佛德样本相比,现代妇女的日常体力活动量较低,斯皮塔佛德时期的人通常每天工作14~16小时,操作织布机,步行运送。在过去的200年里,还有其他

网络资源

www.nof.org/professionals。国家骨质疏松基金会卫生专业人员网站。

www.niams.nih.gov/Health_Info/Bone/。美国NIH资源中心骨质疏松症和相关骨病,提供各种骨骼健康主题和患者信息的链接。

www.surgeongeneral.gov/library/bonehealth/content.html。美国卫生与人类服务部网站上关于骨骼健康的外科医生报告。

可能导致骨量更多流失的变化,包括含钙奶制品的消费减少,以及更多的人们吸烟。所有这些因素都是骨质疏松症发展的可改变的风险。

约五分之一的髋部骨折患者中,大多数75岁以上的患者在骨折后的一年中死亡,50%的幸存者仍需依赖其他人的照顾。

问题的重要性

2017年的全球疾病负担研究估计,全球约有5%的男性和近7%的女性患有低骨密度,这表明可能存在骨质疏松症(GBD 2017 Collaborators, 2018)。在北美、欧洲、日本和澳大利亚等工业化国家,多达4 900万人符合世界卫生组织的骨质疏松症标准(Wade et al., 2014)。

据估计,2017年全球因低骨密度而导致的死亡人数达到327 000人,较2007年增加33%。同年,跌倒导致的死亡人数为238 000人,较2007年增加41%(GBD 2017 Collaborators, 2018)。

在美国,跌倒是导致老年人受伤和死亡的主要原因。2014年,近30%的社区居住的65岁及以上的成年人表示曾经摔倒过(Bergen et. al., 2016)。近2 900万次跌倒中,将近40%需要医疗治疗或导致至少一天的活动受限。2016年,美国约有3万人因跌倒而死亡(Burns et al., 2018)。

在美国,髋部或腰椎被诊断为骨质疏松症的年患病率约为1 000万人,其中80%为女性。据估计,另有4 400万名50岁及以上的美国人中,有54%的成年人在这些部位之一患有骨质疏松症(Wright et al., 2014)。2013~2014年,根据美国国家健康和营养检查调查(NHANES)的估计,50岁及以上的美国成年人髋部骨质疏松症的患病率为6%、腰椎骨质疏松症的患病率为8%、任一部位骨质疏松症的患病率为11%(Looker et al., 2017)。这些比率比2007~2008年高出1%~7%。从2005~2006年到2013~2014年,髋部骨密度的年龄标准化均值下降:男性从0.86 g/cm² 下降到0.85 g/cm²,女性从0.79 g/cm² 下降到0.77 g/cm²(Xu et al., 2018)。体重指数(BMI)和体力活动与男女骨密度均呈正相关。

与世界其他地区的人群队列中观察到的比率相比(表11.2),美国50岁及以上的人群中骨质疏松症的发病率较低(Wade et al., 2014)。

表11.2 WHO定义的美国和其他地区骨质疏松症在50岁及以上人群中的患病率(单位:%)

国家	髋部	髋部或脊柱
男性		
美国	2	4
英国	1	7
加拿大	2	3
法国	2	8
德国	2	8
意大利和西班牙	2	8
澳大利亚	2	6
日本	4	6
女性		
美国	14	16
英国	9	27
加拿大	11	18
法国	15	32
德国	15	33
意大利和西班牙	12	30
澳大利亚	10	22
日本	14	38

数据来源:Wade et al., 2014。

骨质量通常在白人或亚裔、体型瘦小、久坐的女性中最低(Robitaille et al., 2008)。图11.1展示了根据主要种族和族裔群体划分的美国女性和男性骨质疏松症和骨质疏松症前期的发病率。在美国50岁及以上的成年人中,非西班牙裔白人女性中有17%患有骨质疏松症,西班牙裔或拉丁裔女性中有20%患有骨质疏松症,而亚裔女性中有40%患有骨质疏松症。黑人女性和超重或肥胖的女性骨密度较高,因此患骨质疏松症的风险相对较低。非西班牙裔黑人女性中有8%患有骨质疏松症,与白人、西班牙裔和亚裔男性的患病率相似。黑人男性中有2%患有骨质疏松症,但另有26%患有骨质疏松症前期。约57%的西班牙裔或拉丁裔女性和约47%的亚裔男性和女性患有骨质疏松症前期。预计在寿命增加的国家,即老年人口数量增加的国家中,骨质疏松症的患病率将继续增加。根据2010年之前发病率增长的趋势,预计到2030年,美国50岁及以上的男性和女性中将有7 000万以上(Wright et al., 2014)。图11.2展示了根据美国各州预测的2030年骨质疏松症和骨质疏松症前期的发病率。

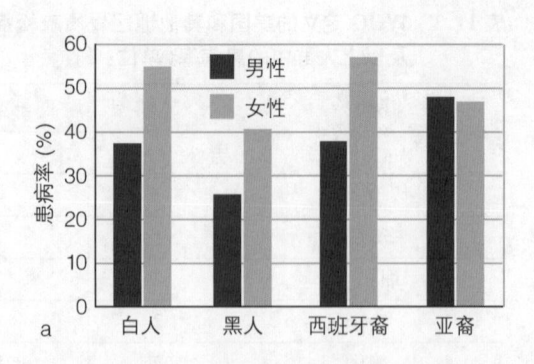

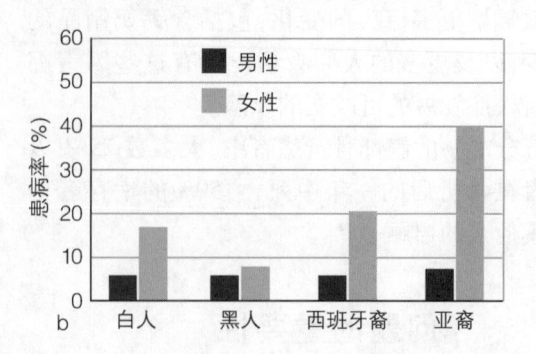

图 11.1 （a）美国 50 岁及以上成年人的骨质疏松症发病率；（b）美国 50 岁及以上成年人的骨质疏松前期发病率。基于 NHANES 2013～2014 年的数据。

数据来源：NHANES 2013～2014；Looker et al.，2017。

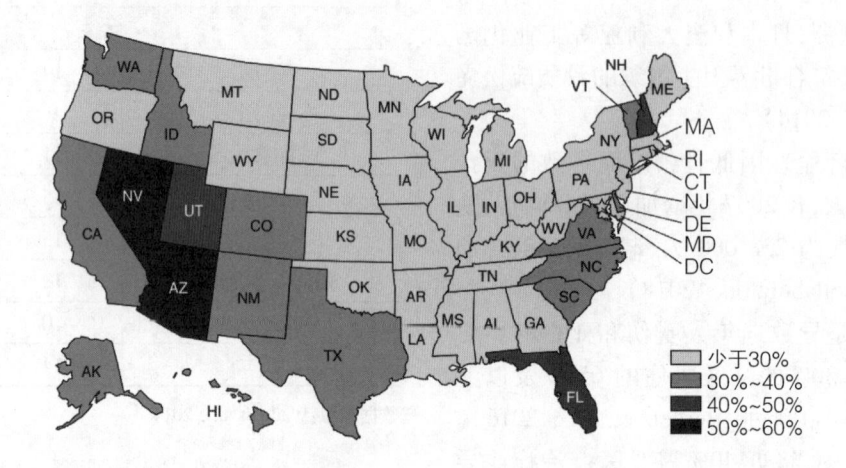

图 11.2 从 2010～2030 年美国骨质疏松症和骨质疏松前期患病率预计增加的趋势。

资料来源：Wright et. al.，2014。

AL：亚拉巴马，AK：阿拉斯加，AZ：亚利桑那，AR：阿肯色，CA：加利福尼亚，CO：科罗拉多，CT：康涅狄格，DE：特拉华，FL：佛罗里达，GA：佐治亚，GU：关岛，HI：夏威夷，ID：爱德荷，IL：伊利诺伊，IN：印第安纳，IA：艾奥瓦，KS：堪萨斯，KY：肯塔基，LA：路易斯安那，ME：缅因，MD：马里兰，MA：马萨诸塞，MI：密歇根，MN：明尼苏达，MS：密西西比，MO：密苏里，MT：蒙大拿，NE：内布拉斯加，NV：内华达，NH：新汉普郡，NJ：新泽西，NM：新墨西哥，NY：纽约，NC：北卡罗来纳，ND：北达科他，OH：俄亥俄，OK：俄克拉荷马，OR：俄勒冈，PA：宾夕法尼亚，PR：波多黎各，RI：罗德岛，SC：南卡罗来纳，SD：南达科他，TN：田纳西，TX：得克萨斯，UT：犹他，VT：佛蒙特，VA：弗吉尼亚，VI：维尔京群岛，WA：华盛顿，WV：西维吉尼亚，WI：威斯康星，WY：怀俄明

2015 年，大约有 4% 的医保受益人（即约 140 万人，其中包括至少 97 万名女性和 41 万名男性）患有 160 万例骨质疏松性骨折（Hansen et al.，2019）。此外，医保优选受益人还发生了额外的 70 万例骨折，因此所有医保受益人共计遭受了 230 万例骨折（Hansen et al.，2019）。据进一步估计，约有 20% 的医保受益人在新发生骨折后的 12 个月内死亡。髋部骨折后的死亡率为 30%。

骨质疏松性骨折后的医疗保健费用高昂。2015 年，新发生骨质疏松性骨折的每位受益人的年度医疗费用（包括医疗保险支付和受益人的费用共担部分）为 21 844 美元，这使得 2015 年医疗保险的医疗费用达到了超过 63 亿美元（Hansen et al.，2019）。预防 5%～20% 的后续骨折可能在新发生骨质疏松性骨折后的 2～3 年内节省医保支出约 3.1 亿～12 亿美元（Hansen et al.，2019）。国家骨质疏松基金会预测，2025 年骨质疏松症将导致 300 万次跌倒，造成 250 亿美元的费用。

> ### 骨折发病率
>
> 据估计,2015 年,超过 200 万名美国医保受益人因骨质疏松症或骨质疏松前期导致了 230 万起骨折,其中包括以下列表中的骨折情况。
>
> **2015 年骨折部位及案例数(占比)**
> - 脊柱 380 000 例(23%)
> - 髋部 280 000 例(17%)
> - 小臂/腕部 220 000 例(13%)
> - 肋骨 190 000 例(12%)
> - 小腿 170 000 例(10%)
> - 上臂 150 000 例(9%)
> - 大腿 120 000 例(7%)
> - 骨盆/骶骨 100 000 例(6%)
> - 锁骨 40 000 例(2%)
>
> 数据来源:Hansen et al., 2019。

骨折与死亡率

骨质疏松症或骨质减少导致美国每年有超过 200 万的骨折病例,其中包括大约 30 万例髋部骨折、55 万例椎体粉碎性骨折、40 万例腕部骨折,以及 30 万例其他类型骨折(National Osteoporosis Foundation,2002)。据预计,至 2025 年,年骨折病例将超过 300 万。目前,全世界约有一半的髋部骨折发生在欧洲和北美,但据估计,到 2050 年,这些地区将只占骨折总数的四分之一,因为预计亚洲和拉丁美洲的发病率将显著上升(Riggs et al.,1995)。在美国和世界各地,50 岁以上的女性患由骨质疏松症引起的髋骨、椎骨、前臂骨折的风险为 40%~50%,而男性风险则为 13%~22%(Johnell et al.,2005)。女性患髋骨骨折的风险概率等于她患上乳腺癌、子宫癌与卵巢癌的概率之和。骨质疏松性骨折是导致老年人残疾与死亡的重要原因。大约 20% 的患者在髋骨骨折的一年后死亡,而在幸存者中,大约有 50% 的患者只能依靠他人照顾度过余生。虽然男性髋骨骨折的风险很小,但髋骨骨折后就会有两倍的死亡风险。

据估计,白人女性髋部骨折的终生风险为 17.5%,白人男性为 6.0%。据估计,黑人妇女和男子的风险较低:分别为 5.6% 和 2.8%。白人女性椎骨骨折或桡骨远端骨折的风险大约为 16%,而股骨近端骨折、桡骨骨折或椎骨骨折的风险为 40%。脊椎骨折,包括微压缩骨折或挤压骨折,占所有骨折的一半。70 岁以上的人中有四分之一的人有椎骨压缩性骨折,这会导致胸椎后凸(老妇驼背症)。如果白人女性在绝经后没有及时接受治疗,那她们的身高将缩短 6.4 厘米。骨质疏松症的并发症造成了公共卫生的经济负担。2005 年,治疗股骨近端骨折、桡骨骨折和椎骨骨折的直接成本大约为 190 亿美元。据预计,至 2025 年,治疗成本将上升至 250 亿美元。西班牙女性骨折的风险上升最快,至 2025 年她们可能将花费 20 亿美元的治疗成本(National Osteoporosis Foundation,2010)。

骨质减少与骨质疏松症的病源

骨质疏松症主要有两种类别,原发性骨质疏松症包括年龄依赖性骨质疏松症(Ⅰ型或高龄型),以及骨丢失和绝经后骨量减少引起的骨质疏松症(Ⅱ型)(Garnero et al.,1997)。继发性骨质疏松症是由另一种疾病引起的,但是可能与高龄或者更年期相关。这一章主要讨论原发性骨质疏松症,因为它受到体力活动的积极影响,特别是在青春期和成长期骨量会增加,年老时骨质会流失。骨质疏松症主要是由松质骨骨质量流失(即骨小梁和它们之间的隔膜)或者骨微损伤引起的(Johnston et al.,1995)。与骨生物学和骨质疏松症或骨折风险相关的近 150 个不同基因已被发现。然而,现有研究仅能解释骨矿物密度总估计的不到 10% 的遗传变异(Mäkitie et al.,2019)。每个基因变异仅占很小一部分,并且通常具有未知的临床意义。在一项大型 Meta 分析中(Estrada et al.,2012),与骨密度相关的 56 个基因变异中有 14 个[包括骨保护蛋白、核因子 kappa-B 受体激活剂(RANK)、RANK-L、wingless-related 整合位点(Wnt)、运转相关转录因子 2R(RUNX2)和硬化蛋白]被提议用于理解由单一基因突变引起的遗传性单基因骨疾病,如骨发育不全(易碎骨)、佩吉特病(变形骨)和骨硬化症(石化骨),这些是脆弱骨疾病。仅有 6 个基因变异被提议用于理解低能量骨折(例如骨质疏松性骨折)的多基因风险(多个基因的 DNA 序列的罕见变异)。对大多数人骨健康的遗传学作用尚未确定,这强调了饮食和体力活动等生活方式行为的重要性。

广义的继发性骨质疏松症病因	
性腺功能低下症	肾上腺皮质功能亢进
甲状腺毒症	神经性厌食
高催乳素血症	糖尿病
妊娠	维生素 D 缺乏症
慢性肝病	酒精中毒
慢性肝素使用	抗痉挛药物
骨生成	高胱氨酸尿
风湿性关节炎	骨髓瘤

膳食中的钙和维生素 D 以及定期的体力活动有助于达到峰值骨密度,尤其是在 20 岁之前。女性的骨质流失与雌激素水平相关,而与雄激素水平相关性较小,并且在绝经后骨质流失加速。尽管男性和女性的饮食和生活方式风险因素相同,但男性的骨质流失速率约为女性的一半,并且男性的原发性骨质流失机制尚不明确。在 20~80 岁之间,男性体内生物活性睾酮(未与球蛋白结合的部分)下降约 60%,但在男性中,似乎雌激素(由酶芳香化酶从睾酮转化而来)对骨骼的影响大于睾酮(Olszynski et al.,2004)。

性别差异

随着年龄的增长,男性和女性的骨丢失率也不同。在所有年龄段,男性都比女性有更多的骨质,并且男性的自然性骨质流失更加平缓。男性的骨质流失被认为是在 40~45 岁开始的,每年大约增加 0.5% 的速率,然后在 60 岁后每 10 年飞速增长到 4%,直至 90 岁(Menkes et al.,1993)。女性的骨质流失在 35 岁左右开始,骨质流失率约为 1%~2%(Whitfield et al.,1998)。哺乳期间,分娩后的开始 6 个月骨丢失率略有增加,暂时增加到 7%,在月经恢复时则回到正常的丢失率(Sowers et al.,1993)。另外,女性在停经后的 5~7 年中,骨质流失率最多会增长到 20%(Riggs et al.,1986)。女性骨质疏松性骨折发病率的差异主要是因为女性骨质疏松性骨折的减少越来越显著,而男性的骨质疏松性骨折的发病率也有很大的差异。妇女晚年骨质疏松症的发病因绝经后不久的骨骼健康状况而异。最近的一项研究报告了美国一组绝经后妇女的骨扫描结果,这些女性在 65 岁时第一次被扫描时骨密度正常。在随后的检查中,至少 10% 的女性出现骨质疏松症,对于最初骨密度正常或轻度骨量减少者出现该情况为 15 年后,对于中度骨量减少者为 5 年后,对于严重骨量减少者为 1 年后(Gourlay et al.,2012)。

人们相信,绝经后雌激素水平的显著下降导致了女性更加严重的骨质流失。女性绝经后的 15 年内,雌激素缺乏会导致 75% 甚至更多的骨质流失。男性在 60 岁左右时,骨质流失速度加快,并且有些男性的骨质流失与自身性腺功能衰退有关(WHO Study Group,1994)。

与男性相比,女性绝经后骨质疏松性骨折的概率更高。如果没有激素替代疗法,女性将在绝经后的 5~7 年内流失 20% 的骨质。

骨更新与骨退化

为了了解体力活动如何延缓骨退化,有必要了解骨再生的基本知识。骨内膜是指髓腔中央骨内层的细胞层。骨膜是指中央髓腔外的骨细胞。大约 30~40 岁后,骨内膜骨丢失的速度比骨膜骨沉积的速度更快。这叫作骨退化,会导致骨质减少,是骨质疏松的危险因素。骨退化的妇女中有三分之一患骨质疏松症(图 11.3)。

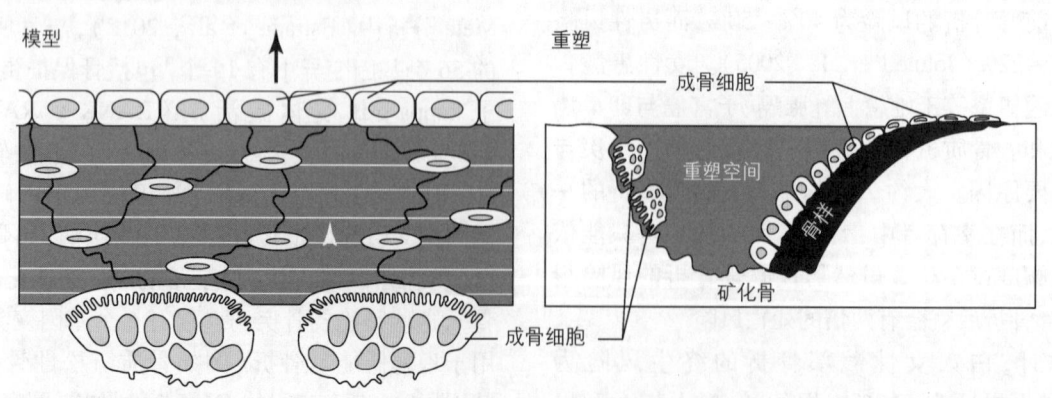

图 11.3 骨重塑涉及破骨细胞骨丢失与成骨细胞骨再生的平衡。当这两个过程不再平衡,骨丢失超过骨再生,骨退化发生。

资料来源:Office of the Surgeon General。

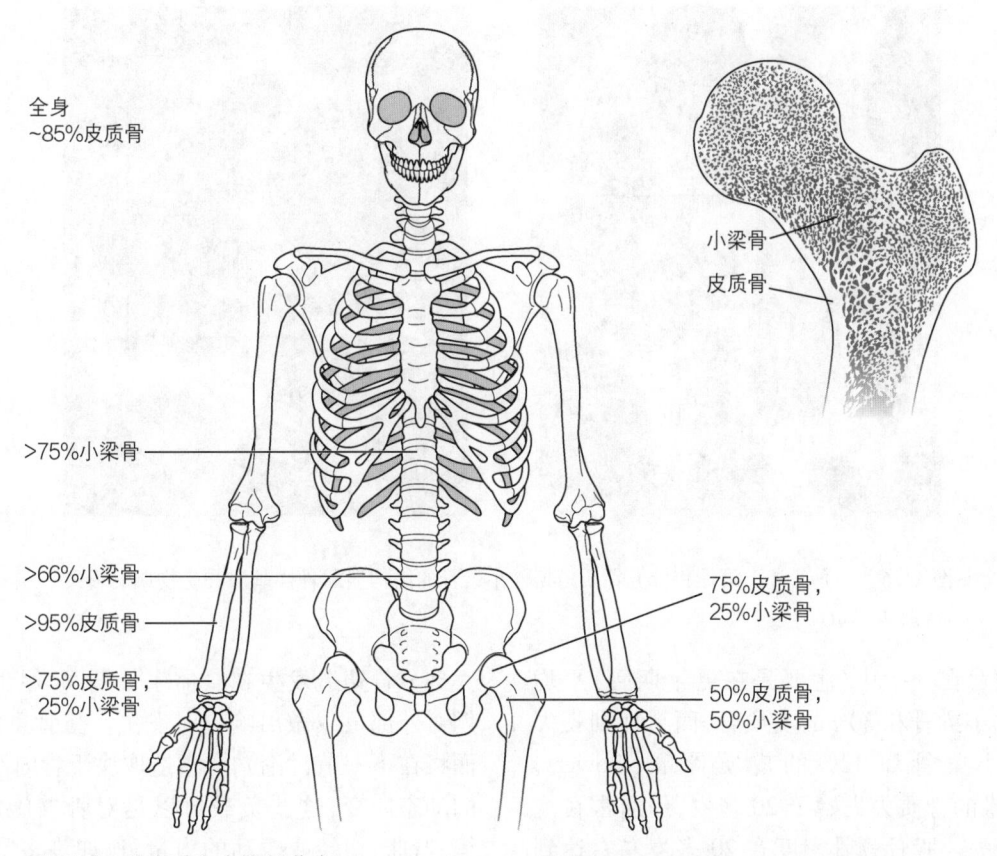

图 11.4 骨皮质和小梁骨分布。

骨骼分为两种类型：皮质骨和小梁骨。皮质骨，又称致密骨，主要分布在长骨的干部，并占据了大约80%的骨骼总量。它保护骨髓腔或骨髓的内部腔，并提供了身体结构、姿势和运动的框架，因为它对弯曲和扭转力具有抵抗力。小梁骨是多孔组织，骨小梁的网格或蜂窝状排列在胶原骨基质中，处于皮质骨的保护下。骨小梁之间的空间含有骨髓和血管，并根据骨骼通常承受的加载或弯曲力的大小而变化（例如，手腕与肋骨相比）。骨小梁的密度取决于矿物质的沉积。松质骨分布在椎骨、骨盆、扁平骨和长骨的端部，在关节加载时帮助吸收力量的传递（图11.4）。

每体积小梁骨比皮质骨具有更大的比表面积和代谢活性（如骨与血液之间的矿物质流量更高）；小梁骨的形成和吸收比皮质骨快6倍左右。因此，小梁骨更易患骨质疏松症（图11.5）。

骨密度的增加（在生长期间）和减少（随着年龄的增长）取决于破骨细胞和成骨细胞活动的平衡。在青少年时期骨的生长和成熟过程中，成骨细胞的活性超过破骨细胞的活性，从而使骨骼生长并增加其矿物质密度。在达到骨量峰值后，破骨细胞的活

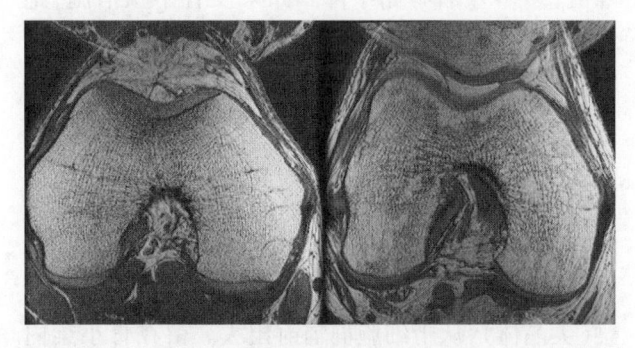

图 11.5 右图为有骨质疏松症的股骨远端，脊柱有积损物的高分辨率局部交叉图像；左图为躯体控制图像。可以看到在脊柱有劳损的图像中，黑色线条（骨骼）更少，白色线条（骨髓）更多。

性逐渐超过成骨细胞，导致骨样基质中空洞的积聚（图11.6）。

在正常的衰老过程中（即没有生活方式的干预），妇女会同时失去骨内膜和骨膜骨。相比之下，老年男性净骨丢失较少，因为他们的骨膜骨保持更稳定，这可以部分补偿他们的骨内膜骨丢失，以帮助延缓骨强度的丧失。老年男性的骨比女性的大，也是因为他们年轻时就高于女性（Szulc et al., 2007）。

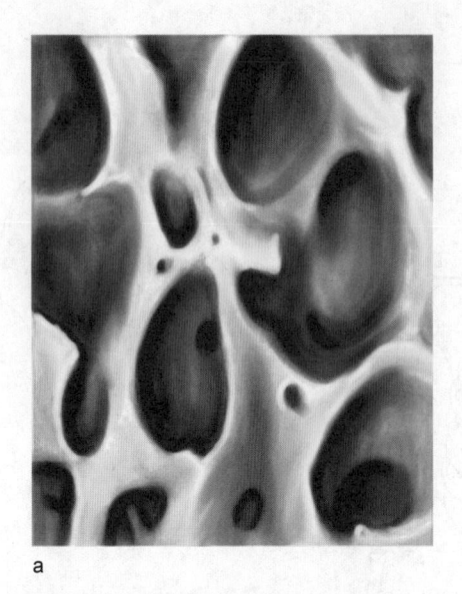

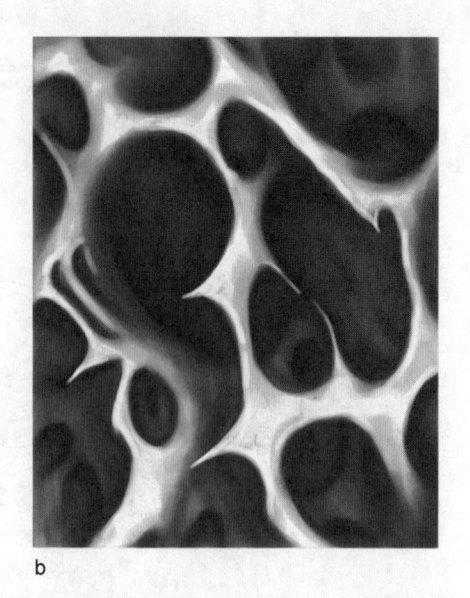

图 11.6 （a）正常小梁骨和（b）骨质疏松性小梁骨的结构显示骨样基质和矿物质的丢失。
资料来源：2011。

白人妇女在一生中（主要是在更年期后）平均丧失50%的小梁骨和30%的皮质骨，而男性则丧失约15%的小梁骨和12%的皮质骨量（Sowers，1997）。脊椎的骨质丢失始于20多岁，但通常在绝经后才会消失。股骨颈骨密度在20多岁左右达到峰值，30岁左右开始下降。如果没有干预措施，绝经后10~15年，每年约有5%的小梁骨和1%~1.5%的总骨量丢失。黑人妇女的损失率较低。

骨形成

骨形成（骨发生）始于胚胎时期，来自骨髓中的一簇簇的间充质干细胞，这些细胞分化形成成骨细胞（骨形成细胞），它们分泌主要由胶原（一种纤维性硬蛋白）构成的骨基质。该基质被钙化形成骨小梁（尖晶体），从干细胞群辐射出去。留在骨小梁内的成骨细胞会转变为骨细胞。然后，小梁聚集在一起形成钙化骨层。间充质干细胞也分化形成骨膜，这是一种含有血管的结缔组织膜，覆盖在骨骼的外表面上，具有外层含有纤维细胞（维持结缔组织的细胞）和内层骨源性韧皮层（含有前体细胞，这些细胞会成为成骨细胞，增加骨骼的皮质宽度）。来自骨膜的血管通过沃尔克曼管进入骨骼，并通过哈弗氏管沿着骨骼的长度延伸。长骨的内部髓腔（髓腔）由另一种含有调节骨宽度的破骨细胞的血管化膜覆盖，这种膜称为骨内膜。

骨塑造

健康的皮质骨和梭形骨有效地平衡了骨矿物质与拉伸强度（即对负载或应变下的抗折断能力）。大部分骨塑造发生在骨骼生长期间，但也会在成年期对外部负载做出响应时发生。与骨重塑不同（后面将在下一节讨论），骨塑造取决于骨内对外部负载的动态应变，这些负载可以是对骨骼施加压力、压缩、弯曲、扭转或振动的力量，例如许多类型的体力活动和锻炼所特有的力量。我们将在本章后面看到证据，即在儿童和青少年生长期间，骨骼似乎对动态锻炼做出了最积极的反应，但成年人的成熟骨骼也对逐渐增加的负载，特别是不熟悉的负载做出了有利的适应（Santos et al.，2017）。通过轴向负载（即与骨干平行）和径向负载（即弯曲）的组合，骨骼会发生变形（即受压、振动或弯曲），从而在骨骼上产生应变梯度和骨内的剪应力，这些剪应力是通过连接微丝（受拉力）和微管（受压力）的皮质骨小管网传递细胞调节蛋白到骨细胞细胞核。应变梯度最大的部位具有更大的流体剪应力和最多的骨膜骨形成（Allen et al.，2019）。

骨重塑

骨健康取决于正常功能和骨吸收细胞（破骨细胞）和成骨细胞（成骨细胞、骨细胞和骨表面细胞）之间的复杂通信所实现的平衡骨周转。成骨细胞和骨吸收细胞（破骨细胞）以及它们的前体细胞，组织在骨重塑单位中，旧的矿化骨由破骨细胞在吸收部位吸收（即分解），破骨细胞被吸引到吸收部位，通过吞噬作用的蛋白酶（分解蛋白质的酶）消化旧骨。破骨细胞是源自称为巨噬细胞的免疫细胞的吞噬细胞。

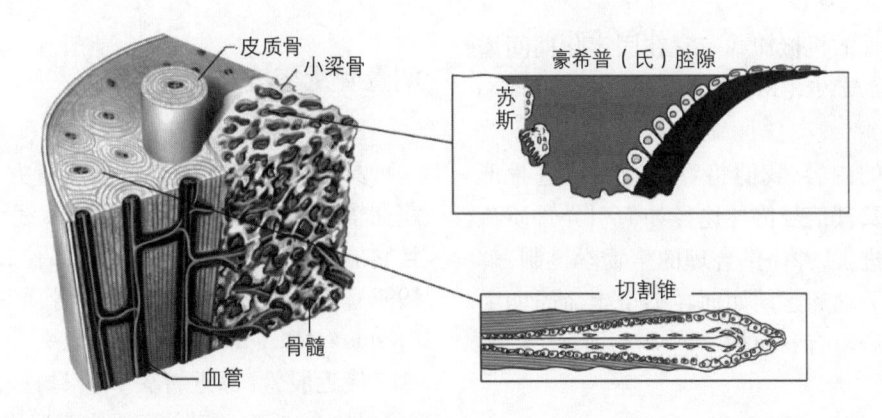

图 11.7 展示了梭形骨（豪希普氏腔隙）和皮质骨（切割锥）重塑单位中的骨吸收和骨形成。

骨重塑单位的功能分为六个连续阶段：休息期、激活期、吸收期、逆转期、形成和矿化、回归休息期。在最初的休息期之后，破骨细胞被招募，骨表面细胞被撤回。破骨细胞通过在梭形骨中的豪希普氏腔隙（类似沟槽的空腔）或穿入皮质骨基质的切割锥中进行吸收（图11.7）。然后，在吸收和新骨基质初次形成之间有一个1~2周的逆转间隔，以及一个3~6个月的形成和新骨基质矿化期（尽管四分之三的矿化在1周左右完成）。完成所有这些后，再次回归休息期。通常，整个骨骼每10年更新一次（Zhou et al., 2010）。

在骨塑造和骨重塑过程中，骨细胞感知机械载荷，并对血液中的激素、细胞因子以及钙和磷酸盐浓度做出反应。它们通过一种分枝的胞质突起网络，称为从骨细胞伸展出的称为纤毛的结构，与彼此以及沿骨表面排列的细胞进行通信。这些纤毛穿过骨内的微小管道，称为小管，这些小管通过连接细胞质的间隙连接在一起，以允许分子、离子（例如钙和钾）以及电信号（例如压电电荷）通过受控门传递。

成骨细胞产生巨噬细胞集落刺激因子（M-CSF），以增加骨髓中的前破骨细胞的数量。然后，破骨细胞在对 M-CSF 的反应中在其表面表达 RANK。RANK 抑制成骨细胞的发育和活性，同时通过凋亡促进成骨细胞的死亡（通过核碎裂的程序性细胞死亡）。成骨细胞表达一种名为 RANK-L 的蛋白质，它是一种与破骨细胞上的 RANK 结合的表面配体。RANK-L 的结合刺激成骨细胞的发育和活性（这个过程称为破骨细胞发生），同时抑制破骨细胞的死亡。因此，RANK-L 与 RANK 的比例似乎是调节骨吸收和重塑的关键（Boyce et al., 2012）。

骨母细胞通过产生骨保护素（OPG），一种诱引 RANK-L 并阻止其与 RANK 结合的诱饵受体，调节破骨细胞的形成。这一过程限制了过度的破骨细胞形成，并保护骨骼免受过度吸收。RANK-L 和 OPG 之间的平衡对于正常的骨骼周转和骨骼健康至关重要。反过来，破骨细胞也调节着骨母细胞。例如，骨基质中嵌入的生长因子，包括骨形态发生蛋白、类胰岛素生长因子（IGFs）和转化生长因子 β（TGF-β），在吸收过程中释放出来，刺激骨母细胞的发育和骨组织的形成。骨形态发生蛋白具有强大的成骨作用，对于骨重塑和骨质维持至关重要，部分原因在于增加了与干细胞和骨形成相关的 RUNX2 和骨母细胞基因转录因子的表达（Siddiqui et al., 2016）。

骨表面细胞（骨表面的一群类似成纤维细胞的细胞）识别需要吸收的部位。它们撤退并分泌胶原酶，以清除未矿化的骨基质表面层，并帮助从循环中招募破骨细胞的前体到该部位。成熟的破骨细胞附着到吸收部位后，它们降低 pH 并分泌蛋白水解酶，包括蛋白酶 K 和基质金属蛋白酶，以消化基质和骨细胞。然后，破骨细胞释放生长因子，如 TGF-β，促进骨母细胞的成熟，刺激新骨的形成。其他细胞因子帮助调节骨周转。骨母细胞和骨细胞中的 Wnt 信号通路影响骨母细胞和破骨细胞，从而导致整体骨形成增加（Houschyar et al., 2019）。Wnt/β-连环蛋白通路信号骨母细胞来源于干细胞的分化和骨形成，并通过增加骨保护素的分泌对破骨细胞的分化和骨吸收产生负面影响（Siddiqui et al., 2019）。

骨细胞分泌一些蛋白质，如位于 X 染色体上的调节磷酸盐中性内切肽酶，对骨矿化至关重要。骨细胞还对骨产生内分泌影响，包括成纤维细胞生长因子和硬化蛋白。硬化蛋白是一种糖蛋白，它抑制了 Wnt/β-连环蛋白信号传导和骨母细胞的活化，从而抑制了骨形成（Boyce et al., 2012）。它在调节骨骼生长中起着中心作用。在成年人中，硬化蛋白的分泌取决于对骨的机械加载。它在固定化期间增加，而通过承重减少（McClung，2017；Sugiyama et al.，2017）。

在本章后面的内容，我们将看到这些促进骨形成和更新的因素及其信号传导途径如何引导骨质疏松症药物治疗的进展，并提供合理的生物学机制，解释定期进行体力活动和运动如何在整个生命周期中对骨密度和强度产生有利影响。

荷尔蒙的影响

降钙素、甲状旁腺激素、维生素 D_3 和雌激素是骨吸收的主要激素调节剂。前三者的主要功能是调节血液中的钙的生理水平。甲状旁腺激素通过刺激骨骼中钙的吸收来促进骨重塑，而降钙素则抑制吸收。甲状旁腺激素通过刺激 RANK-L 和抑制 OPG 来间接诱导成骨细胞形成。持续高水平的甲状旁腺激素会增加骨吸收，而低水平和间歇性的甲状旁腺激素剂量会导致腰椎和髋部骨矿密度增加，并通过促进成骨细胞的发育、减少成骨细胞凋亡以及激活骨周细胞来促进新骨形成。NHANES 研究对人群进行监测发现，低水平的 25-羟基（25-OH）维生素 D 是骨质疏松症的危险因素。25-OH 在肾脏中转化为生物活性代谢物 1,25-二羟基维生素 D，增强骨对钙的吸收。此外，雌激素受体在成骨细胞上的存在表明雌激素对成骨有直接影响。雌激素刺激多种骨生长因子（如胰岛素样生长因子Ⅰ和Ⅱ），并抑制淋巴因子白细胞介素-1 和白细胞介素-6（炎症期间调节免疫反应的细胞），从而促进骨质减少。雌激素还刺激降钙素的合成，降钙素抑制骨吸收，增加成骨细胞中的维生素 D 受体，从而影响骨中 1,25-二羟基维生素 D 的活性（Speroff et al.，1994）。雌激素减弱破骨细胞的发生，并刺激破骨细胞的凋亡。雄激素也有益于男性和女性骨量的发育和维持。雄激素缺乏会导致男性骨重塑增加和骨量减少。

骨测量技术

无任何症状伴随骨丢失，所以诊断困难。骨量通常表示为骨密度或骨矿物质含量。使用的两种最常用的测量技术是双能 X 射线吸收法（DXA），它提供面积密度（单位：g/cm^2）和计算机断层扫描（CT），后者测量体积密度（单位：mg/cm^3）。

测量骨量密度与骨矿含量

DXA 是最受欢迎的一种技术。因为它能提供一种具体又快速的骨量密度测量方式，可最小地暴露在辐射之中（不到标准胸腔 X 线量的 1/10）。并且它能虚拟地勘察全部骨骼部位（Garnero et al.，1997）。这是描述骨质疏松和骨质减少的普遍标准（Kanis et al.，2008）。

接近股骨（靠近臀关节），脊柱和邻近手臂的周围桡骨（靠近腕关节）等部位普遍用 DXA 或 CT 测量。对于骨量密度测量来说，股骨颈与腰部脊柱是最佳的部位，因为它们是常见的骨折部位。现在，还没有单个部位能预测出其他部位的骨密度，但股骨颈测量已经有了最普遍的运用（Sowers，1997）。

血清骨形成和吸收指标可帮助检测骨密度的变化。血清骨钙素（骨钙素）、骨特异性碱性磷酸酶（BAP）和胰岛素样生长因子Ⅰ（IGF-Ⅰ）是骨形成的常用指标。另一种酶，抗酒石酸酸性磷酸酶（TRACP）和蛋白c端交联的Ⅰ型胶原端肽（Ictp）是骨吸收的指标。血清 1,25-二羟基维生素 D 和尿腺苷 3,5-环磷酸腺苷水平也被用作骨转换的指标（Menkes et al.，1993）。骨转换测量是诊断或监测低骨量的一种研究工具，而不是一种临床方法（Sowers，1997）。

测量骨骼强度

当外部负荷超过了骨强度可支持范围，骨折就会发生。骨强度取决于骨大小与骨量、结构（空间分配、形状和微结构体系）和物质组成（胶原质、微损伤、有孔性和矿化）。

大部分锻炼研究使用由 DXA 测量的骨密度作为骨强度的一种代表性测量。因为低骨密度对于预测骨折发生次数是一种独立的风险因素（Kanis et al.，2008）。然而，80%的骨折发生在那些未患骨质疏松却患骨质减少甚至由 DXA 测为正常骨密度的人身上（Jarvinen et al.，1999）。其他的测量方法如定量计算机断层扫描（QCT），磁共振成像（MRI）或由 DXA 获取的臀部结构分析（HSA）被用来评估骨大小，形状及结构。现在已经知道，即使是骨量分布的微小变化，增加骨横截面的皮质和小梁结构，也可以增加骨的强度，而不管总的骨密度如何。在本章的后面，我们将看到一些证据表明，通过将小梁骨转移到皮质骨上，将负荷施加在特定部位的运动可以增加骨的截面积和强度。因此，即使在不改变骨密度的情况下,运动也可以提高骨的抗弯强度。(Adami et al.,1999;Jarvinen et al.,1998)。

风险因素及预防措施

双胞胎和家庭研究显示,骨折的骨密度和其他风险因素(如骨细胞的死亡和置换和骨几何形状)部分遗传。然而,大多数调节骨的基因尚未发现。遗传和家庭的影响都随着年龄(如随着人们变老的风险增加)和环境因素(如饮食和运动)的变化而改变(Ralston et al.,2010)。

有些病症主要在人年老的时候显现出来(如库欣病、畸形性骨炎、性腺机能减退、肢端肥大症、甲状腺或甲状旁腺疾病、类风湿性关节炎和癌症),这些疾病可能会导致骨质疏松。另外,一些特定的药物已确认会降低骨质,并增加骨质疏松、骨折的风险。这些药物多含有过量的糖皮质激素、抗痉挛药和甲状腺素,以及一些用来治疗癌症的抗肿瘤药剂。

骨质疏松的发展程度与发育过程中骨质积累的最大量成反比,与衰老过程中的骨质流失速度与持续跨度成正比,这个速率在女性更年期后会加快。骨峰值越低或者骨质流失率越大,患骨质疏松的风险也越高。其中主要的可控与不可控的影响因素,包括缺乏身体锻炼等,已列于方框内。

```
┌─────────────────────────────────────┐
│         骨质疏松的影响因素           │
├─────────────────────────────────────┤
│ 可控因素            不可控因素       │
│ ● 吸烟习惯          ● 遗传           │
│ ● 过量饮酒          ● 天生骨架较小   │
│ ● 睾酮过低          ● 女性           │
│ ● 维生素 D 的摄取   ● 种族(亚欧裔)│
│ ● 缺乏身体锻炼      ● 年龄           │
│ ● 钙质吸收          ● 绝经后期       │
│ ● 厌食暴食          ● 闭经绝经       │
│ ● 月经不调          ● 过早绝经       │
│ ● 药物作用(如苯二                   │
│   氮䓬类药物)                       │
└─────────────────────────────────────┘
```

膳食钙与维生素 D

推荐将富含钙、维生素 D 以及蛋白质的饮食结构来提高骨质健康和降低骨质疏松与骨质缺失的概率。钙是骨骼的主要组成成分,骨骼储存了人体内99.5%的钙量,并通过血液为人体的新陈代谢提供需要的钙(如神经传导和肌肉收缩)。缺钙则是导致骨质流失与骨质疏松的因素之一。根据年龄变化,专家建议青少年每日摄取的钙量应调整并控制在 1 000~1 300 毫克。对于一些地区的人们来说,保证这一点并不是什么困难的事。例如,罕萨人生活在中国与巴基斯坦间的高山鞍部,以世上最长寿的族群而闻名。罕萨人的长寿很大程度上被归因于其饮用的水——"冰河之乳"。因冰河发源于邻近的尔塔冰川,再加上其从冰川那得来的富含矿物质的岩石河床,所以每升河水中含有 11 500 毫克的钙(Wallach et al.,1994),而一杯 8 盎司(237 毫升)的牛奶只含有大约 300 毫克的钙。然而,大多数的美国人并没有钙含量丰富的饮用水源,因此他们的钙摄取量是由其饮食决定的,这点往往会导致人们钙吸收不足,尤其是青春期少女和成年妇女,她们一般食用的钙量比每日推荐值(大约每天 700 毫克)的一半还少(Alaimo et al.,1994)。

维生素 D 对人体从食物中提取钙元素而言是必不可少的,它的合成依靠定量的阳光照射。虽然每星期足量的维生素 D 也可以通过 10~15 分钟面部与阳光的直接照射或 2~3 天四肢与阳光的接触在皮肤表面合成,但以这样的生物合成方法得到的维生素 D 会随着肤色的加深与年龄的增长而减少。因此,在缺少食物补给的情况下,维生素 D 不足的问题是很普遍的,且会导致已存储骨钙的再吸收。

```
┌─────────────────────────────────────┐
│          预防骨质疏松的措施          │
├─────────────────────────────────────┤
│ 一份全面的预防方案包括:             │
│ ● 营养均衡、富含钙质与维生素的饮食搭配│
│ ● 负重有氧与抗阻练习                 │
│ ● 健康的生活方式,节制饮酒,停止吸烟 │
│ ● 适时进行骨密度检查以及按规定进行药物治疗│
└─────────────────────────────────────┘
```

```
┌─────────────────────────────────────┐
│         每日钙离子摄取推荐量         │
├─────────────────────────────────────┤
│ 儿童青少年(9~18 岁)      1 300 毫克 │
│ 成年女性(19~50 岁)       1 000 毫克 │
│ 成年男性(19~50 岁)       1 000 毫克 │
│ 男女(50 岁以上)          1 200 毫克 │
├─────────────────────────────────────┤
│ 资料来源:Institute of Medicine,2003。│
└─────────────────────────────────────┘
```

专家推荐的钙的每日摄取量应在 400~800 个国际单位间。经证明，膳食补给的钙量（每天 500 毫克）和维生素 D（每天 700 国际单位）可以减少 65 岁及以上男性与女性 50% 的 3 年内患骨质疏松症的概率（Dawson-Hughes et al.，1997）。

激素取代疗法

一份来自美国 NIH 的妇女健康倡议的报告，是一项随机的临床试验，试验对象为 16 608 名年龄在 50~79 岁之间的绝经后妇女，由 40 名美国人招募。1993~1998 年临床研究表明，激素替代治疗（hormone replacement therapy，HRT）结合雌激素和孕激素可降低髋部骨折（RR = 0.66；95%CI：0.45~0.98）和所有骨折的风险（RR = 0.76；95%CI：0.69~0.85）（Rossouw et al.，2002）。尽管 HRT 对绝经后骨健康有良好的影响，但由于研究期间不良事件的数量，国家心脏、肺和血液研究所停止了这项试验。研究人员得出结论，在平均 5.2 年的随访中，总体健康风险超过了益处，雌激素加孕激素方案不应用于冠心病的一级预防，与许多流行病学研究相反，许多流行病学研究表明使用 HRT 可降低绝经后妇女的冠心病发病率和全因死亡率（Mosca，2000）。在妇女的健康倡议研究中，经 HRT 干预后，观察到总心血管疾病风险增加 1.22（95%CI：1.09~1.36）、冠心病增加为 1.29（95%CI：1.02~1.63）、脑卒中增加为 1.41（95%CI：1.07~1.85）、乳腺癌增加为 1.26（95%CI：1.00~1.59）。

HRT 后大肠癌的风险降低，为 0.63（95%CI：0.43~0.92）。尽管所有原因的死亡率不受 HRT 的影响，但每 10 000 人中，雌激素加孕激素导致的绝对超额风险增加了 7 次冠心病事件、8 次脑卒中和 8 次浸润性乳腺癌，而每 10 000 人的绝对风险下降（即减少了 6 次大肠癌和 5 次髋部骨折）。

> WHO 十多年前得出的结论是，在更年期开始至 75 岁之间服用雌激素至少 7 年的妇女骨折和冠心病的风险降低 50%（WHO Study Group，1994）。然而，一些研究表明，雌激素或雌激素加孕激素替代治疗后患乳腺癌和心血管疾病的风险增加。

全球和北美关于绝经激素替代治疗的共识是，对于在 60 岁之前或绝经后不到 10 年的有骨质疏松相关骨折风险的女性，该治疗是有效和适当的预防措施。在 60 岁以下，中风的风险很低，而 50 岁以上女性患乳腺癌的风险很小，主要与加入孕激素进行治疗以及使用时间长短有关；然而，对于乳腺癌幸存者，绝经激素替代治疗并不被推荐（de Villiers et al.，2013；NAMS 2017 Hormone Therapy Position Statement Advisory Panel，2018）。

图 11.8 显示了绝经后妇女骨折的主要风险因素。

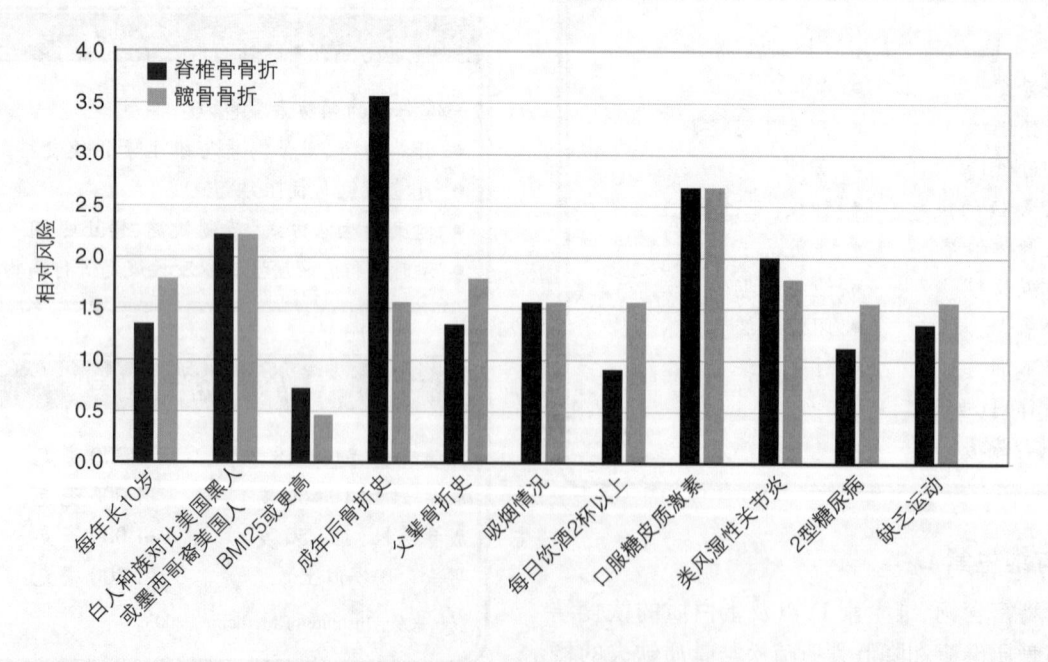

图 11.8 除骨密度低外的脊椎骨与髋骨骨折的风险因素（对绝经妇女而言）。

WHO 骨密度诊断标准用于定义骨质疏松和骨质疏松症的一个局限性是，大多数脆性骨折发生在没有低骨密度诊断的人群中（Kanis et al.，2018）。世界范围内有几种工具可用于增强对骨折风险的预测并开始治疗骨质疏松症。其中最常用的是 FRAX（El-Hajj Fuleihan et al.，2017）。

与世界卫生组织合作，英国谢菲尔德大学的研究人员开发了 FRAX 算法，用于估算骨折风险，以更好地预测和预防那些尽管尚未被诊断患有骨质疏松症的人群的骨折。该算法通过考虑多种风险因素（例如年龄、BMI、吸烟、大量饮酒、长期使用糖皮质激素、类风湿性关节炎、先前的脆性骨折、父母有无髋部骨折史）来估计 10 年内髋部或其他主要骨质疏松性骨折（手腕、肱骨或脊椎压缩性骨折）的风险，这些风险因素可以考虑是否包括股骨颈的骨密度以及特定国家的骨折和死亡数据。自 2008 年 FRAX 推出以来，该预测模型已提供了 31 种语言和 64 个国家的版本，覆盖了超过 80%的世界人口（Kanis et al.，2018）。使用 FRAX 能够更有效地识别高风险骨折的个体，而不仅仅是使用骨密度测量，但是不同国家的骨折率差异很大（例如，髋部骨折率的差异可达十倍）（Kanis et al.，2012），因此预测模型需要针对每个国家或地区的特定人群进行调整（Kanis et al.，2017）。

美国国家骨质疏松基金会建议对绝经后妇女和 50 岁以上的男性进行骨质疏松症的诊断，并建议医生和患者在 10 年内髋部骨折的 FRAX 风险等于或超过 3%，或者在患有骨质疏松症的患者中主要骨质疏松性骨折的风险等于或超过 20%时考虑药物治疗（Siris et al.，2014）。英国国家骨质疏松症指导小组建议根据年龄的 FRAX 治疗阈值，在 40 岁时约为 7%，70 岁后约为 25%（Compston et al.，2017）。

表 11.3 列出了骨质疏松症常见药物。

表 11.3 通过 FDA 认证的治疗骨质疏松的一般药物，对更年期女性骨折的影响及处方费用

药物	降低风险值 脊柱	降低风险值 髋骨或其他非脊椎骨	每年费用
雌激素（商品名包括：阿洛拉、克龄蒙、康必贴、得乐舒、得宝雌二醇、恩珠维、爱斯特、爱斯特测试、雌酮哌嗪、美耐特、美诺星、欧健、普力马林、普力马林复合片、普力马林阶段、维维乐贴）	35%~40%	35%~40%	商品：2 400 美元
双膦酸盐			
阿仑膦酸钠（福善美）	45%	30%~50%	商品：550 美元 通用：100 美元
利司酮酸（安妥良、阿特维亚）	40%	30%~40%	商品：2 400 美元 通用：700 美元
伊班膦酸钠（邦罗力）（每月口服）	50%	30%	商品：1 400 美元 通用：150 美元
唑来膦酸（瑞骨喜、择泰）（静脉注射，每年一次）			商品：1 000~2 000 美元 通用：400~450 美元
选择性雌激素受体调节剂			
拉洛昔芬（易维特）	35%~40%	无	商品：460~730 美元 通用：180~360 美元
苯二噁英+雌激素（杜维）			2 000 美元
甲状旁腺激素合成药			
特立帕肽（复泰奥）（每日注射）	60%~70%		4 000 美元
阿巴帕肽（泰莫洛斯）	85%（绝对值4%）		19 500 美元

续表

药物	降低风险值		每年费用
	脊柱	髋骨或其他非脊椎骨	
降钙素合成药（福提钙、密钙息）（每日鼻喷剂或注射剂）	33%		
RANK-L 抑制剂（单克隆抗体）			
地诺塞单抗（普罗力）（每月注射一次，持续1年）	75%		14 000 美元
硬化蛋白抑制剂（单克隆抗体）			
罗莫单抗（益维健）（每月注射一次，持续1年）	75%		22 000 美元

激素替代疗法（即单独使用雌激素或联合使用雌激素和孕激素）通常被视为更重要的干预措施，用于预防和治疗绝经后妇女的骨质疏松症。激素替代疗法可以保护骨骼免受典型的早期绝经期快速脱矿化的影响，从而降低绝经后妇女的骨折率。在绝经开始后至75岁之间至少连续服用雌激素的妇女，其骨折风险降低了50%（Levinson et al.，1998）。对至少持续12个月的22项随机对照试验的证据进行的定量审查发现，使用激素替代疗法后非椎体骨折减少了累积27%（RR = 0.73；95%CI：0.56~0.94）。在60岁以下的妇女中，这种效应更大（骨折减少了33%）（RR = 0.67；95%CI：0.46~0.98），而在60岁以上的妇女中效应较小（RR = 0.88；95%CI：0.71~1.08）（Torgerson et al.，2001）。

骨质疏松症的药物治疗

骨质疏松症常用的药物主要是抗溶骨剂。它们包括雌激素、氨基双膦酸盐、选择性雌激素受体调节剂、合成甲状旁腺激素、合成降钙素、RANK-L 抑制剂和骨硬化蛋白抑制剂（表11.3）。药物治疗6~12个月通常可使骨密度增加1%~3%，相对于接受安慰剂的患者，骨折的相对风险降低35%~75%。绝对风险降低通常不太显著（例如，安慰剂患者的骨折率约为2%~4%，而接受药物治疗的患者为1%到3%）。美国医疗保健研究与品质署得出结论，抗溶骨剂和骨形成药物可减少骨质疏松症后绝经期女性的脊柱和髋部骨折的风险，而雌激素替代治疗可降低尚未被诊断为骨质疏松症的绝经前女性的这些风险（Levis et al.，2012）。

抑骨吸收药物

抑骨吸收药物的主要作用是抑制破骨细胞的招募和活动。这种作用逆转了在新骨形成之前由吸收腔造成的暂时性骨质减少，并通过减少重塑单位的数量，使骨密度略微增加（Chen et al.，2019）。通过这种方式，抑骨吸收治疗有助于保护现有的骨骼及其结构，并增加矿化作用以提高骨密度。抑骨吸收药物减缓了绝经后骨质疏松女性骨重塑的速率，导致骨密度的净增益，因为吸收腔被新骨填充。

举个例子，药物特立帕肽被认为通过刺激干细胞的骨形成细胞的发育，从而增加骨形成，并抑制硬化蛋白和增强骨形成细胞中 Wnt/β-连环蛋白信号传导的功能。

登诺单抗是一种新型的抑骨吸收药物，靶向骨吸收细胞和骨吸收细胞的前体细胞的早期阶段。它是一种针对 RANK-L 的人源单克隆抗体，可以阻断 RANK-L 诱导骨吸收细胞发育和存活。在绝经后骨质疏松女性中，登诺单抗抑制骨吸收，减少骨重塑并增加骨密度。登诺单抗与强效的氨基双磷酸盐类药物在增加骨密度和预防骨折方面具有类似的疗效。登诺单抗还可以通过帮助维持生理性骨塑造来增加髋部的皮质骨厚度。

类固醇类药物

对于致密的皮质骨的大多数增强效果来自于过度填充重塑单位所导致的重塑。然而，骨塑造也对骨骼有增强作用。在髂嵴骨中，特立帕肽的间歇性给药刺激了基于塑造的骨形成，特别是在早期治疗期间，对长骨的内膜和外膜表面均有促进作用。

硬化蛋白是骨细胞衍生的骨形成抑制剂。罗莫索单抗（Evenity）是一种单克隆抗体，与硬化蛋白结合并抑制其作用。硬化蛋白抑制的增强效果源于骨形成的早期和短暂增加，以及骨吸收的持续减少。

罗莫索单抗具有双重效应,增加骨形成并减少骨吸收(Chen et al.,2019)。

体力活动与骨质疏松症:证据

2008年,美国人体育锻炼指南的科学咨询委员会得出结论,老年人进行一年的运动训练可以增加脊柱和髋部的骨密度或减缓与年龄因素相关的骨密度1%~2%下降。根据啮齿动物的研究,即使是机械负荷(即运动)后骨密度的微小改善,也会对骨折产生很大的抵抗力(Physical Activity Guidelines Advisory Committee,2008)。2018年《美国人体力活动指南》科学咨询委员会得出结论:在髋部骨折康复结束后开始运动计划对改善社区居住的老年人的身体功能是有效的。然而,有限的证据显示,结合加强和平衡活动的运动计划对于患有骨质疏松症或骨质疏松症的老年人改善身体功能的效果有限。

> 一项对12个系统评价和Meta分析的总结显示,年轻女孩的峰值骨量可以通过短期的高冲击运动来改善,并且结合高冲击和抗阻运动的训练干预对于改善或保持更年轻期和更年期妇女的骨密度效果最佳(Xu et al.,2016)。

科学研究证明,缺乏体力活动与骨量减少有关。在四个月的卧床休息之后,年轻人的骨量会减少2%~10%(Buchner et al.,1992),但在重新做垂直姿势和日常移动之后,大部分减少的骨量会很快地恢复到与原来一样。这种短暂的骨量流失可能是由于重力负荷的减少,与在微重力的情况下骨量减少相似(如在太空旅行中)。然而随着年龄的增加,久坐不动的人的骨量遗失会越来越严重。一个最近的研究显示,体力活动有利于提高骨密度并能预防骨质疏松。就骨量来说,静态的肌肉收缩或缓慢移动的体育锻炼比起有着快速作用力的活动对骨量没有影响或起着很小的作用(Vuori,2001)。

许多证据表明,运动对骨骼健康的好处最初来自横断面研究,比较运动员或经常锻炼者与久坐的人,或来自运动训练和骨量控制不良的临床研究。横断面研究将在下一节进行回顾。然后,我们讨论了基于人口的研究,探讨体力活动是否会在青春期

> **对于成年人骨骼健康的运动建议**
> 方式:间歇性负重活动(如网球、爬楼梯、慢跑、跳跃、散步)和抗阻练习(如举重)
> 强度:中高级骨负荷压力
> 频率:耐力活动每周3~5天,抗阻活动每周2~3天
> 持续时间:每天30~60分钟的骨负荷活动,主要是肌肉群
>
> 资料来源:American College of Sports Medicine,2004。

和青少年时期促进骨量的峰值。在此之后,我们讨论了耐力和阻力运动训练对年轻、中年和老年早期骨密度影响的临床试验,包括绝经前和绝经后妇女的比较。最后,我们总结了运动训练是否会随着人的衰老而延缓骨质流失的证据。

横断面研究

横断面研究比较通常显示,与非运动员相比,高负荷运动(例如举重、体操、篮球、排球)的运动员在腰椎、股骨颈、骨盆和手臂的骨密度通常增加了10%~15%,而从事重复的负重运动(例如长跑和北欧滑雪)但不涉及大量峰值负荷的运动员的骨密度增加了约3%~8%(Montoye,1984;Taaffe et al.,1995;1997)。这种排名并未完全澄清高骨密度是由于特定运动导致的,还是因为运动员具有最佳骨密度水平而在这些运动中表现出色。然而,对大学年龄的体操运动员进行的研究发现,相关部位的骨密度对高冲击加载有戏剧性的反应,与生殖激素状态无关,尽管最初的骨密度值很高(Taaffe et al.,1997)。这为女性体操运动员特有的高骨密度值是由机械加载而不是选择偏见所导致提供了证据。

> 一项针对年轻成年人(18~30岁)的14项研究的Meta分析发现,经常游泳的人的全身、股骨颈和腰椎的骨密度与非运动员相似,但比从事高冲击运动的其他运动员低约1~1.5个标准差(Gomez-Bruton et al.,2018)。

肌肉力量增强与骨密度呈正相关;增加的骨密度可能是由于从肌肉向骨骼传递力量刺激了骨塑造。例如,骨量与握力以及髋关节和膝关节的峰值扭矩呈正相关,与体重无关(Bauer et al.,1993)。在

最近的一项对 147 名大学年龄成年人进行的横断面样本研究中，通过加速度计测量的日常中等至剧烈体力活动与胫骨估计骨强度之间的关联，直接受大腿肌肉量的影响，也间接受到肌肉量对膝关节伸展力量的影响（Higgins et al., 2020）。一项针对精英青少年网球运动员的研究利用外周定量计算机断层扫描估计了球拍手和非球拍手臂的肌肉大小以及弯曲、扭转和压缩力量，并得出结论称肌肉大小和对骨骼的作用确实影响骨骼强度。然而，调查者们得出结论，网球击球过程中对骨骼的扭转负载（例如扭转）可能提供了最大的成骨应变（Ireland et al., 2013）。对职业棒球运动员的其他研究估计，投掷手臂中一半的骨大小和三分之一的弯曲强度在青少年时期发展并持续到成年期（Warden et al., 2014）。

NHANES Ⅲ

从第三次全国健康与营养调查（NHANES Ⅲ）中抽取了 4 254 名年龄在 20~59 岁的男性，这是一个有代表性的样本，慢跑与股骨总骨密度增高有关（Mussolino et al., 2001）。过去一个月共有 954 名男子（22.3%）报告有慢跑行为。慢跑者骨密度比非慢跑者高 5%，比无其他休闲活动的非慢跑者高 8%。经调整访谈年龄、种族、体重指数（BMI）、膳食蛋白、钙、总热量摄入、吸烟、饮酒、慢性健康状况及体重变化等因素后，上述差异分别为 3% 和 6.5%。慢跑者更有可能进行其他负重活动，但在进一步调整休闲体育活动总量后，他们的骨密度仍高于非慢跑者。

1999 年至 2004 年期间，参加 NHANES 的 8 073 名 20 岁及以上的女性报告的骨质疏松症患病率在久坐妇女中为 8.9%（95%CI：7.7~10.1），而在声称每周至少进行 30 个 MET-hours 体力活动的妇女中为 6.2%（95%CI：4.4~8.5）（Robitaille et al., 2008）。

NHANES 2005~2006

在 2005 年至 2006 年间的 NHANES 中，约有 2 000 名年龄在 23 岁及以上的美国成年人通过加速度计设备客观测量了中等至剧烈的体力活动和久坐行为（Chastin et al., 2014）。对年龄、吸烟、BMI、种族、膳食钙、酒精消费、维生素 D 水平、皮质类固醇使用、骨质疏松症家族史以及甲状旁腺激素水平的任何混杂影响进行了调整。在男性中，每日体力活动量每增加 10 分钟，髋部（即股骨近端）的骨密度（BMD）就会增加 0.306 g/cm^2（95% CI：0.02~0.59）。而在男性中，久坐时间与髋部 BMD 之间没有显著关联。在女性中，每日久坐时间每增加 10 分钟，髋部的 BMD 就会降低 0.159 g/cm^2（95% CI：-0.24~0.08）。而在女性中，体力活动量与骨密度之间没有显著关联。对于男性和女性来说，体力活动或久坐时间与脊柱 BMD 之间也没有显著关联。结果表明，女性每天多次久坐是髋部 BMD 降低的危险因素，而这与中等至剧烈体力活动的时间无关。相反，久坐时间与男性髋部或脊柱的 BMD 无关。相反，中等至剧烈体力活动对男性髋部 BMD 具有保护作用。

另一项分析将自我报告的屏幕时间（看电视或使用电脑）和每周剧烈游戏时间以及强化活动的频率加入其中，调查了 671 名男性和 677 名女性，年龄从 8 岁到 22 岁（Chastin et al., 2014）。久坐的屏幕时间与髋部骨矿含量（BMC）呈负相关。在女性中，独立于设备测量的中等至剧烈体力活动，髋部 BMC 比率降低了 0.77 g（95%CI：-1.31~-0.22），在男性中降低了 0.45 g（95%CI：-0.83~-0.06）。然而，久坐屏幕时间对较低的骨矿含量的风险被定期参加剧烈锻炼（或游戏）或强化锻炼（男性）所抵消。在这项分析中，基于屏幕的久坐时间与较低的骨矿含量的关联独立于加速度计设备客观测量的体力活动量，但与自我报告的剧烈或强化活动的频率不独立。

前瞻性队列研究

关于体力活动或健身对骨量或骨质疏松风险的影响，目前并没有很多前瞻性的队列研究。大多数前瞻性研究包括大约 25~200 名青年或青年的小样本，只持续了 5~12 个月。尽管研究的时间很短，但大多数研究显示骨密度增加了 3%~10%。许多这些研究在控制饮食和其他影响骨量的潜在因素方面做了不完整的工作。然而，累积的证据使人感到鼓舞的是，剧烈的体育活动，特别是涉及高峰值负荷的运动（如阻力运动或动力运动），可能会促进更高的骨量峰值（Modlesky et al., 2002）。接下来对一些关键的研究进行了总结。

国家骨质疏松基金会对本世纪以来的研究进行了系统回顾，发现了 20 项关于发育期体力活动的前瞻性观察队列研究（Weaver et al., 2016）。其中 18 项研究报告了最活跃和较不活跃的儿童和青少年之间骨密度或骨量的显著差异,尤其是当儿童参加有组织的体育运动时。此外,还有 8 项前瞻性观察队列研究报告了体力活动与整体骨结构之间的显著关联。例如,萨斯喀彻温大学儿童骨矿物质积累研究发现,与较不活跃的人相比,年轻成年人的髋部尺寸增加了 8%~12%(Jackowski et al., 2014),胫骨尺寸增加了 10%,弯曲强度增加了 13%(Duckham et al., 2014)。接下来将讨论一些其他优秀的研究。

诺尔-特伦德拉格健康研究

诺尔-特伦德拉格健康研究(称为 HUNT)是挪威北特伦德拉格郡的一项持续进行的基于人群的研究,该郡是挪威 19 个郡之一。在 1984 年至 1986 年期间,超过 2 万名妇女完成了首次健康调查(HUNT 1),随后在 1995 年至 1997 年期间进行了一项跟踪调查(HUNT 2)(Augestad et al., 2004;2006)。大约有 8 000 名妇女在 HUNT 2 期间进行了对非支配性前臂远端和超远端区域骨密度的测量。在排除那些报告患有糖尿病、中风、癌症、癫痫、严重身体残疾、类风湿性关节炎、甲状腺功能亢进、感觉非常差或严重残疾、双侧卵巢切除或怀孕的妇女后,剩下 1 396 名 31~44 岁的绝经前妇女。在进一步排除那些同时患有骨质疏松症或有既往骨折、使用钙或维生素 D 补充剂或使用哮喘药物的妇女后,剩下 2 924 名 55~98 岁的绝经后妇女。

在 1984 年和 1995 年均表示参加高强度休闲时间体力活动并且从事重体力工作的绝经前妇女,在 HUNT 2 期间,无论是否调整年龄、吸烟、闭经、BMI 和每日牛奶摄入量,其尺骨超远端处低骨密度(低于最低 20%)的概率降低约 55%。在绝经后妇女中,经过调整年龄、BMI、初潮年龄、绝经年数、吸烟、牛奶摄入量和激素替代治疗,10 年后 HUNT 2 期间在任一前臂部位出现低骨密度的概率比在 HUNT 1 中表示参加高强度休闲体力活动的妇女低 30%。

萨斯喀彻温大学骨矿研究

在研究开始时,在 53 名女孩和 60 名男孩中,观察了体力活动对青春期骨量增加的影响,这些女孩和男孩年龄在 8~14 岁之间(Bailey et al., 1999)。每 6 个月进行一次体力活动、饮食、身高、体重、骨矿含量(BMC)测定。计算全身、腰椎和股骨近端骨密度的峰值增益率。通过四分位数区分体力活动,一年后,最活跃受试者比最不活跃受试者的股骨颈骨密度高出 7%(男孩)和 9%(女孩);在最活跃的男孩和女孩中,总的身体增长率分别高出 9% 和 17%。

阿姆斯特丹生长和健康的纵向研究

在 182 名男性和女性的队列中,从 13~29 岁监测每日体力活动和健康(Kemper et al., 2000)。平均 28 岁,用 DXA 测量腰椎、股骨颈和桡骨远端的骨密度。通过访谈记录受试者 13~16 岁时的体力活动,经过 15 年进行第二次体力活动访谈记录(21~27 岁)。体力活动表现为每周所消耗的能量或峰值强度,独立于活动的频率和持续时间之外。体能测试采用神经运动体能测试法(6 种强度、柔韧性和速度测试的组合)和心肺适能测试(最大吸氧量)来测量体能。在对性别、年龄、身体组成和饮食钙进行调整后,青少年和年轻成人的体力活动和神经运动体能测试法测量值与 28 岁时测量的腰椎和股骨颈的骨量呈正相关,心肺适应性与骨量无关。

巴西佩洛塔出生队列研究

关于大约 3 500 名年轻成年人在腰椎和股骨颈处的骨密度(BMD)与体力活动之间的前瞻性关联进行了研究(Bielemann et al., 2014;Bielemann et al., 2014)。体力活动在男性的 11 岁、15 岁、18 岁和 23 岁以及女性的 11 岁、15 岁和 23 岁时通过自我报告进行测量。

在 18 岁时,对皮肤颜色、出生时的家庭收入和 BMI 进行了调整。男孩在 11 岁或 15 岁时表示每周进行 5 小时或更多的体力活动(略低于推荐量)的,其在 18 岁时的腰椎骨密度比不活跃的男孩高出约 0.02 g/cm²,而在股骨颈处的骨密度比不活跃的男孩高出约 0.04~0.06 g/cm²。在进一步调整月经初潮年龄后,女孩在 11 岁或 15 岁时表示每周进行 15 小时或更多的体力活动(大约是推荐量的两倍)的,其在 18 岁时的腰椎骨密度比不活跃的女孩高出约 0.02 g/cm²,而在股骨颈处的骨密度比不活跃的女孩高出约 0.03 g/cm²。

在 30 岁时,对 BMI、皮肤颜色、出生时的家庭收入、家庭财富、出生体重、母亲怀孕期间吸烟、哺乳情况和吸烟进行了调整。15 岁时每周参加一次或以上体力活动的男性在 30 岁时的腰椎骨密度比不活跃者高出约 0.06 g/cm²。在 18 岁和 23 岁时,男性的体力活动时间与腰椎骨密度和股骨颈骨密度之间存在剂量-反应关系。在体力活动量最高的两个四分位数中,男性在 30 岁时的腰椎骨密度和股骨颈骨密度比最低四分位数的男性高出约 0.04~0.06 g/cm²。在 23 岁时体力活动量最高四分位数的女性在

30岁时的股骨颈骨密度比最不活跃的女性高出约 0.020 g/cm²。

艾奥瓦州骨骼发育研究

参与者从5岁开始每隔约三年（8岁、11岁、13岁、15岁和17岁）佩戴加速度计，评估他们在适度至剧烈体力活动中的常规参与情况（Janz et al., 2014）。364名参与者在17岁时接受了骨密度和骨尺寸的双能X射线吸收法评估。通过周围计算机定量断层扫描评估胫骨的压缩强度（骨应力指数）和弯曲强度（极性惯性矩）。最活跃的女孩（5岁时平均每天85分钟，17岁时每天30分钟）在髋部骨密度方面比活动较少的女孩（5岁时每天不到1小时，17岁时每天20~28分钟）高出7%（1.08 g/cm²与约1.01 g/cm²）。类似地，最活跃的男孩（5岁时平

关于运动与骨密度随机和非随机的控制试验的Meta分析

绝经后妇女

将13项研究的700个绝经后妇女的锻炼情况与腰椎骨密度进行汇总，结果显示355个锻炼者腰椎骨密度增加1%（0.005 g/cm²；95% CI：0.001~0.009），344名不锻炼者腰椎骨密度下降1%（0.007 g/cm²；95% CI：-0.002~0.012）（±SD=-0.007±0.045 g/cm²，t=-3.051，p=0.002；95% CI：-0.012~0.002）（Kelley et al., 2002）。

收集的14组随机对照试验中对绝经后妇女进行的高强度抗阻运动，结果腰椎骨密度平均增加0.006 g/cm²（95%CI：0.002~0.011）。11组随机对照研究显示，股骨颈处增加0.010 g/cm²（95%CI：-0.002~0.021）（Martyn-StJames et al., 2006a）。

随后对21项有氧运动、力量训练或有氧加力量训练的随机对照试验进行的Meta分析发现，在髋部骨盆（1632名妇女）和腰椎（1504名妇女）的骨密度上出现了小但有利的改善。这些效应的大小约为钙和维生素D补充剂报道的效应的一半，最多仅为抗骨质疏松药物效应的约20%。但据估计，这些变化将使骨质疏松性骨折的20年相对风险降低10%至11%（Kelley et al., 2012）。

一项更近期的Meta分析对未接受雌激素替代治疗或抗吸收药物治疗的绝经后妇女的运动试验结果进行了平均。结合了抗阻力训练与高冲击或承重运动的运动试验，而不是仅进行抗阻力训练的试验，在髋部骨盆（七项试验）和腰椎（十项试验）的骨密度上增加了约0.40个标准偏差（骨密度增加约2%）（Zhao et al., 2015）。

来自11项随机对照试验的综合结果，包括1061名健康或骨质疏松的绝经后妇女，表明抗阻力运动结合高冲击或承重运动，平均增加了腰椎（九项试验）、股骨颈（八项试验）和髋部（六项试验）的骨密度约0.20个标准偏差（骨密度增加约1%）。在60岁及以上的妇女中（四项试验），腰椎骨密度增加了0.35个标准偏差（骨密度增加约2%）（Zhao et al., 2017）。

一项Meta分析汇总了16项持续四个月或更长时间的试验中绝经后妇女前臂骨量的结果，这些试验将高强度上肢抗阻力训练与安慰剂或常规医疗护理进行了比较（Babatunde et al., 2020）。与没有抗阻力训练相比，观察到的骨量大约下降1%~2%，抗阻力训练后前臂骨量的净有利效应导致了1%至2%的增加或更小的减少。

绝经前妇女

高强度累进阻力训练提高腰椎骨密度1%（0.014 g/cm²；95%CI：0.009~0.019），但不增加股骨颈骨密度（0.001 g/cm²；95% CI：-0.006~0.008）（Martyn-StJames et al., 2006b）。

一项后续的Meta分析对于在绝经前妇女中进行的运动对骨密度的随机对照试验进行了分析，结果显示在髋部（股骨颈）有大约1%的净益（运动组增加0.4%，对照组减少0.07%）（共6项研究，466名妇女）。而在腰椎方面（共6项研究，402名妇女），效果约为髋部的一半大小（Kelley et al., 2013b）。

男人

在8项研究中，包括225名男性在内的8项研究的平均增幅约为2.6%（锻炼者为2.1%，对照组为-0.5%）。在对骨部位施加负荷的运动后，股骨和腰椎的增幅为0.5%。只有31岁以上的男性（0.21 SD）有统计学意义（Kelley et al., 2000）。

在男性中进行的至少为期24周的运动的三项随机对照试验对骨密度的影响显示，在髋部（股骨颈）产生了约2%的净益（共187名男性），在腰椎方面产生了约1%的益处（共275名男性）（Kelley et al., 2013a）。

均每天76分钟,17岁时每天50分钟)在髋部骨密度方面比活动较少的男孩(5岁时约45分钟至1小时,17岁时每天30~34分钟)高出7%(1.20 g/cm² 与约1.12 g/cm²)。此外,最活跃的女孩和男孩的股骨颈骨尺寸和胫骨强度指标约高出5%~13%。然而,只有6%的女孩和20%的男孩在整个童年和青少年期间保持了较高水平的体力活动。

临床研究:随机对照试验

对1966~1997年期间进行的23项耐力运动训练的随机和非随机对照试验进行了定量审查,结果表明,在随机对照试验中,运动训练可预防或逆转绝经前和绝经后妇女腰椎和股骨颈骨密度或骨矿物质含量年损失的约1%(Wolff et al., 1999)。

有研究(Kohrt et al., 1997)表明,在60~74岁的妇女进行步行、慢跑和爬楼梯达到最大心率的70%~85%的训练计划后,骨密度(特别是股骨)有更大的增长。全身骨密度增加 2.0%±0.8%,腰椎增加 1.8%±0.8%,股骨近端增加 6.1%±1.5%,股骨颈增加 3.5%±0.8%。尽管这些结果令人鼓舞,但他们可能高估了有氧训练的独立效果,因为一些受试者也在接受雌激素替代疗法。总的来说,有力的、重复的、负重的有氧训练似乎可以导致女性骨量每年净增加1%~2%,而不论年龄如何。

过去的试验中步行干预可能并不频繁或持续时间足够长,无法比人们通常的日常体力活动更充分地负荷背部和髋部的骨骼。其他证据表明,进行适合年龄的抗阻运动可以增加年轻女性的骨密度并延缓老年女性的骨质流失,特别是在活动异常时。6个随机和3个非随机运动试验持续6个月或更长时间,共有521名绝经前妇女做过异常或高冲击活动(例如,垂直跳跃或跳绳,团体练习,如冲压、踩踏板和跨栏),经常合并通过重度阻力训练或使用加重背心,通常每周2~3次(Martyn-St James et al., 2010)。不到一半的研究发现运动对骨密度的显著影响,这通常是因为没有对足够的女性进行足够的研究来检测到微小的影响。然而,当研究结果平均时,腰椎骨密度(0.009 g/cm²; 95% CI: 0.002~0.015)和股骨颈(0.007 g/cm²; 95% CI: 0.001~0.013)增加。单独的高冲击力运动仅在股骨颈处有效(0.024 g/cm²; 95% CI: 0.002~0.027)。

> 对于绝经后妇女的试验表明,高强度、阻力性运动比如举重,比步行等负重运动更有效地增加髋部骨密度,而结合不同类型运动的计划对于增加脊柱骨密度更为有效。

一项随机对照试验检查了高负荷低重复计划(3组8RM)是否会对56名绝经后妇女的骨量产生更大的影响,而低负荷的高重复计划(3组20RM)旨在最大限度地提高肌肉耐力是否会对骨量产生更大的影响(Kerr et al., 1996)。采用DXA测量骨密度,对两种训练方式的前臂和髋部进行为期三周的递增阻力训练,并与不运动控制的另一侧进行比较。两组训练10次,力量(1 RM)增加;但除了单个桡骨中位外,耐力计划并没有改变骨量。高负荷强度计划导致髋关节部位和桡骨远端的骨密度分别增加了1.5%~2%和2.4%,而对照部位的骨密度则降低了0.1%~1.4%。

随后由同一研究人员进行的随机对照试验比较了为期两年的运动干预和补钙(600毫克)对126名绝经后妇女(平均年龄60±5岁)骨密度的影响,这些妇女被分配到最小负荷下进行递增力量训练或力量加腿部循环锻炼(Kerr et al., 2001)。这两个练习组每周3次完成3组相同的9项练习。每6个月用DXA测量髋部、腰椎和前臂部位的骨密度。两组患者的全身骨密度增加0.9%,髋部骨密度增加1.1%。

特定负荷

一项研究将12名从事力量训练至少一年的男性与50名年龄匹配的对照组进行了比较(Colletti et al., 1989)。运动组在腰椎、股骨粗隆、股骨颈的负重部位方面与对照组相比有明显增加,但在桡骨中非负重部位无明显增加。

研究还证实,像跳跃这样的不熟悉、高冲击的运动可以导致年长男性髋部骨密度(包括皮质骨和梭形骨)显著增加,他们由于年龄因素而患有骨质疏松症的风险较高。一项研究中,大约70岁的50名男性中有34人表示,平均完成了家中规定的每日跳跃锻炼的90%,持续约12个月,并接受了全身和近端股骨(即髋部)的DXA骨密度扫描(Allison et al., 2013)。每次15分钟的运动训练包括热身和5组10次多方向跳跃,每次跳跃后伴随15秒的轻松原地行走,总共耗时2~3分钟。骨矿物质和结构的变化是基于跳跃腿与非跳跃腿的比较。在跳跃腿上，股骨颈处的骨矿物质密度和大小增加约7%和1%，而在非跳跃腿上则分别减少约1%。骨强度指数增加了约1.5%。整个髋部的皮质骨质量增加了近3%，在股骨颈和股骨前段骨量增加超过6%。梭形骨密度也增加了6%，在股骨颈前方、大转子和股骨下端头部的增加超过了12%（Allison et al., 2015）。

意大利的研究人员报告了人类的第一个临床证据，即通过将骨矿物质从骨小梁骨腔转移到皮质骨，骨骼可以适应增加的负荷（Adami et al., 1999）。绝经后52~72岁的女性参加了为期6个月的运动（运动组，$n=118$），对照组不做运动（$n=116$）。运动组每次锻炼70分钟，包括俯卧撑或站立式排球，间歇性训练采用500克重量的前臂旋后卷曲。每分钟升降的频率在几个月内逐渐从10次增加到25次。每周进行2次训练，要求女性每天在家做30分钟或更长时间的锻炼。运动对DXA在股骨颈，腰椎或桡骨处测量的骨密度没有影响。然而，使用超远半径的定量计算机断层扫描测量骨面积，骨矿物质和体积密度，显示皮质骨和皮质骨矿物质的横截面积均增加3%。由于骨小梁骨矿物质减少超过3%，因此总骨矿物质没有净变化。因此，超远端桡骨显然适合于通过增加其皮质成分的横截面积和密度而以其小梁成分为代价来加载，这增加了骨弯曲的强度（图11.9）。对大鼠的研究表明，通过DXA测量，骨骼上的突然冲击负荷不会改变其骨矿物质，但可以使骨骼抵抗断裂的负荷增加14%（Järvinen et al., 1998）。

自早期研究以来进行的随机对照试验发现，运动在儿童时期运动负荷部位增强了整个骨强度，而在成人中则没有。用定量计算机断层扫描（QCT）、磁共振成像（MRI）或基于DXA的髋关节结构分析（HSA）对10个研究进行综合分析，锻炼时间为6个月或更长时间，结果显示运动对儿童和青少年骨密度的增加效果为1%~8%，而对经常运动的绝经前妇女骨密度的增加效果为0.5%~2.5%（Nikander et al., 2010）。对绝经后妇女无明显影响，只有对青春期前或青春期早期男孩的影响（约0.2 SD）具有统计学意义。青春期可能对女孩和男孩的骨骼反应产生不同的影响。一些证据表明，女孩中的雌激素对骨密度的贡献更大，而男孩中的雄激素对皮质骨生长的贡献更大。然而，运动的类型和数量差异很大，许多研究样本量小无法检测到微小或中度的变化。

国家骨质疏松基金会对本世纪报告的系统回顾发现，有36项关于发育期运动干预的随机对照试验（Weaver et al., 2016）。其中30项试验报告了运动的统计学显著效应，这些效应通常足够大，具有临床

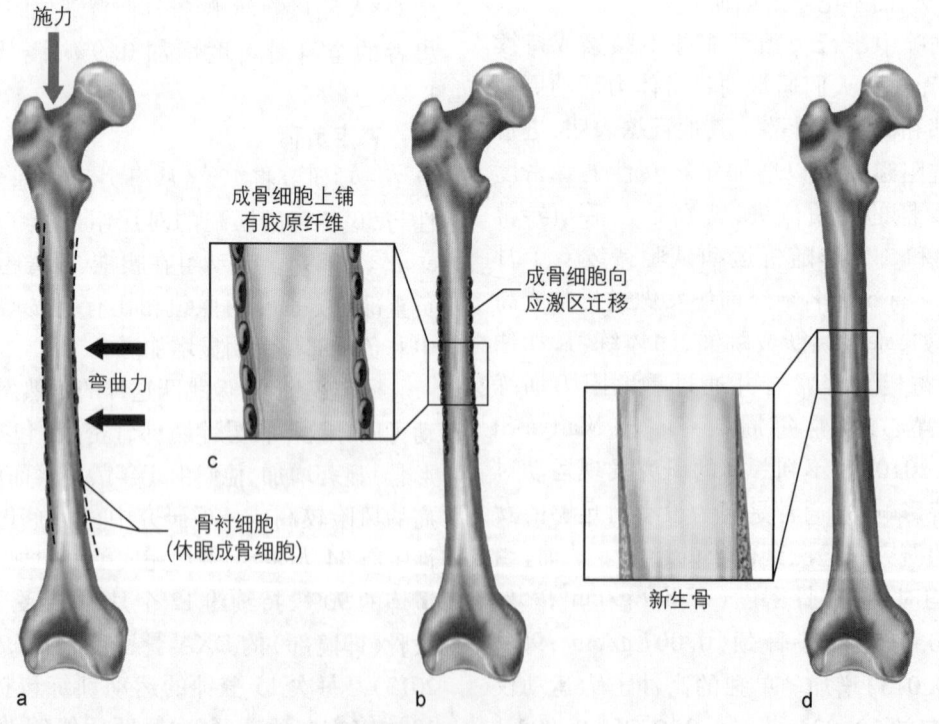

图11.9 弯曲骨的机械负荷会增加骨膜皮质骨。
资料来源：N. R. Ratamess, 2008。

意义（通常约为3%的益处）。大多数针对儿童和早期青少年的试验持续了7~24个月，涉及体育、游戏、舞蹈、跳跃或跳跃。在6个月内，在髋部或腰椎的骨矿物质中发现了1%~6%的典型增益。在青春期前和青春期时期进行的跳跃试验的效果在试验后持续了长达3年（Gunter et al.，2012）。在青春期后的6个月内，增益较小——不到2%。

另外，在17项随机对照试验中，另有6项报告了运动对骨骼结构和强度的统计学显著效应，但一半以上未观察到运动效应的研究来自马尔默儿童骨质疏松症预防研究，该研究将小学分为每周5天、每天40分钟或每周1~2天、每天60分钟的体育课程，而不实施造骨运动。相反，一个为期16个月、每周5天的干预研究表明，每天跳跃15分钟比男孩通常的体育课程可以将胫骨的弯曲强度指数增加3%（Macdonald et al.，2009）。

瑞典青少年

一项学校为基础的干预研究调查了40名男孩和40名女孩的骨密度（通过DXA测量），这些男孩和女孩将他们的体育课程增加到每周4次，持续3~4年，从12~16岁，与同期只有每周两次体育课程的82名男孩和66名女孩的对照组进行比较（Sundberg et al.，2001）。与对照组男孩相比，增加体育课程频率的男孩的骨矿物质含量、骨密度和体积密度分别高出8%~9%。即使对可能的混杂因素进行了调整，包括体重和身高、牛奶消费以及课后体力活动，差异仍然存在。

加拿大男孩

与60个男孩的随机对照组比，一个持续了7个月的跳远训练（10米远，每周3次）使61个来自加拿大14所学校的正处于青春期的亚洲男孩与白人男孩的股骨处的骨量增加了1.6%，骨密度增加了1%（MacKelvie et al.，2002）。

儿童与青少年运动研究——瑞士

502名来自28个1~5年级班级的儿童参加了儿童和青少年运动研究（KISS），在经历了为期九个月的学校干预后，有214名儿童在三年后接受了重新评估（Meyer et al.，2013）。干预措施包括每日进行体育锻炼，并进行每日的冲击加载活动（例如，在体育课期间进行10分钟的跳跃；在学术休息时间进行跳跃或力量游戏；以及包括有氧运动、力量锻炼和跳跃的10分钟家庭作业）在整个学年期间进行。三年后，干预组儿童的整体身体骨矿物含量（BMC）（6.2%）、股骨颈（8.1%）和全髋（7.7%）比对照组有较高的骨矿物含量。腰椎BMC没有发现统计学上显著的组间差异。在性别、年级、学校、随访身高和体重、随访时期的青春期阶段和基线骨密度进行调整后，干预组儿童的整体身体骨密度比对照组儿童高近7%（高0.167 g/cm^2）。两组在钙摄入量或由加速度计设备测量的剧烈体力活动上没有差异。尽管因大量失访的青少年而导致随机分配的控制受到了否定，但九个月的体力活动干预的有利效应似乎在三年后仍然存在。

在绝经后的妇女中的锻炼加激素替代疗法

尽管雌激素缺乏的妇女可以从负重运动中受益，但在绝经后早期快速骨丢失的阶段，仅靠运动不能替代激素替代疗法。在绝经后的头五年里，不服用雌激素的女性可能会失去35%的骨量。激素替代疗法联合运动对骨的影响最大，因为雌激素能增强机械负荷的成骨作用。几项研究已经研究了雌激素加负重训练是否比单纯的负重训练或雌激素替代更有效。诺特洛维茨和他的同事（Notelovitz et al.，1991）的研究发现，负重训练可以增强绝经后妇女雌激素的保骨效果。经过一年的负重训练加雌激素治疗后，脊柱骨密度明显增加8.3%±5.3%，而单纯雌激素组仅维持骨密度，仅增加1.5%±12.4%。科哈特和他的同事（Kohrt et al.，1995）描述了一项为期一年的干预试验，该试验对32名平均年龄66岁的女性进行了激素替代疗法和负重运动的联合和单独效果的比较。激素替代疗法与高强度运动的结合对骨密度有加性和协同效应，这取决于测量的部位。这些发现表明，每一种治疗都通过一种独立的机制发挥作用；因此，当与雌激素结合使用时，运动可以对骨骼产生额外的有益影响。

在另一项研究中，167名服用钙补充剂（每天约700~900毫克）的久坐不动的绝经后妇女被随机分配到累进性、重度抗阻运动或对照项目中，并被随访4年（Cussler et al.，2005）。一半的妇女也得到了激素替代疗法的治疗。训练者被要求每周三次完成两组六到八次的重复练习，负荷强度为1 RM的70%~80%。实际遵守率平均为规定频率的25%~50%。实际运动次数与股骨粗隆、股骨颈、腰椎、全身骨密度增加呈正相关。激素治疗者中，每周锻炼1天，股骨粗隆骨密度增加1.5%，股骨颈和腰椎骨密度增加1.2%。未接受激素治疗的妇女分别增加1.9%和

2.3%。这些发现支持力量训练对减少绝经后妇女骨丢失的长期有效性，包括使用激素替代疗法的妇女。

体力活动与跌倒或骨折的风险

2008年美国体力活动指南科学咨询委员会得出结论，更多的体力活动（如频率、持续时间、强度或其中一项以上）与髋部骨折（即股骨近端）的风险成反比的剂量-反应关系（Physical Activity Guidelines Advisory Committee, 2008）。

早期的回顾性病例对照研究和前瞻性队列研究一致显示，休闲体力活动使髋部骨折的风险降低20%~40%，但没有发现体力活动与手腕或脊柱骨折风险之间的关联（Gregg et al., 2000）。2001年的一项Meta分析得出结论，仅靠锻炼不会降低老年妇女和男性的跌倒风险（Gillespie et al., 2001）。然而，许多早期研究包括虚弱的养老院居民，他们除了肌力低下或平衡不良（如视力不佳）外还有其他跌倒风险因素，这些因素不会因运动而改善；许多研究还使用了运动强度过低以致无法增强肌力（Kohrt et al., 2004）。最近一项Meta分析研究了21项随机对照试验的运动（通常包括步态、平衡和功能性力量训练），涵盖了7300名年龄在68~88岁之间的社区居民，发现在6~60个月的随访期内，经历跌倒的风险降低了约10%，受伤的风险减少了近20%。运动试验的不良事件（伤害）很少报告，但通常是轻微的肌肉骨骼损伤（Guirguis-Blake et al., 2018）。同样，65岁及以上的居住在护理机构的人在进行运动训练（即步态、平衡和力量训练）后，平均跌倒风险降低了20%，这是在15项随机对照试验中汇总结果得出的（Lee et al., 2017）。

> 美国预防服务工作组（2018）建议对社区居住的65岁及以上的成年人进行运动干预，以预防跌倒。这些人群有较高的跌倒风险。

英国女性和男性

在1973年至1974年间，有15年的髋部骨折风险人在一个案例中被评估，这个案例的实验对象包含了65岁及以上的住在英国的五个地区、芬兰的2个地区和威尔士的一个地区的441位女性和542位男性，经过采访和药物测试的检验来找出饮食上低钙摄入和不进行体力活动之间的联系（Wickham et al., 1989）。随着年龄的增长，髋骨骨折发生率也会提高，女性髋骨骨折发生率比男性更高，但是对于一周钙摄入量却没有联系。经过对吸烟和体重指数的调整，户外体育锻炼最低水平者与最高水平者比较，髋部骨折发生比例为4.3（95% CI：0.7~26.8）。

骨质疏松性骨折研究

潜在的对于骨质疏松性骨折的危险因素（包括低骨量）在住在巴尔的摩、明尼阿波利斯或波特兰（俄勒冈）或周围匹兹堡的9516位65岁及以上的能够行走且之前没有髋部骨折的白人妇女中进行调查研究，每4个月进行1次检查，以确定找出髋关节骨折的发生率，经过X射线进行验证（Cummings et al., 1995）。平均进行4.1年的观察，192例妇女有了第一次的髋部骨折。每1000名妇女中，骨折发生率从1.1（对于那些具有两个或更少危险因素并且骨密度与其年龄相比正常的女性）到27（对于那些具有五个或更多危险因素并且骨密度位于其年龄的最低三分之一的女性）。髋部骨折的母体病史和目前使用抗惊厥药物的风险都是对照组髋部骨折的两倍，而步行锻炼和安静心率低于80次/分钟分别降低了30%和40%的风险，而不论女性是否有较低或更高的足跟骨密度或每天至少花4小时在脚上。

弗雷明汉骨质疏松症研究

在1967~1969年，经过X线照相术基线上检查了来自弗雷明汉的大多在40岁或50岁的700名妇女和男性，在1992~1993年再次被评估（Samelson et al., 2006）。在随访时因事故导致的粉碎骨折的椎体被定义为至少轻度变形（在任何椎体的高度减少20%~25%或更多）。经过基线测量，年龄、身高、体重、握力、掌骨皮质区，雌激素的使用（妇女）和体力活动对于椎骨骨折积累的事故几乎没有影响。然而，这在一定程度上可以用有限的暴露量和少数男女群体来解释。骨折发生率方面，适度活动的（中三分位数组）男性（OR：0.44；95%CI：0.16~1.18）和女性（OR：0.82；95%CI：0.52~1.30）均低于最不活跃组，置信区间包括1.0，可能与少数人有关。

芬兰男性

1975年测量的休闲体育活动与未来骨质疏松性髋部骨折风险之间的关系，前瞻性地研究了3262名44岁或44岁以上男性群体，没有任何疾病限制他们参加体育活动，追踪研究21年（Kujala et al., 2000）。在调整身高、BMI、基线疾病、吸烟、饮酒、工作相关体力活动和职业团体后,与久坐人群比较,参加剧烈体育活动的男性患骨质疏松性髋部骨折的相对风险为0.38(95%CI:0.16~0.91)。

哥本哈根,丹麦

3项人口学研究得出的结果收集了13 183名妇女和17 045名男性,研究第一次髋部骨折的风险(1 121例)(Høidrup et al., 2001)。最初在闲暇时间进行活跃或中度体力活动者,但之后体力活动习惯变为久坐不动者患髋部骨折的风险是那些保持中等体力活动的人的两倍左右。随着时间的推移,体力活动的减少对于骨折来说是有风险的,但体力活动的增加并不能对骨折起到保护作用。

护士健康研究

超过61 000名绝经后妇女进行调查研究,发现每周进行3个MET-hours的活动可以减少约6%的髋部骨折风险(Feskanich et al., 2002)。每周步行至少4小时的女性髋骨骨折风险比每周步行少于1小时的久坐女性低41%。步行对髋部骨折有保护作用,尽管这些步行量对骨密度的影响很小。

乌普萨拉成年男性纵向研究

对住在瑞典乌普萨拉的2 205位49~51岁的人群进行35年的跟踪研究。休闲体力活动和其他生活习惯,建立了在基线和60、70、77、82岁的人基础上(Michaëlsson et al., 2007)。在随访中,482人至少有1处骨折,包括134髋部骨折。与定期参加休闲运动或做每周有3个或更多小时重园艺最活跃的人相比,久坐不动的人发生骨折的风险高出约60%。与最低的髋部骨折中最活跃的人(约8%)相比,走路或骑车男性的骨折率升高13%(RR = 1.6;95%CI:1.1~2.4),在休闲时间内久坐不动的人骨折率同样升高20%(RR=2.6;95%CI:1.6~4.2)。经常性的体育运动或重园艺活动的参与,约三分之一的人的髋部骨折是可以在潜移默化中预防的。

妇女健康倡议

在平均约8年的观察中,93 676位50~79岁的妇女中最初发生髋部骨折的有1 132次(每年0.16%)(Robbins et al., 2007)。11个因素是5年内的髋部骨折的独立预测因素:年龄、自评健康状况、体重、身高、种族民族、54岁后的骨折史、父母髋部骨折、吸烟、当前使用皮质类固醇治疗、糖尿病和低体力活动。基于这些危险因素的指数预测髋部骨折的准确率约为70%,而DXA骨扫描的预测准确率为80%。每周进行了12个小时或更多的符合标准时间的体力活动的妇女比每周进行5~12小时的妇女降低了25%发生骨折的风险,比那些久坐不动的妇女降低40%的发生骨折的风险。

埃朗根纽伦堡,德国

大约250名65岁或65岁以上的独立生活的妇女被随机分为多功能锻炼项目的18个月试验,该项目强调强度,或对照组进行低强度活动的频率较低(Kemmler et al., 2010)。运动组在18个月内腰椎(1.77%)和股骨颈(1%)骨密度增加,跌倒减少60%(平均每名运动组妇女跌倒1次,而对照组每名妇女跌倒1.6次)。

证 据 的 力 度

随机对照研究提供了最有效的评价治疗效果,通过将可以影响骨的结果的混杂因素最小化,从而隔离物理活动的影响。与不运动的妇女相比,随机试验对绝经前和绝经后妇女腰椎和股骨颈骨密度的累积、平均影响每年约为0.9%(Wolff et al., 1999)。非随机试验报告的运动效果几乎是随机试验的两倍,但这些研究可能高估了真正的影响,这是由于对混杂因素的控制不力,例如志愿者引入的选择偏见,他们可能比随机选择的受试者更有可能受益。专家们一致认为,在老年人中使用负载髋部和腰背部的活动进行一年左右的运动训练可以在髋部和脊柱的临床重要区域将骨密度的增加或者减缓与年龄相关的骨密度下降1%~2%。较少研究对于更年期前的老年女性和老年男性显示出类似的,尽管较小的效果,尤其是当运动是特定部位和不熟悉的(例如,跳跃)时。在骨骼生长期间,儿童和年轻青少年通常会看到更大的变化。

一些观察性回顾研究和前瞻性队列研究和病例对照研究表明,体力活动降低跌倒和骨质疏松性骨折的风险。然而,很少有控制良好的流行病学研究将体力活动与大人口基础上发生骨质疏松或骨折的风险联系起来。与我们在前几章中承认的其他慢性疾病相似,我们不太可能资助一项随机、双盲、安慰剂对照的试验,以证明在青年、成年或老年期间进行的体育活动或剧烈运动是否能减少老年时期与骨质疏松有关的骨折(Karlsson et al., 2001)。尽管如此,已经积累了大量的证据,这是令人鼓舞的。具体来说,研究表明抗阻运动与峰值骨量的增加和中年时期骨量减少的减缓有关。也有一些研究表明,阻力运动训练有可能促进扭转老年人骨量丢失,减少跌倒的危险因素和跌倒的发生率,减少老年人跌倒造成的骨折。

修正干扰因素

尽管运动训练后的绝经期前与绝经期后的妇女骨量的增加已经被报道,但其他与年龄有关的因素可能会改变运动的成骨作用。有几项研究未能显示力量训练后骨密度有明显的提高,但这些研究显然并没有造成诱导骨重塑所需的高应变率、高应变率或应变分布。满足所有这些要求的项目可能不是老年人最想要的项目。对体弱多病的老人来说,他们甚至可能涉及风险。

除了满足骨骼上必要的应变要求外,训练项目在类型、持续时间、强度等方面存在较大差异。比较不同方案的强度可能是最困难的方面,因为没有足够的和标准的强度描述。其他研究的异质性的重要来源是使用维生素 D、钙补充剂和激素替代疗法。所有这些对骨密度都有积极的影响。骨量差异在基线也可以解释各种治疗效果。在一个训练计划开始时,低骨量的个人有可能显示一个更高骨量的增加,相比于那些起始阶段为更高骨量的人。骨质量与体重呈正相关(Khosal et al., 1996; Alekel et al., 1995),因此,在训练组的体重减轻可能成为一个长期的干扰因子,这项训练的研究可能导致训练的作用被低估(Wolff et al., 1999)。

时间的影响

尽管有更多的关于体力活动和骨量的横断面研究已经被报道,但一些前瞻性队列研究的随访期约为 3 个月至 12 年,随机对照试验通常持续 5~12 个月,最长为 2 年。

关联的强度

横断面研究的累积证据表明,重复负重活动的参与者比久坐对照组的骨量高约 5%;参加抗阻运动训练或高负荷运动的参与者的骨量比久坐对照组高 10%~15%。少数前瞻性队列研究表明,体力活动者骨密度增加 3%~10%,髋部骨折风险平均降低 20%~40%。随机对照试验对中年或老年妇女的总体效果是每年减少或逆转骨量损失约 1%。即使骨密度有 1%~2% 的变化,再加上力量的增强和更好的平衡,骨折的风险也可能降低 50%(Kemmler et al., 2010)。在骨骼发育期间,儿童和青少年在髋部和腰椎处的骨量增加和骨强度指标通常较大(六个月内为 1% 至 6%)。跳跃试验的效果在试验结束后长达三年仍然持续存在(Gunter et al., 2012)。在青春期后的六个月内,增益较小,不到 2%。

一致性

大多数前瞻性观察研究和随机对照试验都涉及白人妇女,她们患骨质疏松的风险最大。体力活动对骨骼健康的有利影响的总体证据似乎出现在青春期前青年、成年男子以及绝经前和绝经后妇女身上,而不分种族、族裔或年龄。

然而,骨骼适应锻炼的方式似乎因年龄、骨骼部位和性别而异。在青春期之前和青春期,长骨干大小的增加主要是由于新的骨膜骨(即外表面),尤其是男孩。相反地,在远端骨部位主要由骨小梁构成,训练通过增加骨小梁的厚度或新成骨密度来增加骨骼密度(内表面)(Daly, 2007)。在成人中,有限的干预试验表明,骨强度的增加主要是由于骨矿物质增加、皮质骨丢失减少或两者兼而有之,而不是骨大小的增加(Nikander et al., 2010)。

剂量效应

没有证据表明是否体力活动对青年和成年骨峰值的影响取决于体力活动的类型或强度。同样,没有直接证据表明体育活动对保持绝经前妇女骨量和延缓或逆转绝经后妇女骨丢失的影响是否是剂量依赖性的。尽管如此,对于对骨骼产生高峰值负荷的抗阻运动和体育活动来说,场地对骨矿物质含量和密度的影响似乎要比低冲击、重复和负重活动更大(Vuori, 2001)。大多数研究表明运动对青春期前或青春期早期儿童的骨骼健康有良好的影响,包括 10~60 分钟的中高强度运动(冲击、负重),每周 2 或 3 天或更长时间(Strong et al., 2005)。

与减少成人骨折风险相关的最低体力活动水平至少为每周 9~14.9 个 MET-hours 体力活动、每周步行时间超过 4 小时、每周至少 1 290 千卡体力活动和每周体力活动超过 1 小时(Physical Activity Guidelines Advisory Committee, 2008)。

生物学的合理性

骨骼在运动过程中有两个主要的外力作用:重力和肌肉肌腱单位在肌肉收缩、运动和姿势维持过程中的拉力。这些扭转、剪切、弯曲、压缩力在运动过程中提供必要的刺激骨重塑,增加骨的机械应力(Khosal et al.,1996)。诱导高峰应变(冲击负荷)的运动计划比低幅度(非冲击负荷)的计划具有更大的成骨效应。还必须达到每日加载循环的阈值,这会随着骨骼的适应而变化。

研究表明,骨载荷应力的大小对骨密度的影响大于骨负荷的循环次数。日常活动可以提供几种加载周期但通常不能提供足够的强度(Whalon et al.,1988)。产生的增加骨量高惯性力需要比大多数人在日常生活的体力活动中实现更大的肌肉消耗和速度。因此,大多数人没有达到运动员的骨密度,其运动需要高的地面反应力和关节反应力。

虽然骨的几何特性是由遗传决定的,内部结构、骨密度、骨和内部和外部直径应对环境的力量,但这些都将影响骨骼吸收与形成的平衡。骨骼因萎缩和肥大而适应机械需求。调节骨组织的结构力学规律不完全理解。然而,一些理论提供了可行的方法,锻炼可以积极影响骨量。

在100年前提出的,沃尔夫定律认为,机械负载施加于骨骼会引起骨骼的微观结构改变或重构(Wolff,1892)。当骨弯曲或受到机械负荷时,它通过在其凹侧建立新的细胞层和在其凸面上吸收旧细胞来改变其结构。长骨往往将沿力的轴在压缩区被增大(Chamay et al.,1972)。生化机制解释机械应变如何转化为增加骨密度仍然没有完全被理解。几种机制已经提出了,包括电位、前列腺素释放、增加骨血流量和激素反应以及一系列前列腺素、一氧化氮和生长因子对骨细胞间传递不平衡的反应。最有可能的是,以下建议的机制的组合涉及骨形成。

压电效应

关于骨重塑的早期假说是,骨充当压电晶体(Bassett et al.,1962;Brighton et al.,1985;Lanyon et al.,1977)。施加在骨上的应变会使骨头弯曲或振动,这些效应被转化为生化信号,这些信号似乎是由电场介导的。负载会引起骨的瞬间电位差,这就像脉冲电场一样,刺激带正电的钙离子沉积在骨细胞负电荷的一侧。相反,带正电的钙离子从骨细胞的正电侧吸收。这被认为导致在应力点骨成骨细胞活性与破骨细胞活性的比率增加,产生新骨的形成。早期研究表明,应用电刺激可增加动物的骨形成(Bassett,1965),最近有人提出应用电磁场作为预防骨质疏松高危人群骨质疏松症的一种临床有用方

> **机械成骨的误差应变分布假说**
>
> 1. 骨骼细胞通过负重或抵抗运动感觉到机械劳损。
> 2. 负荷不平衡在细胞间局部传递,导致钙离子的流入。
> 3. 钙离子之后是前列腺素、一氧化氮和生长激素,导致骨重塑。
>
> 资料来源:Lanyon,1996。

法(Bassett,1995;Tabrah et al.,1990)。

前列腺素

电刺激骨骼也能增加成骨细胞产生3,5-环磷酸腺苷(cAMP)和前列腺素E2(PGE2)。前列腺素是负荷条件下骨形成的必要组成部分。PGE2的合成是由于骨细胞膜的拉伸,使细胞膜磷脂暴露于磷脂酶A2(Chamay et al.,1972)。PGE2的合成增加了cAMP的细胞内水平,cAMP的作用是增加新骨蛋白的DNA和RNA合成。

血流量和激素反应

作为对运动代谢需求的一种反应,骨形成也可能受到骨骼血流量的刺激,这可以增加骨细胞的扩散表面积,并向骨细胞提供更多的营养,可能会增加骨生长因子的产生(Chilibeck et al.,1995)。此外,运动中的激素反应可能会刺激成骨细胞的活动。例如,成骨细胞具有二氢睾酮受体,这种受体可以增加成骨细胞对骨DNA的基因表达。肌肉收缩会导致血液中睾酮含量增加,据报道,举重训练导致内源性睾酮的产生增加(Kraemer et al.,1990)。然而,由于骨形成似乎是局部的,就像网球运动员或木匠的优势手臂一样(Huddleston et al.,1980),血液流动和激素作用等一般因素对运动后骨骼变化的影响似乎非常有限。

骨重建的误差应变分布理论

兰尼恩(Lanyon,1996)的误差应变分布理论提出,由成骨细胞衍生并分布在骨表面和骨基质中的细胞可以感知机械应变或负载不平衡,并通过缝隙连接相互通信。骨组织内这些负荷不平衡的反馈导致钙离子、前列腺素、一氧化氮和生长激素涌入应变区。这种错误应变机制可以解释骨重塑、防止疲劳裂纹、矿物交换和微损伤修复(Rawlinson et al.,1996;Lanyon,1993)。这些反馈不仅取决于施加在

骨上的负荷的大小,还取决于施加这些载荷的频率 (Rubin et al.,1984)。高负荷和低频率,类似于典型的抗阻运动,似乎是诱导骨肥大的最佳方法。

运动期间骨骼的机械加载

正如在骨建模部分中讨论的那样,骨形成需要动态应变。运动中常见的机械应变特征(例如大小、频率、速率以及沿骨的应变梯度)影响骨健康和适应能力。在运动期间,骨骼暴露于沿长骨和关节的局部张力和压缩力,这也会引起间质骨液通过小室管和骨网络的流动以刺激成骨细胞。骨液中的压力振荡可以转化为切应力、静水压力波和骨细胞细胞膜上的电场。这刺激成骨细胞分泌激素和其他细胞信号蛋白,调节骨细胞中的钙和骨吸收和形成的生化过程(Yuan et al.,2016;Zernicke et al.,2006)。

骨骼肌将机械力传递给骨骼,但它还可能通过分泌对骨细胞具有成骨作用的激素和肌因素(肌细胞或肌细胞分泌的蛋白质)的细胞信号调节骨量。这些肌因素包括前列腺素 E2 等炎症激素和骨形成生长因子胰岛素样生长因子 1 和成纤维细胞生长因子,它们在骨膜上有受体。骨膜中的毛细血管与骨骼肌的静脉混合,为肌源性生长因子输送到骨骼的路径提供了通道。接下来将介绍对运动骨分子生物学的一些最新进展。

运动与骨的分子生物学

自 20 世纪 20 年代以来,人们就已经知道运动的促进作用(Booth et al.,1975),但近年来,有关运动对骨形成和矿化的分子生物学作用开始逐渐浮出水面。除了运动通过将机械力传导到骨髓干细胞来刺激成骨细胞形成的假设(Rubin et al.,2018)外,运动刺激成骨的机制可能还包括通过抑制骨硬化蛋白和肌肉抑素来刺激成骨,如图 11.10 所示的途径(Saad et al.,2019)。在本章前面我们已经看到,骨硬化蛋白通过抑制 Wnt/β-连环蛋白激活成骨细胞来抑制骨形成。肌肉抑素是一种肌因素,它自我限制肌肉组织的发育。那些从父母两方都遗传了肌肉抑素基因突变的人缺乏肌肉抑素,其骨骼肌比正常人更多,脂肪更少,并且更强壮(想想无敌浩克)。同样,接受阻断肌肉抑素的药物治疗的人拥有更多的肌肉和更少的脂肪。肌肉抑素细胞信号通路还通过激活 RANK-L 信号通路增加骨吸收,因此抑制肌肉抑素会减少骨吸收。在运动期间由骨骼肌释放的另一种肌因素是鸟苷(Colaianni et al.,2017;Zhang et al.,2017),它影响肝脏、胰腺、心脏、大脑、脂肪细

优化骨骼健康的锻炼原则

- 动态,非静态
- 保持频繁而间歇式的高峰负荷
- 对骨头施加非正常外力
- 无限营养能量支持
- 足够的钙和维生素 D_3

资料来源:Borer,2005。

胞和骨骼肌中的细胞信号和代谢功能。在骨骼中,鸟苷增加了 RUNX2 和骨髓生成素等成骨因子,以激活 Wnt/β-连环蛋白骨形成途径。鸟苷还抑制 RANK-L 对成骨细胞发育的诱导和成骨细胞的凋亡。因此,鸟苷促进了成骨细胞的发育和存活,导致骨皮质厚度和骨矿密度在梭状骨和皮质骨中都增加(Kim et al.,2018;Zhang et al.,2017)。

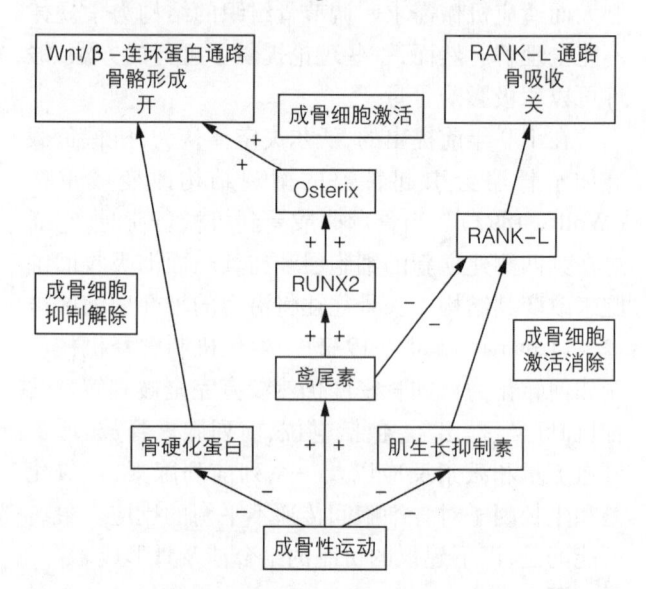

图 11.10 运动对骨骼成骨效应的合理分子信号通路。

总 结

降低创伤骨折风险的两个主要策略是:第一,在儿童和青年成年期最大限度地利用峰值骨量;第二,尽量减少 40 岁后骨矿含量的下降,这在一定程度上可以通过衰老来解释,包括内分泌变化和体力活动减少。体力活动可以增加儿童的峰值骨量,能机械地刺激骨形成和骨矿物质的积累,并有助于在衰老过程中保持骨量。抵抗力和敏捷性锻炼还可以加强肌肉和改善平衡,从而减少老年人跌倒和骨折

的风险。当载荷导致极高峰值应变时,骨对负荷的适应明显优化(Lanyon,1996)。因此,旨在促进骨量增加的运动训练应假设包括间歇性负荷循环,每天或每隔一天重复一次。骨形成对于动态、负荷幅度适中至高、负荷持续时间短、负荷方向非常规或非重复性,并且施加速度快的体力活动反应最为敏感(例如跳跃、翻滚、跳马、举重、打击)。由于骨细胞对它们进行了适应或习惯了它们,静态或重复性低幅度负荷(例如站立或惯常行走)通常不具有成骨作用。

在绝经前和绝经后妇女中,产生高地面反作用力的抗阻运动训练和耐力训练可使年轻人的峰值骨量增加5%~10%,延缓或逆转骨量损失每年约1%。其他研究表明,雌激素和雄激素有助于增强骨负荷的成骨作用,并提示膳食中钙的摄入量必须在每天1 000~1 300毫克之间,才能使运动刺激促进骨量增加。因此,预防和治疗骨质疏松和骨质疏松性骨折的目的应是通过优化膳食钙和维生素D、正常月经或性激素替代,最大限度地提高峰值骨量,并使用高强度的体力活动,如抗阻锻炼(Layne et al.,1999)。然而,来自妇女健康倡议研究的最新证据表明,雌激素加孕激素的激素替代疗法增加了心血管和乳腺癌的风险,因此,在决定使用激素替代疗法促进绝经后妇女的骨健康之前,需要向其私人医生进行仔细的咨询。尽管补充或不补充钙的运动是增加或维持绝经后骨量的一种可能有用的佐剂,但在医学上表明,对骨健康的最大益处也可能需要成骨药物。

尽管运动和骨量的临床研究取得了令人鼓舞的结果,但仍需要更多地以人群为基础的流行病学研究,更好地控制饮食和调整其他潜在的混杂因素,以及更多的随机对照试验,以确定结果对有发生骨质疏松风险的人群群体的可概括性,并确定体育活动对骨质疏松骨折风险的影响。尽管如此,累积的证据令人鼓舞,剧烈的体力活动,特别是涉及高峰值负荷的类型(如涉及跳跃和快速改变方向或抗阻运动的运动和游戏),可能会促进更高骨量峰值,并可能随着年龄的增长而延缓骨质流失。即使不改变骨的整体质量或密度,骨也可以通过改变或扩大其横截面积和将矿物从小梁骨再分配到皮质骨来适应外部负荷,从而增加弯曲和扭转强度。

青年时期运动所获得的骨密度大部分在久坐的成年人身上流失(Nordstrom et al.,2005)。然而,对骨强度更为重要的一些结构变化(如皮质骨的大小)可能大部分保留下来,并可能减少老年脆弱骨折的风险(Karlsson,2007)。为了最有效地实现公共卫生的目标,需要个别调整、密集、高影响的锻炼计划。然而,这些可能是复杂的沟通,很难让人们坚持在人口层面。因此,在实验室或临床环境中提高骨骼健康效率最高的运动项目,必须参照流行的项目(如有氧课程、太极拳和步行)来评判,这些项目疗效较低,但最终可能有更好的效果,因为它们可以切实和安全地促进,以减少老年或更虚弱的男性或绝经后妇女发生骨质疏松性骨折的风险(Schmitt et al.,2009)。

参 考 文 献

第 5 部分

体力活动与癌症和免疫系统

在美国,2020 年预计大约 60.7 万人死于癌症,仅次于心血管疾病。诸如国际癌症研究机构和美国癌症协会等组织估计,每年发生的大约三分之一的癌症死亡是由于饮食和身体缺乏活动。来自欧盟 15 个国家的估计表明 2008 年六种主要癌症(乳腺癌、结肠癌、肺癌、前列腺癌、子宫内膜癌和卵巢癌)的病例数量在 165 000~330 000 例之间,这是由于体力活动水平不足导致的(Friedenreich et al.,2010)。本部分中的章节描述了体力活动与某些癌症,特别是结肠和乳腺癌(美国最常见和致命的癌症之一)风险降低有关的证据。

早在公元前 1600 年,在埃及纸莎草记录中记录了乳腺癌的手术治疗;公元前 4 世纪,希波克拉底创造了"癌"一词。他和希腊罗马医生盖伦和塞尔索斯认为癌症不可治愈。然而,我们现在知道并不是不可治愈的。我们还了解到,包括体力活动在内的行为可以影响发展癌症的风险。本部分的第一章描述了当代的流行病学证据,体力活动的确降低了发生结肠癌和乳腺癌的风险。本部分的第二章重点介绍了中等体力活动影响免疫系统某些方面的新证据,这些方面可能有助于防止肿瘤生长和一些炎症性疾病。

第12章

体力活动与癌症

某些与疾病有关的部位由其他原因引起,肢体的某些特定姿势或身体的异常运动。
我们建议从事特定行业的人通过走动或锻炼身体来阻止它的生长。

• 伯纳迪诺·拉马齐尼
《工人的疾病》,1713 •

本章目标
- 描述癌症的公共卫生负担,回顾其病理生理机制,确定一般的危险因素。
- 综述和评价体力活动可降低结肠癌风险的流行病学证据的力度。
- 综述和评价体力活动可降低乳腺癌风险的流行病学证据的力度。
- 回顾证明体力活动与其他特定部位癌症风险降低有关的流行病学证据。
- 描述癌症患者的体力活动与生存之间的初步流行病学证据。

癌症是由异常细胞不受控制地生长和扩散引起的相关疾病，异常细胞通常称为肿瘤（从拉丁词意为"肿胀"；肿瘤可以是良性的或恶性的，恶性肿瘤称为癌症）。一些古老的癌症证据是在埃及木乃伊的骨肿瘤（骨肉瘤）中发现。早在公元前1600年，纸莎草的著作中描述了8例乳腺肿瘤的外科治疗，但是希腊医生希波克拉底在公元前4世纪创造了一个癌症术语。他用希腊语"螃蟹"形容癌，描述溃疡形成肿瘤，大概是因为肿瘤突起类似于螃蟹的身体和腿的形状。

意大利内科医生贝纳迪诺·拉马齐尼（1633～1714年）在癌症流行病学研究的推动下，于1700年和1713年首次报告修女很少患子宫颈癌，但乳腺癌的发病率很高。他推测这一问题也许可以用他们的独身行为来解释。如今，未产妇（即未生育）被认为是乳腺癌的一个危险因素，关于怀孕对癌症风险的激素影响的现代研究部分可以追溯到拉马齐尼的观点。他还认为癌症风险受体力活动的影响（Ramazzini，1983）。拉马齐尼被认为是职业医学之父（Franco，1999）。他在1713年出版的 De Morbis Artificum Diatriba 书中记录了有关55种职业（包括跑步者和运动员）工作场所中存在的传染病和癌症相关的危险因素（Ramazzini，1983）。他观察到工人中的疾病，包括癌症，主要与他们接触的有毒物质有关，并因"身体剧烈或不规则的运动和不自然的姿势"而恶化。他特别提到久坐的工人，如鞋匠和裁缝（Ramazzini，1983）。在描述了癌症及其对公众健康的影响之后，本章讨论了这些证据是否支持拉马齐尼关于体力活动的观点。

> 贝纳迪诺·拉马齐尼是职业医学的父亲和早期癌症流行病学家，在18世纪初期观察到，久坐不动的工作者增加了慢性疾病包括癌症的风险。

问题的重要性

癌症是高收入国家死亡和死亡的主要原因，但大约三分之二的癌症死亡发生在低收入和中等收入国家。许多专家将这种全球流行病在很大程度上归因于自由市场经济的传播，这种经济培养了西方的饮酒文化、超加工食品、长时间坐在屏幕前（即电视、电脑或智能手机），以及低体力活动（Vineis et al.，2014）。全球疾病负担研究估计，2017年全球约有960万人死于癌症，占所有非传染性疾病死亡人数的23%（GBD 2017 Causes of Death Collaborators，2018）。这比2007年增加了25%，但主要可以用世界人口老龄化来解释，因为年龄调整后的癌症死亡率没有增加。具体癌症死亡情况见表12.1。

表12.1 全球癌症死亡评估数

癌症类型	死亡人数（人）
肺癌	1 883 000
结直肠癌	896 000
胃癌	865 000
肝癌	819 000
乳腺癌	611 000
胰腺癌	441 000
食管癌	436 000
前列腺癌	416 000
白血病	348 000
宫颈癌	260 000
非霍奇金淋巴瘤	249 000
脑和神经	247 000
卵巢癌	176 000
子宫癌	85 000

数据来源：GBD 2017 Causes of Death Collaborators，2018。

国际癌症研究机构估计2010年全球癌症成本为1.16万亿美元（Stewart et al.，2014），并估计2018年全球有1 700万新病例和950万人死于非黑色素瘤皮肤癌以外的癌症（Bray et al.，2018）。肺癌是最常见的癌症（占所有病例的11.6%），也是癌症死亡的主要原因（占癌症死亡的18.4%）。女性乳腺癌（11.6%）、前列腺癌（7.1%）和结直肠癌（6.1%）的发病率次之。结直肠癌（9.2%）、胃癌（8.2%）和肝癌（8.2%）的死亡率次之。

在男性中，肺癌是最常见和最致命的癌症。其次，前列腺癌和结直肠癌的发病率最高，但肝癌和胃癌的死亡率更高。在女性中，乳腺癌是最常见的癌症，也是癌症死亡的主要原因。结直肠癌和肺癌的发病率次之，而肺癌的死亡率高于结直肠癌。宫颈癌的发病率和死亡率位居第四。

最常见的癌症和癌症死亡的主要原因在国家之

网络资源

www.cancer.org。美国癌症协会的网站,美国卫生组织的任务是消除癌症作为主要的健康问题。

www.health.gov/paguidelines/Report/G7_cancer.aspx。体力活动指南咨询委员会报告中关于癌症的部分。

间和国家内部差异很大,这取决于经济发展和生活方式。据估计,70岁之前的癌症死亡率在美国、加拿大、欧洲和澳大利亚最高,在撒哈拉以南非洲和印度最低。据估计,大约一半的癌症发病率和死亡发生在亚洲,而该地区人口占世界人口的60%。相比之下,欧洲拥有不到全球10%的人口,但估计有23%的癌症病例和20%的癌症死亡病例(Bray et al.,2018)。

在美国,预计2020年癌症将导致约607 000人死亡(Siegel et al.,2020),仅次于心血管疾病(CVD)。这一估计表明,自1990年代初以来,年龄调整后的死亡率下降了29%,这主要是由于肺癌、结肠癌、乳腺癌和前列腺癌的下降(Siegel et al.,2020)。

然而,癌症的负担是巨大的。美国预测2020年的癌症成本为1 480亿美元(Bradley et al.,2008)和158~1 730亿美元的医疗费用(Mariotto et al.,2011)。在1 015名结直肠癌、乳腺癌和前列腺癌幸存者中(Yan et al.,2018),根据全国健康访谈调查估计的休闲时间体育活动与医疗支出小组调查(2008~2012年汇集)的医疗保健支出相关联2018)。在710名未达到2008年美国人体力活动指南的幸存者(70%)中,混杂因素调整后的医疗保健支出为每人12 899美元。在305名活跃度足以达到指南的幸存者(30%)中,每人的费用为9 109美元。符合体力活动指南的癌症患者在生存的前五年节省了4 686美元。

预计到2020年美国将新增约180万例癌症病例。与2010年估计的150万例新增病例相比,这在过去十年中增长了近19%。这一增长大部分可归因于老龄化人口。在美国,将近40%的男性和女性一生中都会患上癌症。虽然所有癌症都涉及控制细胞生长和分裂的基因功能障碍,但只有约5%的癌症具有很强的遗传性。在美国,大约40%的新癌症被认为是可以避免的。近20%的癌症可归因于吸烟,另有18%的癌症归因于肥胖、酗酒、营养不良和缺乏运动的综合影响。

> 在美国,几乎一半的男性和三分之一以上的妇女在其生命期间将发展某种形式的癌症。只有5%的癌症是强烈遗传性的,所以一级和二级预防癌症是公共卫生的首要任务。

癌症的每年新增病例数和年死亡率不同(表12.2和表12.3)。据预测,到2010年美国新发癌症

表12.2　2020年评估美国新增癌症病例数

类型	新增(例)	百分比(%)
男性		
前列腺癌	192 000	21.5
肺癌	116 300	13
结直肠癌	78 300	8.8
膀胱癌	62 100	7
皮肤恶性黑色素瘤	60 200	6.7
肾癌	45 500	5
非霍奇金淋巴瘤	42 400	0.7
口腔癌	38 400	4.3
白血病	35 500	4
胰腺癌	30 400	3.4
其他	192 560	25.6
总计	893 660	
女性		
乳腺癌	276 500	30.3
肺癌	112 500	12.3
结直肠癌	69 700	7.6
子宫癌	65 600	7.2
皮肤恶性黑色素瘤	40 200	4.4

续表

类型	新增（例）	百分比（%）
甲状腺癌	40 200	4.4
非霍奇金淋巴瘤	34 900	3.8
肾癌	28 200	3
胰腺癌	27 200	3
白血病	25 900	2.8
卵巢癌	21 800	2.4
其他	170 230	18.8
总计	912 930	

表 12.3　2019 评估美国癌症死亡例数

类型	死亡人数（千人）	占总死亡人数的百分比（%）
男性		
肺癌	72 500	22.6
前列腺癌	33 300	10.4
结肠癌	28 600	8.9
胰腺癌	24 600	7.7
肝癌	20 000	6
白血病	13 400	4.2
食管癌	13 000	4
膀胱癌	13 000	4
非霍奇金淋巴瘤	11 500	3.6
脑和神经	10 200	3.2
肾癌	9 900	3.1
其他	71 160	22.3
总计	321 160	
女性		
肺癌	63 200	22.2
乳腺癌	42 200	14.8
结肠癌	24 600	8.6
胰腺癌	22 400	7.9

续表

类型	死亡人数（千人）	占总死亡人数的百分比（%）
卵巢癌	13 900	4.9
子宫癌	12 600	4.4
肝癌	10 100	3.6
白血病	9 700	3.4
非霍奇金淋巴瘤	8 500	3
脑和神经	7 800	2.7
其他	70 360	24.5
总计	285 360	

的年发病率将超过 100 万例男性，到 2020 年女性将超过 900 000 例。预计增幅最大的是男性前列腺癌、肾癌、肝癌和膀胱癌，以及女性的肺、乳房、子宫和甲状腺（见图 12.1；Weir et al.，2015）。最近的估计显示在表 12.2 和 12.3 中（Siegel et al.，2020）。对女性的预测非常准确，但对男性的预测高出约 10%。尽管男性前列腺癌和女性乳腺癌在美国最常被诊断出来，但肺癌在男性和女性中都是最致命的。无论性别如何，结直肠癌的发病率和死亡率均排名第三。肺癌导致的死亡人数减少一直是癌症发病率从 2010 年至 2020 年。

最年长男性和女性（85 岁）人群中最常见的癌症与年轻人群相似（Siegel et al.，2020）。在男性中，新发癌症和死亡率在非西班牙裔白人中最高，在亚洲人和太平洋岛民中最低。白人男性的癌症发病率比非西班牙裔黑人男性高 16%，但黑人男性的死亡率高 5%。在年龄最大的女性中，美洲印第安人和阿拉斯加原住民的发病率最高，主要原因是肺癌和结直肠癌的发病率很高。西班牙裔和亚洲及太平洋岛民的癌症死亡率最低（图 12.2）。

癌症的病因学

希波克拉底认为身体含有四种体液（即液体），包括血液、痰、黄疸汁和黑胆汁。健康取决于维持这些体液的适当平衡。希波克拉底的观点是器官中过多的黑胆汁是癌症的原因，这一观点被希腊罗马医生盖伦传播，并成为医学中的普遍认可的观点，直到

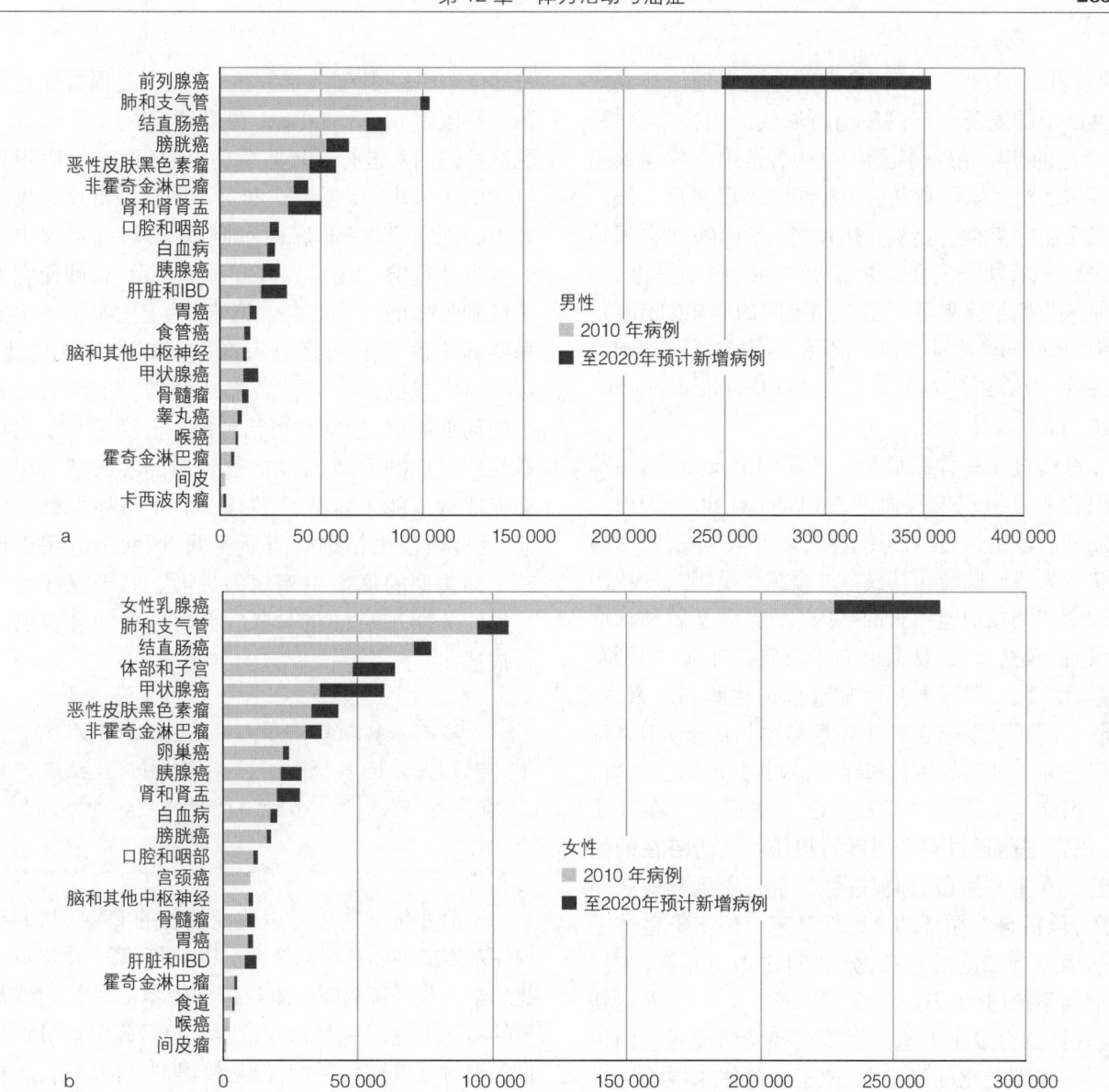

图 12.1 2020 年美国(a)男性和(b)女性癌症预计患病率。

转载自:H.K. Weir et al., 2015。

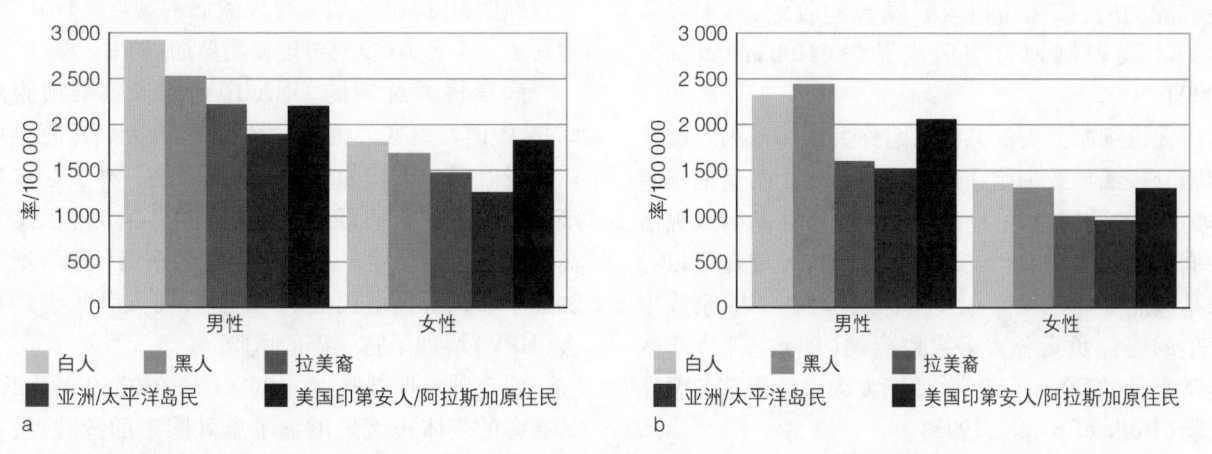

图 12.2 按不同种族或民族划分的美国 85 岁以上成年人癌症患病率(2011~2015 年;a)和死亡率(2012~2016 年;b)

数据来源:American Cancer Society, 2019。

14世纪欧洲复兴。之后,癌症的体液学理论被癌症由淋巴液的发酵引起的理论所取代。约翰·亨特,18世纪的苏格兰外科医生,被认为是第一位建议癌症可以通过手术治愈并认为肿瘤从淋巴滤出血液的现代医生。然而,大约在1840年,德国病理学家约翰内斯·米勒证实癌症由细胞组成,而不是淋巴。但他认为癌细胞来源于正常细胞间的芽(或胚泡)。后来,米勒的学生菲尔诺证明,癌细胞与所有细胞一样,是由现有细胞的繁殖产生的(Diamandopoulos,1996; Gallucci, 1985)。

有超过100种癌症是从骨髓的上皮组织、结缔组织和造血组织发展而来的(Patel et al., 2019)。癌症分阶段生长,正常组织转变为组织病变,然后通常转变为恶性肿瘤。其根本过程源于基因突变或因子改变了调控细胞生长的基因(如促瘤基因和抑瘤基因)的表达方式,从而形成蛋白质。外部(如烟草烟雾、饮食、太阳辐射)和内部(如炎症酶和激素,如雌激素、睾酮、胰岛素和胰岛素样生长因子)因素都会促进异常细胞的生长和存活,使其变成恶性肿瘤。

癌症起源于两个阶段:启动和促进。在开始时,正常细胞通过突变因素的损伤而变为潜在的癌细胞。在第二阶段,即促进肿瘤生长受到其他药剂刺激,包括自然循环的内源性激素。位于染色体上的基因控制细胞的生长,分裂和死亡。通常,体细胞根据系统时间表生长,分裂和死亡。一个人达到成熟后,就会发生细胞分裂以代替受伤或死亡的细胞。在正常老化的细胞中,位于染色体末端的称为端粒的结构在细胞分裂时缩短,直到达到临界长度,从而抑制细胞进一步分裂。然后细胞死亡。研究已经确定80%至90%的癌细胞会产生一种称为端粒酶的酶,该酶可以阻断端粒的收缩,从而导致细胞不受控制地分裂形成肿瘤(Holland et al., 2000)。

促进细胞分裂的某些基因称为致癌基因。减缓细胞分裂或导致细胞在适当的时间死亡的其他细胞称为肿瘤抑制基因。癌症可能由激活癌基因或灭活肿瘤抑制基因的DNA突变引起。DNA改变可以导致某些癌症非常频繁地发生,并且对在一些家族中发生的癌症负责。大多数致癌剂(即致癌物)产生异常克隆的DNA突变,并逐渐变为继续繁殖的恶性克隆(Holland et al., 1993)。

当细胞脱离肿瘤时,它们可以转移,即通过血液或淋巴循环系统迁移到身体其他部位,它们在新部位建立"集落"肿瘤并继续生长,这一过程首先由英国外科医生Stephen Paget在1889年对735名死于乳腺癌的妇女进行了尸体后提出的(Paget, 1889)。癌症的生长率,传播模式和对不同类型治疗的反应各不相同。良性(非癌性)肿瘤不转移并且很少使人有生命危险。癌症以其起源部位命名,即使它们扩散到身体的另一部分。通常,由上皮细胞产生的那些称为癌。由结缔组织产生的那些称为肉瘤。癌症通常根据四个阶段或循环分类。I期癌症是小的局部肿瘤,通常是可治愈的。II期和III期癌症是晚期局部肿瘤或已经扩散到局部淋巴结。IV期癌症通常不能手术或已转移。对于每种类型的癌症,这些阶段更精确且有所不同,因此不能用于比较不同类型的癌症中疾病的进展。对于癌症类型特异的分期系统将在本章后面对结肠和乳腺癌进行描述。

> 癌症以其起源部位命名,即使后来癌细胞扩散到身体的其他部分。通常,由上皮细胞产生的那些称为癌。由结缔组织产生的那些称为肉瘤。

辐射和化学物质可以改变细胞的DNA,从而导致癌基因或抑癌基因的突变。1896年,第一位诺贝尔物理学奖获得者威廉·康拉德·伦琴发现X射线最早的实际用途之一是治疗癌症。随后确定每日低剂量的辐射可以缩小肿瘤,但是错误剂量的辐射,包括来自太阳的紫外线,可以引起癌症生长。在30岁之前接受胸部放射治疗的女性晚年患乳腺癌的风险增加。伦敦医生约翰·希尔的著作曾提到化学品可能导致癌症,并提出了烟草可以致癌的观点。1761年,他写了一本名为《反对过度使用鼻烟》的书。

病毒将通过新的DNA序列插入感染细胞的DNA中诱发癌变。例如,慢性乙型肝炎病毒感染可以诱发肝癌。据认为,Epstein-Barr是一种引起单核细胞增殖的疱疹病毒,它增加了非霍奇金淋巴瘤和鼻咽喉癌症的风险。人类免疫缺陷病毒(HIV)增加加速了非霍奇金淋巴瘤的可能性,而人乳头瘤病毒会(HPV)增加子宫颈癌的风险。

两个肿瘤抑制基因,BRCA1和BRCA2的发现,其有害的变体极大地增加了患乳腺癌的危险性,可以发展为乳腺癌,从而在早期一级和二级预防(Weber, 1996)中允许尝试的夸大风险的人遗传筛查。还发现了与在家族中一些癌症相关的其他基因,例如结肠、直肠、肾、卵巢、食管、淋巴结、皮肤和胰腺的癌症。

风险因素

不同的癌症有不同的危险因素,一些危险因素与几种癌症相关。例如,吸烟是肺、口、咽喉、喉、食管、胰腺、肾、膀胱和子宫颈的癌症的风险因素。2019年,美国143 000例肺癌死亡病例中有80%归因于吸烟(Siegel et al., 2020)。虽然这样的几个因素与癌症率增加相关,但与其他一些慢性疾病(如CVD和2型糖尿病)相比它们对特定部位癌症的病理生理学贡献尚不清楚。例如,过度暴露在阳光下(尤其是皮肤白皙的人和儿童以及皮肤脱皮时)会增加患基底细胞癌和鳞状细胞癌的风险,每年约有300万人被诊断出患有基底细胞癌和鳞状细胞癌。紫外线辐射,无论是来自太阳还是日光浴灯和床,都增加了最严重形式的皮肤癌——黑色素瘤的患病率。2020年,其新病例占估计11 480例死亡中的6 850例(60%)(不包括基础皮肤和鳞状细胞)(Siegel et al., 2020)。然而,黑色素瘤也会发生在身体不受阳光照射的部位。

> 美国黑人的癌症死亡率比白人高33%,比美国印第安人和阿拉斯加原住民高50%。种族间的这种差异可归因于接触风险因素、定期筛查以及及时诊断和治疗方面的差异(Siegel et al., 2020)。

在其癌症预防指南中,美国癌症协会肯定了经常性体育活动的作用(Kushi et al., 2006)。在过去十年左右的时间里,对检查体力活动与各种癌症发病率之间关系的观察性研究的系统评价显著增加,产生越来越多的证据表明体力活动确实在预防某些癌症方面发挥重要作用。在本章中,我们将研究证据表明缺乏体力活动是某些癌症的独立且可能是具有因果关系的危险因素。在这一章中,我们发现缺乏运动与某些癌症无关,并且似乎与某些风险有关。

体力活动的证据: 保护的特异性?

两个最早的流行病学研究假定体力活动可能降低发展癌症的风险发表于1922年(Cherry, 1922; Sivertsen et al., 1922)。在这些研究中,研究人员观察到,对身体要求较高的工作的男性的癌症死亡率要低于对身体要求不高的男性。随后,直到20世纪80年代,对这个话题的研究开始兴起;特别是从20世纪90年代开始,大量的证据已经积累在这个话题上。这种数据的集合使外科医生对体力活动和健康的报告进行总结,即体力活动降低了结肠癌其他癌症的风险(U. S. Department of Health and Human Services, 1996)。2018年,由世界癌症研究基金会和美国癌症研究所召集的一个国际专家小组发现了强有力的证据,证明体力活动可以预防结肠癌、绝经后乳腺癌和子宫内膜癌,以及预防肺癌的提示性证据。

与该报告大致同时,《美国人体力活动指南》第二版(Physical Activity Guidelines Advisory Committee, 2018)的科学咨询委员会得出结论,前瞻性队列研究积累的证据有力地表明了相反的情况较高水平的体力活动与男性和女性患结肠癌的风险以及女性患乳腺癌和子宫内膜(子宫)癌的风险之间存在剂量-反应关系。证据也被认为是降低肾癌、膀胱癌、胃癌和食管癌风险的有力证据,剂量反应的证据各不相同。适度的证据支持结肠癌和乳腺癌风险的降低不受体重的影响,但对于根据体重指数(BMI)判断超重或肥胖的女性,体育锻炼更能降低子宫内膜癌的风险。降低肺癌风险的证据被判定为中等,中等证据表明,与自称从不吸烟的人相比,现在和以前吸烟者的风险降低更大;支持剂量反应关联的证据有限;有限的证据表明体重正常的人风险降低更大。该委员会还得出结论,积累的证据表明对前列腺癌没有保护作用,而且有限的证据表明体育活动与降低卵巢癌和胰腺癌风险之间的关联较弱。

一些关于癌症风险的评论,例如全球疾病负担研究(Kyu et al., 2016),汇集了来自体力活动的几个领域的证据,包括职业、主动交通和家务劳动,以及休闲时间的体力活动。在这里,我们将证据范围限制在休闲时间的体力活动,这可以更实际地改变。

在一项针对126项关于休闲时间体育活动和癌症风险的前瞻性队列研究的系统回顾和Meta分析中(Liu et al., 2016),与体育锻炼最少的人相比,体育锻炼最多的人患癌症的总风险降低了10%(RR =

0.90;95%CI:0.88~0.92),主要是因为浸润性乳腺癌(RR=0.85;95%CI:0.78~0.92)和结肠癌(RR=0.81;95%CI:0.75~0.88)的风险降低(Liu et al.,2016)。与自称在闲暇时间不参加体育锻炼的人相比,达到世界卫生组织建议的每周600 MET-minutes闲暇时间体育锻炼量的人患所有癌症的风险降低了7%(95%CI:5%~9%)。在建议的阈值水平以下,每周每增加180兆焦耳/分钟,患癌风险就会降低2%,最高可达1 200兆焦耳/分钟,之后每周每增加1 200兆焦耳/分钟,患癌风险又会降低1%,之后风险降低趋于平稳。

一项Meta分析汇总了12项前瞻性队列研究的结果,研究对象是在美国和欧洲对26种癌症的186 932例病例进行的自我报告的中等到剧烈的休闲体育活动,共有144万成年人(Moore et al.,2016)。危险风险比(HR)与95%CI:比较了平均11年随访中最活跃的10%和最不活跃的10%参与者。对年龄的任何混杂影响进行了调整;性别;抽烟;酒精;种族或种族;教育;并且,对于仅限女性的癌症,激素替代疗法、口服避孕药的使用、月经初潮年龄、绝经年龄和胎次。还检查了BMI和吸烟的调节作用。

最高的体力活动暴露降低了13种癌症的风险。对于13种癌症中的10种,超重和正常体重人群的风险相似,但对BMI的调整使肺癌和胃癌的风险降低降低了约10%,并且大部分消除了子宫内膜癌的风险降低(风险降低了约20%在超重的女性中,但在正常体重的女性中则不然)。吸烟状况改变了与肺癌的关联;体育活动可将当前或曾经吸烟者的风险降低20%~25%,但对非吸烟者则无影响。在12项研究中(HR=1.27;CI:1.16~1.40)和在7项研究中(HR=1.05;CI:1.03~1.08),休闲时间的体力活动与恶性黑色素瘤(可能是因为日晒)的高风险相关)无论体重状况或吸烟情况如何。饮食调整(卡路里摄入、水果、蔬菜、红肉和维生素补充剂的摄入)略微降低了食管腺癌(7%)和肝癌和直肠癌(5%)的风险。

2020年的一项分析在汇总9项队列研究(5项美国、3项欧洲、1项澳大利亚)的结果后,检查了休闲时间体育活动与15种癌症发病率的剂量-反应关系(Matthews et al.,2020)。中老年男女共计755 459人(平均年龄,62岁)在大约10年的随访期间患了50 000多例癌症。报告称他们获得了推荐活动量(450~900 MET-minutes/周)的人患一半癌症类型的风险较低:结肠癌(男性风险降低8%~14%)、乳腺癌(男性风险降低6%~10%)风险)、子宫内膜(风险降低10%~18%)、肾脏(风险降低11%~17%)、骨髓瘤(风险降低14%~19%)、肝脏(风险降低18%~27%)和非霍奇金淋巴瘤(女性风险降低11%~18%)。一半关联的剂量反应呈线性形状,而其他关联则呈非线性(图12.3)。身体调整质量指数消除了与子宫内膜癌的关联,但对其他癌症类型的影响有限。

两项备受关注的大型队列前瞻性研究的早期发现表明,体力活动和运动锻炼都与所有部位癌症死亡风险的降低有关。这些结果很可能反映了对某些癌症部位和其他癌症部位的综合研究结果,在某些部位,体力活动或运动锻炼确实能降低死亡率,而在其他部位,则不存在这种关系,从而导致所有癌症的总体死亡率降低。

哈佛校友健康研究

在17 000名哈佛校友中观察了12~16年,三分之一的死亡人数归因于癌症。在调整了年龄,吸烟和身体质量指数后,报告对行走,楼梯攀登运动和娱乐活动进行估计:每星期消耗不到500千卡的体力活动的男性癌症死亡风险比每月消耗500千卡或更多的人增加了50%(Paffenbarger et al.,1987)(图12.4)。

有氧中心纵向研究

在ACLS队列中,超过10 000名男性和3 000名女性在进行临床健康测试和健康检查后观察了大约8年。与健康水平一般的人相比,健康水平低的男性和女性死于癌症的可能性分别高出近2~3倍。图12.5说明要补充与健康有关的潜在风险。与高健康水平的人相比,低健康男性和女性的相对风险分别为4.3和16.3(Blair et al.,1989)。然而,低健康女性的高风险可能并不可靠,因为在ACLS队列中,女性中只有18例死于癌症。

癌症死亡率:体力活动

中等强度的证据表明,在诊断出乳腺癌、结直肠癌或前列腺癌后进行体育锻炼可将全因死亡率或特定癌症死亡的风险降低约40%(McTiernan et al.,2019)。

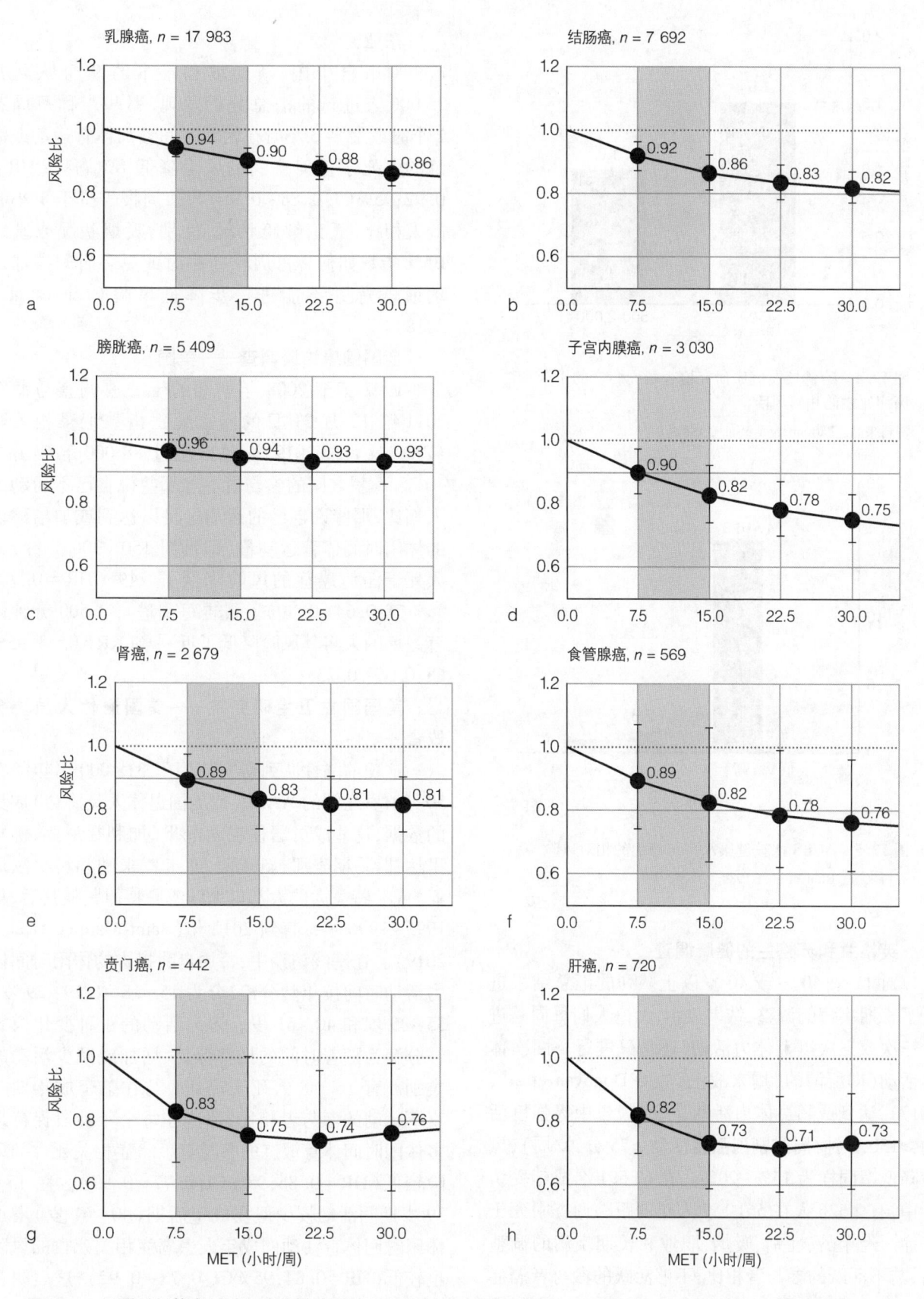

图 12.3 闲暇时间体育活动与癌症发病风险之间的剂量-反应相关性；(a)乳腺癌，(b)结肠癌，(c)膀胱癌，(d)子宫内膜癌，(e)肾癌，(f)食管腺癌，(g)贲门癌，(h)肝癌。

转载自：C. E. Matthews et al., 2020。

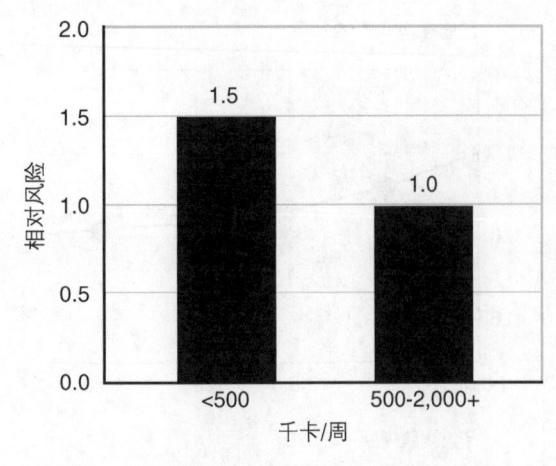

图 12.4 哈佛校友健康研究检查每周燃烧的千卡和癌症死亡的相对风险。

资料来源：Paffenbarger et al.，1987。

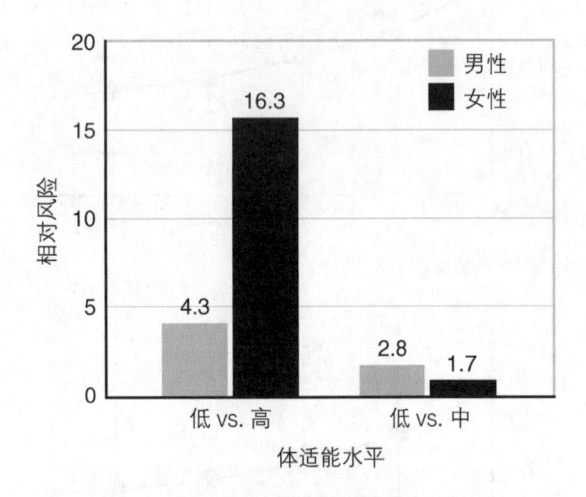

图 12.5 ACLS 比较健康水平与癌症的相对风险。

资料来源：Blair et al.，1989。

英格兰和苏格兰的健康调查

对 11 个 40 岁或 40 岁以上队列的汇总结果进行了长期疾病的调整，结果显示，无论人们每周是进行三次或三次以上体力活动，还是只进行一两次体力活动（即所谓的"周末战士"）（O'Donovan et al., 2017），达到或超过体力活动建议（报告中等强度活动≥150 分钟/周或剧烈强度活动≥75 分钟/周），风险降低率同样为 15%～20%。在 63 591 名成年受访者中，有 2 526 人在 561 159 人年的跟踪调查中死于癌症。经年龄、性别、吸烟、职业和长期疾病的调整后，与不活跃的参与者相比，不够活跃的参与者癌症死亡率的危险风险比（HR）为 0.86（95%CI：0.77～0.96），"周末战士"参与者为 0.82（95%CI：0.63～1.06），经常活跃的参与者为 0.79（95%CI：0.66～0.94）。

东亚

对来自中国、新加坡和日本的 9 个队列共 25 000 人进行的汇总分析发现，那些声称每周花 1 小时或最多 3 小时在闲暇时间参加体育运动或锻炼的人死于任何疾病的风险降低 8% 癌症（HR = 0.92；95%CI：0.88～0.95）与每周报告少于 1 小时的人相比，无论健康状况、性别、吸烟状况或基线 BMI 指数如何。每周花 3 小时或更多时间参加运动或锻炼并不能进一步降低风险（Liu et al., 2018）。

全国健康访谈调查——美国

1997 年至 2008 年期间的十二波调查与截至 2011 年 12 月 31 日的国家死亡指数记录相关联（Zhao et al., 2019）。包括超过 88 000 名年龄在 40 至 85 岁之间的参与者。与那些说自己不运动的人相比，那些说自己的运动量足以达到或加倍建议的休闲时间体育运动量（即每周 150～300 分钟）的人死于任何癌症的风险降低了 24%（HR = 0.76；95%CI：0.64～0.89）。报告每周进行 1 500 分钟体育锻炼的人将其风险降低了近一半（RR=0.53；95%CI：0.39～0.73）。

美国国立卫生研究院——美国退休人员协会饮食

这项前瞻性队列研究使用了 315 000 名年龄在 50～71 岁之间的 AARP（前美国退休人员协会）成员的数据，这些成员居住在六个州（加利福尼亚、佛罗里达、路易斯安那、新泽西、北卡罗来纳和宾夕法尼亚）或亚特兰大的大都市地区或底特律紧随其后，从 1995～1996 年一直到 2012 年（Saint-Maurice et al., 2019）。在基线访谈中，每周自我报告的休闲时间体力活动时间按年龄分组，分为 15～18 岁、19～29 岁、35～39 岁和 40～61 岁。体力活动的十种变化模式被分解为随着时间的推移保持、增加或减少活动的类别。有 16 388 人死于癌症。与在整个成年期一直不运动的参与者相比，那些在每个年龄段保持最多休闲时间体育锻炼的参与者患癌症相关死亡的风险较低（HR = 0.86；95%CI：0.77～0.97）。在 15～39 岁期间活动较少但在成年后期（40～61 岁）增加休闲时间体育活动的成年人患癌症相关死亡的风险也较低（HR = 0.84；95%CI：0.77～0.92），这表明在中年开始体育锻炼可能与在整个生命过程中保持体育锻炼一样具有保护作用。

体力活动，尤其是在推荐的体力活动上限范围内,还可以降低死于与长时间久坐相关的癌症的风险。对八项前瞻性队列研究中近778 000名参与者汇集的数据进行的系统回顾和Meta分析发现,在自称每天坐着超过8小时的人中,那些每周花在身体上的时间少于150 MET-minutes的人与每天坐着少于4小时(根据年龄、性别、教育程度、BMI、吸烟和饮酒进行调整)的人相比,经常活动的人患癌症死亡率的风险高20%(HR=1.21 95%CI:1.14~1.28)。在每周花费至少960 MET-minutes的人群中,这种风险降低了一半(HR=1.08;95%CI:1.0~1.15)(Ekelund et al.,2019)。

英国生物银行——英国,苏格兰,威尔士

在来自22个评估中心的390 000名年龄在40~69岁之间的无疾病参与者中,在平均五年的随访中,有23 464起癌症事件和4 606起癌症死亡(Celis-Morales et al.,2018)。体力活动或估计的年龄和性别特定三分之一最低的人每天在可自由支配的屏幕时间(看电视和休闲电脑屏幕时间)上花费超过5小时的心肺健康伴侣癌症发病率降低23%,癌症死亡率降低34%~91%,与每天看电视时间少于2小时的最活跃或最健康的三分之一的人相比。

癌症死亡率:心肺健康

体适能很可能是体力活动对癌症的某些影响的中介因素,它也是衡量老龄群体体力活动的替代指标。它提供了另一种衡量癌症风险暴露的方法,可以证实从自我报告或设备测量的体力活动估计值中获得的证据。

库珀中心纵向研究

该研究包括近14 000名居住在社区的男性,他们在1971年至2009年的门诊就诊时接受了跑步机心肺健康测试。对年龄、测试年份、BMI、吸烟、总胆固醇水平、收缩压、糖尿病进行了调整和空腹血糖水平。肺癌、前列腺癌和结直肠癌的病例来自1999年至2009年的医疗保险索赔。在医疗保险年龄被诊断患有癌症的人中,健康水平最高的40%的男性死于所有癌症的风险降低了32%(HR=0.68;95%CI:0.47~0.98)与健康状况最低20%的男性相比。肺癌的风险比为0.45(95%CI:0.29~0.68),结直肠癌的风险比为0.56(95%CI:0.36~0.87),前列腺癌的风险比为1.22(95%CI:1.02~1.46)(Lakoski et al.,2015)。

哥本哈根男性研究

在基线(1970~1971)没有癌症病史的5 128名丹麦中年男性中,在47年的随访期间,有1 920例癌症病例和1 638例癌症相关死亡病例。对于每个心肺健康水平(即,每10 ml·kg·min的估计VO_{2max}来自自行车测试),所有癌症发生的风险降低8%(HR=0.92;95%CI:0.86~0.98)和癌症死亡率降低15%的风险(HR=0.85;95%CI:0.79~0.91),这些均未因BMI而改变(Nunez et al.,2018)。

帕洛阿尔托退伍军人事务研究

在加利福尼亚州帕洛阿尔托的5 876名老年男性退伍军人中进行了最大踏车运动测试,他们的平均随访时间约为10年(Vainshelboim et al.,2017)。对于每1-MET的健康提升,癌症死亡率的风险就会降低5%。与最不健康的人群(<5.0 METs)相比,中度至高度健康的男性患癌症死亡率的风险降低了约25%至50%。低健康度的人群归因风险分数为6.6%。风险降低不受体重影响。与最不健康组相比,中度和高度健康水平与超重男性(n=2 100)风险降低48%和79%以及肥胖男性(n=1 510)风险降低55%和83%相关。低健康度赋予超重或肥胖男性约10%的人口归因风险百分比或癌症死亡率分数(Vainshelboim et al.,2017)。

在另一项研究中,833名表面上健康的男性和女性(42.9±10.8岁)进行了两次连续的心肺健康测试,平均间隔约9年,随访时间长达18年。根据年龄、性别和CVD危险因素的变化进行调整后,每增加$1 ml·kg^{-1}·min^{-1}$,癌症死亡率就会降低14%(HR=0.861;0.774~0.957)(Imboden et al.,2019)。

美国国立卫生研究院——AARP饮食和健康研究

在215 122名AARP成员中检查了举重(25%的参与者表示他们每周花一些时间举重)与10种癌症发病率之间的关联(Mazzilli et al.,2019)。对参与其他中等到剧烈的体力活动和癌症风险进行了调整(根据年龄、吸烟状况、BMI、饮酒、教育、种族或族裔以及绝经后激素治疗的使用、口服避孕药的使用、初潮年龄、绝经年龄和乳腺癌产次)。举重仅降低男性患结肠癌的风险(HR=0.91;95%CI:0.84~0.98);那些说他们每周举重并在其他中等到剧烈的休闲体育活动中花费至少450 MET-minutes的男性的风险降低了30%。

以下部分详细阐述了有关体力活动与四种癌症之间关系的证据。充分讨论了证据最强和最一致的结肠癌和乳腺癌。这也是美国和全球最常见和致命的两种癌症;对这两种癌症进行了许多体力活动研究。肺癌是男性和女性中最常见的致命癌症和第二大最常见的癌症,子宫内膜癌是女性第四大最常见的癌症,由于它们对健康的影响和证据强度的判断,因此也进行了讨论世界癌症研究基金会(参见"世界癌症研究基金会的持续更新项目——Meta-Analyses 2018"侧边栏)。证据还表明,休闲时间的体育锻炼可以降低患食管腺癌的风险,但由于该证据来自较少的研究和案例(Matthews et al., 2020; Moore et al., 2016),我们在此不再详述。

结肠癌和直肠癌

根据美国癌症协会的数据,预计 2020 年将发生约 104 000 例结肠癌新病例(52 000 名男性和 52 000 名女性)和 43 000 例新直肠癌病例(26 000 名男性和 17 000 名女性)(Siegel et al., 2020)。预计到 2020 年,结肠癌将导致 53 000 多人死亡(男性 28 600 人,女性 24 600 人)。结肠癌和直肠癌具有共同特征,通常统称为结直肠癌。自 1990 年以来,结直肠癌的死亡率一直在下降,这可能是因为新病例减少、早期发现和治疗改进。结直肠癌早期发现和治疗的人五年生存率为 90%,但只有约 40% 的结直肠癌在转移前被发现。区域转移后,五年生存率降至 70%,远处转移后仅为 14%(Siegel et al., 2020)。在美国,结直肠癌的总体五年生存率白人约为 65%,黑人约为 58%(Siegel et al., 2020)。

本节的其余部分仅关注结肠癌,因为如前所述,所有证据都不支持体力活动与直肠癌发病率之间的关系(Physical Activity Guidelines Advisory Committee, 2018)。

结肠癌的类型

结肠是约 5 英尺(1.5 米)长的平滑肌肉容器,其吸收来自小肠的粪便中的水和矿物质。粪便通过直肠排出身体。结肠有四个部分(图 12.6)。升结肠(也称为右结肠)在腹部右侧向上延伸。横结肠穿过身体到左侧,在那里它连接到降结肠(也称为左结肠),其在左侧继续向下。以"S"形状命名的乙状结肠与直肠连接。癌症可以在结肠或直肠的四个部分中的任一个区域发展,并且可以在每个区域中引起不同的症状(National Cancer Institute, 1999)。

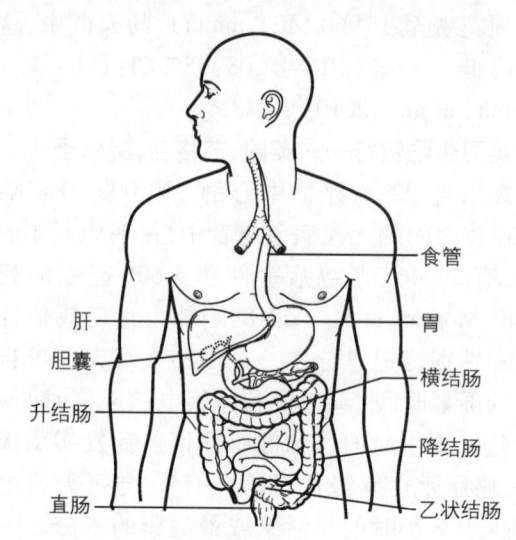

图 12.6 结肠的四个部分。

结肠癌的阶段

一旦发现癌症,重要的是要判断其严重程度,以便计划治疗。根据触诊、乙状结肠镜或结肠镜、X 线片、血液检查和活检来确定肿瘤在直肠和结肠、邻近组织和其他器官的扩散程度,严重程度分阶段进行分级。最常见的分期系统是 TNM 分组分期和 Dukes/MAC 等效系统,以及平均生存率,见表 12.3 和表 12.4。TNM 系统是最常用的系统。T 分期是指肿瘤的侵袭性;N 描述癌症扩散到附近淋巴结的程度;M 表示癌症是否转移到身体其他器官。从 T、N 和 M 的信息可以组合成 0 到 Ⅳ 阶段来描述癌症日益严重的程度(表 12.4)。

表 12.3 TNM 阶段划分

T 阶段		N 阶段		M 阶段	
T1	侵入黏膜下层	N0	未累及任何淋巴结	M0	未转移
T2	侵入肌层	N1	累及一到三个局部淋巴结	M1	已转移
T3	通过肌层侵入浆膜下	N2	累及四个或更多的周围淋巴结		
T4	侵入其他器官或穿透内脏腹膜	N3	任何沿着血管主干的淋巴结受累		

表12.4 TNM分期和Dukes/MAC等效

T,N,M分组	T,N,M阶段	Dukes/MAC	5年存活率
T1,N0,M0	Ⅰ	A	90%
T2,N0,M0		B1	75%
T3,N0,M0	Ⅱ	B2	60%
T4,N0,M0		B3	50%
AnyT,N1,M0	Ⅲ	C1	45%
AnyT,N2,M0		C2	40%
AnyT,N3,M0		C3	30%
AnyT,AnyN,M1	Ⅳ	D	10%

结肠癌的病因学

像动脉粥样硬化和2型糖尿病一样,结直肠癌也发展了几十年。在真正的癌症发展之前,通常在结肠或直肠的内膜中存在癌前病变。这些变化可能是发育不良(异常组织形成)或腺瘤性息肉(通常在茎上,从结肠的内部衬里隆起的组织块)。息肉向内朝着结肠或直肠的中心生长。相反,癌细胞可以通过结肠或直肠壁向内或向外生长,如果不进行治疗会发生转移。超过95%的结肠直肠癌是腺癌,结肠和直肠内皮中的上皮细胞的腺样癌。

风险因素和筛选

结直肠癌的主要危险因素包括结直肠癌或息肉的个人或直系家族史、炎症性肠病、年龄(约90%的病例发生在50岁之后)、基因突变(约5%的病例)、遗传性非息肉病癌症(大约2%~4%的病例主要来自MLH1或MLH2基因的突变,这是一种促进DNA修复的抑癌基因;高达80%的具有这些突变的人会患上结直肠癌)、是非裔美国人或犹太人东欧血统、患有2型糖尿病、食用大量红肉或加工肉类、大量饮酒、吸烟、肥胖和缺乏运动(Siegel et al., 2020)。

从正常结肠直肠黏膜到腺瘤性息肉,再到浸润性癌需要十多年或更长时间,并且与遗传和表观遗传改变的积累相关,所述遗传和表观遗传改变是由环境因素(如肥胖、缺乏体力活动)或遗传引起的(Fearon et al., 1990)。可以采取措施,通过筛选降低结直肠癌的死亡率,这可以在其治疗早期阶段,更有效地检测这种疾病。设计在其早期阶段检测结肠直肠癌的几种测试方法包括粪便血液检查,检查粪便中隐藏的血液。建议采用更多的深度筛查测试包括灵活的乙状结肠镜检查(通过连接到柔性管末端的照相机检查直肠和下结肠)或结肠镜检查(通过连接到末端的照相机检查直肠和整个结肠柔性管)(U.S. Preventive Services Task Force, 2008)。美国医师学会和美国癌症协会强烈建议定期筛查50~75岁的结直肠癌(Qaseem et al., 2019)。

愈创筛选方法可以检测到息肉的存在。腺瘤性息肉是源自腺上皮细胞的息肉。最常见的息肉去除治疗是手术——息肉切除术。结直肠癌具有标志性的症状,包括从腹泻到便秘等常规排便习惯的改变;大便中有血或大便比平时少;胃部不适,如气痛、腹胀或痉挛;感觉排便不完全;无故减肥;持续性疲劳。手术是大多数结肠直肠癌患者的主要治疗方案,可以与化疗和放射治疗结合,取决于疾病的阶段。

体力活动与结肠癌:证据

一项来自许多国家(美国、加拿大、中国、丹麦、芬兰、意大利、日本、韩国、新西兰、挪威、瑞典、瑞士和土耳其)的Meta分析发现体力活动与患结肠癌的风险之间存在总体负相关。当比较所有研究中最活跃和最不活跃的个体时,相对风险为0.76(95%CI:0.72~0.81)。男性和女性的效果相似(相对风险分别为0.76和0.79),病例对照研究的结果往往强于队列研究的结果(相对风险分别为0.69和0.83)。体力活动的这种保护作用似乎独立于结肠癌的其他危险因素(Harriss et al., 2009; Physical Activity Guidelines Advisory Committee, 2018)。

许多将体力活动水平与结肠癌风险相关联的研究根据至少三个体力活动水平对受试者进行分类,从而可以评估剂量-反应关系。一般而言,证据支持反剂量-反应关系(Physical Activity Guidelines Advisory Committee, 2018)。总的来说,似乎每天30~60分钟的中等到剧烈的体力活动可能是必要的,以显著降低男性和女性在近端或远端结肠部位患结肠癌的风险。

关于体力活动和结肠癌风险的关联是否因个体亚组而不同,一些研究已经根据在妇女中使用绝经激素治疗、饮食的各个方面或身体质量指数来分别检查亚组。总的来说,研究结果在很大程度上是不一致的,但它们表明,更高水平的体育活动可能会减轻高体重对结肠癌风险的不利影响(Physical Activity Guidelines Advisory Committee, 2018)。由于文献数量庞大,我们不可能对每项研究进行全面讨论。在此,我们提供一些历史上重要的或典型的队列研究结果,这些研究调查了大部分闲暇时间体力活动与结肠癌风险之间的关系。

> 最近一项关于体力活动和结肠癌发生率的52项流行病学研究的综述显示,随着体力活动水平的增加,患病风险降低(Wolin et al., 2009)。男性和女性都是如此。平均来说,体力活动可使患结肠癌的风险降低24%。每天约30~60分钟的中度至强度的体力活动可能会降低患结肠癌的风险。

哈佛校友健康研究

在哈佛大学校友健康研究之前,针对体力活动对结肠癌风险的影响的调查通常对体力活动采用单一评估,因此无法解释随时间的变化。此外,以前很少有研究提供与低结肠癌风险相关的体力活动量的信息。因此,哈佛大学校友健康研究的调查人员试图解决这些知识差距。从1962年到1966年,再到1977年,对大约17 000名哈佛大学30~79岁的校友进行了自我报告的爬楼梯、散步和体育活动的评估,他们从1965年到1988年对结肠癌($n=220$)和直肠癌($n=44$)的发生进行了前瞻性的随访。(Lee et al., 1991)。与那些在年龄调整后的分析中缺乏体力活动的男性相比,每周持续消耗1 000~2 500千卡的男性患结肠癌的风险约为一半(0.50;95%CI: 0.27~0.93)。但每周超过2 500千卡,并没有显示有进一步的风险降低。体重指数的进一步调整也没有改变结果,体力活动与直肠癌风险无关。

在一项同时控制体重指数和父母癌症史的最新分析中,虽然体重指数至少为26 kg/m² 的较胖男性仍存在具有边缘显著性的反比关系,但在所有男性中不再观察到体力活动与结肠癌风险之间的反比关系(Lee et al., 1994)。目前还不清楚为什么在所有男性中不再观察到这种反比关系。一个可能的原因是,随着随访时间的延长,在后来的研究中没有对体力活动信息进行额外更新,体力活动水平可能发生了变化,从而导致随机错误分类,使观察结果偏向于没有关系。

这些发现的普遍性可能有限,因为哈佛校友不太可能代表一般人口。然而,在哈佛校友中观察体力活动和结肠癌风险之间的反比关系与在不同国家和不同人群中进行的许多其他研究的发现是一致的。

卫生专业人员追踪研究

在这项前瞻性队列研究中,调查人员(Giovannucci et al., 1995)研究了缺乏运动和肥胖是否会增加患结肠癌和腺瘤的风险。1986年,近48 000名40~75岁的男性卫生专业人员参加了一项健康调查,其中包括有关体育锻炼的问题;这些问题与哈佛校友健康研究中的问题类似,但只限于8组最常见的业余活动以及体重和身高。根据闲暇时间活动的估计能量消耗将参与者分为五等分。截至1992年,经病历审查确认的结肠癌病例有203例、腺瘤病例有586例。在对年龄、结直肠息肉病史、既往内镜检查、父母结直肠癌病史、吸烟、体重指数、阿司匹林使用情况、饮食和饮酒等因素进行调整后,能量消耗最高的五分位组与能量消耗最低的五分位组相比,左侧结肠癌的发病率低约50%(RR = 0.53;95% CI: 0.32~0.88)。适度的活动量(每周660 MET-minutes)大大降低了结肠癌的患病风险,且存在反向剂量-反应关系,最高可达每周2 800 MET-minutes。与结肠癌风险大幅降低相关的体力活动水平——每周660 MET-minutes,大约相当于每周1 000千卡热量,这也是早前哈佛校友健康研究中与结肠癌风险降低相关的活动量。研究中与降低结肠癌风险相关的活动量。这相当于大约相当于每周跑步1小时、打网球2小时或散步3小时。体力活动与结肠多发性硬化体力活动与结肠息肉之间存在微弱的反比关系,特别是远端结肠的大息肉。

尽管如此,研究结果仅限于男性健康专业人员,他们更可能参与研究中未控制的其他健康行为。此外,仅对8组中最常见的闲暇活动进行了评估,这可能会导致低估需要预防结肠癌的体力活动的量。

护士健康研究

目前所讨论的前瞻性研究都不包括女性。始于1976年的"护士健康研究"是一项前瞻性队列研究,研究对象是122 000名注册护士,她们的基线年龄在30岁至55岁之间。女性通过问卷提供有关健康和行为的信息,问卷每两年更新一次。在1997年的一项研究中,调查人员研究了闲暇时间的体育锻炼是否会显著影响女性罹患结肠癌的风险,这项研究包括了从1986年开始跟踪调查的约68 000名符合条件的女性,当时已经有了详细的体育锻炼信息(Martinez et al.,1997)。这项研究中的体力活动是自我报告的,使用的问卷与刚才讨论的健康专业人员随访研究中的问卷类似;确定结肠癌的随访也使用了类似的程序。在六年的跟踪调查中,有212名妇女患上了结肠癌。在控制了年龄、吸烟、结肠直肠癌家族史、体重指数、绝经后激素使用情况、阿司匹林使用情况、红肉摄入量和酒精摄入量后,与每周运动量少于120 MET-minutes的女性相比,每周闲暇时间运动量超过1 260 MET-minutes的女性患结肠癌的相对风险为0.54(95%CI:0.33~0.90),这与男性的观察结果一致。与男性保健专业人员的调查一样,只对八组业余体力活动进行了评估,因此保护所需的活动量可能被低估了。

对这项研究的最新分析继续表明,体力活动与结肠癌风险之间存在反向关系,但这种关系并不那么明显(Wolin et al.,2007)。与每周运动量小于102 MET-minutes的女性相比,每周运动量至少1 290 MET-minutes的女性患结肠癌的相对风险为0.77。这项更新的分析还试图研究降低风险所需的活动类型,结果发现,与步行相比,中度到剧烈的业余活动与降低风险的关系更为密切。

护士健康研究 Ⅱ

目前尚不清楚青春期的体力活动是否会改变成年后患结直肠癌的风险。超过28 000名女性提供了1997年青春期(12~22岁)体力活动的数据,并进行了下肠内窥镜检查(1998~2011)。青春期的体力活动与结直肠腺瘤(良性肿瘤;2 373例)的风险呈负相关,与成年期的体力活动无关。与不经常运动的女性(每周<1 260 MET-minutes)相比,青春期每周运动至少4 320 MET-minutes的女性风险降低11%(OR=0.89;95%CI:0.77~1.02)。在青春期(每周≥3 200 MET-minutes)和成年期(每周≥1 390 MET-minutes)进行大量体育锻炼的女性患所有腺瘤的风险较低(OR=0.76;95%CI:0.66~0.88)和晚期腺瘤(OR=0.61;95%CI:0.45~0.82)与青春期和成年期间体力活动较少的女性相比(Rezende et al.,2019)。

加利福尼亚州教师研究

这是另一项针对女性的前瞻性队列研究,该研究探讨了体力活动与结肠癌风险之间的关系(Mai et al.,2007)。加利福尼亚教师研究是一项针对大约13.3万名女性的研究,这些女性是加利福尼亚州教师退休系统中的现任、近期和退休公立学校教师和行政人员,年龄在22岁至84岁之间,研究始于1995年。在本次分析中,约有12万名妇女被纳入其中。妇女们在调查问卷中报告了在她们一生中的几个时间段里,每周平均花在中度休闲活动上的时间,以及每年平均花在中度休闲活动上的月数。对剧烈活动也提出了类似的问题。1996年至2002年间,有395名妇女患上了浸润性结肠癌。在对年龄和种族进行控制后,中度和剧烈的业余活动与结肠癌风险的降低略有关联;每周进行4小时或更长时间此类活动的妇女与每周进行0.5小时或更短时间此类活动的妇女相比,相对风险为0.75(95%CI:0.57~1.00)。对体重指数、吸烟、使用绝经后激素疗法、使用非甾体抗炎药和饮食进行进一步调整后,研究结果没有发生变化。这种关联在从未接受过激素治疗的绝经后妇女中更为明显。

45岁及以上研究——新南威尔士州,澳大利亚

这是一项前瞻性队列研究,涉及226 584名45岁及以上的参与者,他们在2006年至2009年间参加了这项研究(Nunez et al.,2018)。到2010年,有846例结肠癌病例。性别;教育;坐着的时间;适度活动;体重指数;抽烟;酒精;出生国;结肠癌的父母病史;结直肠筛查史;使用阿司匹林;水果和蔬菜、加工食品、红肉和纤维的膳食摄入量。无论BMI为何,报告每周进行任何强度休闲活动的参与者的风险都低于报告没有进行的参与者(RR=0.78;95%CI:0.65~0.93)。每天久坐的时间与癌症风险无关。

女性健康倡议

年龄在50~79岁之间的参与者(n=74 870)自我报告了基线时以及第三年和第六年的久坐时间和体力活动。在13年的随访期内,共有1 145例结直肠癌病例。调整混杂因素后,坐着的时间与癌症风险没有显著相关性。与不运动的女性(每周少于100 MET-minutes)相比,高体力活动组(>1 200 MET-minutes/周)的结直肠癌调整后相对风险为0.81(95%CI:0.66~1.00)坐着的时间。然而,在进一步调整BMI和糖尿病的混杂效应后,风险降低不再具有统计学意义(Gorczyca et al.,2018)。

奥斯陆缺血研究——挪威

该队列由1972年至1975年间年龄在40~59岁

之间的 1 997 名健康挪威男性组成,通过最大运动循环测试测量基线时的心肺健康。整个 2012 年,挪威癌症登记处的 758 名男性(有些男性被诊断出不止一种癌症)中诊断出 898 例癌症病例。根据年龄、BMI 和吸烟情况进行调整后,健康水平处于最低三分之一的男性患近端结肠癌的风险比健康水平处于中间三分之一的男性高 70%,但远端结肠癌的风险却没有。在健康水平最高的三分之一的男性中,风险并不低(Robsahm et al., 2017)。

证据的力度

本书前面所讨论的,因果关系只能从设计良好和行之有效的随机对照试验推断。在研究设计病例对照或队列研究中检查体力活动和癌症风险之间的关系的流行病学研究都是观察性的。因此,可用数据不能证明关系的因果关系。然而,随后使用密尔标准(见第 2 章),全部证据支持体力活动与低结肠癌率之间的因果关系。

观察性研究的一个特别的关注是混杂的潜力-身体活跃的人也可能具有可能降低结肠癌风险的其他健康习惯或特征(例如,较少的酒精摄入,更好的饮食,更健康的体重)。因此,不清楚是较低风险体力活动的原因还是其他健康习惯的结果。许多研究,特别是最近的研究,控制了这些其他健康习惯的分析,发现体力活动者的结肠癌患病率较低(Physical Activity Guidelines Advisory Committee, 2008; 2018)。例如,在前面讨论的健康专业人员随访研究(Giovannucci et al., 1995)中,研究者控制了许多其他因素(年龄、先前内窥镜检查、大肠癌家长史、吸烟、阿司匹林、动物脂肪、膳食纤维、叶酸、甲硫氨酸和酒精),仍然发现男性患结肠癌的风险和体力活动之间存在负相关。护士健康研究(Martinez et al., 1997; Wolin et al., 2007)类似地控制了许多相同的变量,并且继续观察进行体力活动的妇女中较低的结肠癌率。总而言之,体力活动与结肠癌发病率较低之间的关联似乎与其他健康因素无关。

时间序列

总的来说,这一标准得到了验证。在病例对照研究中,虽然实际调查发生在暴露(体力活动)和疾病(结肠癌)之后,但大多数研究要求受试者回忆过去一段时间的体力活动,通常是在结肠癌发病之前的几十年(如前面讨论过的加州、犹他州和明尼苏达州的病例对照研究)。对于前瞻性队列研究,研究者确定基线时的体力活动,然后跟踪研究对象,在某些情况下,持续数十年,观察结肠癌的发病情况(如前面讨论的哈佛校友健康研究)。

关联强度

大多数研究报道体力活动与结肠癌风险之间存在中等强度相关关系,相对于活动最活跃的患者,最不活跃患病风险在 1.2~3.9 之间(Lee et al., 2006; Wolin et al., 2009)。2009 年的一项 Meta 分析估计,与最不活跃的人群相比,最活跃的人群患结肠癌的风险降低 24%,男性和女性的风险降低幅度相似(Wolin et al., 2009)。

近期的一项仅限于 15 项前瞻性队列研究的 Meta 分析关注于闲暇时间的体力活动,研究结论为:最活跃的人群患结肠癌的风险降低了近 20%(RR=0.81;95%CI:0.75~0.88),且这一结果在不同研究中是一致的(Liu Y. et al., 2016)。据估计,如果不是 25% 的美国人每周进行 10 个 MET-hours 的体力活动,美国的结肠癌发病率可能还会增加(Colditz et al., 1997)。如果由于缺乏体力活动而导致结肠癌的总体风险为 30%,那么如果所有久坐的美国人都活跃起来,则可以防止大约 15 000 人死亡。

一致性

总体而言,数据是一致的(Liu et al., 2016),对体力活动的研究表明与不同种族和国家的女性和男性的结肠癌风险显著负相关,包括美国、加拿大、中国、日本、瑞典、丹麦、意大利、新西兰、瑞士和土耳其(Lee et al., 2006; Wolin et al., 2009)。2009 年一项 Meta 分析估计男性(RR=0.76; 95%CI: 0.71~0.82)和女性(RR=0.79; 95%CI: 0.71~0.88)的风险降低相似(Wolin et al., 2009)。

剂量反应

大约一半的病例对照研究和三分之二的队列研究报告了体力活动与结肠癌风险之间存在显着的反向趋势(Friedenreich et al., 2002; Lee et al., 2006; Liu et al., 2016)。如前所述,由于在这些研究中使用了许多不同的方法来评估和分类体力活动,很难确定剂量反应曲线的形状。当来自不同队列的闲暇时间体力活动估计值可以转换为代谢当量时,结肠癌风险呈现一个近乎线性下降的趋势,即每周大约 750~1 500 MET-minutes 对应减少 10%~15% 的结肠癌风险(Harriss et al., 2009; Liu et al., 2016）。

生物合理性

虽然体力活动对结肠癌风险的保护作用的确切机制尚未确定，但已经提出了几种似乎合理的机制。如前所述，腺瘤性息肉（腺瘤）是大多数结肠直肠癌的前体，一些研究报道体育活动人群腺瘤风险较低。例如，在一项对 200 例腺瘤病例和 384 例无腺瘤对照者的结肠镜检查研究中，在休闲体育活动的前三组女性的结肠腺瘤发病率是进行活动最少的女性的一半（Sandler et al., 1995）。男性和女性的职业体力活动没有预防作用，没有参加运动的男性患腺瘤的风险增加了 70%。然而，在一项对大约 1 900 名男性和女性的前瞻性研究中，在结肠镜检查后的三年随访期间，发现腺瘤复发与中度、剧烈或全身体力活动之间没有关联（Colbert et al., 2002）。这种明显差异的一个可能的解释是，这两项研究中息肉的类型可能有所不同。体力活动似乎影响疾病进展的后期阶段，因为较大的息肉（Giovannucci et al., 1995）和晚期肿瘤性息肉（Wallace et al., 2005）与体力活动呈显著负相关性。

肠道运输时间

对于活跃人群中结肠癌发病率降低的最初流行解释是运动导致胃肠运输时间缩短（例如，通过增加蠕动和减少粪便分割），从而减少潜在致癌物与结肠黏膜内层的接触（Shephard, 1995）。然而，这种解释已经不再受欢迎。研究胃肠运动时间与运动的研究却呈现不一致的结果（Bingham et al., 1989; Coenen et al., 1992; Cordain et al., 1986; Koffler et al., 1992; Robertson et al., 1993）。此外，一项研究报道，4 周的运动训练对特发性便秘患者无效（Meshkinpour et al., 1998），一些基于人群的研究发现癌症风险与整个胃肠运动时间无关（Shephard 1996）。

胰岛素抵抗与肥胖

目前，可以确信的是胰岛素抵抗在体力活动与结肠癌关系中是一个重要的途径。被诊断为结肠癌的人患代谢综合征的比率高于平均水平，包括高胰岛素血症、高血糖、高甘油三酯血症、低密度脂蛋白胆固醇水平、高血压和中心性肥胖。缺乏运动是高胰岛素血症的一个强有力的决定因素，由于胰岛素是结肠癌细胞的一个重要生长因子，因此，缺乏运动可以间接对结肠癌患病风险产生影响（Giovannucci, 2001）。2 型糖尿病或糖耐量减低者的结肠癌发病率和死亡率也较高，胰岛素可以通过刺激细胞增殖或抑制细胞凋亡来促进肿瘤的发展（Physical Activity Guidelines Advisory Committee, 2008）。剧烈的体力活动能提高骨骼肌的胰岛素敏感性，增加骨骼肌的葡萄糖摄取量达 12 小时，而长期的运动训练能长期改善胰岛素敏感性。尽管肥胖与胰岛素敏感性密切相关，但胰岛素敏感性的改变可能发生于体力活动，而不是体重或身体成分的改变。与此一致的是，流行病学研究发现，体力活动与结肠癌风险之间的反比关系在不同体重指数的人群中均可观察到（Physical Activity Guidelines Advisory Committee, 2008; 2018）。

> 目前，可以确信的是胰岛素抵抗在体力活动与结肠癌关系中是一个重要的途径。体力活动是高胰岛素血症的重要决定因素，从而介导对结肠癌风险活动的影响因为胰岛素是结肠癌细胞的重要生长因子（Giovannucci, 2001）。

炎症

炎症也可能起作用：如 C 反应蛋白（CRP），白细胞介素（IL）-6 和肿瘤坏死因子-α（TNF-α）等炎症标志物的升高水平和诸如脂联素的抗炎标志物水平的降低与增加癌症风险（Schottenfeld et al., 2006）。体力活动可以减少全身炎症，或者改善体重、身体组成成分，或对二者皆有影响（Physical Activity Guidelines Advisory Committee, 2008）。

免疫功能

认为免疫系统通过识别和消除异常细胞或通过免疫系统成分发挥作用（获得性或先天性）或两者兼而有之，降低癌症患病风险。体育活动可以增强免疫系统：运动可以暂时提高血液中某些免疫细胞（如自然杀伤细胞、细胞毒性 T 淋巴细胞、单核细胞）的水平，这可能抑制结肠肿瘤的生长（Hojman et al., 2018; Shephard, 1996; Walsh et al., 2011）。

其他机制

较高的体力活动强度与较低的结肠癌发病率之间的其他假设机制包括：运动时前列腺素水平的变化（Shephard, 1996）。前列腺素 F 增加肠道蠕动并抑制结肠癌细胞的分裂和扩散。相反，前列腺素 E2 在结肠直肠癌或息肉患者中升高，降低肠道蠕动并增加结肠细胞增殖。

最后，虽然动物实验的结果应谨慎外推至人类，但它们确实支持体力活动对癌症的保护作用。大多数实验研究使用在活动轮中运行的小鼠或大鼠，或者被迫游泳以检查肿瘤植入后的体力活动是否影响肿瘤生长或存活（Shephard，1996）。很难推断年龄，训练持续时间和大鼠或小鼠体内脂肪堆积速率。然而，啮齿动物的实验研究表明，先前或同时进行的运动减少了化学诱导肿瘤的发生率，并使肿瘤生长减缓25%~100%（Shephard，1995；1996）。

小结和结论

已经报道了大约50项关于体力活动和患结肠癌风险的病例对照和队列研究。总的来说，研究表明体力活动具有保护效果。这在美国、加拿大、中国、日本、瑞典、丹麦、意大利、新西兰、瑞士和土耳其等不同种族和许多国家均有观察到，表明一致性很高（Physical Activity Guidelines Advisory Committee，2008；Lee et al.，2006；Liu et al.，2016；Wolin et al.，2009）。从事体育锻炼的人群结肠癌发病率平均降低约20%~25%，男性和女性相似（Liu et al.，2016；Wolin et al.，2009）。一般来说，研究结果都符合关联强度、性别间一致性、时间顺序、剂量反应和生物合理性等标准。由于成本和可行性方面的限制，很可能永远也无法对处于平均风险的人群进行体力活动和结肠癌发病的随机对照试验。因此，虽然还没有研究表明在实验性操纵体力活动后人类患癌的风险，也没有研究表明体力活动水平的自然改变与结肠癌发病率的变化有关，但现有数据确实有力地支持了体力活动在预防结肠癌发病方面的保护作用。

乳腺癌

仅次于皮肤癌，乳腺癌是女性中最普遍的癌症，占美国每三例癌症诊断中的一种。预计2020年女性浸润性乳腺癌新发病例约为276 000例；这是一种罕见的男性癌症，预计2020年男性新发病例仅为2 600例（Siegel et al.，2020）。因此，本节重点关注女性乳腺癌。在美国，预计2020年将有大约42 000名女性（和500名男性）死于乳腺癌；乳腺癌死亡率仅次于肺癌死亡率。女性一生中某个时间患上浸润性乳腺癌的几率约为八分之一（13%），而乳腺癌导致女性死亡的几率约为三十五分之一（3%）（Siegel et al.，2020）。在世界范围内，乳腺癌的发病率约为每年100万例。发病率和死亡率在西欧和北美最高，在亚洲和非洲最低（Brinton et al.，1996）。国家间发病率和死亡率的差异大于国家内部的差异，并且与体重差异有关；饮食；生殖激素水平；和生育史，包括月经周期长度、胎次和哺乳期（Kelsey et al.，1993）。环境因素是各国乳腺癌发病率差异的主要原因，而不是遗传因素。对美国移民的研究表明，移民及其后代的发病率接近本土出生人口的水平（Ewertz，1995）。

> 在美国，2010年有约4万名妇女死于乳腺癌，乳腺癌死亡率仅次于肺癌死亡率。

根据美国癌症协会的数据（Siegel et al.，2020），乳腺癌的五年生存率从20世纪40年代初期的63%上升到目前的90%。今天，如果乳腺癌是局部的，则存活率为99%。然而，一旦癌症发生区域性扩散，存活率就会降至86%。对于远处转移的人，五年生存率仅为27%（Siegel et al.，2020）。在美国，白人女性的五年生存率高于黑人女性（91%对所有年龄段的82%）（Siegel et al.，2020），而亚裔美国女性的生存率通常更高或相似率高于美国白人女性（Trinh et al.，2015）。然而，从2011年到2014年，东亚血统的早发（40岁以下）乳腺癌患者患雌激素受体相关癌症的几率高出约15%，患雌激素受体、孕激素受体呈阴性的癌症几率低50%，或HER2蛋白比同龄的非西班牙裔白人女性高（Lin et al.，2019）。一些癌症研究人员提出，美国黑人的生存率较低，因为治疗较少，雌激素受体阳性肿瘤的发生率较低，低分化肿瘤的比例较高，营养状况较差以及体重指数较高。相比之下，亚裔妇女体重较轻，淋巴结转移少于白人（Kelsey et al.，1993）。对189 877名白人和32 004名控制非癌症死亡原因的黑人患者的研究进行的累积回顾得出结论，黑人死于乳腺癌的风险显著较高，但黑人死亡率较高的原因可以更好地解释为晚期在癌症诊断时比在种族群体之间癌症生物学的差异（Bach et al.，2002）。

自2004年以来，美国的发病率增加了约4%，这可能是因为生育率下降和肥胖增加（Siegel et al.，2020）。然而，在过去30年中，女性乳腺癌的死亡率稳步下降了40%（Siegel et al.，2020），这可能是早期发现和更好治疗的结果。在美国，

65岁以下女性的死亡率有所下降,但老年白人女性和所有年龄段的黑人女性的死亡率都有所上升。美国预防服务工作组(Siu et al.,2016)和美国家庭医生学会建议对50~74岁的女性每两年进行一次乳房X射线检查。

乳腺癌的类型

大多数乳房肿块是良性的(而不是癌),并从乳房组织的纤维囊性改变中得到改善。纤维化是指过度的瘢痕样结缔组织。囊肿是充满液体的囊。纤维囊肿通常会导致乳房肿胀和疼痛。乳头可能排出清澈或混浊的液体。良性乳房肿块如纤维腺瘤或乳头状瘤是常见的生长。它们不能在乳房外传播到其他器官。乳腺癌的乳房X线异常包括尖锐的星状病变、不对称的小肿块、微钙化,以及乳房形状的任何变形或不对称(Henderson,1995)。乳腺癌最重要的体征是乳房无痛性肿块。但也有约10%的患者有乳房疼痛,没有肿块。较不常见的症状包括乳房持续性改变,如增厚、肿胀、皮肤发炎或变形,以及乳头症状,包括自发分泌物、糜烂、倒置或压痛。

原位癌

当癌症只局限于乳房小叶(乳腺)或导管(乳通道)(图12.7),并没有扩散到乳房周围的脂肪细胞或其他器官,则称为原位乳腺癌。有两种类型的原位乳腺癌:小叶原位癌和导管原位癌。小叶原位癌起源于小叶,不穿透小叶壁,通常不会成为浸润性癌症,但却是发展为浸润性癌症的危险因素。导管原位癌涉及乳管内的癌细胞,其不浸润乳房周围的脂肪细胞,是最常见的非侵入性乳腺癌(National Cancer Institute,2000)。

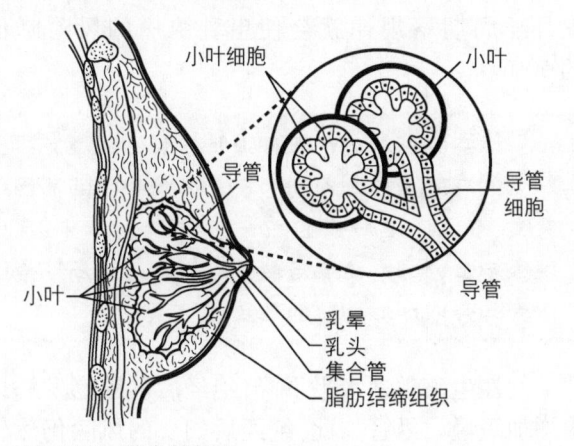

图12.7 乳房结构图。

浸润性癌

浸润性乳腺癌扩散到乳房和身体的其他部位。浸润性导管癌起源于乳管,但穿透导管壁并侵入乳房的脂肪组织。它可以进入淋巴和血液循环系统,并传播到其他器官。大约70%的乳腺癌是浸润性导管癌。另外5%~10%的浸润性乳腺癌是起源于产乳腺的小叶癌。约5%的乳腺癌是髓样癌,其在肿瘤细胞与正常乳房组织之间具有明显的边界。其他罕见形式的浸润性乳腺癌包括产生黏液的胶体癌;管状癌;和腺样囊性癌,其通常发生在唾液腺而不是乳房。与侵入性小叶癌,浸润性导管癌或炎性乳腺癌相比,这些罕见类型的侵袭性癌症中的每一种都具有更好的预后,其中皮肤红色,感觉温热并且可能像橘皮一样变厚。虽然被称为炎症,炎性乳腺癌是由癌细胞在皮肤淋巴回路内传播而不是由炎症引起的。它被分类为ⅢB期(任何大小的乳腺癌已经扩散到皮肤,胸壁或内乳淋巴结),直到它转移。

乳腺癌的病因

乳腺癌的病因尚不清楚。5%~27%的乳腺癌病例是遗传性的,大约一半的遗传病例被认为是由BRCA1和BRCA2基因的突变引起的,BRCA1和BRCA2基因通常表达抑制异常细胞繁殖的蛋白质(National Human Genome Research Institute,2009)。在BRCA1或BRCA2基因突变的妇女中,约有35%~84%在70岁以前患乳腺癌,且卵巢癌风险也较高(Nelson et al.,2005)。P53肿瘤抑制基因的遗传突变也会增加女性患乳腺癌的风险,以及白血病,脑肿瘤和骨或结缔组织肉瘤。然而,与乳腺癌相关的大多数DNA突变发生在女性的一生中,而不是被遗传的。获得的癌基因或肿瘤抑制基因突变可能是由辐射或致癌化学物质引起的。然而到目前为止,研究尚未能鉴定环境中或饮食中可能引起这些突变或随后的乳腺癌的任何化学物质。大多数获得性突变的原因尚不清楚。

鉴定癌基因或肿瘤抑制基因(如P53)的其他获得性变化的测试可以帮助医生更准确地预测一些乳腺癌妇女的预后。但是,除了HER2癌基因之外,这些测试还没有被证明对治疗决策有用,并且仅用于研究目的。已经开发了称为曲妥珠单抗(Herceptin)的单克隆抗体疗法,其特异性中断HER2癌基因的促生长作用。

乳腺癌阶段

阶段表明乳腺癌是否在乳房内传播到多远，如何通过触诊，诊断性血液检查和X射线确定到附近的组织和其他器官(Mayo Clinic, 2009)。

第0阶段(无创或原位乳腺癌)

包括原位小叶癌和导管原位癌。

第1阶段

肿瘤直径小于2厘米(0.8英寸)，似乎没有扩散到乳房外。

第2阶段

肿瘤小于2厘米(0.8英寸)，但已经扩散到手臂下的淋巴结，或者在乳房中没有发现肿瘤，但是在手臂下的淋巴结中发现乳腺癌细胞，或者肿瘤是2~5厘米(0.8~2英寸)，可能或不可能扩散到手臂下的淋巴结，或肿瘤大于5厘米(2英寸)，但没有扩散到任何淋巴结。

第3阶段

根据许多标准，第三阶段乳腺癌又细分为三类：ⅢA、ⅢB和ⅢC。根据定义，第三阶段的癌症尚未扩散到远处。

第4阶段

无论其大小如何，癌症已经转移到远处，如不在乳房附近的骨头、肺或淋巴结。

自从1878年苏格兰人名叫托马斯·比特森(Thomas Beatson)发现兔子在切除卵巢后停止生产兔奶以来，雌性激素雌激素已经与乳腺肿瘤生长有关。然后，他测试了乳腺癌是否可以通过卵巢切除术(切除卵巢)来治疗，并从他有时成功的结果得出结论：卵巢可能是乳腺癌的原因。生育期妇女乳腺癌发病率随年龄增长迅速增加，直至50岁左右，绝经后乳腺癌发病率呈缓慢上升趋势。这种变化率在男性中并不明显，乳腺癌发病率随着年龄的增长而线性增加。这被解释为生殖激素参与乳腺癌病因的证据(Ewertz, 1995)。在绝经期间，雌激素和黄体酮的暴露减少。虽然这些激素本身不是致癌物质，但它们可能会促进已经发生恶变的细胞的生长。

一些有遗传风险的女性选择服用三苯氧胺药物，这种药物能阻断雌激素对乳腺癌细胞的影响，试图降低乳腺癌发生的可能性。乳腺癌预防试验的结果显示，如果服用他莫昔芬，患有乳腺癌高风险的妇女发生这种疾病的可能性较小(Fisher et al., 2005)。他莫昔芬治疗5年，随访7年后，这些女性患乳腺癌的比例比没有服用他莫昔芬的女性乳腺癌患者少43%。他莫昔芬是否可以防止新的乳腺癌的发展或阻碍小的、最初检测不到的癌症还尚未确定。

随着女性年龄的增加，患癌的概率也会增加。女性的乳房年龄根据乳房组织的细胞分裂率而不同。乳房上皮细胞分裂开始于初潮，并持续到更年期。最后的月经周期结束了乳房上皮细胞的分裂。体力活动已被提出作为一种方式来改变这种雌激素的暴露(见后面的进一步讨论)，因此可能通过减少乳房老化来降低风险有重大影响。

雌二醇是一种内源性雌激素，对乳腺上皮细胞没有毒性，但刺激体内细胞增殖。有时候这种增殖可能过快而导致DNA的突变。DNA突变可能导致产生缺陷修复酶或有缺陷的肿瘤抑制基因。有缺陷的酶可能不允许身体保护自身免受组织中过度快速的细胞增殖，导致癌症。乳腺癌被假设为过度暴露于雌二醇形成。由于女性一生接触雌激素的机会增加，因此女性患DNA突变和乳腺癌的风险更高。年龄，初潮年龄，绝经年龄，肥胖，绝经后激素治疗和月经周期等因素可能以不同的方式增加激素的暴露。雌二醇水平越高，患乳腺癌的风险就会增加一倍。研究还发现，这些女孩在月经周期中出现肥胖和睾酮水平波动的风险也较高，而这两种情况也会增加患乳腺癌的风险。初潮推迟可能会导致长达30年的月经周期不规则，从而降低终生雌二醇暴露量。仅月经周期不规律就会使患乳腺癌的风险降低约50%。

> 雌二醇可以加快乳房细胞分裂的速度。再加上抑制肿瘤抑制因子和修复细胞的酶的基因突变，可以促进肿瘤的生长。年龄，初潮年龄，绝经年龄，肥胖，绝经后激素治疗和月经周期等因素都会增加雌二醇的暴露时间。

女性生殖激素水平下降，绝经后乳腺癌发病风险增加缓慢。尽管如此，绝经后妇女的风险仍然较高，部分原因是绝经后性激素结合球蛋白

(SHBG)水平降低。SHBG 调节整个身体循环的活跃性激素的数量,因为它与性激素结合,使其不活跃。当 SHBG 减少时,自由活跃性荷尔蒙循环量增加。体力活动可以帮助控制这个问题,主要是通过防止它变得更糟。绝经后妇女肥胖进一步减少 SHBG 的数量。体力活动可以对抗肥胖症,从而抵制 SHBG 的进一步减少。

风险因素

乳腺癌的危险因素包括年龄较大(55 岁或以上;与 BRCA1 和 BRCA2 等基因相关的遗传性早发性癌症除外)、有患该病的家庭成员、有非西班牙裔白人血统(但非裔美国人)女性更容易死于乳腺癌)、乳腺组织致密(纤维和腺体多于脂肪,风险增加 50%~100%)、月经提前(12 岁前)或 55 岁后绝经,以及第一次怀孕较晚或未生育。使用口服避孕药会增加风险,但停药 10 年后风险会恢复正常。饮酒(每天喝两到三杯酒会使风险增加 20%)、超重或肥胖、长期(五年或更长时间)使用更年期激素联合疗法(雌激素加黄体酮)以及低体力活动也会增加风险(Siegel et al., 2020)。绝经期可改变的危险因素,包括低体力活动,约占绝经后乳腺癌的三分之一。在 1980 年至 2010 年的护士健康研究中,122 000 名绝经后妇女中约有 8 400 例浸润性乳腺癌。低体力活动、高体重增加、饮酒、无母乳喂养和更年期激素治疗的风险概况占癌症的 35%(PAR%=35%;95% 置信区间:23%、45%)(Tamimi et al., 2016)。乳腺癌的主要危险因素如下。

- 年龄:乳腺癌的发病率和死亡率随着年龄增长而增加(表 12.5)。新诊断的乳腺癌女性中,每年有超过 75% 的女性超过 50 岁。乳腺癌是 15~54 岁女性癌症死亡的主要原因。

表 12.5 2014~2016 年美国女性患浸润性乳腺癌的年龄分布

年龄区间(岁)	概率(可能性)
出生~49	1/49(2.0%)
50~59	1/42(2.4%)
60~69	1/28(3.5%)
70 及以上	1/14(7.0%)
出生到死亡	1/8(12.8%)

资料来源:American Cancer Society, 2009; Siegel et al., 2020。

- 种族:对于所有年龄段的总和,美国白人女性比非裔美国女性更容易患乳腺癌。2012 年至 2017 年间,美国白人女性的发病率为每 10 万人 131 例;非洲裔美国女性为每 100 000 人 127 人,西班牙裔和拉丁裔女性、亚裔美国人和太平洋岛民女性以及美洲印第安人和阿拉斯加原住民女性为每 100 000 人 93~954 人(Siegel et al., 2020)。然而,非洲裔美国女性死于乳腺癌的可能性(每 10 万人中有 28 人)高于白人女性(每 10 万人中有 20 人)。其他三个种族群体的乳腺癌死亡率均低于白人女性,范围为每 100 000 人 11~15 人(Siegel et al., 2020)。

- 性别:虽然乳腺癌是一种主要影响女性的疾病,但每年约有 2 600 例乳腺癌新发病例和 500 例男性死亡病例(Siegel et al., 2020)。男性乳腺癌占该疾病总发病率和死亡率的不到 1%。尽管男性患乳腺癌的风险较低,但他们应该意识到危险因素,特别是家族史,并向乳腺病患者报告乳房变化。

- 乳腺癌家族史:有一名一级亲属(母亲、姐妹或女儿)患有乳腺癌的风险增加 1 倍,拥有两名一级亲属,风险增加 5 倍。1994 年在第 17 号染色体上鉴定出第一个乳腺癌易感基因 BRCA1,一年后在第 13 号染色体上鉴定出与乳腺癌相关的第二个基因。BRCA1 和 BRCA2 基因的有害突变使女性终生患乳腺癌的风险增加到 60%~85%(Nelson et al., 2005),而在所有女性中,这一比例约为 12%(表 12.5)。

- 以前的增殖性乳腺疾病:从早期乳腺活检中诊断为乳腺增生性乳腺增生症的女性患乳腺癌的风险比其他女性高 1.5~2 倍。之前的非典型增生活检结果增加了女性乳腺癌的风险 4~5 倍。然而,诊断为纤维囊性改变而没有增殖性乳腺疾病的活组织检查没有增加患乳腺癌的风险。女性的一个乳房有癌症,那另一乳房有 3~4 倍的风险发展为癌症。

- 以前的乳房照射:儿童时期为了治疗另一种癌症(如霍奇金病或非霍奇金淋巴瘤),接受过胸部放射治疗的妇女或年轻妇女,患乳腺癌的风险显著增加。

- 月经史:在 12 岁以前开始月经的女性患乳腺癌的风险要比 15 岁或 15 岁以后的女性高 50%。此外,在 55 岁或 55 岁以后达到自然绝经的妇女,在 45 岁以前经历更年期妇女的风险是两倍(Brinton et al., 1996)。生育期内乳腺内皮细胞长期重复增殖可促进恶性肿瘤细胞的发育。

- 口服避孕药：哪些口服避孕药（避孕药）可能在乳腺癌风险中起作用尚不清楚。2005年，国际癌症研究机构将含雌激素和孕激素的口服避孕药列为 I 类致癌物（最高评级），增加了乳腺癌，宫颈癌和肝癌的风险。然而，早期研究主要观察到乳腺癌风险增加；雌激素和黄体酮的剂量高于目前的制剂（Casey et al., 2008）。此外，目前使用者风险增加较小（24%），近期使用者风险较小，使用停用10年或以上没有风险（Collaborative Group, 1996）。最近对使用低剂量制剂的妇女的研究似乎没有观察到任何乳腺癌风险增加（Collaborative Group, 1996）。

- 未产妇：正如1713年贝纳多·拉马齐尼（Bernardo Ramazzini）首先报道的，与已婚妇女相比，尼姑的乳腺癌发生率很高；拉马齐尼推测这是由于他们未生育的状态。与没有生育的女性相比，女性的风险增加了约30%（Ewertz et al., 1990）。防止癌症诱导因素可能是早孕的好处之一。在怀孕期间，发生乳房组织分化，改变组织对内源性激素的敏感性。一些证据表明，20岁以前分娩的女性患未生育女性乳腺癌的风险约为一半（Stoll, 1995）。妊娠晚期增加的风险可能与乳房的老化过程或退化有关。

- 激素治疗：大多数研究表明，绝经后长期使用（10年或更长时间）的激素治疗（HT）可能增加乳腺癌的风险。大型妇女健康倡议随机临床试验结果显示，经过大约五年激素治疗后，雌激素和孕激素联合治疗后，乳腺癌风险增加24%（Chlebowski et al., 2003）。然而，这项试验中仅接受雌激素治疗的女性乳腺癌风险没有增加（Anderson et al., 2004）。

- 酒精饮用：与不饮酒者相比，服用酒精饮品的女性患乳腺癌的风险增加。一项Meta分析估计，与饮酒有关的整体风险增加了22%，并表明每天每增加10克乙醇与风险增加10%相关（平均饮料含有约12克乙醇）（Key et al., 2006）。众所周知，酒精也会增加患口腔癌、喉癌和食管癌的风险。

- 肥胖和高脂肪饮食：肥胖和乳腺癌风险之间的关系在绝经前和绝经后乳腺癌方面有所不同。肥胖会增加绝经后乳腺癌的风险（Renehan et al., 2008），青春期后的体重增加也增加了风险（World Cancer Research Fund/American Institute for Cancer Research, 2007）。此外，非绝经后经过激素治疗的女性中，肥胖对风险的影响更为显著。原因在于绝经后妇女的内源性雌激素水平低。脂肪组织将雌激素前体转化成雌激素，所以与绝经后瘦弱妇女相比，肥胖的绝经后妇女具有更高的雌激素水平。此外，肥胖女性的SHBG水平往往较低，导致更多的自由或活跃的雌激素在体内循环。在经过激素治疗的绝经后女性中，外源性雌激素的剂量远远高于循环内源性雌激素，所以任何肥胖效应都被淹没了。与绝经后乳腺癌伴肥胖的风险增加相反，除了在亚太地区人群中，这种关联被逆转（Renehan et al., 2008），体重越高，绝经前乳腺癌的风险就越低。这可能是肥胖的绝经前妇女雌激素和黄体酮水平异常的结果。

大多数生态学研究发现，在典型的饮食中总脂肪含量低，多不饱和脂肪含量低，饱和脂肪含量低的国家，乳腺癌并不常见。另一方面，许多关于美国女性的研究并没有发现在控制乳腺癌的其他危险因素（如体力活动水平和摄入其他可能改变乳房的营养素）之后，乳癌风险与饮食脂肪摄入量有关癌症风险。在"妇女健康倡议"随机临床试验中，经过约8年的随访，分配到低脂饮食组的女性为0.42%，在正常饮食组有0.45%的女性被诊断为乳腺癌（Prentice et al., 2006）。然而，研究中的女性难以达到20%的脂肪热量目标，只有14%在六年后继续达到目标。美国癌症协会建议保持健康的体重，限制高脂肪食物的摄入，特别是来自动物的食物。

- 缺乏运动：假设体力活动是减少乳腺癌、是影响乳腺癌风险的少数可改变行为之一。对体力活动的保护作用的合理解释包括终身排卵周期较少和体内脂肪减少。体力活动不足和乳腺癌风险之间的关系在下一节中将更为详细地讨论。

体力活动与乳腺癌：证据

对60多项关于体力活动和乳腺癌的观察性流行病学研究结果的回顾得出结论，体力活动的女性患乳腺癌的风险低于久坐不动的女性（Physical Activity Guidelines Advisory Committee, 2018）。与结肠癌的调查一样，在北美、欧洲、亚洲和澳大利亚进行的研究中已经发现体力活动与乳腺癌之间存在负相关。身体活跃的女性与久坐不动的女性的比较表明，中位风险降低了20%（Lee et al., 2006）。一项2016年的Meta分析仅限于15项休闲时间体育活动的前瞻性队列研究，得出的结论是，最活跃的人患结肠癌的风险降低了近20%（RR = 0.81;95%CI:0.75~0.88），这是一致的跨研究（Liu Y. et al., 2016）。

大约四分之三的这些研究根据三个或三个以上的体力活动水平对妇女进行分类,从而评估剂量-反应关系(Lee et al.,2006)。似乎有一个反向的剂量反应,这些研究中有大约五分之三报告了在体力活动水平上的一个显著的逆向趋势,或者与没有测试统计显著性的逆剂量反应相一致的相对风险(Lee et al.,2006)。根据娱乐活动和乳腺癌风险的病例对照研究的系统回顾估计,每周每增加一小时的体力活动就可将绝经后乳腺癌的风险降低6%(95% CI:3%~8%)(Monninkhof et al.,2007)。

自这些报告以来,更新的证据总结得出了相似的结论。对25项休闲时间体育活动的前瞻性队列研究进行平均,并对混杂因素进行了不同的调整,与最不活跃的参与者相比,最活跃的参与者患乳腺癌的风险降低了13%(RR=0.87;95% CI:0.83~0.91))(Wu et al.,2013)。

在对绝经后妇女进行的38项病例对照研究和26项队列研究中,该指标降低了21%。(OR=0.79;95%CI:0.74~0.84)(Neilson et al.,2017)。在13项针对绝经后妇女的研究中,风险的降低与体力活动的增加呈线性关系。在10项针对绝经前妇女的研究中,风险降低呈线性,每周暴露时间长达3小时。无论更年期状态如何,西班牙裔和亚裔女性的风险都会降低。

在对非裔美国人乳腺癌流行病学和风险联盟的四项研究进行的汇总分析中,报告有任何剧烈休闲体育活动的参与者患浸润性乳腺癌的几率比没有报告的女性低12%(OR=0.88;95%CI:0.81~0.96)(Gong et al.,2016)。在最近对21项随访时间和混杂因素调整不同的研究进行的Meta分析中,将休闲时间最活跃的女性与最不活跃的女性进行比较,患癌症的几率降低了14%(OR=0.86;95%CI:0.81~0.90)(Chen et al.,2019)。每周进行600 MET-minutes的休闲体育锻炼的几率降低3%。

体力活动与乳腺癌风险之间的关系在不同的亚组之间(如、有无家族史、未生育与精神健康,瘦体重和超重女性)是不同的。关于绝经状态,与绝经前妇女相比,绝经后妇女的相反关系更强(Physical Activity Guidelines Advisory Committee,2008;Lee et al.,2006)。尚未建立可能与体力活动对乳腺癌风险的保护作用最相关的生命时期。一些研究已经观察到,需要终生体力活动来显著降低风险(例如,Bernstein et al.,1994)。其他人也注意到青少年时期(Maruti et al.,2008)或生活中不同时期(Carpenter et al.,1999)的体力活动与其他时间进行的体力活动相比,风险降低更为强烈。

接下来,我们提供一些历史上重要的或典型的队列研究的结果,这些研究调查了大多数休闲时间的体力活动与女性患乳腺癌风险之间的关系。超过两打的前瞻性队列研究调查了体力活动是否会降低患乳腺癌的风险(Physical Activity Guidelines Advisory Committee,2018)。其中大部分检查了娱乐或闲暇时间的体力活动。全部证据表明,身体活跃的女性患乳腺癌的风险低于久坐不动的女性,风险降低范围为20%~80%。在所有研究中,风险降低的中位数为10%,低于病例对照研究中观察到的水平(Lee et al.,2006)。在这里,我们描述了关于该主题的几项示例性前瞻性队列研究。

> 超过60项体力活动和乳腺癌发病率的流行病学研究表明,体力活动水平较高,风险降低(Physical Activity Guidelines Advisory Committee,2008)。平均而言,体力活动与风险降低约20%有关,绝经后比绝经前对乳腺癌的效果更强。每周每增加一小时的体力活动使绝经后乳腺癌的风险降低6%(95%CI:3%~8%)(Monninkhof et al.,2007)。

挪威

这项研究代表了第一个详细的前瞻性队列研究的体力活动和发展乳腺癌的风险。从1974~1978年,再从1977~1983年,共有25 624名20~54岁的女性填写了有关闲暇时间和职业体力活动的问卷(Thune et al.,1997)。经过近14年的随访,共检出351例浸润性乳腺癌。在调整年龄,体重指数,身高,胎次和居住地之后,定期的休闲体育活动与乳腺癌风险降低三分之一有关(RR=0.63;95% CI:0.42~0.95)。绝经前妇女的风险降低程度高于绝经后妇女,年轻女性(研究入组时年龄<45岁)高于年长女性(≥45岁),而瘦女性(体重指数<22.8 kg/m²)高于较重的女性。较高的职业体力活动水平与较低的乳腺癌风险相关,并且这种效果在绝经前妇女中也较强。

宾夕法尼亚大学校友

在这项研究中,研究者希望评估体力活动与乳腺癌风险之间的关系,并根据绝经后状态和身体质量指数来确定这种关联是否有所不同,正如挪威研究刚刚描述的那样,约有1 600 名宾夕法尼亚大学校友在1916年到1950年间(平均年龄45.5岁)入学,并于1962年最初无乳腺癌,直到1993年才观察到乳腺癌发生(Sesso et al., 1998)。在基线时,妇女报告他们爬楼梯,步行和参加体育活动,分为三级(<500千卡/周,500~999千卡/周或≥1 000千卡/周)。在35 365人年的观察期间,发现了109例乳腺癌病例。调整年龄和体重指数后,每周消耗≥1 000千卡或更多的绝经后妇女是每周消耗500千卡以下妇女(RR=0.49;95%CI:0.28~0.86)的患乳腺癌的风险的一半左右。绝经前妇女没有显著的相关性。这些分析更新了一项较早的回顾性队列研究,这些研究对来自同一队列的妇女进行了研究,但研究只进行到1978年(Paffenbarger et al., 1987)。基于参加大学体育活动的体力活动与乳腺癌风险无关。然而,绝经前和绝经后乳腺癌没有分化。

护士健康研究

这三项研究是为数不多的更新体力活动信息的前瞻性队列研究。早期的调查纳入了"护士健康研究Ⅱ"(Nurses' Health Study Ⅱ)的研究对象,这是一项关于女性健康状况的前瞻性队列研究,研究对象为1989年(Rockhill et al., 1998)25~42岁的约117 000名女性。在基线调查中,女性被问道:"在高中和18~22岁之间,你每周至少参加两次剧烈运动的频率是多少?"对这两个时间段的回答平均估计体能活动在青春期后期。还询问了女性,他们目前每周花几个小时从事几项休闲体育活动,采用类似于前文关于体育活动和结肠癌描述的护士健康研究Ⅰ的问题(当时该研究被提及作为护士健康研究)。在6年的观察期间,发现372例浸润性乳腺癌。在调整了年龄、初潮年龄、初生年龄、胎次、口服避孕药、身高、酒精摄入量、良性乳房病史和乳腺癌家族史后,主要是绝经前妇女中,青春期和当代休闲活动与乳腺癌风险相关(两个时期的相对危险度,比较高与低活动水平,为1.1);这一发现与刚刚讨论过的宾夕法尼亚大学的研究结果一致。

第二项研究是以护士健康研究Ⅰ中的女性为基础的,这个研究是1976年在基线时年龄在30~55岁之间的老年女性队列(Rockhill et al., 1999)。对体力活动和乳腺癌风险进行分析,1980年开始进行随访,询问女性在过去一年中每周进行各种中度和剧烈的娱乐性体育活动的平均时间。体力活动信息每两年更新一次,并于1986年开始,就8个不同类别的娱乐活动提出较详细的问题。在16年的观察期间,发现3 137例浸润性乳腺癌(绝经前1 036例和绝经后2 101例)。显示每周参加中度或剧烈运动7小时或更长时间的女性患乳腺癌的风险比那些平均每周不到1小时的女性(RR=0.82;95%CI:0.70~0.97)低20%。调整年龄、初潮年龄、初生年龄、绝经状态、绝经后激素的使用、乳腺癌家族史、良性乳房病史、体重指数和身高,各种类型的体力活动也存在显著的、相反的剂量反应。对于这两项研究的不同结果,一个可能的解释可能是绝经后乳腺癌在后一项研究中占优势;总体证据表明绝经后妇女比绝经前乳腺癌更强(Lee et al., 2006)。

乳腺组织特别容易受到月经初潮和第一次怀孕之间的暴露的影响,而月经初潮和第一次怀孕之间的时间越长,患乳腺癌的风险就越高。在第三项研究中,共有65 576名来自护士健康研究Ⅱ的1989年基线时未患癌症的经产妇女回忆了1997年她们年轻时(年龄从12岁到34岁不等)的历史休闲体力活动。目前的体力活动也在基线和随访期间进行了评估。1989年至2011年间,共有2 069例浸润性乳腺癌病例。仅在月经初潮后至少20年怀孕的女性中,月经初潮和第一次怀孕之间的总休闲时间体力活动与较低的乳腺癌风险相关(RR=0.73;95%CI:0.55~0.97)(Liu et al., 2016)。

妇女健康倡议队列研究

所有前面讨论的前瞻性队列研究主要是白人女性。在女性健康倡议队列研究中,对大约74 000名年龄在50~70岁之间的女性(其中15%来自全美国的种族,即少数民族)进行了体力活动与乳腺癌风险的关联研究(McTiernan et al., 2003)。在1993年至1998年的基线期间,女性报告了他们的步行以及在轻度,中度和剧烈强度体力活动上的频率和持续时间。在平均4.7年的随访期间,有1 780名女性患有乳腺癌。调整年龄、种族、地理区域、收入、教育、体重指数、绝经后激素使用、母乳喂养、子宫切除术状态、乳腺癌家族史、吸烟、分娩、初生年龄、初潮年龄、绝经年龄、乳房X线照相术和酒精使用,在每周体力活动≤5 MET-hours、5.1~10 MET-hours、10.1~20 MET-hours、20.1~40 MET-hours和>40 MET-hours的妇女,其乳腺癌风险相对危险度为1.00(参考),0.90(95%CI:0.77~1.07),0.82(95%

CI：0.68～0.97），0.89（95% CI：0.76～1.00），0.83（95%CI：0.70～0.98）和 0.78（95%CI：0.62～1.00），$p=0.03$。

> 在女性健康倡议队列中，最活跃的 20% 女性（超过 1 300 MET-minutes/周）患乳腺癌的风险比最不活跃的 20% 女性低 11%（Arthur et al.，2018）。

乳腺癌危险因素调查研究——德国

在一项基于人群的前瞻性患者队列研究中，2002 年至 2005 年招募了 2 042 名诊断时年龄在 50～74 岁的绝经后乳腺癌患者，并于 2009 年进行了重新访谈，并随访至 2015 年 6 月（Jung et al.，2019）。足够的活动被定义为至少 450 MET-minutes/周的休闲时间体力活动。在 2009 年采访后的中位随访时间为六年之后，有 206 人死亡（114 人死于乳腺癌）。与活动量不足的女性相比，活动量增加的女性全因死亡（0.50；0.31～0.82）、乳腺癌死亡（0.54；0.30～1.00）和无乳腺癌复发的生存风险较低（HR；95%CI：）癌症（0.58；0.40～0.84）。与不运动的女性相比，充分运动的女性全因死亡（0.73；0.57～0.93）、乳腺癌死亡（0.64；0.46～0.89）和无乳腺癌复发生存率（0.82；0.68～0.99）的风险较低。诊断前后进行体力活动是有益的，尤其是与诊断前活动不足的女性相比。

证据的力量

所有研究体育锻炼是否能降低患乳腺癌风险的研究都是观察性流行病学研究，这与研究体力活动和结肠癌风险的情况相似。因此，我们使用密尔标准（见第 2 章）来评估观察到的体力活动与乳腺癌风险之间的负相关性是否可能是因果关系。

与结肠癌的研究一样，需要评估其他影响乳腺癌危险因素的因素。混淆不太可能完全解释许多研究的观察结果，即身体活跃的女性患乳腺癌的比率较低。尽管早期关于这一主题的研究一般没有可以全面控制混淆的信息，但是在调整了几个潜在的混杂因素之后，很多后来的研究（包括这里描述的一些研究）继续观察到活动期妇女的乳腺癌发病率显著降低（Lee et al.，2006）。例如，在妇女健康倡议队列研究中，在研究者考虑到年龄、种族、地理区域、收入、教育程度、体重指数、吸烟、饮酒、初潮和更年期年龄、初生年龄、出生年龄和出生年龄的差异后，仍然存在显著的负相关关系（McTiernan et al.，2003）。

时间序列

与对结肠癌的研究一样，时间序列标准也得到了很好的满足，病例对照研究的研究人员要求病例记录乳腺癌发病前发生的体力活动，队列研究中的实时确定，在乳腺癌发病之前的体力活动。在病例对照研究中可能存在某种程度的回忆偏倚，因为这些研究的平均危险降低幅度大于队列研究，分别为 30% 和 10%（Lee 和 Oguma，2006）。

与体力活动和乳腺癌发展之间的时间关联有关的各个方面包括：什么时候必须开始运动，并且必须维持什么时间？青春期的运动是否可以预防绝经前和绝经后患乳腺癌的风险？更年期后开始锻炼计划是否有保护作用？目前还不清楚何时在肿瘤发展过程中运动可能有保护作用，迄今为止的研究也没有提供明确的答案（Physical Activity Guidedlines Advisory Committee 2008）。

关联强度

总的来说，乳腺癌的关联强度，如风险降低的程度所反映的，不如结肠癌强。各项研究的相对风险中位数表明，体力活动使所有妇女患乳腺癌的风险降低了约 20%，绝经后乳腺癌的风险比绝经前乳腺癌的风险更大（分别降低了 30% 和 20%）（Lee et al.，2006）。

图 12.8a 和图 12.8b 总结了体力活动和乳腺癌风险的病例对照和队列研究结果。它表明，虽然大多数研究发现比值比或相对风险的点估计表明风险降低，但一些结果中包括的相对风险为 1.0，表明无显著性差异的结果。这些结果太弱而不能被认为具有统计学意义，要么是因为没有对足够的女性进行研究以确保有足够的乳腺癌样本，要么是因为活动组和非活动组之间的比率差异太小而无法确定地检测到特定研究的样本量，或出于这两个原因。此外，不精确的体力活动测量会增加变异，进一步降低统计检验效能。

一致性

在涉及不同种族和种族的研究中，女性体力活动与乳腺癌风险之间的总体关联似乎是一致的（Physical Activity Guidelines Advisory Committee，2018）。绝经前和绝经后妇女的风险较低。然而，在超重或肥胖的女性中，只有在绝经后风险才会降低（Liu et al.，2016）。

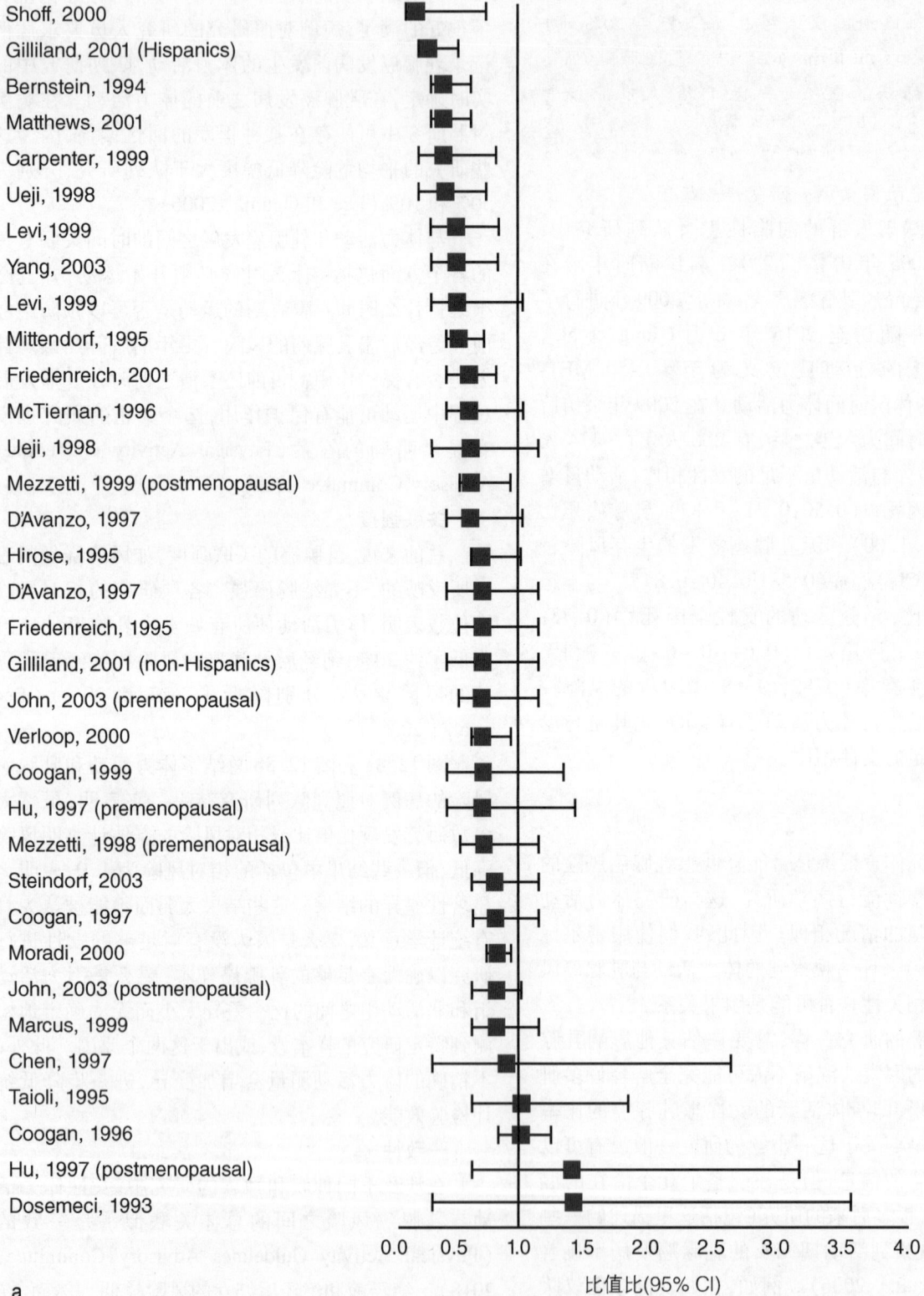

Study	
Shoff, 2000	
Gilliland, 2001 (Hispanics)	
Bernstein, 1994	
Matthews, 2001	
Carpenter, 1999	
Ueji, 1998	
Levi, 1999	
Yang, 2003	
Levi, 1999	
Mittendorf, 1995	
Friedenreich, 2001	
McTiernan, 1996	
Ueji, 1998	
Mezzetti, 1999 (postmenopausal)	
D'Avanzo, 1997	
Hirose, 1995	
D'Avanzo, 1997	
Friedenreich, 1995	
Gilliland, 2001 (non-Hispanics)	
John, 2003 (premenopausal)	
Verloop, 2000	
Coogan, 1999	
Hu, 1997 (premenopausal)	
Mezzetti, 1998 (premenopausal)	
Steindorf, 2003	
Coogan, 1997	
Moradi, 2000	
John, 2003 (postmenopausal)	
Marcus, 1999	
Chen, 1997	
Taioli, 1995	
Coogan, 1996	
Hu, 1997 (postmenopausal)	
Dosemeci, 1993	

比值比(95% CI)

a

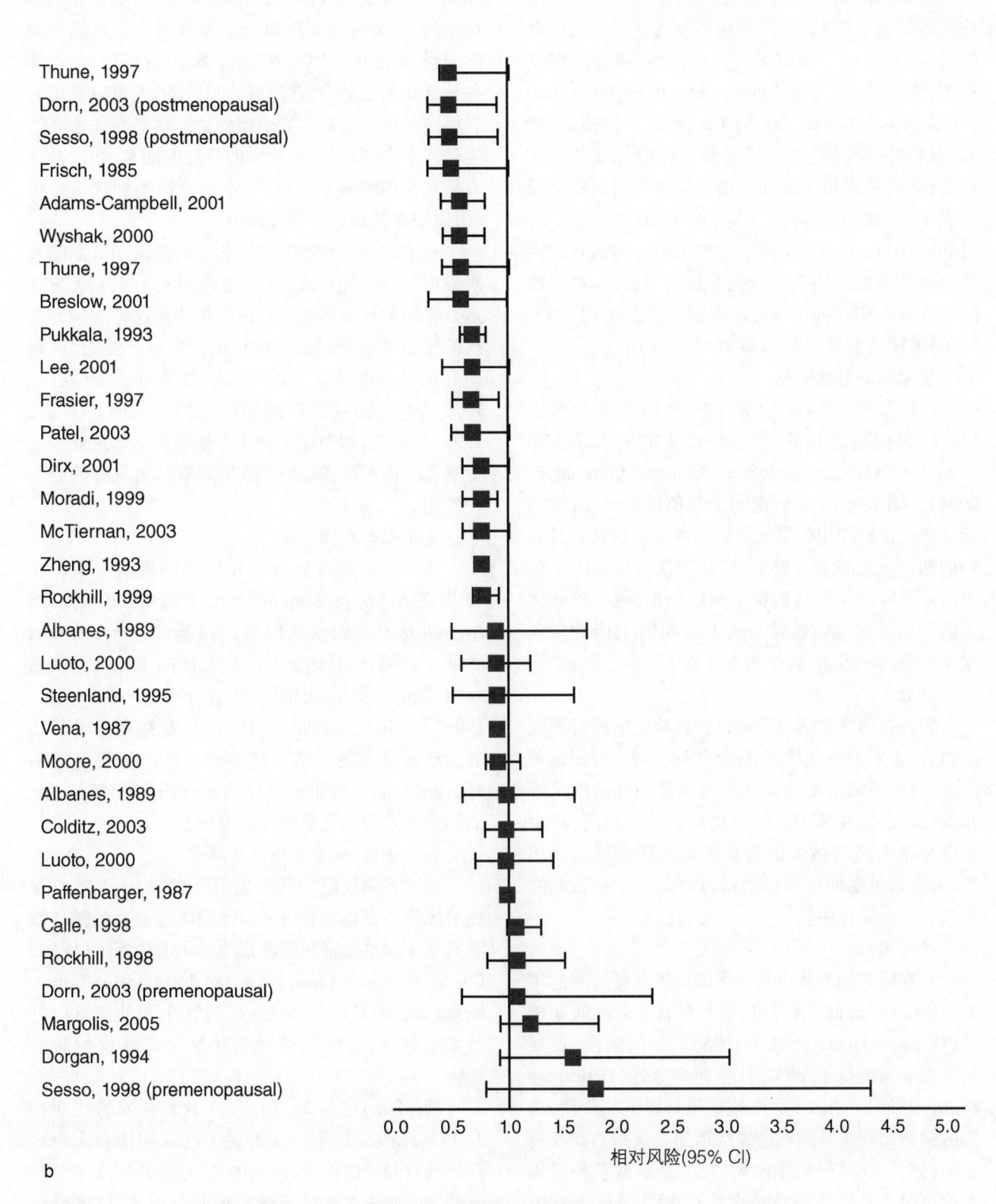

Study	
Thune, 1997	
Dorn, 2003 (postmenopausal)	
Sesso, 1998 (postmenopausal)	
Frisch, 1985	
Adams-Campbell, 2001	
Wyshak, 2000	
Thune, 1997	
Breslow, 2001	
Pukkala, 1993	
Lee, 2001	
Frasier, 1997	
Patel, 2003	
Dirx, 2001	
Moradi, 1999	
McTiernan, 2003	
Zheng, 1993	
Rockhill, 1999	
Albanes, 1989	
Luoto, 2000	
Steenland, 1995	
Vena, 1987	
Moore, 2000	
Albanes, 1989	
Colditz, 2003	
Luoto, 2000	
Paffenbarger, 1987	
Calle, 1998	
Rockhill, 1998	
Dorn, 2003 (premenopausal)	
Margolis, 2005	
Dorgan, 1994	
Sesso, 1998 (premenopausal)	

相对风险(95% CI)

b

图 12.8 （a）病例对照研究和（b）体力活动和乳腺癌队列研究的结果总结。
资料来源：B. Steinfeld et al., 2009。

剂量反应

在体力活动和乳腺癌风险的研究中的运动措施是不同的。因此，难以评估涉及剂量反应的运动的类型、强度或持续时间。如前所述，现有证据支持逆剂量-反应关系（Physical Activity Guidelines Advisory Committee，2008；Lee et al.，2006）。来自病例对照研究的娱乐活动和乳腺癌风险的系统评价估计，每周每多运动1个小时体力活动将绝经后乳腺癌的风险降低6%（95% CI：3%~8%）（Monninkhof et al.，2007）。如果将不同队列的闲暇时间体力活动估算值转换为代谢当量，则每周约600~1 200 MET-minutes，乳腺癌风险会出现3%~5%的负加速剂量降低（Liu et al.，2016）。

生物学的可能机制

与结肠癌一样，确切的机制尚未确定，但已经提出了一些似是而非的，但未经证实的生物学机制（Physical Activity Guidelines Advisory Committee，2008）。除了第13章讨论的增强免疫系统外，体力活动产生保护作用的可能的机制可能包括其对月经功能和性类固醇激素的影响，胰岛素样生长因子的血液水平降低作为负能量平衡的结果，或与较低体重的间接关联（例如，较高水平的SHBG，因此较低水平的游离雌激素，较少的炎症）。

性激素

解释如何体育活动可能保护乳腺癌的流行假说是，它减少累积终身暴露于循环卵巢激素，特别是雌激素，因为更高水平的雌激素与增加的乳腺癌风险相关联。已发现体力活动通过延迟月经初潮，减少肥胖和帮助维持体内的激素平衡来降低风险。因此，青春期早期的体力活动可以对女性生命后期的风险具有保护作用。

月经功能

青春期的剧烈体力活动可能增加月经初潮的年龄（Gammon et al.，1993），也与更长的月经周期相关（Hoffman-Goetz et al.，1998）。一般来说，观察到乳腺癌风险降低20%，月经初潮延迟（Henderson et al.，1996）。相反，女性具有相对频繁、短暂和规则的排卵周期患乳腺癌的风险增加。这些妇女花费更多的时间在月经周期的黄体期，当雌激素和黄体酮都高时。乳腺癌的易感性增加，因为乳腺上皮中的峰值有丝分裂活性发生在黄体期期间（Henderson et al.，1996）。因此，如果运动延迟月经周期并延长月经周期，则雌激素和黄体酮的累积暴露会减少，从而降低乳腺癌的风险。为了初潮发生，女孩必须达到相对于身高的身体质量的临界比率。身高是基因决定的，而体重主要取决于热量摄入。一旦满足临界质量-高度比，必须保持临界质量以维持月经。那些从活跃的活动中减轻和停止月经的人可以获得对乳腺癌的保护。有些竞争性女性运动员在非常高的运动水平下训练，有不规则的月经周期和闭经，并伴有低水平的雌激素。然而，不推荐锻炼到这样的极端，以潜在的保护免受乳腺癌。

在诸如游泳、跑步、体操和舞蹈等运动方面的大规模训练与年轻女孩的月经初潮延迟有关。无论延迟月经初潮是由运动还是由自然选择这种运动的女孩的较小体重导致的（Malina，1983）。然而，一项研究发现，即使是适量的体力活动（600千卡/周）也增加了不规则月经周期的可能性（Cooper et al.，1996）。因此，即使中等的体力活动可能通过减少终生暴露于内源性类固醇激素而具有针对乳腺癌的保护作用。

更年期的发作

体力活动也可能与更年期年龄提前有关。在45岁之前经历自然绝经的妇女大约有55%的自然绝经期发生的妇女乳腺癌的风险的一半（Brinton et al.，1996）。身体活跃的妇女倾向于比无活动妇女瘦，肥胖与更年期的晚年相关（Friedenreich et al.，1995）。Frisch及其同事（1985）也观察到运动员比非运动员具有更早的自然绝经年龄。值得注意的是，许多控制绝经年龄差异的流行病学研究在活跃的妇女中发现的乳腺癌发病率较低。

能量平衡，体重和内源性激素

肥胖还独立影响乳腺癌风险，增加绝经后乳腺癌的风险。总体肥胖以及腹部肥胖与更高的循环雌激素水平和雄激素向雌激素的转化增加相关（World Cancer Research Fund/American Institute for Cancer Research，2007）。绝经后，雌激素主要从卵巢以外的来源产生，如辅助雄激素转化为雌激素的脂肪细胞。

低体脂肪也与雌二醇对其不太有效的代谢物2-羟基雌酮的代谢增加有关。已发现前女大学运动员具有较低的体重，较高的2-羟基雌酮水平和较低的非乳腺癌患者的乳腺癌风险。因此，体力活动可以通过将过量的雌二醇转化为2-羟基雌酮来保护绝经前和绝经后的妇女。

运动通过增加能量消耗，延缓肌肉质量损失和增加代谢率来影响身体组成。热量可通过体力活动减少,并且热量限制被建议有益于减少乳腺癌风险。运动也可以促进其他健康行为,包括饮食中脂肪消耗的类型和数量的变化。然而,如本章前面所讨论的,最近的低脂肪饮食的随机临床试验没有显示对乳腺癌率的任何影响,但很少妇女设法实现来自脂肪的20%的热量的低脂肪目标(Prentice et al.,2006)。考虑到体力活动的影响范围,因此难以评估运动、雌激素和乳腺癌风险之间的关系是否与活动对排卵周期的直接影响相关,也可能通过饮食、身体成分和热量消耗的间接影响。

实验研究已经使用化学诱导的啮齿动物乳房肿瘤作为人乳腺癌的模型,但是仍然不清楚所使用的致癌物质和动物研究中的暴露剂量和持续时间是否会诱导人类的恶性肿瘤生长。在任何情况下,这些研究的总结表明,通过在肿瘤起始和促进期间进行的运动降低了乳腺肿瘤发生率(Friedenreich et al.,1995)。然而,饮食和能量平衡的影响在这些研究中没有得到很好的控制,所以运动的独立效应没有清楚地显示(Hoffman-Goetz et al.,1998)。此外,没有为运动和乳腺肿瘤建立剂量-反应关系。其他研究表明,在具有引起乳腺肿瘤的基因突变的小鼠中,慢性运动后肿瘤发展增加和存活率降低(Colbert et al.,2009)。因此,实验研究也证实了关于运动(与饮食)对乳腺肿瘤生长的保护作用的结论。

> 来自60多项研究的累积证据表明,体力活动与乳腺癌风险降低有关(Physical Activity Guidelines Advisory Committee,2008)。平均而言,身体活跃的妇女与久坐妇女相比风险降低约20%。

小结和结论

最近由美国联邦政府召集的专家小组审查了文献,为体力活动建议提供科学基础,其中包括在世界许多国家进行的60多项体力活动和乳腺癌风险研究(Physical Activity Guidelines Advisory Committee,2008;2018)。该小组得出结论,有明确的数据表明,较高水平的体力活动与较低的乳腺癌发病率相关,尤其是在绝经后妇女中,并且这种负相关得到了几种似是而非的生物学机制的支持。平均而言,与不运动的女性相比,在闲暇时间运动的女性患病风险降低约6%~10%(Matthews et al.,2020)。似乎也存在相反的剂量反应。

除了体力活动对绝经后乳腺癌的更显著影响外,特定人群(例如,按胎次)是否会随着体力活动水平的增加而更大程度地降低乳腺癌发病率尚不清楚。虽然已经提出了几种似是而非的机制,但确切的潜在生物学机制尚不清楚。与影响风险的体力活动特征相关的其他问题仍然存在,例如频率、强度和持续时间,以及与风险降低相关的生活时间。需要研究检查体力活动对乳腺癌不同阶段的影响。与结肠癌的情况一样,还没有关于体力活动和乳腺癌风险的随机对照试验。此外,没有研究表明体力活动水平的自然变化与乳腺癌发病率的变化有关。然而,由于成本和可行性限制,在平均风险人群中进行的体力活动和乳腺癌随机对照试验可能永远无法完成。对体力活动和与乳腺癌风险相关的因素(例如减少肥胖)进行的随机对照试验支持体力活动可以降低乳腺癌发病率的假设。因此,虽然不存在关于乳腺癌发生的随机对照试验,但所有证据都强烈支持体力活动在预防乳腺癌发展中的保护作用。

肺 癌

肺癌是美国第二大最常见的癌症,也是男性和女性癌症死亡的主要原因,到2020年估计分别占男性和女性所有新发癌症病例的13%和12%(Siegel et al.,2020)。它也是全世界癌症死亡的主要原因(Herbst et al.,2008)。根据美国癌症协会的数据,到2020年,预计将有228 820人(116 300名男性和112 500名女性)患上肺癌,预计将有135 720人(72 500名男性和63 220名女性)死于这种疾病(Siegel et al.,2020)。在男性中,肺癌死亡率在1990年左右达到顶峰,此后每年下降约2%;在女性中,肺癌死亡率在1990年代持续上升,在1990年代后期趋于平稳,然后从2008年到2013年每年下降3%,此后每年下降5%(Siegel et al.,2020)。肺癌的预后比我们讨论过的其他两种癌症更差,五年总存活率为19%(Siegel et al.,2020)。

肺癌的筛查和分期

肺癌的两种主要形式是发生在吸烟者和非吸烟者中的非小细胞肺癌(约占所有肺癌的85%)和小

细胞肺癌（约占 15%），后者更具侵袭性且主要与抽烟。它通常从支气管开始，然后迅速生长并转移到身体的其他部位，包括淋巴结。症状包括血痰、咳嗽、呼吸急促和胸痛。小细胞肺癌分期分为两种方式：

1. 局限期：癌症发现于肺部，有时包括附近的淋巴结。
2. 广泛期：癌症已经扩散到其他肺部、肺部周围的液体（胸膜）或身体的其他器官（图12.9）。

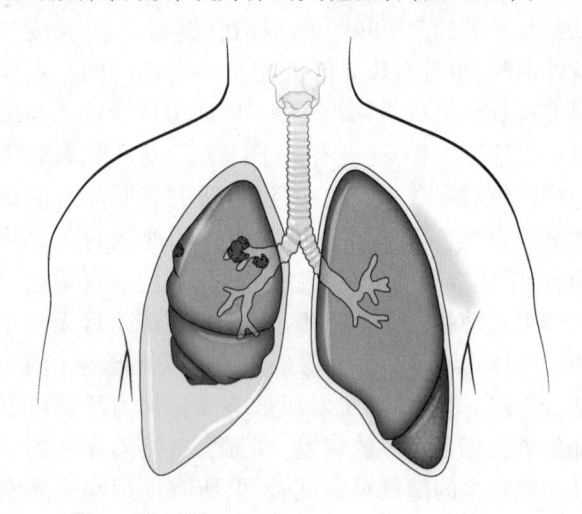

图12.9　Ⅱa期肿瘤。

非小细胞肺癌同样会出现血痰、持续咳嗽、呼吸急促以及无法解释的体重减轻等症状。它可以进一步分为三种主要的组织学亚型：鳞状细胞癌、腺癌和大细胞肺癌（Herbst et al., 2008）。

非小细胞肺癌（NSCLC）分期使用TNM系统（Amin et al., 2017）：

T（tumor）：描述原发肿瘤的大小。

N（节点）：表示淋巴结中是否存在癌症。

M（转移）：这是指癌症是否扩散到身体的其他部位，通常是肝脏、骨骼或大脑。

每个因素都会分配一个数字（0~4）或字母X。数字高表示严重性增加。字母X表示无法评估信息。例如，T1分数表示比T2分数更小的肿瘤。一旦分配了T、N和M分数，便分配了一个整体阶段。

- 隐匿期：痰液中发现癌细胞，但影像学检查或支气管镜检查在肺部未发现肿瘤，或肿瘤太小无法检查。
- 0期：这个阶段的癌症也称为原位癌。癌症体积很小，没有扩散到更深的肺组织或肺外。
- Ⅰ期：癌症可能存在于下方的肺组织中，但淋巴结未受影响。
- Ⅱ期：癌症可能已经扩散到附近的淋巴结或扩散到胸壁。
- Ⅲ期：癌症继续从肺部扩散到淋巴结或附近的结构和器官，例如心脏、气管和食管。
- Ⅳ期：癌症已经转移或扩散到肺部以外的身体其他部位。

肺癌的危险因素

吸烟是所有类型肺癌的重要危险因素，尤其是小细胞肺癌和鳞状细胞癌，而腺癌是从不吸烟的患者中最常见的类型（Herbst et al., 2008）。在美国，吸烟约占肺癌死亡人数的80%~90%，使患肺癌或死于肺癌的风险增加15~30倍（Siegel et al., 2020）。被动吸烟（二手烟）也增加了患肺癌的风险（Molina et al., 2008）。与增加的肺癌风险相关的其他因素包括职业性暴露、空气污染、酒精摄入，以及可能在饮食中摄入低量的抗氧化剂（Molina et al., 2008）。肺癌也有遗传性成分，近年来已经报道了几种肺癌易感性基因（Molina et al., 2008）。女性、非西班牙裔白人和45~55岁人群的肺癌发病率也较高。肺癌也有遗传成分。已经报道了几种肺癌易感基因（Molina et al., 2008）。

体力活动与肺癌：证据

第二版《美国人体力活动指南》（Physical Activity Guidelines Advisory Committee, 2018）将体育活动降低肺癌风险的累积证据判定为中等强度。有中等证据表明，与自称从不吸烟的人相比，现在和以前吸烟者的风险降低更大，有限的证据表明体重正常的人风险降低更大。

2006年的一项基于6项病例对照和15项队列研究的综述发现，肺癌的最低和最低活性受试者的风险降低的中位数为20%（Lee et al., 2006）。美国联邦专家小组2008年的一项审查（重点是1996年至2006年间发表的研究）报告了类似的结果（Physical Activity Guidelines Advisory Committee, 2008）。这两项综述显示了男性和女性的相似结果，病例对照的结果比队列研究的结果更强，可能反映病例对照设计中的某些程度的回忆偏差。也似乎有一个反向剂量-反应关系；2005年对休闲时间体力活动和肺癌风险的11项研究的Meta分析分别报告了1.00（指示物），0.87（95%CI：0.79~0.95）和0.70（95%CI：0.62~0.79）的相对风险，低、中度和高水平的休闲活动($p<0.01$)(Tardon et al., 2005)。

在2016年对最高和最低水平的休闲体育活动进行比较的两项研究Meta分析中,7项病例对照研究和18项队列研究发现减少了21%(RR = 0.79;95%CI:0.72~0.87)(Schmid et al., 2016)。在另一项研究中,无论年龄大小,6项病例对照研究和22项队列研究均发现风险降低了25%(RR = 0.75;95%CI:0.68~0.84)(Brenner et al., 2016)(图12.10)。

对美国和欧洲的12项休闲时间体育活动队列研究进行平均,与最不活跃的10%女性相比,最活跃的10%女性的风险降低26%(HR = 0.74;95%CI:0.71~0.77)(Moore et al., 2016)。同样,最近的一项分析得出的结论是,在九项关于休闲时间体力活动的队列研究中,肺癌发病风险平均降低了19%(RR = 0.81;95%CI:0.71~0.93)(Liu et al., 2019)。

接下来,我们将讨论几项示例性前瞻性队列研究,这些研究表明较高水平的体力活动可能与较低的肺癌风险相关。我们将应用Mill的准则来判断它们如何单独和共同提供支持保护作用的证据休闲时间体力活动对肺癌风险的影响。

挪威

1972年至1978年间,居住在奥斯陆、特罗姆瑟和边远县的53 242名男性和28 274名女性,年龄在20~49岁之间,参加了一项基于人口的健康调查,并通过挪威中央统计局跟踪到1991年(Thune et al., 1997)。男性肺癌413例,女性肺癌51例。调整年龄、吸烟和BMI后,休闲活动与男性患肺癌的风险呈负相关。每周至少锻炼4小时的人的风险比不锻炼的男性低29%(RR = 0.71;95%CI:0.52~0.97);小细胞癌(RR = 0.59)和腺癌(RR = 0.65)的风险降

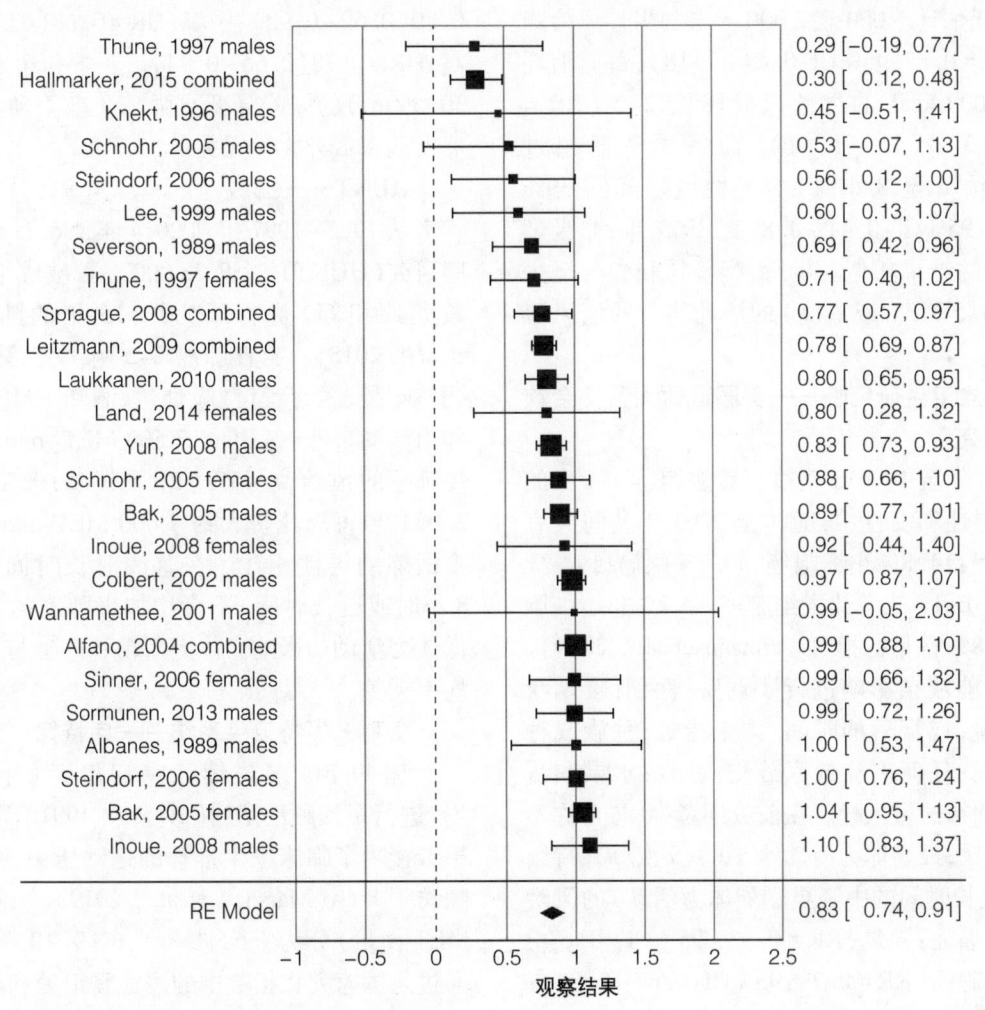

研究	观察结果 [95%CI]
Thune, 1997 males	0.29 [-0.19, 0.77]
Hallmarker, 2015 combined	0.30 [0.12, 0.48]
Knekt, 1996 males	0.45 [-0.51, 1.41]
Schnohr, 2005 males	0.53 [-0.07, 1.13]
Steindorf, 2006 males	0.56 [0.12, 1.00]
Lee, 1999 males	0.60 [0.13, 1.07]
Severson, 1989 males	0.69 [0.42, 0.96]
Thune, 1997 females	0.71 [0.40, 1.02]
Sprague, 2008 combined	0.77 [0.57, 0.97]
Leitzmann, 2009 combined	0.78 [0.69, 0.87]
Laukkanen, 2010 males	0.80 [0.65, 0.95]
Land, 2014 females	0.80 [0.28, 1.32]
Yun, 2008 males	0.83 [0.73, 0.93]
Schnohr, 2005 females	0.88 [0.66, 1.10]
Bak, 2005 males	0.89 [0.77, 1.01]
Inoue, 2008 females	0.92 [0.44, 1.40]
Colbert, 2002 males	0.97 [0.87, 1.07]
Wannamethee, 2001 males	0.99 [-0.05, 2.03]
Alfano, 2004 combined	0.99 [0.88, 1.10]
Sinner, 2006 females	0.99 [0.66, 1.32]
Sormunen, 2013 males	0.99 [0.72, 1.26]
Albanes, 1989 males	1.00 [0.53, 1.47]
Steindorf, 2006 females	1.00 [0.76, 1.24]
Bak, 2005 females	1.04 [0.95, 1.13]
Inoue, 2008 males	1.10 [0.83, 1.37]
RE Model	0.83 [0.74, 0.91]

图12.10 休闲时间体力活动与肺癌风险。
资料来源:Brenner et al., 2016。
males:男性;females:女性;combined:综合

低更强，但鳞状细胞癌则不然。在间隔三到五年的两项评估中最活跃的男性风险降低更大（RR=0.39;95%CI:0.18~0.85）。在女性中没有发现体力活动与肺癌风险之间存在一致的关联，这可能是因为肺癌病例较少。

哈佛校友

从1977年到1988年和1993年，对近14 000名最初未患癌症的男性哈佛大学校友（平均年龄58.3岁）进行了随访；245名男性患上了肺癌。男性在1977年的基线调查问卷中报告了他们的步行、爬楼梯和参与体育或娱乐活动，并在1988年和1993年的后续调查问卷中报告了肺癌的诊断（Lee et al.，1999）。在针对年龄、吸烟和BMI进行调整后，与更高水平的体力活动相关的患肺癌风险呈剂量依赖性降低。

与每周平均消耗量低于1 000大卡的男性相比，每周消耗估计1 000至2 000大卡的男性风险降低13%（RR=0.87;95%CI:0.64~1.18）；每周消耗2 000至3 000 kcal的男性风险降低24%（RR=0.76;95%CI:0.52~1.11），而每周消耗超过3 000 kcal（约6至8小时）的男性风险降低39%（RR=0.61;95%CI:0.41~0.89）。1977年，非吸烟者或戒烟者的结果相似。步行、爬楼梯和参与至少中等强度（4.5 MET或更高）的活动均与肺癌风险呈负相关。

美国国立卫生研究院——美国退休人员协会饮食和健康研究

在1995年至1996年基线年龄为50至71岁的501 148名男性和女性中，随访至2003年期间共有6 745例肺癌：14.8%小细胞癌、40.3%腺癌、19.7%鳞状细胞癌、6.1%未分化大细胞癌、7.2%非小细胞非特指、11.8%癌非特指（Leitzmann et al.，2009）。对年龄的可能混杂影响进行了调整；性别；吸烟状况；吸烟剂量；戒烟后的时间；体重指数；种族或种族；婚姻状况；任何癌症的家族史；教育；水果和蔬菜、红肉和酒精的摄入量。在前吸烟者中，与自称不运动的人相比，最高体力活动水平（≥5次/周，持续20分钟或更长时间的中等至剧烈体力活动）的风险降低是以下癌症：腺癌（RR=0.93;95%CI:0.67~1.28）；小细胞癌（RR=0.79;95%CI:0.67~0.94）；鳞状细胞癌（RR=0.73;95%CI:0.57~0.93）和未分化大细胞癌（RR=0.61;95%CI:0.38~0.98）。在当前吸烟者中，相应的风险为0.77（95%CI:0.58~1.02）、0.76（95%CI:0.61~0.95）、0.85（95%CI:0.65~1.11）和1.10（95%CI:0.69~1.78）。在自称从不吸烟的人中，体力活动与肺癌无关。

女性健康倡议

1993年至1998年间，美国40个临床中心招募了近129 000名年龄在50至79岁之间的绝经后妇女参加了妇女健康倡议队列研究。入组后，在平均12年的随访期间，有2 148例肺癌新发病例和1 365例肺癌死亡病例（Wang et al.，2016）。基线体力活动水平按MET-minutes/周的水平分类：无活动，<100；低，100s至<500；中等，500至<1,200；高，1 200或更高。与不活动相比，基线体力活动水平与剂量无关，在每个体力活动水平下肺癌发病率较低：低，HR=0.86（0.76~0.96）；中等，HR=0.82（0.73~0.93）；和高，HR=0.90（0.79~1.03）并且在每个体力活动水平下肺癌死亡率较低：低，HR=0.80（0.69~0.92）；中等，HR=0.68（0.59~0.80）；高，HR=0.78（0.66~0.93）。正常和超重女性（BMI 30 kg/m^2）的风险降低更强。久坐不动的时间与肺癌发病率或死亡率无关。

HUNT——挪威

从1995~1997年到2014年，Nord-Trøndelag健康研究（HUNT）对近38 000名挪威成年人（男女人数大致相等）进行了为期16年的随访（Rangul et al.，2018）。男性肺癌242例，女性肺癌149例。调整年龄、教育程度、吸烟、饮酒和BMI后，基线时体力活动量低（每周少于500 MET-minutes）的男性患肺癌的风险高45%（RR=1.45;95%CI:1.01~2.09）与每周花费大约1 000 MET-minutes进行体育锻炼的男性相比。在基线时长时间坐着（每天8小时或更长时间）不会增加患肺癌的风险或改变低体力活动的影响。体力活动和久坐与女性肺癌发病率无关。

亨利·福特卫生系统——底特律

对49 143名连续无癌症患者（年龄40~70岁）进行了回顾性队列研究。从1991年到2009年，患者接受了临床医生推荐的运动压力测试，并平均随访了8年（Marshall et al.，2019）。心肺适能（以MET衡量）分为<6（参考）、6~9、10~11和≥12。通过与国家死亡指数中的癌症登记处和全因死亡率的联系获得癌症事件。中位随访时间为7.7年。在针对年龄、种族、性别、BMI、吸烟史和糖尿病进行调整后，处于最高健康类别（12 METs或更高）的人患

肺癌的风险降低了77%(HR=0.23;95%CI:0.14~0.36)。在被诊断患有肺癌的人群中，健康状况良好的人群死亡风险降低44%(HR=0.56,95%CI:0.32~1.00)。

退伍军人运动测试研究——帕洛阿尔托,加利福尼亚州

从1987年到2014年，在帕洛阿尔托退伍军人事务部医疗保健系统(Vainshelboim et al.)的2979名中年和老年男性退伍军人(前吸烟者,n=1602;现在吸烟者,n=1377)中，通过跑步机运动测试测量心肺健康, Kokkinos et al., 2019)。在平均11.6年的随访期间，99名患者被诊断为肺癌，79名随后死于癌症。对年龄、药物和酒精滥用史、BMI、吸烟包×年和体力活动状况进行了调整。在曾经吸烟的人群中，健康状况每升高1-MET，患肺癌的风险就会降低13%。与低健康度(<5 METs)、中度(5~10 METs)和高(>10 METs)心肺健康组相比，肺癌发病风险降低了51%和77%。在后来被诊断出患有肺癌的当前吸烟者中，健康状况每升高1-MET，癌症死亡率风险就会降低18%。中度和高度心肺健康组与癌症死亡率降低84%和85%相关。前吸烟者肺癌发病率低健康度的人口归因分数为10.8%，当前吸烟者癌症死亡率为22.3%。

ACLS队列

1974年至2002年间，38000名年龄在20~84岁之间且没有癌症病史的男性在得克萨斯州达拉斯的Cooper诊所接受了预防性体检(Sui et al., 2010)。心肺健康被量化为最大跑步机运动测试持续时间。在平均17年的随访期间，有232人死于肺癌。对年龄、检查年份、BMI、吸烟、饮酒、体力活动和癌症家族史进行了调整。与低健康组(最低20%)相比，中等健康男性(中间40%)的肺癌死亡风险降低52%(HR=0.48;95%CI:0.35~0.67)，而中等健康男性的肺癌死亡风险降低57%身体素质高的男人(前40%)(HR=0.43;95%CI:0.28~0.65)。在前吸烟者和现在吸烟者中，健康与肺癌死亡率之间存在负相关关系，但在自称从不吸烟的男性中则不然。健康状况不佳的当前吸烟者的死亡风险是从不吸烟且健康状况良好的男性的12倍(HR=11.9;95%CI:6.0~23.6)。

在4920名基线年龄在50~70岁之间的男性退伍军人中，约2%被诊断出患有肺癌，其中80%在约10年内死于癌症。根据包括吸烟在内的癌症风险因素进行调整后，基线健康状况每升高1-MET，肺癌发病率降低10%，癌症死亡率降低13%。人群归因风险百分比或低健康度(<5 METs)的分数对于肺癌发病率和癌症死亡率分别为8.7%和18.5%(Vainshelboim et al., 2019)。

对这些观察性流行病学的关注研究表明吸烟可能会造成混杂，吸烟是肺癌的一个强大危险因素。大多数关于体力活动与肺癌关联的研究确实针对吸烟进行了调整，但存在残留混杂的可能性。防止混淆的一种方法是检查从不吸烟者的体力活动与肺癌风险之间的关联；然而，这在从不吸烟的人中是一种罕见的癌症，因此权力有限。在以前或现在的吸烟者中观察到比从不吸烟者更一致的反向关联(Kubik et al., 2004; Lee et al., 1999; Mao et al., 2003年 Physical Activity Guidelines Advisory Committee, 2018; Sinner et al., 2006)。检查体力活动与肺癌风险之间的负相关是否由于残余混杂引起的另一种策略是分别检查不同组织学类型肺癌的关系，其中一些与吸烟的相关性较弱(尤其是腺癌)。此类研究的结果尚不清楚，部分原因是样本量有限(Mao et al., 2003; Physical Activity Guidelines Advisory Committee, 2018; Steindorf et al., 2006; Thune et al., 1997)。目前尚不清楚体力活动对降低吸烟者肺癌风险的明显好处中有多少是真实的和生物学上可以解释的，而有多少是由于对基线时活跃人群和不活跃人群的吸烟史进行不完善调整而导致的偏差结果。在流行病学队列研究中检验体力活动是否与吸烟的残余影响相混淆将需要对体力活动、吸烟和肺癌风险随时间的变化进行顺序检验，据我们所知，这尚未见报道。

证据强度

检验体力活动是否可以降低患肺癌风险的研究一直是观察性流行病学研究，这种情况类似于体力活动与结肠癌和乳腺癌风险的研究。因此，我们在这里继续使用Mill的准则(见第2章)来评估观察到的体力活动与肺癌风险之间的负相关是否可能是因果关系。

时序

前瞻性队列研究的基线评估随访期超过5年，平均约15年。体力活动暴露时间差异很大。大多数是一生或过去1年，少数是2年左右。

关联强度

在美国和欧洲对12项休闲时间体育活动进行

的队列研究中得出的平均值显示,与 10% 最不活跃的女性相比,最活跃的 10% 女性的风险降低了 26%(Moore et al., 2016)。同样,最近的一项分析得出结论,在九项关于休闲时间体育活动的队列研究中,肺癌发病率的风险平均降低了 19%(Liu et al., 2019)。

一致性

证据主要限于来自美国和欧洲的 10 项研究,日本和韩国只有一项研究,没有研究比较体力活动与肺癌风险之间的关联是否因年龄、种族、民族、血统、或社会经济地位(Physical Activity Guidelines Advisory Committee, 2018)。年龄组大多为 50~60 岁,少数研究对象为 50 岁以下或 60 岁以上的人群。关于男性(14 项研究)的报告数量是女性(7 项研究)的两倍,其中一些研究的结果与男性和女性的结果不符。有中等证据表明,与自称从未吸过烟的人相比,现在和曾经吸烟的人在闲暇时间进行体育锻炼可以更大程度地降低风险(Brenner et al., 2016)。有限的证据表明,无论肺癌的年龄或组织学类型如何,体力活动都会降低患肺癌的风险(Schmid et al., 2015),并且体重正常的人的风险降低幅度更大(Moore et al., 2016)。一项针对吸烟者研究的 Meta 分析仅发现女性(RR = 0.68;95%CI:0.57~0.82)比男性(RR = 0.85;95%CI:0.77~0.93)具有更强的保护作用(Buffart et al., 2014)。

剂量反应

有限的证据支持休闲时间体力活动与肺癌风险之间的剂量反应关联(Moore et al., 2016)。平均而言,大多数研究表明,要降低患肺癌的风险,需要大量的业余体育活动。

生物学合理性

体力活动与肺癌风险之间呈负相关的可能机制包括通过体力活动增强免疫系统、运动的抗氧化作用以及与体力活动和体重减轻相关的炎症减少(Friedenreich, 2001;Patel et al., 2019;Puntoni et al., 2008)。

子宫内膜癌

子宫内膜癌是最常见的妇科癌症,也是女性中第四大最常见的癌症(Siegel et al., 2020)(图 12.11)。据美国癌症协会估计,2020 年将出现约 65 620 例新病例,12 590 名女性将死于这种癌症(Siege et al., 2020)。在所有诊断阶段的生存率降低约 8%(Siegel et al., 2020)。白人女性的五年生存率为 83%;在非裔美国女性中,这一比例为 62%(Siegel et al., 2020)。

子宫内膜癌的筛查和分期

筛查程序包括手动盆腔检查、经阴道超声检查、内窥镜检查、少量子宫组织活检以及刮除子宫内膜内皮细胞的扩张和刮除术(D 和 C)手术。治疗包括切除或消融子宫(子宫切除术),以及切除输卵管和卵巢(输卵管卵巢切除术)、放射疗法、化学疗法、激素减少疗法、癌症靶向药物疗法和免疫疗法。子宫内膜癌通常分为三种类型(Sorosky, 2008)。I 型癌

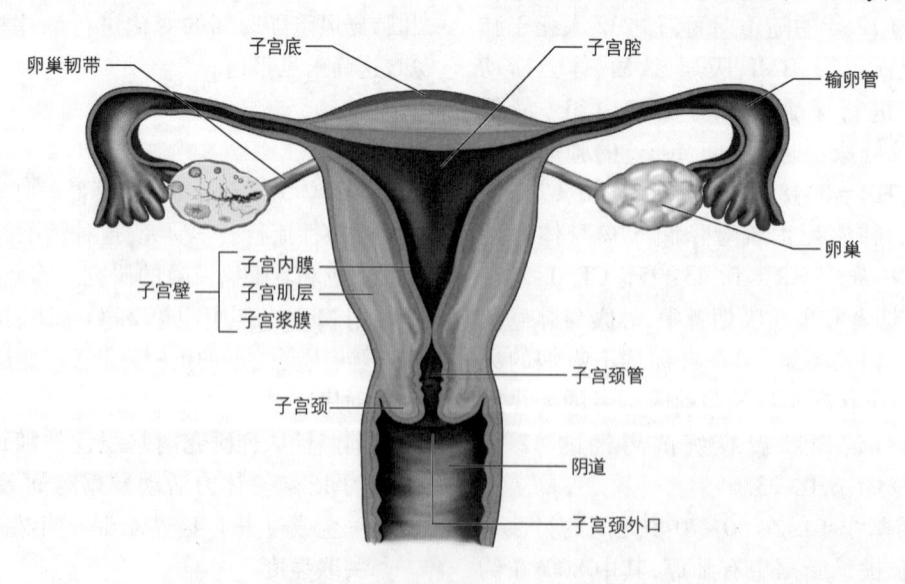

图 12.11 子宫的宫内层和肌膜。

症代表绝大多数子宫内膜癌。这些与雌激素有关，通常是低等级的；最常见的组织学是子宫内膜样。Ⅱ型癌症是高级别的，最后一种子宫内膜癌是遗传性或遗传性的。国际妇产科联合会、美国妇产科医师学会和妇科肿瘤学会认可子宫内膜癌的四个阶段。

子宫（子宫内膜）癌的阶段：
- Ⅰ期：局限于子宫的癌症
- Ⅱ期：癌症已经扩散到子宫颈
- Ⅲ期：癌症已经扩散到阴道、卵巢和/或淋巴结
- Ⅳ期：癌症已经扩散到膀胱、直肠或远离子宫的器官，例如肺或骨骼

阶段根据三个特征进一步分类：

（1）肿瘤的范围（大小）（T）：癌症进入子宫有多远？癌症是否已经扩散到附近的结构或器官？

（2）扩散到附近的淋巴结（N）：癌症是否扩散到腹主动脉旁淋巴结？这些是骨盆或主动脉周围的淋巴结（从心脏向下延伸到腹部和骨盆后部的主要动脉）。

（3）扩散（转移）至远处（M）：癌症是否扩散至远处淋巴结或身体其他部位的远处器官？

子宫内膜癌的危险因素

Ⅰ型癌症的风险因素最为人熟知。高水平的雌激素，无论是来自内源性还是外源性，都是一个强有力的风险因素。生殖或月经因素或合并症引起的持续雌激素刺激会增加罹患子宫内膜癌的风险。年龄、家族史、曾患乳腺癌或卵巢癌、2型糖尿病和运动量少也是风险因素。长期服用口服避孕药可降低风险，即使在停药10年后也是如此。如前所述，脂肪组织是绝经后妇女体内雌激素的重要来源。因此，肥胖与子宫内膜癌密切相关（IARC，2002）。与瘦弱的妇女相比，肥胖妇女患子宫内膜癌的风险要高出2~4倍（Conroy et al.，2009；Schouten et al.，2004）。极度肥胖也与这种癌症的生存率降低有关（Sorosky，2008）。与乳腺癌风险类似，初潮年龄过早（12岁前）和55岁后开始绝经也有风险，这可能是因为终生月经周期和雌激素暴露较多。绝经后的激素治疗，尤其是雌激素单独疗法，会增加罹患子宫内膜癌的风险。用于乳腺癌化学预防的选择性雌激素受体调节剂他莫昔芬也会增加患癌风险（Sorosky，2008）。其他情况，如雌激素分泌肿瘤和肝硬化（一种与雌激素分泌增加有关的疾病），也会导致雌激素对子宫内膜的过度刺激，从而增加子宫内膜癌的风险（Sorosky，2008）。

体力活动和子宫内膜癌：证据

第二版《美国人体力活动指南》得出结论，前瞻性队列研究积累的有力证据显示，较高水平的体育活动与女性患子宫内膜（子宫）癌的风险之间存在反剂量反应关联。根据BMI判断，超重或肥胖的女性更能降低患子宫内膜癌的风险。

一项早期Meta分析估计，在13项病例对照研究中，与不运动的妇女相比，运动妇女的总比值比为0.71（95%CI：0.63~0.80），而在7个队列中相应的相对风险为0.77（0.70~0.85）研究（Voskuil et al.，2007）。然而，不同研究的结果各不相同，质量更好的研究支持反比关系。随后对休闲时间体育活动进行的Meta分析得出结论，在比较最高水平和最低水平的体育活动时，22个队列的平均风险降低幅度较小（RR=0.84；95%CI：0.78~0.91）（Schmid et al.，2015）（图12.12）。

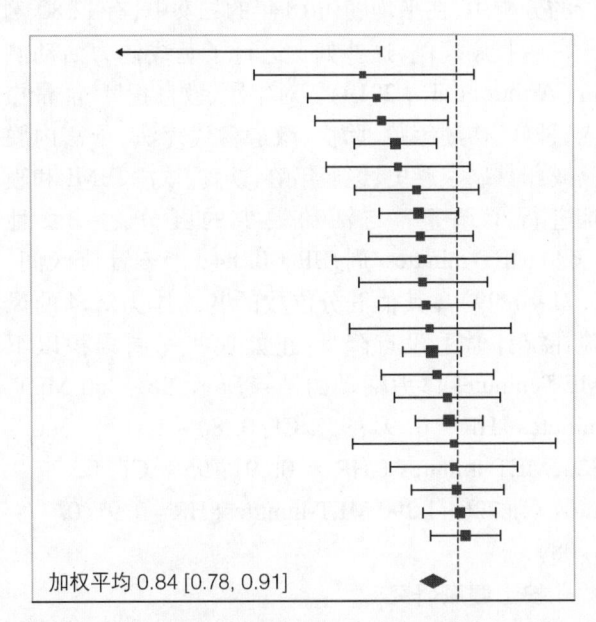

图12.12 闲暇时间的体育活动与子宫内膜癌的风险。
资料来源：Schmid et al.，2015。

接下来，我们将讨论几项示例性前瞻性队列研究，这些研究表明较高水平的体力活动可能与较低的子宫内膜癌风险相关。我们应用Mill的准则来判断这些研究如何单独和共同提供大量证据来支持休闲时间体育活动对肺癌风险的保护作用。

女性健康倡议

1992年至1995年间，将近33 000名45岁或以上未患癌症的美国女性卫生专业人员参加了一项随

机试验，该试验使用低剂量阿司匹林和维生素E进行CVD和癌症的一级预防。该试验于2004年结束（Conroy et al., 2009）。在平均近九年的随访期间，有264例子宫内膜癌病例。对年龄、吸烟、饮食、饮酒、胎次、绝经状态以及激素替代疗法的使用和类型的任何混杂影响进行了调整。肥胖女性（BMI ≥ 30 kg/m²）患子宫内膜癌的风险是正常体重女性的两倍多（RR = 2.49；95%CI：= 1.73~3.59）。报告进行过剧烈运动的女性比没有进行任何剧烈运动的女性风险更低（RR = 0.74；95%CI：0.56~0.97）。降低的风险不随剧烈运动量的变化而变化，但风险降低与BMI无关。既不运动（<900 MET-minutes/周）又超重（BMI ≥ 25 kg/m²）的女性比运动（900 MET-minutes/周或更多）体重正常（BMI<25 公斤/平方米；RR = 1.85；95%CI：1.26~2.72）。

在随后对1993年至1998年间为更广泛的妇女健康倡议队列研究招募的108 136名绝经后妇女进行的分析中，在平均随访18年的妇女中，有1 380例子宫内膜癌病例，这些妇女进行了基线体力活动测量（Arthur et al., 2019）。对年龄、教育程度、能量摄入、种族、初潮年龄、胎次、激素替代疗法、子宫内膜癌或卵巢癌家族史、绝经年龄、饮食、饮酒、BMI和吸烟进行了调整。与活动最少的五分之一女性（<90 MET-minutes/周；HR = 0.84；95%置信区间：0.71~0.99）。其他五分位数的基线体力活动的风险在统计学上没有降低，正如那些每周累积以下MET-minutes体力活动的结果所示：96~360 MET-minutes（HR = 0.94；95%CI：0.80~1.17）、366~720 MET-minutes（HR = 0.91；95% CI：0.77~1.07）和726~1 290 MET-minutes（HR = 0.91、0.77~1.08）。

护士健康研究

1986年基线时约有71 600名美国女护士入组，并在2008年之前每两到四年再次接受评估。在22年的随访期间，有777例浸润性子宫内膜腺癌（Du et al., 2014）。对月经初潮年龄可能产生的混杂影响进行了调整；既往使用口服避孕药；第一胎和最后一胎的胎次和年龄；绝经状态；绝经年龄；激素替代疗法；18岁时的BMI；吸烟多年；子宫内膜癌或结直肠癌家族史；以及酒精和咖啡因的使用。在癌症诊断前两到四年评估的体力活动被用作暴露。与低度休闲时间体力活动（<180 MET-minutes/周）相比，每周进行180~540 MET-minutes体力活动的女性的风险降低幅度较小，统计上不显著不太活跃的女性（RR = 0.94；95%CI：0.76~1.16）。然而，中度运动（540~1 080 MET-minutes/周）的女性风险降低39%（RR = 0.61；95%CI：0.48~0.78），而高度运动（1 080~1 620 MET-minutes/周）的女性/周）的风险降低了29%（RR = 0.71；95%CI：0.54~0.93）。进一步调整BMI后，适度活动的风险降低减弱为0.77（0.60~0.98），而高强度活动的风险降低被取消为0.92（0.70~1.21）。

挪威女性与癌症研究

在基线登记时（1996~2004）年龄在30~70岁的82 759名全国样本中，52 370名妇女在六至八年的随访期间重复进行了体力活动评估，在此期间有687例子宫内膜癌（Borch et al., 2017）。对BMI、初潮年龄、胎次、口服避孕药的使用、绝经状态、绝经年龄、激素替代疗法、教育、吸烟和饮酒进行了调整。总体体力活动（工作中、工作外、在家以及训练/运动和其他体力活动，如步行）与子宫内膜癌风险之间存在剂量-反应关系。与基线时评估的平均体力活动水平（约45%的女性参与）和随访期间再次评估的平均水平相比，最低体力活动水平（约5名女性参与）的风险高60%的女性）（HR = 1.60；95%CI：1.16~2.20）和最高体力活动水平降低27%（约5%的女性参与）（HR = 0.73；95%CI：0.45~1.16），独立于BMI。据估计，22%的子宫内膜癌病例存在低体力活动的人群归因风险。

证据强度

检验体力活动是否可以降低患子宫内膜癌风险的研究一直是观察性流行病学研究——类似于体力活动与结肠癌、乳腺癌和肺癌风险研究的情况。因此，我们继续使用Mill的准则（见第2章）来评估观察到的体力活动与子宫内膜癌风险之间的负相关是否可能是因果关系。

时序

前瞻性队列研究的随访期从基线评估开始为2~20年，平均约10年。体力活动暴露期差异很大（例如，最近几年、诊断前两年、50~60岁或一生）。

关联强度

一项针对10项队列研究和10项病例对照研究的Meta分析发现，在队列研究中，最高水平的休闲时间体育锻炼与子宫内膜癌风险降低约15%相关（RR = 0.85；95%CI：0.73~0.98）和病例对照（RR =

0.78；95%CI：0.69～0.88）设计的风险降低22%（Keum et al.，2014）。同样，另一项对22项关于休闲时间体育活动的队列和病例对照研究的Meta分析发现，与报告最低水平的参与者相比，报告休闲时间体育活动量最高的参与者的风险平均降低了16%（OR = 0.84；95%CI：0.78～0.91）（Schmid et al.，2015）。

一致性

证据主要局限于美国的10项研究、欧洲的12项研究以及日本和韩国各一项研究，没有研究比较体力活动与子宫内膜癌风险之间的关联是否因种族、民族、血统而异，或社会经济地位。研究涵盖了广泛的年龄范围，主要是50～60岁，少数研究的年龄小于50岁或大于60岁。仅来自男性的结果（14）是仅来自女性的结果（7）的两倍，其他研究结合了男性和女性的结果。关于体力活动和组织学类型癌症风险的证据有限。

剂量反应

在六项测量体力活动量的研究中，休闲时间体力活动每增加180 MET-minutes/周，风险平均降低2%（Keum et al.，2014）。另一项Meta分析发现，在720 MET-minutes/周的休闲时间体育活动中，非线性风险平均降低5%（Schmid et al.，2015）。另一项研究估计，报告称她们每周进行450～900 MET-minutes的休闲体育活动的女性患子宫内膜癌的风险线性降低10%～18%（Matthews et al.，2020）。

生物学合理性

对体力活动与子宫内膜癌风险之间反比关系的一种解释是，体力活动与更瘦的体重有关，而肥胖会增加患这种癌症的风险。然而，几项确实控制了体重指数或其他肥胖指标差异的研究仍然报告说，活跃女性的子宫内膜癌发病率较低（体育活动指南咨询委员会，2018年；Sternfeld et al.，2009）。当对基线测量的BMI进行调整减弱或消除与基线体力活动相关的风险降低时，调整后的结果可以解释为支持BMI作为混杂因素（即体力活动与较低的癌症风险和较低的BMI相关），但BMI是因果风险因素或BMI介导了与体力活动相关的较低癌症风险（即，体力活动部分地通过降低BMI来降低癌症风险）。测试哪种解释是最正确的将需要对体力活动、BMI和癌症风险随时间的变化进行连续测试，这尚未见报道。

尽管如此，对于超重或肥胖女性的体力活动比正常体重女性更有益的一个可能解释是，体力活动改变了肥胖对子宫内膜癌风险的影响，例如升高的雌二醇和SHBG，后者在血。此外，正如我们在本书前面看到的那样，体力活动可以提高胰岛素敏感性，并可以减少促炎介质并增加抗炎介质，尤其是当肥胖者在运动训练后体重减轻时。体力活动的这些好处可以减轻子宫内膜肿瘤的发展。另一种可能性是超重或肥胖组的BMI比正常体重组有更大的残余混杂。其他潜在机制包括体育活动对免疫系统的有益影响（Physical Activity Guidelines Advisory Committee，2018）。

体力活动与癌症幸存者

癌症幸存者是指所有曾经接受过癌症诊断的活着的人。今天美国估计有1 700万癌症幸存者，预计到2030年这一数字将超过2 200万（American Cancer Society，2019）。这代表了在过去四十年中的显著增加，在1971年，估计有300万癌症幸存者。癌症幸存者数量的大量增加可能是几个因素的结果，包括癌症的早期检测和改善对初始和复发性疾病的治疗以及美国人口的老龄化（因为癌症发病率随年龄呈指数增长）。在诊断癌症之后，许多癌症幸存者非常积极地寻求健康信息，如体力活动，可以改善他们生活质量（Brown et al.，2003）。

近年来，多项研究检验了体力活动是否可以改善癌症幸存者的各种健康结果。在癌症幸存者中，体力活动可以改善心肺健康、肌肉力量和耐力以及灵活性（Campbell et al.，2019；Physical Activity Guidelines Advisory Committee，2018）。对癌症运动文献中53篇系统评价的总结性回顾得出的结论是，在癌症治疗之前、之中和之后，中等到剧烈的体力活动，尤其是有监督的运动，对所有癌症类型以及与癌症相关的各种疾病都是有益的无不良事件的损伤（Stout et al.，2017）。运动干预对身体健康、身体功能、感知生活质量以及一些免疫和炎症变量产生了积极影响。减肥和胰岛素水平的影响是混合的。

一项系统评价总结了九项持续4～18周的高强度间歇运动训练计划（间歇性运动持续时间长达4分钟）随机对照试验的结果，共有531名年龄在50～70岁左右的癌症幸存者参与。与持续的中等强度运动训练或对照组相比，高强度运动干预在心肺适能（即VO_{2max}）、力量、体重、体脂以及臀围和腰围方面引起更大的增加（Toohey et al.，2018）。

此外，体力活动可以改善生活质量和癌症相关的疲劳,并可能改善乳腺癌诊断后可能发生的体重增加(Physical Activity Guidelines Advisory Committee, 2018; Speck et al., 2010)。对于乳腺癌患者,手术切除或照射腋窝淋巴结作为癌症治疗的一部分,可能会损害淋巴系统,并在受影响的手臂中引起肿胀和疼痛。淋巴水肿,被认为是慢性病症,发生在6%~70%的乳腺癌幸存者。具有淋巴水肿的乳腺癌幸存者可能由于害怕加重淋巴水肿而限制其受影响手臂的使用。然而,乳腺癌幸存者中有氧或阻力运动的五项研究均没有报道对肢体肿胀的负面影响;相反,症状可能减少(Physical Activity Guidelines Advisory Committee, 2008; Schmitz et al., 2009)。

体力活动还可以改善癌症患者的预后(Brown et al., 2020; Patel et al., 2019)。正如本章前面所讨论的,虽然已经有很多关于体力活动和癌症预防的研究,但是很少有研究涉及体力活动是否能改善癌症患者的预后。在患有乳腺癌的妇女中,9~14.9 MET-hours/周的体力活动与一半的乳腺癌死亡率相关,而低于3 MET-hours/周(Holmes et al., 2005)。在更高强度的体力活动中,每周超过14.9个工作小时,乳腺癌死亡率没有额外降低(风险降低40%~44%)。在总死亡率方面,每周锻炼9~14.9个工作小时的妇女死亡率降低了41%;同样,随着活动水平的提高,没有额外的降低(风险降低了35%~44%)。在另外两项针对结直肠癌男性和女性的研究中,体力活动与癌症也降低了总死亡率(Meyerhardt et al., 2006; 2006b)。然而,与显著提高生存率相关的体力活动量至少为每周运动18个小时,大大高于乳腺癌患者的观察值。体力活动似乎也与前列腺癌患者的生存率有关(Kenfield et al., 2011)。

在对23 000名乳腺癌幸存者进行3.5~12.7年随访的10项研究的Meta分析中,有2 522人死于各种原因,841人死于乳腺癌,1 398人复发。与休闲时间体力活动水平最低的女性相比,休闲时间体力活动水平最高的女性全因死亡率(HR = 0.58; 95% CI: 0.45~-0.75; 8项研究)、乳腺癌死亡(HR = 0.60; 95% CI: 0.36~0.99; 5项研究)和较低的复发风险(HR = 0.79; 95% CI: 0.60~1.05; 5项研究)(Spei et al., 2019)。

总 结

癌症是美国和全世界发病率和死亡率的主要原因。体力活动是可以降低癌症风险的因素。大量的流行病学证据清楚地表明,活跃的男性和女性具有较低的结肠癌发生率,并且活跃的妇女与非活动的个体相比具有较低的乳腺癌率。对于两种类型的癌症,风险降低的幅度约为10%~20%。每天大约30~60分钟的中度至强力的体力活动似乎是降低两种类型癌症的风险所必需的。几个似真的生物机制支持流行病学研究的数据。

体力活动可以通过降低肥胖的几率来间接降低癌症风险,肥胖主要通过其在炎症、胰岛素和雌激素中的作用与患十几种癌症的风险增加有关(Moore et al., 2016; Patel et al., 2019)。综合生理机制可能包括减少结肠癌的胃肠道转运时间和增加肺癌的通气和血液灌注。运动的临床前研究表明,通过激活肿瘤抑制基因(如肿瘤蛋白53)、促进肿瘤组织中的细胞凋亡(核细胞死亡)以及通过使肿瘤中的新陈代谢和血液循环正常化,运动可使肿瘤生长减少约50%,这似乎是合理的可以帮助提供化学疗法和反常地减慢响应缺氧而积极生长的肿瘤。

下一章我们还会看到,中等强度的运动也可以增强免疫功能。例如,肿瘤生长小鼠模型中的实验证据表明,自愿轮子运行增强了自然杀伤细胞对肿瘤的抑制,这些细胞通过肾上腺素和细胞因子IL-6之间的协同作用而动员起来(Pedersen et al., 2016)。对其他生物学机制知之甚少,例如氧化应激、可以修改基因或其表达和调节方式的表观遗传效应,或可能改变此类机制的骨连接素和制瘤素等肌因子(Hojman et al., 2011; Lee et al., 2019)。

参 考 文 献

第13章

体力活动与免疫系统

长期的高强度工作会使人体的白细胞数量增加,主要是分叶核的中性粒细胞数目增加。
许多原因可能导致白细胞的数量增加,这种增加可能是暂时的,
也可能是由于机械原因和病毒感染造成的,增加得很慢,
但是只要人体在运动,这种增加就在持续进行。

• 拉尔夫·拉比拉,1902 •

本章目标
- 探讨免疫系统在癌症以及包括艾滋病、多发性硬化和癌症幸存者在内的炎症性疾病患者中的作用。
- 提供免疫学适用于公共卫生和临床医学的简要历史。
- 鉴别和描述免疫系统关键细胞的来源和功能。
- 鉴别和描述主要的淋巴因子和他们如何调节免疫系统的细胞。
- 描述自主神经系统和内分泌系统是如何改变免疫功能。
- 描述体力活动对免疫系统中包括淋巴因子、血浆中性粒细胞、单核细胞、巨噬细胞、淋巴细胞、自然杀伤细胞的循环水平的已知和假设的影响。
- 列出并简要解释运动可能补充免疫治疗肿瘤的方式。
- 描述和评估体力活动和运动训练改变炎症性疾病患者免疫反应的有效证据。

虽然能解释减少结肠癌、乳腺癌、肺癌、子宫内膜癌风险的位点专一的机制尚未了解清楚，适度的体力活动对免疫系统产生的有利影响为其延伸到对几种不同癌症产生的有利影响提供了可能的解释。我们认为，持续性炎症是肿瘤生长的发病机制，但在动脉粥样硬化、胰岛素抵抗和中枢神经系统的神经退行性疾病的发展中也是同样的机理。因此，有规律的体力活动和锻炼可以发挥其一部分保护作用去抵抗心血管疾病、2 型糖尿病、老年痴呆症和抑郁症，通过抗炎作用，或者通过减少分泌炎性细胞因子的腹部脂肪，在骨骼肌收缩时释放抗炎 myokines（Pedersen，2006；2009；2011）。如图 13.1 所示，也有可能运动对先天（天生的）和适应性或获得性（习得的）免疫方面的有利影响有助于保护组织和器官免受病毒、细菌和其他微生物的损害。

经常锻炼可以促进患有轻度炎症的慢性疾病（如心血管疾病、肥胖、2 型糖尿病和癌症）的人和患有免疫系统疾病（如艾滋病毒/艾滋病和多发性硬化症）的人的健康，这些疾病都会增加死亡风险，降低患者的生活质量。多发性硬化症（多发性硬化或播散性脑脊髓炎）是一种自身免疫性疾病导致的慢性炎症以及脑和脊髓的脱髓鞘。据估计，全球每 100 000 人（约 210~250 万人）（National Institute of Medicine，2001；Rosati et al.，2001）之中的 2~150 人之间以及高达 400 000 美国人（Noonan et al.，2010）有不同程度的疾病症状和残疾。神经系统症状包括失去敏感性、刺痛、麻木、肌肉无力、肌肉痉挛、运动障碍、协调和平衡障碍、言语和吞咽障碍、视力问题、疲劳、慢性疼痛、膀胱疾病和排便困难。认知障碍和抑郁症也很常见。多发性硬化的病人比正常人的预期生命年限要少 5~10 年。多发性硬化症的发病机制尚不清楚，但是患有多发性硬化症的人有肿瘤坏死因子基因的突变（TNF）和干扰素（IFN）信号的概率更高（De Jager，2009）。新的证据表明，体力活动可以帮助控制多发性硬化的症状，并可能延迟其发病，（Motl et al.，2008；Snook et al.，2009；White et al.，2004）。

> 2019 年新型冠状肺炎（COVID-19）由严重急性呼吸综合征冠状病毒 2（SARS-CoV-2）引起，导致全世界超过 216 万人死亡，美国的死亡人数约为 429 000 人。从 2019 年 12 月爆发到 2021 年 1 月，老年人是新型冠状肺炎的主要受害者。此外，高血压、肥胖、糖尿病患者也是受害群体（Richardson et al.，2020），这可能是因为心肺适能低下时可能会影响新型冠状肺炎的风险因素（Burtscher et al.，2020）。

在 2008 年，全球有 200 万人因艾滋病而死亡（140 万在撒哈拉沙漠以南的非洲）。同时有 270 万人感染 HIV-1 病毒。根据联合国艾滋病毒/艾滋病的计划显示，约 3 340 万人感染 HIV 疾病（UNAIDS，2009）。在美国，艾滋病是一个主要的死亡原因，在 1987~1994 年期间，死亡率逐年上升。然而，新的抗反转录病毒药物通过高活性抗反转录病毒疗法（HAART），尤其是蛋白酶抑制剂引进，使得死亡率显著下降。如图 13.2 所示，2018 年，美国新增 38 000 例艾滋病患者，导致 16 000 例死亡，其中 6 000 例死亡源于 HIV 感染（CDC，2020）。随着在美国生活的艾滋病毒感染者人数已经增长到 100 万多人（约 500 000 人有艾滋病）（Conters for Disease Control and Prevention，2009），艾滋病患者的因非艾滋病类疾病而死亡的人数不成比例地增加，尤其是非艾滋病的癌症、肝病、心血管疾病和肺疾病。（Palella et al.，2006；Quinn，2008）。过去 20 年积累的大量证据表明有规律的锻炼可以提高 HIV 患者体

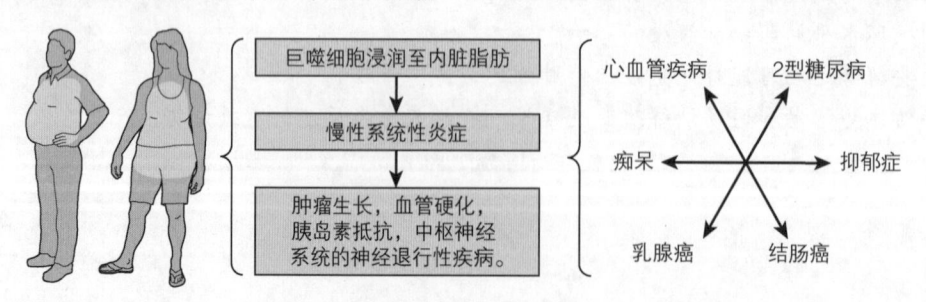

图 13.1 体力活动不足对炎症反应和疾病风险的假设学说。
资料来源：Pedersen，2011。

> **网络资源**
>
> www.biology.arizona.edu/immunology/immunology.html。一个介绍性的互动网站,由亚利桑那大学开发和维护,包含关于免疫系统的练习题和教程。
>
> www.microbiologybook.org/book/immunol-sta.htm。一个屡获殊荣的在线教科书开发和维护南卡罗来纳大学医学院的理查德·亨特博士说医学。包括深入的,有插图的免疫学章节,细菌学和病毒学。
>
> www.unaids.org/en/。联合国艾滋病规划署网站,由联合国艾滋病毒/艾滋病联合规划署和WHO主办。
>
> www.cdc.gov/hiv/topics/surveillance/index.htm。美国CDC艾滋病毒/艾滋病统计和监测站点。
>
> www.ncbi.nlm.nih.gov/pubmedhealth/PMH0001747。美国国家生物技术信息中心,美国NIH的多发性硬化症网站。
>
> www.nationalmssociety.org/index.aspx。美国国家多发性硬化症协会的总部网站。

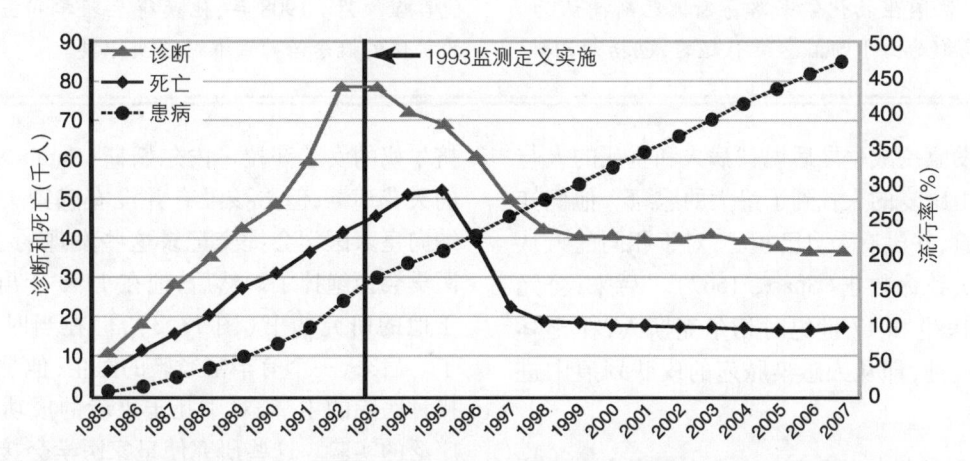

图13.2 从1985~2007年的趋势,在艾滋病调查分析的估计人数,艾滋病患者的死亡人数,以及有与艾滋病确诊病人的人生活在一起的50个州,哥伦比亚特区和美国附属地区。1993年,CDC扩大艾滋病病例监测定义包括所有少于200的$CD4^+$ T淋巴细胞每立方厘米得HIV病毒感染者,淋巴细胞总数中$CD4^+$ T淋巴细胞百分比小于14。

资料来源:CDC,2009。

能,降低心血管代谢危险因素等不良情况的风险(Fillipas et al.,2010;O'Brien et al.,2010)。

在120年前,首次报道了运动对免疫系统的急性效应,当时德国生理学家舒尔茨(G. Schulz, 1893)指出,肌肉收缩会引起血液循环中的白细胞数量增加。罗德和沃哈德(Rohde et al.,1953)后来报告说,在运动后的第一分钟,白细胞的数量达到峰值。

体力活动也可能影响感染的风险。运动员和教练员的现代观念很强,剧烈运动会暂时增加对感染的易感性,尤其是上呼吸道感染。一些研究似乎证实了在马拉松赛跑和越野滑雪训练等体育活动之后确实有这种情况发生。相反,在大众之间已经形成了一个普遍的信念,规律的中等强度和持续时间的体力活动可以增强机体对上呼吸道感染的抵抗和减少感冒时身体虚弱的天数(Nieman,2003)。这些观点都没有得到很好的试验证据,但每一个仍然是貌似有一些道理。

体力活动是否能有效地降低患癌症或其他慢性疾病的风险的方式从而影响免疫系统尚未确定。没有研究证明人类会从中得到什么好处。然而,使用大鼠和小鼠的试验研究表明,适度的体力活动似乎减缓了试验诱导的肿瘤生长(Cohen et al.,1992;1993)。因此,仍然有充分的理由继续研究体力活动对免疫系统的影响。本章介绍了免疫系统及其功能,然后讨论了体力活动对免疫系统和炎症性疾病的影响的科学证据。

免疫学简史

希腊历史学家修昔底德被认为是对获得性免疫概念的第一个描述者(来自希腊字immunus,意思是"豁免"),他在公元前430年因天花席卷希腊伯罗

早期免疫学的里程碑

牛痘

一个叫本杰明·杰斯蒂的农民可以说是第一个接种牛痘的,因为他发现他的挤奶女工看似免受天花病毒。然而,当杰斯蒂的孩子和妻子在一个拙劣的接种之后生了重病(可能是因为在一个谷仓进行的消毒的程序),他的邻居就感觉这是一种不道德的尝试并且蔑视他这种行为。

早期发现

在免疫学史上的里程碑包括19世纪中期到后期的发现。法国生物化学家路易斯·巴斯德认为,大多数疾病都是由于细菌感染引起的,包括葡萄球菌、链球菌、肺炎球菌的发现。巴斯德还发现了一种微生物的虚弱形式可以作为免疫物去抵抗微生物和狂犬病更致命的形式,由此发现病毒和促进了用疫苗抵抗病毒的发展。与此同时,德国医生埃米尔·阿道夫发现了抗体,通过他注射他所谓的"抗毒素"而进行的白喉和破伤风免疫的开创性研究。1901年,因为这项工作中,他获得了第一个诺贝尔生理学或医学奖。同一时期,俄罗斯生物学家伊利亚·麦奇尼科夫介绍了吞噬的理论,即某些白细胞能吞噬细菌。1908年,他获得生理学和医学中使用的抗体的概念治疗白喉的诺贝尔奖。

奔尼撒而暴发瘟疫战争之后说:"病人和垂死的人与那些从疾病中康复的人找到了最大的慰藉。他们知道什么是经验,并没有为自己担心;对于相同的人从来不会有两次致命攻击(Spart, 1667)。"后来,公元1000年中国医生和17世纪时切尔克斯人,在土耳其进行人痘接种,即从人感染脓疱的皮肤划痕中进行天花接种。

> 西方免疫医学的根源是1796年英国内科医生爱德华詹纳发现的,可以通过向人体注射牛痘病毒来抵抗人类的天花病毒。

然而,作为西方医学的一个研究领域,免疫学起源于1796年英国医生爱德华·詹纳的一个观察,他将牛痘病毒注射到人体内导致人类接种抗天花疫苗,因此"疫苗接种"一词来自拉丁语词根vaccination,意思是"与牛有关"。据说詹纳产生这个念头是因为他作为一个药剂师学徒时,他无意中听到一个农场女孩告诉她的医生说她不能感染天花病毒因为她曾经接种过牛痘。这实际上是观察英国挤奶女工得出的普遍结论,因为他们曾接触牛痘从而减少患上天花的风险。1770年后,詹纳受他导师伦敦著名的外科医生和解剖学家亨特的影响,继续进行牛痘病毒的实验。詹纳发现牛痘有两种形式,但只有一个可以为预防天花提供免疫力。1796年5月14日,詹纳通过给一个健康的8岁大的小男孩,杰姆斯·菲普斯(James Phipps),注射牛痘病毒来测试自己的假设。2个月后,他让小男孩接触从一个挤牛奶的女工莎拉·内尔姆斯(Sarah Nelmes)得来的天花病毒,但男孩没有并没有感染天花病毒。詹纳向皇家医学会提交记录这些发现的手稿,但是被医学会拒绝掉了。然后,他在1798年出版了一本关于他的研究的书(图13.3),但在当时被医生忽略了。后来,一个有丰富经验的医生,他是伦敦天花和接种医院的主事,对于几千患者的成功接种进行了广泛的实验。这些研究使皇家医学会接受詹纳的想法,也为现在免疫学的研究提供了舞台。

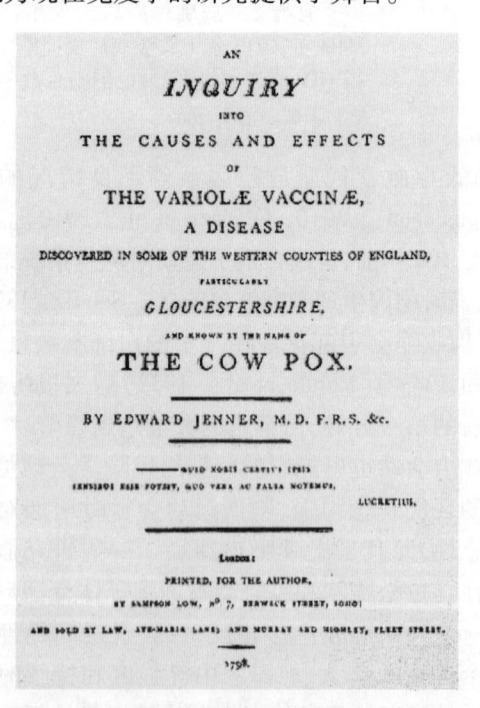

图13.3 英国医生爱德华·詹纳的书卷首,1798年出版。

资料来源:E. Jenner, 1798。

HIV 和艾滋病

人类免疫缺陷病毒（HIV）/获得性免疫缺陷综合征（AIDS）的第一个病例，1981年在洛杉矶由米迦勒·戈特利布进行的治疗，有少于50的 CD4⁺ 细胞并患有卡氏肺孢子虫肺炎，这是一种罕见的肺炎，通常只有在严重免疫抑制的患者身上才能发现。驻扎在洛杉矶的公共卫生部的流行病情报服务人员与戈特利布和其他地方的医生一起，准备把在洛杉矶原本健康的但是后来患有肺孢子菌肺炎的5位年轻男性的报告提交，由美国 CDC 在1981年5月的死亡率和死亡率周报上出版（CDC，1981）。现在美国 CDC 定义艾滋病成人或青少年为 CD4⁺ T 细胞计数小于200个细胞每立方毫米血或25个艾滋病临床条件，主要是机会性感染的存在（如卡氏肺孢子虫肺炎、念珠菌病、巨细胞病毒、单纯疱疹病、慢性溃疡分枝杆菌、分枝杆菌、组织胞浆菌病、淋巴瘤、多灶性白质脑病、脑弓形体病，由于艾滋病造成的脑病综合征以及消瘦综合征、卡波济肉瘤和其他一些肺炎弓形虫病）（CDC，1987）。包括个人艾滋病毒感染在内的成年和青少年人数在1993年上升（CDC，1992）。

艾滋病的有效病毒起初被称为 T 淋巴细胞病毒 Ⅲ型/淋巴结病相关病毒。淋巴细胞病毒 Ⅲ型/淋巴结病相关病毒（HTLV Ⅲ/LAV）。法国研究人员弗朗索西丝·巴尔·西诺西获得2008年诺贝尔医学奖，他们在1983年发现了人类免疫缺陷病毒或者称为 HIV-1。HIV 是一种反转录病毒，它利用酶反转录酶从宿主细胞中的单链 RNA 复制 DNA。紧接着，突变的 DNA 通过整合酶纳入宿主 DNA。然后，HIV-1 蛋白裂解成新的 HIV 合成蛋白并创造一个活跃的感染蛋白。HIV-1 特异针对 CD4⁺ 细胞（即辅助性 T 细胞），CD4⁺ 被基因突变或细胞毒性 CD8⁺ 细胞杀死，从而严重抑制适应性或获得性免疫。因此，艾滋病毒进而发展成艾滋病。

在1996年，因为高活性抗反转录病毒疗法的介绍，艾滋病的病程发展在接触过抗反转录病毒药物的地区急剧下降（Cohen et al., 2008）。目前，五个不同的药物种类有超过20种抗反转录病毒药物：核苷类反转录酶抑制剂（NRTIs），非核苷类反转录酶抑制剂（NNRTI）、蛋白酶抑制剂（PIs）、进入抑制剂，整合酶抑制剂（Quinn，2008）。在1995～1996年期间，58%的艾滋病患者在高效抗反转录病毒治疗的作用下，通过6个月的治疗，达到了减少病毒载量的临床目标（如500 copies/ml 或更少的 HIV-1 RNA），而在2002～2003年期间，83%的艾滋病患者通过6个月的治疗也达到了一个减少病毒的临床目标。目前，被诊断为携带艾滋病毒的患者可以在平均六个月内实现病毒载量抑制（<200 copies/mL）（CDC，2018）。联合国制定了一个全球公共卫生目标，即到2020年，80%的艾滋病毒感染者将得到病毒抑制（UNAIDS，2020）。然而，尽管艾滋病毒患者的病毒负荷的扩张在延缓和艾滋病患者的生存时间的增加，但是在高效抗反转录病毒治疗的治疗下艾

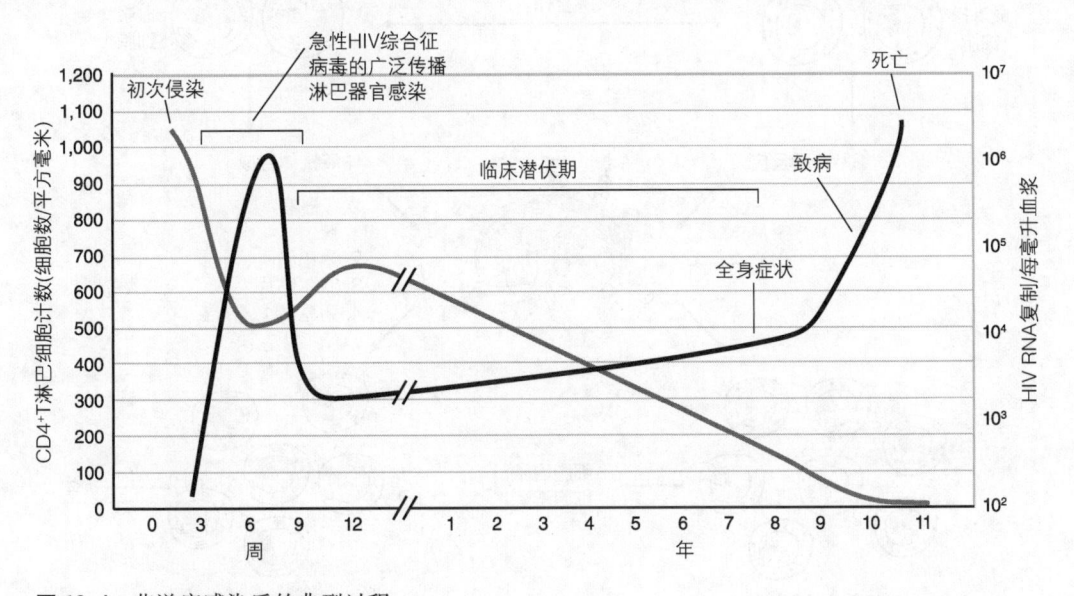

图13.4 艾滋病感染后的典型过程。
资料来源：National Institute of Allergy and Infections Disease, 2011。

滋病的整体死亡率并没有下降(May et al., 2006)，部分原因是慢性病的比率不成比例的增加，尤其是非艾滋病相关癌症和心血管疾病(Gill et al., 2010)。图13.4显示了在HIV-1感染之后CD4$^+$细胞计数的下降和病毒载量的增加的一个普遍过程。大部分艾滋病的临床症状是从CD4$^+$细胞的数量下降到400以下开始的。判断艾滋病的一个标准是CD4$^+$细胞的总数低于每平方毫米200个细胞以下。

免疫系统

免疫系统是一个包括分子、细胞、组织和器官的完整网络，保护机体免受外来物质(如细菌和病毒)的感染，并对抗突变的天然细胞(即肿瘤)。它也有助于修复受损的组织和清理残留的死细胞(如肌肉损伤后)。从历史上看，免疫系统一直被视为独立于其他监管机制的一种自我调节。然而，目前已知，至少在哺乳动物中，它与神经和内分泌系统相互配合的方式似乎会因运动所改变。免疫主要有两种存在方式：先天性的(即自然的)和适应性的(即获得的)免疫。他们的主要区别在于是否免疫的发生需要事先暴露。先天性免疫意味着免疫细胞能在没有事先暴露的情况下就可以识别外来物质(抗原)。适应性免疫指的是免疫细胞的记忆，可以通过识别他们之前遇到过的病原体来达到一个更快和更有效的免疫反应来面对接下来的暴露(图13.5)。

> 免疫系统是一个由分子、细胞、组织和器官构成的完整网络，它可以保护机体免受外界物质感染、对抗突变的原生细胞，并有助于修复受损组织和清理残留死细胞。

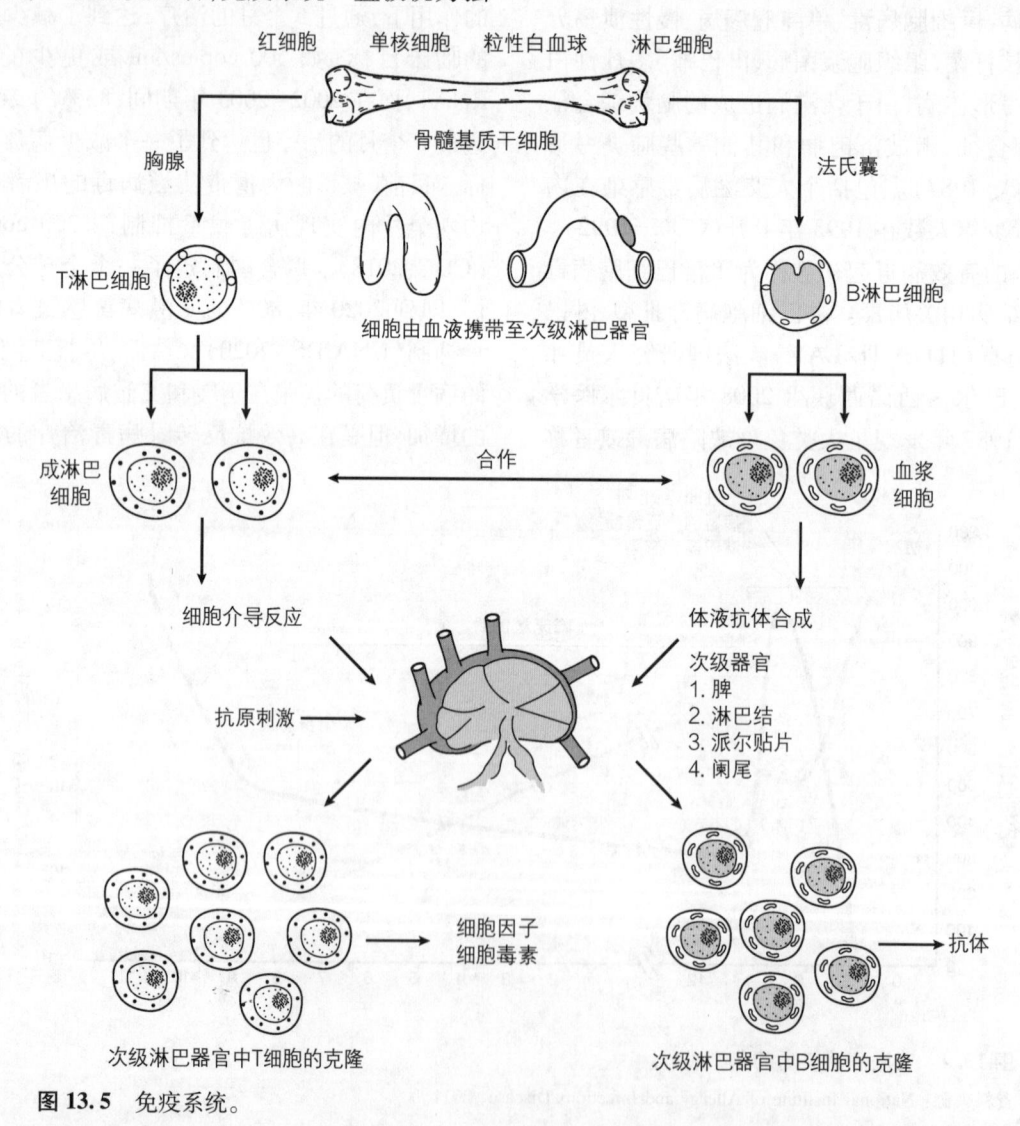

图13.5 免疫系统。

先天性免疫

先天性免疫提供了最基础的防御去抵抗感染和癌症。它可以被皮肤接触、吸入或在食物或水中接触的病原体所激活。先天性免疫也可以被组织坏死组织（如运动肌肉损伤）或从肝脏、心脏和骨骼肌释放热休克或氧化应激蛋白（Whitham et al.，2008）和肝脏急性期蛋白（如 C 反应蛋白）激活。热休克蛋白中，尤其是 HSP70，参与结合抗原并呈递给免疫系统。C 反应蛋白是一种急性期蛋白，也可以被脂肪细胞分泌的脂肪细胞因子激活。先天性免疫是通过吞噬细胞如巨噬细胞、中性粒细胞和自然杀伤（NK）细胞起作用。它包括物理和化学屏障，如表皮和上皮。甚至人的汗水中有一种抗菌肽，有助于在皮肤表面的微生物的调节（schittek et al.，2001）。先天性免疫细胞也会被在肥大细胞与肠上皮细胞中发现的可以识别微生物的蛋白质（如细菌、真菌、阿米巴原虫、和原生动物）或者是已经侵入皮肤或胃肠道黏膜 Toll 样受体（TLR）所激活。TLRs 也可以表现为树突细胞、单核/巨噬细胞、B 淋巴细胞。他们参与急性期炎症刺激细胞因子如白细胞介素-1（IL-1）、肿瘤坏死因子-α（TNF-α）、白细胞介素-8（IL-8）和白细胞介素-12（IL-12）的产生而引起的感染反应。先天免疫系统也是一个引起炎症的因素，这是一个局部反应，血流量增加，毛细血管通透性增加，中性粒细胞和巨噬细胞的大量涌入，并分泌细胞因子（作为细胞介质的非抗体蛋白的分泌炎性白细胞和其他细胞，以及一些包括骨骼肌细胞的其他细胞）。

先天性免疫中也涉及有补体系统中的血蛋白，它能溶解细菌和有抗体的病毒。补体系统主要由约 25 个巨噬细胞、肝脏和肠道产生的蛋白质组成，这些蛋白质在细胞裂解的级联中起作用。先天性免疫并不能很精准的识别特定抗原，但对大多数传染性病原体提供应有的免疫反应。炎症是一种对感染或损伤的急性、短暂的反应。然而，人们可以有持续性的轻度炎症，通常的特点是血液中的中性粒细胞和 NK 细胞小幅度升高，抗炎细胞因子和急性期蛋白（如 C 反应蛋白）比平时高 2~4 倍。

获得性免疫

适应性或获得性免疫能根据先前暴露的结果识别高度特异性抗原，并对不同类型的微生物提供不同的反应。当生物体再次接触到它们时，记忆能够对同一微生物产生迅速而有力的免疫反应。淋巴细胞，如 T 细胞和 B 细胞，以及血浆细胞的产物，抗体，都可以提供适应性免疫。先天性免疫系统和适应性免疫系统的分子协同作用是一体的综合防御机制。

免疫系统的细胞

免疫系统是由流入和流出血液和淋巴循环，以及分布在淋巴器官和其他除了分布于中枢神经系统的细胞和分子组成。白细胞（白血细胞）包括淋巴细胞、单核细胞、粒细胞（图 13.6）。

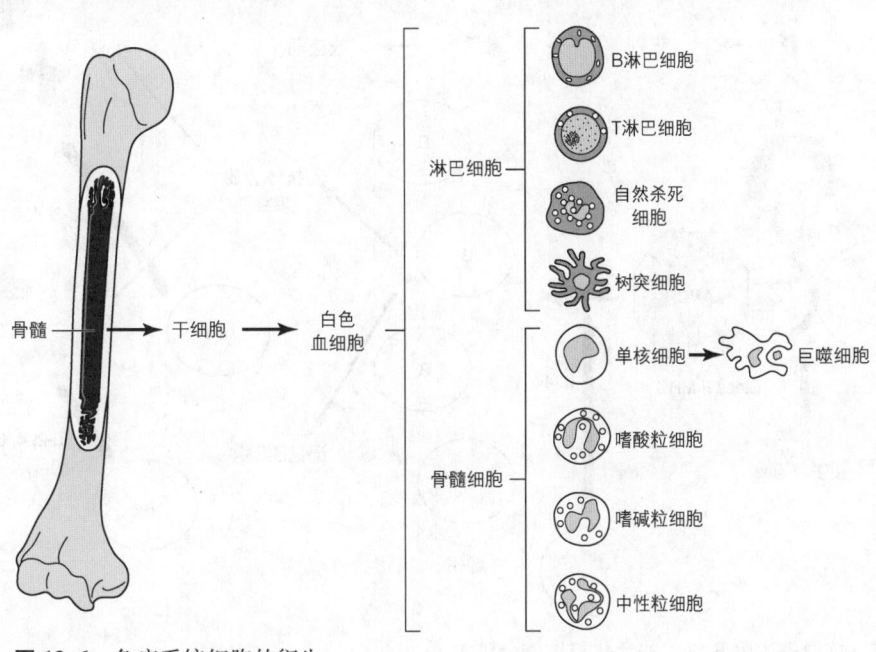

图 13.6 免疫系统细胞的衍生。

淋巴细胞是获得性免疫的主要免疫细胞。B 淋巴细胞在哺乳动物骨髓中成熟并分化为浆细胞,在暴露于抗原后产生抗体。B 淋巴细胞提供体液(即血液)免疫。为了杀死外来细胞在一个主要的(即初始的)抗原感染,他们不需要介导细胞与细胞之间的接触,但他们需要激活辅助 T 细胞去应对个次要的(即经常性)抗原感染。每个 B 细胞都是与特定抗原位点结合的抗体。抗体是一种 Y 形蛋白质,分为 5 种主要类型的免疫球蛋白(Ig),它们的主要功能和血液中的相对含量不同。①IgG 提供大部分的长期抗体免疫,占 75%;②IgA 防止病原体在呼吸道、泌尿生殖道和肠道黏膜定植,占 10%~15%;③IgM 占 5%~10%;④IgE,在过敏反应中从肥大细胞释放组胺,<1%;⑤IgD,初始 B 细胞上的抗原受体,可激活嗜碱性粒细胞和肥大细胞分泌抗菌剂来杀死或中和抗原,<1%。抗体可以中和病毒,防止细胞感染,通过阻止病毒附着在细胞上或阻止病毒进入细胞,又通过聚集病毒颗粒使其变大靶向其他细胞毒性免疫细胞。

一种形式的抗体与表面膜结合形成 B 细胞受体(主要是 IgD 或 IgM)能够检测到特定抗原并激活 B 细胞转化为分泌免疫球蛋白的浆细胞,一个典型的 B 细胞会有 5 万到 10 万个抗体,每个 B 细胞受体只与特定抗原的蛋白片段(表位)结合。B 细胞激活,由释放的细胞因子如 IL-4 促进被活化的 T 辅助细胞,导致克隆扩增激活的 B 细胞,导致许多复制 B 细胞会分泌免疫球蛋白特异性的抗原。抗体会给抗原附上一层调理素(这一过程称为调理作用),这种调理素使得抗原更容易被吞噬细胞吞噬。抗原递呈细胞(APC)承办了 B 淋巴细胞与抗原的结合(细胞吞噬抗原呈现给 B 或 T 淋巴细胞识别的形式,如在主要组织相容性复合体 II 类分子、巨噬细胞或树突状细胞)造成了淋巴细胞活化和克隆扩增结果(图13.7)。其他 B 淋巴细胞是记忆 B 细胞,主要分布在淋巴结和脾脏。有些记忆 B 细胞是循环在血液中的哨兵,时刻准备着当他们遇到相同抗原的时候迅速和有力地进行免疫反应。B 细胞也可以作为 T 淋巴的抗原递呈细胞。巨噬细胞和树突状细胞被称为"专业"的抗原呈递细胞,因为他们在诱导的第二信使信号对 T、B 细胞的活化中是非常有效的。

T 淋巴细胞,来自骨髓,在胸腺中分化。T 淋巴细胞的表面分子分类,称为分化群(CD),分为 $CD4^+$ 或 $CD8^+$ 细胞,这也是由其功能命名的名称,分别是辅助性 T 细胞(T_H)和抑制性/细胞毒性 T 细胞($T_{S/C}$)。T 细胞参与细胞介导的免疫,这意味着他们需要细胞间的接触以产生细胞毒性细胞和激活巨噬细胞。辅助性 T 细胞分化为 T_{H-1} 和 T_{H-2}(图13.8)。T_{H-1} 细胞激活巨噬细胞和细胞毒性 T 细胞(图 13.9 和图 13.10)。T_{H-2} 细胞激活 B 淋巴细胞(图 13.7)。

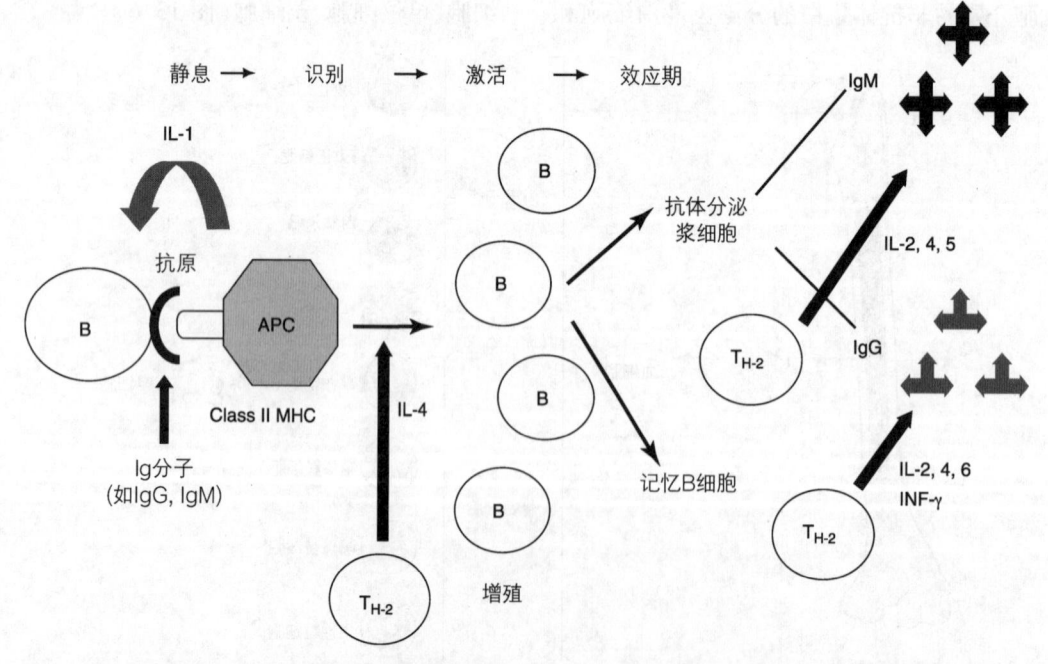

图 13.7 抗原表达后 B 细胞的活化与抗体分泌。

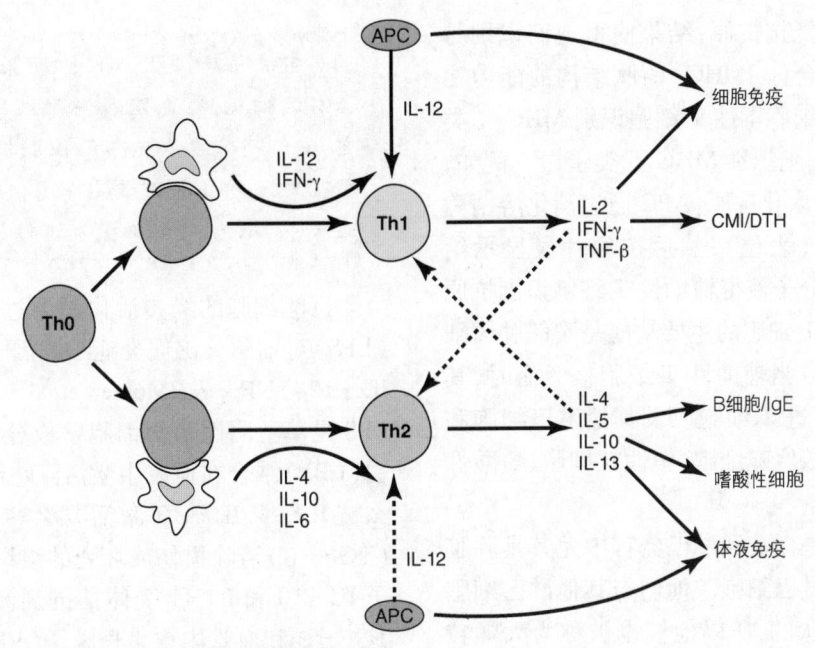

图 13.8　T_{H-1} 和 T_{H-2} 细胞分化。

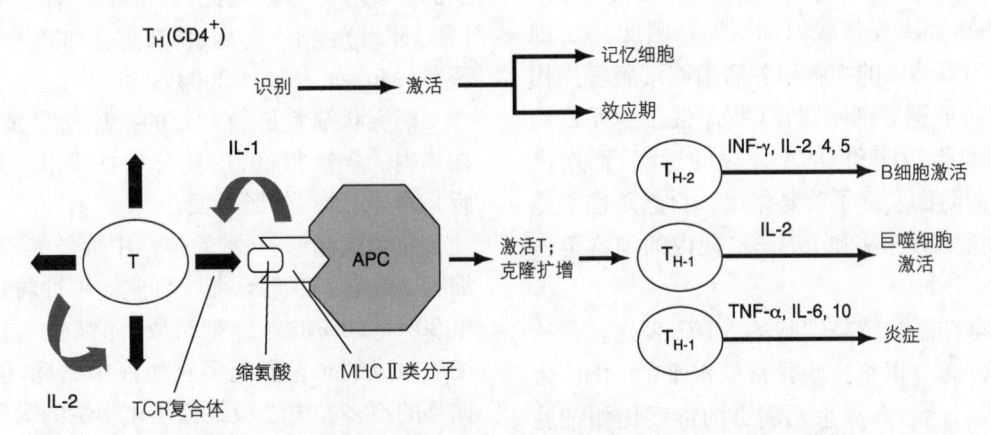

图 13.9　抗原的辅助 T 细胞和免疫反应级联的呈现，包括辅助 T 细胞的激活和后续 B 细胞的激活，巨噬细胞、粒细胞和细胞毒性 T 细胞等部分的克隆，以及来自辅助 T 细胞的细胞活素类物质的分泌物的辅助。

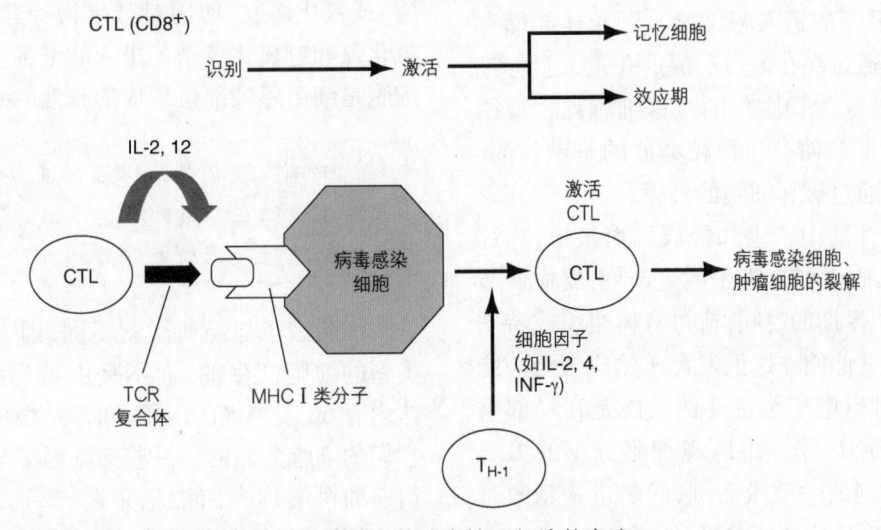

图 13.10　T 细胞活化。抗原直接向细胞毒性 T 细胞的表达。

特异性T细胞抵抗抗原，结果使得他们识别与主要组织相容性复合体（MHC）的肽结构的能力在APC的表面表达。细胞毒性T细胞识别MHC I类蛋白，而辅助性T细胞识别MHC II类蛋白。例如，当一个APC第一次内化抗原，APC通过消化溶菌酶将抗原溶解成小肽（表位），然后抗原片段显示给APC的MHC II类分子使得辅助性T细胞识别抗原并活化。细胞毒性T细胞的主要功能是裂解肿瘤细胞和病毒感染细胞。当辅助性T细胞被激活时，其分泌的细胞因子，促进T细胞以及其他淋巴细胞激活炎症细胞如单核巨噬细胞、中性粒细胞、嗜酸性粒细胞生长和分化。

自然杀伤细胞是血液和淋巴器官中尤其是脾脏发现的一类独特的淋巴细胞。他们与其他淋巴细胞形状相似都是颗粒状的，所以他们也被称为大颗粒淋巴细胞（LGL）。自然杀伤细胞是先天免疫的重要组成部分，不需要事先接触识别抗原。因此，NK细胞通过减少病毒感染的细胞和肿瘤细胞细胞膜损伤（如渗透裂解）或诱导细胞凋亡（程序性细胞死亡的基因特征的细胞皱缩和DNA片段的过程）而对微生物进行早期防御发挥了重要作用。自然杀伤细胞也能分泌包括TNF-α和IFN-γ在内的细胞毒性细胞因子。

一些病毒抑制被感染细胞的MHC表达。自然杀伤细胞可以通过识别这些异常低水平的MHC蛋白来检测病毒，然后释放杀死病毒的毒素比如细胞毒性T细胞，NK细胞含有储存在里面的细胞毒性因子的介质与感染者接触后释放出细胞颗粒细胞。一个关键的中介是穿孔蛋白，一种穿孔蛋白在细胞膜中，缓解有毒因子的进入靶细胞。颗粒还能储存和释放酶颗粒酶通过穿孔蛋白形成的孔进入目标细胞，并启动一个被称为程序化的过程细胞死亡或凋亡。另一种细胞毒素储存和颗粒释放的是颗粒酶，它可以裂解靶标通过破坏细胞的外膜。

单核细胞在骨髓中产生和释放到血液中，在那里他们作为吞噬细胞、细胞因子的生产商，凝血调节器，他们用大约一星期的时间，流过身体组织或特殊血管的固定地点。他们在这里发育成熟成为全功能的巨噬细胞，这种巨噬细胞主要的功能是在局部组织感染中产生细胞因子。由巨噬细胞分泌的IL-1是辅助性T细胞的关键激活剂，同时也是刺激对感染的适应性免疫反应中的关键激活剂。

> 自然杀伤细胞（NK细胞）是一类大的颗粒状淋巴细胞，在血液和淋巴组织尤其是脾脏分布，它们不需要事先接触识别抗原，从而发挥作用在先天免疫中起重要作用。剧烈运动可以增血液中NK细胞的数量和活性。

巨噬细胞的经典活化是通过IFN-γ或脂多糖（LPS）对细菌分泌促炎症细胞因子如IL-1、IL-6、IL-12、TNF-α（Mosser et al., 2008）而进行的。LPS是革兰阴性菌的细胞壁成分，它与LPS结合蛋白（LBP）结合在血浆中激活巨噬细胞。巨噬细胞要么被IL-4，IL-13激活要么转化成生长因子-β（TGF-β）清除损伤或坏死的组织，分泌抗炎细胞因子IL-10和IL-1受体拮抗剂（IL-1Ra），并释放TGF-β和血管内皮生长因子（VEGF），从而促进组织的修复和愈合。因此，巨噬细胞有三个主要功能（图13.11）：宿主防御、伤口愈合和其他免疫细胞的调节（Mosser et al., 2008）。

树突状细胞是最有效的抗原递呈细胞，但它们在体内的含量很低，主要分布在皮肤（表皮黑素细胞）、鼻子、肺、胃、肠里面。

粒细胞起源于骨髓，包括中性粒细胞、嗜酸性粒细胞、嗜碱性粒细胞、肥大细胞。中性粒细胞主要是由80%~90%的粒细胞组成，而细菌主要是由吞噬细胞组成的。它们大多在血液中循环，但在组织中循环的不多。中性粒细胞是化学性的吸引并且能迅速从血液迁移到炎症部位（这一过程称为趋化性），尤其是细菌感染，中性粒细胞能快速地到达细菌感染的部位。中性粒细胞通过释放溶酶体酶（如蛋白酶）或氧化爆发，使用对微生物有毒的氧自由基、一氧化氮和过氧化氢杀死摄入的细菌。坏死的中性粒细胞是细菌感染部位形成的脓液的一部分。

> 中性粒细胞是粒细胞的主要类型，它可以把细菌消化在感染部位。它们的数量会在一个急性的高强度运动之后增加。

细胞因子与经典激素不同，因为它们是由几种类型的细胞产生的，而不是由特化的腺体产生的。体内有60多种细胞因子，通常是根据其功能或释放它们的细胞命名的。一些细胞因子与粒细胞之间的沟通的桥梁称为白细胞介素（IL）。由淋巴细胞产生的细胞因子，常被称为淋巴因子。单核细胞和巨

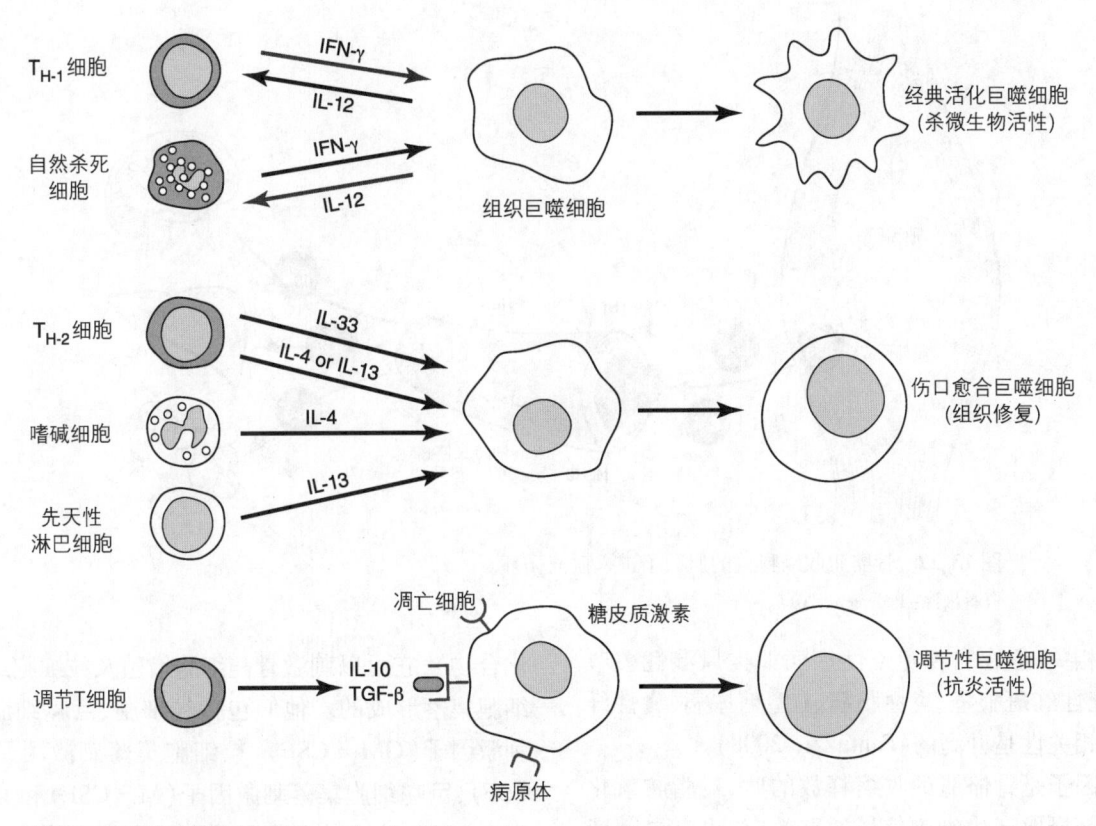

图13.11 巨噬细胞的功能。

资料来源：Mosser et al., 2008。

噬细胞分泌单核因子。

趋化因子是由吞噬细胞、内皮细胞、成纤维细胞、平滑肌细胞释放的一类促炎细胞因子对感染部位的细菌、病毒的以及细胞损伤做出反应。趋化因子的化学吸引和激活感染组织中的白细胞通过与粒细胞结合并且与内皮细胞整合素分子稳定结合，在血管壁的内皮细胞提供了一个趋化因子梯度化学吸引，激活吞噬细胞裂解。根据共享半胱氨酸分子的变化，趋化因子分为两种主要类型。C－X－C或α趋化因子（如IL－8）配对半胱氨酸由不同的氨基酸分离；他们作为趋化中性粒细胞和成纤维细胞参与伤口愈合。C－C或β趋化因子（如MCP－1）配对半胱氨酸；他们作为单核细胞、淋巴细胞、嗜酸性粒细胞和嗜碱性细胞的趋化因子。

干扰素增强抵抗病毒的能力，抑制正常细胞和恶性细胞的增殖，阻碍细胞内寄生虫的增殖，增强巨噬细胞和中性粒细胞吞噬功能，增强NK细胞活性。IFN－γ是刺激淋巴细胞产生的主要干扰素。细胞因子介导的先天性（如TNF－α、IL－1、IL－6、IL－10α、IL－12、IL－15）和适应性免疫反应（如IFN－γ、TGF－β、IL－2、IL－4、IL－5）。常驻巨噬细胞释放细胞因子对感染部位有局部的影响，包括白细胞黏附于血管内皮细胞，Ⅰ类MHC分子和吞噬细胞的表达和活性增强。

细胞因子在释放到血液循环中也有普遍的影响。例如，促炎性细胞因子如IL－1β、TNF－α导致体温升高，抑制某些细菌的生长和提增强免疫反应。他们还可以诱导急性期反应，这可能会导致发热，疲劳，食欲不振，恶心，还会影响到抗体的功能如肝脏蛋白质的输出以及促进先天性免疫。一个关键的急性期蛋白C反应蛋白，它与一些细菌和真菌一起，作为调理素和补体的催化剂。促炎性细胞因子的另一个影响是在炎症感染的初期引起白细胞增多，这是来源于骨髓和边缘池的白细胞在血液循环中一个小数量的增加。

脂肪因子是由脂肪细胞因子释放的细胞因子（即脂肪细胞）。我们在第9章中讨论了肥胖，讨论包括了蛋白质的局部作用，以及脂肪因子作为荷尔蒙对能量代谢的调节［例如，脂肪细胞因子（葡萄糖和脂肪酸氧化），瘦蛋白（抑制食欲的瘦素通过在下丘脑抑制神经肽Y），抵抗素（抵抗素胰岛素抵抗），化学（刺激脂肪分解）］。脂联素与肥胖相关炎症因

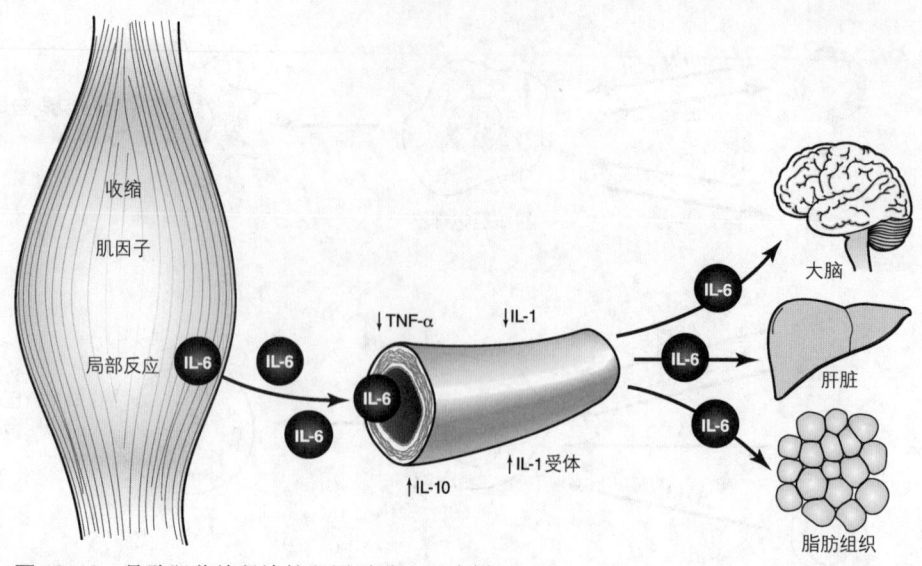

图 13.12　骨骼肌收缩释放的肌因子进入血液循环。
资料来源：Pedersen，2011。

子呈负相关，但在自身免疫性疾病如类风湿性关节炎、系统性红斑狼疮、炎性肠病、1型糖尿病、囊性纤维化等相关性是升高的(Fantuzzi, 2008)。

肌因子是骨骼肌的收缩释放的肽，对脂肪氧化和葡萄糖摄取产生细胞信号通路效应，也有局部旁分泌(作用于邻近细胞受体)和全身内分泌(由血液和淋巴液细胞他们行动)影响肌外介导抗炎反应(Pederson, 2006)(图13.12)。首先提出的肌因子IL-6，作为抗炎细胞因子通过它本身对TNF-α和IL-1的抑制作用，如IL-1受体和抗炎细胞因子IL-10的激活(Febbraio et al., 2005)。肌因子最终可能有助于解释分子(即细胞信号)机制，通过骨骼肌肉与脂肪组织、肝脏、胰腺和大脑之间的相互联系，对抗可导致慢性疾病的炎症反应(Pederson, 2009)。

脂肪因子的类型

- 肿瘤坏死因子-α(TNF-α)
- 白细胞介素-6(IL-6)
- 纤溶酶原激活物抑制剂-1(PAI-1)(促进纤维化)
- 内脂素[模仿胰岛素并抑制细胞凋亡(即程序性细胞死亡)]中性粒细胞

集落刺激因子

骨髓白细胞的增多受集落刺激因子(CSF)的调节，这是在血液中发现的糖蛋白(共轭蛋白质-碳水化合物)，它可以刺激骨髓细胞增殖及粒细胞或巨噬细胞集落形成的。他们包括粒细胞、巨噬细胞集落刺激因子(GM-CSF)，粒细胞集落刺激因子(G-CSF)，巨噬细胞集落刺激因子(M-CSF)和IL-3。GM-CSF是针对血液和感染部位的几种炎症因子而产生的。它刺激骨髓细胞产生中性粒细胞、巨噬细胞和混合粒细胞-巨噬细胞集落。它也可以刺激嗜酸性粒细胞菌落的形成和刺激成熟的粒细胞和巨噬细胞的活化。G-CSF诱导中性粒细胞前体细胞的存活、增殖、分化，以及成熟血中性粒细胞的功能性激活。M-CSF刺激生存、增殖、单核-巨噬细胞的分化。IL-3，也称为多-CSF，是因为它由脑脊液淋巴细胞、上皮细胞、星形胶质细胞分泌，并且可以刺激各种类型的血液和组织细胞的克隆增殖和分化。

免疫系统器官

免疫细胞迁移并集中在初级和次级淋巴器官之中(图13.13)。初级淋巴器官包括骨髓和胸腺，造血作用(血细胞生成)在骨髓发生，胸腺细胞是在胸腺内成熟并发育成T淋巴细胞。次级淋巴器官，淋巴细胞和抗原之间在此处发生接触，包括淋巴结、脾以及相关淋巴组织(MALT)(如小肠和扁桃体的派伊尔结)、皮肤的免疫系统(例如，表皮或真皮淋巴细胞)。在淋巴中，外来抗原被收集和运送到淋巴结，淋巴结位于整个淋巴管和其他淋巴组织，被收集的抗原在淋巴结中可以被淋巴细胞识别。脾从血液

免疫系统的关键细胞因子

- **白细胞介素-1(IL-1)** 主要由巨噬细胞产生,在感染或组织损伤的最初几小时会产生急性反应。这些反应包括发热,氨基酸再分配,和增加肝脏产生抗菌血浆蛋白。IL-1也激活体液免疫与细胞免疫的级联反应,通过激活辅助性T细胞和B细胞的克隆扩增对抗感染,诱导黏附分子的表达,辅助白细胞从血液转移到感染组织(Cannon et al.,1986)。

- **白细胞介素-2(IL-2)** 主要由活化的T_H淋巴细胞产生。它的主要功能是自我完善(即它上调自己本身的活动),细胞毒性T细胞和NK细胞的活化,增加IL-2受体在其他淋巴细胞的表达,并且刺激如干扰素的其他细胞因子的释放。

- **白细胞介素-6(IL-6)** 主要是由激活的T_{H-2}淋巴细胞,单核细胞,巨噬细胞产生(Mackinnon,1999)。它的主要功能是刺激B细胞形成血浆细胞并且分泌抗体,并且诱导肝脏炎症急性期蛋白合成(Sprenger et al.,1992)。因此,它是一种抗炎细胞因子。骨骼肌肉高强度运动或者中等强度的运动中分泌的IL-6可能会引起的肌肉损伤。适度的运动,在运动过程中的IL-6反应是脂肪和葡萄糖燃料代谢的一个假定的调节器(Febbraio et al.,2002),但它也有潜在的积极的免疫效果。它促进抗炎的级联效果,主要的特征是细胞因子抑制剂、IL-1受体拮抗剂(IL-1Ra)、肿瘤坏死因子受体(TNF-R)和抗炎细胞因子IL-10水平增加;同时抑制促炎细胞因子TNF-α的产生(Pedersen,2006;2011)。

- **白细胞介素-8(IL-8)** 是一种主要由受损组织的常驻巨噬细胞和上皮细胞分泌的趋化因子。它作为中性粒细胞和成纤维细胞的化学诱导物参与到创伤的治疗之中。

- **白细胞介素-10(IL-10)** 是一种由T_{H-2}细胞产生抗炎细胞因子。它最初被称为细胞因子合成抑制因子,它能通过抑制巨噬细胞产生细胞因子的方法下调T_{H-1}细胞。IL-10也下调MHC-Ⅱ类分子的抗原提呈细胞的表达,并且可以通过协调其与IL-4之间的关系降低巨噬细胞炎性活动。

- **白细胞介素-12(IL-12)** 是由巨噬细胞和B细胞分泌。它激活T_{H-1}淋巴细胞和NK细胞。它与IL-2、IL-12结合后也可以激活细胞毒性T细胞。

- **白细胞介素-15(IL-15)** 与IL-2的结构和功能类似。病毒感染后由单核细胞和巨噬细胞分泌。它可以调节T淋巴细胞和B淋巴细胞,并且可以诱导NK细胞的增殖。

- **肿瘤坏死因子α(TNF-α)** 主要由巨噬细胞产生。它激活肿瘤细胞的杀伤并且在抗病毒活性中发挥作用(Mackinnon,1999)。这也是急性期反应的抗炎介质(Rivier et al.,1994)。矛盾的是,高水平的TNF-α却会对机体产生不利影响,包括慢性炎症和肌肉萎缩(Mackinnon,1999)。

- **肿瘤坏死因子β(TNF-β)** 由T淋巴细胞产生。它可以激活肿瘤的溶解,增强巨噬细胞的吞噬活性,并参与调解炎症。

- **干扰素-γ(IFN-γ)** 是由激活T_{H-1}和细胞毒淋巴细胞和NK细胞产生。它对抗菌和抗癌反应以及抗病毒作用及抗原的增殖和分化的抑制作用起着重要的作用(Sprenger et al.,1992)。IFN-γ可以激活吞噬细胞使它们的吞噬性更强,并且可以增强ⅡMHC的表达,所以可以使得抗原呈递细胞有更多的容量。

- **转化生长因子-β(TGF-β)** 由血小板、巨噬细胞和淋巴细胞释放。它通过活化的巨噬细胞来增加IL-1的产生,增殖的B细胞和IgA,并且是单核细胞和巨噬细胞的趋化因子。它还能抑制炎症过程中的淋巴细胞增殖,通过抑制炎症反应的方法来促进细胞损伤后的愈合。

中清除外来物质,储存免疫细胞,为血液携带的抗原提供免疫应答。单核细胞、中性粒细胞和淋巴细胞在身体的不同部位迁移和再循环,而免疫应答的关键即抗原可以定位到这些位置。

感染的免疫反应

宿主对感染的反应主要有三个阶段：先天性反应,涉及上皮细胞表面的不适应防御,内在的吞噬细胞和补体激活；早期诱导反应,包括炎症反应、吞噬细胞和NK细胞的活化,细胞因子的释放；适应性免疫反应,涉及细胞毒性T细胞和B细胞的克隆扩增(Abbas et al., 1997)。

第一个阶段发生在感染后的数小时之内。如果补体系统和吞噬细胞(如巨噬细胞)没有充分地去限制感染,早期的第二阶段非适应性反应将会被诱导。这一阶段的关键方面是感染部位的炎症和白细胞的迁移(例如,单核细胞和粒细胞)。炎症和迁移是受由在感染初期吞噬细胞释放的细胞因子(如 IL-6 和 IL-8)以及其他的炎症因子,如前列腺素和白三烯以及通过补体 C5a、C3a 和 C4a 调控,这是一种先天免疫的过程。这些炎症因子的局部反应导致的毛细血管静脉局部扩张到达了极点,血流量减少,血管壁的通透性增加(即导致水肿,肿胀),还会有热、痛等反应。在血液中的外围区域,血管的变化也导致白细胞边集的变慢,因此,循环的粒细胞与附着于血管的内皮细胞之间的联系增加,促进循环在血液中穿过血管壁到达感染部位的白细胞的轮回。血液中白细胞的边缘化和迁移是一个三步走的过程称为外渗,这是由粒细胞和内皮细胞表达的黏附分子调节(Collins, 1995)(图13.14)。内皮细胞通过黏附分子的表达受炎性细胞因子包括 IL-1 和 TNF-α 的调节。

外渗的第一步是通过静脉血管内皮细胞的表达选择素分子(如 L-选择素、P-选择素、E-选择素)介导,然后在白细胞内与糖蛋白结合,并使白细胞以"粘"的形式沿着血管内壁滚动,这是一个快速的过程。例如,由 TNA-α 分泌的 E-选择素只在一个小时之内有效。第二步涉及整合素分子的结合,如淋巴细胞功能相关抗原-1(LFA-1)、白细胞黏附受体(Mac-1)、极晚期抗原-4(VLA-4)、小鼠黏膜归巢受体-1(LPAM-1),在内皮细胞表面的白细胞黏附分子,如细胞间黏附分子-1(ICAM-1)与 LFA-1 整合素结合；血管细胞黏附分子-1(ICAM-1)结合整合素 VLA-4 和 lpam-1；黏膜地址素细胞黏附分子-1(MAdCAM-1)协助归巢淋巴细胞特异性淋巴部位,然后白细胞停止滚动,并松散地附着在内皮细胞上,形成边缘池。这是一个较慢的过程。例如,通过 IL-4 和其他促炎细胞因子激活 VCAM-1,以及通过 IFN-γ 激活 ICAM-1 需要5小时或更多的时间。最后一步是循环的白细胞通过血管壁进入被感染的组织。这一步,称为渗出,取决于白细胞整合素与血小板内皮细胞黏附分子-1(PECAM-1)的结合,黏附分子表达的血小板和内皮细胞之间的连接,白细胞释放通过蛋白酶侵蚀的内皮基底膜(酶分解蛋白质)。感染后,淋巴细胞通过胸导管回流到血流；一些在淋巴和血液中的再循环通过同一个组织,作为抗原的哨兵基于过去抗原暴露记忆(这被称为归巢)。单核细胞和粒细胞不从受感染的组织重新进入淋巴和血液循环。

神经和内分泌系统的免疫调节作用

当剧烈运动或者其他类型的应力存在时,激活的交感神经系统和下丘脑-垂体-肾上腺皮质轴(HPA轴)有助于调节免疫反应(图13.15)。

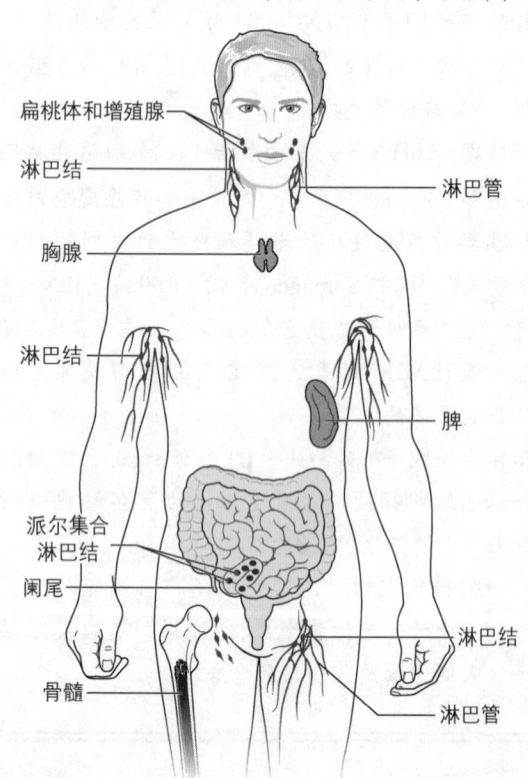

图13.13 免疫系统器官。

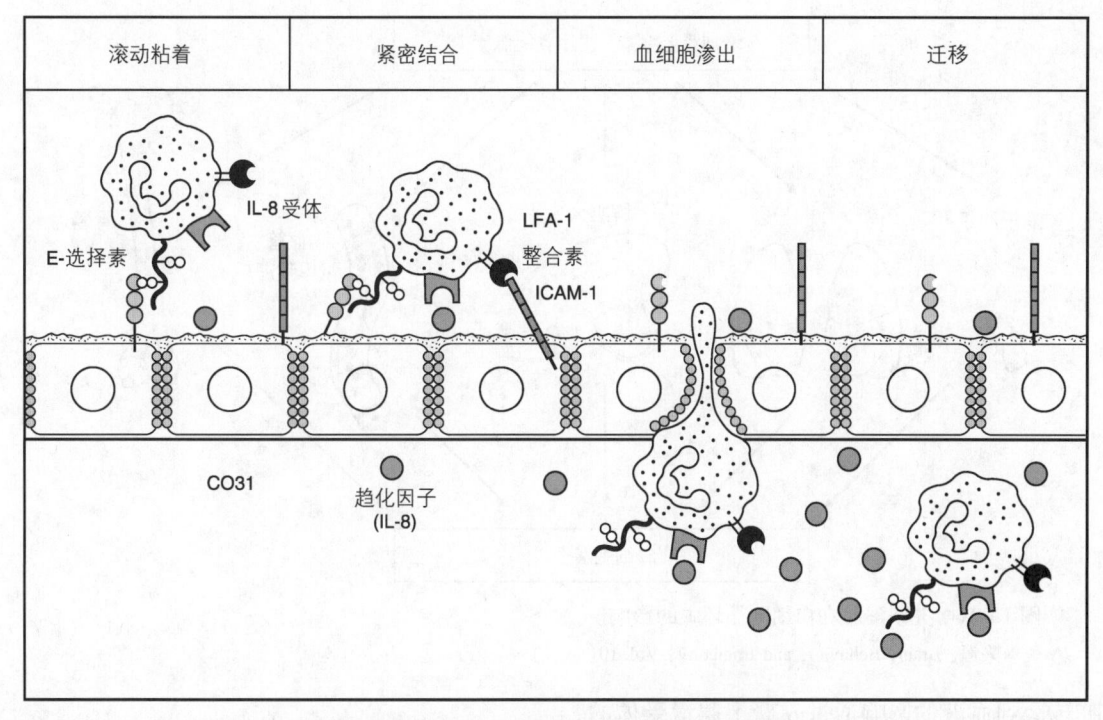

图 13.14 感染部位的白细胞的外渗和循环受到黏附因子和趋化因子的调控。

交感神经与免疫调节

自主神经系统（ANS）包括副交感神经系统（PNS）和交感神经系统（SNS），调节机体的内环境。交感神经系统控制对压力源的逃跑或斗争反应，而PNS 支配伴随着肠神经系统的休息和消化。在紧张的情况下，SNS 被下丘脑激活，从而增加如心脏和免疫组织等靶器官交感神经的通信量。免疫器官受到从交感神经末梢释放的儿茶酚胺类激素（肾上腺素和去甲肾上腺素）的调控，在儿茶酚胺类激素从肾上腺髓质释放到血液之中后会对免疫器官产生荷尔蒙影响。（Maier et al.，1998）。图 13.16 解释了白细胞中儿茶酚胺的影响以及白细胞从淋巴器官迁移到血液中的过程。

在大鼠脾脏中发现去甲肾上腺素激活的神经以及去甲肾上腺素激活的神经末梢。对于人来说，β肾上腺素受体已经确定在淋巴细胞、NK 细胞中存在。注射肾上腺素可以增加 NK 细胞的数量，这些NK 细胞都是被淋巴细胞激活的，比如说 IL-2（Kappel et al.，1998）以及 NK 细胞的溶解活性（即杀死细胞）有一个短暂快速的增加（Tonnesen et al.，1987）。目前已知的是，肾上腺素增加淋巴细胞尤其是 NK 细胞的数量，通过激活 β2 肾上腺素受体来使其离开脾脏或者其他的淋巴器官。儿茶酚胺对粒细

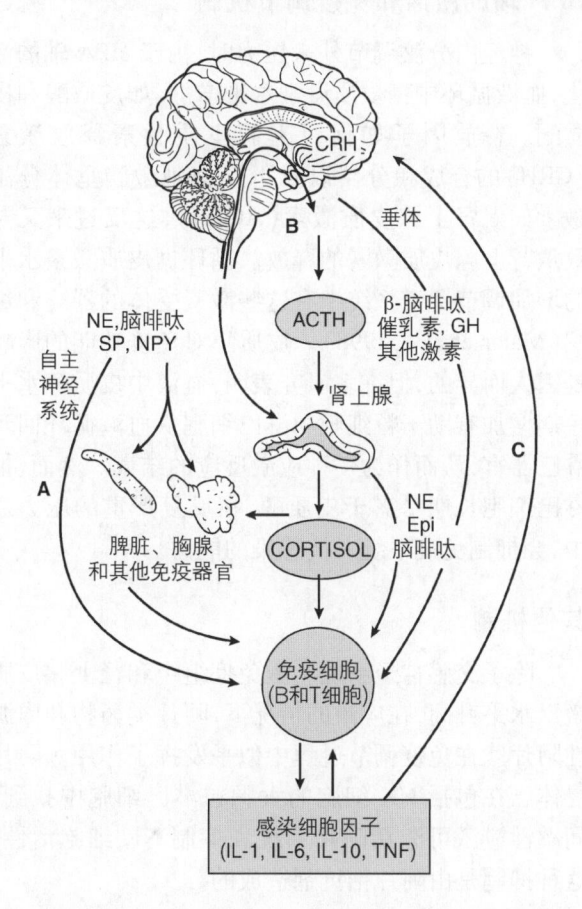

图 13.15 自主神经与下丘脑-垂体-肾上腺皮质系统和免疫系统相互作用示意图。
资料来源：S. F. Maier et al.，1998。

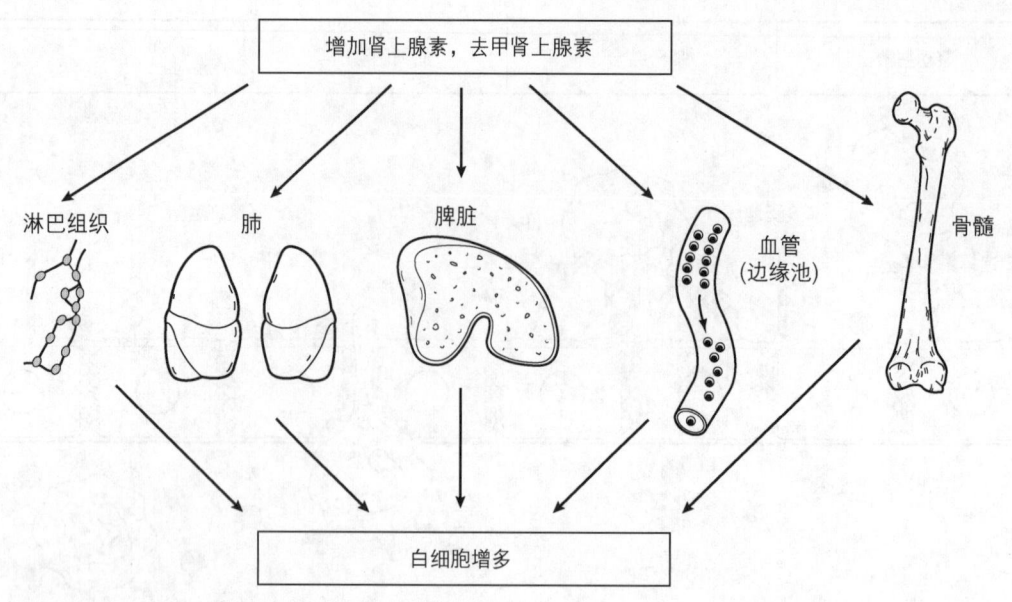

图 13.16 儿茶酚胺在白细胞循环中的影响。
资料来源：Brain, Behavior, and Immunity, Vol. 10。

胞从脾脏转运到血液的影响通过 α 肾上腺素受体的调节（Ernstrom et al., 1973）。在这些发现之前，人们认为肾上腺素会使脾脏收缩，并通过机械作用溢出淋巴细胞。这一观点最终被认为是不正确的，不过，研究表明，即使将动物的肝脏移除，肾上腺素仍会诱导的淋巴细胞增多。在 20 世纪 90 年代的研究发现，情绪紧张或者去甲肾上腺注射引起的血液中细胞水平的增加在没有脾的人之中与有脾的人一样多或更多。对这个观察的最可能的解释是，儿茶酚胺使 NK 细胞离开边缘池，显然是通过抑制 NK 细胞中黏附分子的方式实现的。

血流量增加产生的剪切力也有助于白细胞从边缘池中离开。边缘池和骨髓中儿茶酚胺会引起白细胞额外的循环。相反，增加的 NK 细胞似乎主要来自边缘池而不是骨髓。自然杀伤细胞和其他的淋巴细胞一样，不遵循淋巴和血液之间（通过淋巴结和胸导管）相同的再循环途径。

总的来说，来源于肾上腺髓质的肾上腺素，增加循环中性粒细胞数量，但减少淋巴细胞数量。相比之下，去甲肾上腺素（中等或剧烈运动时主要通过交感神经释放以支配心脏和血管的活动）增加中性粒细胞和 B 细胞数量（Ince et al., 2019）。

> 边缘池中白细胞增多最有可能的解释是，儿茶酚胺黏附分子的抑制和运动中血流量增加引起的剪切力。

HPA 轴的激活和免疫调节机制

神经内分泌调节外来压力时，由于 HPA 轴的活化，血液循环中糖皮质激素水平增加，如皮质醇和皮质酮。释放因子如促肾上腺皮质激素释放激素（CRH）的合成和分泌以及下丘脑刺激脑垂体分泌激素如促肾上腺皮质激素（ACTH），这反过来又导致从肾上腺皮质激素的释放。循环糖皮质激素水平的增加调节免疫系统中有这些激素受体的器官和组织（Maier et al., 1998）。皮质醇对免疫功能的影响是因人而异的，但许多研究表明，血液中皮质醇水平短期增加有助于粒细胞和淋巴细胞从血液循环回到淋巴器官，从而作为一种应激反应的结束。然而，把淋巴细胞长期暴露于皮质醇，在反复严重的压力之中，会抑制免疫系统对抗感染的能力。

其他机制

除了交感神经系统刺激免疫组织和肾上腺皮质激素水平升高，在应激的情况下，阿片类药物和内源性阿片肽在免疫调节过程中似乎发挥了作用。阿片受体已在包括 NK 细胞的大颗粒淋巴细胞中找到。间歇性应激可激活阿片系统和抑制 NK 细胞活性。这种抑制是由阿片拮抗剂造成的。

癌症的免疫治疗

免疫疗法试图增强免疫系统，所以它能更好地靶向和杀死肿瘤细胞。方法包括针对肿瘤抗原的疫苗接种,放大活化的T细胞和B细胞,并注入白细胞介素(如T细胞生长因子,即IL-2)提高T细胞和NK细胞的水平和其他细胞因子(如IFNα)来激活NK细胞和树突状细胞。肿瘤的局部微环境(如免疫细胞、血管生成细胞、淋巴内皮细胞,以及与癌症相关的成纤维细胞)调节癌症成长和进步(图13.17)。她们可以通过影响癌细胞与免疫系统相互作用和转移瘤的形成进而抑制或促进肿瘤增殖(Anari et al., 2018)。

在肿瘤形成前和后,免疫细胞及其细胞因子具有不同的作用,可以增强或损害免疫治疗的临床结果。例如NK细胞和肿瘤坏死因子能在异常细胞发生转变为癌细胞前将其消灭。然而,在肿瘤形成后,肿瘤细胞的微化学环境调节免疫细胞的功能。在肿瘤生长的免疫逃逸阶段,抗原免疫反应不充分,或者完全耐受,或者肿瘤作为外来物不能被免疫系统识别(Upadhyay et al., 2018)。

肿瘤入侵后,细胞毒性T细胞在富含肿瘤相关免疫抑制剂的微环境中包括肿瘤相关巨噬细胞在内的细胞(TAMs),肿瘤相关中性粒细胞(TANs),骨髓来源抑制细胞(MDSCs),t调节细胞(Tregs)和癌症相关成纤维细胞,它们释放通过细胞凋亡抑制或杀死T细胞的分子(马丁内斯)和月球2019(图13.18)。

肿瘤更喜欢葡萄糖作为燃料,而缺氧伴糖酵解限制氧化磷酸化。这是记忆T细胞所必需的肿瘤细胞产生可以杀死T细胞的活性氧(自由基)。肿瘤和肿瘤相关细胞也会分泌VEGF,肿瘤生长因子和前列腺素E2T细胞。结合使用抑制剂的新疗法这些检查点蛋白会关闭T细胞对a的识别肿瘤,装甲car(例如,修饰分泌细胞因子)。比如IL-12,它可以打败免疫抑制性肿瘤环境,以及其他抑制因素的抑制可以促进CAR-T细胞的成功并在临床试验中得到验证(Martinez et al., 2019)。

嵌合物的使用使癌症免疫治疗取得了进展抗原受体(CAR)T细胞来表达引导T细胞到达表面的合成受体肿瘤抗原。car是用来增强T细胞的活性和持久性杀死目标肿瘤。他们已经成功对抗了所谓的液体肿瘤(例如,血液恶性肿瘤(如白血病),但尚未在治疗实体瘤方面也取得了类似的成功(Kosti et al., 2018; Newick et al., 2017)。成功的障碍治疗实体瘤的重要因素包括CAR的低积累T细胞在肿瘤中由于运输不畅或身体不适排除和暴露浸润,

CAR-T细胞免疫抑制检查点分子,细胞因子和代谢应激那是无益的有效的免疫反应(Kosti et al., 2018)。治疗基因创新重新设计CAR-T细胞反抑制影响在肿瘤中发现微环境和新的免疫治疗药物组合正在被考虑作为增加活动的方法吗CAR-T细胞(Kosti et al., 2018)。

> 不像CAR-T细胞可以识别表达于细胞表面,T细胞受体用于识别肿瘤特异性MHC上的蛋白(Zhao et al., 2019)。

体力活动与免疫系统:证据

据德国生理学家舒尔茨报告说,肌肉活动使血液中的白细胞数量增加,血液中白细胞成倍增加是出现在1901年的波士顿田径协会马拉松比赛跑完的4个男人中,以及另一组跑完400米跑的人群中(Garry et al., 1929)。淋巴细胞增多主要是在运动中的前10分钟内出现。随后,中性粒细胞增多与注射肾上腺素后看到的模式相同。因此,有人推测,在运动过程中的肾上腺素水平增加对运动中白细胞的变化息息相关(Martin, 1932)。现代研究已经普遍证实那些早期对白细胞升高与运动反应的观察(Pedersen et al., 2000; Woods et al., 1999a; Woods et al., 2002)。

急性运动

在正常的健康人中,几种免疫细胞的数量,尤其是NK细胞和中性粒细胞的数量通常在一次中高强度运动后立即升高50%~85% VO_{2max}。中性粒细胞持续升高数小时,在运动后2小时到24小时内,细胞恢复到正常水平(Lewicki et al., 1988; Espersen et al., 1996)。但是,经过长时间高强度的锻炼后,淋巴细胞和NK细胞可被抑制低于正常水平高达6小时(Espersen et al., 1996)。一种观点认为,这一时期的免疫抑制后,如果暴露于病原体,而细胞毒性细胞的数量低于正常值,高强度运动会促进感染的易感性(Hoffman-Goetz et al., 1994)。

> 过度运动后的免疫系统的暂时抑制,如果暴露于病原体的情况发生,即使细胞毒性细胞的数量低于正常也会容易感染。

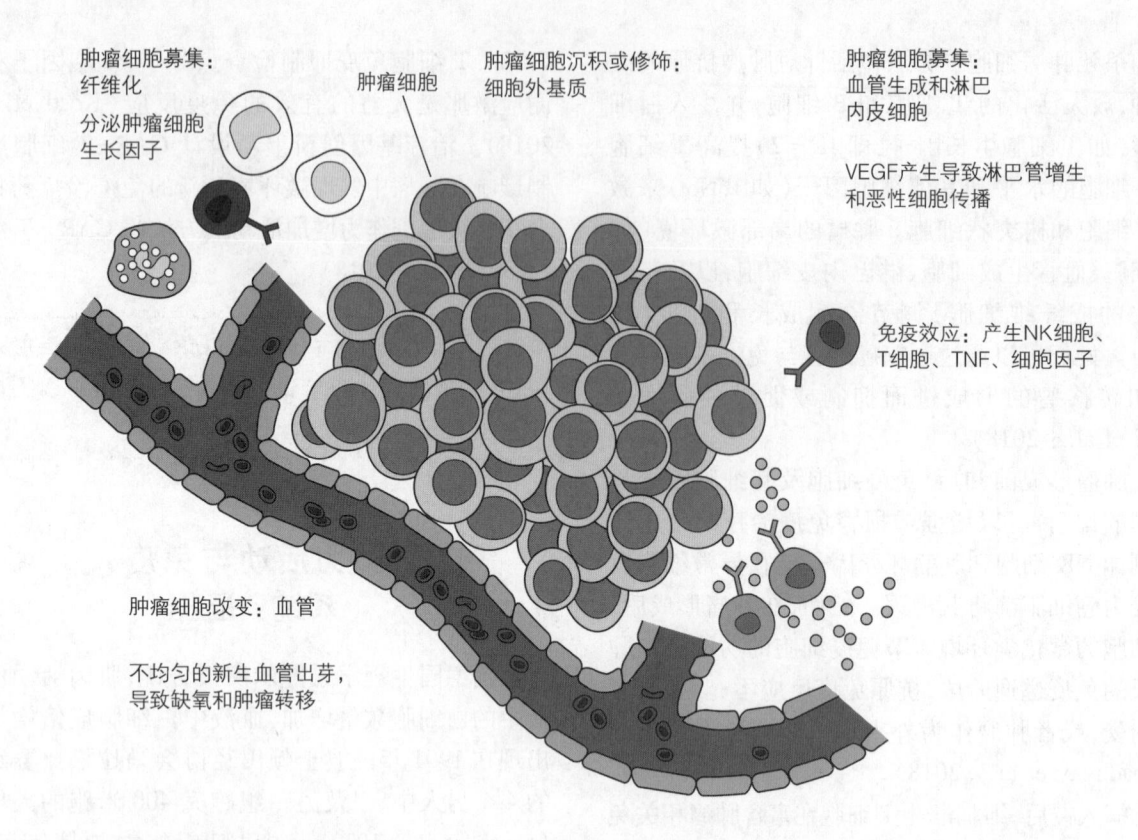

图 13.17 肿瘤微环境和免疫靶点。

Treg 细胞抑制 T 细胞和细胞因子生成,进而避免自身免疫;MDSCs(骨髓来源的抑制细胞抑制 T 细胞反应);GITR(糖皮质激素诱导的肿瘤坏死因子受体表达于 T 细胞、B 细胞、树突状细胞和 NK 细胞;激活肿瘤抗原特异性效应 T 细胞并削弱 Treg 对 T 细胞的抑制效应);PDGF(血小板来源的生长因子);VEGF(血管内皮生长因子);TKI(酪氨酸激酶抑制剂);犬尿素——一种色氨酸代谢产物,用于生成烟酸(维生素 B_3);ECM(由胶原蛋白、酶、糖蛋白如腱生蛋白、和血浆组成的细胞外基质);COX(细胞色素)抑制剂-非类固醇类的抗炎药物如阿司匹林、布洛芬、和萘普生

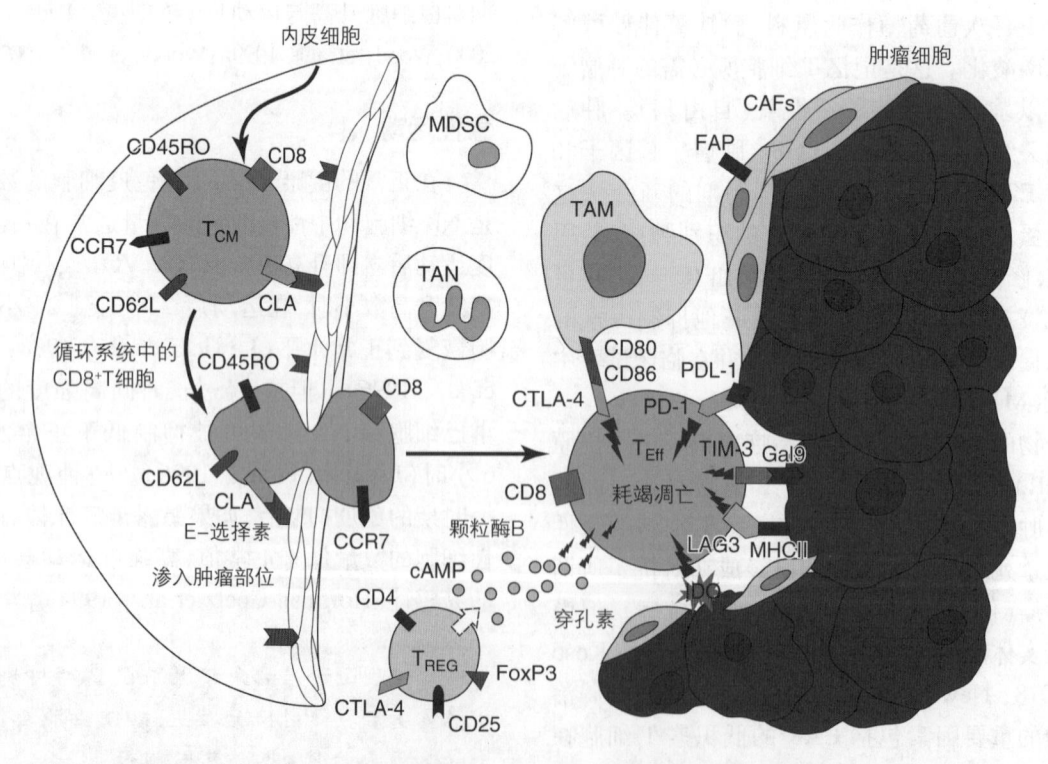

图 13.18 免疫检查点治疗。

巨噬细胞

急性运动增加了血液循环中单核细胞的数量。对于这种增加的单核细胞(如其他白细胞)最好的解释是从边缘池大量涌入的细胞。还有一种增加情况是单核细胞在持续运动几个小时或疲劳运动后易感染区域增加使得单核细胞从血液中迁移而导致的增加。后者是有意义的,运动期间,作为一个局部感染在逻辑上具有较高的生物优先级对比循环调节。运动对巨噬细胞的吞噬作用、抗肿瘤活性、活性氧氮代谢和趋化也有积极的刺激作用;但大多数研究用小鼠而不是人类作为研究对象(Woods et al., 1999)。对小鼠的研究也表明运动训练可增加任何年龄的巨噬细胞的抗肿瘤活性。然而,并非所有的巨噬细胞功能可以通过锻炼增强。巨噬细胞 MHC Ⅱ 的表达减少以及巨噬细胞抗原呈递能力的下降是众所周知的。因此,有人暗示,运动暂时增加巨噬细胞的吞噬功能,同时抑制其辅助细胞功能(Woods et al., 2000)。

淋巴细胞

许多研究表明,T 淋巴细胞、B 淋巴细胞的增殖能力(即生长和繁殖的克隆)当接触到一些有丝分裂因子(通过淋巴细胞诱发克隆扩增的因素,如 IL-2)时会增加,当暴露在其他有丝分裂因子(如植物血凝素和伴刀豆球蛋白 A)时会被抑制。然而,似乎这些变化主要反映了运动后即刻血液循环中的淋巴细胞数量,在个体淋巴细胞的生长和分裂并不是一个真正的改变(Perderson et al., 2000)(表 13.1)。淋巴细胞进入血液输入(即淋巴细胞增多)在急性运动的过程中似乎主要取决于儿茶酚胺的释放(如去甲肾上腺素来自肾上腺交感神经和肾上腺素从肾上腺)。细胞毒性 T 淋巴细胞(CD8$^+$),尤其是效应记忆 T 细胞(Simpson et al., 2007),是在运动中比 T(CD4$^+$)或 B 淋巴细胞更为敏感,可能是因为他们在其表面有更多的 β_2 受体和黏附分子对儿茶酚胺产生应答反应并且帮助他们离开边缘池。

表 13.1 高强度运动对免疫系统的影响

项　　目	运动中	运动后
中性白细胞计	↑	↑↑
单核细胞计数		↑
淋巴细胞计数	↑	↓

续 表

项　　目	运动中	运动后
CD 4+计数	↑	↓
CD 8+计数	↑	↓
CD 19+计数	↑	↓
CD 16+56+计数	↑	↓
淋巴细胞凋亡	↑	↑
有丝分裂原增殖反应	↓	↓
体外抗体应答	↓	↓
唾液 IgA	↓	↓
迟发性超敏反应(皮肤试验)		↓
NK 细胞活性	↑	↓
淋巴因子激活的杀伤细胞活性	↑	↓
C 反应蛋白		↑

注:↑为增加;↓为减少;↑↑为明显增加。

在一个小时左右的训练课结束后,血液中的淋巴细胞数尤其是 NK 细胞反而降至低于运动前的水平(淋巴细胞),可能是因为肾上腺皮质中皮质醇的水平增加。数小时后,但在 24 小时之内,血淋巴细胞计数恢复正常。已经有报道称,丝促细胞分裂剂刺激 T 细胞增殖以及 T 细胞释放 IL-2 和 IFN-γ 都会在剧烈运动后就降低(Gleeso et al., 2005)。

自然杀死细胞

定量分析 27 篇研究共包括 390 人,分析结果显示表明,急性运动的累积效应对于 NK 细胞来说是使其细胞毒性增加(即杀死体内肿瘤细胞的 NK 细胞),分析中存在 1.2 标准偏差(95% CI: 0.37～2.1)(Hong et al., 2004)。结果随着时间的推移发生了明显的改变,在运动后不久细胞毒性明显增加,运动后 1～3 小时低于运动前的基础水平,在运动后 24 小时之内恢复到基础水平。根据锻炼的方式或强度不同不会有什么太大的改变对于运动来说,但是相对于持续时间超过两个小时的运动比持续时间在 20 分钟到两个小时的运动变化更大。在那些经常久坐和体力活动较少并且未经过运动训练并准备去增强他们的体质的人中变化也非常的大。运动后 NK 细胞活性的改变可能更多的是血液中 NK 细胞数量的改变而不是个体 NK 细胞溶解肿瘤细胞的能力的改变。例如,大多数的研究发现,当血液中的 NK 细胞溶解活性表现出与 NK 细胞的数量有适当的关系,这种关系不会被运动所改变(Moyna et al., 1996;Nieman et al., 1995b;Palmo et al., 1995),除了强度过大,急性的和持续时间较长的锻炼可以短暂的抑制 NK 细胞的溶解活性几个小时(Gleeson et al., 2005)。

前列腺素(如 PGE2)、β-内啡肽和儿茶酚胺类物质的水平,已经被研究作为一种可能的机制或介质对于急性运动后 NK 细胞的活性的改变(Fiatarone et al., 1988;Moyna et al., 1996;Murray et al., 1992;Rhind et al., 1999),但很少有研究使用统一的方法可以得出结论。一些证据表明,中性粒细胞的活性,包括趋化、吞噬、和氧化爆裂,在中等的运动强度之后会增强,尤其是在上呼吸道。

> 急性运动后 NK 细胞杀死肿瘤细胞增多可能是血液中 NK 细胞数量增多的结果而不是个体 NK 细胞杀死肿瘤细胞的能力增加。

离心性肌肉收缩

已经被发现的是,在离心抵抗型运动中,较小肌群血液循环中 NK 细胞的数量可能增加(Palmo et al., 1995),也可能减少(Malm et al., 1999)。此外,NK 细胞的数量在高强度(80% 的最大摄氧量)的运动后增加,但是在低强度(40% 最大摄氧量)的运动后减少(Strasner et al., 1997)。其他的一些研究已经表明,长时间耐力运动(例如,2~3 小时)和持续时间较短的高强度离心运动可诱发炎症样反应通过刺激肝脏合成急性期蛋白导致炎性细胞因子(如 IL-1、IL-6、TNF-α)分泌增加。此外,中性粒细胞和巨噬细胞迁移到肌肉损伤区域,清除死亡细胞的碎片。

运动训练后的自然杀伤细胞

有证据表明,运动训练可以调动和激活细胞毒性细胞,抑制来源于骨髓的免疫细胞的炎症信号途径,调节急慢性炎症反应(Hojman, 2017)。只有很少关于慢性运动对巨噬细胞、中性粒细胞、T 淋巴细胞和 B 淋巴细胞的影响的研究得到结论,这些免疫细胞在适应重复的体力活动(Woods et al., 1999)。结果是清楚的,NK 细胞也许是人体中急性运动最敏感的免疫细胞。在进行运动训练和没有进行运动训练的人之间采用一半是对运动训练的研究,一半是横断面比较研究,表现出 NK 细胞分别有 0.6 (95%CI:0.3~0.9)和 1.0(95%CI:0.7~1.4)的标准偏差的累积增长(Hong et al., 2004)。

然而,个体研究结果显示,NK 细胞的活性没有显著的持续性变化(斯波德和石 1999)。在 18 例类风湿关节炎患者在进行 8 个周的循环训练之后发现,NK 细胞的活性或者血液中单核细胞的数量和增殖没有改变(Baslund et al., 1993)。无论是 12~15 周的步行运动(45 分钟的 60%~75% 最大心率,每周 5 天)(Nieman et al., 1990b)还是 8 周的有氧和抗阻力结合训练都会影响 NK 细胞的活性和循环水平。老年男性和女性六个月的有氧运动对 NK 胞活性、白细胞计数并没有显著影响(Woods et al., 1999)。相反,由兰德和他的同事们的一项横断面研究(1994)表明,受过训练的个人(最大摄氧量的 57 ml·kg^{-1}·min^{-1})比先前未经训练的对照组(39 ml·kg^{-1}·min^{-1} 最大摄氧量的 1 分钟)有较高的循环白细胞总数、中性粒细胞和自然杀伤细胞水平。

与人类研究的证据相比,在小鼠的研究中,运动训练对 NK 细胞的细胞毒性影响的证据更为一致。每天一个半小时中等强度的游泳,持续 20 天可以增加小鼠的 NK 细胞活性。霍夫曼·戈茨和奥瑞曼、维尼(1994)进行了一系列的研究关于小鼠运动训练后 NK 细胞的活性和肿瘤转移。经过九周的跑轮和跑步机训练,雄性 C3H 小鼠被注射肿瘤细胞。在没有运动的情况下任由肿瘤细胞发展 3 个星期然后将小鼠杀死。经过训练的小鼠表现出脾脏 NK 细胞活性增强,降低肿瘤细胞在肺部滞留(MacNeil et al., 1993b)。10 周跑步机训练可以增强小鼠体外 NK 细胞的细胞毒性(Slimpson et al., 1990),9 周自愿跑轮和跑步机训练可以增加体内和体外的细胞毒性(MacNeil et al., 1993)。当雌性小鼠接受肿瘤细胞的注射之后发现会,发生 NK 细胞毒性作用和瘤转移的分离;8 周自愿跑轮训练后,小鼠与之前测定的提高体外 LAK 细胞(淋巴因子激活的小鼠 NK 细胞)活性表现出较高的肿瘤多样性(Hoffman-Goetz et al., 1994)。

与小鼠研究得到的结果相比,6 周的自愿跑轮运动(Dishman et al., 2000),5 周的跑步机训练(Dishman et al., 1995)或者 15 周的跑步机训练后,大鼠脾脏的 NK 细胞活性基本上没有变化。相反,免疫功能以及 NK 细胞活性下降,在进行 40 周的每周5天的跑步机训练后功能恢复（Moriguchi et al.，1998）。

人类和啮齿动物之间保持平衡是因为长期的体力活动并不会改变NK细胞的基础活性，尽管在一个短期运动后NK细胞的细胞毒性短暂性的增加。然而，其他关于大鼠的研究表明，长期的体力活动独立于任何体质的改变而且可以抵抗运动后NK细胞活性的抑制。

> 尽管强有力的证据表明短暂的急性运动后NK细胞的数量增加，但是研究发现运动训练对NK细胞的基础活性的影响在人和啮齿类动物中是不一样的。

研究人员并不总是能清楚地说明研究中游泳和跑步机的主要作用力是什么，并且已经用了各种各样的方式去区别大鼠和小鼠在跑步习惯上的不同。所以区别强迫长期运动和自主运动的影响仍然很重要。尽管运动训练已经被证明可以增加不论大鼠还是小鼠的NK细胞的活性，但是我们仍不知道运动训练是否可以提高人体外周血中NK细胞的细胞毒性。人类研究对观察到的运动训练对静息NK细胞活性的微不足道的作用提出了疑问，即运动训练计划的本质（强度，持续时间，等），因为这些改变可能影响到NK细胞活性的适应性。另外，至少有两个不同的人类亚群NK细胞是基于CD56的表达强度：CD56（亮）和CD56（暗）细胞。在运动过程中，CD56（暗）细胞更敏感，但在运动后恢复过程中的1 h，CD56（亮）细胞更敏感，这可能表明，运动可以作为辅助治疗方式在如MS等的炎症类疾病的治疗中（Timmons et al.，2008）。

表13.2总结了急性和慢性运动训练对免疫系统的影响。

表13.2 运动对机体免疫系统的影响

运动种类	增 加	减 少
急性	粒细胞（主要是中性粒细胞）的血液水平；单核细胞水平；巨噬细胞吞噬活性；NK细胞血液水平	血T淋巴细胞；NK细胞毒性（剧烈运动）
慢性	NK细胞毒性；上呼吸道感染风险（剧烈运动）	上呼吸道感染风险（中度运动）；肿瘤生长

运动的抗癌作用？

运动有抗癌的作用，这似乎是合理的对内在肿瘤因子的影响，通过增强韧性，减轻伴随癌症和癌症的不良事件并通过增强免疫治疗（Hojman et al.，2018）。在对小鼠和大鼠的动物研究中，有规律的活动轮跑或跑步机跑步4~32周（这是一种锻炼方式）在人类中大约几年）已经被抑制了几种类型肿瘤的发生和进展（Ruiz-Casado et al.，2017）。

癌症通常是一种与年龄有关的遗传疾病。当正常健康的细胞发育成染色体时发生多年细胞分裂后的不稳定性。正常情况下，端粒（染色体末端的DNA帽）起到保护作用。染色体从融合或退化。当细胞分裂时，端粒收缩是为了防止细胞异常生长或自我毁灭通过核碎裂（即细胞凋亡）。在人类发育成熟，端粒酶通常通过添加，当细胞分裂时，新的DNA盖帽。随着年龄的增长，这是正常的。让端粒缩短并阻碍细胞分裂。然而，癌细胞通过激活端粒酶来保持生长逆转录酶基因产生过多的端粒酶（Jafri et al.，2016）。

有证据表明，白细胞的端粒长度骨骼肌细胞可能与健康的生活方式与若干风险负相关与年龄有关的疾病，包括癌症在观察。研究表明，高水平的体育锻炼与更长的端粒长度，特别是在老年人中（Arsenis et al.，2017）。这表明有规律的体育锻炼可能延缓衰老对端粒长度的影响。然而，这还没有得到运动试验的证实，而且目前尚不清楚体力活动或锻炼是否有可能有力地改变端粒酶活性以防止肿瘤。

对肿瘤细胞抗原特异的T细胞出现在癌症患者的血液中，有大量的细胞毒性浸润肿瘤的T细胞生存率更高在黑色素瘤和卵巢癌患者中，乳房和结肠。然而，大多数癌症的临床试验患者发现T细胞数量的增加浸润性肿瘤太小，没有效果。临床前小鼠滚轮跑运动训练的研究已经显示出延缓黑色素瘤生长的有希望的结果肝脏肿瘤，显然是因为运动解放了T细胞，NK细胞和B细胞来自脾脏，淋巴节点和边缘血管池（Idorn et al.，2018）。运动可能会使T更好地归巢，这似乎是合理的细胞与肿瘤细胞的结合，这可以促进肿瘤细胞的浸润肿瘤（Idorn et al.，2018）。运动是否可能而不利于改变肿瘤微环境知道，但这并非不可信。

NK细胞浸润肿瘤的时间延长与高NK细胞毒性有关与降低癌症风险有关。因为运动可以调动和激活NK细胞,它可能会增强通过改善NK细胞募集来治疗癌症和实体肿瘤浸润(Idorn et al., 2016)。将NK细胞从健康供体转移到癌症患者身上的长期效果有限,因为它们会丢失细胞毒性。锻炼似乎可以增加有利因素癌症患者接受NK细胞治疗的结果输液(Bigley et al., 2015)。

此外,移植的造血干细胞(从骨髓、外周血或脐带获得)和转移免疫疗法(T淋巴细胞输注和来自捐赠者或患者自身的免疫球蛋白)可以对血癌及移植后治疗有效感染。然而,循环细胞的数量供体和患者往往太低,临床疗效。来自啮齿动物和人类临床前研究的证据提示急性和慢性有氧运动可能增加患者和供体来源干细胞的产量细胞毒性淋巴细胞增强干细胞治疗癌症患者(Simpson et al., 2017)。

体力活动、运动和低度全身炎症

肝脏中C反应蛋白的产生是一种应对如IL-6、IL-1和TNF-α等细胞因子引起的感染急性期反应。所有这些炎症标志物可以在肥胖或有其他慢性疾病,如糖尿病、囊性纤维化、慢性阻塞性肺疾病、MS、癌症(包括癌症、消耗综合征),以及年龄引起的免疫衰老等情况下增加。增加体力活动可能通过在肌肉收缩时分泌抗炎因子引起低度系统性炎症。或者,体育活动有助于减肥,从而通过间接减少驻留在脂肪组织的炎性脂肪因子和巨噬细胞而减少炎症(Woods et al., 2009)。

早期发表的关于运动和C反应蛋白的研究中评论,高强度的运动(如马拉松和公路赛、铁人三项)引起的暂时性、急性期炎症反应,但运动训练似乎会引起持久的抗炎适应。除了少数例外,近20个横断面研究表明,耐力性运动员或者耐力性体力活动在各个年龄段的男性和女性中比运动较少和久坐的人群中有更低水平的C反应蛋白生成。同时,一些运动试验报道耐力训练后C反应蛋白减少(Kasapis et al., 2005)。尽管许多研究表明运动可以调整身体质量指数(BMI),但大多数研究没有表明,体力活动和炎症标志物之间的关联是独立于肥胖,而肥胖是一个低级别的炎症危险因素(Warnberg et al., 2010)。此外,大多数的调查显示体力活动与较低水平的炎症是横断面研究。因此,目前还不清楚是否体力活动会导致炎症减少,或是否炎症的减少可以为那种体力活动比较多的健康人作为一种标记。随机对照试验的后续评估表明,在没有大幅度的体重下降的情况下,充足的运动训练可以不依赖较低水平的C反应蛋白而增强肥胖人群的体质。

83项随机和非随机Meta分析运动训练与C反应蛋白(CRP)的试验从3 700多人那里得到了143个结果。在那里c反应蛋白平均下降了0.26个标准偏差(SD)。同时BMI或百分比下降体脂解释了11%或近7%的CRP下降。然而,不管体重或脂肪的减少,锻炼训练导致CRP的减少,虽然幅度很小(0.19 SD)(Fedewa et al., 2017)。

11项随机对照试验的Meta分析包括1 250名中老年人得出结论,平均而言,有氧运动训练使CRP降低0.50。7项研究的SD,以及TNF-α(5项研究)和IL-6(6项研究)的研究,每个误差0.75 SD。两项研究报告没有影响。运动对IL-4的影响(Zheng et al., 2019)。

INFLAME研究

这是关于C反应蛋白升高浓度的4个月高强度有氧运动训练(16大卡/千克每周体重)影响的随机对照试验(≥2毫克/升;中位数为4毫克/升),受试人群是162名40~60岁之间的最初有久坐习惯,以及患有肥胖的男女(Thompson et al., 2008)。

无论性别或体重基线,运动对C反应蛋白水平没有影响。然而,体重的变化与C反应蛋白的变化有关。只有对女性而言,下降约6.5磅体重(2.9千克)或者更多(≥3%)C反应蛋白含量明显降低(约1毫克/升)(Church et al., 2010)。

女性运动的剂量反应研究

将400多名有久坐习惯的、超重或肥胖的绝经后妇女随机分为四组:运动控制和三种有氧运动组。运动组为6个月的训练周期,运动能量为每周4、8、12 kcal/kg,运动强度是50%最大摄氧量。C反应蛋白的中位数范围为3.4~4.9毫克/升。不论能量消耗多少,运动对血液中的C反应蛋白水平、IL-6和TNF-α或脂联素没有影响(Arsenault et al., 2009)。即使最大摄氧量的增加是与运动量无关,但是在所有的运动组腰围减少是相似的。无论是运动组还是对照组,只有女性减重约5.75磅(2.6千克)或更多3%,C反应蛋白才会减少(约1毫克/升)。

西雅图华盛顿

对久坐的超重男女进行了一个类似的12个月的运动类随机对照试验，他们其中仅仅是一小部分基础水平提高，并且我们发现对C反应蛋白的水平没有影响，尽管他们之中只有2%体重下降（Campbell et al.，2008）。然而，随后对肥胖、腹部型肥胖，或者两者兼有的绝经后妇女结果分析发现，运动使得C反应蛋白质含量降低10%以上，尽管体重变化不大，IL-6也不受运动影响。

> 对于肥胖和C反应蛋白水平升高的人，用运动的方式减少体重似乎成了减少C反应蛋白水平升高的关键。

老年人的生活方式干预与独立实验

这是为了测试运动对炎症生物标志物（C反应蛋白质和IL-6）的影响而对424名很少进行体力活动的非残疾的老年人（年龄在70～89岁之间）进行的研究。参与者被随机分配到一个为期12个月的中等强度的体力活动干预或者在得克萨斯州的德拉斯、加利福尼亚州的斯坦福、宾夕法尼亚州的匹兹堡和北卡罗来纳州的温斯顿塞勒姆进行的健康老龄化的健康教育干预（Nicklas et al.，2008）。在对基线IL-6、性别、临床网站和糖尿病等因素调整之后，运动组的IL-6水平比健康教育组下降了8.5%，但运动对C反应蛋白没有影响。一个关于这368名参与者的辅助分析表明运动对血液脂肪细胞因子水平、TNF-α、IL-15、IL-1受体、IL-2和IL-6肿瘤坏死因子没有影响。运动后，IL-8水平低10%，但那可能是一个偶然的发现（Beavers et al.，2010）。总体而言，没有证据能够表明运动训练的抗炎作用。

年轻人

很少有关于青少年的体力活动和炎症标志物的研究取得了与青年人同样的发现（Rubin et al.，2010）。几个持续了2～3个月的横断面研究表明，相对于不好动或者有久坐习惯的男孩和女孩，比较好动并且受过运动训练的男孩和女孩比其高25%～35%的脂肪细胞因子水平，比其低25%～50%的IL-6水平，C反应蛋白减少30%。TNF-α减少或不变。然而，并不是在所有的研究里体重都受控制，并且关于肥胖青少年的随机对照试验表明，运动对青少年脂肪细胞因子与炎性细胞因子的影响和对成年人一样，都取决于体重的减少（Balagopal et al.，2005；Kelly et al.，2007）。

免疫系统的相互作用也会影响肠道中益生菌和致病菌（微生物群）的平衡进而影响对炎症性疾病的易感性。最新研究表明，在炎症性损伤期间（例如，溃疡性结肠炎或克罗恩病），不同类型的运动训练对肠道疾病的严重程度有不同影响，可能与免疫细胞稳态和微生物群-免疫相互作用有关（Cook et al.，2016）。

炎症性疾病患者

回顾19个研究，判断急性运动（7个儿童研究和8个成人研究）和慢性运动训练（5个成人研究）是否引起了炎症性疾病患者的异常炎症反应（如MS、慢性疲劳、慢性阻塞性肺疾病、充血性心力衰竭、2型糖尿病、类风湿性关节炎）（Ploeger et al.，2009）。作者得出结论，单次运动可能会引起1型糖尿病、囊性纤维化或慢性阻塞性肺病患者的炎症反应加重。与健康组相比较，急性运动恢复期，IL-6、T淋巴细胞和白细胞总数的水平持续升高的时间更长。相反，典型的耐力运动训练方案减少或者并不会改变慢性心力衰竭与2型糖尿病患者的标志物。

多发性硬化患者

在一个辅助性的研究中，11个多发性硬化患者和11个对照组的参与者（每组8名女性3名男性），按照年龄、身高、体重、体脂肪量和最大摄氧量峰值，按照O₂峰值的60%的运动强度，完成30分钟的自行车运动，每周3天，共持续8周（Castellano et al.，2008）。在研究一开始和研究结束后的4周和8周，运动前后决定血浆细胞因子的浓度。一次运动后，血浆中IL-6、TNF-α和IFN-γ的反应与多发性硬化患者和对照组的参与者相同。运动训练之后，IL-6的静息水平在所有组中都趋于减少的趋势，反之，血浆中TNF-α和IFN-γ在多发性硬化的患者中增加但是在对照组参与者中没有改变。

对16项小型研究的系统回顾发现，运动训练可以改善MS患者中枢神经系统的完整性和功能（通过脑磁共振测量）（6项研究），调节血脑屏障中的渗透性标志物（3项研究），增加脑源性神经营养因子（9项研究）（Negaresh et al.，2019）。来自十几个小型研究的证据目前尚不清楚运动是否影响MS患者的脂肪因子（如瘦素）和其他细胞因子（如IL-6、IL-10、和TNF-α）（Negaresh et al.，2018）。

充血性心力衰竭的男性

20个患有稳定型充血性心力衰竭的中年男性随机分到一个对照组或者有氧训练组，有氧训练组可以在6个月的训练后增加29%的最大摄氧量峰值。血液中TNF-α、IL-6和IL-1β的水平不受运动的影响，但是上述指标会伴随着基因表达的减少而在骨骼肌中减少38%~48%。作者提出了运动的局部抗炎作用可能会减弱代谢消耗过程与充血性心力衰竭发展的相关性（Gielen et al., 2003）。在随后的研究中，80名稳定型慢性心力衰竭患者被随机分为运动组和对照组，运动组进行4个月的高强度运动。体能测试（6分钟步行测试和最大腿部循环功率）代表疾病的严重程度，其与CRP、IL-6、VCAM-1、TGF-β呈负相关。只有特发性扩张型心肌病患者的CRP、ICAM-1、TGF-β和TNF-α水平在运动后降低（Byrkjeland et al., 2011）。

11项有氧或阻力运动实验显示，循环TNF-α（6项试验，244例患者）、IL-6（4项试验，175例患者）在运动后有少量或中等水平的减少，C反应蛋白水平显著下降（1.6 SD；3项试验，97例患者）。两项研究发现纤维蛋白原降低（0.40 SD），2项研究发现血管粘附分子没有变化（ICAM和VCAM）（Pearson et al., 2018）。

艾滋病患者

几个小组已经进行了研究，是否男性诊断为HIV-1阳性是慢性运动的反应。尽管对大量男性的发病率和死亡率的研究还没有进行，但小型临床研究发现，在健康成人的公认准则中（Pollock et al., 1998），谨慎使用有氧运动和抗阻训练，使心肺功能和肌肉适能没有对血淋巴细胞的数量或健康产生不良影响（Rigsby et al., 1992）。第一次运动的随机对照试验是测量男性HIV-1病毒阳性患者血清中的T淋巴细胞，并且患有与艾滋病相关症状的13个人，安排20分钟的循环训练和35分钟的强度训练和柔韧性训练，每周3天，共持续12个周，会增加机体的有氧能力，力量和体重，并且会较少皮褶厚度，但是临床的健康状况并没有改变，与11名被分配到每周接受两次，每次1~2小时咨询对照组的男性相比（Rigsby et al., 1992）。运动没有额外的不良影响，并且CD4⁺（辅助性T细胞）的增加量很少，大概每平方毫米从335个细胞增加到395个细胞。咨询对照组的细胞数量没有改变，维持在310左右，与其相比，运动组增加了大约三分之一的SD。如果样本的大小被质疑，那么效果将达到统计学意义。艾滋病患者的CD⁺细胞数量少于200，50个细胞数量的改变都显得非常重要。研究中只有3个男性诊断为艾滋病，但是大多数男性有抑制免疫性反应。正常的范围是400~1500，但他们的细胞数量范围是每立方毫米有9~804个细胞。

一个Meta数据分析总结了10个随机对照试验，包括感染HIV-1病毒的87名女性和245名男性，他们的年龄都在18~66岁之间，CD4⁺细胞计数范围从每立方毫米低于100个到超过1000个细胞，比较每周至少3次持续四周的抵抗运动训练或者抵抗运动加有氧运动训练和没有运动或者其他干预方式之间的差别（O'Brien et al., 2008）。CD4⁺的数量（加权平均差异：每立方毫米39个细胞；95%CI：-8~85；106人）和病毒载量（加权平均差异：0.31 log₁₀ copies；95%CI：-0.13~0.74；63人）没有明显的变化，单纯抵抗运动的体重增加（4.2千克；95%CI：1.8~6.7；46人）或者抵抗加有氧运动（2.7千克；95%CI：1.8~6.7；106人），增加手臂和大腿围（7.9 cm；95%CI：2.2~13.7%；46人）。10个报告中有9个报告显示力量增加。

一个Meta数据分析包括了14个随机对照试验，包括18~58岁的454名HIV阳性患者（70%是男性），他们在HIV感染和艾滋病进展的不同阶段，CD4⁺细胞计数范围从每立方毫米低于100到超过1000个细胞，他们进行有氧运动或者有氧运动结合抵抗运动，每次至少20分钟，每周至少3次，至少持续了5周（O'Brien et al., 2010）。有氧运动与CD4⁺数量（加权平均差异：每立方毫米18个细胞；95%CI：-12~48；306人）少量的无意义改变，病毒承载量（加权平均差异：0.40 log₁₀ copies；95%CI：-0.28~1.07；63人），最大摄氧量（加权平均差异：每分钟2.6 mL/kg 95%CI：1.2~4.1；276人）有联系。这个研究显示在体重和BMI上没有改变，但是比预计的身体肥胖要少（-1.1%，95%CI：-0.07%~2.2%；119人）。

另一个包括9个随机对照试验的Meta数据分析，包括了469个艾滋病病毒感染者（41%是女性）推断出，有氧运动与对照组比较，BMI（-1.3 kg/m²；95%CI：-2.59~0.03；n=186），肱三头肌皮脂下脂肪（-1.83 mm；95%CI：-2.36~-1.30；n=144），总

艾滋病相关的代谢综合征

高活性抗反转录病毒疗法的一个普遍侧效应是脂肪营养不良综合征,这是一种以与艾滋病相关为特点的代谢综合征。主要特点是减少脸部和四肢的皮下脂肪(脂肪萎缩),特别是反转录酶抑制剂,并且使腹腔脂肪和内脏脂肪不正常肥大,这个过程还伴随着血脂异常和胰岛素抵抗,尤其是在高活性反转录病毒疗法与蛋白酶抑制剂结合作用的时候(Anuurad et al., 2010)。高活性反转录病毒相关的代谢综合征和动脉粥样硬化形成的发病机理包括药物对脂质代谢、内皮细胞和脂肪细胞功能的直接影响(如瘦素和脂联素的不足)促炎性细胞因子的激活与线粒体功能障碍。

另外 30 个健康的人用蛋白酶抑制剂或非核苷类反转录酶抑制剂或两者都用来治疗 HIV-1,12 周的有氧运动加上建议的低脂饮食比超过饮食建议加上每周伸展和放松可以使最大摄氧量峰值增加 25% (Terry et al., 2006)。然而,两组的体重、体脂和腰臀比的减少是相似的,也没有改变免疫系统的种类和血液中甘油三酯和总胆固醇的水平,或高密度脂蛋白(HDL)胆固醇水平。

在另外一个研究中,20 个久坐的艾滋病感染者并且有脂肪代谢障碍被随机分配到力量训练或者持续 16 周的每周 3 次运动训练(Lindegaard et al., 2008)。在每一组中胰岛素依赖的葡萄糖摄取增加约 15%。只有力量训练增加总无脂肪质量(约 2 千克)和总脂肪量减少(约 3 千克),躯干脂肪(2.5 千克)和肢体脂肪(0.75 千克)。耐力训练可以降低总胆固醇、低密度脂蛋白(LDL)胆固醇、游离脂肪酸、C 反应蛋白、IL-6、IL-18、TNF-α 和增加高密度脂蛋白胆固醇。力量训练降低甘油三酯、游离脂肪酸、IL-18 和增加高密度脂蛋白胆固醇。

共的身体脂肪(-0.37%;95%CI:-0.74~0.01;n=118),以及腰围(-0.74 mm,95%CI:-1.08~-0.39;n=142)下降。不断的抵抗运动可以增加体重(5.09 kg;95%CI:2.13~8.05;n=46)以及手臂围度和大腿围度(1.08 cm;95%CI:0.35~1.82;n=46)(Fillipas et al., 2010)。

这些综述证明了,积极的运动训练能影响艾滋病感染者的体适能和身体成分,并且不会进一步损害他们的免疫系统。但是,运动带来的长期的健康结果还不确定。

抗反转录病毒和高活性抗反转录病毒疗法的介绍使得艾滋病相关的死亡率大大减少,并且提高了艾滋病患者的存活率,但不是直接由艾滋病引起的慢性疾病导致的死亡率即不成比例地增加。在欧洲和北美进行的 13 个艾滋病毒队列研究,792 个死亡是与艾滋病相关的(占特定原因死亡的 49.5%),但相当大的比例的死亡是由于非艾滋病癌症(189;11.8%)、非艾滋病感染(131;8.2%)、肝脏疾病(113;7%)和心脑血管疾病(103;6.5%)导致的(Gill et al., 2010)。与艾滋病相关的死亡比例随着抗反转录病毒治疗时间的延长而降低。撒哈拉沙漠以南的非洲,随着高活性抗反转录病毒疗法变得更容易接触,代谢综合征,身体脂肪的分布以及心血管疾病最终可能变得更加普遍。一个关于有氧运动训练的 6 个月的随机对照试验显示,居住在卢旺达的非洲人在采用高活性抗反转录病毒疗法后,增加了心肺适能,并且减小了腰围(7.13 cm)和皮褶厚度(6.15 mm),以及身体脂肪百分比的质量(1.5 kg)(Mutimura et al., 2008)。

狼疮

系统性红斑狼疮是一种以慢性炎症为特征的自身免疫性疾病。与同年龄和 BMI 的健康人群相比,12 周有氧运动降低少数患有系统性红斑狼疮女性的 TNF-α、IL-10 水平到正常水平(Perandini et al., 2014)。急性运动后 IL-6 和 TNF-α 水平有短暂的小幅度升高,但 24 h 内又恢复到正常水平,这说明急性有氧运动不会激活狼疮患者的炎症反应(Perandini et al., 2015)。

> 对五项随机对照试验的 Meta 分析 12 周中高强度有氧运动会导致关节炎患者的感觉疲劳的轻微减轻(0.30 SD)(Rongen-van et al., 2015)。

癌症幸存者

已有 20 多项研究关于规律的运动是否可以对癌

症幸存者的免疫系统产生积极的影响。把那些1994年到2000年之间发表的综述综合起来,6个研究中有4个表明与运动有关联的免疫系统组成在统计学数字上有显著改变(Fairey et al., 2002)。一个包括7个对照实验的Meta数据分析发现,运动训练对于癌症幸存者有很小的没有意义的整体影响(-0.73; 95%CI: -1.93～0.47),但是每一个结果(如中性粒细胞、NK细胞的杀伤活性与C反应蛋白)的影响也很难让我们去估计运动训练的整体效果(Speck et al., 2010)。

另一个关于10个随机对照试验和4个非随机对照临床试验的综述,主要进行渐进式阻力运动和有氧训练,结果显示,训练对机体成分、内分泌和免疫功能没有有利或者不利的影响。尽管整体训练效果是39%～65%的有氧适能和11%～110%强度(De Backer et al., 2009)。一项由美国国立卫生研究院的调查人员领导的概括性评述发现,在癌症治疗的前后,运动训练对免疫和炎症相关的生物标志物有积极影响(Stout et al., 2017),包括IGF-Ⅰ、IGF-Ⅱ、CD-4(辅助性T)细胞的良好变化,免疫功能的改善,炎症反应标志物被抑制。但运动对采用激素治疗或者放射治疗的前列腺癌患者的前列腺特异性抗原或睾丸素没有积极影响(Hackshaw-McGeagh et al., 2015)。

最近的一项Meta分析评估了27项采用有氧运动、抗阻运动、联合运动、太极、或瑜伽训练的癌症幸存者的随机对照试验。研究发现,有氧联合抗阻运动使促炎标志物降低0.30 SD,C反应蛋白降低0.50 SD,肿瘤坏死因子降低0.30 SD。但NK细胞、细胞毒性T细胞或细胞毒性没有变化(Khosravi et al., 2019)。

小样本的方法论问题,薄弱的研究设计,完全混杂因素被控制了,不科学的运动计量标准化处方,或者是体适能和免疫放映的限制性措施,这些作者标注出来作为限制性条件,防止对结果有一个清楚的解释。然而,初步的研究结果是足够令人鼓舞的,以显示控制临床试验的需要取决于运动是否可以独立地减少癌症复发的风险和继发性肿瘤的风险记忆增加癌症幸存者的存活时间。

乳腺癌

尼曼和同事的调查显示,与6个对照组相比,6名女性乳腺癌幸存者进行每天1小时,每周3天,持续8周的有氧和抵抗运动对血液中中性白细胞、T淋巴细胞和NK杀死细胞水平或者是NK细胞杀伤活性没有影响(Nieman et al., 1995a)。53名绝经后乳腺癌幸存者被随机分配到运动组($n=25$)或对照组($n=28$)。运动组的训练周期为每周3次,持续15周。运动训练增加NK细胞杀死活性和刺激胸苷被外周血淋巴细胞摄入,但是对全血中中性粒细胞功能或促炎性的产生(IL-1α、TNF-α、IL-6)或抗炎(IL-4、IL-10、TNF-1β)和细胞因子并没有影响。然而,运动组C反应蛋白的水平下降(Fairey et al., 2005a)。

经过化疗治疗的乳腺癌患者,参与6个月每周持续3天的中等强度的有氧和抵抗训练,血液中的NK细胞、T淋巴细胞、B淋巴细胞、IL-6和IFN-γ的水平与不运动的21名患者相似,但是运动组比不运动组有更大比例的$CD4^+T$细胞被有丝分裂原刺激激活。另一个研究表示,6个月的有氧和抵抗训练对于30例接受过化疗的绝经前乳腺癌患者的C反应蛋白、白细胞介素-1β以及肿瘤坏死因子受体没有影响。

对8项高质量的随机试验(478例患者)的Meta分析发现,运动训练(有氧运动、有氧联合抗阻、瑜伽或太极)对慢性低度炎症有积极调节作用(图13.19)。运动提高血液中IL-6(-0.55)、肿瘤坏死因子-α(-0.64)、IL-8(-0.49)、IL-2(1.03 pg/ml)的水平。C反应蛋白(-0.15; 95%CI: -0.56至0.25)和IL-10 (0.41; 95%CI: -0.18～1.02)的变化差异无统计学意义。作者得出结论:鉴于运动一般不提高促炎细胞因子TNF-α和IL-1的水平,运动引起的细胞因子反应不同于感染引起的细胞因子级联反应(Meneses-Echávez et al., 2016)。

童年白血病

一项Meta分析总结了六个小型临床试验的平均结果,这些试验涵盖了共171名正在接受急性淋巴细胞白血病(从骨髓和血液中未成熟的淋巴细胞迅速发展而来)治疗的儿童,治疗包括持续15～60分钟的运动课程(Braam et al., 2016)。与接受常规医疗护理的儿童相比,参与运动的儿童在9分钟跑步-步行健康测试(0.69 SD)以及背部和腿部力量(1.4 SD)方面表现更好。其中一项研究报告了全身骨密度的增加(1.0 SD)。

运动员的过度训练和免疫抑制

一些以人口为基础的调查建议,体重和长时间运动可能对免疫系统产生消极的影响。在1987年洛杉矶马拉松比赛的2 300名跑步运动员,与没有跑马拉松的类似的跑步者相比,在比赛后一周的自我

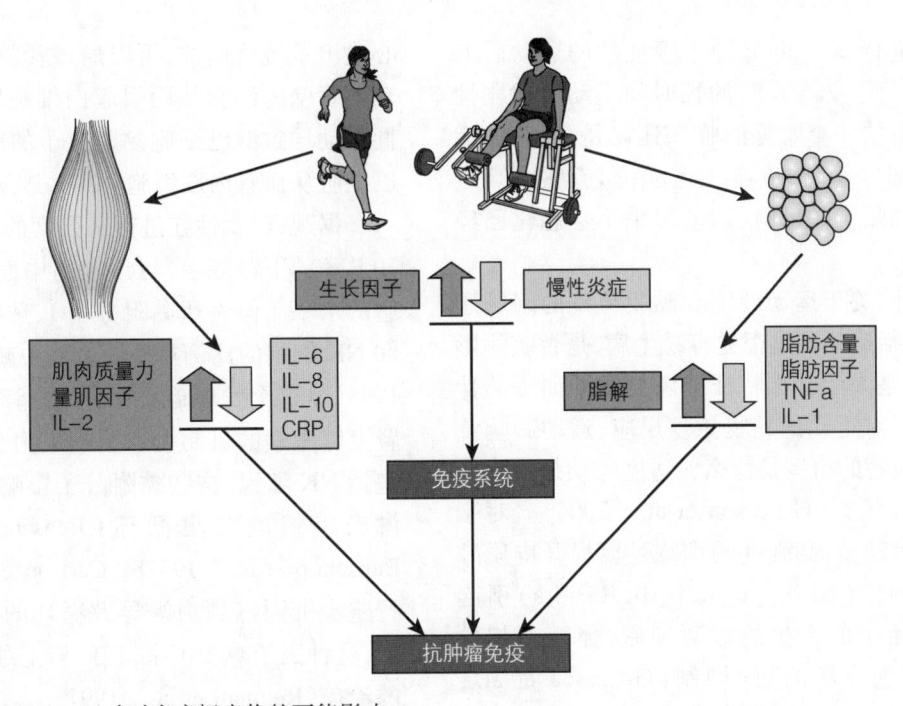

图 13.19 运动对炎症标志物的可能影响。

有氧联合抗阻运动改变炎症标志物的表达、产生和分泌,或者影响肌纤维来源的蛋白(例如肌因子),进而在肌肉或其他靶器官发挥代谢或抗炎作用

报告感染的发病率比其高出了六倍(13%)(Nieman et al., 1990a)。在一个超过 500 人的队列中,一年中训练超过每星期 17 英里(27 千米)的跑者患 URI 的风险是那些每星期少于 10 英里(16 千米)人的两倍。一些小规模的临床研究报道,过度训练的耐力运动员中性粒细胞的水平下降和 URI 风险的增加,但是,迄今为止,已经被证明的是,这两个反应之间没有明确的关系(Davis et al., 1997)。

在越野滑雪中,剧烈训练的慢性应激可能与呼吸寒冷、干燥的空气的干燥效应相结合,共同抑制气道中的免疫球蛋白反应,并且减少了对细菌和病毒的黏液屏障。

此外,一些研究表明,暂时性免疫抑制或"开窗"感染在高强度、长时间的消耗(如马拉松赛跑)后的 3~72 小时可能会降低对 URI 的抵抗,尤其是当他们旅游、失眠、有精神压力以及有不良的饮食习惯,或失去了很多的体重的时候接触到新的病原体(Nieman, 2003)。图 13.20 表明,感染流感小鼠

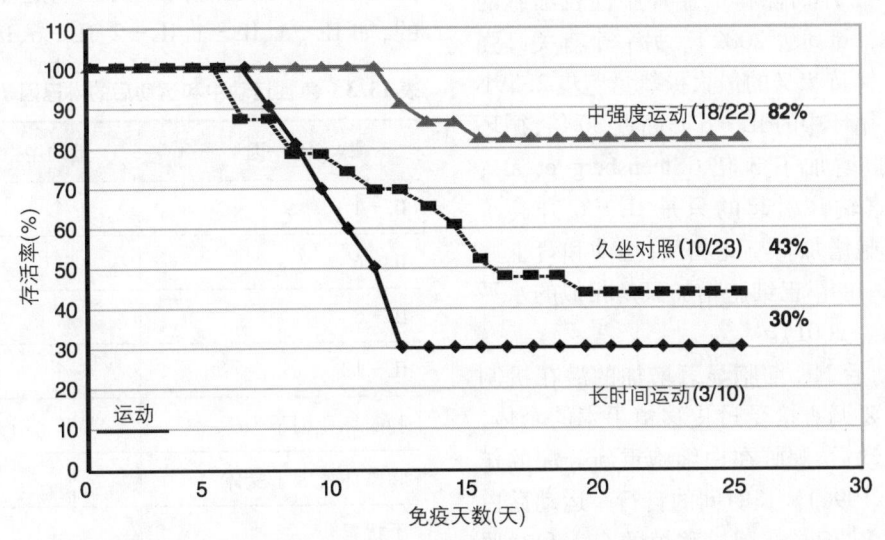

图 13.20 运动小鼠感染流感病毒的存活率。小鼠在感染后四天开始运动。根据实验需要把 55 个小鼠分成了 3 组。

的存活率在进行20~30分钟中等强度的运动后上升,但是在进行了2.5小时的长时间运动后戏剧性的下降。医生的一个常见的临床建议是,当感染症状出现在颈部以下时,应避免运动,如流感或高热时。当症状局限于颈部时,运动似乎不会恶化已经出现的症状。

尽管如此,关于运动训练和黏膜免疫的问题还没有答案,包括运动员是否更容易生病、是否疾病影响运动表现、是人的什么特征或者是运动训练的什么特征修改了对运动的黏膜免疫反应、运动影响急性黏膜免疫应答的机制是什么？适度运动是否直接影响黏膜免疫状态(G-Leeson et al.,2004)。对于过度训练的运动员,高强度的训练可以提升皮质醇和抗炎细胞因子(如IL-6、IL-10、IL-Ira)引起1型T细胞因子的产生的短暂抑制,伴随着相关1型反应(细胞介导的)的抑制(G-Leeson et al.,2005)。

急性运动后,单核细胞、粒细胞、自然杀伤细胞改变的机制

急性运动诱导白细胞增多,但其机制尚未明确阐明。感染期间白细胞增多的主要催化剂是集落因子。一些研究人员相信,如果运动诱发急性期反应,对运动产生反应而引起的循环粒细胞和单核细胞增多,主要是独立的肾上腺素的集落刺激因子增加的结果,这是合理的。最近的一项研究发现,在最大平板运动实验后,血液中IL-6、G-CSF水平提高,均与运动结束后1~2小时测得的循环中性粒细胞的增加有关(Yamada et al.,2002)。另一个有关高强度、长时间运动(保持75%的最大摄氧量跑步2.5小时)的研究表示,循环中的IL-6升高近30倍,循环中的中性粒细胞增加了3倍(Steensberg et al.,2001)。肾上腺素输注引起的只是IL-6升高了6倍和中性粒细胞增加。与此相反,运动和肾上腺素注射引起循环中的淋巴细胞增加只是相似的水平(Steensberg et al.,2001)。

同样地,运动后NK细胞显著增加的潜在机制尚不清晰。我们要调查接受过皮移植手术的个体,观察运动中或运动后,脾脏在白细胞重新分配的作用(Baum et al.,1996)。长时间的自行车运动后白细胞数量显著增多,但是在脾脏移植的个人和对照组之间并没有差别。急性运动时血压和急性运动时心输出量显著增加,可以通过释放那些松散地附着在血管壁的细胞从而引起白细胞增多。据推测,急性运动导致淋巴细胞黏附分子的脱落,从而导致淋巴细胞从血管内皮细胞分离并进入血液循环。

据观察,女性在进行高强度的抵抗运动后(6组10 RM的下蹲练习)可以提高中性粒细胞和淋巴细胞的水平。但表达黏附分子L选择素的T、B细胞和NK细胞的比例在外周血液中减少(Miles et al.,1998)。这个发现暗示着L-选择素释放。我们假设肾上腺激素的机制可以影响黏附分子的脱落,其中包括NK细胞,这些黏附分子影响淋巴细胞迁移和淋巴组织的归巢循环(Benschop et al.,1996;Benschop et al.,1997b;Carlson et al.,1997)。进行跑步机训练到力竭导致循环的黏附因子水平增加,这种因子减少了来自β-肾上腺素受体阻断药物的治疗(Rehman et al.,1997)。

这些结果表明运动诱导了NK细胞黏附在相连组织和细胞的能力减少,还是否表明改变NK细胞的细胞毒作用在急性运动后是不成立的。然而也可能是黏附分子脱落的分子信号影响了NK细胞向靶细胞的附着,这可能影响到NK细胞的细胞毒性。

运动与细胞因子

已知的60多种细胞因子中只有少数会受到运动的影响(Pedersen et al.,2001)。表13.3表明,急性运动对特殊细胞因子的影响是由实验研究决定的,如IL-1、IL-1、IL-2、IL-6、IL-7、干扰素和

表13.3 急性运动中和运动后的淋巴因子水平

淋 巴 因 子	运动中	运动后
IL-1	↑	↑
IL-6	↑↑	↑
IL-8	↑	↑
IL-10	↑	↑
肿瘤坏死因子-α	↑	↑
肿瘤坏死因子受体	↑	↑
干扰素	↔	↔

注:↑为增加;↑↑为明显增加;↔为无改变。

肿瘤坏死因子(Moldoveanu et al., 2001)。那些公认的炎性细胞因子(如 IL-1、IL-6、IL-8、IL-10、TNF)是感染或损伤急性期反应的一部分。很可能是高强度的运动,特别是新型的离心运动破坏了肌肉细胞,激起了炎症样反应去清除坏死的肌肉细胞。

白细胞介素-1(IL-1)

运动后即刻的血液中 IL-1 的水平与静息水平相比没有变化,但是会在运动后的 2~3 个小时升高(Cannon et al., 1986; Evans et al., 1986; Haahr et al., 1991; Lewicki et al., 1988)。许多研究没有用不运动的对照组,然而,一些运动后 IL-1 水平的升高可以解释为由于自然昼夜变化而引起的 IL-1 水平在白天升高。其他可能的解释包括延迟合成新的细胞因子,这需要运动结束后的一段时间或改变淋巴组织和血液中细胞因子之间的迁移。

肌肉中的 IL-1 水平在会破坏肌肉细胞类型的高强度的离心抵抗运动后即可升高(Fielding et al., 1993)。IL-1 水平在运动后的五天仍然升高,尽管此时对肌肉的破坏减少。这与 IL-1 会引起离心运动后持续的代谢改变的观念一致。

白细胞介素-2(IL-2)

血液中 IL-2 的水平在运动过程中(Espersen et al., 1990; Lewicki et al., 1988; Tvede et al., 1993)和运动后 2 小时(Lewicki et al., 1988; Tvede et al., 1993)会降低。我们观察到,运动后 IL-2 的减少紧接着会引起 IL-2 受体代偿性增加(Espersen et al., 1990)。运动后 IL-2 数量的改变可能反映了一开始离开紧接着又返回血液循环的 T 淋巴细胞,IL-2 由其产生。我们发现,高强度运动后的 24 小时,IL-2 水平的增加足以引起肌肉的破坏和炎症的发生(Espersen et al., 1990)。

白细胞介素-6(IL-6)

骨骼肌合成并释放 IL-6 到细胞外液中,尤其是在骨骼肌的离心收缩中,急性运动后不久,血液中 IL-6 绝大多数会升高。反应与运动量和运动模式无关(例如,在腿伸展和弯曲,骑自行车,跑步和划船)(Fischer, 2006)。

急性运动后血液中的 IL-6 水平比基础水平升高了近 100 倍,升高多少取决于运动的强度、持续时间和类型(Febbraio et al., 2002)。血液中 IL-6 的达到峰值水平的时机也取决于肌肉的收缩类型。当进行递增负荷的自行车运动或者用跑步机运动到力竭时,IL-6 的水平升高,并且持续到训练结束后的 20 分钟到 1 个小时(Rivier et al., 1994; Yamada et al., 2002)。20 千米的持续跑大约需要 2 个小时,这会引起血液中和尿液中 IL-6 水平升高,这样的升高还会持续到运动后的 1 小时和运动后的 5 小时(Sprenger et al., 1992)。

在以 75% 的最大摄氧量进行的 2.5 小时的跑步机训练中,血液中的 IL-6 水平会升高 29 倍(Sprenger et al., 2001)。虽然 IL-6 的主要来源是活化的单核细胞、巨噬细胞、成纤维细胞、血管内皮细胞,但是运动后血液中 IL-6 的增加似乎是来源于骨骼肌收缩。因为 IL-6 对肝、脂肪组织和 HPA 轴都有影响,但是 IL-6 的增加伴随着运动对肌肉能量代谢的促进(例如,糖原和脂肪分解)以及通过抑制 TNF-α 来提高胰岛素的活性(例如,单核细胞和巨噬细胞),也可能是,IL-6 是肌肉损伤引起炎症反应的象征取决于肌肉收缩的性质。IL-6 增加引起的肌肉损伤程度较小,并且发生在肌肉收缩直接引起的肌肉损伤之后;他们似乎是独立于肾上腺素和乳酸对运动的反应但被非甾体抗炎药吲哚美辛所阻断(Rhind et al., 2002)。长时间、高强度的运动后 IL-6 增加,随后抗炎细胞因子 IL-10 会小幅度增加,暗示着这是一种补偿、稳态的反应。

钙应用的变化,葡萄糖的可用性,活性氧簇形成(ROS)的增加都能激活调节 IL-6 合成的转录因子。然而,血液中 IL-6 的大幅升高要求一个包括大量肌肉收缩的长时间运动。慢性运动训练的常见适应表现是 IL-6 的基础生产水平下降并且 IL-6 对运动的反应下降,这可能是在运动过程中抑制了促进 IL-6 释放的因子(Fischer, 2006)。

用啮齿动物进行的研究发现,单次运动导致肝脏应激反应基因的激活(包括那些被 IL-6 的细胞信号激活的)是骨骼肌收缩的 3 倍(Hoene et al., 2010)。这是合理的,因为运动的全部能量耗尽更多地发生在肝脏而不是骨骼肌,因为肝脏暴露于门静脉胰岛素和胰高血糖素浓度的改变之中。

肿瘤坏死因子-α

研究普遍认为运动过程中血浆 TNF-α 水平不

变（Espersen et al.，1990；Haahr et al.，1991），一个研究报道称，运动后一小时尿液中的 TNF-α 水平上升，这暗示着 TNF-α 可以快速地从血液中清除。TNF-α 的快速排泄是合理的，以防止血液和其他组织中高水平 TNF-α 累积而产生的毒性作用。TNF-α 对运动的反应可能取决于运动的持续时间或强度，例如，强度大、持续时间长的运动如马拉松跑，在运动将要结束和结束后伴随着血液中 TNF-α 水平小幅度升高（Febbraio et al.，2002）。

干扰素-γ（IFN-γ）

早期的研究已经表明，运动对 IFN-γ 没有影响。哈合和他的同事（1991）报道称，在运动过程中以及运动后的 2 小时到 24 小时血液中的 IFN-γ 水平都没有变化。斯伯格和他的同事们（1992）报道称，运动过程中，尿液中的 IFN-γ 水平升高，但是在一个小时之内就恢复到基础水平。大部分研究都表示急性运动对血液中的 IFN 水平没有影响（Pedersen et al.，2000）。

运动对受过训练和未受过训练的人的慢性影响

尽管单次高强度的运动似乎伴随着一次短暂的免疫系统激活，这与炎症的急性期和感染的反应相似，我们尚不清楚长期运动是否会对细胞因子产生有意义的影响。在一个研究中，接受过运动训练的人的静息时血液中的基础 IL-1 水平比没有接受过运动训练的人要高（Evans et al.，1986）。另外，所有没受过训练的人，但是只有一个受过训练的，他们在运动后 3 小时血液中 IL-1 升高。这个发现似乎可以解释未经训练的人比受过训练的人有更多的肌肉细胞被破坏。在另外一个研究（Smith et al.，1992），受过训练和未受过训练的人在静息时或者运动后测得的血液中 IL-1、IL-6、TNF-α 水平相似，出现这种差异可能的解释是运动训练的范围或类型。

可能的机制

一个解释高强度运动对细胞因子水平影响的可能机制是，运动会引起一个与感染急性期相似的反应。然而，运动诱导的血液中 IL-1 升高比起感染是很小的（Cannon et al.，1986；Evans et al.，1986）。一个流行的假说是，为对运动做出的反应而释放的细胞因子的发生最可靠的就是对局部肌肉损伤做出反应，尤其是离心抵抗运动之后（Fielding et al.，1993），为了作为愈合的一部分而激活吞噬细胞吞噬死亡或受伤的细胞。

第二种可能的机制是激素诱导的细胞因子水平升高。提高血液中应激激素的水平，特别是肾上腺素和去甲肾上腺素，运动导致淋巴细胞数的变化，这表明运动后 IL-1 和 IL-6 水平的增加可能会导致血液中的儿茶酚胺的增加或者其他神经肽的增加。另一个可能的解释是，在运动过程中增加的血流量导致细胞因子的合成和释放，以调节血流量增加造成的白细胞流量和混合量增加。一项研究表明，长时间（3 小时）的自行车运动和斜坡走运动伴有白细胞增多和血液中 IL-1、IL-6 和 TNF-α 浓度的升高，但不改变这些细胞因子的信使 RNA，这暗示着，急性基因表达的上调不能为细胞因子水平上升做解释（Moldoveanu et al.，2000）。

研究中的问题

关于运动是否对细胞因子有独立的影响存在几个限制结论的方法学问题。少有的几个研究关于用一个合适的对照组研究一次运动的急性影响去表明运动后的改变，不仅仅是正常的波动并且也会在静息时相同的时间观察到这样的变化。此外，运动的强度，持续时间和类型在许多研究中也是不同的，所以也不可能去比较不同研究中出现的不同反应。研究运动训练是否会影响细胞因子通常会把一组受过训练的人和一组未受过训练的人进行比较。随机临床试验尚未报道，主要是进行了男性的研究。很少有横断面研究控制药物的摄入、酒精的摄入、饮食、实验前的活动水平或者之前就存在的疾病。各个研究中用于测定细胞因子的方法也有很大的不同，同时也在测试中引入了未知的误差源。

尽管如此，运动似乎能增强血浆、尿液和肌肉中细胞因子的释放。运动后 IL-1 和 IL-6 水平似乎增加了。IL-2 水平降低，IL-2 受体表达随之增加。在少数测试特殊的细胞因子研究中，TNF 和 IFN 在运动中始终保持不变。受训练的个体比未受过训练的人细胞因子水平要高。极度高强度的活动已被证明会减少免疫功能，大概是通过减少骨骼肌中谷氨酰胺的产生和增加氧化应激来实现的。代谢已被发现提供必要的燃料给免疫细胞，减少谷氨酰胺的生产会导致较慢的免疫反应和延缓恢复过程。

体力活动可能引起的氧化应激也会使机体的组织和细胞更容易被自由基破坏。我们猜测自由基会引发癌症；因此，人们应该避免过度训练来享受没有消极影响的体力活动带来的好处。

总　　结

急性运动导致血液中的白细胞短暂性增加，主要包括中性粒细胞、NK细胞和单核细胞。这种白细胞增多似乎是可以被解释的，促炎性细胞因子的增加诱导了一个炎症样急性期反应从而激活了集落刺激因子去诱导中性粒细胞和单核细胞在骨髓细胞中增殖。流入血液的NK细胞可能来源于边缘池，由于血液流动增加的剪切力和黏附分子的抑制作用，帮助淋巴细胞简单地黏附于血管的内皮细胞之上。白细胞增多的一般模式是，持续时间从20分钟到2小时的中等强度到高强度的运动时或之后白细胞数量显著增多，其次运动后的1~3小时内低于运动前的基础水平，但是在24小时之后恢复到基础水平。白细胞增多的这种模式的临床意义尚未在人类中得到证实，但也有专家提出，高强度运动后白细胞的瞬时减少可能打开感染易感性的窗户。有限数量的流行病学证据显示，马拉松长跑后，上呼吸道感染的风险增加已经被一些专家解释，与上述观点一致。急性运动也会导致血液中某些淋巴因子增多，暗示急性运动与感染的急性期反应相似。然而，淋巴细胞分泌淋巴因子增加的事实可以简单地解释这些淋巴因子的增加（如白细胞介素），所以是否运动模仿感染样反应还有待验证。

免疫系统对长期运动的适应已经变得很难证明，但是大量的运动训练研究和受过训练男性和女性与久坐人群进行的横断面比较通常暗示着，先天免疫的增强可以通过提高NK细胞对肿瘤细胞的杀伤作为证据。很少研究发现中性粒细胞杀死细菌的能力增强和巨噬细胞的吞噬作用增强。总的来说，来自人类和低等动物（小鼠和大鼠）的研究证据支持，重复的单次中等强度运动可以通过调节炎症、保持胸腺大小、刺激新免疫细胞的生长和改善免疫检测来增强免疫力（Simpson et al., 2015）。矛盾的是，高强度和长时间的运动（如耐力或超耐力运动训练或跑马拉松）会损害T细胞、NK细胞和中性粒细胞的功能；破坏调节体液免疫（即由Th1 T辅助细胞分泌的免疫因子）和细胞免疫（即由Th2 T辅助细胞分泌的免疫因子）之间的正常平衡；减弱对抗原的免疫反应（Simpson et al., 2015）。

迄今为止，大多数围绕体力活动和免疫反应的研究被理解为受到血液中细胞种类的限制。使用大鼠和小鼠进行的动物研究，已经能够研究运动对血液以外淋巴组织的免疫反应的影响，并开始阐明运动对免疫反应的潜在机制和对健康的影响。初步的研究结果表明，中等强度的运动对癌症幸存者有积极的影响，增加艾滋病男性患者的体能并且不进一步损害免疫系统的健康，并可能降低上呼吸道感染的风险。相反，在一些研究中，力竭运动和高强度的耐力训练与感染的风险的相关性增加。对有炎症疾病的患者来说，规律运动的抗炎作用似乎主要依靠脂肪的流失，但骨骼肌收缩释放的肌动蛋白对免疫功能和健康的累积效应尚未得到充分认识。虽然科研数量和质量有限，现有的证据足以鼓励我们去证明更多的随机对照试验和前瞻性队列研究，阐明短期和长期的体力活动对健康的影响，包括机体的免疫功能、抗感染、炎症反应、与癌症风险。

参 考 文 献

第 6 部分

体力活动与特殊健康问题

在新千年开始之际,美国心理协会提出"行为学的十年",这是一项促进行为学和社会科学跨学科合作的动员,其主题之一是健康。本书前面的部分已经表明了为什么促进体力活动已经成为许多发达国家改善公共卫生和生活质量的重要举措,最近在发展中国家也引起了注意。本章将公共健康的看法扩展并超出慢性病和早亡问题。WHO 已经赞同将残疾调整预期寿命作为判断健康生活、仅次于预期寿命的重要指标。在美国,重度抑郁症排名第二(排名第一和第三的分别为腰痛、糖尿病),焦虑症排名第七,痴呆症排名第十九,成为导致损失健康生活寿命的主要原因。第 14 章将描述关于体力活动对抑郁症和焦虑症及与衰老有关的认知衰退与痴呆保护作用的证据。第 15 章将提供全面了解体力活动在残疾与影响健康的其他特殊症状中的发展现状。

但是,参加剧烈体力活动的同时也伴随许多健康风险,这一点非常重要。第 16 章将讨论体力活动过程中可能发生的不良事件和危险。在统计体力活动人群的国家中,发现推动体力活动仍低于其推荐水平。第 17 章将介绍如何在所有人群中推动促进安全且积极运动的生活方式。

第14章

体力活动与心理健康

> 与运动相对的是懒惰或缺乏运动,这是身体和精神的诅咒……所有恶作剧的首席作家、七个致命的罪恶之一和忧郁的唯一原因。
>
> • 罗伯特·伯顿(Robert Burton) •
> 《忧郁症的解剖》,1632

> 我们肌肉的活力总是可以为我们提供精神饱满、宁静且愉快生活,充满活力的性格,消除焦虑烦躁,并促使心情愉悦。
>
> • 威廉·詹姆士(William James) •
> 《给教师的心理学讲座:向学生讲解一些人生的力量》,1899

本章目标

- 描述抑郁症、焦虑症和痴呆症带来的公共卫生负担,包括其在人群中的患病率、花费及其在心血管疾病风险、早亡率和生活质量降低中所起到的作用。
- 确定在人群中诊断和筛查抑郁症与焦虑症的常见测试。
- 列出治疗抑郁症和焦虑症的常见药物及其常见的副作用。
- 确定与抑郁症、焦虑症和痴呆症常见原因有关的主要可调节和非可调节危险因素。
- 确定并描述在压力期间调节动机与情绪反应的关键大脑结构和神经网络。
- 讨论可能解释体力活动和运动训练产生心理健康益处的公认社会、认知和神经生物学机制。
- 描述和评估关于体力活动降低人群中抑郁症、焦虑症和痴呆症的发病风险,以及运动训练减少人群被诊断为这些疾病症状的相关证据强度。

虽然慢性疾病（如心血管疾病、糖尿病、癌症）和肥胖在公共健康中受到了最大的关注，但是精神健康问题仍是全世界的公共健康负担，它降低了患者的生活质量，并大大增加其医疗保健成本。据估计，在过去的一年里，全球18%的人患有常见的精神障碍（主要是情绪、焦虑或药物使用），30%的人将在一生中的某个时候患有精神障碍（Steel et al.，2014）。在一年中，女性的焦虑症（9%）和情绪障碍（7%）的发生率高于男性（约4%），但男性更有可能滥用药物（男性为8%，女性为2%）（Steel et al.，2014）。重度抑郁是心血管疾病和死亡的主要风险因素（Correll et al.，2017）。此外，人一生中发生情绪或焦虑症的概率和使用药物增加罹患慢性疾病的风险，使关节炎、慢性疼痛、心脏病、中风、高血压、糖尿病、哮喘、慢性肺部疾病、消化性溃疡和癌症的患病率增加10%~80%（Scott et al.，2016）。

WHO估计，精神、神经障碍和药物滥用的经济支出占全球疾病负担的10%，占非致命性疾病负担的近三分之一。全球疾病负担（GBD）研究估计，2017年全球约有9.7亿精神障碍病例，4 500万阿尔茨海默病和其他痴呆症病例，以及1.76亿药物滥用病例（GBD 2017疾病和伤害发生率和流行率合作者2018）。这些疾病人数共占全球残疾人口的近20%。

在美国，精神障碍或药物滥用患者的住院时长约占整体的四分之一，费用占总住院费用的4%。估计表明，情绪障碍是住院的第六大常见诊断，仅次于心力衰竭和肺炎，领先于心律问题和心脏病发作（Agency for Healthcare Research and Quality, 2019）。2016年，在美国，腰痛是导致残疾的首要原因。重度抑郁症排名第二（糖尿病排名第三），焦虑症排名第七，阿片类药物滥用排名第八，而精神分裂症（第十六）、酗酒（第十八）以及阿尔茨海默病和其他痴呆症（第十九）排在前20位原因之外。精神障碍和药物滥用都是导致残疾降低寿命的主要原因，阿尔茨海默病排名第六，阿片类药物滥用排在第七位，重度抑郁症排第九位，焦虑症排第十四位。

> 汇总10篇综述文章得出如下结论：在患有慢性疼痛（腰痛、类风湿性关节炎、骨关节炎、纤维肌痛、间歇性跛行、痛经、机械性颈部疾病、脊髓损伤、脊髓灰质炎后综合征和髋股疼痛）的成年人中，经不同类型的运动干预后，疼痛减轻（10%~30%）具有临床意义（Geneen et al.，2017）。

在许多国家，抑郁症、精神分裂症和痴呆的治疗医疗费用占总医疗费用的1%~2%（Hu，2006）。在美国，由医疗保险和医疗补助服务中心维护的全国医疗支出账户估计了美国人口的医疗条件总成本。2013年，精神疾病的成本最高（2 010亿美元），其次是心脏疾病、创伤和癌症，每种疾病的成本在1 250亿美元到1 500亿美元之间（Roehrig，2016）。2020年的预测是，美国精神健康和药物滥用的成本将占所有医疗保健支出的6.6%，约为2 805亿美元（2014年药物滥用和精神健康服务管理局）。虽然到2030年扩大全球抑郁症和焦虑症有效治疗的投资将耗资约1 500亿美元，但据估计，到2030年，投资将从抑郁症中产生2 300亿美元的净全球经济效益，从焦虑症中产生1 690亿美元的全球净经济效益（Chisholm et al.，2016）。

> 在美国，重度抑郁症是导致残疾的第二大原因。

越来越多的证据指出，体力活动可以降低与衰老有关的抑郁、焦虑和认知衰退的可能性，同时还可促进睡眠、增强精力与幸福感。这些结果并不仅仅是因为人们期望从锻炼中获益。神经科学研究表明，运动可以通过对神经再生（新细胞）、神经营养（细胞生成）、神经保护（细胞存活）、神经增生（突触的密度和复杂性）和血管生成（更好的血液循环）等方式改善大脑健康。

美国最全面的心理健康评估来自美国成人精神健康问题调查，这是一项2001~2002年针对美国9 282个地区18岁以上的英语家庭居民的全国代表性调查（Kessler et al.，2004）。根据调查显示，焦虑症、情绪障碍、冲动控制障碍和药物滥用的患病率分别为19.1%、9.7%、10.5%和13.4%（包括尼古丁依赖，11%）（图14.1）。精神分裂症和与情绪问题无关的其他精神疾病并未被评估。大约有26%的人在过去一年内至少出现一种疾病，其中22.3%为严重疾病，37.3%为中等严重疾病，40%为轻度疾病。55%的患者仅有一个疾病；22%存在两种，23%存在三种以上疾病。研究发现，有3个人群的并发症发病风险非常高（主要为高频率的恐惧症、社交焦虑症、广泛性焦虑症、重度抑郁发作或精神抑郁症），其代表7%的人群，但占所有严重病例的44%（Kessler et al.，2005）。

网络资源

- www.mentalhealth.com。心理健康互联网网站，由加拿大精神病医生菲利普·朗博士创建的关于精神健康信息的免费百科全书。可以支持访问关于情感和焦虑障碍的国际定义。
- www.hcp.med.harvard.edu/ncs/。由哈佛大学医学院维护的美国国家共病调查(NCS)和美国全国共病调查(NCS-R)网站。
- www.cdc.gov/mentalhealth/。美国CDC心理健康工作组网站，来自慢性病预防和健康促进中心成人与社区健康部门，由CDC工作人员为该网站提供技术支持和维护。

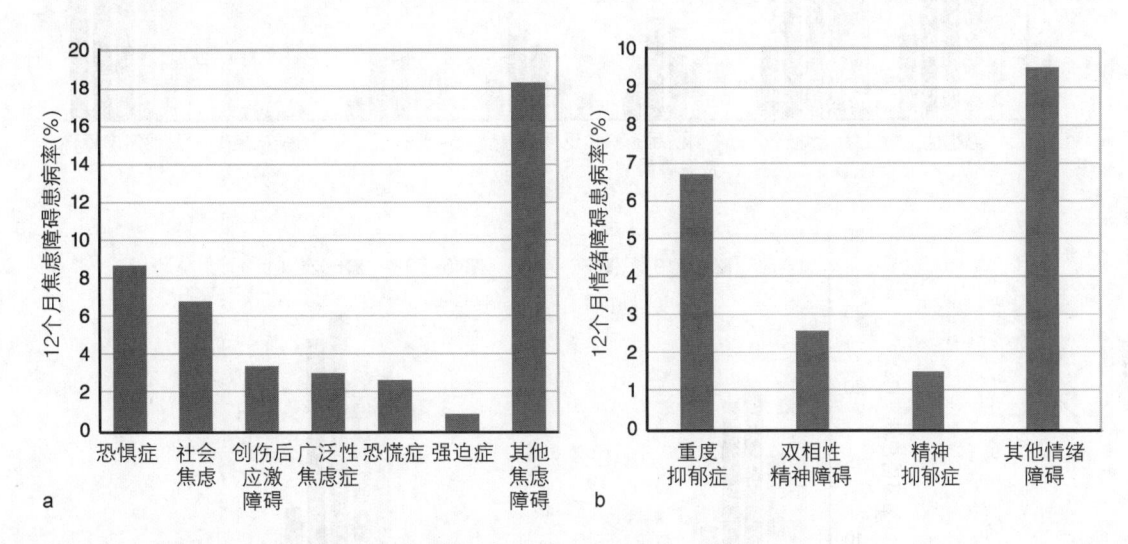

图 14.1 美国成人焦虑症(a)和情绪障碍(b)12个月患病率。
资料来源：Kessler et al., 2005。

截至2005年，自1990~1992年以来，18~54岁人群中的焦虑症、情绪障碍和药物滥用的合并患病率(30.5%)没有改变(除尼古丁依赖作为一种药物滥用障碍外，29.4%)，但治疗率增加。1990~1992年，大约12%的人群接受了情绪障碍治疗；而2001~2003年，这一比例上升至20%(Kessler et al., 2005b)，其中只有一半的人接受了精神障碍的诊断。接受诊断的人群中，有32.9%在2001~2003年接受了治疗，而20.3%在1990~1992年接受治疗(Kessler et al., 2005c)。

近一半的美国人在其生命的某个时候满足《精神疾病的诊断和统计手册》(第四版)(DSM-Ⅳ)疾病标准的至少一项，通常首先发生在儿童期或青春期。焦虑症的终身患病率大约为29.9%，情绪障碍为21.4%，冲动控制障碍为25%，药物滥用为35.3%(包括29.6%的尼古丁依赖)(Kessler et al., 2005a; NCS, 2007)。焦虑症或冲动控制障碍(均为11岁)的发病平均年龄比药物滥用(20岁)和情绪障碍(30岁)发病平均年龄早得多。所有终生病例中的一半从14岁开始，四分之三从24岁开始(Kessler et al., 2005a)。WHO关于全球精神障碍负担的全球心理健康调查发现，在参与研究的17个国家中，关于焦虑症、情绪控制障碍和药物滥用方面，中间50%的国家每年和终生的综合发病率分别为10%~19%和18%~36%(Kessler et al., 2009)。

根据性别、年龄和种族不同，美国的焦虑症、情绪和药物紊乱的患病率也不同。对于任何焦虑障碍，妇女的终生概率高于男性60%，而情绪障碍则高50%。相比之下，男性患有用药物紊乱的概率是女性的2.5倍，在其一生中有40%的可能患有冲动控制障碍(Kessler et al., 2005a)。图14.2显示随年龄增长而增加(直到60岁)的焦虑症、主要抑郁症和心境恶劣的患病率提高。酒精滥用和依赖遵循类似的模式，而药物失调在45岁后开始下降。

这些患病率在老年组的下降似乎是反常的，因为我们预计更大的终生暴露(lifetime exposure)可能导致更高的终生患病率。记住，这些患病率估算来

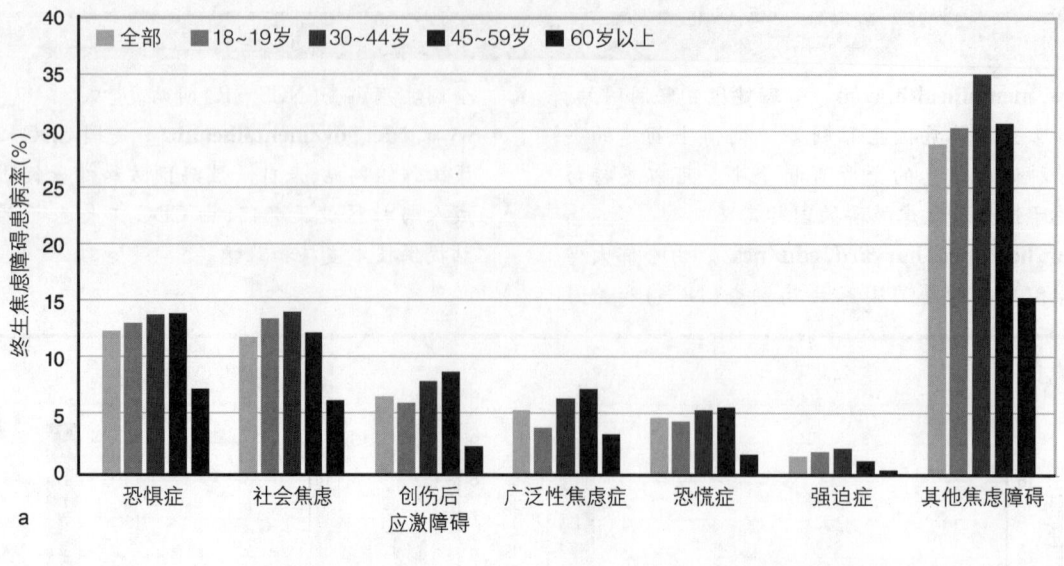

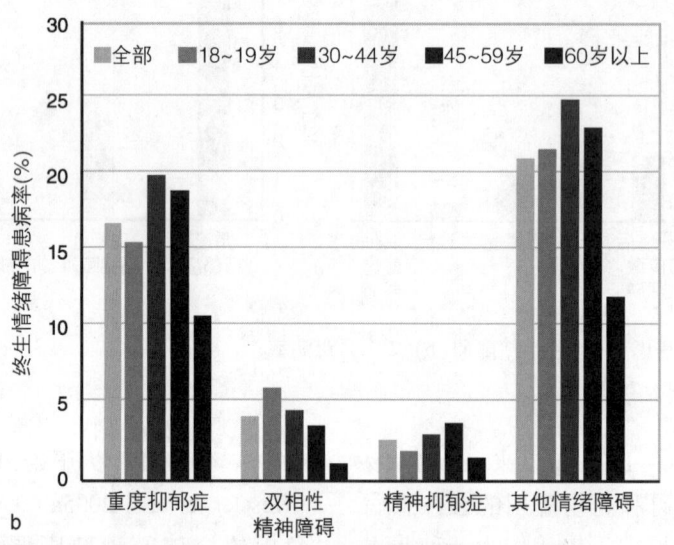

图 14.2 依据年龄，美国成年人(a)焦虑症和(b)情绪障碍的终生患病评估。

资料来源：Kessler et al., 2015。

自老年人队列的横断面调查，而不是出生队列的纵向观察。60岁以后终生预测较低的主要原因可以通过中年以后患病率降低、最近出生队列的患病率增加、精神健康障碍患者的早亡和早期健康问题无法回忆起来等原因解释。

美国国家共病调查的数据显示（Breslau et al., 2006）的5 424名西班牙裔、非西班牙裔黑人和非西班牙裔白人中有两个少数群体的抑郁症、广泛性焦虑症和社交恐怖症的风险较低。此外，西班牙裔患有心境恶劣、对抗性障碍和注意缺陷多动障碍的风险较低；非西班牙裔黑人患有恐慌症、药物紊乱和早发性冲动控制障碍的风险较低。在较低的教育水平下，少数群体的低风险程度更为明显（图14.3）。

2019年的一项根据种族或族裔和出生地（父母在美国或其他地方出生）对美国成年人进行的四项全国性调查（包括全国合并发病率调查和复制）进行的分析发现，父母在外国出生的人一生患精神障碍的风险较低，但种族或族裔群体或障碍的风险并不一致。亚裔美国人的精神障碍患病率最低（23.5%），其次是黑人（37.0%）、拉丁裔（38.8%）和白人（45.6%）。即使在调整了出生因素后，亚裔和黑人患所有疾病的终身风险也比白人低；拉丁裔和白人经出生因素调整后的风险类似（Alvarez et al., 2019）。与父母中至少有一人在美国出生的美国白人相比，美国黑人患情绪障碍的几率低30%，黑人患焦虑症的几率低20%，亚洲人低35%（Vilsaint et al., 2019）。教育改善了差距。如果种族或少数

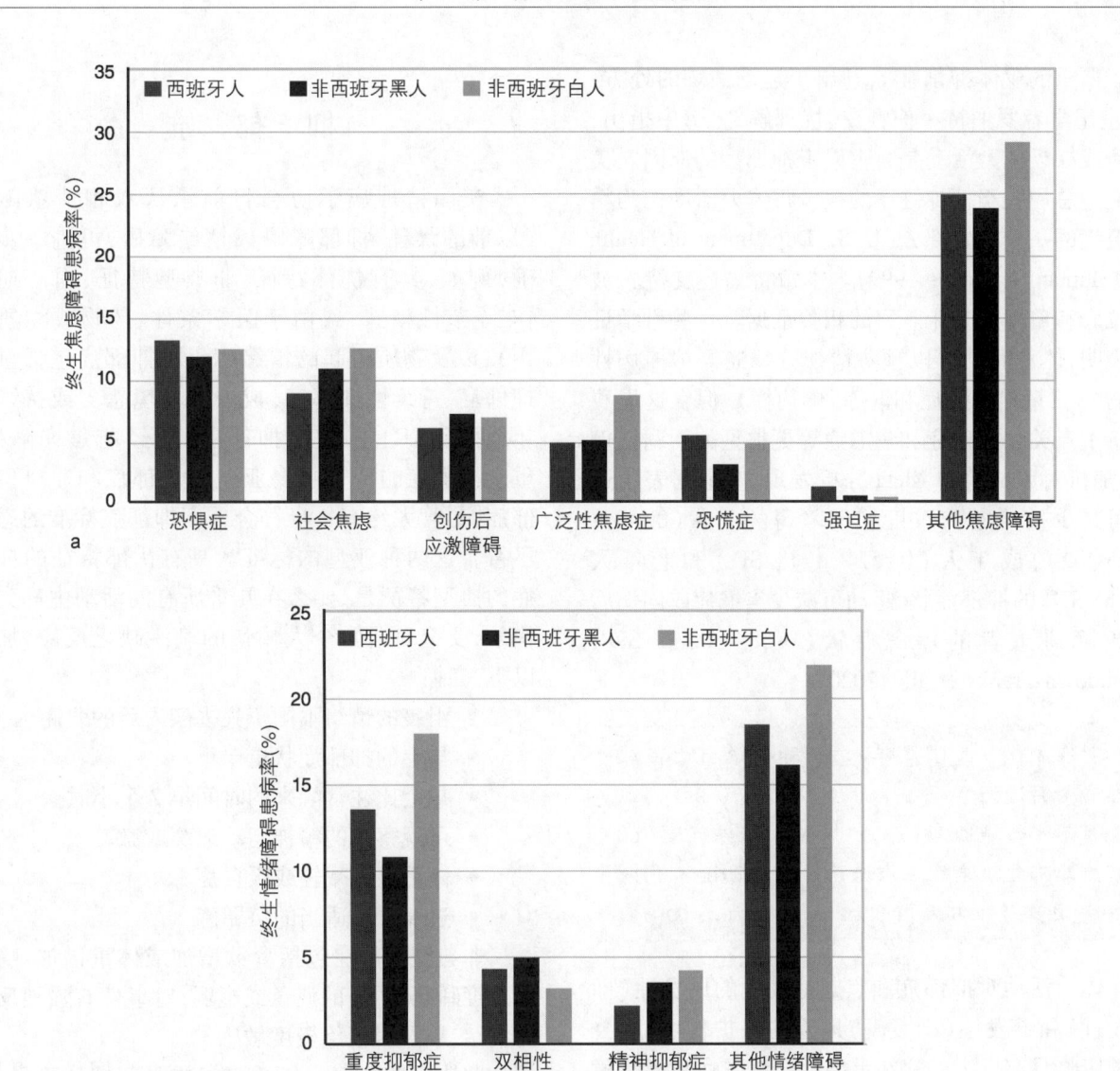

图 14.3 依据种族和族群，美国成年人(a)焦虑症和(b)情绪障碍的终生患病评估。
资料来源：Breshu et al., 2006。

族裔群体只受过高中教育，他们比非拉丁裔白人有更持久的情绪和药物滥用，但如果他们受过高等教育，他们的几率相似或更低。

大约80%试图自杀的美国人之前都患有精神障碍(尤其是情绪障碍、焦虑症、冲动控制障碍和药物紊乱)(Nock et al., 2010)。在全球范围内，情绪障碍患者的自杀风险估计为4%，酒精依赖者为7%，双相情感障碍者为8%(WHO, 2014)。据估计，全世界每年有80万人死于自杀，全球年龄标准化率为每10万人有11.4人自杀(男性15人，女性8人)(WHO, 2014)。2004~2014年，亚洲和西欧的自杀率有所下降(WHO, 2014)，但美国的自杀率没有下降，反而上升了33%，达到每10万人中有14人自杀(Hedegaard et al., 2018)。在美国，2017年有4.7万人自杀(是凶杀案数量的两倍多)，使自杀成为第十大死因。它是35~54岁人群的第四大死因和10~34岁人群的第二大死因(CDC; Hedegaard et al., 2018)。美国印第安人和阿拉斯加原住民的自杀率是美国所有种族或族裔群体中最高的(每10万人中有22人)(Leavitt et al., 2018)。男性自杀死亡的可能性是女性的四倍，但女性试图自杀的可能性是男性的两倍。根据全国药物使用与健康调查，1 200万成年人报告有严重的自杀念头，2019年有140万成年人试图自杀(McCance-Katz, 2020)。

在20世纪初，美国心理学之父威廉·詹姆斯发现，运动可以减缓忧虑和改善心情。希波克拉底曾为其患有抑郁症的患者(他称之为忧郁症，今天仍然用于严重的躯体抑郁症),开出了运动锻炼的处方。17世纪学者罗伯特·伯顿在《忧郁解剖学》中指出,懒惰或缺乏体力活动是自古以来抑郁症的原因。美国卫生总局关于精神健康的报告将体力活动作为精神卫生的一个重要部分(U. S. Department of Health and Human Services, 1999)。本章将描述支持希波克拉底和詹姆斯临床观察的相关证据。一些科学证据表明,体育活动可以预防精神分裂症等精神病性疾病(见"精神分裂症和锻炼"侧边栏),但在这里我们将重点关注抑郁症和焦虑症等更常见的问题。例如,随机对照试验的Meta分析发现,有证据表明运动可减少被诊断为重度抑郁障碍的儿童(0.43~0.95 SD)、成年人(0.57~1.14 SD)和老年人(1.88 SD)的抑郁症状,运动可减少焦虑症或创伤后应激障碍患者的焦虑症状(0.58~0.32 SD)(Ashdown-Franks et al., 2020)。

> 在120万美国成年人中,那些说自己在过去一个月进行了一些锻炼或体力活动的人,上个月不良心理健康(压力、抑郁或情绪问题)的负担比那些说自己没有进行体育活动的人们低43%(减少了1.5天)(Chekroud et al., 2018)。

体力活动对抑郁症和焦虑症发生的原发性(即初发性)和继发性(即复发)风险的保护作用,对公共健康将具有巨大的潜在重要性。焦虑症和情绪障碍不仅是美国最普遍的心理健康问题,还是心血管发病率和死亡率的危险因素。

青年和青少年自杀风险

根据美国疾病控制与预防中心(CDC, 2020)的数据,自杀是15~34岁人群的第二大死亡原因。自2000年以来,15~24岁的女性自杀率几乎翻了一番,男性自杀率增加了三分之一(Curtin et al., 2019; Miron et al., 2019)。以下是青少年的一些比率:
- 在9~12年级的学生中,17.2%的学生在过去12个月内认真考虑过自杀(22%的女性和12%的男性)(CDC, 2018)。
- 另有7.4%的学生报告在过去12个月内至少有过一次自杀企图(9.3%的女性和5.1%的男性)(CDC, 2018)。

抑 郁 症

美国精神病学协会目前承认双相情感障碍(以前的躁狂-抑郁障碍);情绪障碍,可进一步明确(例如,具有忧郁特征、非典型特征、围产期发作、季节性模式,或由于医学条件、药物或物质使用);以及物质引起的情绪障碍。抑郁症包括重度抑郁症、持续性抑郁症(成人为心境恶劣或持续两年或两年以上的重度抑郁症)和经前焦虑障碍。重度抑郁症的两个主要亚型是忧郁症和非典型抑郁症,尽管大约有一半符合重度抑郁症标准的患者不符合这两种亚型的标准。具有忧郁特征的抑郁症的典型特征是,要么在几乎所有的活动中都失去快乐,要么对通常令人愉快的刺激缺乏反应,加上以下三种:

- 沮丧的情绪不同于失去亲人后的悲痛
- 早上的抑郁症状更严重
- 早上比往常醒来的时间早2个小时
- 可观察到的精神运动迟缓或激动
- 体重显著减轻或厌食症
- 过度或不适当的负罪感

非典型抑郁症包括食欲增加或体重增加,嗜睡或过度睡眠,明显的疲惫或虚弱,对事件有强烈反应的情绪,以及对拒绝极度敏感。

非典型性抑郁症包括双相或躁狂抑郁障碍,其特点是抑郁期与情绪高涨期、情绪开阔期或情绪急躁期交替出现,过度自信,风险性或非社会性行为,或甚至偏执狂。

> 双相情感障碍的特征是抑郁时期交替出现情绪高涨、膨胀或易怒期;过度自信;冒险或反社会行为;甚至妄想症。

躁狂抑郁障碍

双相Ⅰ型(Bipolar Ⅰ):严重抑郁症与躁狂症或无法控制的兴奋交替出现。

双相Ⅱ型(Bipolar Ⅱ):严重抑郁症与轻躁狂、轻微兴奋交替出现。

(躁郁)循环性气质(Cyclothymia):轻躁狂和轻微抑郁之间波动。

按照《精神障碍诊断》第四版（DSM-Ⅳ）(American Psychiatric Association, 2000a)，如果一个人在两个星期内出现以下9种症状中的至少5种，并且这些症状体现出一种原来功能的改变，就可以被诊断为重度抑郁症。此外，其中一种症状必须为抑郁性情绪或活动中明显的兴趣或快乐丧失。以下是重度抑郁症的9种症状：

- 几乎每天的大多数时候都具有抑郁性情绪；
- 在所有的活动中，几乎每天的所有时间都有明显的兴趣或快乐丧失；
- 不节食时出现显著的体重减轻或体重增加（如一个月中超过5%的体重），几乎每天食欲减少或增加；
- 几乎每天失眠或嗜睡；
- 其他人都可以观察到，几乎每一天精神运动的激动或迟缓；
- 几乎每天都疲劳或能量损耗；
- 几乎每一天都有无价值的感觉或过度和不适当的内疚；
- 几乎每天都出现思考/精神集中/决断力的能力降低；
- 反复存在死亡想法（不只害怕死亡），反复出现有或没有具体计划的自杀想法，或自杀企图。

精神分裂与运动

在四个队列中，总计30 000名儿童或年轻人进行了4~32年的随访，自我报告体力活动频繁的人患精神分裂症或其他精神病的几率降低了近30%(OR = 0.73; 95% CI: 0.53~0.99) (Brokmeier et al., 2020)。

对17项随机对照试验的Meta分析发现，在12项有氧运动试验中(0.31 SD; 95%CI: -0.54~ -0.09)，对减少阴性症状有好处，但效果不大；但在其他类型的运动试验中(0.12 SD; 95% CI: -0.46~0.23) (Sabe et al., 2020)，对减轻阴性症状的效果很小。

在欧洲瑞士日内瓦，WHO在2018年批准了国际疾病分类(ICD-11)，将抑郁定义为情绪低落、兴趣和快乐的丧失，能量降低导致疲劳度增加（往往只是轻微用力后）和活动减少(WHO, 2019)。抑郁症发作分为轻度、中度或重度。在抑郁症发作期间，通常至少两周内出现持续每天的情绪降低，但不管情况如何在白天趋于改善。当症状不持续两个星期但非常严重且非常快速地出现时，可以诊断抑郁症发作。在某些情况下，焦虑症和运动激进比抑郁性情绪症状更突出。此外，情绪障碍不如其他症状明显，如易怒；酒精滥用；现有共存恐惧症、强迫症或对身体症状关注的恶化。

> "心境恶劣"源自希腊语，意思是"精神状态不佳"或"不幽默"。它比严重抑郁症少两种症状（心境恶劣不需要失去快感或嗜睡或烦躁的精神运动症状），但它必须持续两年，而不仅仅两周。在儿童和青少年中，情绪可能会变得易怒，持续时间至少一年。

> 轻度抑郁症不是一种规范的诊断分类，没有严重抑郁症严重，其特征为至少两种抑郁症状，其中一种必须是至少两周内的大多数时间都出现抑郁性情绪或乐趣丧失的情况。

根据国际疾病分类(ICD-10)定义的抑郁发作常见症状

- 专注力和注意力降低
- 自尊和自信心降低
- 内疚和不适想法（即使在轻度类型的发作）
- 对未来感到无望和悲观看法
- 自残或自杀的想法或行为
- 失眠
- 食欲下降

资料来源：WHO, 1992。

问题的重要性

全世界约3.2%的男性和5.5%的女性患有抑郁症(Ferrari et al., 2013)，它是全球残疾的主要原因，影响了约3.22亿人(WHO, 2017)。2017年，美国7%的成年人和13%的青少年患有重度抑郁症（国家心理健康研究所2019）。据估计，女性占8.7%，男性占5.3%。自1970年以来，美国每年的抑郁症患病率一直在稳步上升。非洲裔美国人的抑郁症数量往往比美国白人要少，而非西班牙裔美国人的抑郁症比白人要多。国家共病调查发现,重度抑郁症的终生发病率为17%(女性为21%,男性为13%),当人们被问及过去一个月是否患有抑郁症时,发病率为5%(Kessler et al.,1994)。10年后的重复调查估计,美国成年人重度抑郁症的终生患病率为16%(Kessler et al.,2003),终生双相情感障碍为2.5%(Kessler et al.,2012)。除了双相情感障碍的躁狂发作外,女性抑郁症的患病率几乎是男性的两倍。

在美国,重度抑郁症给人们带来了巨大的健康负担。它在残疾生活年数中排名第二(仅次于腰痛),在残疾调整寿命年数后排名第九(美国疾病负担合作者2018)。在15~44岁的人群中,重度抑郁症每年造成近4亿天的残疾,估计每年花费2105亿美元(Greenberg et al.,2015)。

美国国家合并症调查结果

美国的国家合并症重复调查和WHO全球心理健康调查发现,重度抑郁症患者比其他人更容易试图自杀。自杀倾向在抑郁症人群中升高,但是具有严重焦虑或忧虑(如创伤后应激障碍)和冲动控制障碍(如行为障碍或药物使用障碍)人群,计划或尝试自杀的可能性最大(Nock et al.,2009;2010)。

青春期早期抑郁症发病率的增加,每年影响着大约8%~9%的男孩和女孩(Rushton et al.,2002)。每年青少年和年轻人的抑郁症发生率大约是25~44岁成年人的两倍,是65岁以上老年人的四倍(Kessler et al.,1994)。世界范围内,发达国家的自杀念头、12个月内计划和尝试自杀的发生率分别为2.0%、0.6%和0.3%,与发展中国家相似(Borges et al.,2010)。

自杀行为的危险因素

- 女性
- 年轻人
- 低教育程度、低收入或失业
- 未婚
- 父母精神机能障碍
- 童年不幸
- 存在12个月的DSM-Ⅳ精神障碍

资料来源:Borges et al.,2010。

为什么妇女的抑郁率更高?

提出了以下四个可能原因:

- 她们思考了更多的问题。
- 她们更内省,更有可能寻求帮助。
- 在许多文化中,她们对生活的控制比男人少,导致更无助和绝望。
- 月经期、绝经期和分娩后女性服用避孕药,生殖激素的使用(如雌激素)会增加抑郁症的风险。

抑郁症的病因

抑郁症发病的原因有许多种,目前已经提出了至少10种不同的抑郁症病因学理论模型,包括基于目的丧失的存在性模型、基于角色地位丧失的社会模式、基于不合逻辑想法的认知模型、基于失去控制和无助的学习模型、基于脑神经递质功能障碍的生物化学模型。诺贝尔奖获得者精神病学家Eric Kandel(1998)基于抑郁症和其他精神疾病病因学和治疗的现代生物学框架(包括社会和心理因素),提出以下5个原则:

- 大脑水平的行为负责所有精神和心理过程。
- 脑功能受基因控制。
- 社会、发育和环境因素可以导致基因表达的改变。
- 基因表达的改变引起脑功能的变化。
- 精神疾病治疗可以通过引起基因表达改变来发挥作用,导致脑功能的积极性改变。

在这个框架内,抑郁症被认为是由脑神经元功能紊乱引起的,对于抑郁症的有效治疗(如心理治疗、药物治疗或运动)被假定可以在遗传水平上产生脑功能的治疗反应,导致抑郁症状的缓解。

抑郁症病因包括灾难性事件(如重大身体疾病)、由于死亡或分离导致的所爱之人丧失、自尊丧失(如由于没有达到学术目标而感到无价值)、慢性焦虑或压力(如担心或感觉生命失去控制)。抑郁症,特别是躯体或忧郁型抑郁症,也可能在没有明显原因情况下发作。直接导致抑郁症的遗传变异尚未得到证实,但有些人确实更容易患抑郁症。无论何种原因,抑郁症与神经递质失衡有关,这些化学物质影响与情绪、愉悦和理性思维调节的脑细胞活动。

涉及抑郁症的神经递质系统的研究主要集中于去甲肾上腺素和血清素系统，主要由于对抑郁症有效的药物治疗大多是调节其中一个或者两个神经递质系统。去甲肾上腺素系统主要起源于蓝斑（脑干的一个较小区域），投射到更多的脑区，包括与情绪调节有关的脑区，如海马、杏仁核、额叶皮层以及位于中脑腹侧被盖区与腹侧纹状体伏隔核之间的多巴胺神经通路。血清素或5-羟色胺（5-HT）系统同样从脑干中缝核投射到这些脑区，包括蓝斑（图14.4）。

抑郁症的脑神经生物学

抑郁症的神经生物学观点整合了认知和神经学理论。例如，参与抑郁症的神经通路必然涉及调节情绪、愉悦、痛苦、奖励、行为记忆、抽象认知的大脑神经通路。这些不同神经系统的效果依赖于几种神经递质，这些递质已成为抑郁障碍药理学治疗的靶点。

迄今，使用大脑损毁、电生理测试以及神经影像学技术的神经科学研究已经确定了6个似乎可以直接参与，包括抑郁和焦虑在内的人类情感表达的关键脑区（Davidson et al., 1999; Drevets, 1998）：即前额叶皮层；杏仁核，特别是中央部分；海马；腹侧纹状体，特别是位于尾状核和壳核前部下方的伏隔核；扣带皮层，位于大脑与侧脑室之间的灰质层；岛叶，近颞叶的复杂皮质区。尽管这些脑区具有协同作用，但每个似乎都有一些独特的功能：

- 前额叶皮层储存了厌恶或快乐的行为和经验记忆，这会导致情绪维持很长时间，并引导行为朝着适合该情绪的目标发展。
- 杏仁核在整合压力、情绪间期显性行为、自主反应和激素反应过程中发挥着关键作用。它不仅影响期望值，即一个经验或记忆的愉悦或不愉快，并且其活动的激活水平对消极情绪很敏感。例如，抑郁症和焦虑症患者中，杏仁核的活性升高。
- 海马处理环境背景的记忆，在这种环境背景中，人们在经历某种情绪（如视觉、听觉或味觉记忆）之前，该情绪已经被存储在脑区中。海马损伤的人会经常在不适当的时间或地点经历这种情绪。
- 腹侧纹状体，特别是伏隔核，位于中脑多巴胺神经元的通路中，被认为是奖赏-动机行为的关键。它在调节导致乐趣的趋向行为中（如驱动、激励和渴望）起作用。
- 前扣带皮层是原始皮层的一部分。它有助于调节情绪过程中的快乐或不快情绪处理中的注意力。
- 岛叶皮层接收来自自主神经系统的感觉输入，特别是心血管反应，并向中枢杏仁核和下丘脑发送信号，这些信号各自调节应激期间的心脏和内分泌反应。

除了这些脑区外，腹侧被盖区（ventral tegmental area，VTA）之间的多巴胺神经通路（一组位于脑干顶部下侧区域的神经细胞体，脑桥和脑的第四脑室

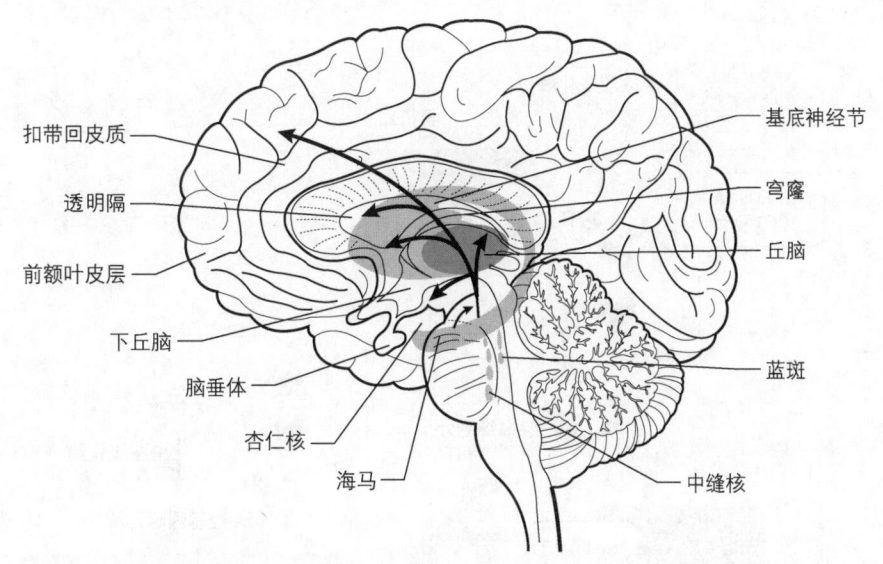

图14.4 中枢神经系统横切面显示的边缘系统（海马、杏仁核、扣带回皮层、穹窿）。箭头显示从中缝核到中枢结构的神经传导通路。

资料来源：J. Buckworth et al., 2002。

之间)、伏隔核和前额叶皮层是通过其在参与愉悦和愉快事件记忆来调节动机的过程中起关键作用(图14.5)。

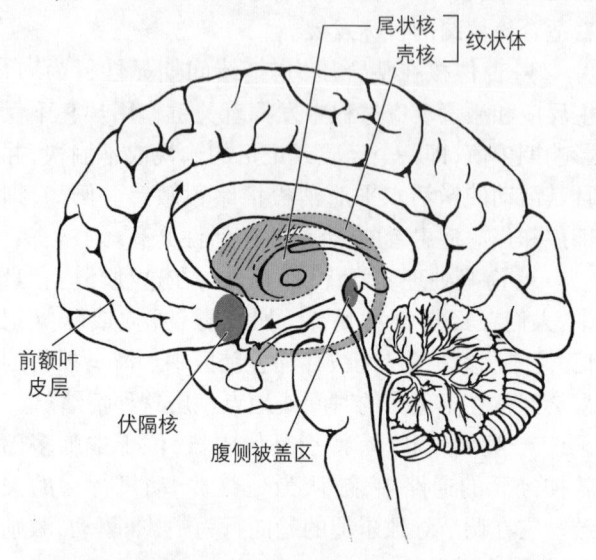

图 14.5 腹侧被盖区,大脑多巴胺神经元的主要区域,被显示与基底核(尾状核、壳核和伏隔核)联系。奖赏通路从腹侧被盖区投射到前额叶皮层。

资料来源:J. Buckworth et al., 2002。

许多抗抑郁药物靶向单胺类(即,5-羟色胺、去甲肾上腺素和多巴胺)。目前最常用的药物是通过阻断5-羟色胺再摄取或作用于5-羟色胺能受体作为激动剂或拮抗剂来靶向血清素能系统。此外,去甲肾上腺素再摄取抑制剂一直是有效的抑郁症治疗药物,并且新的多巴胺受体激动剂也是有效的抗抑郁药。

大脑中去甲肾上腺素及其受体的合成和代谢途径与外周去甲肾上腺素能神经对心脏和血管的合成和代谢途径相同(第7章高血压部分已描述)。阻断β-肾上腺素受体的药物有时也给焦虑症患者使用来减少心血管症状。去甲肾上腺素释放后,通过抑制去甲肾上腺素转运蛋白(norepinephrine transporter,NET)阻断神经元重新摄取去甲肾上腺素的药物(选择性去甲肾上腺素再摄取抑制剂,SNRIs)可以用于治疗焦虑症和抑郁障碍。其他常用的抗抑郁药物主要特别针对血清素系统。例如,选择性血清素再摄取抑制剂(SSRIs)通过抑制血清素转运蛋白(SERT)使神经递质留在突触阻止血清素再摄取。图14.6显示了从氨基酸色氨酸、其代谢途径及受体的血清素合成过程。

尽管过去研究主要集中于去甲肾上腺素和血清素对抑郁症的作用,最近研究已经开始关注多巴胺在抑郁症及其症状的病因中的作用。由于多巴胺系统对奖赏、动机和运动功能中起关键作用,该系统的失调可能导致抑郁症中的兴趣缺失(即,乐趣丧失)和精神运动障碍。此外,慢性应激过程中皮质醇的持续升高一直伴随多巴胺神经元功能障碍的同时出现(Chrousos,1998),并且某些抗抑郁药物可以通过靶向多巴胺受体或改变多巴胺代谢来影响多巴胺神经元的活性(Willner,1995)。多巴胺是去甲肾上腺素合成的前体分子,因此这两个系统可能共享相

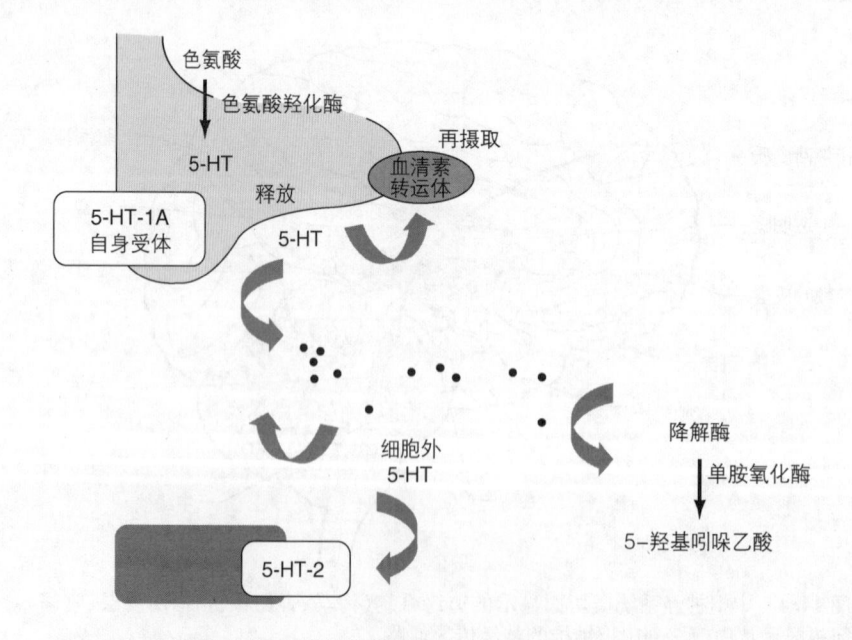

图 14.6 血清素合成、突触处的作用和代谢再摄取。

同的合成和代谢途径。

图14.7描绘了在大脑神经元的多巴胺受体。本章后面，我们还会呈现关于运动锻炼通过改变大脑单胺类神经元及其神经元功能以预防抑郁症的相关证据。

抑郁症的治疗

尽管抑郁症患病率较高，女性对治疗的反应和男性一样好甚至更好。大多数患抑郁症的成年人可以通过抗抑郁药物、心理治疗或两种治疗相结合的治疗门诊得到有效治疗。对以上治疗无反应的患者，可以采用其他抗抑郁药或将不同类型抗抑郁药联合使用的特定加强治疗。或者，他们可以使用电休克疗法（electroconvulsive therapy，ECT）或电击治疗，治疗中少量电流传递至大脑。大部分抑郁症为单极的，仅表现为情绪低落。少部分人为躁狂抑郁症。前面已经提到，他们周期性交替经历情绪抑郁、情绪升高、膨胀或急躁；过高的自信心；危险或反社会行为；甚至偏执。这些人往往采用锂药物治疗。

使用药物或心理疗法的抑郁症治疗包括急性、持续和维护阶段，如图14.8。由于衰弱症状、自杀或自残风险，大约5%~10%的重度抑郁症发作和一半左右的躁狂症发作需要住院治疗。

由于成本高，抑郁症的平均住院时间为1星期左右，躁狂症为10天至半个月，但抑郁症状在1~2周内很少缓减，患者通常需要后续门诊治疗。

急性期

急性期的治疗要持续到可以观察到临床上有效的治疗反应出现，被定义为在50%以上症状缓解，或者患者长时间不满足抑郁发作的诊断标准（即，缓解）。在患者使用药物治疗期间（通常需要6~8周），观察患者1周或每周观察，以便监测其症状和副作用、调整用药剂量。在治疗抑郁症的急性期，心理治疗通常持续6~20周。大约50%~70%的门诊抑郁症患者对药物治疗或心理治疗具有积极的响应。如果患者在4~6周之内没有治疗反应，应该改变使用的药物，同时如果症状在3~4个月内没有改善的话，应该考虑加入心理治疗。需要承认的是，治

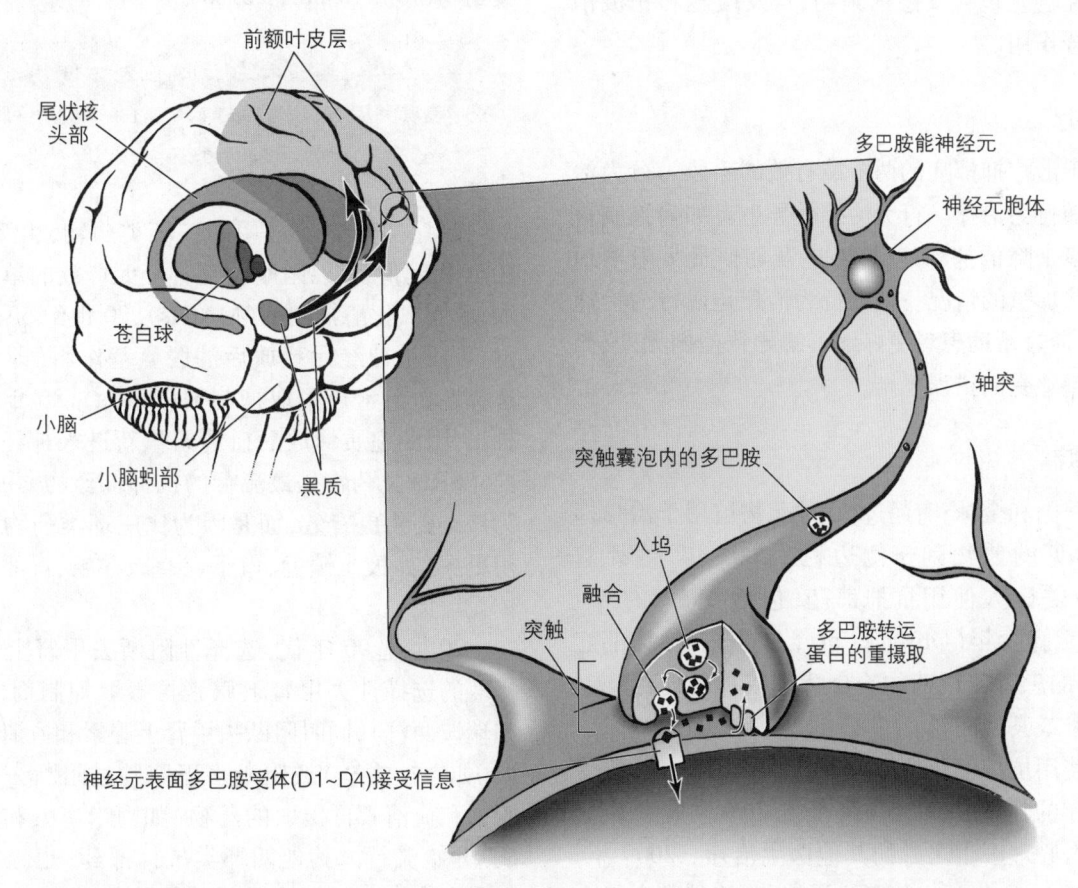

图14.7 基底节的结构及从产生到突触后激活的多巴胺活动。
资料来源：J. Buckworth et al.，2002。

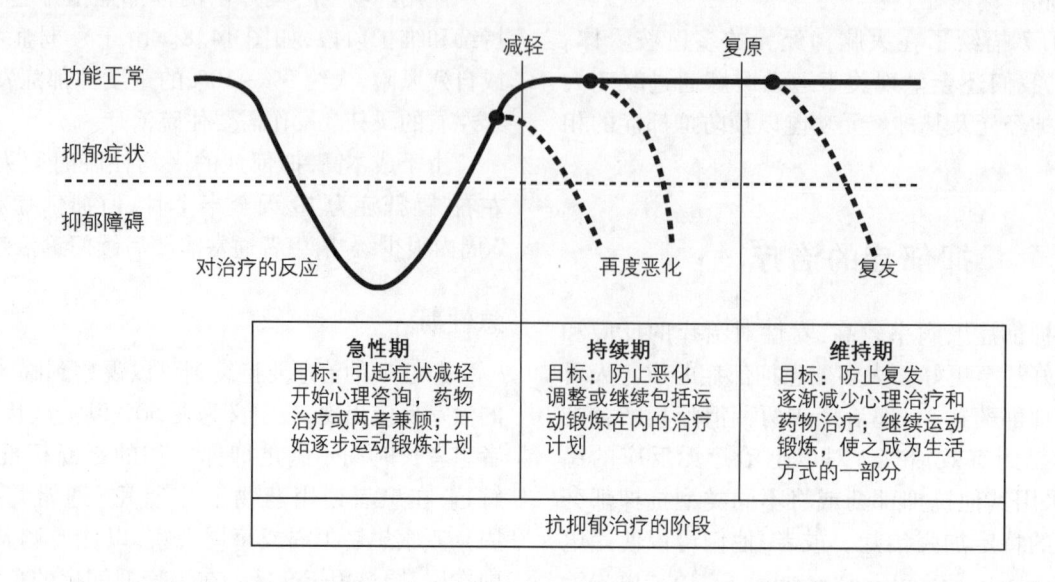

图14.8 抗抑郁治疗阶段。由于抑郁症经常复发，缓解期的长期维护是一个重要的临床问题。虽然在抑郁缓解后，药物和心理治疗可以取消，但运动锻炼可以持续维持，并成为一种个人生活方式。因此，与其他大多数传统治疗方法不同，运动锻炼潜在的抗抑郁作用不受时间限制。
资料来源：H. A. O'Neal et al., 2000。

疗的急性响应包含安慰剂预期、自发缓解和积极治疗的联合作用。

心理治疗

用于治疗抑郁症的两个最有效的手段为行为治疗和认知行为治疗。行为治疗教导患者如何控制自己的环境来降低抑郁症风险，以及如何最大限度地缓解症状加重的情况。认知行为治疗是以行为治疗为基础，通过帮助患者更好地了解导致他们无助、无望和绝望感受的错误思维。

药物治疗

在美国和全球，有超过30种药物被用于治疗抑郁症；常见的药物列于侧边栏。2005年，估计有2700万美国人使用抗抑郁药，包括2.5%的6～17岁儿童青少年（Olfson et al., 2009）。除抑郁症外，一半的患者使用药物治疗背部或神经痛、疲劳、睡眠困难或其他问题。

在使用抗抑郁药的患者中，1996～2005年，接受心理治疗的比例从31.5%降低到20%。大约80%患者是由心理医生之外的其他医生治疗。2009年，美国大约1.69亿处方使用抗抑郁药，使其成为仅次于疼痛治疗的脂类和可待因药物的第三大常用处方类药物（IMS Health, 2010）。

> 2009年，美国大约1.69亿处方使用抗抑郁药，使其成为仅次于缓解疼痛的脂类和可待因药物的第三大常用处方类药物。

治疗抑郁症最常用的三环类药物，由20世纪40年代问世，可以阻断脑部神经元释放的单胺再摄取；单胺氧化酶抑制剂（MAOIs），20世纪50年代问世，可阻止神经元释放后的脱氨基作用（即代谢）；选择性血清素再摄取抑制剂（SSRIs），80年代后期推出，阻断递质释放后血清素重新进入神经元。目前，SSRIs类药物是最流行的抗抑郁药物，并不是因为该类药物更有效，而是因为比三环类药物的副作用更少（如极少镇静、口干、头晕、昏厥、胃部不适和体重增加）。

20世纪90年代，选择性阻断去甲肾上腺素再摄取的选择性去甲肾上腺素再摄取抑制剂（SNRI；如瑞波西汀），同时阻断去甲肾上腺素和血清素再摄取（如文拉法辛）或阻断多巴胺胜过阻断去甲肾上腺素和血清素再摄取的药物（如阿米庚酸和安非他酮）开始流行。其他四环类抗抑郁药（也被称为去甲肾上腺素和血清素特异性抗抑郁药，NaSSAs）在20世纪70年代首次推出，具有与三环类和单胺氧化酶抑制剂(MAOIs)不同的化学结构。它们并不影响单胺的再摄取或代谢;相反,可以阻断受体。通过阻断 α_2-肾上腺素能自身受体以及 α_2 和 5-HT_3 受体,NaSSAs 可以增强肾上腺素和血清素的神经传递,尤其是 5-HT_{1A} 介导的神经传导。

双相性精神障碍或躁狂抑郁症的患者同时使用碳酸锂(Baldessarini et al.,2002)、柠檬酸锂或阿立哌唑(安立复)来治疗,这是一种非典型的抗精神病药物。锂是一种像钠和钾的碱金属,可以在与碳酸酯或柠檬酸盐上形成组合盐。锂控制躁狂发作和降低重度抑郁症的机制尚不完全清楚,但锂可以改变钠的运输,并且可以干扰离子交换机制(如防止钾再次进入脑神经元)和神经传导。锂提高大脑神经元将释放的去甲肾上腺素和血清素将其再摄取的能力,减少大脑神经元的去甲肾上腺素释放,并抑制神经第二信使环磷酸腺苷(cAMP)的产生。虽然锂能干扰体内水分和电解质的调节而损害体温调节和心血管功能,但有研究证实,运动不会改变锂代谢(Jefferson et al.,1982)。

虽然很多抑郁症患者对处方药物或心理治疗的反应良好,但大约有一半临床抑郁症发作患者未确诊或被误诊。被准确诊断为抑郁症的患者可以通过

常用抗抑郁药

三环类药物
　　安拿芬尼(氯米帕明)
　　阿森定(阿莫沙平)
　　安文泰(去甲替林)
　　伊拉维尔(阿米替林)
　　诺普拉明(地昔帕明)
　　帕美乐(去甲替林)
　　赛乐诺(多塞平)
　　赛乐宽(多塞平)
　　舒蒙提(曲米帕明)
　　妥富宁(丙米嗪)
　　维瓦替(普罗替林)

单胺氧化酶抑制剂(MAOIs)
　　恩赛姆(司来吉兰)
　　马普兰(异卡波肼)
　　纳地尔(苯乙肼硫酸盐)
　　帕纳特(反苯环丙胺硫酸盐)

选择性血清素再摄取抑制剂(SSRIs)
　　喜普妙(西酞普兰)
　　德赛乐(曲唑酮)
　　来士普(艾司西酞普兰)
　　路迪米尔(马普替林)
　　赛乐特(帕罗西汀)
　　百忧解(氟西汀)
　　赛乐菲(氟西汀)
　　左洛复(舍曲林)

混合药物:选择性血清素再摄取抑制剂及受体激动剂或拮抗剂
　　奥乐普(曲唑酮)
　　辛百达(氟西汀加奥氮平;一种抗精神病药物,抑制血清素和多巴胺受体)
　　特立泰(伏硫西汀)
　　维布瑞(维拉佐酮)

混合药物:选择性血清素和去甲肾上腺素再摄取抑制剂(SNRIs)
　　欣百达(度洛西汀)
　　怡诺思(文拉法辛)
　　菲兹玛(左旋米那普仑)
　　凯德兹拉(去甲文拉法辛)
　　乐福士(氟伏沙明)
　　普利思(去甲文拉法辛)
　　萨维拉(米那普仑)
　　赛尔松(奈法唑酮)

多巴胺激动剂(氨基酮类)
　　阿普伦津(安非他酮)
　　福提沃(安非他酮)
　　威博隽(安非他酮)
　　载班(安非他酮)

四环类去甲肾上腺素能和特异性血清素抗抑郁药(NaSSAs)
　　阿万扎(米氮平)
　　博维顿(米安色林)
　　诺瓦尔(米安色林)
　　瑞美隆(米氮平)
　　特西普(塞替匹林)
　　托尔文(米安色林)
　　齐斯平(米氮平)

> ### 抗抑郁药的神经元影响
>
> **急性**
> - 去甲肾上腺素或血清素再摄取受阻
> - 脑干去甲肾上腺素细胞放电降低
> - 去甲肾上腺素合成和转归暂时降低
> - α_2 受体和去甲肾上腺素 α_2 受体被阻断
>
> **慢性（10~20 天）**
> - 去甲肾上腺素和血清素再摄取的持续受阻
> - α_2 受体瞬时下调
> - 去甲肾上腺素细胞的放电率和转归正常化；去甲肾上腺素的合成和释放增加
> - β_1 受体下调与 α_1 和血清素 5-HT 受体上调
>
> 资料来源：Baldessarini, 1989。

抗抑郁药物获得有效治疗，但其中一半患者未吃药，且只有三分之一的患者按照规定剂量服药（Kessler et al.，2007）。在一项对 2014~2019 年近 27 万名被诊断为抑郁症并提出保险索赔的患者的研究中发现，约 30%~50% 的患者没有接受药物治疗。在接受治疗的患者中，约有一半接受了两个或两个以上的疗程，四分之一接受了三个或三个以上疗程，超过 10% 接受了四个或四个以上疗程。SSRIs 是最常见的一线治疗，但许多患者在接受任何抗抑郁治疗之前都接受了抗焦虑、催眠和镇静或抗精神病药物（Kern et al.，2020）。药物对许多人具有不同的副作用影响，包括嗜睡、口干、肠胃不适、食欲增加、体重增加、头晕、视力模糊、性功能障碍以及更严重的心血管问题，如低血压和不规则心率。

大约一半使用抗抑郁药治疗的抑郁症患者在经过 2 个月以上治疗后，仍然具有后遗症状。在后续缓解抑郁症的治疗备选方案中，经过 6~8 个星期以上的 SSRI 西酞普兰抗抑郁症药物治疗后，近 2 900 名抑郁症患者中只有 47% 具有良好的治疗反应（即 50% 的症状缓解），只有 27% 的好转（即不再有症状）。然后，仍然存在症状的非好转患者可以转而使用舍曲林（另一种 SSRI 类药物）、文拉法辛（SSRI 和 SNRI 的组合）或安非他酮-SR（去甲肾上腺素和多巴胺再摄取抑制剂）药物中的任意一种。大约 25% 的这些患者随后将好转（Rush et al.，2006；Trivedi et al.，2006a）。另一部分未好转的患者在第二轮治疗过程中，可以采用认知疗法，且具有相同的好转率（31%）。心理治疗比药物治疗具有更好的耐受力，但与另一使用西酞普兰药物治疗的强化作用比认知疗法的增强作用快（平均天数为 40 天和 55 天）（Gaynes et al.，2009）。

在对 87 项随机临床试验（17 540 名独特参与者）进行的 Meta 分析中，无论抑郁症的严重程度如何，抗抑郁药的反应的变异性都比安慰剂多 14%。对去甲肾上腺素能药物的反应变异性高于选择性血清素再摄取抑制剂或其他抗抑郁药物（Maslej et al.，2020）。

这些事实表明自救行为（如运动）的潜在重要性，可以增强心理健康（Freeman et al.，2010）。许多研究认为，规律性体力活动可以减缓抑郁症患者的症状，同时可以降低抑郁症的患病概率。后面还将讨论，运动锻炼可能对大脑单胺类系统产生类似于抗抑郁药的影响；或者运动锻炼可能具有积极的认知效果，如增强身体自尊。运动锻炼还可以通过提高精力感觉、改善睡眠和提高性功能，来抵消药物治疗无效产生的后遗症状。运动训练甚至已成功作为药物治疗无效患者的加强疗法（Trivedi et al.，2006b）。

体力活动与抑郁症：证据

精神科医生使用运动锻炼治疗抑郁症的报告于 1905 年在美国发表。与休息时相比，两名男性抑郁症患者每天运动两小时，其情绪和反应时间改善（Franz et al.，1905）。20 世纪 50 年代，运动训练被美国精神科采用，但并无科学性评价（Campbell et al.，1939；Layman，1960）。

密苏里大学的威廉·摩根及其同事进行了第一次实验性研究，发现一次运动训练计划后男性的自评抑郁症状降低（Morgan et al.，1970）。由摩根和格雷斯特主持的一项小型随机临床试验进一步扩展了这一发现，其结果表明 12 周跑步治疗所引起的抑郁症状降低，相当于或大于两种形式的团体心理治疗（Greist et al.，1978）。此外，接受跑步训练的 10 名患者中的 9 名，仍持续进行跑步，并且 9 个月后抑郁症状消失,而其他患者抑郁症状随后重新出现。

1984年,美国国家心理卫生研究所关于运动与心理健康的研究会提出,运动与轻度至中度抑郁症状降低有关(Morgan et al.,1987)。这一结论得到1992年多伦多第二届体力活动、适能与健康国际共识研讨会(Bouchard et al.,1994),美国卫生总署关于体力活动与健康的报告以及2008年美国人体力活动指南的咨询委员会的支持(Physical Activity Guidelines Advisory Committee,2008)。

人群研究、研究资料的叙述性和定量(即Meta分析)综述以及临床和非临床人群的运动训练研究证明,运动训练与轻中度抑郁症症状减轻有关。其中大约30项研究为基于人群的前瞻性流行病学研究;大约90项研究为除抑郁症外慢性疾病患者的随机对照研究;大约30项为已经确诊为抑郁症患者的随机对照研究。运动锻炼与抑郁症相关的大多数研究对象为年轻人和中年人。相关证据指出,65岁以上的人群,随着年龄增长,运动锻炼对抑郁症状的健康效果可能减弱(O'Connor et al.,1993;Physical Activity Guidelines Advisory Committee,2008);老年人群中年龄增长与抑郁样症状相关(如睡眠和认知障碍),但与年轻人和中年人相比,老年人被临床诊断为抑郁症的发病率较低。不论研究人群的年龄、性别、种族、社会经济状态如何,体力活动对抑郁症预防和抑郁症状缓解的健康效果普遍发生。

> 不论年龄、性别、种族、社会经济状态,体力活动对抑郁症预防的健康效果普遍发生。

抑郁症预防:观察性研究

超过150项观察性流行病学研究已经证明了体力活动水平与抑郁症状缓解之间的关系。其中超过四分之三的研究发表于过去的10年。大约85%的研究表明抑郁症发病率较低的人群保持较高的体力活动水平。

早期研究

两个早期的前瞻性研究追踪随时间变化抑郁症的改变,并比较抑郁风险与体力活动。

- 1965年,阿拉美达郡(加利福尼亚州)的研究中,约5 000名非抑郁症的成年男性和女性接受了体力活动和抑郁症的调查(Camacho et al.,1991)。这些1965年接受调查的无抑郁受试者在1974年和1983年再次接受调查。根据自我报告中不同类别体力活动(包括剧烈运动、游泳、走路、健身或园艺)的频率(即无、有时、经常)和强度,受试者被分为低水平活动、中等水平活动或高水平活动。与开始高水平体力活动人群相比,1965年不运动的人群在1974年调查时抑郁症危险度增加70%。1965~1983年体力活动的改变与1983年抑郁症状之间的关联性指出,随运动锻炼增加抑郁风险发生改变,但是这种关系并不独立于抑郁症的其他危险因素。

- 在一项从20世纪60年代中期到1977年之间的研究中,大约10 000名男性哈佛大学校友参与研究,其结果发现体力活动可以降低医生诊断的抑郁症发生可能性。图14.9指出,与不活动人群相比,每周通过走路、爬楼梯或体育活动消耗1 000~2 500千卡的人群抑郁症发病风险降低17%,每周消

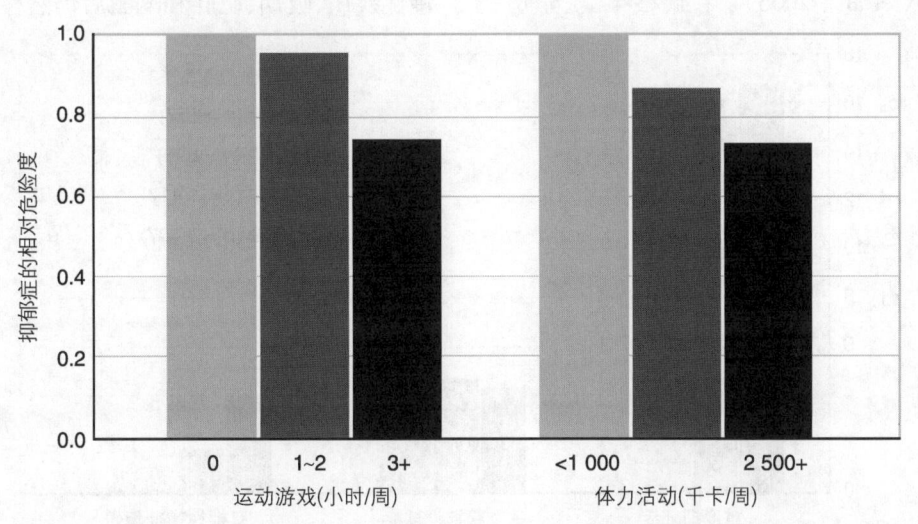

图14.9 哈佛大学男校友研究($n=10\,201$)。通过23~27年随访,测试1962~1966年之间的活动习惯和医生诊断的抑郁症发生。

资料来源:Paffenbarger et al.,1994。

耗超过2 500千卡的人群抑郁症风险降低28%。

横断面研究

自2000年起,休闲体力活动与抑郁症状降低之间关系已经被来自许多国家的超过100项基于人群的横断面研究广泛证实,包括接近200 000名受访者的美国全国代表性样本。与无体力活动人群相比,积极体力活动人群的抑郁症状平均降低45%。在美国人国家样本中,体力活动较高人群抑郁症发病可能性降低大约30%。这些研究并没有可以推断更多体力活动引起抑郁症降低的时间序列,同时也常无法调整体力活跃人群具有降低发病率的其他抑郁症危险因素。然而,这些研究提供了某些剂量-反应关系和整个人群亚组的一致性证据。

美国全国合并症调查

古德温分析了美国国家合并症调查数据($n=5\,877$),其样本为15~54岁美国全国代表性样本。在调整年龄、性别、种族、婚姻状况、教育程度、收入、身体疾病和其他精神障碍后,休闲或工作时进行规律性运动锻炼的受试人群过去一年患抑郁症的概率降低25%(OR=0.75; 95%CI: 0.6~0.94)。重度抑郁症、精神抑郁症和躁郁症发病概率降低与更高频率体力活动之间具有剂量-反应关系(图14.10)。

成年人冠状动脉危险因素的发展研究

在成年人冠状动脉危险因素发展研究中,使用流行病学研究中心抑郁症量表(超过3次评估,随访5、10、15年)评估美国黑人(1 157名男性和1 480名女性)和白人(1 171名男性和1 307名女性)的抑郁症状病史(Knox et al., 2006)。在调整年龄、学历、饮酒、吸烟和身体质量指数(BMI)后,在随访15年中,抑郁症状病史与体力活动之间呈负相关关系(对于每一阶段增加的抑郁症状,过去一年内减少28代谢当量),且这种关系在整个随访过程中保持一致。

医疗费用小组调查

2003年美国一项全国性调查询问了23 283名成年人每周是否进行3次30分钟以上的中等或剧烈强度运动(Morrato et al., 2007)。根据使用国际疾病分类系统(版本9),在调查反馈中确定抑郁症或重度抑郁症。所有人中,积极体力活动人群患抑郁症的概率降低40%(OR=0.60; 95%CI: 0.55~0.66)。在调整性别、年龄、种族和民族、教育、收入、BMI、心血管疾病、高血压、高脂血症和身体残疾后,积极体力活动人群的抑郁症发病概率降低程度虽然减弱,但仍然显著存在。

2006年的行为危险因素监测调查(BRFSS)

该研究为一项随机数字拨号的电话调查,调查了38个州、哥伦比亚特区、波多黎各和美属维京群岛在内的217 379名受试者(Strine et al., 2008)。本研究中大约有24%的受试者回答,他们在过去30天内没有参加任何休闲时间的体力活动。任何年龄段,无体力活动人群出现抑郁症状的可能性高3倍(OR=2.9; 95%CI: 2.7~3.2),且过去由医生或健康服务者诊断出现抑郁症状的可能性高出50%(OR=1.5; 95%CI: 1.5~1.6)。该结果在调整年龄、性别、种族和民族、教育程度、婚姻和工作状况、慢性疾病、吸烟、肥胖和酗酒后仍然存在。

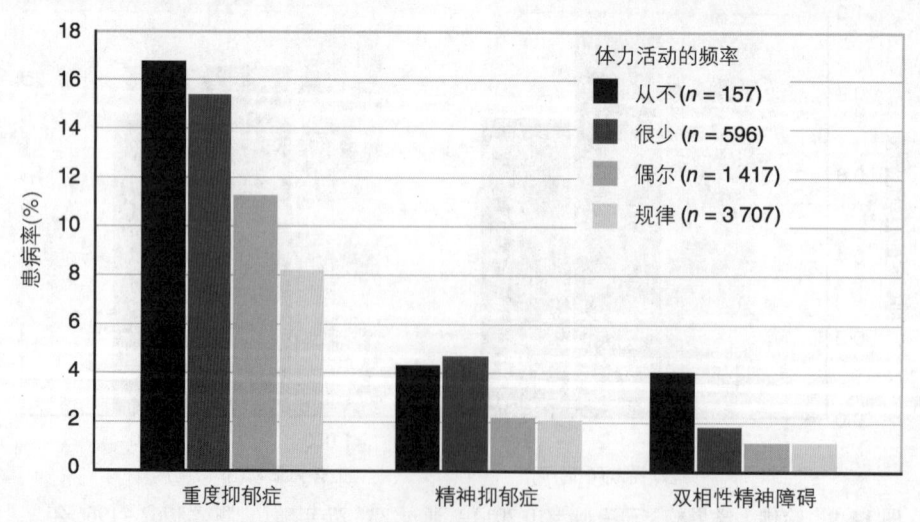

图14.10 根据美国全国合并症调查体力活动频率情绪障碍12个月发病率。

资料来源:Goodwin, 2003。

荷兰双胞胎注册

该受试样本包括 1991~2002 年参与生活方式和健康调整研究的 12 450 名青少年（大约 10 岁）和成年人（De Moor et al., 2006）。运动锻炼（每周至少 1 小时进行 4 METs 以上的活动）的参与率为 51.4%。在调整性别和年龄后，运动锻炼人群患抑郁症状的概率降低 17%（OR=0.83；95%CI：0.78~0.89）。但是，这种关系可能受个体特征的影响，因为参与运动锻炼的多为外向和情绪稳定人群；而这些多是降低焦虑和抑郁症风险的保护性因素。事实上，对于年龄在 18~50 岁之间的同卵双胞胎（479 名男性和 943 名女性），参与运动锻炼较多的双胞胎个体比其运动较少的孪生兄弟/姐妹具有更低的抑郁症状（De Moor et al., 2008）。

前瞻性队列研究

自 1988 年第一篇报道后，全球已经有超过 30 项关于运动与抑郁症的基于人群的前瞻性研究。这些研究包含了来自美国和其他 11 个国家（澳大利亚、加拿大、中国、丹麦、英国、芬兰、德国、以色列、意大利、荷兰和日本）的 50 000 名成年人。几乎所有的研究表明，抑郁症状多出现于那些较少或不参与休闲时间体力活动的人群中；但是，大约一半研究并没有获得显著的统计学结果，其原因往往由于样本量太小（四分之一的研究受试人群少于 500 人），呈现相对较小和不同程度的风险。因为这些研究是前瞻性且满足时间序列要求，这种关系可能无法通过受试者患有抑郁症状之后减少体力活动来解释。这些研究的平均随访时间为 4 年（范围：9 个月~37 年）。

在不调整抑郁风险因素（体力活动和非体力活动组不同）的情况下，所有研究中，与无体力活动人群相比，积极体力活动人群抑郁症状增加的平均概率降低 33%（OR=0.67；95%CI：0.59~0.77）。在调整如年龄、性别、种族、教育程度、收入、吸烟、饮酒、慢性疾病及其他社会心理等风险因素后，体力活动人群该概率仍然保持 20% 降低（OR=0.82；95%CI：0.78~0.86）（图 14.11）。

在 36 个前瞻性队列中，平均而言，体力活动水平高的人患抑郁症的几率比体力活动程度低的人低约 15%（调整后的 OR=0.83；95%CI：0.79~0.88）。高强度的体力活动同样可以预防可能的抑郁症状加重（调整后的 OR=0.84；95%CI：0.79~0.89）和诊断为重度抑郁症（调整后的 OR=0.86；95%CI：0.75~0.98）的升高症状（Schuch et al., 2018）。

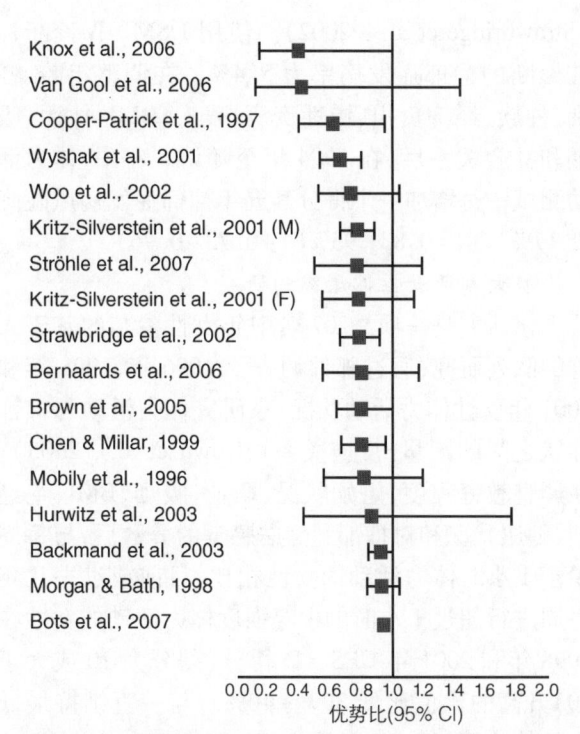

图 14.11 发表于 1995~2008 年之间的关于体力活动与抑郁症的前瞻性队列研究。

资料来源：Physical Activity Guidelines Advisory Committee, 2008。
M：男性；F：女性

随后的一项 Meta 分析扩大了该综述的范围和方法，纳入了 111 项研究（中位数随访：4 年），包括来自北美、欧洲、亚洲、非洲和澳大利亚 11 个国家的 300 多万名成人样本。在粗略（OR=0.69；95%CI：0.63~0.75）和调整（OR=0.79；95%CI：0.75~0.82）分析中，暴露于体力活动后，抑郁症状升高的几率降低。与轻体力活动相比，在进行符合公共健康指导方针的适度或剧烈体力活动后，患抑郁症的几率降低得更多。此外，与单一基线暴露测量相比，当评估体力活动暴露的变化时，粗略和调整后的几率降低更多（Dishman et al., 2021）。

体力活动对抑郁症的明显保护作用不局限于通过问卷的自我报告症状。至少有 10 个研究指出，在基线保持积极体力活动的人群具有更低的医生诊断抑郁症发生。在调整年龄、性别、种族、教育程度、收入、吸烟、饮酒及其他疾病状况（但不是精神病并发症）等风险因素后，体力活动人群的抑郁症发病平均概率降低 25%（OR=0.74；95%CI：0.67~0.81）。

阿拉美达郡研究

居住在加州奥克兰和伯克利附近的 1 947 名年龄 50~94 岁成年人参与了该项研究，受试者在 1994 年被纳入研究，随后接受 5 年随访调查

(Strawbridge et al., 2002)。使用 DSM-Ⅳ 诊断标准诊断的抑郁症发病率为 5.4%。在调整年龄、性别、种族、经济负担、慢性疾病、残疾、BMI、饮酒、吸烟和社会关系后,在 1994 年至随访 5 年中,体力活动测试中每增加一个得分其五年抑郁症发病风险降低 17%(OR=0.83;95%CI:0.73~0.96)。

澳大利亚女性健康纵向研究

该研究是一项 9207 名中年女性参与的基于人群的队列研究,通过邮件调查了 1996 年、1998 年和 2001 年女性体力活动状况,来研究体力活动与抑郁症状之间的剂量-反应关系(Brown et al., 2005)。在调整教育程度、婚姻状况、职业、吸烟、BMI、绝经期、健康状况和对抑郁和焦虑感觉的分数后,与每周少于 1 小时体力活动的女性相比,目前或过去几年每周进行超过 1 小时的中等强度体力活动的女性在 1998 年和 2001 年 CES-D 得分(得分为 10 或大于 10)升高的比值比低 30%~40%。与一直维持最低水平体力活动(即,每周少于 200 MET-minutes)的女性相比,1996 年处于最低水平体力活动(即,每周少于 200 MET-minutes)但随后保持每周 600 MET-minutes 以上体力活动的女性,在 2001 年具有更低的得分升高概率(OR=0.78;95%CI:0.61~1.01)。

另一项 6677 名年轻女性(2000 年 22~27 岁)参与的队列研究中,在 2000~2003 年记录抑郁症状(Ball et al., 2008)。图 14.12 显示,与每周少于 300 MET-minutes 体力活动的女性相比,在 2000 年保持低水平至高水平体力活动的女性,在 2003 年具有更低的抑郁症状增加概率。2000 年久坐女性如果保持中等强度体力活动水平,在 2003 年其抑郁症状升高的调整优势比降低 25%,如果其保持高水平体力活动,其升高优势比降低 50%。

澳大利亚北河地区心理健康研究

该研究为一项澳大利亚新南威尔士里奇蒙德谷社区居民参与的为期 2 年随访的队列研究,其目的是确定无论过去病史如何,可预测精神健康状态改变的因素(Beard et al., 2007)。通过随机电话筛选并招募具有精神障碍风险的队列后,1407 名受试者使用 WHO 的小型 CIDI 诊断访谈完成了面对面访谈(ICD-10 标准)。两年后,有 968 名 18~85 岁成年人再次接受访谈。结果发现,每周进行超过 105 分钟较高强度的走路活动(但不是剧烈强度体力活动)(OR=0.47;95%CI:0.20~1.12),可以预防抑郁症发生(不包括躁郁症和精神抑郁症)。但是在

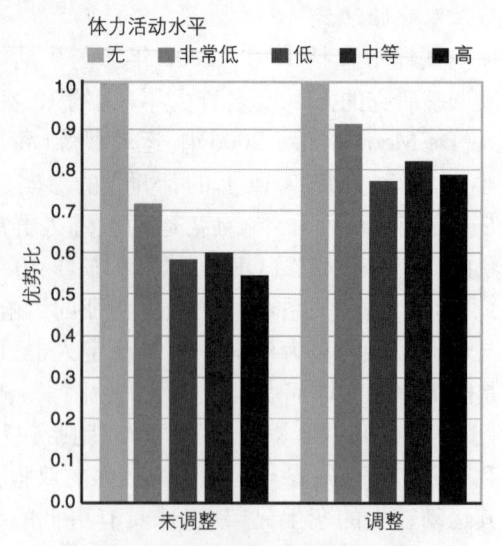

图 14.12 澳大利亚女性健康纵向研究中体力活动与抑郁症状发生的剂量反应。
资料来源:Ball et al., 2008。

调整 baseline 年龄、应激性生活事件、情绪稳定性和抑郁症状后,走路所带来的健康效应则不再显现。

美国的黑人女性健康研究

在基线研究(1995)和随访(1997)时,总计 35 224 名 21~69 岁的非洲裔美国妇女通过邮件回答了关于过去和当前的运动锻炼水平(Wise et al., 2006)。在 1999 年使用 CES-D 评估抑郁症状。1999 年之前已经被医生确诊为抑郁症的受试者排除研究。在调整年龄、学历、职业、婚姻状况、BMI、健康状况、吸烟、饮酒以及儿童保育后,抑郁症状增加的比值比与成年期每周 3~4 小时但不多于 3~4 小时的剧烈体力活动之间具有显著负相关关系。与不运动女性相比,在高中(每周 5 小时或大于 5 小时)和成年期(每周 2 小时或大约 2 小时)均保持剧烈运动锻炼的女性具有最低的抑郁症状比值比(OR=0.76;95%CI:0.71~0.82)。

哥本哈根心脏研究

在 1976~1978 年、1981~1983 年和 1991~1994 年,分别测试 18,146 名丹麦哥本哈根居民的休闲时间体力活动和潜在复杂因素(Mikkelsen et al., 2010)。抑郁症病例来自丹麦医院注册的根据 ICD 诊断标准确诊的病人。两次随访评估时的抑郁症风险由上述的体力活动和复杂因素测试预测(即,约 5~10 年前)。调整受试者的年龄、教育程度和慢性疾病后,与高水平体力活动女性相比,中等水平体力活动女性的抑郁症发生风险上升 7%(OR=1.07;95%CI:0.80~1.44),而低水平体力活动女性其风

险上升80%(OR=1.80;95%CI:1.29~2.51)。与高水平体力活动的男性相比,中等水平体力活动的男性抑郁症发病风险上升11%(OR=1.11;95%CI:0.73~1.68),低水平体力活动男性的发病风险上升39%(OR=1.39;95%CI:0.83~2.34)(图14.13)。

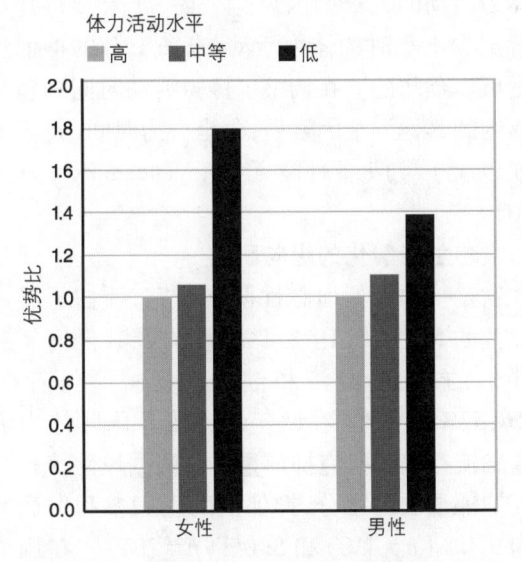

图14.13 不运动女性和男性抑郁症发病的哥本哈根心脏研究。

资料来源:Mikkelsen et al., 2010。

丹麦全国出生队列研究

在丹麦精神疾病和丹麦药物产品统计注册医疗记录的70 866名女性,在1990~2002年被记录到的超过100 000次怀孕用以确定产后一年内的抑郁症临床发病情况(Strom et al., 2009)。在怀孕12周时通过电话访谈方式测试受试者的体力活动状况。与经常运动锻炼的女性相比,无锻炼女性(63%)使用抗抑郁处方药的概率高于出27%(OR=1.26;95%CI:0.98~1.27)。发病风险的降低与体力活动(每周MET-hours)的四分位数之间不存在剂量-反应关系。但是,与不运动锻炼女性相比,怀孕期间在不少于25%运动时间内保持6 MET或更高强度体力活动的女性(13%),其使用抗抑郁处方药的风险减少20%(adjusted OR=0.81;95%CI:0.66~0.99)。

瑞典健康专业人员

本研究所使用的队列数据来自瑞典西部健康专业人员和社会保险工作者2004年至2006年的相关信息(Jonsdottir et al., 2010)。与久坐人群相比,在2004年过去三个月参与低强度体力活动(每星期至少2小时的园艺、散步和骑自行车运动)或中等-高强度体力活动(每周至少2小时的有氧运动、舞蹈、游泳、足球或重体力园艺活动;或5小时高强度)的人群在2006年随访报告出现抑郁症状的概率减少(两组OR分别为:OR=0.37;95%CI:0.21~0.63和OR=0.29;95%CI:0.15~0.57)。

檀香山,亚洲衰老研究

1991~1993年及随后8年(1999~2000年)记录了总计1 282名71~93岁老年男性的每日走路距离(12个街区=1英里)及其抑郁症状(T.L. Smith et al., 2010)。低水平(<0.25英里/天)、中等水平(0.25~1.5英里/天)和高水平(>1.5英里/天)走路组,其抑郁症状(CES-D得分增加或使用抗抑郁药物)的年龄调整发病率分别为13.6%、7.6%和8.5%,其结果接近于基线步行距离的三分位数。在调整年龄、教育程度、婚姻状况、BMI、糖尿病、酗酒、抽烟、癌症、帕金森氏症、认知障碍或痴呆和残疾后,低水平行走组男性抑郁症发病概率比中等和高水平行走组男性高60%~90%(OR=1.92;95%CI:1.20~3.13和OR=1.64;95%CI:1.10~2.56)。

中国台湾地区老年人健康和生存状态调查

1996年、1999年和2003年台湾地区代表性队列样本中3 778名50岁以上的成年人接受调查(Ku et al., 2009)。抑郁症状(随访7年的CES-D得分)增加的病例有420例。与经常参加体力活动(每周参与至少3次体力活动)受试者相比,1996年处于低水平体力活动组(n=1 139,每周休闲时间参与体力活动的次数少于3次)的受试者在2003年CES-D测试抑郁症状增加的概率增加34%(OR=1.43;95%CI:1.04~1.95)。

前瞻性队列研究的剂量反应

不足10个的前瞻性研究总结得出,要使用3个或更多的体力活动水平来判断抑郁症状降低概率是否与体力活动水平增加呈剂量-反应关系(Physical Activity Guidelines Advisory Committee, 2008)。在调整年龄、性别和其他危险因素后,与较高水平体力活动相比(OR=0.77;95%CI:0.72~0.82),最低水平体力活动具有更低程度的概率降低(OR=0.86;95%CI:0.79~0.94),但两者无统计差异。此外,大约一半的前瞻性队列研究提供了充足的信息来确定积极体力活动人群是否满足参与中等或高强度体力活动(即,至少每周5次,每次30分钟以上的中等强度有氧运动,或者每周3次每次不少于20分钟的高强度有氧运动)的公共健康要求。在调整其他危险因素后，与不满足体力活动要求的人群相比（OR=0.84；95%CI：0.78~0.90），满足中等-高强度体力活动人群存在抑郁症的保护性效益（OR=0.77；95%CI：0.72~0.82）。

前瞻性队列研究的因果关系

纵向研究满足时间序列的要求，但在基线或开始观察阶段仅测试一次体力活动状态时，它们无法确定体力活动不足可以导致抑郁症发生。即使在调整基线复杂因素后也无法排除可能存在的对体力活动和抑郁症倾向均影响的残余混杂。加拿大全国人口健康调查结果显示，重度抑郁发作与体力活动不足的风险增加60%有关（RR=1.6；95%CI：1.2~1.9）（Patten et al., 2009）。

一项424名重度或轻度抑郁症成年人参与的队列研究发现，体力活动可以抵消疾病或不良生活事件对抑郁症的影响，但是体力活动与随后的抑郁症发生之间无显著关系（Harris et al., 2006）。在基线、1年、4年和10年后，评估受试者过去1个月的体力活动（游泳、网球和远足或散步）、抑郁症和其他人口统计及心理学特征。即使在控制性别、年龄、疾病状况和不良生活事件后，仍然可以发现，更高水平的体力活动与较低的并发抑郁症有关。

北特伦德拉格健康研究

北特伦德拉格健康研究（HUNT）是在挪威19个县之一的北特伦德拉格进行的一项基于人群的研究。近75 000名成年人在1984~1986年间完成了初步健康调查（HUNT 1），并在9~13年后于1995~1997年间完成了后续调查（HUNT 2）。共有60 980名受访者（81.7%）回复了一份完整的问卷，其中33 908名参与者的健康队列是在没有常见精神障碍症状或限制身体健康状况的基础上选出的。对该队列进行9~13年的前瞻性随访（Harvey et al., 2018）。根据对医院焦虑和抑郁量表的反应来定义重度抑郁的病例，该量表是对过去两周内抑郁症状的自我报告，其临床抑郁的筛查准确率约为80%。在基线评估（HUNT 1）时，参与者被问及他们每周锻炼（如散步或游泳）的频率。大约12.5%的人说他们没有锻炼，50%的人每周花一小时锻炼，20%的人花1~2小时，其余的人花2小时以上。在随访的22 564人（队列的三分之二）中，1 578人（7%）出现了抑郁症状。在调整了年龄、性别、婚姻状况、教育程度、社会阶层、吸烟数量、饮酒和体重指数后，与每周锻炼1~2小时的人相比，不锻炼的人患抑郁症的几率高出约45%（OR=1.44；95%CI：1.17~1.78）。每周锻炼30分钟的人比锻炼1~2小时的人患抑郁症的几率高20%（OR=1.19；95%CI：1.00~1.40），但没有出现剂量反应。每周花费超过2小时的人锻炼与花1到2小时锻炼的人患抑郁症的几率相同。低体力活动的人群归因风险表明，如果参与者每周进行至少1小时的体力活动，未来12%的抑郁症病例是可以预防的。在调整了体力活动时间和包括残疾在内的其他混杂因素后，久坐行为时间（每天8小时或以上）与抑郁风险无关（Vancampfort et al., 2020）。

爱尔兰老龄化的纵向研究

这是一项大型前瞻性队列研究，评估了居住在爱尔兰的50岁及以上社区成年人及其任何年龄段的伴侣的社会、经济和健康状况。参与者（n=4 556；57%为女性）在两年后完成了国际体力活动问卷和流行病学研究抑郁量表。根据风险流行病学研究抑郁量表的得分，抑郁症的患病率和发病率分别为9.0%（n=410）和5.0%（n=207）。在调整了年龄、性别、腰围、社会阶层、吸烟和共病健康状况的任何混杂影响后，在符合体力活动指南（即每周600分钟或更多中等强度体力活动）的人中，普遍存在抑郁的几率降低了40%（OR=0.60；95%CI：0.48~0.76）；在中等（600~1 200分钟）或高（1 200分钟或更长时间）体力活动水平的人中，23%（OR=0.77；0.49~1.21）或43%（OR=0.57；0.45~0.73）的人较低。在符合指南的人群中，抑郁症发病的几率降低了23%（OR=0.77；0.58~1.04），在中等强度和高强度体力活动的人群中分别降低了37%（OR=0.63；0.32~1.22）和20.0%（OR=0.80；0.59~1.09）（McDowell et al., 2018）。

当对8.3万人的11项前瞻性研究进行汇总时，抑郁风险与久坐行为（看电视和使用电脑或互联网）相关（RR=1.14，95%CI：1.06~1.21），但其中只有三项研究对人们的体力活动水平进行了调整（Zhai et al., 2015）。总而言之，证据表明抑郁症状更可能是久坐行为的一个原因，而不是结果。在对12项横向研究的Meta分析中，在屏幕前花更多时间坐着的成年人患抑郁症的几率高48%（或1.48；95%可信区间：1.25~1.74）。然而，在七项前瞻性队列研究中，每日看屏幕的时间并不会增加患抑郁症状的几率（OR=1.02，95%CI：1.01~1.04）（Wang et al., 2019）。对类似的13项横断面研究和4项儿童和青少年的前瞻性队列研究发现,在横断面研究中,每天数小时的屏幕时间增加了抑郁症状的几率(OR=1.19;95%CI:1.10~1.30),但在纵向队列研究中并没有增加抑郁症状的几率(OR=0.88;95%CI:0.67~1.14)(Liu et al., 2016)。

在对中国、加纳、印度、墨西哥、俄罗斯和南非的近43 000名成年人进行的关于全球老龄化与成人健康的横断面研究中,过去一年中有抑郁症状的人以及过去一个月有焦虑或焦虑问题的人平均每天多坐30分钟左右。他们报告每天坐着或躺着8小时或更长时间的可能性是其他人的两倍,主要是因为他们报告了行动不便、睡眠或疲劳问题、疼痛、焦虑或其他残疾(Stubbs et al., 2018; Vancampfort et al., 2018)。

> 体力活动和抑郁症可能会相互影响。对496名少女6年内的每年年度评估显示,体力活动可以降低抑郁症状及重度或轻度抑郁症确诊的风险。相反,抑郁症状和重度或轻度抑郁症的诊断可以进一步减少未来体力活动水平(Jerstad et al., 2010)。

除少数外,队列研究一直局限于仅开展了一次或两次体力活动评估,尽管其随访时间持续多年。抑郁症发生率往往与体力活动的多少无关。但是大多数研究主要依靠有效性较差的体力活动口头报告,并且使用不同的标准和活动组分类方法,这些导致各研究之间不等效。因此,在确定剂量-反应关系时,常受研究方法的限制。此外,没有研究评估体力活动暴露或结果有序测试的变化。当人们高估或低报他们的体力活动时,有必要评估改变的轨迹和判断导致的错误分类误差。此外,还有必要通过体力活动不足和抑郁风险常见的波动特征,来降低没有评估的残余混杂影响,包括抑郁症的精神病并发症,如焦虑、酗酒或睡眠障碍。心肺适能(cardiorespiratory fitness, CRF)可以为体力活动暴露提供一个客观的替代测试方法。在调整年龄、BMI和吸烟后,中等强度-剧烈体力活动的减少可以很好地解释为什么40~60岁成年人的心肺适能降低(Jackson et al., 2009)。

有氧运动纵向研究是一项将心肺适能和抑郁症纳入测试的研究。该研究中,通过四次临床随访测试受试者心肺适能来客观地评估第一次临床评估时无抑郁症状的受试者(7 936名男性和1 261名女性)累积的体力活动暴露,每次评估之间相隔2~3年(Dishman et al., 2012)。在后续随访中,有446名男性和153名女性被诊断为抑郁症。通过调整了的年龄、随访次数、BMI和首次评估的适能后,51~55岁男性和53~56岁女性跑台耐力测试的每分钟下降程度,分别增加2%和9.5%的抑郁症发生概率。在进一步调整吸烟、饮酒、疾病状况、焦虑和睡眠问题后,尽管抑郁症发病概率仍然显著,但被衰减为1.3%和5.4%(图14.14)。该结果证明,在中年以后(通常适能会迅速下降),保持良好的心肺适能有助于预防抑郁症的发生。

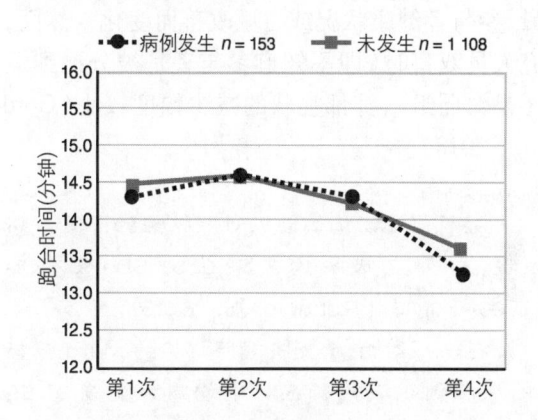

图14.14 在调整年龄、随访次数、BMI、吸烟、饮酒、疾病数量和焦虑或睡眠障碍后,女性的心肺适能降低与抑郁症发生。

资料来源:American Journal of Preventive Medicine, 2012。

> 与低水平体力活动(比不活动或极低水平体力活动更具有保护作用)相比,中等或高水平体力活动均可以降低抑郁症状发生。尽管减少抑郁症状不需要增加体能,但是在中年以后维持适能可有助于降低抑郁症发病风险。

前瞻性队列研究的干扰因素

要确定体力活动可以导致抑郁症风险降低,必须证明体力活动产生的效果不依赖于可能与体力活动水平有关或同样影响抑郁症的其他影响因素,例如年龄、整体健康状况和心理变量。几乎所有前瞻性队列研究仅在baseline时测试混杂因素,而在几年随访后,评估抑郁症的发病率或患病率。这就导致了很难通过体力活动不足和抑郁风险常见的波动特征来降低残余混杂的影响,包括抑郁症的精神病并发症,如焦虑、酗酒或睡眠障碍,而这些在许多研究中多被忽略。因此，现有的有限证据表明体力活动是影响抑郁症的独立危险因素。但对于因果关系更有力的证据还需要依靠随机对照试验证据。

一项对 54 种抑郁症结果的 Meta 分析来自 33 项随机临床试验，涉及 1 877 名被分配到阻力运动训练或对照组的参与者。平均训练持续时间为 16 周（范围为 6~52 周），最常见的频率为每周 3 天。25 项试验涉及患有身体或精神疾病的人，（只有四项试验涉及抑郁症患者）。平均而言，阻力运动训练与抑郁症状的显著减轻有关（0.66 SD；95% CI：0.48~0.83），抑郁症状的减轻不因规定的阻力运动总量、参与者健康状况或力量改善而变化。然而，当研究人员双盲时（即不知道参与者是被分配到运动组还是对照组），抑郁症状的减少幅度较小（Gordon et al.，2018）。

> 对两项运动训练随机对照试验的汇总分析发现，抑郁症状平均减少 0.50 SD（95% CI：-0.93~-0.06）（Rebar et al.，2015）。
>
> 在一项对 19 个随机对照试验的 Meta 分析中，太极训练使抑郁症状平均减少了 0.36 SD（95% CI：-0.53~-0.19）；在基线症状升高的参与者中，减少的幅度更大（Yen et al.，2014）。

体力活动的人群研究中统计学常控制的其他影响抑郁症的危险因素	
年龄	自治感觉
教育	社会孤立
慢性疾病状况	应激性生活事件：
自感健康状况	搬家、失业、分居或离
躯体残疾	婚、配偶死亡和财政
躯体症状	困难

抑郁症的治疗：实验性研究

关于运动锻炼可以改善抑郁情绪的自我评级的许多实验性研究已经在健康人群中实施，但是仅有大约 30 个随机对照试验涉及了轻度至中度单相抑郁症人群，这些研究已经证明了几个星期中等强度运动可以显著改善受试者的情绪状态。

尽管运动锻炼对轻度至中度抑郁症的治疗效果与心理和药物治疗的效果相当，但其对抑郁症状降低的临床效果要晚于药物治疗。降低抑郁症发病的最小或最佳运动量目前尚不清楚，但体能的增加并不是必需的，且少数研究发现抗阻训练的干预效果最佳。

综述与 Meta 分析

关于运动与抑郁症研究的几个主观性综述和定量 Meta 分析指出，运动锻炼可以降低抑郁症患者 1 个 SD 的抑郁症状，而对非抑郁的慢性病人群中，其降低程度为 1/3 SD（Herring et al.，2012；Lawlor 与 Hopker，2001；Mead et al.，2009）。这些改变体现在症状自评量表减少 5~10 分。1 SD 的改变效果在统计学上非常显著，相当于使用正常或钟形曲线进行评级时，从等级 C 增加至等级 B。

大多数长期运动锻炼与抑郁症关系的研究多使用有氧运动干预，如散步或慢跑。但是，不同研究的受试人群、初始抑郁症程度、对照组设置与运动类型及运动量均不同。然而，其结果指出，有氧耐力训练和抗阻训练均对抑郁症状的降低具有潜在作用。

> 有氧运动和抗阻训练对轻度至中度抑郁症患者均具有积极作用。

关于运动训练对重度抑郁症的住院精神病患者症状影响的早期研究由挪威精神病学家 Egil Martinsen 及其同事所做（Martinsen et al.，1989b；Martinsen et al.，1985）。第一个研究中，在接受标准治疗（包括心理和药物治疗）的同时 43 名患者被随机分为运动组或作业疗法对照组。9 个星期治疗后，与对照组相比，运动组患者的抑郁症自评症状显著降低。第二个研究中，99 名单相抑郁障碍（重度抑郁症、精神抑郁症和非典型抑郁症）患者被随机分为有氧运动或非有氧运动组。9 个星期运动训练后，两组均表现为显著的抑郁症得分降低。两组之间抑郁症得分的改变无差别，但有氧运动组适能（由 VO_{2max} 定义）显著增加，而非有氧运动组适能无改变。

随机对照试验的 Meta 分析

运动训练可以减少抑郁症患者（Cooney et al.，2014）和慢性病患者（Herring et al.，2012）的抑郁症状。受益的规模从大到小不等，这取决于不同的比较和综述作者应用的科学标准（Cooney et al.，2014；Krogh et al.，2011；Krogh et al.，2017；Schuch et al.，2016）。有 40 多篇关于运动作为抑郁症治疗方法的 Meta 分析或系统评价（Physical Activity Guidelines Advisory Committee，2018）。这

个数字接近已知试验的数量,所以专家意见已经像证据一样丰富了一年!

包含14项抑郁症患者长期运动锻炼研究的Meta分析显示(Lawlor et al.,2001),与无运动人群相比,运动训练患者的抑郁症状评分(使用贝克抑郁量表)降低1.1 SD(95%CI:-1.5~-0.60),相当于总分61的症状量表得分降低7分(95%CI:-10.0~-4.6)。评分为大于等于10的受试者被确定为轻度抑郁;得分越高代表抑郁症越严重。运动锻炼的治疗效果与认知心理治疗的效果相当。总的来说,这些研究都具有一些科学性弱点,这导致很难断定抑郁症状的降低是运动训练产生的独立效果:

- 使用志愿者;
- 使用症状的分级而不是临床诊断作为治疗反应测试;
- 未能分组隐藏;
- 从治疗反应记录中排除流失脱落的受试者。

该综述的更新纳入了23项随机对照研究(包括907名抑郁症成年患者,排除女性产后抑郁),其结果指出运动训练可平均降低-0.82 SD(95%CI:-1.12~-0.51)症状(Mead et al.,2009)。尽管治疗效果是上一综述的一半,但作者评估的3项研究具有最好的质量控制(例如,治疗对受试者的隐藏,结果评估时纳入脱落受试者)。

另一项综述纳入的13个研究中有8个研究的分组完全隐藏,其中6个研究抑郁评估使用盲法,其中5个研究使用意向性分析(即,分析运动和对照干预产生的平均效果时将流失的受试者也纳入分析)(Krogh et al.,2011)。运动锻炼降低抑郁症状的平均效果为-0.40 SD(95%CI:-0.66~-0.14)。不同研究之间效果不同,且与干预的时间长度(4~16周)呈负相关关系。但是,依从性的范围为100%至42%,且某些较长时间干预的研究具有较低的依从性和较小抑郁改善效果(Krogh et al.,2009)。3个研究设计最好(完全的随机分配隐藏,结果评估的盲法和意向性分析)的研究获得了较小的干预效果且不具有统计学差异(-0.19 SD;95%CI:-0.70~0.31)。这3个研究使用的对照组为其他非运动锻炼的主动性干预方式(如拉伸或放松练习或每两周一次的心理医生访问),而不是完全无干预的对照组(例如,干预对照期不给予任何干预,而在其对照结束后再提供运动训练课程)。使用"安慰剂"比较可以判断运动锻炼是否比其他最低限度有效干预方式更好,但他们低估了单独运动锻炼的效果,对于比例较高的具有抑郁风险但不寻求医生治疗的人群来说这同样重要。

当抑郁症状降低至最初症状数量或强度的50%或更多时,抑郁症治疗的临床反应常被认为良好。但是,大约一半对治疗反应的患者并没有表现为治疗结束终点所需要的症状减缓。症状的缓解一般被定义为:17项汉密尔顿抑郁量表(HAM-D)得分小于等于7;抑郁症状降至最少或消失;抑郁症诊断消失,即患者不再满足DSM-Ⅳ中重度抑郁症的诊断标准;恢复正常的心理和职业功能(Zajecka,2003)。除少数例外,运动锻炼试验多未报告抑郁症状的减少是否足以表明具有良好的治疗反应或缓解。

Doyne及其同事(1987)发表了第一个比较抗阻训练与有氧运动对抑郁症状降低影响的实验性报告。40名18~35岁的抑郁症女性患者被分为有氧运动(跑步)组或举重组。8周运动训练后,两组均表现为抑郁症得分的显著降低,而对照组并没有显著改变。对于两种形式的运动,抑郁症评分降低程度相当。辛格在抑郁症或精神抑郁症(符合DSM-Ⅳ诊断标准)老年患者中,进行了为期10周的渐进性抗阻训练。与仅接受健康教育的对照组相比,抗阻训练组受试者具有更大程度(大约4~5 SD)的抑郁症状降低表现(贝克自评量表和临床医师的诊断评级)。这些研究及马丁森在挪威的研究结果显示,有氧代谢能力的改变不是体力活动产生抗抑郁作用的必需条件。

累积的研究证据表明,运动锻炼可以与心理治疗一样对抑郁症有效。但是,运动锻炼的抗抑郁效果是否是通过与心理治疗不同的机制产生,从而增加单独心理治疗产生的治疗反应,目前并不清楚。弗里蒙特(1987)对比了有氧运动与传统心理治疗对自我报告具有轻度至中度抑郁症患者的抑郁症状改变(49名19~62岁成年人)(图14.15)。受试者被随机分为监督指导下的跑步组、个体的认知心理治疗组或合并跑步和心理治疗组。10周干预后,所有组均表现为抑郁症评分的显著降低,但组别之间无差异。因此,运动锻炼被认为是与传统心理治疗一样有效的治疗方法,但将运动锻炼加入认知疗法中并不会产生额外的治疗效果。

研究也表明,运动锻炼还可以作为与药物治疗同样有效的抗抑郁手段。156名重度抑郁症老年患者参与的一项干预研究,对比了有氧运动与标准药

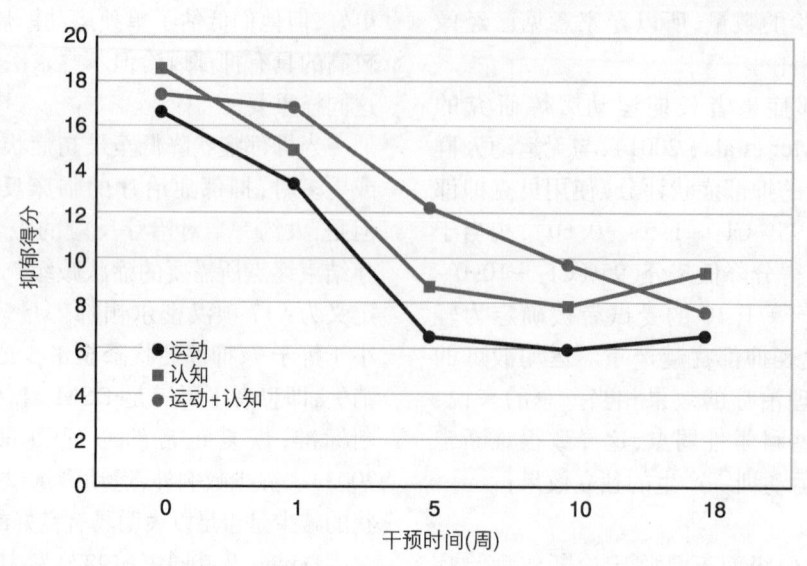

图 14.15 运动训练对重度抑郁症住院患者影响的早期研究指出 8 周干预后，跑步和心理治疗组均表现为显著的抑郁症评分降低。

资料来源：Fremont et al., 1987。

物治疗（Blumenthal et al., 1999）。受试者被随机分为有氧运动、抗抑郁药物或运动结合药物干预组。图 14.16 指出，16 周干预后 3 组受试者的抑郁症降低情况类似，且均具有统计学和临床差异性。单独药物干预组最早出现初始治疗反应，但干预结束时，运动组表现为与之相同的抑郁症状降低效果。此外，与药物干预组患者相比，干预后 6 个月，运动组受试者更有可能完全康复，且复发抑郁症的可能性更小（Babyak et al., 2000）。随后的一项 37 名 65 岁以上轻度抑郁症老年患者参与的研究发现，与常规医疗护理相比，16 周监督有氧结合抗阻训练（每周 3 次，每次 1 小时）与 SSRI 舍曲林药物干预可产生同样的抗抑郁效果（Brenes et al., 2007）。

同样，在一项对 202 名被诊断为严重抑郁的男性和女性进行的随机对照试验中，与安慰剂组（31%）相比，16 周治疗后的抑郁症缓解率与监督锻炼（45%）、家庭锻炼（40%）和舍曲林药物治疗（47%）相似（Blumenthal et al., 2007）。在 101 名冠心病和抑郁症加重的门诊患者中，与安慰剂组相比，16 周有氧运动或舍曲林药物治疗均能较好地缓解症状。在 44 名确诊为重度抑郁症的患者中，运动组的缓解效果最好。

一项关于运动训练的随机对照试验（包括 1 356 名参与者）的 Meta 分析，该试验将运动与不治疗或另一种类型的对照或干预组进行了比较发现，在 23 项临床诊断为抑郁症的患者试验中，治疗结束时抑郁症症状的平均减少 0.57 SD（95CI：-0.81 ~ -0.32），在 11 项症状加重患者试验中平均减少 0.67 SD（95%CI：-0.95 ~ -0.39）（Cooney et al., 2013）。当只有 6 项试验（464 名参与者）被判断为具有足够的分配隐蔽性、意向治疗分析和盲法结果评估时，症状减轻很小（0.18 SD；95%CI：-0.47 ~ 0.11）。在 7 项试验（189 名参与者）中，运动与心理治疗和 4 项试验中的药物治疗同样有效。

对 23 项针对运动干预治疗抑郁症状的随机对照试验（包括 9 项针对诊断为重度抑郁症患者的试验和 14 项针对症状加重患者的试验）的 Meta 分析发现，确诊为重度抑郁症的患者症状明显减轻（1.14 SD；95%CI：0.46 ~ 1.81），初始症状加重的患

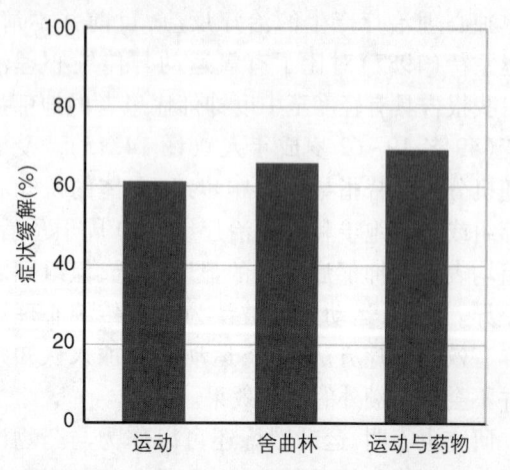

图 14.16 不同干预手段的抑郁症缓解率改变。

资料来源：Lumenthal et al., 1999。

者也是如此(0.80 SD;95%CI:0.49~1.11)(Schuch et al.,2016)。有氧运动和一些抗阻运动的研究结果相似,轻度到中度运动强度的结果比中度和剧烈运动强度的结果小。

Morres 及其同事进行了一项系统性回顾,该回顾对 11 项随机对照试验进行平均,涉及 455 名通过心理健康服务招募的有转诊或临床诊断为严重抑郁症的成年人(18~65 岁)。有氧运动平均持续 45 分钟,中等强度,每周 3 次,持续 9 周,显示出很大的总体抗抑郁效果(0.79 SD;95%CI:-1.01~-0.57),无论是症状严重程度、研究方法上的偏差,还是运动与抗抑郁药物、常规治疗或心理治疗相比较,门诊患者和住院患者都是一致的。(Morres et al.,2019)。

> 欧洲精神病学协会建议,应使用中度至剧烈的监督运动来治疗轻度至中度抑郁症症状(Stubbs et al.,2018)。

随机对照试验的剂量效应

在有关健康成年人和非精神病患者的随机对照试验中,大约四分之三试验采用了 60%~80%人体有氧能力的中等到高强度运动或者最大力量练习,每周运动 3 次。在其他研究中,运动强度较低或者运动频率是每周 2 次。每次运动的时间大约是 35 分钟,但有 1/4 的试验中,每次运动时间小于 30 分钟,在另外 1/4 的试验中,每次运动时间大于 1 小时。然而,只有不到一半的试验清楚描述了热身、正式运动、和整体活动的时间是如何分配的。但是,不同运动对于抑郁症状的缓解并不完全一致。这些研究并没有从试验的角度核查运动的抗抑郁效果是否依赖于运动类型或运动量。针对抑郁症患者的高质量研究中,三分之二的试验表明了抑郁症缓解的剂量效应。

有氧运动的剂量研究

DOSE 研究是第一个评估有氧锻炼对抑郁症患者抗抑郁效果的剂量-反应关系(Dunn et al.,2005)。80 个轻度-重度抑郁症成年患者被分为安慰剂对照组(每周三次的柔韧性练习)或四个独立有氧运动组之一,在实验室监督下进行,根据能量和每周频率不同划分:低剂量为 7.0 kcal/(kg·week);每次大约 100~150 卡,或高剂量为 17.5 kcal/(kg·week);每次大约 250~400 卡,每周频率 3~5 次。本研究的主要结局指标是临床医生的抑郁症状量表评分。在高剂量运动组,与基线相比,12 周运动训练后抑郁评分降低 47%,而低剂量组和对照组的评分降低分别为 30% 和 29%。12 周时不同运动频率不具有主效应,但图 14.17 显示,每周训练 5 次的高剂量运动组受试者出现良好反应(即症状评分条目的 50% 以上降低)和症状减缓(即判定为抑郁的症状消失;HAM-D≥7)的概率增加一倍。

抗阻训练的剂量研究

60 名 60 岁以上重度或轻度抑郁症社区老年人

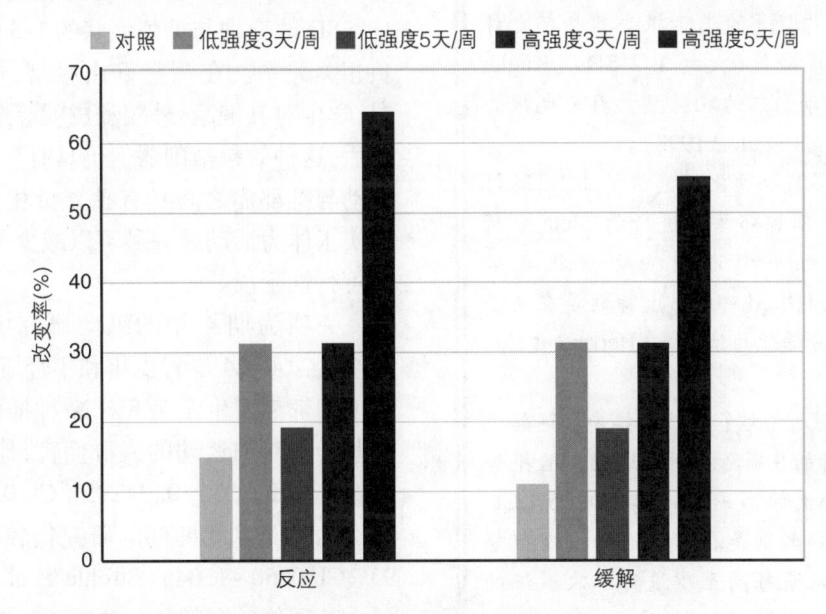

图 14.17 两种剂量运动干预的抑郁反应和缓解率改变。
资料来源:Dunn et al.,2005。

被随机分为医生常规护理组或监督下的渐进高强度（80%最大负荷）或低强度（20%最大负荷）抗阻训练组，抗阻训练持续8周，每周3次（Singh et al., 2005）。高强度抗阻训练组（61%）的最佳干预反应率（即医生评定症状减轻50%）是低强度训练组（29%）和常规护理组（21%）的两倍。

DEMO 试验

该试验是2005年1月至2005年7月开展的一项的单相抑郁症患者参与的随机对照试验。患者由全科医生或精神科医生诊断，其诊断标准为18~55岁成年人满足单相抑郁症ICD标准。受试者（$n=165$）被分为为期四个月每周两次的力量训练、有氧训练或放松练习组（Krogh et al., 2009）。主要结局指标为17项抑郁症汉密尔顿抑郁量表（HAM-D）。除抗阻训练组的力量和有氧运动组的最大摄氧量增加外，4个月训练后，两组受试者在抑郁症状改变与放松练习组无差异。但是，40%的受试者被排除研究，这些受试者每周参与1次监督下运动，因此其运动暴露可能不足以影响症状的改变。运动方案之外的锻炼并不记录，因此，适能得分（由运动表现而不是客观生理标准决定）可能因为在第二次测试时运动练习者想更好表现的动机而增加。

改善抑郁症状的试验证据

十几个试验发现，当参与心脏康复运动训练计划时，心脏病发作康复的患者报告其抑郁自评症状具有中等程度降低（大约1/2 SD）（Kugler et al., 1994）。运动训练的乳腺癌幸存者也报告抑郁症状改善（Segar et al., 1998）。

- 一项对624名多发性硬化症患者的14项随机对照试验的24项抑郁结果进行的Meta分析发现，运动训练平均可使抑郁症状减轻0.55 SD（95%CI: 0.31~0.78），特别是在还显示患者疲劳评分降低的试验中（Herring et al., 2017）。
- 对395名HIV患者（大多数正在接受抗逆转录病毒治疗）进行的9项随机对照运动试验报告了抑郁症状的大幅减轻（0.84 SD; 95%CI: -1.57~-0.11），特别是在有氧运动或有监督的运动或研究人员每周至少进行三次锻炼的试验中（Heissel et al., 2019）。

青少年体力活动与抑郁症

目前并没有抑郁症儿童或青少年的RCT报道。一项Meta分析中，纳入了5个控制较差的研究将11~19岁运动训练青少年与无运动青少年作比较（Larun et al., 2006）。平均而言，无论运动强度如何，运动训练后抑郁症得分表现为中等程度降低（0.66 SD; 95%CI: -1.25~-0.08）。两项样本量较小的研究发现，运动训练的抗抑郁效果较小，且不具有统计学差异（0.31 SD; 95%CI: -0.78~0.16）。这些效果是否能够推广至青少年用于降低抑郁发病的主要风险，目前尚未确定。

随后一篇文献对8项青少年随机对照试验进行了综述，发现运动对于抑郁症具有非常显著的中等改善效果（0.48 SD; 95%CI: -0.87~0.10）。在临床试验中，效果相似（0.43 SD; 95%CI: -0.84~-0.02）。在使用了更好的分析方法的试验中，这种效果稍弱（0.41 SD; 95%CI: -0.86~0.05）。

一项前瞻性队列研究调查了体力活动自然发生的改变，同时也调查青少年早期（此时抑郁风险开始显著增加）抑郁症状的改变（Motl et al., 2004）。该研究记录了1998年秋季（7年级开始为基线数据）、1999年春季（7年级末为中期数据）、2000年春季（8年级末为随访数据）明尼苏达州接近4 600名男孩和女孩的学校外体力活动频率和CES-D测试。结果表明，男孩和女孩的休闲时间体力活动频率1个SD改变均与抑郁症状的1/3个SD变化之间呈负相关关系。在调整好由吸烟，饮酒，社会经济状况，学生对其健康、外貌和成就等造成的任何混杂效应后，这种效果被削弱但仍具有显著性。因此，体力活动与抑郁症之间具有独立负相关关系，这一结论证实了体力活动是一种可以减少美国青少年抑郁症的可行性手段。

一项为期4年的纵向研究中，德国慕尼黑的2 548名14~24岁青少年和年轻成年参与本研究，其重度抑郁症发生率为8%，精神抑郁症为2%。对于那些经常参加运动的人群而言，他们罹患精神抑郁的概率较低（OR=0.34; 95%CI: 0.16~0.74），但对于运动降低重度抑郁的研究比较薄弱（OR=0.73; 95%CI: 0.50~1.04）（Strohle et al., 2007）。

英国伦敦东部的一项2 789名7~9年级学生参与的研究发现，在调整混杂因素后，基线更高体力活动水平（每周1小时）的男孩和女孩均表现为抑郁症状增加的概率低8%。但是，一项为期两年2 093人参与的队列研究并没有发现体力活动改变与抑郁症状有关（Rothon et al.，2010）。

对包括近81 000名青少年和成年人在内的9项横断面研究进行的Meta分析发现，与那些不活跃的人相比，那些自称经常锻炼的人也不太可能说他们有自杀的想法（OR＝0.87；95%CI：0.76～0.99），但不同研究对混杂因素的几率和调整差别很大（Vancampfort et al.，2018）。

证据的强度

休闲时间体力活动对抑郁症的一级和二级预防的作用令人鼓舞，但迄今并未完全确定。大多数体力活动与抑郁症的人群研究发现，休闲时间保持规律体力活动的人群具有更低的抑郁发病风险，但由于样本量相对较低（如样本量小于500），仅有大约一半的研究表现为统计学上的差异性。大约一半研究没有控制混杂因素的影响，并且他们也没有使用精确的体力活动或抑郁症测试手段。

许多临床研究发现，急性和慢性运动锻炼后测量的抑郁情绪自评问卷得分更低。这一结果已经被大约30个抑郁症成年人的RCT确定，但是大部分研究并没有报道抑郁症状降低程度是否达到良好的治疗反应（即，症状减轻50%）或达到缓解诊断标准。此外，参与运动锻炼的抑郁症患者通常也接受心理或药物治疗，因而无法确定运动锻炼对抑郁症状的独立效果。

许多抑郁症患者参与的运动锻炼计划以团组形式在白天室外进行，很难确定这种干预效果是由运动锻炼通过社会效应或光照暴露产生；无论是否有体力消耗，每一个因素都具有抗抑郁作用。健康人群运动锻炼后抑郁评分降低，但目前尚无法确定这种情绪改善反应能够降低未来抑郁症的发病风险。

时间序列

30项前瞻性队列研究的平均随访时间大约为4年，范围为9个月至37年。但是，体力活动和抑郁症彼此互相影响，因此，使用观察性研究确定时间因果关系具有挑战性。

此外，队列研究的主要局限性在于仅仅评估一个或两个体力活动暴露，尽管其随访时间可以持续许多年。这就导致评估改变的轨迹和判断受试者高估或低估其体力活动所产生的错误分类的难度增加，同时无法判断随时间而改变的抑郁症其他危险因素是否影响体力活动与抑郁症状之间的可能相关性。在实验研究中，未来应该制定持续时间足够长的运动干预，这样可以观察到抑郁症缓解发生规律是否与理论生物学的解释相一致，同时，未来运动干预还应该设置随访评估以确定其抗抑郁效果是否能够长时间维持。

相关性的强度

前瞻性队列研究发现，运动人群出现抑郁症状的概率比不运动人群低三分之一。在调整运动和非运动组可能存在差异的抑郁危险因素后，运动人群发生抑郁症状的概率仍维持20%的降低。纳入情绪正常人群或轻中度抑郁症人群RCT的定量性综述发现，干预后抑郁症状出现中等程度降低，其范围为非抑郁症疾病患者降低1/3个SD至抑郁症患者降低1个SD，这种改善效果与心理治疗相当。大部分运动干预研究并没有显示这种症状的减轻足以确定抑郁症缓解诊断或维持缓解状态。最近的一项研究认为，运动锻炼对抑郁症状缓解的维持效果可能比药物治疗更有效（Babyak et al.，2000）。对于那些对药物治疗没有反应的抑郁症患者而言，运动作为一种强制性治疗手段已被成功采用。

一致性

关于运动对于不同种族、民族以及不同年龄的男性、女性的效果是否相同，值得考虑，以便确定研究效果的稳定性，同时为体力活动干预不同人群提供实践依据。现有观察性人群研究多出自澳大利亚、加拿大、中国、英国、芬兰、德国、以色列、意大利、荷兰、日本以及美国的研究。一般来讲，在男性和女性、不同年龄组及不同种族人群中，体力活动与抑郁症风险降低的相关关系已经被确定。但是，很少有研究对比不同人群亚组运动锻炼的抑郁症反应。

一项前瞻性研究表明，男性和女性中更低水平的抑郁症状与更高水平体力活动之间显著相关（Kritz-Silverstein et al.，2001）。只有三分之一的队列研究特别关注了不同种族或民族人群，美国只有4个研究特别强调了非洲裔、拉美裔或两者的代表人群。一项研究指出，保持规律活动的白人与非洲裔美国成年人抑郁症状降低的概率相当（Knox et al.，2006）。其他研究多为代表性较差的或不具代表性的其他少数人群。此外，大部分RCT研究纳入的受试者多为种族和民族代表性较差的人群，或并没有描述种族和民族。

儿童和青少年的观察性或控制研究较少,大部分研究关注65岁以上且确诊患有抑郁症的老年人,但这些研究并没有证明抑郁症患者出现症状缓解的临床意义。

剂量反应

总的来说,久坐可能增加抑郁症的风险;中等-高水平体力活动和低水平体力活动同样可以降低抑郁症发生的概率,这比不活动或极低水平体力活动更具有抑郁保护作用。大约一半的前瞻性队列研究可提供充足的证据确定,积极活动人群满足中等或高强度体力活动的公共健康要求(即,每周5天30分钟以上的中等强度有氧体力活动或每周3天20分钟以上的高强度有氧体力活动)。调整其他危险因素后,这些研究表明,与不运动或未到达健康体力活动要求的人群相比,参与中等-高水平体力活动的人群可获得积极的抑郁保护效应。体适能的增强并不是产生运动抗抑郁效应的必要条件。但是,两项抑郁症患者的RCT研究发现,高剂量有氧运动或抗阻训练后,抑郁症缓解的程度更大。

合理性

公元二世纪,希腊医生盖伦发现了运动对希波克拉底提出的四种体液(血液、黑胆汁、黄胆汁和痰)重要性的影响,并将其扩展用以解释情绪的变化。由这些体液衍生出的多血质、抑郁质、胆汁质、黏液质可用来形容人的性格。在现代社会,有人提出,运动可通过刺激神经和增加腺体分泌,对抑郁人群具有积极作用(Vaux, 1926)。以下段落将讨论无运动对情绪影响的生物学证据。但是,与本书中其他慢性疾病的情况不同,生物学机制并不是体力活动影响心理健康的唯一合理解释。认知解释(特别是自尊增加)和社会支持也是理解体力活动抗抑郁效应的普遍假说。虽然记住不管体力活动降低抑郁症的关键机制是认知还是社会因素这一点很重要,但是最终都可以用生物化学和生理术语中神经元的基因调控来解释(Kandel, 1998)。

认知和社会因素

认知改变(如自尊改善)和社会支持已经被用来解释体力活动对抑郁症的影响机制。但是,由于证据不足,目前无法得出关于这些因素作用的结论性结果。观察性人群研究并没有将自尊和社会支持纳入研究用以解释这些因素对体力活动人群所观察到的抑郁症状缓解具有混淆或调节。此外,大多数随机对照研究并没有观察运动训练是否通过改善自尊来降低抑郁症(Motl et al., 2005)。同时,这些研究也没有使用合适的对照组来确定运动锻炼引起的抑郁症减轻与社会支持无关。尽管如此,认知和社会因素值得进一步研究,尤其是自尊。

自尊是心理健康和行为的基础,并且抑郁症常与自卑有关。由于身体形象与一般自我意识有关,身体形象或身体机能的提高有利于改善人们的一般自我意识(Sonstroem, 1998),并可能降低抑郁症的主要或次要风险。

- **自尊**。自尊是人们着眼于对他们的观念或自己的视野所放置的价值。它反映了一个人对具体个体特征的感觉和评价,包括身体(如外观、耐力、力量和运动技能)、社会、学术或职业、情感和精神特征(Sonstroem et al., 1989)。其他人对一个人的体能或体质的积极评价或者仅仅是对增加体能的期望,都可以提高一个人的自尊心,哪怕实际上体能并没有得到改善。成就感是关键。与参与竞技体育的人群相比,体能训练(成功和成就感不太肯定)人群倾向于更大程度的自尊改善(Fox, 2000; Spence et al., 2005)。几个质量控制不佳的随机试验表明,有氧运动或运动训练对儿童和青少年的自尊心具有中等程度的改善作用(0.49 SD; 95% CI: 0.16~0.81)(Ekeland et al., 2005)。相关的证据指出,体力活动和体育锻炼可能通过提高身体自我观念来(可以提高女孩的自尊心,该自尊心与体能、BMI、运动能力感知、身体肥胖和外观无关)降低青少年女孩的抑郁症风险(Dishman et al., 2006b)。自尊心的最大收益通常表现在看重自身体适能或外观但对其目前状态并不满意的人群中。德沙奈和其同事(1993)的研究支持相信自己做某事对自己有利就足以提高自尊心观点,该研究发现设定提高心理健康目标的大学生在参加一项运动计划后,其自尊心提高。同一研究中,即使同样表现出类似的体能改善,没有设定目标的学生并没有出现自尊心的提高。增强体质的人们可以获得熟练掌握体力任务的感觉。某些证据表明,这种自信可以超越体力活动本身并提高整体的自我观念和生活适应,因此有助于降低抑郁症。

- **社会支持**。一项30名抑郁症老年患者参与的RCT研究中,每个受试者与一个年轻同伴进行为期6周、每周2次、每次20分钟的户外散步活动;或与年轻同伴相处同样时间但不运动。与对照组相比,两种情况均出现抑郁症自评得分降低;但是户外散步结合社会接触的情况并不比单独社会支持情况更有效(McNeil et al., 1991)。因此,走路没有增加超过社会支持的额外效果。

> 在25项儿童和青少年的试验中,体力活动与自我评估(0.49 SD)、自我价值(0.31 SD)的分数增加相关(Liu et al., 2015)。

虽然自尊提高仍然是运动抗抑郁作用的一个合理解释,但并没有设计完善的研究验证这种运动后抑郁降低的调节作用。此外,如果自尊是解释运动锻炼对抑郁症产生治疗效果的唯一机制,但因为自尊可以在许多不涉及体力活动的任务中发挥其影响,这种机制可能并不是针对运动锻炼所独有的,且无法支持运动锻炼引起抑郁症状缓解的独立因果性作用。同样,运动锻炼后由社会因素而不是运动锻炼本身引起的抑郁缓解状况可能与其他治疗设置并无不同。

生物学合理性

几种神经生物学机制描述了运动锻炼影响抑郁症生理中介的可能途径。以下是关于运动锻炼与抑郁症主要生物学假说的概述。

• 内啡肽假说。运动锻炼抗抑郁作用的一个推荐机制是,运动锻炼引起的内啡肽水平提高,进而导致情绪的改善(被称为内啡肽假说)。内啡肽(如脑啡肽)是分布于脑和脊髓内(在肾上腺、肠和交感神经也存在)的一种阿片类、具有镇痛作用的蛋白质。该物质有助于调节应激状态的体温和心血管系统,包括运动可以提高情绪和缓解疼痛,其作用类似于功能强大的吗啡类阿片制剂(如脑啡肽、β-内啡肽和吗啡分别与μ-阿片受体结合)。虽然β-内啡肽在脑中被发现,但该物质由垂体在应激过程中分泌并释放到血液中。尽管已经证明在激烈运动后血液中的β-内啡肽水平升高,但研究并没有证明运动中或运动后β-内啡肽可以穿过血脑屏障。β-内啡肽能够作为运动锻炼抗抑郁作用合理机制的一个条件是,它必须可以引起大脑内调节情绪的脑区发生改变。大鼠和小鼠运动训练后,内啡肽可以调节参与情绪的脑区内单胺类物质活动且其脑内浓度水平增加(Hoffinan, 1997)。然而,这些研究的目的并不是为了表现抑郁样行为的变化。此外,几项人体研究发现,运动后,使用药物阻断阿片类物质作用并不妨碍抑郁情绪的改变。因此,现有的人体实验性研究证据无法支持运动后情绪改变的内啡肽假说(Dishman, 1998; Dishman 和 O'Connor, 2009)。尽管如此,脑内的β-内啡肽活动可以阻止多巴胺(参与乐趣和动机脑区的主要神经递质,如腹侧被盖区、伏隔核)的强制性抑制作用。因此,我们有理由认为,β-内啡肽可以间接通过调节多巴胺作用来对情绪产生积极影响。外周阿片类物质反应也可能间接通过缓解疼痛来影响情绪,但这种观点并没有得到证实。最近的一项非控制性研究发现10名长跑运动员愉悦情绪自我评价与PET测得的脑内阿片类物质之间具有相关性(Boecker et al., 2008)。这是第一个也是唯一的证据指出,运动引起的内啡肽改变可能有助于解释与跑步有关的情绪改变。但是,运动中的内啡肽反应是影响多巴胺还是抑郁症症状,目前还不清楚。

• 脑血流的假说。研究表明,中等强度自行车运动时脑血流量增加(Ogoh et al., 2009),包括参与运动控制(J. C. Smith, 2010)和心血管反应控制(Williamson et al., 2006)的脑区,其中一些脑区还参与情绪和认知过程(如扣带回和岛叶皮层)。在中等强度自行车、划船或跑步机运动时,前额叶皮层的血流量和氧含量水平也升高,但当最大强度力竭运动时,两者水平下降(Rooks et al., 2010)。由于血流量的增加常与细胞代谢增加有关,参与情绪调节的脑区血流量增加可以调节运动中情绪的改变。

• 下丘脑-垂体假设。下丘脑-垂体-肾上腺皮质轴(HPA,调节许多身体系统对应激的内分泌反应),也被认为参与抑郁症发病。下丘脑对身体或心理应激源的反应可产生促肾上腺皮质激素(CRH),该激素再作用于垂体促肾上腺皮质激素(ACTH)的释放。ACTH随后促进肾上腺释放皮质醇。该系统的综合作用是,为身体在实际或可能威胁出现时进行战斗或逃跑反应做准备。尽管该系统的激活是恰当应激反应的关键,但HPA的过度激活可能导致抑郁症发病。抑郁症患者经常表现为ACTH对CRH的反应迟缓和HPA轴的过度激活,另外,抑郁症患者还常出现皮质醇增多症。由于CRH和糖皮质激素(如皮质醇)影响情绪反应的脑区,包括伏隔核、杏仁核和海马,慢性应激情况下CRH和皮质醇水平升高可能扰乱调节情绪的脑区功能,并可能导致抑郁症(Gold et al., 1998)。急性或长期运动锻炼均可以影响HPA轴的功能。急性运动可引起该系统兴奋,而在一个给定的绝对负荷下,运动训练可以减弱急性运动的效果。但是,运动训练对该系统的影响是否与抑郁症有关目前尚不清楚。例如,活动轮运动(足部电刺激)与不运动抑郁大鼠的血清 ACTH 和皮质酮反应无显著差异(Dishman et al., 1995/1997)。相反,跑台运动的抑郁大鼠(制动应激)则表现为明显 ACTH 水平升高(White-Welkley et al., 1995)。因此仍需进一步的调查来确定运动锻炼对 HPA 轴的影响,并明确这些影响如何影响抑郁症发病。

- 改善睡眠。长期失眠会增加死亡率和精神问题,并降低工作效率。大约三分之一的成年人在其生活中经历过一段时间的失眠,抑郁症或焦虑症人群经常经历睡眠障碍的困扰。运动锻炼常被认为是良好睡眠的一个重要部分,且可通过改善睡眠来降低抑郁症状(Youngstedt, 2000)。睡眠中快速动眼期(REM,大约7~10分钟)出现中等程度缩短(大约1/2 SD),而 REM 睡眠的潜伏期(latency)增加(大约 12~15 分钟)(Kubitz et al., 1996; Youngstedt et al., 1997)。运动后的 REM 睡眠改变有助于解释运动的抗抑郁作用,减少 REM 睡眠已经被证明是一种针对某些抑郁症患者的有效治疗手段。抗阻训练可以改善抑郁症老年人的睡眠障碍问题并缓解其抑郁症状(Singh et al., 1997a/b)。在41项睡眠结果研究(主要是多导睡眠图、脑电图或活动描记术的客观测量)中,急性运动对总睡眠时间、入睡潜伏期、睡眠效率、1期睡眠、慢波睡眠和快速眼动睡眠的有益影响较小,对睡眠开始后的醒来时间的有益影响也较大。在23项随机对照试验中,定期锻炼对总睡眠时间和睡眠效率有很小的有益影响,对睡眠开始潜伏期有小到中等程度的有益作用,对睡眠质量自我评分有中等程度的有益影响(Kredlow et al., 2015)。

- 减少疲劳感:疲劳感是抑郁症和其他疾病(如睡眠呼吸暂停、纤维肌痛、多发性硬化症和癌症)的一个突出症状。据估计,20%~45%的美国人会说他们经历了持续的疲劳。患有慢性疲劳综合征相关诊断(即肌痛性脑脊髓炎或全身性运动不耐受疾病)的人体力消耗会加剧持续性疲劳(Loy et al., 2016)。然而,健康人和患有其他疾病的患者通常表示,他们在运动后感到精力充沛或不那么疲劳(Puetz et al., 2006)。在涉及4 881名癌症患者的70项随机对照试验中,运动训练在治疗期间和癌症治疗结束后疲劳分别减少了 0.32 SD(95% CI: 0.21~0.43)和0.38 SD(95%CI:0.21~0.54)(Puetz et al., 2012)。

对678名参与者参与的16项研究中的58种能量效应和58种疲劳效应进行的 Meta 分析发现,21~40分钟的中等强度有氧运动使能量感觉增加了近1/2 SD(95%CI:0.39~0.56)。平均而言,疲劳感没有改变,但在持续20分钟以上的中低强度运动后,当运动后能量增加至少适度大时,它们就会减少(Loy et al., 2013)。

在一项小型对照试验中,报告持续疲劳感的健康年轻人被随机分配到中等强度运动组、低强度运动组或无治疗对照组。然后,每组参与者在六周内每周三天去运动实验室。无论强度如何,能量感都会增加,而无论有氧健身的变化如何,只有在低强度运动后疲劳感才会减轻(Puetz et al., 2008)。这些慢性改善与每次锻炼的累积效果一致。与对照组相比,在第1、3和6周的训练中,在低强度或中等强度的单次运动后,活力感觉更高。只有在第3周和第6周进行低强度运动后,疲劳感才会降低(Dishman et al., 2010)。尽管反复锻炼未经测试,但有可能会改善抑郁症患者的症状和精力感觉,或减少疲劳感,同时增加单胺类神经传递(Stenman et al., 2013)。

- 单胺假说。运动与抑郁症的生理学研究一直关注大脑单胺类系统,包括多巴胺、去甲肾上腺素和血清素类神经递质(Chaouloff, 1997a, 1997b; Dishman, 1997b; Meeusen et al., 1995),主要因为最有效的药物疗法多调节一个或多个单胺素神经递质。动物研究为运动锻炼通过调节单胺类系统影响抑郁症提供了证据。大鼠研究已经证明,急性运动可以引起脑内去甲肾上腺素、多巴胺和血清素分泌增加(Meeusen et al., 2001; Wilson et al., 1996),同时反复跑台运动可以减弱运动时去甲肾上腺素的释放(Pagliari et al., 1995b)。

佐治亚大学随后的一系列大鼠研究表明,长期运动锻炼产生的大脑内去甲肾上腺素适应与其抗抑郁作用有关。首先,Dunn 及其同事发现,跑台训练和活动轮运动均能引起去甲肾上腺素细胞体聚集的脑干区去甲肾上腺素分泌增加。接下来,研究还发现,蓝斑和中缝核去甲肾上腺素分泌的增加的同时伴随出现脑内去甲肾上腺素耗尽的保护性作用(Dishman et al., 1997)。该研究首次通过实验性测试研究运动抗抑郁作用的神经生物机制。再接下来,一项研究使用抑郁症药理学动物模型来比较运动锻炼和抗抑郁药物氯米帕明新药(一种血清素再摄取抑制剂)(Yoo et al.,2000b)。跑台运动和活动轮运动均能提高大脑额叶皮层的去甲肾上腺激素水平,并减少β-肾上腺素受体数量,其效果与长期服用抗抑郁药物获得的治疗效果相当。与不运动相比,长期活动轮运动还可以减弱无控制电刺激足部时额叶皮层的去甲肾上腺素释放,但合成酶素酪氨酸羟化酶的基因表达无改变(Soares et al.,1999)。这些结果表明,蓝斑活动的下调可能维持应激状态时的大脑去甲肾上腺素水平。随后的研究表明,活动轮运动后这种应激反应减弱的原因之一为甘丙肽(一种蓝斑处抑制神经放电的神经肽)的基因表达增加(O'Neal et al.,2001)。此外,动物急性和长期运动训练均被证明可以影响多巴胺的活动,而长期运动动物还表现为多巴胺受体密度和亲和力的改变(综述,见Chaouloff,1989;Mazzeo,1991;Meeusen et al.,1995;Tantillo et al.,2002)。迪什曼及其同事(Dishman et al.,1997)发现,与活动轮运动相比,不运动动物在无控制电刺激足部时,下丘脑的多巴胺浓度升高50%;该脑区对调节垂体激素调节非常重要。此外,足部电刺激后,不运动动物还表现为杏仁核血清素浓度升高30%。因此,运动训练似乎还可以影响单胺类系统,这种适应性可能有助于解释运动锻炼治疗抑郁症的生物学效应。

- 抑郁样行为。在麦卡洛克和布鲁纳的研究首次报道的非控制性应激的逃逸缺陷大鼠模型,这是第一个抑郁症动物模型。非控制性、不可逃避足部刺激的特征性反应为,操作24~72小时后,对控制性刺激的逃避潜伏时间延长,可能导致蓝斑的去甲肾上腺素耗尽以及随后大脑皮层β-肾上腺素受体上调。逃逸缺陷模型尝试模拟了所谓的人类抑郁症常见的习得性无助或行为绝望。该模型大部分与人类抑郁症同型,其特点为体重降低、性行为降低、睡眠障碍(REM睡眠潜伏期降低)和兴趣缺失。该模型主要是同构与人类抑郁症,具有减肥,降低性行为,睡眠障碍(REM减少睡眠潜伏期),和快感缺乏。尽管使用自我奖励任务(如在水或糖水之间的喂养选择和颅内自我刺激)作为一种替代测试来判断大鼠的与人类经历的乐趣类似的现象性观念,但无法确定大鼠是否真的感觉到无助或无望。

人类的某些抑郁症和焦虑症似乎是内源性的,这些疾病并不能归因于非控制性的应激源。当内源性抑郁症大鼠模型注射氯米帕明抗抑郁新药时,可引起REM睡眠潜伏降低。通过手术切除大脑额叶下方的嗅球可建立另一个内源性大鼠模型并打乱了大脑神经递质系统,包括去甲肾上腺素和血清素(Kelly et al.,1997)。药物治疗均对这些动物模型产生反应。佐治亚大学所做的研究表明,所有大鼠模型通过长期活动轮运动均可以抑制抑郁样行为的发生。当电刺激时,活动轮运动的雌性大鼠较少出现习得性无助行为(Dishman et al.,1997),同时雄性运动大鼠在注射氯米帕明新药和切除嗅球后(这导致大鼠大脑单胺类异常和抑郁样行为),性行为损伤程度降低(Yoo et al.,2000b;Van Hoomissen et al.,2001)。活动轮运动大鼠不仅表现为抑郁行为特征减弱,还表现为大脑去甲肾上腺素和血清素系统反应及神经生长因子分泌增加,这些效应与抗抑郁药物治疗作用相当(Dishman et al.,1997;O'Neal et al.,2001;Van Hoomissen et al.,2003;Yoo et al.,2000b)。

新的研究领域将涉及运动锻炼抗抑郁效应的其他可能生物学机制。例如,脑源性神经营养因子(BDNF)、VGF和神经肽-Y在内的神经肽可以增加神经系统的生长和维持,同时可能在抑郁症的神经病理学和治疗方面起重要作用,而这些与抗抑郁药物在调节抑郁症状中的可能作用类似(Bjornebekk et al.,2006,2010;Greenwood et al.,2008;Hunsberger et al.,2007;Russo-Neustadt,2003)。BDNF对中枢神经系统(CNS)和周围组织中神经元的生长、存活和增殖至关重要。在被诊断为重度抑郁障碍的人中,血清中BDNF水平较低其发病率高于正常水平的人,并且在使用抗抑郁药物治疗后发病率增加(Polyakova et al.,2015),并且抗抑郁药物增加了啮齿类动物海马体的脑神经发生(Björkholm et al.,2016)。

因为单胺类系统的研究过程采用的是直接侵入性操作,很多研究不局限于抑郁症的动物模型,这样显然无法直接应用于人类抑郁症。但是,随着人类神经生物学诊断的不断更新,包括脑成像技术,例如功能性磁共振成像(functional magnetic resonance imaging,FMRI)和正电子发射断层扫描(positron emission tomography,PET),这些技术有助于研究者和临床医生更好地理解运动对大脑系统神经活动的影响及其在抑郁症病因学中的作用(Davidson et al.,2003;Kalin et al.,1997;Nemeroff,1998;Nemeroff et al.,1999)。未来运动与抑郁症领域的研究(包括脑成像评估)将很大程度上加强我们对运动相关的神经生物学适应性的理解。然而目前，尽管现有证据指出抑郁症的神经生物学机制可能对运动刺激作出反应，但这些证据还不足以最终确定体力活动对抑郁症影响的生物学合理解释。

总而言之，从生物学上讲，习惯性体力活动可以预防抑郁症状的出现，而运动训练可以减轻被诊断为严重抑郁障碍的患者的症状，这在生物学上是合理的。针对血清素和多巴胺系统的联合药物已被证明在治疗难治性抑郁症方面优于单一疗法，并且运动训练具有大脑单胺和神经营养效应（Dishman et al.，2006；Firth et al.，2018）。来自抑郁症动物模型（Yoo et al.，2000）和对严重抑郁症的随机对照试验的优先证据表明，运动训练的疗效与药物治疗相当，但不是相加的（Blumenthal et al.，1999；Blumenthal et al.，2007），符合多余或类似的生化机制。然而，抑郁症患者对运动的神经生物学适应尚不清楚。在DEMO试验中，运动训练对抑郁症患者的海马体体积或血液中神经营养因子没有影响（Krogh et al.，2014）。然而，在该项试验中，患者平均每周只锻炼一天，这似乎不足以测试锻炼的真正效果（Krogh et al.，2014）。

小结和结论

运动与抑郁症研究的局限性是一直未能全面描述受试者的精神状态。抑郁症存在许多不同类型，根据病情性质不同，抑郁症个体的症状也不同。此外，抑郁症患者往往患有焦虑症或其他精神障碍（Kessler et al.，2005b），但大多数研究并没有评估这些并发症，或者分析相关数据调查这些影响是否依赖于抑郁症的本质。大量长期随访的前瞻性队列研究普遍认同，规律参加休闲时间体力活动与较低的抑郁症状发生风险有关。但是，只有大约一半的研究调整了其他混淆这种相关性的危险因素。尽管这些研究来自多个国家，但是人群亚组的代表性不足或没有具体评估种族问题。未来研究需要涉及一系列人口群体并全面考虑受试者特征并严格控制研究设计，来确定运动锻炼与抑郁症之间的关系是否在不同性别、年龄、种族、民族、教育程度、社会经济水平和精神状态上保持一致。良好控制的研究应包括一系列的人口群体，并充分考虑需要的学科特点来确定锻炼和抑郁症之间的关系是否在性别、年龄、种族、民族、教育、社会经济水平和精神状态的水平保持一致。此外，还需要对运动锻炼暴露进行更好地描述，以确定运动的抗抑郁效应是否在所有的体力活动模式、强度、频率和持续时间上保持一致。

大量研究已经表明，运动计划与抑郁症状缓解有关。但是，大多数研究存在方法的局限性，这可能掩盖了运动训练的实际效果。例如，大部分RCT研究都无法否认有利的结果可能在一定程度上受到人们对运动效果的期许的影响。很少有研究采用盲法设计来避免研究者的偏倚，同时也很难避免受试者期许所产生的偏倚。无法使用合适对照组是该领域研究另一个常见的设计缺陷。使用运动组与无干预对照组的研究设计无法完全揭示研究结果的临床意义，因为唯一可以确定的是，运动比无干预效果好，且可能仅仅是一种安慰剂作用。因为标准化治疗手段已经被证明对抑郁症治疗有效，因此需要一个安慰剂组或最低程度干预的对照组来全面评估运动锻炼在缓解抑郁症方面的效果。药物治疗是文献记录中最好的抑郁症治疗手段，但是仅有一个研究对比了运动锻炼与药物干预对抑郁症的作用，且获得了预期的结果（Blumenthal et al.，1999）。研究设计还必须严格控制对可能影响情绪或抑郁症的体力活动其他设置，如增加社会接触和日光暴露，以便于获得运动锻炼所产生的直接效果。

使用有效的体力活动和抑郁症评估手段也是一个重要的研究考虑。研究应该详细地描述体力活动，同时还需要使用合适的方法来测试运动前后的生理状态。应该使用具有良好心理属性的有效手段来评估抑郁症程度。还需要治疗师和自我报告问卷来确认运动锻炼后抑郁症状缓解的临床意义。

> 尽管中等强度休闲时间体力活动与抑郁症风险降低和症状缓解有关，而过度运动训练（即，过度训练，特别是耐力相关运动）可能导致某些运动员抑郁症发生（Morgan et al.，1987）。大多数年轻人或成年人久坐不动，因此过度训练引起的抑郁症并不被普通人群关注。

采用抗阻训练或柔韧性训练的研究较少；大部分研究使用慢走活动模式，还有一部分研究使用自行车运动。运动训练普遍基于ACSM对健康人群心肺健康所作出的运动类型和运动量指导所设计（Pollock et al.，1998）。由于这些研究中并没有不良事件报道，以下为适合抑郁症而无其他疾病人群使用的运动锻炼指南：
- 每周3~5天；
- 每次20~60分钟；
- 55%~90%最大心率。

虽然初学者应该随其运动锻炼计划增加运动强度和时间,但这种渐进性运动对抑郁症患者非常重要。如果一个人由于运动计划推进过于迅速而无法坚持运动锻炼计划时,这种循序渐进的运动过程有助于受试者最大限度地增加对运动成就和控制的感觉,并尽量减少锻炼失败的可能感受。值得记住的是,持续运动锻炼对降低抑郁症比增加体适能更重要。

> 久坐不动增加了抑郁症风险,但非常剧烈的体力活动可能不如中等强度体力活动更具有抑郁保护作用。

焦 虑 症

焦虑症的特点是恐惧或忧虑,通常伴随焦虑不安、紧绷感和激动状态。焦虑症的其他迹象和症状随数量和严重程度而变化,包括过度警觉、神志不清、肌紧张、震颤、心率过高、心悸、潮红、出汗、口干、泌尿和胃肠道问题。虽然焦虑症常与抑郁症同时发生,且慢性焦虑症可以导致抑郁症风险增高,但人们常将两者分开讨论。

焦虑是想象或面临实际威胁的情况下,人类普遍的感受。状态型焦虑是指焦虑的感觉为暂时的且瞬时性的波动的情况("我现在感觉如何？"）；气质型焦虑是指焦虑的感觉和症状持续恒定存在("我通常感觉如何？"）。但是,焦虑症是导致人们长时间无理由地感到害怕、痛苦、不安、无精打采的疾病状态。如果不给予治疗的话,这些问题将降低生产效率和生活质量。

虽然恐惧、焦虑不安和自主神经系统的激活是所有不同程度焦虑状态的核心症状表现,但目前有几个公认的焦虑症类型。根据美国精神病学协会（American Psychiatric Association, 2000a）,主要抑郁症类型如下：

- 恐惧症。恐惧症是对某一物体、地点或状况的强烈恐惧。患有特定恐惧症的人会对某些很少或根本无实际危险的事物产生恐惧感受；这种感受使恐惧症患者减少接触这些物体或状况,从而很可能不必要地限制他们的生活。

- 社交恐惧症。社交恐惧症患者（即,社交焦虑症）对社交场合的关注和困窘过度恐惧,这导致他们避免参与许多可能令人愉快的活动。社交恐惧症在男性和女性中的发病相当。这些症状可能为不连续（例如,仅限于公共餐饮、公共演讲或与异性接触时）或弥漫性的,几乎在家庭环境之外的所有社交场合出现。对公共场所产生的恶心感觉可能很重要。在某些文化中,人们在直视对方眼睛的对峙过程中可能会特别紧张。社交恐惧症的症状通常包括潮红、手抖、恶心或尿频；社交恐惧症患者有时可以确定,他们的主要问题是焦虑症的这些继发症状之一。而这些症状可发展为恐慌症。广场恐惧症（对开放空间的恐惧）和抑郁症经常同时发生,两者可能导致患者足不出户。

- 恐慌症。恐慌症是无警告或无明显警告源的事件表现出反复的强烈恐惧。身体症状包括胸痛、心悸、窒息感或气短、头晕、腹部窘迫感、虚幻感觉、恐惧死亡、失去控制或快要发疯。惊恐发作通常持续几分钟,其间恐惧和自主神经症状出现并导致人们想要逃离,避免发生攻击,常产生孤独感或暴露于公共场所的感觉以及对另一种攻击的持续恐惧。

- 强迫症。该疾病的特点是重复且不必要的想法或强迫性行为,出现似乎不可停止的,其特点是通过重复的行为或仪式来缓解焦虑。

- 创伤后应激障碍。表现为对应激时间或情况的响应时间延迟或延长（无论是短期或长期持久的）,特别是危险或灾难（如自然灾害、打击、严重事故、目睹他人的暴力性死亡、受害人的酷刑、恐怖主义、强奸或其他犯罪）。创伤后应激障碍的症状通常包括对原始创伤的痛苦回忆或做梦、高度警惕状态的自主神经过度兴奋、过度惊吓反应和失眠。

- 广泛性焦虑障碍。广泛性焦虑障碍（GAD）表现为过去至少6个月内,对每天日常生活中的事件和活动表现出反复或持续过分且无法控制的担忧。弗洛伊德称之为"自由浮动性"焦虑。它通常伴随最少6种紧张和警觉症状中的3种,并引起明显的苦恼或损害。对GAD的诊断标准仍在继续完善中。过分担忧是否是判断GAD的必要条件仍然存在争议（如ICD-10并不将过分担忧作为诊断标准之一）（Weisberg, 2009）。由美国精神病学协会定义的GAD主要症状为（American Psychiatric Association, 2000a）：

> ### 广泛性焦虑症——DSM-5
>
> a. 此人对许多事件或活动(如工作或学业表现)有过多的焦虑和担忧(焦虑预期),出现的天数超过至少六个月。
> b. 这个人发现很难控制这种担忧。
> c. 焦虑和担忧与以下三种或三种以上症状有关(在过去六个月里,至少有一些症状出现的时间更长):
>   - 烦躁不安或感觉兴奋或高度紧张。
>   - 容易疲劳。
>   - 难以集中注意力或头脑一片空白。
>   - 易怒。
>   - 肌肉紧张。
>   - 睡眠障碍(入睡或睡眠困难或躁动不安无法达到满意睡眠质量)。
> d. 焦虑、担忧或身体症状会在社会、职业或其他重要的功能领域引起临床上显著的痛苦或损害。
> e. 这种干扰不能归因于某种物质(如滥用药物、药物)或另一种医学状况(如甲亢)的生理影响。
> f. 其他精神障碍(例如,恐慌症中的焦虑或对恐慌性发作的担忧、社交焦虑症中的负面评价[社交恐惧症]、强迫症中的污染或其他痴迷、分离焦虑症中的分离人物、创伤后应激障碍中的创伤事件提醒、神经性厌食症中的体重增加、躯体症状障碍中的躯体主诉、躯体变形障碍中的外貌缺陷、疾病中患有严重疾病的焦虑症中的污染或其他痴迷、精神分裂症或妄想性障碍中的妄想信念的内容)也不能更好地解释这种障碍。

- 烦躁不安或感觉兴奋或高度紧张;
- 容易疲倦;
- 难以集中注意力或头脑一片空白;
- 易怒;
- 肌肉紧张;
- 睡眠障碍(入睡或睡眠困难或躁动不安无法达到满意睡眠质量)。

问题的重要性

焦虑症是美国最常见的精神疾病,每年影响大约23万人(4%女性和2%男性)。2016年,焦虑障碍是根据残疾生活年数排名的第七大疾病,在残疾调整生命年数方面排名第14位(U. S. Burden of Disease Collaborators, 2018)。与抑郁症一样,年轻人往往比老年人更多经历焦虑症。不论何种种群,15~24岁年龄组人群比25~54岁年龄组人群焦虑症的发作高40%。在美国,焦虑症的终生患病率是特异性恐惧症(15.6%)、社交恐惧症(焦虑)(10.7%)、分离焦虑(6.7%,包括儿童和青少年)、广泛性焦虑症(4.3%)、伴或不伴广场恐怖症的惊恐障碍(3.8%)、伴或不伴惊恐障碍的广场恐怖症(2.5%)、强迫症(2.3%)。在美国,22%的人患有DSM-5焦虑症(Kessler et al., 2012)。根据DSM-5(Kessler et al., 2012),PTSD(5.7%)不再被归类为焦虑症。

社交恐惧症是最常见的焦虑症,人群患病率高达18.7%。社交恐惧症通常发生于儿童期或青春期;在临床过程中,如果不对其进行治疗,通常转变为慢性症状且导致明显的功能障碍。社交恐惧症常与其他精神疾病合并出现,包括情绪障碍、焦虑症和药物滥用或高度依赖。尽管存在有效的治疗手段(Van Ameringen et al., 2003),但很少社交恐惧症患者寻求专业的帮助。

作为初级医疗机构中最常遇到的焦虑症,恐慌症是一种慢性致残性疾病。恐慌症患者表现为医学上无法解释的症状,这些症状可导致患者不断求助医疗手段(Pollack et al., 2003)。恐慌症往往伴随恐旷症和抑郁症同时出现,其患者心血管疾病风险可能增加,并且可能出现自杀行为。

广泛性焦虑障碍(GAD)是整个生命过程中常见的疾病,在普通人群中的患病率为4%~7%。GAD症状多在20岁以下的年轻人中出现;但GAD的高发期在儿童和青少年时期高发。GAD的临床过程通常为慢性,40%的患者的病情报告可持续5年以上。广泛性焦虑障碍与明显的功能障碍有关,导致患者职业能力和生活质量降低。GAD患者多倾向于医院门诊治疗,这大大增加了医疗花费(Allgulander et al., 2003)。

焦虑症的病因

正如人们可以具有抑郁性气质,人们也可以通过遗传学和早期经历,具有焦虑性气质。焦虑波动是大多数情感生活的主要部分,即使那些没有焦虑症的人们也会经历。与抑郁症一样,焦虑症也是一种应激情绪。对重要事情的不确定可能会导致人们的担心和忧虑,特别是当一个人感到无法控制该事件如何发展的时候。生活事件和欲望可影响生活质量,如失恋、离婚、支付账单、获得好成绩、给别人留下好印象和获得良好的工作表现。日常生活中的小麻烦可以增加包括焦虑在内的情绪压力,如赶公交车、准时上课和处理与嘈杂的邻居或唠叨的亲友之间的关系。

焦虑症也可以是潜意识的,甚至人们并不感觉到担忧,其导致紧张、消化问题、头痛、高血压和睡眠问题。和抑郁症一样,无助或失控的感觉也会导致焦虑症。

焦虑症的脑神经生物学

焦虑症的神经生物学观点整合了认知和神经学理论。例如,参与焦虑症经历的神经回路必须包括允许感受到可能威胁刺激的传入神经,通过更高脑区使他们被视为威胁。需要评估这些脑区的神经传入,并将其与相关记忆整合。如果刺激被整合为一种威胁时,其响应取决于产生协调内分泌、自主神经和肌肉反应的传出神经。这些不同神经系统的影响取决于多种一直被视为焦虑症药物治疗靶点的神经递质。

如抑郁症那样,人类和动物研究的证据表明,杏仁核、蓝斑、中脑、丘脑、右侧海马、前扣带回皮层、岛叶皮层、右前额皮层(如前面图 14.4 所示)均参与了焦虑症的成因和表达(Goddard et al.,1997;Reiman,1997)。杏仁核可能是参与恐惧和焦虑反应的关键中枢神经结构(Goddard et al.,1997;LeDoux,1998)。杏仁核接收来自丘脑和蓝斑输入,同时还接受更高皮层脑区的整合性感觉神经输入。参与焦虑症的其他关键脑区还包括下丘脑和中脑导水管周围灰质区位于第三和第四脑室之间脑脊液通道周围的管形区域。中脑导水管灰质处理与疼痛和厌恶行为相关的神经元信号。

这些脑区由血清素(主要从背缝核发出)、去甲肾上腺素(主要从蓝斑发出)和抑制性神经递质 γ-氨基丁酸(GABA)的作用调节。一些抗焦虑药物通过阻断血清素再摄取或作用于血清素受体激动剂或拮抗剂来影响血清素系统。大脑去甲肾上腺素能系统也参与焦虑症发病(O's Connor et al.,2000)。使用 β-肾上腺素受体阻滞剂抑制去甲肾上腺素作用(下调去甲肾上腺素受体-效应器系统)已经被证明可以有效治疗社交恐惧症(Gorman et al.,1987)。然而,GABA 是参与焦虑症的主要神经抑制性脑内神经递质。GABA 神经元和受体广泛分布于被认为参与焦虑症表达的重要脑区(Menard et al.,1999)。

治疗焦虑症的常见药物

苯二氮卓类药物
  安提万(劳拉西泮)
  森卓(普拉西泮)
  海乐神(三唑仑)
  克诺平(氯硝西泮)
  帕西泮(哈拉西泮)
  瑞思妥(替马西泮)
  舒乐安定(奥沙西泮)
  安定(地西泮)
  维思通(咪达唑仑),仅限医院静脉注射
  赞安诺(阿普唑仑)

巴比妥类药物
  利眠宁(氯氮卓)
  泰乐欣(氯拉酸)

三环类药物
  舒蒙提(曲米帕明),用于恐慌症和强迫症

血清素拮抗剂
  布斯帕(丁螺环酮)

选择性血清素再摄取抑制剂(SSRIs)
  喜普妙(西酞普兰)
  乐福士(氟伏沙明)
  赛乐特(帕罗西汀)
  赛乐菲(氟西汀)
  左洛复(舍曲林)

选择性血清素和去甲肾上腺素再摄取抑制剂(SNRIs)
  欣百达(度洛西汀)
  怡诺思(文拉法辛)
  乐福士(氟伏沙明)

多巴胺激动剂
  威博隽(安非他酮)
  副作用包括镇静、肌张力降低和抗惊厥作用;可能会产生耐受性或依赖性,并出现戒断症状。

焦虑症的治疗

焦虑障碍可以通过心理治疗或药物治疗。在抗焦虑药物中，SSRIs（选择性血清素再摄取抑制剂）和SNRIs（血清素和去甲肾上腺素再摄取抑制剂）是多种焦虑障碍的一线治疗方法，同时也用于治疗强迫症和创伤后应激障碍（PTSD）。苯二氮䓬类药物通常用于短期症状的治疗（Baldwin et al.，2014；Bandelow，2020）。

心理治疗

治疗焦虑症的两种最有效的心理治疗手段为行为疗法和认知-行为疗法。行为疗法可以通过呼吸技术或逐渐暴露患者害怕的环境中的方式改变患者的行为。除这些技术外，认知-行为疗法教病人了解他们的思维模式，使其对引起他们焦虑的情况作出不同反应。

药物治疗

目前有超过60种药物用于治疗焦虑。除了心理治疗外，选择性血清素再摄取抑制剂以及血清素和去甲肾上腺素双重再摄取抑制剂是多种焦虑障碍的一线治疗方法。由焦虑信号和症状产生和释放去甲肾上腺素的神经过度反应导致，尤其是恐慌症。阻断去甲肾上腺素受体的β受体阻滞剂（如普萘洛尔），可有助于减轻恐慌症状，特别是心跳加速和心悸。相反，产生和释放血清素的神经反应不足也在焦虑症发展中发挥作用，特别是强迫症。临床上，SSRI类抗抑郁药可有效治疗焦虑症。因具有抗强迫效应，三环SSRI类药物氯丙咪嗪在治疗强迫症方面尤其有效（March et al.，1997）。

丁螺环酮（BuSpar）是不阻断单胺类神经元再摄取的一种非典型性抗焦虑药物。相反，它可以与脑D2多巴胺受体结合以充当拮抗剂和激动剂，也可与$5-HT_{1A}$受体结合充当激动剂（Stahl，1996）。与三环类和SSRI类抗抑郁药一样，在广泛性焦虑障碍过程中丁螺环酮需要大约一个月时间才能达到有效治疗效果，特别是与SSRIs联合使用；但单独使用时对恐慌症、强迫症或创伤性应激障碍治疗无效（Stahl，1996）。

强效BDZs类药物（如阿普唑仑、氯硝西泮和劳拉西泮）能有效地治疗恐慌症和恐慌发作（具有或不具有广场恐惧症），并可以作为附加疗法与SSRIs类药物一起用于治疗强迫症和恐慌症（Chouinard，2004）。SSRIs类药物是社会焦虑症和恐慌症的一线治疗手段。社交恐惧症的治疗可能需要连续数月来巩固治疗响应和达到完全缓解作用（Van Ameringen et al.，2003）。将药物治疗和认知-行为疗法合并使用的综合治疗方案可能是治疗恐慌症的最佳治疗方法。在治疗方案选择上长期有效性和易用性是重要的考虑因素，因为推荐的维持性治疗至少12~24个月，而在某些情况下，为无期限治疗（Pollack et al.，2003）。目前，BDZs类药物和丁螺环酮常用来治疗广泛性焦虑障碍。由于与耐受性、精神运动损伤、认知和记忆改变、生理依赖性和停药撤退反应等效应产生有关，因此并不推荐使用苯二氮䓬类药物作为广泛性焦虑障碍的长期治疗方法。SSRIs类药物（如帕罗西汀）及血清素和去甲肾上腺素再摄取抑制剂（如缓释万拉法新）可能有效治疗广泛性焦虑障碍。认知-行为疗法（CBT）在治疗广泛性焦虑障碍患者时可获得最大治疗效果。12周CBT后，广泛性焦虑障碍治疗效果可维持长达一年。目前，并无针对广泛性焦虑障碍长期治疗的准则。

2013年至2014年，约4.5%的美国成年人使用三种BZD（阿普唑仑、氯硝西泮和劳拉西泮）中的一种，比2005~2006年的3%增加了50%（Qato et al.，2018）。美国国家药物使用与健康调查2019年的一项估计是，在超过2 500万的美国成年人中，10.4%的人表示他们在过去一年中使用了处方苯二氮䓬类药物（Maust et al.，2019），是2008年的处方数量的两倍（Olfson et al.，2014）。超过8%成年人报告同时使用苯二氮䓬类药物和处方阿片类药物（Tardelli et al.，2019），这会增加成瘾和死亡的风险。在美国，47 600例阿片类药物过量死亡中有33%与苯二氮䓬类药物同时出现（Gladden et al.，2019）。长期使用和误用苯二氮䓬类药物也会增加老年患者患痴呆症的风险（Ettcheto et al.，2020）。

苯二氮与$GABA_A$受体结合，通过开放氯离子通道提高神经放电阈值，抑制神经元活动。苯二氮是一种镇静安眠类的中枢神经系统抑制剂。镇静药物可减轻焦虑（抗焦虑药）并具有镇静的作用。催眠药物可产生睡意状态，帮助人们入睡和保持睡眠。其他镇静催眠类药物还有巴比妥类药物、乙醇、甲丙氨酯（眠尔通）；较新的用于治疗失眠症的药物，如唑吡坦（安比恩）、艾司佐匹克隆（鲁尼斯塔）以及扎来普隆（索纳塔）。

在美国，至少有15种苯二氮卓类药物

（BZDs）可用于治疗焦虑或与焦虑相关的睡眠障碍，包括阿普唑仑（赞安诺）、氯氮卓（利眠宁）、氯硝西泮（克诺平）、氯拉䓬（泰乐欣）、地西泮（安定）、艾司唑仑（普舒眠）、氟西泮（达眠宁）、哈拉西泮（帕西泮）、劳拉西泮（安提万）、咪达唑仑（维思通）、奥沙西泮（舒乐安定）、普拉西泮（森卓）、夸西泮（多拉尔）、替马西泮（瑞思妥）和三唑仑（海乐神）。在欧洲、中美洲、南美洲和亚洲还有其他苯二氮䓬类药物，但在美国不合法。

体力活动与焦虑症：证据

1996 年，美国卫生部部长关于体力活动和健康报告指出，规律的体力活动可以减少焦虑感（U.S. Department of Health and Human Services, 1996）。2018 年美国人体力活动指南的科学咨询委员会得出结论，支持体力活动或锻炼减少焦虑患者和无焦虑症成年人症状的证据是强有力的，但没有足够的证据证明剂量反应或锻炼的影响是否发生在青少年中，或是否受到年龄、性别、种族或民族、社会经济地位或体重状况的影响（Physical Activity Guidelines Advisory Committee, 2018）。关于定期体力活动是否能防止焦虑症的发展或焦虑症状的加重，没有给出结论，但随后对证据的审查表明情况也是如此（McDowell et al., 2019）。

对 24 项前瞻性队列研究进行了系统回顾，其中包括对超过 8 万人的平均跟踪调查近五年的研究得出结论，规律的体力活动可以预防焦虑、症状和障碍（McDowell et al., 2019）。13 项研究的结果可以量化进行 Meta 分析，表明 9 项研究中焦虑症状增加的几率降低了 13%（OR = 0.87），3 项研究中任何焦虑症的几率降低了 33%（OR = 0.66），3 项研究中广泛性焦虑症的几率降低了 46%（OR = 0.54）。然而，作者指出，由于暴露和结果测量的质量、对混杂因素的不一致调整、样本的代表性以及随访期间的损耗，证据具有不同程度的偏倚。一项对 11 个队列的当代综述报告称，焦虑症状升高或被诊断为焦虑症的几率类似地降低了 25%，但在特定障碍中唯一在统计上显著降低的是广场恐惧症（Schuch et al., 2019）。

与体力活动和抑郁的研究不同，极少有前瞻性流行病学研究去调查规律的体力活动是否能够阻止焦虑症的恶化，同时更少有随机对照试验来证实运动计划是否能减轻焦虑症患者的焦虑症状。大多研究是关于急性运动对状态焦虑或慢性运动对特质性焦虑实验性研究，实验对象是无焦虑症的人，或者是有健康问题的病人而非焦虑症患者，这些人被纳入随机对照试验，而运动主要改善了他们的健康状况或运动水平。

焦虑症预防：观察性研究

大约 30 项观察性流行病学研究显示，体力活动水平与较低的焦虑症状发生率之间存在关联。其中超过一半的研究是在过去十年中发表的。大约四分之三的研究表明，体力活动水平越高，焦虑水平越低。

美国国家共病调查

古德温（2003）分析了美国全国共病现象调查的数据（$n = 5877$），这是美国 15~54 岁成年人的全国代表性样本。在调整年龄、性别、种族、婚姻状况、教育、收入、身体疾病和其他精神障碍等因素后，经常在工作后进行运动锻炼的或者将此作为消遣的人在过去一年里被诊断为焦虑症的概率低 25%~35%，它低于广场恐惧症（OR = 0.64；95%CI：0.64~0.43），社会焦虑（OR = 0.65；95%CI：0.65~0.53），特定恐惧症（OR = 0.78；95%CI：0.78~0.63）和恐慌袭击（OR = 0.73；95%CI：0.73~0.56）。在调整其他精神障碍后（OR = 0.76；95%CI：0.52~1.11），广泛性焦虑症的概率降低近 40%（OR = 0.61；95%CI：0.42~0.88），这可能反映了广泛性焦虑症和抑郁症以及其他焦虑症的高发性。每一种焦虑症发病率的降低与高频率体力活动之间存在剂量-反应关系（图 14.18）。

2006 年行为风险因素监测调查

这是对 38 个州、哥伦比亚特区、波多黎各和美国维尔京群岛（Strine et al., 2008）的 217 379 名参与者进行的基于随机数字拨号的电话调查。大约 11% 的受访者（14.3% 女性和 8.2% 男性）反映，他们至少有一次被医生或健康咨询人员告知患有焦虑症（包括急性应激障碍、焦虑、广泛性焦虑症、强迫症、恐慌症、恐惧症、创伤后应激障碍或社交焦虑症）。约有 24% 受试者表示，他们在过去 30 天内没有参加任何休闲活动或锻炼。不管年龄多大，不活跃人群终身焦虑症的概率要高出 40%（OR = 1.4；95%CI：1.3~1.5）。在调整了年龄、性别、种族和民族、教育、婚姻、工作状况、慢性疾病（心血管疾病、糖尿病、哮喘）、吸烟、肥胖（BMI>30 kg/m^2）和饮酒（每天饮酒：男性超过两种，女性多于一种）的情况下，这种

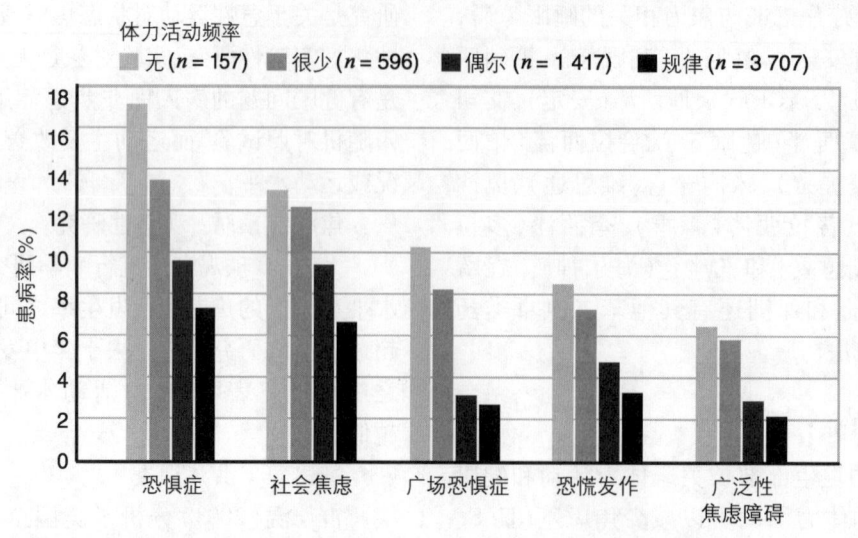

图14.18 美国国家共病调查,根据体力活动的焦虑症12个月患病率。
资料来源:Goodwin,2003。

风险仍然上升了10%。

> 在对38个国家进行的横断面世界健康调查中,在对年龄、性别、教育程度、国家财富和过去一年的抑郁症状进行调整后,在过去的一个月里,低体力活动水平的人(占人口的17%)比报告高体力活动水平的人(占人口的63%)报告自己有焦虑或焦虑问题的几率高32%。(Stubbs,Koyanagi et al.,2017)。

前瞻性队列研究

大约十几项基于人群的研究采用了前瞻性队列设计,结果显示,体力活动平均与焦虑障碍或高风险症状的发生率降低近15%相关(McDowell et al.,2019)。

澳大利亚北部河流精神健康研究

为了确认改变精神健康的因素,一群居住在新南威尔士州的士满峡谷的社区居民在排除了病史后被跟踪研究了两年(Beard et al.,2007)。通过随机电话筛选,研究者招募了一群有精神失调风险的人群,采用WHO国际诊断交谈表简化版(ICD-10 criteria)评估了1 407名受访者(51.4%可能病例与56.9%非可能病例)。两年后,有968名18~85岁的成年人接受了访谈。基线测试显示每周超过3小时剧烈体力活动的人群要比无任何活动的人群患焦虑症的概率降低43%(OR = 0.57;95% CI:0.31~1.05),但在基线水平调整了性别、应激性生活事件、情感稳定性和不适症状后,患病概率的降低消除。

纳瓦拉大学研究

西班牙纳瓦拉大学的10 381名毕业生(平均年龄约43±12岁)被追踪4~6年后发现,焦虑症发生率减少。731例自我报告的由医生诊断的焦虑症或有镇静剂使用习惯的受访者,被确定为焦虑症。在基线水平调整了年龄、性别、卡路里摄入量、吸烟、婚姻状况、关节炎、溃疡、癌症等因素后,相比20%的进行较小体力活动的人,在20%每周在空余时间进行19~33个MET-hours空闲体力活动的人群中,焦虑发生概率减少了三分之一(OR = 0.67;95% CI:0.67~0.52)。此外,20%每周最低进行33 MET-hours体力活动的人焦虑发生率降低了25%(OR = 0.74;95%CI:0.74~0.58)。

瑞典卫生专业人员

该数据收集于2004~2006年,分析了瑞典西部的卫生保健专业人员和社会保险工作者(2 694名女性,420名男性)后发现(Jonsdottir et al.,2010)。相比久坐人群,2004年时在过去3个月从事轻体力活动(每周至少进行2小时园艺、散步或骑自行车去上班)或中到高强度的体力活动人群(每周至少2 h进行健美操、舞蹈、游泳、足球或繁重的园艺;高强度运动5 h)在跟踪过程中较少地被发现有焦虑症状增加现象(OR = 0.64;95% CI:0.42~1.02 and OR = 0.56;95%CI:0.34~0.94)。

Nord-Trøndelag健康研究

在基线评估后随访的22 564人(占队列的三分之二)中,1 972人(8.7%)根据医院焦虑和抑郁量表的评分发展为焦虑症状的病例水平。在调整了年龄和性别后,每周运动时间少于1小时的人(约占队列的62%)的焦虑水平比每周运动1~2小时的人(占队列的20%;OR=1.16;95%CI：0.99~1.35)高出约16%(Harvey et al.,2018)。然而,每周运动时间超过2小时的人也有类似的结果。在调整了教育、社会阶层、吸烟、饮酒和BMI等其他风险因素后,比值比更加接近。然而,这些差异均未达到统计学显著性。研究中可能存在的偏差包括随访期间大量参与者失访、仅在基线时测量单一运动暴露而未估计强度或所有类型的休闲体力活动、以及未调整与焦虑常共病的抑郁发病率,这些可能掩盖了体力活动与焦虑风险之间的关联。

爱尔兰老龄化纵向研究

这是一项大型前瞻性队列研究,评估居住在爱尔兰的50岁及以上社区成年人及其任何年龄伴侣的社会、经济和健康状况。参与者($n=3\,950$;56.2%为女性)在基线时完成了国际体力活动问卷和简化的宾州忧虑问卷,并在两年后通过复合国际诊断访谈简表进行广泛性焦虑障碍(GAD)的临床评估。在未调整的模型中,符合WHO体力活动指南(即每周≥150分钟中等强度体力活动、≥75分钟高强度体力活动或≥600 MET分钟的中高强度体力活动)与较低的GAD患病率(OR=0.75;95%CI：0.64~0.88)和发病率(OR=0.37;95%CI：0.17~0.85)相关,分别降低了25%和63%。在调整了年龄、性别、腰围、社会阶层和吸烟等混杂因素后,GAD患病率和发病率的比值比分别降低了17%(OR=0.83;95%CI：0.70~0.98)和57%(OR=0.43;95%CI：0.19~0.99)(McDowell et al.,2018)。

状态性焦虑症

威斯康星大学的摩根报道了第一个关于运动和状态性焦虑症的对照研究。他首先测试了40名男子的状态性焦虑症情况,而之后在剧烈运动(45分钟)20~30分钟后再测一次。运动后尽管焦虑会轻微增加,但焦虑情绪在20~30分钟后比运动前显著下降。在随后的一项75名中年男子参与的研究中发现,在70%有氧能力的运动20分钟后,状态性焦虑症的下降与冥想或安静休息时相当(Bahrke et al.,1978)。这项研究特别重要,因为它产生了干扰假设,假设每种情况从焦虑症产生到症状消失或转移都基于相同的关键特征;而注意力分散可能是运动后焦虑缓解的合理解释。这个假设最近得到了支持(Breus和O'connor,1998)。

自Morgan的开创性研究以来,大量研究显示,在没有焦虑障碍的成年人中,有氧运动后自我评定的焦虑水平平均有小幅下降(约0.16个标准差)。这种效果在不同研究中几乎没有因运动类型、强度或持续时间的不同而出现显著差异(尽管大多数研究使用中等至高强度的跑步机或自行车运动,持续时间为20~45分钟)(Ensari et al.,2015)。

更大的变化通常发生在运动后5~30分钟,可持续大约20~30分钟。虽然剧烈、急性运动可以暂时增加状态焦虑(O'Connor et al.,1995),这证实了摩根的重要发现,但持续30分钟以上的中等强度运动与减少自我评定的状态焦虑存在一定的联系。有几项研究表明,剧烈运动与冥想(Bahrke et al.,1978)、生物反馈和药物(Broocks et al.,1998)在减少状态焦虑方面一样有效,但不如静止休息和分散注意力(Bahrke et al.,1978;Breus et al.,1998)。然而,运动的抗焦虑效应明显比休息或分散注意力持续的时间长,而且短时间的锻炼与缓解持续数小时的状态焦虑有密切联系。Raglin等人(1996)研究发现,在20分钟40%、60%或者70%VO_{2max}强度骑行后2个小时内,状态焦虑会持续下降。

特征性焦虑症

兰德斯对运动和焦虑的相关研究进行Meta分析后得出结论,运动训练后特质性焦虑症减少了近1/2 SD,本研究中采用的等级量表—施皮尔博格特质性焦虑症问卷大约下降了5分,该问卷是一种很常用的量表,等级范围从20(几乎从不焦虑)到80(几乎总是焦虑)。尽管事实上没有一个参与研究的人被诊断患有焦虑症,但在具有较高特质焦虑的人群运动后出现明显的焦虑下降。锻炼的效果和其他积极治疗的效果一致,均比对照组好。

> 在一项对七个随机对照试验的Meta分析中,太极训练使焦虑症状平均减少0.34 SD(95%CI：-0.53~-0.02)(Yin et al.,2014)。

斯塔维尔随后通过40个健康成人的准实验和实验研究报道了运动训练后可使特质焦虑的下降(平均效应=0.40 SD)。自1995年以来,大约有50个的运动训练相关的随机对照实验被报道。近期一项Meta分析纳入了40个随机对照试验,包括

2914名慢性疾病患者(非焦虑症),与不参与运动的对照组相比,运动训练显著减少少量的焦虑症状(0.29 SD;95%CI:0.23~0.36),如图14.19(Herring et al.,2010)。在不超过3个月的实验中,当干预持续至少30分钟且参与者汇报其焦虑症状态持续一周以上的,焦虑性缓解程度最大。

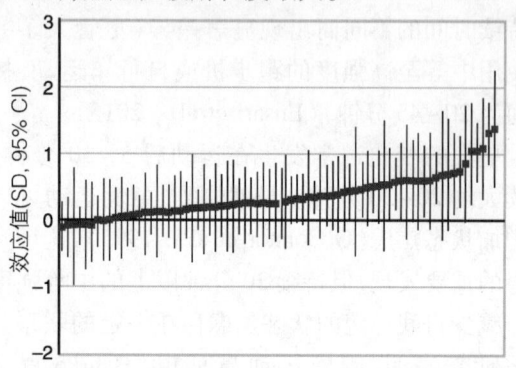

图14.19 非焦虑症慢性病患者运动训练对焦虑症状影响的随机对照试验。
资料来源:Herring et al.,2010。

对随机试验和基于10755名未被诊断为焦虑症的参与者的306项焦虑结果其他实验研究的四项Meta分析进行了汇总,发现焦虑症状平均减少0.38 SD(95%CI:-0.66~-0.11)(Rebar et al.,2015)。该总结包括状态焦虑降低0.24 SD。随后对16项阻力运动训练随机对照试验中的31项焦虑结果进行了Meta分析,共涉及922名不同年龄的参与者,结果发现焦虑症状平均减轻0.31 SD(95%CI:0.17~0.44)。与患有身体或精神疾病的参与者(0.50 SD;95%CI:0.22~0.78)相比,健康参与者的焦虑症状更大(0.19 SD;95%CI:0.06~0.31)。此外,结果不会因性别、年龄、控制条件类型、程序长度、会话持续时间、频率、强度、焦虑回忆时间框架或强度是否增加而变化(Gordon et al.,2017)。

> 五项定期、有监督的运动训练降低无焦虑症成年人焦虑系统的随机对照试验综述(Mochcovitch et al.,2016)。

焦虑症治疗:焦虑症患者的运动训练

关于焦虑症患者运动训练的研究较少,但总的来说,无论训练强度或者有氧能力的改变都有助于缓解焦虑症状。20世纪80年代中期,挪威

> **其他疾病患者的焦虑**
> - 针对595名纤维肌痛患者的10项随机对照试验的25项焦虑结果的Meta分析发现,运动训练平均可减少0.28 SD(95% CI:0.16~0.40)的焦虑症状(McDowell et al.,2017)。
> - 五项针对185名HIV患者的随机对照运动试验(大多数患者正在接受抗逆转录病毒治疗)报告称,焦虑症状显著减轻(1.23 SD;95%CI:-2.42~-0.04),但不同试验的焦虑结果差异很大(Heissel et al.,2019)。

精神病学家埃吉尔在疗养院进行了早期的随机对照试验。

对被诊断为焦虑症或焦虑症状增加的成年人进行的10项随机对照试验表明,与等待名单对照组(0.41 SD;95%CI:-0.70~-0.12)相比,运动训练平均导致焦虑症状的小幅到中等程度的减轻(Aylett et al.,2018)。在7项随机对照试验中,包括407名确诊为焦虑症患者。在两项试验中,与安慰剂或等待名单对照组相比,有氧运动使得症状显著减少(1.42 SD;95%CI:-0.80~2.04),但与其他积极治疗对照组(例如,药物治疗、心理治疗或压力管理)相比则不然(0.28 SD;95% CI:-0.76~-0.20)(Bartley et al.,2013)。

另一项对八项运动的随机对照试验进行的系统综述得出结论,运动作为一种辅助治疗,可以减轻焦虑症的症状。在惊恐症中,运动不如抗抑郁药物的治疗有效,当运动与社交恐惧症的心理治疗相结合时,运动可以促进症状的减轻(Jayakody et al.,2014)。

一项对12项通常是小规模的随机对照试验的系统综述得出结论,证据表明,运动比安慰剂更能缓解症状,与治疗焦虑症(包括恐慌症、社交焦虑和广泛性焦虑症)以及创伤后应激障碍和焦虑敏感症相似,后者可能是恐慌或广泛性焦虑的前驱(Stonerock et al.,2015)。在262名被诊断患有焦虑症(四项恐慌、广泛性焦虑或社交焦虑症)或创伤后应激障碍(两项试验)的成年患者的随机对照试验中,平均而言,运动将焦虑症状减少了0.58 SD(95% CI:-1.0~-0.76)。然而,不同研究的焦虑结果差别很大(Stubbs et al.,2017)。

> 对包括200名中年患者在内的四项随机对照试验的总结回顾发现，运动训练（瑜伽、跑步机或阻力运动）导致创伤后应激障碍症状的小幅减少（0.35 SD；95%CI：-0.63～-0.07），尽管其中三项研究的症状减少在统计上没有显著意义，主要是因为样本较小（Rosenbaum et al., 2015）。

早期的随机对照试验（RCTs）针对焦虑患者的研究是由挪威精神病学家Egil Martinsen于20世纪80年代中期在Modum Bads神经疗养院进行的。Martinsen等人（1989a）调查了有氧运动（步行、慢跑）和无氧运动（力量、柔韧性、放松）对79名患有各种焦虑症患者的影响。

患者随机被分成不同的组进行每周3天、每次1小时的锻炼。在不考虑有氧能力改变的情况下，8周训练后，两组患者的焦虑水平有了相似的显著下降。另一项针对44名患有各种焦虑症的住院病人的研究也证明了运动训练的益处（Martinsen et al., 1989）。病人进行了持续8周、每周5次、每次1小时的有氧运动干预。除被诊断为社交恐惧症患者外，所有的焦虑症状都表现出了改善的迹象。患有广泛性焦虑症和广场恐怖症（无恐慌症）的患者在一年后的随访中维持了这样的改善。Sexton等人（1989）也报道了住院病人参加8周的中到低强度有氧运动训练6个月后，焦虑现象持续下降。此外，心理症状的改善与两种强度类似。

大多数关于焦虑和运动临床研究都集中在恐慌症，其部分原因为20世纪60年代以来对于精神病学领域的关注：剧烈运动会诱发恐慌症患者恐慌发作。这可能是由血乳酸升高引起的过敏反应（O'Connor et al., 2000）。与此相反的是，从1987年开始的15项研究的证据驳斥了运动与惊恐发作之间的关系；在对420个恐慌症患者的444次运动干预中，仅有5次惊恐发作（O'Connor et al., 2000）。研究还表明，由于运动产生的乳酸积累与恐慌症患者（Martinsen et al., 1998）的恐慌发作风险增加或者正常个体运动后的焦虑的风险增加没有关系。并且，半小时的中度到剧烈的跑步机锻炼可减少恐慌者的由实验引起的惊恐发作强度。

至少有三个随机对照试验表明焦虑症的患者在运动训练后焦虑缓解。

有氧运动与SSRIs治疗恐慌症和广场恐惧症

随机试验显示，尽管不如药物治疗有效，10周有氧运动训练能有效降低恐慌症和广场恐惧症患者的焦虑症状（Broocks et al., 1998）。在这项研究中，46名患有广场恐惧症的中度至重度恐慌门诊患者被随机分配到为期10周的有氧运动（跑步）训练组、服用5-HT并摄取氯丙咪嗪抑制剂（112.5毫克/天）组和安慰剂组。运动组的流失率为31%，安慰剂组为27%，氯丙咪嗪治疗组为0。与安慰剂相比，运动和氯丙咪嗪组均出现明显的症状减少，但氯丙咪嗪治疗能更快更有效地改善焦虑症状（图14.20）。尽管一些证据表明，患有恐慌症的人实际上并不活跃，且避免运动（Broocks et al., 1997），但并没有科学共识表明被诊断出患有恐慌症的患者会因为害怕而避免体力活动（O'Connor et al., 2000）。

步行结合群体认知行为治疗

一项随机对照试验比较了被诊断患有恐慌症、

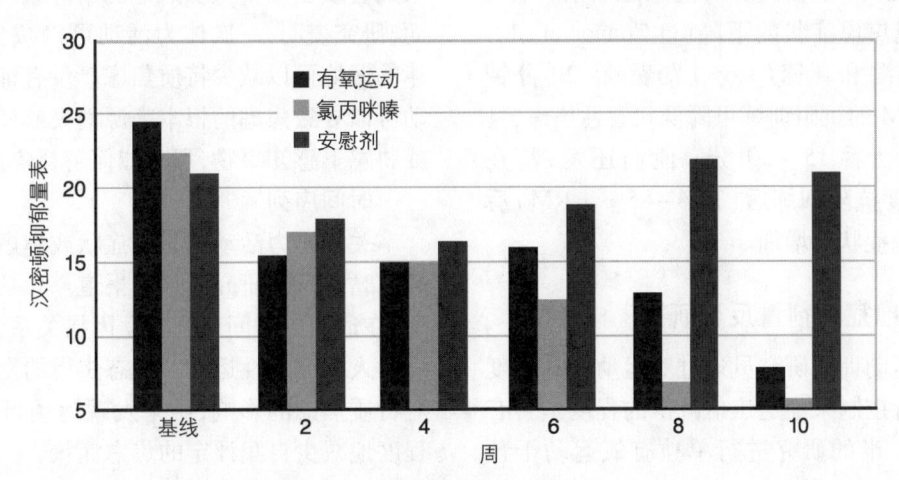

图14.20 有氧运动或药物治疗对恐慌症的影响。
资料来源：Broocks et al., 1998。

广泛性焦虑症或社交恐惧症的门诊患者,进行家庭步行训练外加群体认知行为治疗(group cognitive-behavioral therapy,GCBT+行走)(21人)和 GCBT结合教育课程(GCBT+教育)(20人)的效果(Merom et al.,2008)。在对自我评定的抑郁、焦虑和压力和焦虑类型进行了调整之后,GCBT+步行组比 GCBT+教育组显示更小程度的抑郁、焦虑和压力症状。

广泛性焦虑症

佐治亚大学的一项研究中,30名年龄18~37岁广泛性焦虑的久坐女性(DSM-Ⅳ诊断)被随机分配到6周抗阻运动组、有氧运动组和等待在研究后参与锻炼计划的对照组(Herring et al.,2012)。大约70%女性患有另一种焦虑症或情绪障碍,且其中三分之一的人服用抗抑郁药物(主要为 SSRI 或NSRI)。受试者每周在监督下完成两次锻炼,通过身体部位训练、积极做功训练、负重训练方式完成身体举重和腿部力量练习。干预过程中没有不良事件发生。抗阻运动组、有氧运动组和对照组的缓解率分别为60%、40%和30%。与对照组相比,运动状态降低了焦虑症状。大多数焦虑症和运动的相关研究都评估了有氧运动、低强度抗阻运动对焦虑的影响(如中高强度游泳、自行车或跑步)。而焦虑的下降与高强度抗阻训练关系的研究较少,如类似举重力量训练。

1993年,罗格林等人发现举重训练后状态性焦虑并没有缓解,但下肢的周期性运动后显著下降。Focht 和 Koltyn(1999)发现,50%~80%1 RM 抗阻运动后可以缓解状态性焦虑,但该效果在运动后60分钟后才出现。在另一项研究中,抗阻运动后1.5~2个小时才出现焦虑症状的下降(O'Connor et al.,1993)。巴塞洛缪和林德(1998)发现,在20分钟40%~50% 1 RM 的抗阻训练可降低状态性焦虑,且效果出现在运动后15~30分。他们还发现,在20分钟的高强度抗阻训练后(75%~85% 1 RM)后5~15分钟,焦虑症状会增加。

体力活动和焦虑症的剂量反应研究

没有一项运动训练研究员通过对运动计划长度或运动类型进行控制来确定焦虑减少的程度是否有所不同。大约一半的研究进行单独有氧运动干预(走路、慢跑或骑自行车),四分之一的研究是用抗阻练习,或者把有氧运动和抗阻练习二者结合在一起,抗阻练习通常是低强度的力量练习。不管运动的类型如何或持续有多久(通常25分钟~1小时),是连续还是间歇性(带有休息时间),对焦虑的缓解程度都是相似的。然而,大多数研究都没有精确地描述受试者相对于热身、休息和物理活动而进行积极运动的实际时间。

目前尚不清楚有氧运动或抗阻运动的强度在临床实验中是否会对焦虑的减少产生影响。超过一半的实验采用了每周3天以上的中到高强度的运动(60%~80%的有氧能力或最大力量)。而焦虑症状的减少与运动强度的变化相似。

青少年的体力活动和焦虑症

目前没有关于焦虑症儿童和青少年的随机对照研究。一项 Meta 分析总结了6个较低质量研究,其中包括11~19岁的健康青少年,将运动练习与无任何干预的条件相比较,或与药物或心理治疗相比较(Larun et al.,2006)。运动组在减少焦虑评分方面大幅下降(0.48 SD,95%CI:0.97~0.01),但无论运动强度如何均未显示出统计学差异。这种影响是否可以推广到青少年中降低抑郁症的主要风险还不能确定。在德国慕尼黑,一项2 548名14~24岁青少年和年轻人参与的纵向研究显示,那些在基线时经常锻炼或体育运动的人,随访4年后,任何精神障碍和焦虑的总体发病率都较低(Strohle et al.,2007)。

证据强度

没有令人信服的证据表明,体力活动或体适能增加会改变一个人从焦虑到平静或放松的性格。然而,研究表明,一次体力活动可以减少状态焦虑,规律的锻炼可以减少特质焦虑。没有证据表明体力活动可以导致焦虑的根本来源消失或使人们在较低的威胁感下感知事物,那么如何解释焦虑的减少呢?

时间序列

关于体力活动与焦虑症状或焦虑症风险的关系的前瞻性队列研究尚未被报道。大约100个实验研究,在适当的时间序列建立因果关系,即对于无焦虑症的人探究急性运动对状态焦虑的影响和长期运动对特质焦虑的影响,结果发现运动可以小到中等的程度地减少自我评定的焦虑症状。

相关性强度

超过250个小样本研究累积显示,在健康成年人（大约 0.40 SD）或非焦虑症的病人（大约 0.30 SD）中，急性运动（大约 0.50 SD）和长期运动后分别可以小到中等程度减少自我评定的状态焦虑和特质焦虑。一些研究表明，患有恐慌症、社交恐惧症或广泛性焦虑症患者的症状减轻，提示有氧或抗阻运动之后对症状的缓解效果更佳。然而，还没有充足的证据来证明运动锻炼作为焦虑症的首要或者或辅助治疗手段的临床优点。

一致性

与研究抑郁症的案例一样，大多数关于焦虑症和运动的研究多不针对焦虑症人群，并且年龄局限于在55岁以下，或者他们武断地使用中年（如，40或45岁）作为老龄化的标准。较少研究关注儿童或者65岁以上的老年人。定量综述得出的结论指出，年龄并不能适度降低对状态焦虑和特质焦虑的自我评定（Landers et al.，1994）。在一篇综述中，男性和女性都没有减少状态焦虑（Schlict，1994）；但是，少量研究的结果导致了较低的统计效能，并且两个分析中的抽样误差阻止了年龄的检验效能。另一项定量研究发现，在男性运动后，状态焦虑减少了，而女性却没有。45岁以下人群在非压力状态下，生理指标下降较为显著，而45岁以上无明显变化。虽然社会文化背景的不同可能会影响男性和女性不同年龄的行为方式，如教育水平、种族或种族对运动的感知，但目前的研究结果无法确定运动对焦虑的影响在不同人群中是否一致。

剂量反应

生物学上的考虑认为体育活动对焦虑的影响会根据运动强度的不同而有所不同。（本章后面将解释身体温度增加与焦虑症的相关性，以及在运动期间的内分泌和代谢反应）。然而，可用的数据并没有焦虑症的缓解对于运动强度的剂量依赖性。1993年以前发表的运动后状态焦虑变化的研究并没有用VO_2峰值的百分比区分运动强度（Landers et al.，1994；Petruzzello et al.，1991），并且大多数研究并没有根据心肺适能不同而量化运动强度，或者针对同一组受试者比较运动强度。

通常，有氧能力是根据次最大强度的体能测试或心率来估计的，真实的有氧能力比它多20%。运动强度的准确评估对于确定必要或最佳的运动强度，针对降低焦虑症制定训练计划是至关重要的。1993年以后发表的文章开始运用标准的方法量化运动强度。有研究人员报道40%～70% VO_{2max} 强度下的运动对于焦虑状态没有任何改变。研究者报道指出，在运动强度达到40%～70%VO_{2max}后，焦虑程度将降低或保持不变（Breus et al.，1998；Dishman et al.，1994；Garvin et al.，1997；Koltyn et al.，1992；O'Connor et al.，1992；Raglin et al.，1996），并且对于不同的样本进行最大程度的运动测试后焦虑状态会增加、减少或没有变化。

此外，对运动强度和持续时间的伴随效应进行统计学定量分析的研究太少。一般来说，持续到30分钟左右的中等强度运动通常可以最大程度使焦虑降低，但很少有关于持续时间（5～10分钟）和间歇时间的研究。一些研究特别对比了不同强度或持续运动对焦虑的影响，但它们混淆了强度和持续时间，并且只对强度进行了轻微的改变，或者使用过高的强度，并且在临床应用研究的时间太短。

除了两份报告外（Herring et al.，2012；Pronk et al.，1994），对于急性或长期运动对状态或特质焦虑的剂量反应的研究，并没有试图将不同强度和持续时间的运动状态的总能量消耗等同起来。因此，不同总能量支出的影响可能被错误地归因于活动强度或持续时间的变化。

合理性

与抑郁症一样，生物学的可信性并不是解释体力活动提高精神健康的唯一概念。接下来是按照生物学合理性的传统检查，对几种最流行的认识和社会解释进行的讨论。

认知和社会因素

确定急性运动或一项运动训练计划之后焦虑的缓解，是否是由于运动的直接影响或仅仅通过运动设置的其他方面来解释是非常重要的。体育锻炼直接减少某些形式的焦虑是不太可能的。例如，没有理由去期望运动能减少简单的恐惧症。一个害怕蜘蛛的人遇到蜘蛛时将出现焦虑，不管他是否活跃、健康或者久坐不动。然而，体育活动可能会帮助人们应对焦虑的出现，分散他们的注意力或者减轻一些症状。

来自运动的生理感觉可能有助于重新定义觉醒的主观意义，从而与焦虑症状的感觉竞争。针对运动能够帮助那些对肌肉刺激敏感的恐慌患者，这被认为是一种治疗方法。反复的运动可能会帮助那些患有恐慌症的人学会把唤起意识视为不那么有威胁性。运动时心跳的感觉可以被重新解释为良好的运动而不是焦虑的症状。

运动还可以分散人们对焦虑的注意力，并为顾虑和担忧提供休整的时间（Bahrke et al.，1978）。布鲁特斯等人（1998）通过测量18位特征性焦虑女大学生在中等强度（40%有氧能力）运动前和运动后，在学习期间运动、只学习和安静状态下的状态焦虑情况，来检验注意力分散假说。在学习期间运动、只学习或安静休息之后，焦虑没有变化。仅运动的条件下焦虑状况明显下降，这表明运动的抗焦虑性效应（运动分散了焦虑和担忧的注意力）被该研究阻碍了。

Herring和他的同事发现，被诊断患有广泛性焦虑症的女性在经过6周的抗阻或有氧运动训练后，她们的担忧减少了。

> 注意力分散假说指出，运动分散了人们对焦虑不安的注意力，并为担忧和顾虑提供了休息时间。

生物学的合理性

体力活动对于精神健康的行为治疗是独一无二的。运动中新陈代谢的增加会产生一些急性反应，而长期运动的人可以更好地适应这样的刺激并可以提高精神健康。运动后焦虑减少的可能原因包括：身体变暖、内啡肽的改变、大脑皮质活动的改变、脑内肾上腺素和血清素系统的变化，以及对大脑GABA/苯二氮的影响。

- 身体变暖：在中到高强度的体力活动中，正常环境温度下一定范围内的体温增加（约1~1.5℃）和减少肌肉的张力有关。身体温度的升高可使焦虑减小的推测在生物学上是可信的，但对这个想法进行验证的十几项研究并不支持它（Koltyn，1997）。剧烈运动后焦虑的变化与运动前或运动期间的体温控制没有联系。然而，模拟自然运动的研究（如在水下潜水是否穿着防水衣）没有充分控制温度或者采用了非运动的控制条件。在运动中有效控制温度的研究是在一个非自然的运动环境下进行的：受试者在肩膀深的水中骑车（Youngstedt et al.，1993）。在典型的运动中增加温度有助于减少焦虑仍是有可能的，但身体变暖或许不是减少焦虑或改善情绪的唯一或直接原因。

- 内啡肽：早期关于抑郁症的讨论中，出于同样的原因，大脑阿片类药物有可能在剧烈运动后减少焦虑，但目前尚无令人信服的证据来支持这一观点（Dishman et al.，2009）。在运动中使用阿片药物阻断药物的人体研究中，人们称减少了状态焦虑或紧张感（Farrell et al.，1982）。另一项研究表明，在骑行运动中，β-内啡肽的血含量增加幅度最大的男性，其状态焦虑的增加幅度最大，这与内啡肽假说完全相反。

- 生理冲动：弗里斯一篇早期的综述和一项最新的研究显示，急性和长期运动可以减少肌肉的反射和张力。不过，目前还不清楚，运动后肌肉张力下降是焦虑减轻的一部分，还是与焦虑无关的运动生物学反应。最近关于霍夫曼反射的研究被认为是在剧烈运动后放松评价的客观指标（Bulbulian et al.，1986；de Vries et al.，1981；Petruzzello et al.，1991）的研究显示在轻度或剧烈的自行车运动后，霍夫曼反射的减少与自我评定的状态焦虑的减少无关（Motl et al.，2004）。同样，一些研究者将运动后血压的降低，作为一种运动抗焦虑的间接证据（Petruzzello et al.，1991；Raglin et al.，1993）。然而，运动后血压降低是一种常见的生理学现象，即使运动后焦虑没有降低，也会出现这样的现象（Youngstedt et al.，1993）。相比之下，一项现代理论认为，对惊吓反应的表面肌电（EMG）测量发现，人们倾向于将环境事件解释为消极或威胁的指标（Lang et al.，1998）。最近的一项研究表明，在安静休息和中等强度的骑行后之后，惊吓反应的降低与减少自我评价的状态焦虑有关（Smith et al.，2002）。

- 脑电图：另一种现代情绪反应理论认为脑震荡的半球不对称性的脑电图（EEGs）提供了另一种倾向于将环境事件作为消极或威胁（R. J. Davidson，1998）。最近，有研究显示阿尔法频带内脑电图的不对称性与中等强度跑步机和自行车运动后自我评定的焦虑有关（Crabbe et al.，2007；Petruzzello et al.，1994；Petruzzello et al.，1997）。然而，脑电监测到的α波活动期间，中等到大幅度频带的增加同样会出现运动后（Crabbe et al.，2004；Kubitz et al.，1996；Petruzzello et al.，1991；图14.21）。α波活动性的提高被认为是放松觉醒的指标，但是这样的观点并不被脑电图专家普遍支持，并且运动的相关研究并没有显示α波活动的增加是由于运动引起的或者与焦虑减少相关，并且其他脑电波的频率也会在运动后增加（Crabbe et al.，2004）。

- 大脑神经递质：血清素、去甲肾上腺素和伽马氨基丁酸。动物研究已经发现在跑台训练中可增

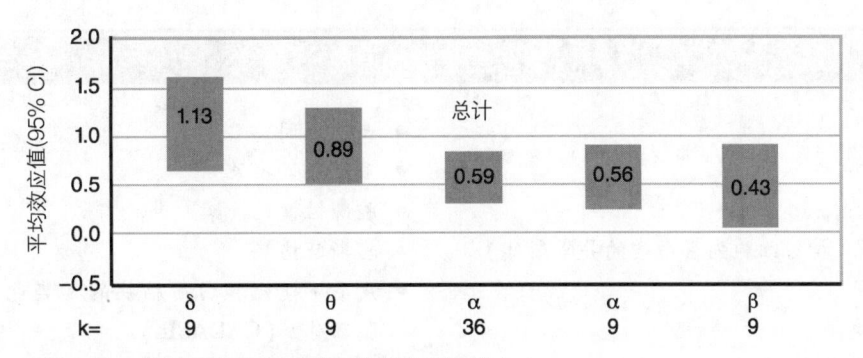

图 14.21 急性运动对大脑网络震荡活动的影响。
资料来源：Crabbe et al., 2004。

加血清素神经细胞在中缝核的活动（Jacobs et al., 1999），增加大脑对血清素的释放（Wilson et al., 1996），并且增加血清素在一些脑区的数量（Dunn et al., 1991；Meeusen et al., 1995）。间接证据也显示，运动对中枢神经系统的影响是基于血液中色氨酸的代谢和脑脊液中 5-HIAA 浓度（一种血清素代谢物）的测量运动后大脑血清素水平提高的一个机制可能是运动对增加氨基酸色氨酸从血液到大脑的运输。运动会增加脂肪分解，或者将甘油三酯分解成游离脂肪酸，而这些脂肪酸可用来增加肌肉收缩。血清中游离脂肪酸的含量增加会与色氨酸发生与白蛋白结合竞争，从而导致自由色氨酸的增加。这种自由色氨酸的增加会刺激色氨酸流入大脑，增加血清素合成的潜力。

长期骑行运动和跑步机运动训练，可增加蓝斑核、杏仁体、海马体和下丘脑的去甲肾上腺素水平（Dishman et al., 2000b），并减少额叶皮层中 β-肾上腺素受体的数量（Yoo et al., 2000b）。长期的骑行运动也减少了在压力过程中大脑额叶皮层中去甲肾上腺素的释放（Soares et al., 1999），这可能还会增加神经肽的基因表达，例如甘丙肽和神经肽 Y 抑制蓝斑核的活动（O'Neal et al., 2001）。所有这些变化都类似于抗抑郁药物的一些作用，这些药物可能是它们治疗效果的基础。长期骑行运动也增加了 GABA 的水平，减少了纹状体中 GABA 受体的数量，这与焦虑的效应一致（Dishman et al., 1996）。基于 GABA 对于抗焦虑效果的解释可能是运动对于中枢胆碱功能的影响，这种作用会受到 BDZ 受体激动剂的抑制。

移动活动增加通常反映大鼠的适应性运动状态，表明行为抑制的减少（Dishman, 1997a）。大鼠在强制游泳和跑台运动后，会增加在空旷环境的移动。在空旷环境活动中，当运动看起来是有目的的时候，大鼠的移动与观察者对焦虑的评定是相反的，并且动物也会表现出其他的探索行为，例如，饲养或者在空旷场地的中心。相反，低水平的移动活动、较少接近开放的场地中心、寒冷、排便、排尿和发抖被认为是与人类一样的高度警惕、犹豫、恐惧和自主神经激活。在某些威胁的情况下，增加的运动似乎预示着恐慌（如，针对捕食者的飞行反应）。佐治亚大学进行的一项研究发现，长期的骑行运动会增加空旷场地的移动和 GABA 受体结合的结合，与焦虑降低效果一致（Dishman et al., 1996）。

认知功能与痴呆症

认知能力是指对信息的选择、处理、存储和提取的能力以及应用这些信息来指导人们的行为。认知功能一般在儿童时期逐渐形成，青年期达到顶峰，中年后开始逐渐下降。随着年龄的增长或创伤的发生，正常的认知功能会受到损害。而进一步的恶化会导致痴呆症。

1906 年，德国精神病学家和病理学家阿洛伊修斯·阿尔兹海默对痴呆症进行了描述，他在对一位生前有五年渐进性认知和社交障碍的 51 岁妇女进行了脑解剖，观察到淀粉样斑块、神经元纤维缠结以及动脉硬化性病变（Moller et al., 1998）。

问题的严重性

在世界所有区域的许多发达国家和发展中国家，阿尔茨海默病和其他痴呆症是女性的第三大死因和男性的第五大死因（OECD, 2017）。在 65~85 岁的人群中，它们是导致残疾调整寿命年的第二大原因，仅次于中风（GBD 2016 Neurology Collaborators, 2019）。据预测，到 2040 年，阿尔茨海默病将增加 131%，成

> **老年痴呆症的原因**
>
> 退行性疾病
> - 阿尔茨海默病
> - 额颞叶痴呆
> - 路易小体痴呆（神经细胞内蛋白质的异常聚集）
> - 帕金森病痴呆
> - 亨廷顿舞蹈病
> - 进行性核上麻痹
>
> 血管原因
> - 多梗死性痴呆
> - 腔隙性梗死
> - 宾斯旺格病
> - 皮质下梗死和白质脑病的常染色体显性遗传性脑动脉病（CADASIL）
> - 脉管炎（如红斑狼疮）

为导致全球寿命损失的第六大原因，排在肾衰竭之后，在糖尿病和肺癌、肝癌、结肠癌或乳腺癌之前（Foreman et al.，2018）。

在美国，据估计有近600万人患有阿尔茨海默病，预计到2030年这一数字将超过800万（Alzheimer's Association，2019；Hebert et al.，2013）。65岁或以上的人中有10%患有阿尔茨海默病；这一比例在85岁或以上的美国人中上升到三分之一（Alzheimer's Association，2019）。根据在美国进行的具有全国代表性的老龄化、人口统计和记忆研究，2002年71岁及以上人群中任何痴呆症的患病率估计为13.9%，约为340万人（Plassman et al.，2007）。阿尔茨海默病的患病率为9.7%（240万人），约占所有痴呆症的69.9%。其次是血管性痴呆，占17.4%。痴呆症的发病率随着年龄的增长而增加，从71岁到79岁的5.0%上升到90岁及以上的37.4%（Plassman et al.，2007）。2016年，阿尔茨海默病是根据残疾调整寿命年计算的第六大最沉重的疾病，在因过早死亡而损失的寿命年数方面排名第四（U.S. Burden of Disease Collaborators，2018）。

2019年，阿尔茨海默病和其他痴呆症在医疗保健、长期护理和临终关怀方面的估计成本为2 900亿美元：医疗保险（1 460亿美元）、医疗补助（490亿美元）、自付费用（630亿美元）以及保险或无偿护理（320亿美元）。其中，490亿美元是医疗补助的账单。2011年，患有阿尔茨海默氏症或其他痴呆症的65岁及以上的联邦医疗保险受益人每年自掏腰包支付10 798美元，用于其他来源未涵盖的医疗保健和长期护理服务（Alzheimer's Association，2019）。

仅仅有大约5%的阿尔茨海默病患者具有早发性或家族性特征，并发生在30~60岁的人群中。有些病例是由21号、14号和1号染色体上的基因突变所引起的，这些基因突变会导致异常蛋白。21号染色体上的突变导致淀粉样前体蛋白异常的形成，在脑细胞外形成斑块，这些斑块使脑细胞更容易受到海马内嗅皮层致命蛋白tau不断积累的影响。14号染色体异常会导致早老蛋白1基因突变，1号染色体异常会导致早老蛋白2基因突变。早老素突变影响他们正常的蛋白质代谢循环以及使受损的蛋白质和神经元有毒的细胞器发生分解代谢。大多数老年痴呆症患者发病晚，多在60岁以后。1993年，研究发现在19号染色体上的载脂蛋白E-ε4被确定为阿尔茨海默病晚期发作的一个遗传性危险因素。正如在第8章中所讨论的，脂蛋白E是一种调节胆固醇和脂肪代谢的蛋白质。载脂蛋白E-ε4出现在大约40%的晚发型阿尔茨海默病患者中，约占总人口的25%~30%（Alzheimer's Disease Genetics Fact Sheet 2008）。载脂蛋白E-ε4突变的中老年携带者有正常的认知功能，尽管如此，这些人在大脑的内侧顶叶、后扣带回、颞顶叶以及前额叶皮质的脑葡萄糖代谢率是异常低的，这可能也预示着早期的病理学（Reiman et al.，2005）。

认知不是一件客观的事物。相反，它是根据测试的表现所推断出来的。有超过400种用以评估认知过程具体类型的测试（Lezak et al.，2004），包括用于评估特定过程，如工作记忆、信息处理速度和抑制，以及包括多进程用以评估整体的心理功能，例如智力和抽象推理。除此之外，他们还包括评估创伤性脑损伤或退行性疾病影响的测试，以及衡量健康人彼此差异性的测试。在过去的十年，运动研究主要集中在执行控制过程的方面，包括反应抑制、注意控制、工作记忆和规则发现；这些主要都受大脑前额叶皮层神经活动的调节,这些脑区又进一步受颞顶叶皮质、海马和其他涉及动机性行为几个脑区的调控(Royall et al.,2002)。

痴呆症对认知能力的影响

- 决策,判断
- 记忆
- 空间定位
- 思考,推理
- 口头交流

体力活动与认知功能:证据

对于美国人来说,体力活动指南的科学咨询委员会根据前瞻性队列研究的证据支持这一结论:体育活动可以延缓痴呆症的发病率以及与衰老有关的认知能力下降的开始时间。有证据表明,运动干预可以改善被诊断为痴呆症或其他与认知受损相关的慢性疾病患者的一些认知功能,包括注意力缺陷/多动障碍、多发性硬化症、帕金森病和中风。该委员会还得出结论,有适度的证据表明,有规律的体育活动与更好的认知神经心理学测试有关,这些测试测试处理速度、记忆和执行功能的某些方面,包括对13岁以下学龄儿童的学业成绩测试。没有足够的证据来确定体力活动和认知功能是否具有剂量-反应相关性。最后,证据被认为不足以描述体育活动对5岁以下儿童和18~50岁成年人的长期益处(Physical Activity Guidelines Advisory Committee, 2018)。

早期的研究得到有关于规律锻炼的健康益处或者心肺适能对认知功能影响混合的证据(Tomporowski et al.,1986)。对证据的重新评价以及更多最近的研究表明,急性和慢性运动对于健康老年人(McAuley et al.,2004)和儿童(Davis et al.,2011; Tomporowski,2003)认知功能一些方面的积极影响。首先,健身对老年人认知能力的影响似乎取决于认知任务的特点。研究表明,心肺体适能和长期有氧运动训练可以促进老年人的认知执行控制功能(Colcombe et al.,2004)。累积的证据表明:无论是急性或长期运动对认知表现均表现为小至中等程度积极影响(Etnier et al.,1997; Lambourne et al., 2011; Sibley et al.,2003)。然而,这些影响是否直接依赖于身体素质尚不清楚(Etnier et al.,2007)。

对一项18个研究中年人有氧运动的随机对照试验的Meta分析(年龄55岁及以上),研究对象主要针对没有认知障碍居住在社区的中年人(Colcombe et al.,2003),发现所有研究任务带来的积极效应接近1/3 SD。然而,在对于基于目标导向决策行为的执行控制任务,运动的最大效应约0.60 SD。随后进行的随机对照试验Meta分析,比较有氧运动锻炼项目与其他任何干预方法或者不干预进行比较发现,11项研究中有8项研究使用有氧运动锻炼,受试者平均最大摄氧量增加了14%,同时认知功能改善,特别是运动功能(1.17 SD)和听觉(0.50 SD)。对于信息处理的速度和视觉注意力的影响很小(Angevaren et al.,2008)。一项对79项研究的1 000多项认知结果的最新回顾发现,急性运动在运动过程中或运动后对执行功能产生了约0.10 SD的轻微积极影响,但使用不同方法的研究结果差异很大(Chang et al.,2012)。

对老年人锻炼的对照试验的审查尚未就运动对认知功能已经正常的老年人的认知表现的认知益处达成一致。2014年,一项针对50岁以上没有认知障碍的成年人的25项随机对照试验的Meta分析进行了评估,包括有氧运动训练对识别和回忆记忆或执行功能(包括工作记忆、处理速度、注意力或认知功能的综合衡量)的衡量。分析得出的结论是,对于这些功能,有氧运动训练并不比对照组、伸展或调理活动或其他最小干预对照组(即健康教育、看电影或参与对话和社交)更好(Kelly et al.,2014)。

在对50岁以上成年人的10项试验中,将运动与认知活动相结合的干预措施,与对照组相比,总体认知表现(包括记忆、执行功能、注意力和视觉空间能力的特定技能)提高了0.29 SD(95%CI:0.12~0.46),与单独锻炼相比,提高了0.22 SD(95%CI: 0.06~0.38)(Zhua et al.,2016)。

在一项横断面研究中,近9 000名年龄在13~89岁之间的Lumosity游戏玩家完成了5款45秒的游戏,每款游戏都是一个在线侧翼任务 *Lost in Migration*,每款游戏都有46次试玩,玩家报告自己没有活动限制的身体状况。自我报告的有氧运动(但不是阻力运动)与认知挑战不协调侧翼刺激的准确性呈正相关(每周有氧运动每一天比2.8天的组平均值提高0.6%)。45岁或45岁以上的参与者的改善率低于45岁以下的积极参与者(O'Connor et al.，2015）。

许多基于人群的前瞻性队列研究对体力活动水平与年龄有关的认知功能减退或痴呆症发生的关系进行了评估。在美国（4项研究）、澳大利亚、加拿大、法国、日本和瑞典涉及23 000人的11项前瞻性观察研究的 OR 结果表明，积极进行体育锻炼的人患痴呆症的风险平均降低约40%（图14.22）。

随后的11个队列研究纳入的 Meta 分析，涉及阿尔茨海默病或其他痴呆症患者共2 731例，其结果表明，相比最不活跃的受试者，参加体育活动最活跃的受试者患阿尔茨海默病的风险平均降低45%（RR=0.55；95%CI：0.36~0.84），患痴呆症的风险平均降低28%（RR=0.72；95%CI：0.60~0.86）（Hamer et al.，2009）。

这些发现得到了后来的 Meta 分析的证实，该分析汇集了12个前瞻性队列的结果，其中包括近34 000名最初没有痴呆的人，他们被随访了1到12年（Sofi et al.，2011）。约3 200名患者在随访期间出现了认知能力下降。在随访期间，进行高水平体力活动的人认知能力下降的风险平均降低40%（HR=0.62；95%CI：0.54~0.70）。低到中等水平的体力活动同样降低了风险（HR=0.65；95% CI：0.57~0.75）。

同样，一项对9个前瞻性队列（共有2万多名65岁以上的人，随访1~2年）进行的 Meta 分析发现，那些体力活动水平较高的人患阿尔茨海默氏病的风险降低近40%（RR=0.61；95% CI：0.52~0.73）（Beckett，Ardern and Rotondi，2015）。加拿大（Middleton et al.，2008）和美国（Yaffe et al.，2001）的其他前瞻性队列研究，同时包括来自护士健康研究中接近19 000名70~81岁女性（Weuve et al.，2004），这些研究已经指出，即使调整教育、饮酒、吸烟、服用阿司匹林、血管风险因素（如心脏病、脑卒中、高血压、糖尿病），那些在的休闲时间最活跃的人群，如进行散步或其他中等至剧烈运动的人，在2~8年的随访中，认知下降但未达到痴呆程度的风险降低20%~40%。一项9 000名美国女性参与的回顾性研究中，在生活中积极进行体育锻炼的人群（尤其是在青少年时期）晚年认知功能障碍发生率降低20%到35%。此外，在青少年时期身体不活跃但在以后生活中变得活跃的女性，比一直不活跃的人群患认知障碍的风险小（Middleton et al.，2010）。

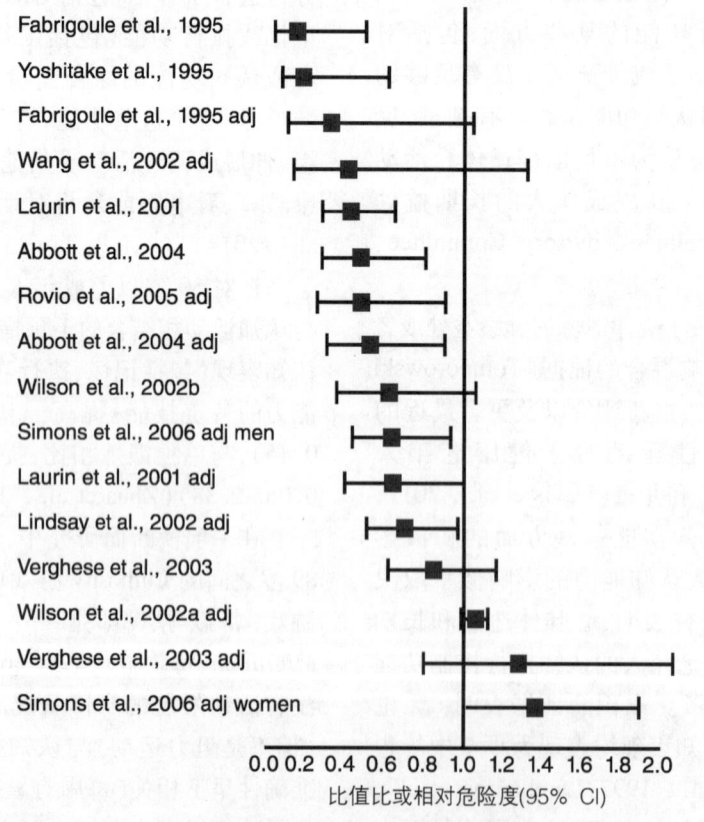

图14.22 体力活动与痴呆症风险的前瞻性队列研究。

资料来源：Physical Activity Guidelines Advisory Committee，2008。

> **其他疾病患者的认知**
>
> - 据报道,在多发性硬化症患者中,使用不同的认知功能暴露进行了少量的运动干预。四项随机对照试验中有两项报告称,运动对注意力和处理速度的测量有很小的益处(Morrison et al., 2016)。
> - 对帕金森患者进行的四项控制不佳的临床研究中的每一项都表明,运动训练与某些执行功能指标的改善有关,如抽象、心理灵活性、空间工作记忆、语言流畅性、心理意象和认知处理速度的测试(Murray et al., 2014)。
> - 在北美、欧洲和中国进行的六项质量不同的随机对照试验表明,运动(跑步机步行、骑自行车、瑜伽或太极)伴随着中风幸存者在全球认知能力、记忆力和注意力的不同指标上得分的微小且不一致的改善(Zheng et al., 2016)。
> - 一项对385名精神分裂症患者的10项对照试验的Meta分析发现,平均而言,运动可以改善认知(0.33 SD;95%CI:0.13~0.53;主要是工作记忆、社会认知和注意力领域,但不包括推理和解决问题),在随机进行的7项试验中结果相似(0.41 SD;95%CI:0.19~0.64)(Firth et al., 2017)。

在 Rush Memory and Aging Project 中,使用加速计对716名没有痴呆症的老年人进行了长达10天的每日总运动量和其他体力活动的连续测量。所有参与者都接受了年度临床检查,其中包括19项认知测试。在平均约四年的随访中,71人患上了阿尔茨海默病。调整了年龄、性别和教育程度,每日总的体力活动与较低的阿尔茨海默病发病风险相关(HR = 0.48;95%CI:0.27~0.83)。在调整了身体、社交和认知活动的自我报告以及当前运动功能水平、抑郁症状、慢性健康状况和载脂蛋白E(APOE)等位基因状态后,这种相关性仍然存在(Buchman et al., 2012)。

随机对照试验并未发现,进行规律体育锻炼可以防止痴呆症,但有少量研究结果指出,进行规律体育锻炼可以改善痴呆症患者认知功能的某些方面,包括阿尔茨海默病(Heyn et al., 2004;Rolland et al., 2010)。一项针对阿尔茨海默病或其他痴呆患者的13项随机对照试验的Meta分析报告称,当使用有氧运动训练(0.41 SD;95%CI:0.05~0.76)或将有氧运动与其他体育活动相结合(0.59 SD;95%CI:0.32~0.86)的试验的平均结果时,认知功能得到改善(Groot et al., 2016)。

对包括来自美国、欧洲和患有轻度认知障碍的中国的老年人的不同质量的随机对照试验的回顾表明,在六个试验中的四个试验中,有氧运动训练改善了全球认知能力,并伴随着即时或延迟记忆(~0.25 SD)的微小改善,但在注意力或执行功能测量方面没有改善(Zheng et al., 2016)。

> 前瞻性队列研究指出,体力活动可以延缓痴呆症发病率以及与衰老相关的认知功能减退。

最近的一项随机对照试验对55~85岁轻度认知障碍(部分记忆丧失)的17名女性和16名男性进行了研究,比较六个月高强度有氧运动与伸展运动(45~60分钟/天,每周4天)的影响(Baker et al., 2010)。研究结果显示,对于女性受试者,有氧运动可以改善葡萄糖代谢,降低血浆胰岛素和脑源性神经营养因子水平,提高多项执行功能测试表现。对于男性受试者,有氧运动可以增加血浆胰岛素样生长因子Ⅰ水平,但只在一项认知功能测试中的表现水平得到提高。

老年痴呆症风险的效应修饰—载脂蛋白E-ε4(Apo E-ε4)突变

在荷兰的一项研究中,对基线水平的年龄、教育、饮酒、吸烟和认知功能进行调整,研究表明超过一个小时的体力活动可以有效地降低 Apo E-ε4 突变携带者认知能力下降的风险(Schuit et al., 2001)(图14.23)。在随后的研究中,对年龄、性别和教育进行调整后,Apo E-ε4 携带者中进行积极体育活动的人在工作记忆测试中显示有更快的反应时间(Deeny et al., 2008)。基于有正常认知功能的90名老年妇女的工作记忆研究结果显示,对于继承双亲ε4等位基因的老年妇女有氧适能和执行功能表现存在显著的相关性(Etnier et al., 2007)。脑成像显示,相比较进行积极体力活动的 Apo E-ε4 携带者,久坐不动的 Apo E-ε4 携带者在测试过程中右侧颞叶的激活较少。最近的一项横断面研究中,68 名没患痴呆症的老年人(65~85 岁)对名人姓名进行记忆处理,采用脑功能成像监测体力活动水平和 Apo E-ε4 对大脑激活的影响(Smith et al., 2011)。结果显示,积极参与体育活动的老年痴呆症的危险因素 Apo E-ε4 携带者,相比那些低风险、低活性或两者兼有的受试者,15 个脑区中的 9 个脑区中表现出更大记忆的激活。

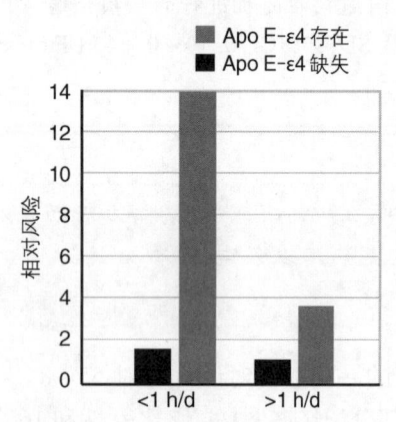

图 14.23 体力活动调节痴呆症发病的 Apo E-ε4 风险。
资料来源:Schuit et al., 2001。

儿童的认知表现

一项包括 44 个研究的 Meta 分析结果显示:在儿童中,无论是在体育课或者是试图提高运动能力、肌肉力量或有氧健身目的特殊训练的运动,运动训练可对儿童的认知功能产生小程度累积效应(1/3 SD)(Sibley et al., 2003)。对小学和初中的孩子来说,效果会比平均值大一点。此外,根据认知任务的类型不同,影响的大小也有所不同,对涉及知觉技能(ES = 0.49)、智商(ES = 0.34),成就(ES = 0.30)、数学测试(ES = 0.20)和口头测试(ES = 0.17)的测试影响较大。

> 关于设备测量的体力活动或估计的心肺功能是否与更好的学业成绩独立于 BMI 和在测试中表现良好的动机相关,证据尚不确定(Marques et al., 2018; McLoughlin et al., 2020)。

然而,这些研究一般不好控制,Tomporowski 和他的同事们对较弱证据,给出了以下几个原因。首先,为什么短期运动训练可以改变智力和学习成绩(这些指标由学习经验或执行动机所形成的)目前还不清楚。其次,特定类型的运动训练可能比其他训练更能促进认知功能。例如,为了有氧健身的目的,相比较参与相对孤立体力活动的儿童,参与学习和团队合作游戏的儿童会有所不同(如跑步机或固定自行车)。再次,不同类型的儿童对不同方式的锻炼的反应可能不同。例如,体育活动发生的环境和社会背景对儿童可能会产生不同的影响,这些取决于儿童的性别、文化背景和兴趣。最后,运动干预的效果可能取决于孩子的发育成熟度。例如,冲动控制(即,抑制行为能力)可能主要在学龄前形成,而其他方面,如计划和工作记忆,则可能在中学时期继续发展。因此,运动干预可能改善学龄前儿童的抑制行为,而不是学龄儿童。

急性运动

与认知功能相关的研究发现,中等强度或力竭运动可以提高决策任务(Davranche et al., 2004; Paas et al., 1991)、知觉和执行控制(Dietrich et al., 2004)表现。累积证据表明,大多数认知任务表现在短时间(即,20 分钟或更短时间)运动中会受到损害,但在涉及快速决定和自助行为的任务中,运动中的认知任务表现会有所提高。一个 Meta 分析发现,年龄介于 18~30 岁成年人的 21 项研究(292 人)监测急性运动过程对认知功能的影响,有 29 项研究(545 人)一次急性锻炼后对认知表现的影响(Lambourne et al., 2010)。在运动过程中,认知任务的表现在前 20 分钟受到损害;但是在这之后,运动中涉及快速决定和自动行为的任务时,认知任务的表现得到了改善。运动结束后,认知任务表现出小幅度的提高(0.20 SD;95%CI:0.14~0.25),特别是涉及快速的心智过程和记忆存储和检索。最后,认知表现还受到锻炼方式的影响。在运动过程和结束后,骑行会改善认知表现,而跑步机会导致运动过程中认知表现的下降和运动后认知表现的小幅度改善。

关于稳态运动的结果证实了一些研究人员的预测,代谢逐渐恢复,这一时期觉醒水平的提高促进了认知功能(Tomporowski, 2003)。运动对记忆测试的平均效应要高于执行功能或信息处理时间。一项随后的研究也表明,急性运动可以瞬时改善感觉处理而不改变执行处理(Lambourne et al.,2010)。

证据强度

许多观察性研究,包括一些前瞻性队列研究和随机对照试验表明,相比较不活动或不健康的人,积极参与体育锻炼或身体健康的人,在认知功能上的一些表现会更好而且中年后认知能力下降或者患痴呆症的可能性都有所下降。

时间序列

关于痴呆或认知障碍中老年人的观察性研究的随访时间为2~21年,平均随访时间为5年。对于健康中年人来说,几年的观察期可能无法观察到可测量的或明显的认知衰退现象,但是,对于早发痴呆症和老年人,尤其对患有血管性疾病的人,他们的功能会迅速恶化。

相关性强度

前瞻性观察性研究的OR值显示,认知功能降低或痴呆症的风险降低了30%到40%。然而,只有不到一半的研究控制了其他可能影响这种联系的危险因素。因此,风险降低的实际程度尚不清楚。

一致性

美国、澳大利亚、加拿大、中国、法国、日本、芬兰和瑞典的20多个前瞻性研究中,有超过2/3的研究显示,积极参加体育锻炼的人,尤其是老年女性,罹患痴呆症或认知功能下降的风险会降低。早年的生活、中年和当前的体力活动水平都会延缓痴呆或认知衰退的症状。

剂量反应

针对健康人群随衰老而出现的认知功能降低或痴呆风险的前瞻性队列研究中,大约有一半研究观察超过两种水平的体力活动暴露。这些研究中又有大约一半的研究(包括护士健康研究)报道了发病风险减低与较高水平体力活动参与之间的剂量-反应关系。在测试体力活动水平时(包括涉及社会和认知活动,但不包括字谜、纸牌游戏等轻体力活动在内的休闲时间活动),体力活动的自评测试的使用是认知功能相关对的前瞻性研究的一个特有局限性。一项评估健康老年人抗阻训练和信息处理两者之间剂量效应关系的随机对照试验发现,进行50%或80%最大强度的负荷可以产生类似的健康效应(Cassilhas et al.,2007)。为了减少痴呆症发生的概率,老年人参与不同的体育活动的数量可能会比其参与的频率、强度和持续时间更为重要(Podewils et al.,2005)。大多数随机对照试验中,并没有对体力活动的剂量做很好的控制。健康老年人群中,认知功能与某些大脑健康测试已经被证明与心肺适能水平和获益有关,但累积的研究并没有提供明确的证据支持心肺适能可以提高认知功能的观点。

合理性

可能解释运动增强认知功能的合理机制包括:①大脑神经元的可塑性和存活率;②增加或保留脑容量;③增加脑血流量;④增强支持注意力、学习或记忆的神经回路(Dishman et al.,2006;van Praag,2008;Rendeiro et al.,2018;Voss et al.,2013;Voss et al.,2019)。对儿童的研究表明,更健康、更活跃的青春期前儿童表现出更大的海马区和基底节体积,更完整的脑白质,提升和更有效的大脑活动模式,以及更好的认知表现和学习成绩。更健康和更活跃的老年人表现出更大的海马体、前额叶皮质和基底节体积,更大的功能性大脑连接,更大的白质完整性,更有效的大脑活动,以及更好的执行和记忆功能(Erickson et al.,2015)。

相比之下,一项综述研究了6项为期3~12个月的有氧运动训练(跑步机步行或骑自行车)的随机对照试验,研究对象是无认知障碍的中老年人的神经认知功能测量和脑结构磁共振成像(Hloway et al.,2016)。运动对一半的脑成像结果没有显著影响,其他变化很小(0.20~0.30 SD)。同样,神经认知结果很小,只有20%具有统计学意义。

脑神经元的可塑性与存活

自主飞轮运动可以诱导脑神经营养因子的基因表达,如参与到语境记忆的血管生长因子、甘丙肽和海马脑源性神经营养因子(Adlard et al.,2004;van Praag,2008)。长期飞轮运动会降低在阿尔茨海默病中额叶皮层和海马处细胞外淀粉样蛋白-β(Adlard et al.,2005)。无痴呆症老年人的研究中,适能水平较高的人群空间记忆能力也较好。这种关联在一定程度上可以通过健康人和记忆力较好的人倾向于拥有更大的海马体,这一现象来解释(Erickson et al.,2009)。运动锻炼可以提高心肺适能,对于健康和精神分裂症的成年人,将使得其海马体积的增加和更好的短期记忆能力(Pajonk et al.,2010)。阿尔茨海默病早期阶段患者的研究中,与无痴呆症老年人相比,具有更好适能的老年人,其顶叶和颞中区大脑皮层体积更大(Honea et al.,2009)。

神经营养因子,如脑源性神经营养因子(BDNF)、神经生长因子(NGF)、血管内皮生长因子(VEGF)和甘丙肽,在对神经元生存、增长和维持中发挥着重要的作用(van Praag, 2008; Reiss et al., 2009)。老年痴呆症捐赠者的海马样本显示,BDNF表达减少,但记忆力减退或阿尔茨海默病患者血液中BDNF水平低于和高于正常值(Angelucci et al., 2010)。与静息状态大脑相比,经过三个月的耐力训练后(每天1小时65% VO_{2max} 强度运动或至少消耗600千卡),血液中BDNF呈现约三倍上升,但是并没有改变运动时大脑释放BDNF量(Seifert et al., 2010)。但是,长时间运动或运动训练后BDNF在血液中的释放是否对认知功能或情绪产生影响,目前并不清楚。在健康成年人中,急性运动暂时增加了血液中BDNF的浓度(Dinoff et al., 2017),有氧运动训练——但不是阻力训练——增加了外周BDNF的静息浓度(Dinoff et al., 2016)。然而,短期(即少于2小时)急性运动后BDNF的增加可能来自外周组织(例如来自脾、血管内皮细胞、骨骼和心肌的血小板)(Walsh et al., 2018),而不是来自大脑(Rasmussen et al., 2009)。最近对健康老年人进行的一项随机对照试验发现,五周的认知训练而不是运动,会增加BDNF的水平(Ledreux et al., 2019)。

脑容量

运动还可能影响与认知相关的其他大脑区域的神经可塑性和功能。神经影像学研究表明,老年人的大脑白质减少,尤其是在前额叶区域,并且这种减少介导了与年龄相关的认知功能差异(Madden et al., 2009)。最近的一项横断面研究发现,在没有神经功能障碍的年轻和老年成年人中,有氧适能与扣带束(从扣带皮层投射到内嗅皮层,这是海马体的主要神经输入)的白质完整性更高相关,但与前额叶脑区域无关(Marks et al., 2007)。与较少活动的人相比,有氧运动活跃的老年人大脑中的小血管更多,血管扭曲更少,这可能有助于大脑白质的完整性(Bullitt et al., 2009)。

对将自我报告的日常体力活动或心肺适能与横断面MRI测量的全局白质体积和白质病变体积相关联的研究进行的荟萃分析显示,效应量显著但较小(Sexton et al., 2016)。5项横断面研究(1项研究测量了适合度)显示,对整体白质体积的平均影响较小,为0.22 SD(95% CI:0.10~0.34)。评估全球白质病变体积的九项研究(两项测量适合度的研究)显示,总体较小的平均效应大小为-0.165(95% CI:-0.26~-0.07)。在检查局部白质体积的6项研究中(四项研究测量适合性),有一半的研究结果不一致或没有意义。8项研究(7项研究是横断面研究;4项研究测量了适合性)使用DTI检查了PFA和局部脑白质微结构的关系,发现结果不一致或不显著。

对一项包括631名成年人在内的14个对照试验的Meta分析得出结论,在四项试验中,平均而言,有氧运动伴随着右侧海马区体积的小幅但持续的增加(0.26 SD;95%CI:0.01~0.51),但影响约为其大小的一半,对左侧海马区体积的影响在统计学上没有显著意义。较少数量的试验报告增强了与海马体和扣带回皮质其他脑区的功能连接(Li et al., 2017)。

对45名认知正常的不吸烟的法国老年人(57~86岁)进行了核磁共振测量灰质体积,这些人没有血管风险或神经疾病。过去一年的习惯性认知活动(例如阅读书籍或报纸、写信或电子邮件、去图书馆或玩游戏)和休闲体育活动(例如散步、徒步旅行、骑自行车、园艺、慢跑)通过自我报告进行评估。认知活动与大脑区域包括额叶、颞叶和顶叶皮质的灰质体积增加有关,而体力活动与前额叶、岛叶和运动皮质的灰质体积增加有关。认知和体力活动通常与前海马区的灰质体积有关(Arenaza-Urquijo et al., 2017)。

脑血流

研究表明,有氧运动训练可以增加猴子初级运动皮层的血管密度和学习速度(Rhyu et al., 2010),以及人类的大脑血容量和短期记忆(Pereira et al., 2007)。大多数关于急性运动期间大脑血流的研究是为了增强对运动表现极限和中枢疲劳的理解,而不是认知功能(Nybo et al., 2004; Rooks et al., 2010)。在一项关于健身训练的研究中,老年人在执行错误检测任务时,前扣带皮层的血流量较低,但表现更好(Colcombe et al., 2004)。

神经回路的增强

大脑测量,如区域大脑体积(例如,纹状体或海马体)或大脑神经活动,与学习和认知控制有关。除此之外,功能正常的大脑是一个由子网络或模块组成的全局网络,这些子网络或组件在大脑区域或节点内和之间的神经互连密度各不相同。这种所谓的模块性是一种认知可塑性或适应性的指标,可以通过功能磁共振成像或脑电图来测量（Gallen et al.，2019）。如果健康成年人和创伤性脑损伤患者具有高模块性，他们对认知训练的反应会更积极（Baniqued et al.，2019）。在一项针对老年人的研究中，通过推理、工作记忆和任务转换测试，六个月的快走可以提高心肺功能，也可以改善执行认知功能。运动训练前测得的模块化程度越高，就可以预测认知能力的提高（Baniqued et al.，2018）。

大脑子网络的例子有显著性网络和默认模式网络（DMN）。显著性网络在需要注意力和其他大脑网络的认知控制的任务中被激活（Dosenbach et al.，2008）。显著性网络由前扣带、辅助前运动区、岛叶皮层和基底神经节的尾状核组成（Robinson et al.，2012）。默认模式网络是一个休息状态网络，当人们不关注外部环境时，它就会激活。它参与内部认知过程，如记忆生活事件和想象未来，以及其他情感和认知过程，例如移情。它在外部认知挑战过程中被停用。DMN由后扣带皮层和楔前叶区域的中枢以及内侧前额叶皮层，包括海马体在内的内侧颞叶和顶叶皮层组成。DMN对记忆很重要，非常容易患阿尔茨海默病（Buckner et al.，2008；Horn et al.，2014）。

经过12周的中等强度步行运动，患有轻度认知障碍的老年人（60~88岁）表现出DMN的楔前叶中枢的功能连接增加，DMN的10个大脑区域横跨额叶、顶叶、颞叶和岛叶，以及患有轻度认知损伤的老年人的小脑（Chirles et al.，2017）。在另一项为期24周的步行锻炼的非对照试验中，患有轻度认知障碍的老年人（平均年龄70岁）的体能、视觉记忆和处理速度都有所改善，同时在显著性模式（前颞叶、左额下回、左前扣带皮层、右海马、左额中回和尾状核）内的大脑葡萄糖代谢降低，以及右楔前叶的代谢增加，表明DMN增强（Porto et al.，2018）。

主要由血管损伤引起的皮质下缺血性血管认知障碍是一种可预防的认知能力下降形式，目前没有药物治疗，但可能可以通过运动减轻（Dao et al.，2018）。经过六个月的步行运动，一小群10名患有轻度皮质下血管认知障碍的老年人在侧卫任务中改善了反应时间，同时左枕外侧皮质和右颞上回的大脑激活减少（Hsu et al.，2018）。

一项早期的脑成像研究报告称，超重儿童参加了一项为期13周的随机对照试验（RCT），每天进行课后有氧运动，已知这种运动可以改善一种称为计划（即策略生成和应用、自我调节、意图性和知识运用）的执行功能。与未参加该计划的同龄人相比，这些儿童在进行视觉固定抑制任务时，前额叶皮层的双侧大脑激活水平升高，而后顶叶皮层的激活水平降低（Davis et al.，2011）。

此外，研究表明，注意力和执行认知功能（如工作记忆）受到 α 和 θ 振荡脑电图频率变化的影响，这些频率可能会解耦，尤其是在大脑皮层接收来自丘脑输入的前后神经回路中（Hughes et al.，2005；Klimesch et al.，2008）。来自颈动脉和心肺压力感受器的神经输入激活进入脑干心血管中心，具有警觉作用，并增加觉醒指数，包括海马 θ 活动和岛叶皮层的活动。可以推测，大脑皮层系统通常会因体力活动引起的代谢觉醒增加以及大脑对体力疲劳的调节而发生变化，从而在运动期间或运动后不久调节认知表现（Crabbe et al.，2004；Magnie et al.，2000；Nybo et al.，2001；Nybo et al.，2004；Pfaff，2006；Rendeiro et al.，2018）。

总　　结

尽管方法尚不完善，但仍有足够的基于人群的前瞻性队列研究得出结论：体力活动不足与成年人抑郁症状的小到中等程度风险增加相关。同样，足够的随机对照试验得出结论：规律运动锻炼可以显著减轻慢性病患者或者轻度至中度单相抑郁症患者的症状。一些研究已经表明，运动疗法与心理治疗和药物治疗的效果是相似的，但不是相加的。然而，症状减轻的程度能否满足疾病缓解的临床诊断的结论目前无法得出。

此外，研究也没有完全表明，排除社会接触或安慰剂效应，单独运动锻炼可以产生这种积极影响。安慰剂效应可以解释运动训练带来的部分或全部心理益处。一项Meta分析估计了运动训练随机对照试验中使用的安慰剂条件对心理结果的安慰剂效应的大小，并将其与运动训练对主观（如焦虑、抑郁、精力、疲劳）或客观（如认知）心理结果的观察效果进行比较。安慰剂效应平均为 0.20 SD（95% CI：-0.02~0.41），运动效果为0.37 SD（95%CI：0.11~0.63）。因此，安慰剂效应大约是运动训练所观察到的心理益处的一半（Lindheimer et al.，2015）。

许多研究已经表明，急性运动训练可以降低自评焦虑，此外，规律性运动锻炼可以降低无焦虑症年轻人和中年人（包括慢性疾病患者）特征性焦虑症状；但是，只有小部分人群证据表明，这种影响可以防止未来的焦虑障碍的发生。仅少数的随机对照试验表明，规律运动锻炼可以减轻焦虑症患者的症状。与流行的临床观点相反，运动似乎并没有给恐慌症患者带来风险。大量的观察性人群研究和随机对照试验得出结论：规律的体力活动与晚年患痴呆症或认知能力的概率下降有关。

目前，需要更多前瞻性大型队列研究纳入更多不同年龄、种族或民族的大样本人群，比较不同亚群之间体力活动对抑郁症和焦虑症、失眠、老年痴呆症风险的影响。理论上，这样的研究应该在不同时间段进行测量，以便评估体力活动的自然改变是否改变心理健康指标。此外，仍需要更多地涉及所有年龄段的不同种族群体的随机对照研究，来确定体力活动在心理健康中的真实作用。除以上类型证据外，还需要了解与运动和体力活动相关的心理健康指标的生物学机制。

一种假设是，运动对炎症、氧化应激和氮应激的有利影响为运动的抗抑郁和抗焦虑作用提供了合理的解释（（Eyre et al.，2012；Moylan et al.，2013）。

最近的证据清楚显示，长期跑轮运动大鼠的脑神经营养因子基因表达增加，特别是海马脑源性神经营养因子（BDNF）（Cotman et al.，2002），这种现象与三环类抗抑郁药丙咪嗪的影响类似（Russo-Neustadt et al.，1999；Russo-Neustadt et al.，2001）。尽管神经营养因子是细胞生长因子，有助于保护大脑神经元免受损伤，但是其在解释抗抑郁药和认知增强效应方面的潜在作用还没有得到有效的动物模型证实（Dishman et al.，2006a；Russo-Neustadt et al.，2001；Van Hoomissen et al.，2003；van Praag，2008；Yoo et al.，2000）。

一些对被诊断为患有严重抑郁障碍或抑郁症状升高的人进行的随机试验报告了每周至少进行三次有氧运动训练后血液中 BDNF 水平没有变化（Dinoff et al.，2018；Kurebayashi et al.，2018）。只有一项非对照试验报告说，当 8 名接受为期 8 周的运动干预加心理治疗的药物治疗患者与 8 名接受心理治疗但不运动的药物治疗患者进行比较时，与 BDNF 增加有关的抑郁症状显著减少（Gourgouvelis et al.，2018）。

BDNF 还可以在中枢神经系统外表达，包括骨骼肌（Gomez-Pinilla et al.，2001），它可能有助于脂肪氧化（Matthews et al.，2009）。通过测量动脉血和颈内静脉血 BDNF 的浓度差别（脑脊液引流到大脑上方和后方的上矢状窦，然后流入颈内静脉），研究人员发现，对健康人群长期中等强度运动后，外周血液循环中 3 倍增加的 BDNF 浓度有 75% 来自大脑（Rasmussen et al.，2009）。然而，由于需要 4 个小时（甚至 2 小时不够）才能观察到增加的结果，所以运动是否会增加大脑中的 BDNF 还不清楚。

研究显示，剧烈跑步后血液中内源性大麻酚类水平的提高（Sparling et al.，2003），这可以通过运动后情绪升高来解释（Dietrich et al.，2004）。内源性大麻素是一种结合到相同大麻素受体而发挥调节大麻制品（即大麻）的精神作用的内源性生理配体，包括焦虑和疼痛的减轻、情绪提高和短期记忆障碍改善。然而，与血液内啡肽和脑源性神经营养素的情况一样，这个结论还无法肯定，其原因如下。首先，在运动过程中的内源性大麻素的来源和功能是未知的。其次，血清内源性大麻素水平和对运动的心理反应之间的联系尚未建立。再次，内源性大麻素也存在于大脑外组织（如胃肠道、胰腺、子宫、肝脏、脂肪组织和骨骼肌，以及脾、扁桃体）；且具有许多功能，包括抗炎影响、血管和气道扩张术，并在应激状态下参与丘脑-垂体-肾上腺轴的调节（Hill et al.，2010）。长期来看，内源性大麻素通过增加食欲和降低脑、脂肪组织、肝脏和骨骼肌的代谢率来促进体内脂肪的存储（Ginsberg et al.，2009）。

最近研究表明，运动训练后大脑的变化伴随着智力功能的改善（如短期工作记忆）。神经影像学技术的进步，包括空间和时间分辨近红外光谱（Wolf et al.，2007）、功能性磁共振成像（J. C. Smith et al.，2010）和经颅超声（Willie et al.，2011），将为体育活动改善大脑健康提供更多的客观证据，包括比较焦虑和抑郁症状变化的大脑可塑性代谢和神经传递的功能改变（Nemeroff et al.，1999），以及运动后的自我精力、幸福和认知功能感知。

重要的是要记住，任何单一的神经递质或神经调节系统都不会单独解释意识状态，而意识状态取决于许多神经回路的复杂相互作用。同样，人类情绪和情绪体验的正常波动无疑取决于许多兴奋性和抑制性神经递质（如乙酰胆碱、GABA 和谷氨酸）、神经调节剂（如多巴胺、去甲肾上腺素和血清素）、神经营养因子（如 BDNF 和神经生长因子）的调节，除了内啡肽（如胆囊收缩素、心肺功能、甘丙肽、NPY

和VGF)、膜脂(如内源性大麻素)、气体(如一氧化氮)和控制基因转录和翻译以及神经元翻译后调节的细胞内信号传导之外的神经肽。

尽管阿片类药物、苯丙胺、苯二氮䓬类药物和四氢大麻酚等外源性药物对情绪有强烈的直接影响,但在没有创伤的情况下,模仿这些反应的内源性系统的同样强烈的影响将不具有生物适应性。因此,人们仅仅通过体力活动和锻炼就有愉悦、成瘾或镇痛的经历是不寻常的。为什么以及如何在大多数人或特殊人群中以精神健康和不健康的方式改变大脑神经系统,仍然是公共卫生的关键问题。

参 考 文 献

第15章

体力活动与特殊人群

不平等……用来评价人类是肤浅的……每个人都有优于他人的地方。一个人可能在某种技能上有欠缺,但一定会有适合他的工作。一个人在某方面弱势,一定能在其他方面得到补偿,前进中的每一个障碍都在鼓励人类厚积而薄发。

• 拉尔夫·瓦尔多·爱默生(Ralph Waldo Emerson)(1844) •

"最大限度地增进健康,预防慢性疾病,改善社会和生活环境的条件,促进全年龄的残疾人的社区参与、选择、健康公平性和生活质量。"

• "健康公民2020"目标 •

本章目标
- 根据年龄、种族、性别、社会经济地位和能力,描述当前体力活动水平和久坐行为存在的差异。
- 认识和理解这些差异模式对不同人群健康的影响。
- 描述美国的残疾流行程度和类型。
- 讨论体力活动不足和残疾发展之间的联系,特别是与衰老相关的残疾。
- 探讨残疾人运动或不运动与长期健康状况的关系。
- 认识和理解不同人群体力活动的潜在障碍。

在本章中，我们将回顾不同种族和族裔的群体、社会经济地位低下的群体和残疾人的体力活动和缺乏体力活动的状况。本章旨在描述和讨论与美国主要群体（例如，白人、中高等收入、和非残疾人）的体力活动状况相比，这些"特殊人群"之中存在的体力活动和健康差异。我们特意用一个章节来探讨这些主题，因为体力活动状况的差异性与健康状况和疾病发生的差异性显著相关，而我们需要对这些情况有更详细的了解。流行病学中，在讨论适当的体力活动对健康促进和疾病预防的影响，以及缺乏运动的风险时，考虑这些因素间的差异是非常重要的。

> 在美国不同种族或民族人群中观察到的大量慢性疾病健康差异，与该人群中大多数非西班牙语裔白种人人群的较低的定期体力活动水平有关。

不同种族和族裔的体力活动

在美国的各个种族和族裔人群中，慢性病过早发病和死亡的风险要高于非西班牙裔白人（National Center for Health Statistics, 2019）。这些慢性疾病和异常很多已被证明与不运动和运动水平不足有关（Physical Activity Guidelines Advisory Committee, 2018）。在美国，由冠心病、结肠癌、乳腺癌、2型糖尿病、高血压、肥胖、脑卒中引起的死亡，都因种族和社会经济地位不同而呈现不同的分布（National Center for Health Statistics, 2019）。这些疾病或异常状况的后果也与不运动和运动水平不足相关（Physical Activity Guidelines Advisory Committee, 2018）。因此，与多数人群相比，对不同种族人群的体力活动水平进行调查可以为解决这些健康差异提供关键知识。

问题的重要程度

体力活动水平不足对公共卫生产生的负担似乎在其他种族-民族群体中和在社会经济地位较低的人群中偏高（Du et al., 2019; Ham et al., 2007; Sohn et al., 2017; Williams et al., 2018; Wolin et al., 2010）（图15.1）。非洲裔美国人、美洲印第安人/阿拉斯加土著人、亚裔美国人、太平洋岛民，和拉丁人，与白人相比，其有规律的体力活动水平显著较低，而不运动的程度更高（Du et al., 2019; Marshall et al., 2007; Sohn et al., 2017; Whitfield et al., 2019）。目前，公共卫生监测系统和国家调查在报告健康相关数据时，倾向于对特定种族-民族群体进行统合处理。过去，对亚裔美国人和太平洋岛民以及拉丁/西班牙裔人口就是如此处理的。将这些群体根据各自的种族-民族身份而进行个别处理（例如，亚裔美国人、太平洋岛民、美籍墨西哥人、波多黎各人、中美洲人和南美洲人）似乎更为妥当，因为许多健康指标具有种族差异性，比如体重、高血压和2型糖尿病，而这些指标都受体力活动的影响。最近有数据强调了这种种族差异性。这些数据记载了客观测量的中高强度运动参与度在全美人口极低，而不运动的程度却极高，这个情况在其他少数种族-民族群体中尤其严重（Matthews et al., 2008; Troiano et al., 2008; Adams et al., 2006）。

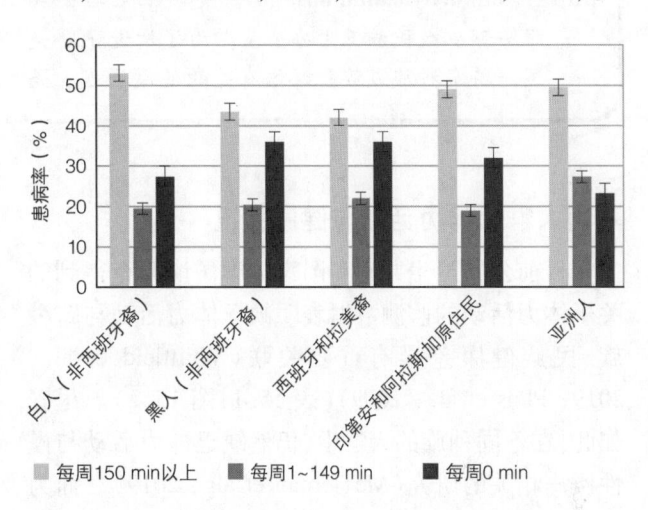

图15.1 2017年美国成年人有氧运动患病率情况，按种族或族裔划分。

资料来源：CDC, 2019。

*建议的水平是每周至少150分钟的中度有氧体育活动或每周至少75分钟的剧烈有氧体育活动。

大多数与运动相关的慢性病和异常，其发病情况在种族间存在差异性，这一观点已到广泛认可（Adams et al., 2006; Ogden et al., 2006）；然而，这种差异性在调节了社会经济因素后仍存在（Wang et al., 2007）。

> 尽管体力活动水平的提高与某些慢性疾病（如冠心病、2型糖尿病、结肠癌、女性乳腺癌、血栓栓塞性脑卒中、高血压）的预防和控制之间存在明显的关系，在一般人群中，仍然缺乏以人群为基础的研究，调查体力活动增加与慢性疾病或健康结果之间的关系，其中包括来自不同种族或族裔的人群。

网络来源

- www.cdc.gov/nchs/icd/icf.htm。美国国家卫生统计中心网站，CDC、国际疾病分类、国际功能分类。介绍定义和分类损伤和残疾方面国际命名。
- www.ncpad.org。芝加哥伊利诺伊大学国立体力活动与残障中心网站。提供关于运动方案制定和有关残疾人需求方面的研究的资源和链接。资源包括干预方案模型，测量体力活动的工具，和各种疾病特定组织的链接。
- www.healthypeople.gov/2020/topicsobjectives2020/overview.aspx?topicid=9。网站包含针对残疾人和无残疾人士的具体体力活动目标。
- http://minorityhealth.hhs.gov。美国卫生与公共服务部少数民族卫生办公室。为了增进了解美国与特定种族或族裔群体有关的健康问题，提供有关健康指数、项目资助机会和资源等具体和一般信息。
- www.cdc.gov/omhd/Populations/Disability/Disability.htm。美国少数民族健康和残疾办公室网站。提供疾病预防控制中心内的资源和链接，介绍关于种族或多民族和残疾人的公共卫生问题的资源、数据和工具。
- www.ihpnet.org。提供有关健康状况的具体信息和特定的信仰为基础的倡议链接和有关美国境内少数民族或少数民族健康状况的信息。
- www.naphsis.org/NAPHSIS/files/ccLibrary Files/Filename/000000001003/Ra。从美国管理和预算办公室处，提供美国当前具体的种族分类管理和预算。

不同人群的体力活动与健康状况

目前公共卫生共识和国家健康访谈调查得到的关于体力活动的监测数据表明缺乏体力活动与跨种族-民族健康差异有重要关联（Whitfield et al.，2019；Pleis et al.，2009）（表15.1，图15.2）。尽管如此，在不同种族的人群中，仍然缺乏体力活动与慢性疾病相关的研究（McTiernan et al.，2019）。而为数不多的这类研究，还存在着另外的缺陷：以非西班牙裔白人为参照，其他种族-民族被归类为社会经济地位较低的人群，在研究中他们没有足够的代表（He et al.，2005；Williams et al.，2018）。社会经济地位可以解释部分，但通常并不是全部的种族-民族体力活动差异。尽管一些学者证明，当用多个社会人口变量来反映社会经济地位时，种族-民族不再与体力活动水平相关（He et al.，2005；Williams et al.，2018），然而其他学者论证，尽管对社会经济地位因素做了调控，种族-民族对体力活动水平仍具有独立的影响（Sternfeld et al.，2000）。因此，如果要考虑社会经济地位相关因素，那么在种族或民族群体内或群体间就很难比较体力活动与健康结果。部分原因是非西班牙裔白人和其他种族-民族包括非洲裔美国人、拉丁美洲人、西班牙人、美国印第安人之间在社会经济地位上存在相应的差异，前者中存在较少社会经济地位低下的人，而后者中该部分人的比例较大（Müller et al.，2019）。这些现象使得对在不同种族群体之间体力活动的作用和健康结果的理解更加复杂化。结果，社会经济地位较低的非西班牙裔白人样本不足，或者社会经济地位较高的多种族的参与，使得研究很难按照种族-民族和社会经济地位进行分组分析。因此，本章回顾的大多数关于体力活动和健康的种族-民族差异的研究，都认可在某种程度上种族-民族是社会经济地位的近似替代指标。

> 有关慢性病负担新数据表明，定期体力活动对健康的益处逾越了社会经济、地位、性别、种族、民族、文化和地理位置等因素。因此，所有人都可以通过增加体力活动来降低总死亡率、心血管死亡率和某些癌症死亡率，超重/肥胖、高血压、2型糖尿病和痴呆的风险也会降低。

全因死亡率

最近一些来自美国各个人口亚群的具有全国代表性样本的研究表明，和非西班牙裔白人一样，其他种族-民族人群也可以通过增加了体力活动水平，获得增加健康和降低死亡风险的利益。国家卫生信息调查（NHIS）是由卫生和公共服务部（DHHS）的机构实施的年度调查，该调查提供详细的特定健康相关数据以及社会人口学信息。这些调查每年进行信

表 15.1　2017 年美国成年男性、女性有氧运动患病率情况，按种族或族裔划分

2018 体力 活动指南	白人（非西班牙裔） 人数（人） 占比（%） （95%CI）	黑人（非西班牙裔） 人数（人） 占比（%） （95%CI）	西班牙裔 人数（人） 占比（%） （95%CI）	印第安和阿拉 斯加原住民 人数（人） 占比（%） （95%CI）	亚洲人（非西 班牙裔） 人数（人） 占比（%） （95%CI）
男性					
样本量	n=137 363	n=11 672	n=14 217	n=3 168	n=4 423
达到推荐量*	n=75 766 54.0 (53.5~54.6)	n=5 382 47.3 (45.6~48.9)	n=6 182 42 (41.3~44.5)	n=1 643 52.8 (48.9~56.7)	n=2 299 48.9 (45.9~51.9)
缺少†	n=23 987 19.4 (19.0~19.8)	n=2 361 19.6 (18.4~20.9)	n=3 204 22.8 (21.5~24.1)	n=487 15.6 (13.2~18.0)	n=1 128 29.7 (26.7~32.6)
不活跃‡	n=37 610 26.6 (26.1~27.0)	n=3 929 33.1 (31.5~34.6)	n=4 831 34.3 (32.8~35.8)	n=1 038 31.6 (27.9~35.2)	n=996 21.4 (18.9~23.9)
女性					
样本量	n=172 170	n=18 869	n=17 999	n=3 952	n=4 053
达到推荐量*	n=90 018 51.9 (51.4~52.4)	n=7 444 40.4 (39.0~41.8)	n=7 165 41.1 (39.7~42.6)	n=1 792 45.3 (41.3~49.4)	n=2 023 50.1 (46.6~53.6)
缺少†	n=30 829 19.6 (19.2~20.0)	n=3 881 21.1 (19.9~22.3)	n=3 771 21.3 (21.5~24.1)	n=696 22.3 (17.9~26.8)	n=933 24.9 (22.0~27.8)
不活跃‡	n=51 323 28.5 (28.1~29.0)	n=7 544 38.5 (37.1~40.0)	n=7 063 37.6 (36.2~39.0)	n=1 464 32.3 (28.8~35.9)	n=1 097 25.0 (21.9~28.1)

资料来源：CDC，2019。
* 每周≥150 分钟的中度有氧体力活动（或剧烈的同等活动）。
† 每周 1~149 分钟的中度有氧运动（或相当于剧烈运动）。
‡ 在过去一个月中没有报告中等或剧烈有氧运动的分钟数。

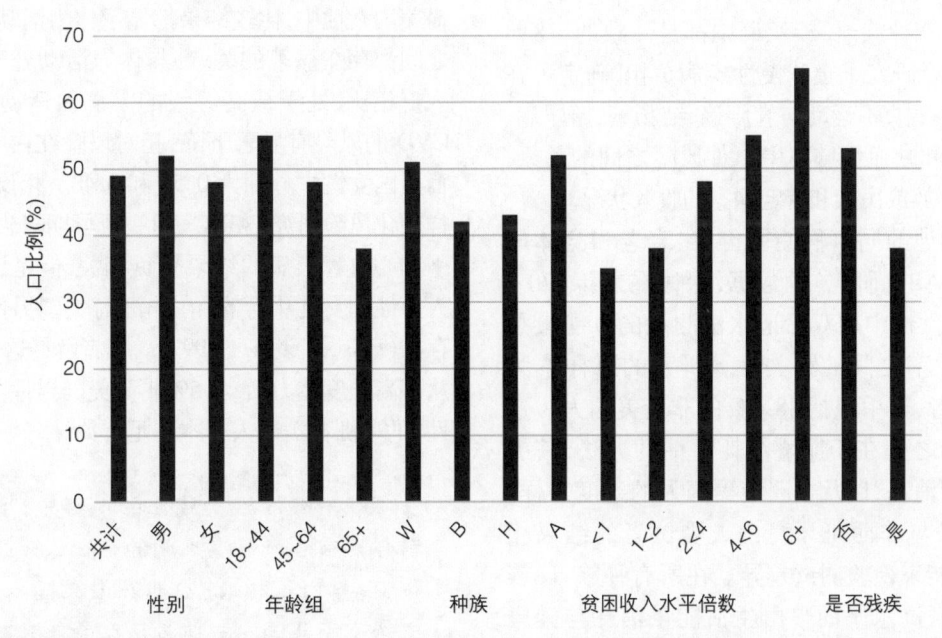

图 15.2　按人口亚组划分，2015 年在中度至高度体力活动指南范围内或以上的成年人百分比。
资料来源：CDC，2019。
W=白人，B=黑人，H=西班牙裔，A=亚裔。估计值使用 2000 年标准人口进行年龄调整

息收集,样本量非常大。此外,NHIS允许对特定群体进行跟踪随访。格雷格和他的同事们(2003)利用NHIS群体,研究2型糖尿病患者步行和体力活动行为,及其与总死亡率和心血管疾病死亡率的关系。作者证明,对于所有种族-民族群体包括所有性别,增加步行和休闲时间的体力活动水平与总死亡率和CVD死亡率降低显著相关。然而,他们指出,增加步行和休闲时间体力活动水平的人群比例因种族不同而异,在拉美裔和非洲裔美国人中,增加活动水平的人群比例最低。奥多诺万和同事(2017)对来自英国的白人、黑人和亚洲参与者的队列进行了汇总分析,得出的结论是,与总死亡率、心血管死亡率和癌症死亡率相关的身体活动和死亡经历在所有种族-民族群体中是相似的。

健康和退休研究(HRS)是针对退休前年龄的美国成年人而做的一个大型的全国代表性队列研究。研究的目的是评估健康、经济因素和退休之间的关系。理查森和他的同事们(2004)利用HRS数据,分析在具有不同程度的CVD风险人群中,体力活动和总死亡率的关系。他们的研究结果表明,规律的体力活动的保护效应超越了性别和种族以及SES的影响。的确,在所有亚组中,体力活动预防早亡的作用在心血管疾病风险最高的人群中最强(Richardson et al.,2004)。有研究使用HRS数据研究在参加HRS的高龄老年人中,体力活动与总死亡率之间存在的关系。研究发现与活动最少的人相比,体力活动在活动最多的人群中有对抗早亡的保护作用。这些结果在每一个种族-民族亚群中都是一致的。Kyu及其同事(2016)研究了全球慢性疾病负担,确定了在所有受调查国家中,不运动与乳腺癌、结肠癌、糖尿病、缺血性心脏病和缺血性脑卒中事件风险之间的关系,超越了文化、种族或民族和特定国家的收入状况。

马尼尼和他的同事们使用健康、衰老和身体成分研究(健康ABC研究)的数据,探讨在老年(70~79岁)男性和女性中用双标记水法测量的日能量总消耗和总死亡率之间的相关性。研究的总样本为3100名受试者,其中包括48.3%的非裔美国人。这项研究的独特之处在于能量消耗评估的方法,其中包括每日能量消耗,以及非洲裔美国人的过度采样,这些调查结果与非西班牙裔白人受试者的结果相比,有足够效能来检验测试差异。在所有种族-民族和性别群体中,高水平的自由生活能量消耗与健康老年人的较低的死亡率有很强的关联。使用来自波多黎各心脏健康项目的数据,Crespo和他的同事们(2002)证实,在拉丁裔/西班牙裔人群中,体力活动水平的提高与总死亡率的减少呈正相关。哈基姆和她的同事们发现,生活在夏威夷瓦胡岛上的日本男性中,经常行走的人要比不行走或不经常行走的人有较低的早亡风险(Hakin et al.,1998)。

所有这些研究表明,就体力活动对死亡率的影响而言,不存在明显的种族差异。

心血管健康

在美国很少有研究使用足够大的代表种族-民族的样本,或有足够多受试者达到特定临床结果,因此很难充分评估体力活动和心血管疾病结果之间的关联,包括致命性和非致命性的心肌梗死、冠心病、心绞痛、脑卒中。虽然卫生和公共服务部近来做了很多努力,想要招募更多的妇女和代表不同种族-民族的受试者,然而目前这方面的纵向研究仍然屈指可数。妇女健康倡议观察性研究(WHI)是一个前瞻性的、不同种族群体参与的、多中心合作的、临床试验和观察性研究。研究的目的是探究绝经后妇女疾病和死亡的主要原因(Manson et al.,2002)。这项研究包括61 574名非西班牙裔白人女性和5 661名非洲裔美国女性。在Manson的研究开展的时候,女性受试者从WHI开始已经接受平均3.2年的随访。体力活动用MET-hour/周表示,受试者根据MET-hour/周的运动量被五等分。将活动量处于最高等级的两组人群和处于最低等级的两组人群进行比较,不论是在非西班牙裔白人女性中还是在非洲裔美国女性中,比较结果都显示体力活动与CVD结果之间都存在显著的关联;与体力活动处于最低等级的人群相比,处于最高等级的人群因运动的保护作用,CVD的风险有显著下降,相对风险在白人妇女和非洲裔美国女性中分别为0.56和0.48。相反,社区动脉粥样硬化风险研究(ARIC)的一项早期报告显示,活动水平和心血管疾病的结果呈负相关,但是该关系只在白人男性和女性中存在,在非洲裔美国男性或女性中不存在(Folsom et al.,1997)。作者解释这个结果可能与从事高强度体力活动(5%非裔美国男性与15%白人男性)的非洲裔美国人样本不足有关。

> 在所有种族和族裔的人群中,增加体力活动与患有心血管疾病间的存在最强关联已得到证实,与白人相比,在非洲裔美国人、西班牙裔或拉丁裔美国人中体力活动的效果对脑卒中的患病结果的保护更大。

作为社区动脉粥样硬化风险研究的后续行动，Bell 及其同事（2013）进一步检查了研究队列，以检查非裔美国人的体育活动与心血管疾病发病率及其主要结果（中风、心衰和冠心病）的关系。在基线时，参与者年龄为 45～64 岁，包括 3 707 名非裔美国人和 10 018 名白种人。每个参与者都在 1987 年通过问卷调查进行了体力活动评估，并对参与者进行了随访，以了解其心血管疾病的发生情况（$n=1 039$），直至 2008 年。调查者针对潜在的混杂因素调整了他们的数据，发现体育活动与两个种族的心血管疾病、心力衰竭和冠心病发病率成反比（趋势的 p 值<0.000 1）(Bell et al., 2013)。调查者的发现支持了目前的体育活动指南，并进一步支持了定期体育活动对减少非裔美国人以及白种人的心血管疾病风险非常重要的证据（Bell et al., 2013；Physical Activity Guidelines Advisory Committee, 2018）。

麦格鲁德和他的同事们（2004）综合 NHIS 1999、2000 和 2001 年间的数据，研究在 2 265 例脑卒中幸存者中的 CVD 风险水平。该研究人群由 10% 拉丁/西班牙裔、20% 非裔美国人和 70% 非西班牙白人组成。他们的研究结果明确指出拉美裔和非洲裔美国人比白人报告曾患有脑卒中的概率更高。此外，三个种族人群的比较显示 CVD 风险水平有显著的种族差异，白人的心血管疾病风险状况"较好"。在所有种族人群中，体力活动水平不足（定义为少于每周五天的，少于 30 分钟的中高强度的体力活动）都与脑卒中密切相关。然而，当分析 CVD 风险因素与脑卒中结果的相关性时，发现体力活动不足与脑卒中结局的相关性在非裔美国人和拉丁裔脑卒中幸存者中最强（与非西班牙裔白人相比）。行为风险因素监测调查（BRFSS）调查了曾经发生过中风和身体活动之间的关系，目前的分析表明，体力活动的模式和脑卒中的历史是相同的（图 15.3）。

> 随着对代表美国主要种族或族裔的妇女进行的高质量研究越来越多，有证据表明，符合或超过现行体力活动指南的非洲裔美国人和西班牙裔或拉丁裔妇女与白人妇女一样，对乳腺癌的保护作用相同。

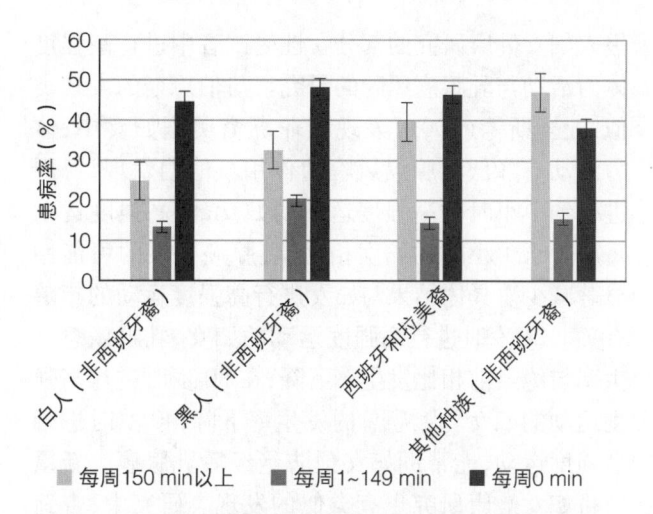

图 15.3 2017 年行为危险因素监测调查中曾有脑卒中经历的美国成年人的体力活动患病率，按种族或族裔划分。
资料来源：CDC, 2017。

癌症

麦克蒂尔南和他的同事们研究妇女健康倡议队列研究人群，并确定体力活动水平升高与绝经后妇女乳腺癌风险降低的关系。平均随访 4.7 年间，他们记录了 1 780 例新诊断的乳腺癌病例。与运动量降低的妇女相比，35 岁时规律地进行高强度体力活动的妇女，乳腺癌风险降低 14%。对于在 18 岁和 50 岁时进行高强度体力活动的妇女，类似的关系存在，不过相关性减弱。尽管，病例太少，不足以进行种族-民族的分组研究，研究者们还是对非洲裔美国妇女（人数仅次于非西班牙裔白人）进行了独立分析，得到的结果与在占多数的白人妇女中的发现相类似。因此，在这项研究中，体力活动似乎在种族-民族群体中对乳腺癌具有保护作用。麦克蒂尔南和同事（2019）进行了一项系统综述，研究了体育活动与癌症的关系，证实了她最初的发现，证明定期体育活动与预防乳腺癌之间存在很强的关联。

妇女的避孕和生殖经验研究（WCRES）是一项基于人群的病例对照研究，研究白人和非洲裔美国妇女的浸润性乳腺癌风险预测因子（Bernseein et al., 2005），结果表明终生患乳腺癌的风险是当将这些水平在女性的一生进行平均计算（从 10 岁到参考年龄）时，随着体力活动水平的增加而减少。从 10 岁开始，年平均每周至少锻炼 1.3 小时（或每周 6.7 MET-hours），乳腺癌风险减少近 20%。值得注意的是，这项研究也发现在非洲裔妇女中，较高的终身体力活动水平与较低的乳腺癌风险有相关性（Bernstein et al., 2005）。亚当斯和他的同事们在黑人妇女健康研究的部分女性受试者中进行高强度体力活动与乳腺癌风险的研究。与伯恩斯的发现类似,亚当斯等(2001)发现在非洲裔美国妇女中,体力活动有降低乳腺癌风险的作用。他们发现,每周进行约7小时的高强度运动的妇女,与高强度运动每周少于1小时的妇女相比,乳腺癌发展的可能性显著减少。具体结果与妇女进行高强度运动的年龄有关。21岁时进行高强度运动的妇女,乳腺癌总发生率与绝经前相比发生率下降;在30岁时进行高强度运动的妇女乳腺癌总的发生率下降;40岁时进行高强度运动,能帮助妇女预防绝经后乳腺癌。新墨西哥妇女健康研究也有类似的发现。研究中,吉莉兰和他的同事们证实(2001),随着活动水平的增加,绝经前后拉丁裔/西班牙裔妇女罹患乳腺癌的风险降低;然而对于非西班牙裔的白人妇女,体力活动的保护作用仅限于绝经后妇女。斯来特瑞和他的同事们(2007)证明,对于非西班牙裔白人,拉丁/西班牙裔和居住在美国西南部的美国印第安妇女,体力活动对降低乳腺癌风险至关重要。

杨和他的同事们(2003)分析了来自洛杉矶县癌症监测项目的数据,探讨在亚裔美国妇女中,终身休闲体力活动与乳腺癌的关系。研究人员能够证明,在调整人口因素、迁移史、月经和生育因素后,终身休闲活动年份和水平的增加(与没有终身休闲体力活动相比)与乳腺癌风险的降低显著相关。

除了表明体力活动水平提高与乳腺癌的预防高度相关的研究之外,还有研究指出体力活动与其他癌症的预防有关,如结肠癌(McTiernan et al.,2019;Wolin et al.,2009)和前列腺癌(Orsini et al.,2009)。然而这类研究很少包括代表不同种族的男性和女性。在美国NIH的美国退休人员协会(AARP)饮食与健康研究中,摩尔和他的同事们(2009)对年龄子在51~72岁的160 006名白人男性和3 671名黑人男性,进行长达7年的跟踪随访,确定9 624名白人男性和371名黑人男性患上前列腺癌。在白人男性中,无论进行运动的年龄段或运动强度如何,体力活动与前列腺癌无关。黑人男性在19~29岁间,每周进行>4小时的中高强度的体力活动与很少进行活动相比,其前列腺癌风险下降35%(相对风险为0.65;95%CI:0.43~0.99)。斯特罗姆和他的合作者们(2008)在墨西哥裔美国人中也得到了类似的发现。尽管一生中高强度的体力活动史对前列腺癌有预防作用,但是这里体力活动仅指与职业相关的体力活动,而与休闲运动无关。

尽管很少有研究考察体力活动对癌症的益处,如结肠癌和前列腺癌,不过目前看来体力活动的益处对其他种族人群和对非西班牙裔白人似乎是一致的。

超重和肥胖

斯特恩费尔德和他的同事们(2004)对一个多民族绝经后妇女群体(非西班牙裔白人、非裔美国人、拉丁裔和亚裔美国人)进行了为期三年的跟踪随访,纵向数据分析显示,在所有种族亚组中,更高水平的运动或锻炼和日常体力活动与较小的体重和腰围独立相关。在运动或日常体力活动中,增加频数或强度,体重增加的风险降低。此外,作者还分析了妇女体重和腰围变化与活动的分类变化关系,结果表明,不管是运动还是日常活动或是两个方面,活动量增加的妇女,体重增加最少,而那些活动量下降的妇女,体重增加最多(Stemberg et al.,2004)。有研究发现(Slattery et al.,2006),在西班牙裔和非西班牙裔的妇女中,体力活动水平的提高与超重和肥胖程度下降相关。大多数西班牙裔和非西班牙裔白人妇女,没有到达每周五天每次30分钟或更多的活动量。在研究中,有较高语言文化水平的妇女中,西班牙裔女性到达上述运动的量的比例更高。然而,西班牙裔和非西班牙裔女性进行的活动类型和强度不同;西班牙裔妇女报告多做家务,依赖照顾,舞蹈和工作相关活动。在另一项研究中,Hornbuckle和同事(2005)招募了75名非洲裔美国妇女,考察通过计步器测量的步行行为与体重、腰臀比(WHR),使用BodPod测定的身体成分和膳食摄入量之间的关系。研究结果与在非西班牙裔白人妇女中得到的结果一致。每天积累更多步数的非裔美国女性的BMI、体脂百分比、腰围、臀围以及WHR均较低。作者发现,活动量最多和最少的两组人群相比较,除腰臀比,所有变量在统计学上均存在显著差异(Hornbuckle et al.,2005)($p<0.05$)。

南非的Gradidge及其同事(2015)跟踪了430名黑人妇女的队列,以确定10年内身体成分的变化,报告说,那些在基线上从事更激烈的体育活动的妇女与随访期间的脂肪变化呈反向关系。同样,罗森伯格和他的同事对超过20 000名非裔美国妇女进行了跟踪研究,作为黑人妇女健康研究的一部分,并记录了那些从事较多体育活动的妇女中,正常体重的妇女和超重妇女的肥胖发生率较低(2013)。

代谢综合征

从历史上看,代谢综合征已被国际和国内众多科学组织定义为系列代谢异常的综合,包括下列条件中的至少三个:血糖水平≥110 mg/dL (6.1 mmol/L);高血压(BP)(收缩压≥130或舒张压≥85 mmHg);腰围>88厘米(女性)或>102厘米(男性);甘油三酯水平≥150 mg/dL (1.70 mmol/L);女性高密度脂蛋白(HDL);胆固醇水平<50 mg/dL (1.30 mmol/L)或者男性<40 mg/dL (1.04 mmol/L)。虽然迄今为止很少有流行病学研究特意探究在不同种族民族群体中,体力活动、体适能或运动锻炼与代谢综合征的关系,最近有一些研究针对多民族人群而设计,研究中对体力活动、代谢综合征和其他慢性病相关风险因素的相关信息做了收集。有研究利用CARDIA研究的15年随访数据,探讨了测量的约4 500名男性和女性的心肺健康与代谢综合征患病率之间的关系;大约47%的参与者是非洲裔美国人,其余的是非西班牙裔白人(Carnethon et al., 2003)。研究人员观察到,通过估计最大摄氧量平板运动试验的持续时间,年轻男性和女性的心肺健康与中年发生代谢综合征的风险呈负相关。此外,体适能还与随访过程中高血压、2型糖尿病和高胆固醇血症的出现呈负相关。

> 代谢综合征是一种多因素疾病,受饮食习惯和体力活动等关键健康行为的影响。体力活动已被证明在该综合征中发挥独立作用。然而,需要进一步探索体力活动的影响范围:从主动交通、娱乐、家庭活动到积极的、有计划的体育运动及剧烈运动。

在最近的一项研究中,调查人员检查了2011年至2012年NHANES的数据,发现在非裔美国人的男性和女性中,体力活动和代谢综合征的流行之间存在着显著的联系。非洲裔美国人和西班牙裔受访者报告的体力活动水平明显低于白种人(Paydar et al., 2020)。

糖尿病预防项目是一项随机临床试验,旨在测试二甲双胍药物相比于健康饮食和经常锻炼的生活方式,在糖耐量异常患者中预防2型糖尿病的有效性(Diabetes Prevention Program Research Group, 1999)。研究为调查人员提供了探索这两种干预措施在预防非西班牙裔白人、拉丁裔/西班牙裔、非洲裔美国人和美国印第安男性和女性多民族人群中代谢综合征中的作用的机会(Orchard et al., 2005)。在试验停止时,研究人员通过使用寿命表分析(对数秩检验)确定与安慰剂组相比,代谢综合征的发病率在生活方式组减少了41%($p<0.001$),在二甲双胍组减少了17%($p<0.03$)(Orchard et al., 2005)。代谢综合征3年累积发病率在安慰剂组、二甲双胍组和生活方式组分别为51%、45%和34%。在这3组中,种族差异均无统计学意义(Orchard et al., 2005)。

Sukala和同事(2012)对9项试验进行了系统综述,包括四项非对照试验和五项随机对照试验,包括521名参与者。研究的队列包括非洲人、印度人、波利尼西亚人、西班牙人、阿拉伯人和中国人,干预措施包括有氧训练、阻力训练或其组合。一些试验记录了HbA1c、胰岛素作用、身体成分、血脂、收缩压和舒张压的改善。一般来说,较长的时间和较多的定期体力活动会导致更大的适应。显示没有效果的研究通常受到不充分的干预的限制。有一些证据表明,在审查的两项研究中,高加索人和非高加索人对体力活动干预有不同的反应,高加索人对训练刺激的适应性稍大。

尽管我们已发现,在所有较大种族的男性和女性之中,规律性体力活动与代谢综合征的风险降低显著相关,但是这里讨论的大多数研究都将着眼点放在了职业、休闲和娱乐体力活动上,并没有检查完整的活动范围,包括不活动和久坐行为(如静坐工作、乘车上下班、看电视、玩视频或电脑游戏)。Sisson和她的同事们研究了全国营养与健康调查(NHANES)的总样本,探讨20岁及以上的男性和女性休闲时间久坐行为(LTSB)与代谢综合征患病率的关系(Sisson et al., 2009)。数据来自1 868名男性和1 688名女性,这是一个美国人口的代表性样本,包括欧洲美国人、非洲裔美国人、墨西哥裔美国人和不属于这三个族群的所有参与者组成的第四种族。控制种族因素后,休闲时间久坐较多的人,无论他们的体力活动状态如何(符合或不符合体力活动指南),其患代谢综合征的概率最大。在女性中,再次控制种族因素,运动量不满足体力活动指南建议的女性,如果其休闲时间久坐较多,那么她们患代谢综合征的概率也最大;运动量满足体力活动指南建议的女性,即使其休闲时间久坐较多,显然也能免于代谢综合征的侵害(Sisson et al., 2009)。对于研究中发现的性别差异,作者总结道,"将参与实验的男性和女性,按体力活动水平和休闲时间久坐行为进行分组,该组别与CVD的风险因素的相关性存在性别差异,导致差异的原因不明。我们假设这可能与男女日常行为模式的细微差别有关"(Sisson et al., 2009)。

2型糖尿病

在美国进行的仅包括女性的三项大型队列研究均表明体力活动水平增加与2型糖尿病风险降低相关（Hu et al., 2003, 2001; Weinstein et al., 2004）。然而，在一项后续的研究中，Hsia和他的同事们发现上述关系仅在非西班牙裔白人女性中存在，在非裔美国人、西班牙裔或亚洲妇女中该关系不存在（Hsia et al., 2005）。

检查CARDIA研究的20年随访数据，Carnethon及其同事最近发现，在非西班牙裔白人和非洲裔美国男性和女性中，患有糖尿病超过20年的参与者的相对体适能在20年间有更大的下降。因此，作者得出结论（Carnethon et al., 2009）"低水平的体适能与糖尿病发病显著相关，这在很大程度上可以用体适能与BMI的关系来解释"研究报告了DPP研究参与者的10年随访（随机分为服用药物二甲双胍和接受强化生活方式干预，即体育活动计划/咨询，饮食咨询，行为体重管理策略），然后进行10年的跟踪随访。与安慰剂相比，生活方式组随机化后10年内糖尿病发病率降低了34%（24%~42%），二甲双胍组降低了18%（7%~28%）（糖尿病预防项目研究组2009）。这些结果在不同性别和两个种族群体中是一致的。作者得出结论：在DPP后的随访期间，前安慰剂组和二甲双胍组的发病率下降至与前生活方式组相同，但糖尿病的累积发病率在生活方式组中仍然最低。通过生活方式干预或二甲双胍预防或延迟糖尿病可持续至少10年。研究人员发现与安慰剂组相比，糖尿病10年内发病率在生活方式组减少了34%（24%~42%），在二甲双胍组减少了18%（7%~28%）（Diabetes Prevention Project Research Group, 2009）。这些结果在不同的性别和两个种族-民族群体中是一致的：在DPP之后的随访中，原安慰剂组和二甲双胍组的发病率下降到与原生活方式组相等。但生活方式组的糖尿病累积发病率仍然最低。通过生活方式干预或二甲双胍预防或延缓糖尿病的发生可以持续至少10年（（Diabetes Prevention Program Research Group, 2009）。

对这些发现的进一步支持表明，试验中生活方式干预部分的原始参与者在接触DPP干预10多年后，通过加速器测量的活动水平仍高于基线（Rockette-Wagner et al., 2017）。此外，这些参与者被发现比NHANES参与者在年龄、性别、种族或民族方面匹配的体力活动水平更高（Rockette-Wagne et al., 2017）。目前对有糖尿病史的美国成年人的估计表明，他们达到当前体力活动指南的几率比没有糖尿病的人低（图15.4）。此外，这些估计值因种族或族裔而异，患有糖尿病的白种人达到体力活动指南的几率大于非裔美国人和西班牙裔成年人（OR = 1.86; 95%CI: 1.77~1.95; OR = 1.22; 95%CI: 1.17~1.33）（图15.4）。

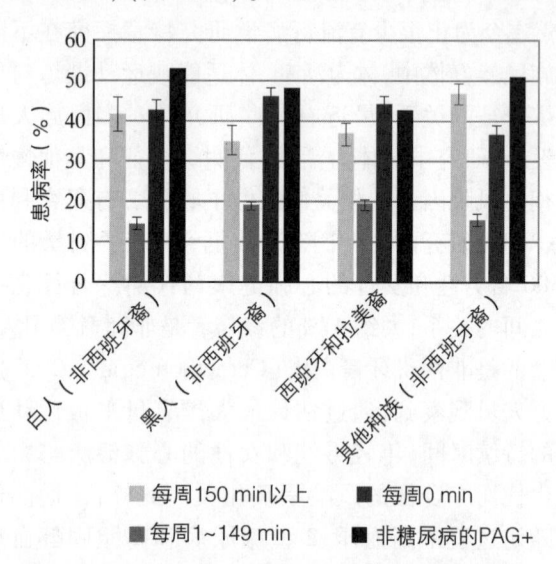

图15.4 2017年行为危险因素监测调查中患有糖尿病的美国成年人的体力活动患病率，按种族或族裔划分。

资料来源：CDC，2017。

不同种族-民族人口体力活动概况

在这里回顾的所有研究结果表明，在不同种族的人群中，体力活动与一些慢性疾病的结果有相关性。在所有种族群体中，这些关联的方向是一致的，体力活动具有保护作用。在研究中，结果表明没有最低效应阈值存在，特别是在活动量较低和不活动的人群中（如大多数美国成年人）。换句话说，有些活动比没有活动好。

体力活动与残疾

残疾传统上表示由于身体上的损害而导致进行生活活动能力受限，包括日常生活活动能力（ADL）和工具性日常生活活动能力（IADL）（LaPlante, 1991）。例如，残疾曾经被描述为：由活动性疾病导致的解剖结构受损或心理生理功能丧失，或由以前活动性疾病引起的残留损伤，或与活动性疾病无关的先天性损失或损伤（LaPlante, 1991）。1991年美国残疾人法案（ADA）将残疾人定义为身体或精神受损严重限制一项或多项主要生活活动的人，或具有此类损伤的医疗记录的人，或被视为有此类损害的人（公法101~336）根据最高法院最近的决议，残疾的定义有了更明确的规定，据此，残疾人被定义为"完成对日常生活至关重要的基本任务有困难的人，与特定工作的特别任务无关"（National Council on Disability，2002）。

在全球范围内，人类和社会对残疾的反应在过去10~15年里已经在世界各地发生了重大转变。它已成为人类条件连续体的一部分（WHO，2015）。2006年通过的联合国《残疾人权利公约》确立了优先目标，即"促进、保护和确保所有残疾人充分和平等地享有所有人权和基本自由，并促进对其固有尊严的尊重。"这种个人和社会的转变导致人们更多地将残疾视为一个人权问题，超越了隔离和孤立的方法，转向社区包容和访问的方法（Cieza et al.，2018）。

> 对生活在美国和其他高收入国家的成年残疾人进行估算，达成体力活动指南的从20.6%到60.1%不等。相比之下，在同样的研究中，对无残疾成年人的估计，该比例从53.7%到91.1%不等。对于残疾儿童，在不同国家达到体力活动指南的比例从8.5%到40.4%，其中女孩比男孩更不活跃。

残疾是复杂和多因素的，在历史上被医学化，并被视为健康和疾病管理的挑战（Barnes，1991；McConachie et al.，2006）。然而，考虑到《残疾人权利公约》和残疾倡导团体及其他方面的工作，残疾现在代表着医学模式与更广泛的社会模式的结合（WHO，2008）。在这种情况下，残疾的定义不是由身体或精神上的限制来定义的，而是由置于受挑战的个人身上和面前的限制、约束和障碍来定义的（WHO，2008）。

如果把残疾与疾病和损伤后果的概念框架联系起来，那么监测和评估残疾使用的残疾定义就更易于理解。国际功能、残疾和健康分类（ICF）就是这样一个概念框架。在ICF中，疾病和伤害的后果分为两部分。第一部分，功能和残疾，包括身体部分（身体功能和结构）以及活动和参与部分。第二部分，情境因素，包括环境因素和个人因素。第一部分和第二部分中的每个成分都可以用正反意义表示。在这个系统中，残疾是对损伤、活动受限，或参与受限的一个总的称谓（Centers for Disease Control and Prevention，2001）。最近，一些国家和全球调查或监测系统中对残疾的测量也包括情感、认知、人际关系、行动能力、疼痛、睡眠和能量、自我护理和视力等领域，并参考了华盛顿残疾统计小组的核心问题（Cappa et al.，2018；Madans et al.，2011）。这包括对视力、听力、行走或爬台阶、记忆或集中注意力、自我护理活动和沟通（理解或被理解）方面的困难（即无困难、轻度困难、中度困难、严重困难和极端困难）问题的自我报告答复（Madans et al.，2011）。

问题的重要性

利用行为风险因素监测系统（BRFSS），美国CDC的国家出生缺陷和发育障碍中心（NCBDD）通过其残疾和健康数据系统（DHDS）提供在线访问残疾的估计值（CDC，NCBDD，2017）。DHDS提供了来自BRFSS的全国和各州的估计，报告了华盛顿残疾统计小组概述的功能性残疾。这些包括按视觉、听觉、移动性、认知、自理和独立生活的困难程度划分的功能性残疾。2017年，所有18岁及以上的成年人中，有26%至少有一种功能性残疾（图15.5；CDC，2017a）。

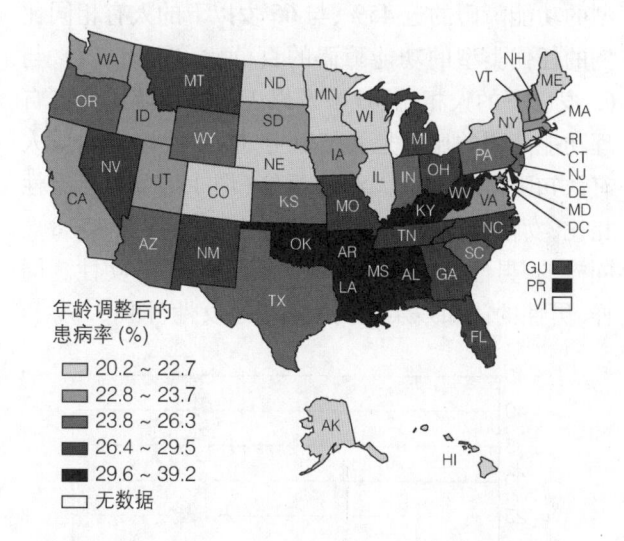

图15.5 美国2017年各州成人各种功能障碍的患病率。

AL：亚拉巴马，AK：阿拉斯加，AZ：亚利桑那，AR：阿肯色，CA：加利福尼亚，CO：科罗拉多，CT：康涅狄格，DE：特拉华，FL：佛罗里达，GA：佐治亚，GU：关岛，HI：夏威夷，ID：爱德荷，IL：伊利诺伊，IN：印第安纳，IA：艾奥瓦，KS：堪萨斯，KY：肯塔基，LA：路易斯安那，ME：缅因，MD：马里兰，MA：马萨诸塞，MI：密歇根，MN：明尼苏达，MS：密西西比，MO：密苏里，MT：蒙大拿，NE：内布拉斯加，NV：内华达，NH：新汉普郡，NJ：新泽西，NM：新墨西哥，NY：纽约，NC：北卡罗来纳，ND：北达科他，OH：俄亥俄，OK：俄克拉荷马，OR：俄勒冈，PA：宾夕法尼亚，PR：波多黎各，RI：罗德岛，SC：南卡罗来纳，SD：南达科他，TN：田纳西，TX：得克萨斯，UT：犹他，VT：佛蒙特，VA：弗吉尼亚，VI：维尔京群岛，WA：华盛顿，WV：西维吉尼亚，WI：威斯康星，WY：怀俄明超过五分之一的未被收容的成年人口报告在基本的行动,如走路方面有困难。大约13%的成年人口报告有视力或听力困难(在不使用助听器的情况下测量听力)。只有3%的人报告情绪困难,3%的人报告认知困难(图15.6)。

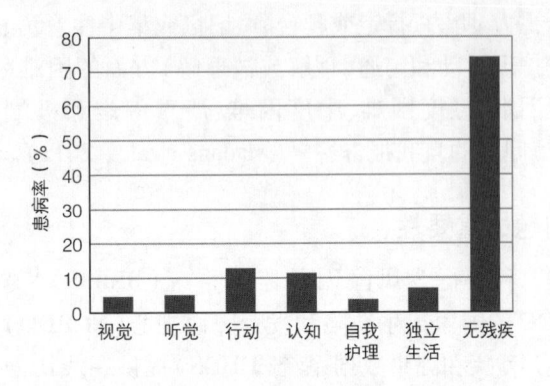

图15.6 美国2017年成人各种功能障碍的患病率。

2017年,行动障碍是最常报告的功能障碍(12.9%的成年人),其次是认知(11.4%)、独立生活(7%)、听觉(5.6%)、视觉(4.7%)和自我护理(3.8%)(图15.6)。65岁及以上的成年人占任何类型的功能障碍的近45%,与65岁以下的人有相同比例的任何类型的功能障碍的百分比(图15.7)。与65岁以下的人相比,65岁及以上的非住院成人有自理功能障碍的比例是两倍以上,65岁及以上的成人有认知障碍的比例大约是两倍(图15.7)。与男性相比,女性有任何功能障碍的比例略高(图15.8)。同样的,男性有认知障碍的比例也略低于女性。同样,男性的认知残疾比例也略低于女性(图15.8)。

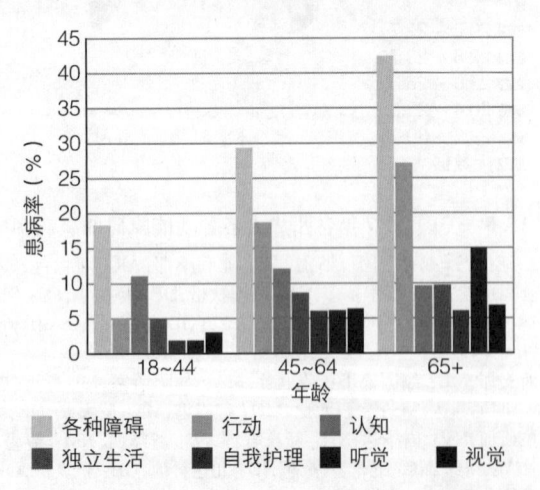

图15.7 2017年美国18岁及以上成年人中按年龄划分的功能障碍类型的患病率。

资料来源:CDC, 2017b; BRFSS。

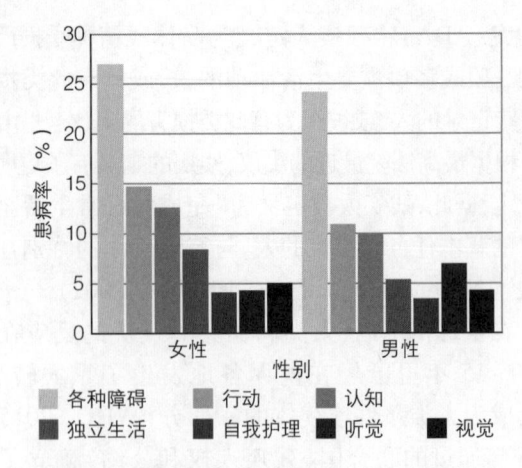

图15.8 美国2017年按性别划分的成年人功能障碍类型的患病率。

资料来源:CDC, 2017b; BRFSS。

美国成年功能障碍人口的种族和民族分布与非残疾人口的分布不同(图15.9)。在没有残疾的人中,75.6%的人是白人,70.8%的人是非洲裔美国人,70.8%的人为白人,70.8%为非裔美国人,70.8%为西班牙裔或拉丁裔,84.3%为亚裔美国人,59.2%为美国印第安人或阿拉斯加原住民,而有任何功能障碍者的估计数字分别为24.4%、29.2%、29.2%、15.7%和40.8%。图15.10显示了按种族或族裔划分的特定类型功能障碍的人口比例。亚裔美国人在所有功能障碍中的发病率最低,而美国印第安人或阿拉斯加土著人的发病率在所有种族-族裔群体中最高。非裔美国人或黑人和西班牙裔或拉丁裔美国人在特定类型的功能障碍中显示出类似的患病率,非裔美国人报告的移动障碍水平(17.1%)略高于他

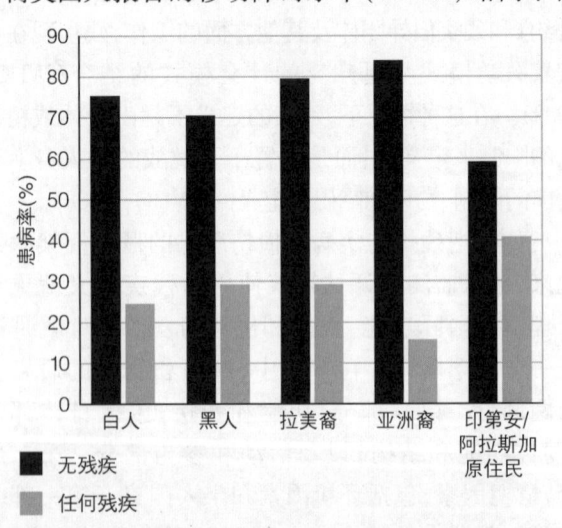

图15.9 2017年,按种族或族裔划分的美国18岁及以上成年人无残疾患病率和功能性残疾类型。

资料来源:CDC, 2017b。

们的西班牙裔同行(14.6%),12%的白人、非西班牙裔成年人有这种类型的残疾。然而,5.8%的白人、非西班牙裔报告说有听力残疾,这高于所有其他主要种族-族裔群体。有自理能力的人群中,亚裔、非西班牙裔和白人、非西班牙裔的人数要少得多(分别为2.4%和3.4%)。除美国印第安人或阿拉斯加原住民外,所有种族-民族群体的认知能力的患病率都差不多(图15.10)。

体力活动、功能障碍和致残的疾病

美国性调查结果一致显示:最普遍的致残的慢性疾病和损伤包括骨科损伤、关节炎、心脏病、高血压、视力损伤、糖尿病、精神失常、哮喘、椎间盘疾病和神经失调。此外,因慢性疾病和损伤导致残疾的人口比例自从20世纪80年代以来一直在上升(LaPlante et al., 1996; CDC, 2009)。最后,年龄在65岁以上的人口报告有残疾的比例较高(CDC, 2017a)。

因此,理解和描述残疾人的规律体力活动、体育运动和休闲运动状况越来越重要。关于残疾在多大程度上是由慢性病引起还是由于运动引起,或者是由慢性病和不运动共同作用所致目前还未知。观察残疾人群的规律体力活动情况不仅能为回答上述问题提供信息,而且有助于明确体力活动对维持人体功能、预防主要致残疾病的进一步恶化、预防与不运动相关的残疾并发症、预防残疾复杂化。

总体而言,相对于非残疾人,残疾人士体力活动较少、工作能力较差(Altman et al., 2008; CDC, 2017b)。参照2018年美国卫生和公共服务部制定的体力活动指南中有氧运动的主要内容,将残疾和非残疾美国人进行对比,发现残疾人体力活动比非残疾人少,如图15.11所示。不运动的生活方式使

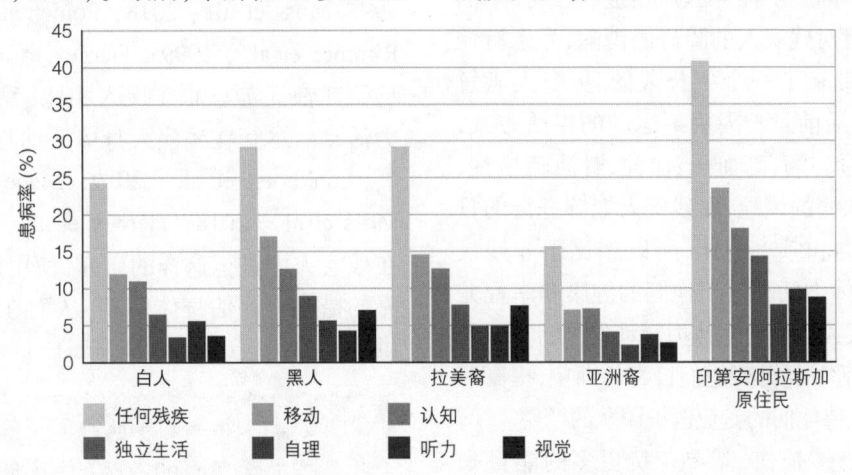

图15.10 2017年,按种族或族裔划分的美国18岁及以上成年人功能残疾类型的患病率。

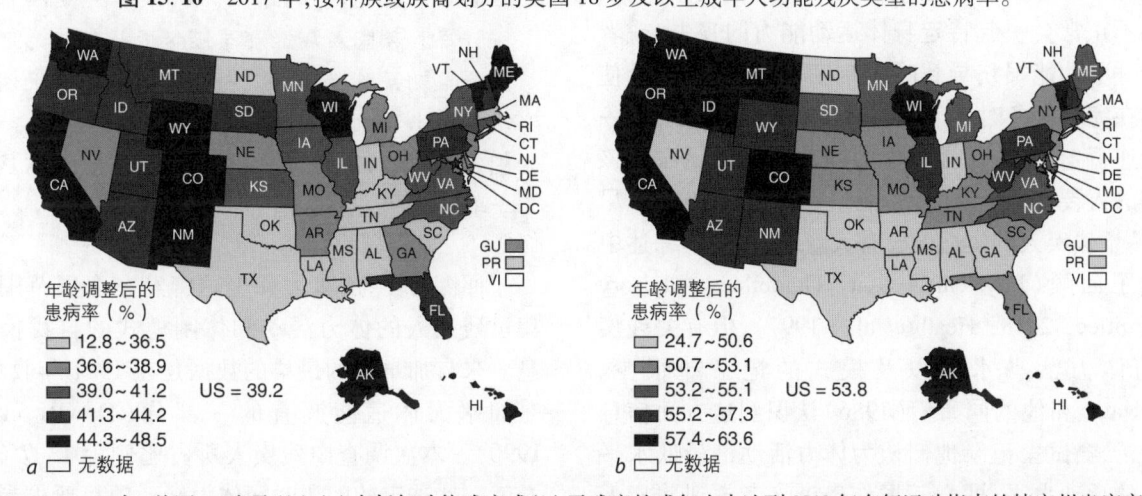

图15.11 2017年,美国18岁及以上(a)有任何功能残疾或(b)无残疾的成年人中达到2018年有氧运动指南的特定州患病率。
AL:亚拉巴马,AK:阿拉斯加,AZ:亚利桑那,AR:阿肯色,CA:加利福尼亚,CO:科罗拉多,CT:康涅狄格,DE:特拉华,FL:佛罗里达,GA:佐治亚,GU:关岛,HI:夏威夷,ID:爱德荷,IL:伊利诺伊,IN:印第安纳,IA:艾奥瓦,KS:堪萨斯,KY:肯塔基,LA:路易斯安那,ME:缅因,MD:马里兰,MA:马萨诸塞,MI:密歇根,MN:明尼苏达,MS:密西西比,MO:密苏里,MT:蒙大拿,NE:内布拉斯加,NV:内华达,NH:新汉普郡,NJ:新泽西,NM:新墨西哥,NY:纽约,NC:北卡罗来纳,ND:北达科他,OH:俄亥俄,OK:俄克拉荷马,OR:俄勒冈,PA:宾夕法尼亚,PR:波多黎各,RI:罗德岛,SC:南卡罗来纳,SD:南达科他,TN:田纳西,TX:得克萨斯,UT:犹他,VT:佛蒙特,VA:弗吉尼亚,VI:维京群岛 WA:华盛顿,WV:西维吉尼亚,WI:威斯康星,WY:怀俄明

残疾的影响复杂化,这已成为一个重要的公众健康问题。耐力差、肌肉力量下降、柔韧性差,这些都限制了身体机能的发挥,从而影响了个人的独立生活能力。不运动是个非常重要的问题,因为它加剧了残疾人独立生活能力的丧失,而更重要的是因为不运动尽管无法避免,但是它的影响却是可逆的。

> 残疾人的体力活动促进应成为公共卫生工作的重点,以促进正常人群的体力活动。由于残疾人更容易受到慢性病和健康状况的影响,应更加努力完善支持其能获得更多体力活动机会的环境、社会和文化的决定因素。

不运动对残疾人的长期影响确实是值得公共卫生领域关注的一个问题。社会医疗改进、辅助技术的发展以及社会环境对残疾人的障碍的消除,为患有慢性致残疾病的人带来了一个更长久的、更令人满意的、更有成就的生活前景。因为不运动的生活方式,增加了人们罹患冠心病、高血压、血栓、骨质疏松症、肥胖以及2型糖尿病的风险,而残疾人能够进行的日常体力活动的种类和频率有限,所以相比于非残疾人,残疾人的日常体力活动对于他们的健康和幸福尤为重要。说服残疾人接受更多体力活动的生活方式是一项重大挑战,包括需要提高他们自身的期望,提高照顾他们的人以及支持他们的专业医护团队的期望。

许多人因为身体损伤,需要花费更多的能量来完成正常日常活动。肌肉量减少、肢体运动效率低、姿势不正常会引起特定身体运动能力的丧失,或者由于呼吸功能损伤导致呼吸难度增加,这些都会使身体在完成任务时,产生额外代谢支出。例如,以一般步速行走,一个膝盖以上大腿截肢的人比没有该损伤的人要多消耗50%的能量(Davis,1993)。尽管,关于残疾人的体适能已有大量记载,在本综述中也做了回顾(Physical Activity Guidelines Advisory Committee,2018;Heath et al.,1997),但有关残疾人的体力活动水平以及模式的记录却很少。Dearwater和他的同事们(1986)认识到这方面信息的匮乏,尝试去记录他们认为体力活动谱最低水平的人的活动水平,即脊髓损伤患者。考虑到残疾人使用传统体力活动问卷的困难,研究者通过体力活动动作计数器来记录截瘫或者四肢麻痹的病人的体力运动模式。将大学生、蓝领/工人、老年妇女与患有脊髓损伤的病人相比较,平均每小时动作计数分别为126.7、33.2、32.3、24.2(SCI,手腕)、4.0(SCI,膝盖)。这种活动评估方法在后续的残疾人研究中没有再被使用过。此外,从这些运动测量中获得的值可能不能准确反映实际的能量消耗。然而,Martin Ginis及其同事(2018)重新研究了脊髓损伤成人的身体活动测量,为这些残疾人提供了进一步的运动指导。另外,用这种活动测量法获得的数据可能无法准确地反映能量的消耗。戈德温和他的同事们(1986)用调查问卷对62名有下肢残疾的病人进行体力活动水平评估,发现残疾原因是体力活动水平的一个强有力的预测因子。其他研究人员也试图记录各类残疾人的体力活动和运动行为,包括患有以下疾病的病人:脊椎损伤、多发性硬化、智力缺陷、关节炎(Rimmer et al.,2004;Minor et al.,1995;Moss et al.,2018;Ponichtera-Mulcare,1993;Rimmer et al.,1999;Tierney et al.,2015)。每一项研究都证实与非残疾人相比,残疾人更少参加体力活动。尽管在残疾人身体活动测量方面取得了进展(Lankhorst et al.,2019;Menezes et al.,2017;Moss et al.,2018;Tierney et al.,2015),仍然需要在残疾人中进行这样的研究,使用标准化、有效和可靠的措施来评估身体活动,从而在非残疾人之间提供公平的比较(Public Health England,2018)。

> 加拿大和美国等北美国家在历史上一直在收集关于残疾人的数据,目前关于他们的体力活动模式的信息有限。然而,最近通过加拿大统计局和美国疾病控制与预防中心的行为风险因素监测系统的努力,一个更完整的关于残疾人体力活动流行程度的图景已经出现。这两个国家都报告说,残疾人的体力活动模式明显少于非残疾人。

回溯历史,加拿大和美国曾经在全国范围内收集过残疾人的体力活动和休闲模式的自我报告信息。来自加拿大的最早的数据是在1981年收集的,是加拿大体适能调查的一部分(Dowler et al.,1990)。本次调查中残疾人所占比例为13.7%。问卷就一些选定的闲暇时间体力活动项目要求参与者作答。就过去的一年里至少参加过一次的活动,58%的人报告走路,29%的人报告从事园艺工作,24%的人报告骑自行车,22%的人报告在家里做运动,22%的人报告游泳,9%的人报告跳舞,9%的人报告慢跑,8%的人报告滑冰,9%的人报告做个人体育项目,还有8%的人报告团体体育项目。残疾的本质和严重程度没有详细阐述。在后续的加拿大健康与活动受限调查(HALS)中,65%的参与调查的残疾人没有报告任何规律进行的(至少每周一次)体力活动,包括行走、游泳、自行车、慢跑等(Hamilton, 1989; Dowler et al., 1990)。35%的残疾人报告他们希望能够多参加这类活动,但是他们的身体状况不允许。在美国,由NHIS的调查结果估测:有30%的残疾人不进行任何闲暇时间体力活动,而该比率在非残疾人中为22%。规律进行中等强度体力活动的人的比例,在残疾人和非残疾人中分别为27%和37%;规律进行高强度体力活动的人的比例在残疾人和非残疾人中分别为9.6%和14%(Altman et al., 2008; CDC, 2015)。最近使用美国疾病控制与预防中心的BRFSS(图15.11a、图15.11b),对美国18岁及以上有和没有残疾的成年人的体力活动患病率进行了评估(CDC, 2017a)。残疾人和非残疾人在运动模式上存在的差异受年龄、SES和健康状态的影响,这提示我们如何对残疾人进行有效的体力活动干预。

对CDC的残疾和健康数据系统(DHDS)的进一步探索,利用基于州的BRFSS的数据,提供了一个按年龄、性别、种族或民族的体力活动模式的检查。我们首先看一下18岁及以上有任何功能障碍的成年人中符合2018年有氧运动准则的患病率,按18~44岁、45~64岁和65岁以上的年龄层分类(图15.12)。在每个年龄层中,与有任何功能障碍的人相比,没有残疾的人符合有氧运动指南的患病率在统计学上更大。然而,在这两个群体中,体力活动的模式是相似的,中年和老年阶层报告的符合准则的患病率更高。

当按性别对这些相同的数据进行分层时,也出现了类似的模式。与无残疾的人相比,有残疾的人报告符合体力活动指南的患病率较低(图15.13)。无论残疾状况如何,男性在达到指南方面的几率比女性大。最后,通过对美国主要种族-民族群体的这些数据的研究,我们看到,那些有任何功能障碍的成年人与没有残疾的人相比,达到准则的患病率一直较低。与没有残疾的人相比,这些成年人达到指南的比例较低(图15.14)。此外,在这些种族-民族群体中,比较残疾人和非残疾人的体力活动存在一致的模式,与黑人、非西班牙裔或西班牙裔成年人以及其他种族或多种族、非西班牙裔人相比,白人、非西班牙裔成年人的体力活动患病率更高,而后者报告的模式彼此相似(图15.14)。

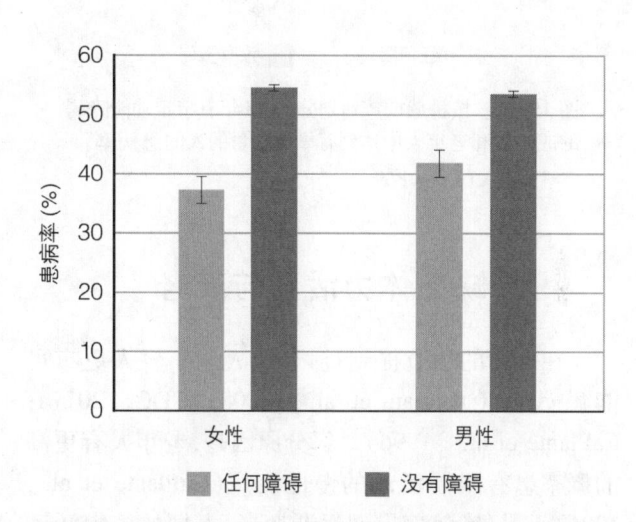

图15.13 2017年,美国有特定功能障碍的成年人和老年人中达到2018年有氧运动指南的比例,按性别分类。
资料来源:CDC, 2017b。

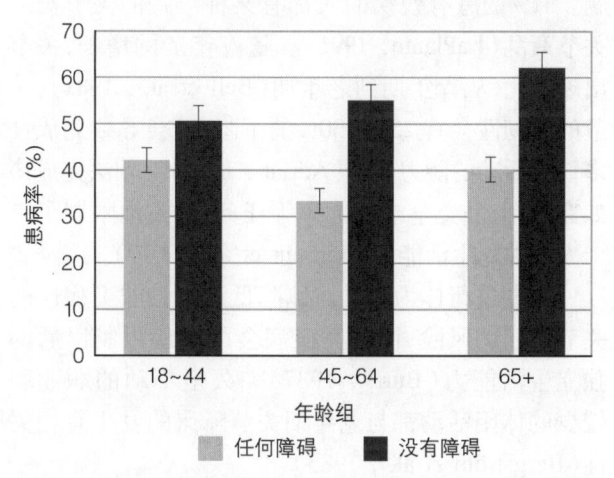

图15.12 在美国有特定功能障碍的成年人中,符合2018年有氧运动指南的人的患病率,按年龄划分的特定功能障碍。
资料来源:CDC, 2017b。

> 现在有明确的证据表明,随着年龄的增长,老年人经常进行体力活动能减少会功能残疾导致的患病率。再加上老年人中多种慢性疾病的日益流行,进一步损害了其行为的功能性和独立性。研究表明,通过系统地增加体力活动,可以恢复大部分失去的功能。

> 现在有明确的证据表明，随着年龄的增长，老年人经常性的生理活动减少，导致功能障碍的发生率增加。再加上老年人中多种慢性病的发病率越来越高，进一步损害了功能健康和独立能力。研究表明，通过系统地增加体力活动，很大一部分丧失的功能是可以恢复的。

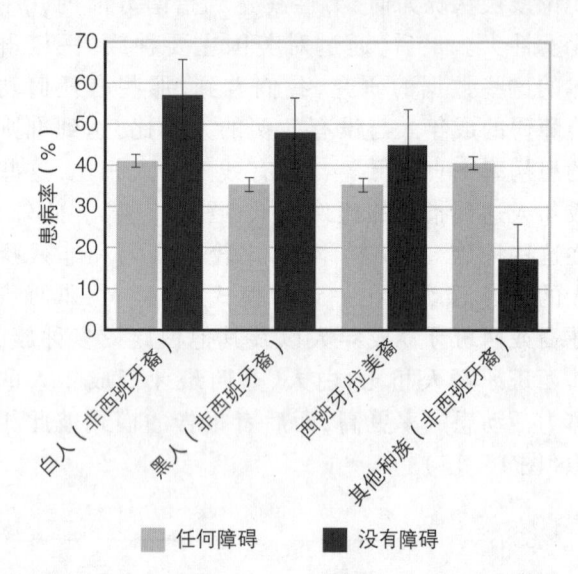

图 15.14 按种族或族裔划分，2018 年有特定功能障碍的成年人和老年人中达到有氧运动量的人的患病率。
资料来源：CDC, 2017b。

缺乏体力活动与衰老

在前面的章节提到过，老年人比年轻人更有可能患残疾（Altman et al., 2008；CDC, 2017a；LaPlante et al., 1996）。部分原因是，老年人有更高的概率患有限制活动的慢性疾病（LaPlante et al., 1996）。另外，随着人们逐渐变老，人们的体力活动也在逐渐减少。活动减少导致人们活动能力的下降，这个下降不是疾病引起的，而且也与年龄无关。这个呈螺旋形下降的衰弱模式的建立，最终导致生活自主能力的丧失，生活质量的下降。横断面和纵向研究对多年来保持高活动水平的个体提供了强有力的证据，随着年龄的增长，许多预期的身体能力下降并非不可避免（Hagberg, 1987；Pollock et al., 1987；Kasch et al., 1999）。

对长期坚持高水平体力活动的人进行的一些长期研究发现，他们没有出现预期的伴随增龄而出现的耐力下降（Pollock et al., 1987）。50~70 岁的运动员的最大运动能力比不锻炼的中年人高出 60%。随着年龄增长，心血管功能出现的生理变化对运动能力有所限制。老年人比年轻人的最大心率要低（Heath, 1994；Lakatta et al., 2003），但是只要老年人身体健康，坚持锻炼，通过增加心脏每搏量，老年人的最大心输出量和最大工作效率可得以保持（Hagberg, 1987；Lakatta et al., 2003；Pollock et al., 1987；Tanaka et al., 2008）。运动员经过训练达到巅峰状态，他们的运动能力也许会经过几年有所下降；但是对于绝大多数经常运动的人来说，运动能力依旧能保持在平均水平以上（Suo, 2011；Wang et al., 2002）。只要具有良好的耐力，许多活动，包括偶尔费力的一些运动，都可以一直安全自如地进行。有些退化是不可避免的。肌细胞的数量随年龄的增加而减少（Grimby et al., 1992）；这被认为是由于运动神经元的丧失而引起的。结果是肌肉变得更弱并且收缩更慢（Davies et al., 1986）。规律的体力活动似乎可以减轻这种损失。在一项对 70 多岁老年人进行的为期 5 年的研究中，进行中等强度体力活动的老年人比那些久坐不动的老年人，有更大的肌肉力量，因此肌力的维持更好（Grimby et al., 1992）。肌力的保持对独立生活非常关键。从马桶或者椅子上起来，一般健康的 80 岁的老年妇女需要使用最大的股四头肌力量（Young, 1986；Tseng et al., 1995）。如果保留的能力已经接近临界阈值，那么一场疾病或一段时间的不活动就可使个人置于阈值以下，以至于独立功能难以维持。关节活动范围受损和活动时疼痛是老年人最常见的健康问题。31% 的患有残疾的人都有某种形式的关节炎或关节紊乱（LaPlante, 1991）。随着年龄的增长，关节出现退化，从青年期到老年期（Bell et al., 1981），关节的柔韧性会有 25%~30% 的下降，这会导致完成许多日常活动的能力下降（Adrian, 1981）。无法完成诸如穿衣、上公交车或者上车等任务，严重地限制了一个人的独立生活能力（Barbour et al., 2017）。

长期进行体力活动可以降低退行性非炎症性的关节疾病的风险，而这类疾病会严重地限制以后的独立生活能力（Burry, 1987）。久坐不动的职业和较少的休闲活动都与老年期关节障碍的发生有相关性（Bergström et al., 1985）。

规律地进行体力活动的老年人，其由最大工作能力测定的耐力会得到改善（Seals et al., 1984）。运动的肌肉一般说来能产生更大的力量，这要归因于更有效的神经元募集或者肌细胞的内在变化（Agre et al.，1988；Frontera et al.，1988；Vagetti et al.，2014）。体力活动会使老年女性和男性的柔韧性得到改善（即使是衰弱的老年人，这些功能也会有一定程度的改善）（Chapman et al.，1972；Raab et al.，1988）。基于此，可以得出结论，衰弱本身可能可以通过早期实施体力活动治疗方案得到预防（Fiatarone et al.，1994）。

大多数关于体力活动的干预性研究排除了因慢性退化性疾病导致身体损伤的老年人群，但是也有一些研究专门针对这个人群。在一项研究中，16周的体力活动干预没能使最大工作能力发生显著变化，但是许多其他测量的参数出现了良好的变化，包括工作负荷、力量、血压以及血脂（Thompson et al.，1988）。在另一项老年男性的研究中，有残疾的老年男性没有被排除，为期4个月的体力活动项目引起系列良好变化。尽管该研究的流失率很高，完成项目的老年人中有76%有一种或多种慢性病。那些完成干预项目的老年人跑台运动时间延长、腹部力量增加、髋关节柔韧性提高；静息状态和亚极量活动时心率下降，而且体脂下降（Morey et al.，1989）。生活方式干预和老年人独立性研究是一项多中心随机试验，旨在研究结构化、中等强度的体力活动计划与一般健康教育干预在体力活动和健康方面的作用。1 635名久坐不动的男性和女性（7～89岁）自愿样本，有身体限制，但能够步行400米，随机分配到结构化的体力活动计划或健康教育（Pahor et al.，2014）。在2.6年的试验中，与健康教育计划相比，参加体力活动计划的人减少了严重的行动障碍。作者得出结论，有行动障碍风险的脆弱老年人可能受益于这样的项目（Pahor et al.，2014）。

所有这些研究中，干预项目没有引起不良反应，参与者报告自我感觉身体状况有所改善，并且对继续维持体力活动抱有热情（Thompson et al.，1988）。老年人行走，就相对费力程度而言，等同于年轻人慢跑。中等强度的行走可以提高老年人的耐力，对于不良于行的老年人，类似强度的其他活动可以到达同样的效果。行走或者与其等效的其他活动也有益于骨密度的保持和提高。一项前瞻性的研究表明：每周三次一英里的行走，可以使老年女性的骨折风险减少三分之一（Sorock et al.，1988）。对于不能行走的老年人，可以设计一种基于坐和站的活动项目，它们同样可以产生对骨施加负荷的效果（Smith，1981）。游泳也是一项有益的活动，它有助于维持关节活动度和肌肉力量，同时不会对受伤关节面造成负担。因为游泳似乎对保持骨密度效果不良，所以其他运动有必要经常进行来弥补游泳的不足（Jacobson et al.，1984）。

体力活动与残疾人的长期健康

长期不运动与残疾人和非残疾人的长期疾病风险有关。最近为英国新的体力活动公共健康指南进行的一项关于残疾人体力活动的一般健康益处的文献综述表明，体力活动的生活方式对大多数残疾人是有益的（Public Health England，2018）。综述表明，身体活跃的生活方式与心肺功能、肌肉力量、功能技能、社会心理健康以及身体或认知障碍者的疾病风险降低有积极的关系。带来健康益处的活动有：有氧活动，如快走、轮滑、游泳、慢跑、跳舞、骑自行车、打篮球、橄榄球、足球或网球；平衡、拉伸和力量练习，如俯卧撑、仰卧起坐、用阻力带工作和重量训练。然而，缺乏高质量的研究。值得注意的是，没有证据表明体力活动对残疾成年人是有害的。

2018年美国体力活动指南咨询委员会科学报告（Physical Activity Guidelines Advisory Committee，2018）特别提到了体力活动对特定健康状况的一些益处，这些健康状况是导致残疾的常见原因。据报道，体力活动对身体机能和认知的益处。更具体地说，体力活动与改善多发性硬化症患者的行走、力量、体能和认知有关；改善脊髓损伤患者的行走和轮椅技能；改善帕金森病患者的行走、力量、平衡和认知；并改善中风患者的行走和认知。然而，对于许多其他结果，如死亡风险、生活质量和疾病进展，没有足够的证据来得出结论。对于智障人士来说，所有研究结果的证据甚至都不足。这种不充分的证据表明，残疾人的体力活动流行病学仍然是一个研究不足的领域，需要更多高质量的研究。英国和美国的指南咨询报告都认为，为了获得实质性的健康收益，成年残疾人每周应进行150分钟的中度至剧烈的有氧体力活动（Physical Activity Guidelines Advisory Committee，2018；Public Health England，2018）。此外，建议他们每周做两组具有挑战性的力量和平衡练习，每周两次。

虽然这种二分法的指南提供了明确的公共健康信息,但在最近的体力活动指南中越来越清楚地表明,最大的健康收益来自于从不做体力活动到做一点的过渡。所有的体力活动似乎都很重要,即使它每周累积不到150分钟或不是中等强度的。在整个体力活动范围内存在一种剂量-反应关系,即一天中的所有活动都算在内——从久坐的行为到轻度、中度和剧烈的体力活动——现在已经被充分证实。随着对久坐行为的健康风险的认识,人们越来越重视促进全天的活动。这体现在体力活动指南中引入了避免大量久坐时间的信息,以及轻强度体力活动的健康益处(Physical Activity Guidelines Advisory Committee, 2018; Public Health England, 2018)。更加普遍的信息,如"体力活动对你有好处"或"终身运动"在公共卫生指南中越来越常见。对于因残疾而难以达到这一目标的人来说,150分钟/周的信息指南中的这种细微差别尤其重要。较低的活动水平可能对他们的健康和功能有益。在自己的能力范围内以可管理的方式进行体力活动是长期保持更积极的生活方式的关键。诸如"你体力活动的时间越长,活动越频繁或越剧烈,你的健康就越受益"这样的信息可以帮助人们把他们的活动水平看成是一个不断发展的、持续的目标。关于最近增加的久坐行为指南,这对高度不活动的人来说也是一个重要信息。然而,"少坐"的信息并不适合所有人,比如坐轮椅的人,"尽量不要坐得太久"的信息可能更合适。总之,目前的公共健康指南也适用于残疾人,越来越多的人关注在自己的能力范围内进行活动,即使这低于每周150分钟的目标,这对残疾人来说是一个重要和建设性的信息。

迄今为止,很少有研究确定在非残疾人中看到的体力活动的长期益处,如降低CHD(Powell et al., 1987)、骨质疏松症(Chow et al., 1986)和肥胖症(Bouchard et al., 1993)的风险,是否也适用于残疾人。有理由认为,现在即使是最严重的残疾者,其更长的预期寿命也使他们在晚年面临这些疾病的风险。因此,如果有残疾的人寻求保护自己不受不活动决定的条件的影响是有意义的,这些条件可能会加剧现有的残疾或导致过早死亡。

心血管健康

有人认为,对于一般人群来说,缺乏体力活动像高血压,高胆固醇血症或吸烟一样,是冠心病的危险因素(Powell et al., 1987)。随着寿命的延长,冠心病已经成为那些瘫痪或因创伤造成双下肢截肢的残疾人的主要的死因。在非残疾人中,体力活动可以通过对血脂、动脉血压、凝血因子、葡萄糖耐量、胰岛素敏感性产生的良好影响,降低冠心病的风险(Wood et al., 1983; Blair et al., 1984; Williams et al., 1980)。

一项综述提供了证据,表明身体和认知残疾者的心肺健康可以得到改善。该综述显示,在患有多发性硬化症、脊髓损伤、中风、临床抑郁症、智力残疾、阿尔茨海默病或痴呆和帕金森病的患者中,增加体力活动或锻炼水平会导致心肺健康发生积极变化。审稿人概述了针对改善身体和认知残疾者心肺健康的随机临床试验和系统综述。在这些研究中,随机和非随机试验都报告了显著的良好心肺健康结果(Physical Activity Guidelines Advisory Committee, 2018)。

脂质代谢

有强有力的证据表明血液中高浓度的HDL与冠心病的发病存在负相关(Castelli et al., 1986)。也有证据充分证明,体力活动水平与血浆中的HDL水平存在正相关(Wood et al., 1983)。使用手动或电动轮椅的人与不使用轮椅的人相比,高密度脂蛋白水平普遍较低(Brenes et al., 1986)。布雷恩斯和他的同事们证实这一结果与不运动相关。作者做出评估,患有脊髓损伤的人罹患心肌梗死的风险比平均水平高,男性患者比平均水平高60%,而女性患者比平均水平高90%。脊柱损伤患者提高体力活动水平会增加HDL的含量(Brenes et al., 1986)。从其他种类残疾人身上也得到了相同的结果,包括风湿性关节炎患者和视觉障碍患者(Minor, 1995; Shindo et al., 1987)。布雷恩斯和他的同事们证实那些接受手动轮椅训练并且参与比赛的运动员,与不定期参加轮椅活动的人相比,其HDL水平较高,总胆固醇水平较低。参加轮椅比赛的运动员的HDL水平与经常运动的非残疾人相近。

2018年体力活动指南咨询委员会科学报告(Physical Activity Guidelines Advisory Committee, 2018)提出的关于体力活动的使用及其对血脂水平的影响,以及解决残疾人的体力活动和事件性CHD的证据,分别在F部分第5章和第6章,心脏代谢健康和预防体重增加与全因死亡率、心血管死亡率和事件性心血管疾病中涉及。

高血压

高血压是脊髓损伤（Cowell et al., 1986）患者中最常见的一种心血管疾病。体力活动可以使轻中度高血压非残疾人患者动脉血压下降（Cade et al., 1984；Hagberg et al., 1983）。虽然没有关于规律的体力活动对残疾人动脉血压的影响方面的报告，但是可以设想体力活动对残疾人的影响应该与对非残疾人中的影响相似。尽管我们认为残疾人长期的不活动会增加了他们罹患冠心病的风险，而增加体力活动会降低这一风险，我们必须认识到冠心病的风险因素有很多。与非残疾人相同，残疾人进行中高强度的运动并不能绝对保证冠心病不会发生。

深度静脉血栓形成

长期不进行体力活动与深度静脉血栓形成相关，而后者是长期制动的一种重要的并发症（Housley, 1988）。规律地进行体力活动能减少该病的风险，从而降低肺栓塞的风险，更严重的相关并发症。

代谢健康：超重与肥胖

体力活动对超重人群预防体重增加和实现减重非常重要。因为身有残疾的人往往不太活跃，他们体重增加的风险更大。过量体重本身可能有致残作用，尤其在腿部肌肉出现弱化后，超重可以进一步限制患者的能动性。过度肥胖，也就是体重超过特定身高理想体重的30%，会使身体的其他疾病加剧，并增加患者65岁之前死亡的风险（Bouchard et al., 1993）。无论对于残疾人还是非残疾人，规律的体力活动都能减轻体重（Findlay et al., 1987；Leon et al., 1979）。

有证据表明，体力活动或锻炼可以改善患有脑卒中、智力障碍、精神病、创伤性脑损伤的人的体成分，改善各种身体残疾患者的体成分（Physical Activity Guidelines Advisory Committee, 2008）。针对代谢因素，有证据表明体力活动能改善两类残疾人群的空腹血糖和胰岛素敏感性，即脑卒中患者和精神病患者（Ivey et al., 2007；Beebe et al., 2005）。三项体力活动干预性研究证实体力活动可以改善脑卒中患者和精神分裂患者的代谢因子（例如空腹血糖、胰岛素敏感性、空腹胰岛素和胰岛素样生长因子结合蛋白-3）（Ivey et al., 2007；Wu et al., 2007），然而一项研究表明，体力活动对脊髓损伤患者的代谢健康没有显著改变（de Groot et al., 2003）。

肌肉骨骼健康

体力活动除了对心血管和代谢有益，还能给残疾人带来诸多益处，包括提高与健康相关的肌肉力量和柔韧性、减少关节疼痛、增加骨骼密度、防止骨质疏松。

肌肉力量

当瘫痪或疾病造成肌肉力量下降、功能性肌肉质量减少时，提高保留肌肉的力量是非常有益的。确实，加强和保持残存功能是至关重要的。有关老年人和残疾人的研究发现：经常重复进行肌肉的短暂收缩（Einarsson, 1991），可以使肌细胞增大（Gaffney et al., 1981；Kristensen et al., 1980），使肌肉力量增加（Gehlsen et al., 1984；Nilsson et al., 1975）。肌肉力量的增加有助于稳定关节，减少突然动作和意外扭伤的破坏作用，从而防止关节、韧带和肌肉本身的损伤。有证据表明，抗阻运动、有氧运动，或两者的结合会增加各类认知障碍和身体残疾患者的肌肉力量。

体力活动指导咨询委员会报告引用了37项考察残疾人肌力提高的体力活动和锻炼的干预性研究（Physical Activity Guidelines Advisory Committee, 2018）。在14项设计良好、干预和结果指标测量恰当的研究中，研究人员报告在各类残疾人群中肌肉力量有显著改善，包括脑瘫者、多发性硬化症患者、肌营养不良患者、脊髓损伤患者和脑卒中人群（Dodd et al., 2003；Andersson et al., 2003；Petajan et al., 1996；White et al., 2004；van der Kooi et al., 2004；Tordi et al., 2001；Nash et al., 2007；Pang et al., 2005；Ouellette et al., 2004；Bochkezanian et al., 2015；Hicks et al., 2011；Nash et al., 2007；Tordi et al., 2001；Cruickshank et al., 2015）。即使在设计不太理想的研究中（如横断面研究），95%的研究报告在某些残疾人群中体力活动引起肌肉力量的上升。

关节疼痛和柔韧性

长期规律的关节活动似乎是有益的。规律的关节活动不但不会磨损关节面，反而可以增加关节营养和关节润滑，从而保护关节面，预防退行性关节疾病（Ahlqvist, 1985；Burry, 1987）。柔和的运动，通过润滑关节减少关节运动带来的疼痛，这对患有关节疾病的人群大有裨益（Nordemar et al., 1981；van Deusen, 1987）。关节疾病、瘫痪或衰老可以导致不运动，而关节的延展性或关节活动范围会随着长时间不活动而减小。如果全关节运动不能经常进行，肌肉和肌腱会缩短。简单的日常伸展运动有助于避免这一问题。习惯性的久坐导致关节屈曲挛缩使肢体变得僵硬。肢体僵硬就会使得移动、解决个人卫生、从床上移动到椅子上等类似的运动变得困难。行走或者行走不便时做伸展运动，似乎都对避免关节挛缩有帮助。由脊柱裂引发瘫痪的儿童中，能行走而且经常行走的儿童实际上不会发生关节挛缩，而那些使用轮椅的儿童，关节挛缩非常严重（Agre et al.，1988）。耐力、力量和柔韧性的提高扩大了个人可以开展的活动范围。能够行走更远的距离、在椅子上坐下离开、梳理自己的头发，这些能力对一个人的重要性不言而喻。最近越来越多的证据表明，运动能帮助各类残疾人提高柔韧性，包括帕金森患者、脑卒中患者、创伤性脑损伤者，脊髓损伤者（Cruickshank et al.，2015；Schenkman et al.，1998；Rimmer et al.，2000；Jeong et al.，2007；Driver et al.，2004；Rodgers et al.，2001；Hick et al.，2011），以及有认知和身体合并障碍的患者（Podgorski et al.，2004）。

骨密度与骨质疏松症

有确凿的证据表明，骨密度和骨量部分是由习惯性的体力活动水平所决定（Cowell et al.，1986），这一点对于残疾人和非残疾人都是正确的（Chow et al.，1986）。在卧床休息或制动期间，骨含量会迅速丢失。骨量丢失的速度可以高达平均每月损失5%的骨含量（Schneider et al.，1984）。有研究显示，适度体力活动可以逆转骨量丢失。基于非残疾人的研究，骨量维持有两个特点：骨量维持只发生于体力活动中承受负荷的骨；重力的作用和承重非常重要（Jacobson et al.，1984；Schneider et al.，1984）。关于负重体力活动中活动对骨密度的影响，目前还没有针对残疾人的报道，但是可以假设体力活动的作用和在老年人群中观察到的结果相同。行走似乎是维持骨含量的最理想的体力活动形式。行走给背部和下肢的骨骼提供了一个重力依赖性刺激，而这些骨发生疏松性骨折的风险最高。根据已知机理，借助拐杖、支撑或矫形器等设备行走，即使是短暂的行走，也会触发成骨细胞的活性，从而促进骨密度的维持。对于不能站立的人，保持骨密度是一个非常棘手的问题。瘫痪的肢体最容易发生疏松性骨折。骨骼会变得非常脆弱，以至于轻微的创伤甚至在没有创伤的情况下，骨折也会发生（Cowell et al.，1986）。然而这些问题并不是绝对不可解决的。四肢瘫痪的患者，在进行力量训练时，巧妙地使用倾斜板来获得承重和重力的影响，结果钙的流失显著减少。同样的力量训练，没有使用倾斜板，对骨含量丢失没有效果（Kaplan，1981）。

减少钙含量的流失可以降低肾结石的发生，而肾结石在脊髓损伤病人中非常多见（Cowell et al.，1986）。也有证据表明运动锻炼可以用来帮助有认知障碍和身体残疾的人增加骨密度。至少有两项研究曾使用体力活动干预来提高残疾人的骨密度。其中一项研究以患脑性麻痹的青年人为研究对象，另一项以患脑卒中的成年人为对象（Chad et al.，1999；Pang et al.，2005）。在脑性麻痹的研究中，参加渐进性大肌肉群运动的患者，在24周后，与对照组相比，骨密度有明显改善（Chad et al.，1999）。对单侧脑卒中成年患者进行的研究中，经过为期6周的规律有氧运动，患者受累侧股骨颈的矿物质丢失减缓（Pang et al.，2005）。

体力活动预防次要并发症的作用

残疾人可能会面临许多可预防的健康问题，这些问题被称为次要并发症。根据"健康公民2030"，次要并发症是"残疾人因为自身的缺陷而容易发生的身体、医疗、认知、情绪、社会心理等方面的不良后果，包括健康、幸福、参与和生活质量的负面结果"。在残疾人群中，有几种次要并发症最为突出。据报道疼痛和疲劳是有肢体残疾和认知障碍的人中最常见的次要并发症（Iezzoni et al.，2008）。

规律的体力活动和运动锻炼永远不能将因损伤或疾病而失去的能力全部恢复，但取得一定的改善是可能的，而且也是许多残疾人和老年人能够做到的（Nilsson et al.，1975；Public Health England，2018；Chase et al.，2017；Seals et al.，1984）。参加残奥会或者类似比赛的残疾人，他们的体适能水平较高，他们展示了残疾人通过自己的努力可以获得的成就（MacGillivray et al.，2018；Madorsky，1983；Shephard，1991）。即使在耐力、力量和柔韧性上有些许提升，生活质量就会有大的改变。以前不活动的老人，开始行走锻炼，体力活动的少量增加使老年人的耐力获得提升（Bouaziz et al.，2016b；Frontera et al.，1988）。就提升最大工作量而言,这个活动量在年轻人相当于慢跑（Bouaziz et al.，2016a；deVries，1979；Suominen et al.，1977）。只要体力活动项目合适并且有趣,就可以在各类残疾人中开展并帮助他们获得能力的提升,包括那些不能站立和行走的人（Hoskins，1975；Nilsson et al.，1975；Patterson et al.，2010）。回顾针对衰弱老年人进行的运动干预研究,可以得出结论:相对持久的、高强度的、多成分的锻炼项目（大多数是基于专业场所的团体运动,每周进行3次,每次40~60分钟），但是不包括下肢力量训练,可以对社区生活的有少量运动的衰弱老人,产生积极的作用（Bouaziz et al.，2016b；Chin et al.，2008；Daniels et al.，2008）。

生活质量:心理和精神健康

成功克服身体损伤、心理和社会障碍,有助于残疾人对残疾状态的适应,也有助于自我形象的提升。在一个轻贱残疾人的社会中,残疾人也会自我轻贱。身体上的进步能为残疾人提供机会,让他们能更好地控制自己的身体和生活。最终,他们会改变自己对残疾和自身能力的看法。这对他们来说,是一个巨大的心理上的激励（Bochkezanian et al.，2015；Shephard，1991；Meyer，1981）。

体力活动指导咨询委员会（2018）讨论了20多项残疾人体力活动干预抑郁症的研究。在大多数研究中,研究人员报告抑郁分数有所提高。参与研究的有多发性硬化患者、脊髓损伤患者、脑卒中患者以及阿尔茨海默氏病患者（Dalgas et al.，2015；Petajan et al.，1996；Rasova et al.，2006；Hicks et al.，2003；Ginis et al.，2003；Lai et al.，2006；Teri et al.，

2003）。其他一些研究也表明,规律的体力活动和锻炼对精神健康也有裨益。经过运动干预,某些疾病患者自尊得到提升,包括肌营养不良患者、创伤性脑损伤患者以及智障患者（Wenneber get al.，2004；Driver et al.，2005；Hardee et al.，2017；Heller et al.，2004）。体力活动还可以帮助脊柱损伤患者和阿尔茨海默病患者改善睡眠质量；帮助脑卒中患者改善人际关系（De Mello et al.，2004；McCurry et al.，2005；Jeong et al.，2007；Stretton et al.，2017）。

日常生活功能健康

对于那些对体育运动不感兴趣的残疾人,可根据他们日常的生活习惯制定体力活动计划（Gloag，1985）。例如,训练尽可能少用胳膊辅助来完成从椅子上站起,可以提高股四头肌力量。许多为老年人设计的体力活动可以沿用到残疾人中（Fentem，1992；Public Health England，2018）。

活动的逐渐减少,可以导致体能下降,而相对短暂的卧床休息可以加剧这种体能的流失（Coyle et al.，1985；Siegel et al.，1970）。卧床休息时间,只要损伤或者并发症的情况允许,要尽可能地缩短,而后续的康复活动要积极有力。功能健康与几个与基本日常生活活动和工具性日常生活活动有关的功能测量指标有着广泛的联系。这些指标包括步行速度、步行距离、生活质量、功能独立性和平衡（DHHS，2008）。各种研究提供证据支持通过运动来提高几类残疾人的步行速度和距离以及其他功能健康指标。最近的一篇综述回顾了74项体力活动干预功能健康的研究,研究选用的一项或多项功能健康指标隶属于如下种类:即步行速度、步行距离、生活质量、幸福感、功能独立性和平衡。这篇综述提供了强有力的证据证明锻炼可以帮助多发性硬化、脑卒中和智力障碍患者提高步行速度。有足够的证据证明运动对帕金森病、阿尔茨海默氏病,脑性麻痹和脊髓损伤的患者有益,然而对于其他类型的残疾还需要进一步的研究（Physical Activity Guidelines Advisory Committee，2018）。

健康相关的生命质量问卷（HRQOL）用于对身体和精神健康功能进行自我评估（Zahran et al.，2005）。大量的证据表明,体力活动较多的残疾人有较高的HRQOL（Brown et al.，2014）。这个结论已经在多种残疾人中得到印证,包括多发性硬化症患者、脊髓损伤患者、脑卒中患者、肌营养不良患者、阿

体力活动和次要并发症

疲劳。在残疾人群中开展的许多体力活动干预性研究将疲劳作为结果指标。在多发性硬化症和肌营养不良症患者中,研究人员发现体力活动可以降低疲劳。

疼痛。有证据显示,在某些特定的残疾人群中,疼痛随体力活动水平的增加而减少。经过耐力运动训练,SCI患者的肌肉骨骼疼痛显著减少。其他研究表明,有氧运动和抗阻训练后,特定部位的疼痛减少,其中脊髓损伤病人多见肩膀疼痛减轻。

尔茨海默病患者、智障患者以及精神病患者(Schulz et al., 2004; Rampello et al., 2007; Hicks et al., 2003; Jeong et al., 2007; van der Kooi et al., 2007; Teri et al., 2003; Heller et al., 2004; Skrinar et al., 2005)。

关于平衡,有限的几项研究证明:运动干预能够提高帕金森患者和脑卒中患者的平衡能力(Hirsche et al., 2003; Leroux, 2005)。当前文献中,有30多项研究证实在多种移动障碍或者残疾人群中,体力活动能够提高残疾人的步行速度和步行距离,或者两种能力同时得到提升(Physical Activity Guidelines Advisory Committee, 2018)。

体力活动能力

体力活动能力下降是可逆的。规律的体力活动可以引发肌肉、心脏和血管发生有益的生理生化改变,而这些不一定需要有巨大的体能付出。相反地,体能付出只需要超过人们日常习惯的水平就能奏效。虽然运动员可能需要高强度的锻炼来提高他们的身体素质和运动成绩,但是久坐不动或活动相对较少的人,只需要很少的努力就能获得收益。只要运动需要付出的努力大于日常习惯的水平,训练就能开展。收益的大小取决于活动的强度、持续时间和频率(Bouaziz et al., 2016b; Hickson et al., 1982)。在运动耐受较低的人群中,短时间(如小于2分钟)有节奏的体力活动,只要足够频繁地进行,就能引起体能的改善(Bania et al., 2011; Gandhi et al., 2017; Harkcom et al., 1985)。较大的体能储备可以弥补由于损伤而造成的能量消耗的上升。训练也可以改善执行动作的技能,减少低效率动作,减轻动作的费力程度。因此,通过体力活动训练提高体能储备尤为重要。

总　结

规律的体力活动,参加体育运动和积极的娱乐活动是预防疾病、促进健康、维持功能独立和减少特殊人群健康差异的基本行为。这种健康行为对残疾人和非残疾人同等重要。基于人群的调查一致表明,残疾人比非残疾人进行体力活动的可能性更小。然而,这些观察结果是基于相对较少的调查和体育活动评估方法,这些方法可能对残疾人不够敏感和具体。

研究清楚地表明,许多种类的残疾患者都能对体力活动水平的提高产生适应性反应,表现为各种体适能成分的改变。更重要的是,其他研究一致证明,某些损伤或残疾患者可以通过规律地进行体力活动,提高其功能状态和与健康相关的生活质量。

残疾人体力活动评估方法需要进一步发展。需要开发这些方法,以便为调查研究人员和公共卫生监督人员提供衡量和监测残疾人活动模式的能力。这些信息不仅对公共卫生管理人员很重要,对卫生政策分析人员,服务提供方和残疾倡导团体也很重要。需要进一步了解体力活动在维持残疾人的功能和独立性方面的作用。最后,残疾人体力活动的环境和社会障碍以及体力活动的决定因素需要进一步探索,包括使用辅助技术和最大化功能解剖学和生理学的内在能力。

在所有人群中体力活动水平不满足推荐量,是一个严重的公共卫生问题,但对残疾人来说,这个问题更为严重,因为证据表明残疾人罹患久坐不动相关疾病的风险更大。"健康公民2030"项目基于横断面调查研究概述了美国各亚人群当前的体力活动和锻炼水平,并提出了2030年的预期目标。

残疾人的低体力活动模式严重地威胁着他们的健康和福祉,特别是在生命的后阶段,因为常年不运动和严重的体能失调会加剧衰老对人体的影响(Rimmer, 2005; 2010)。与一般人群相比,残疾人体力活动少(CDC, 2017a; Ginis et al., 2007; Public Health England, 2018)、健康状况差(CDC, 2017a),而且更容易发生慢性次要并发症如肥胖、疼痛、疲劳和抑郁(CDC, 2017a)。鉴于此,发展测量和促进残疾人体力活动的综合方法,作为全面提高人群健康的一部分,应该被优先考虑。

参 考 文 献

第16章

体力活动的危害和不良影响

> 过度运动和缺乏运动都会影响体力。
>
> • 亚里士多德(Aristotle) 公元前384~公元前322 •
> 《欧洲伦理》

> 我身体健康的秘诀是每当我想运动时,我就躺一会儿,然后就不想运动了。
>
> • 哈钦斯(R. M. Hutchins) •
> 芝加哥大学校长,1929~1981

本章目标
- 根据人口群体描述运动和其他体力活动常见伤害的患病率。
- 明确在体力活动中发生伤害的常见危险因素。
- 讨论在人口研究中用于研究体力活动产生危险情况的方法。
- 描述在参加运动过程中可能降低创伤性脑损伤、热损伤和肌肉骨骼损伤的预防措施。
- 评估体力活动引起损伤和心血管病死亡率证据的可信性。
- 描述人们进行不当运动的潜在心理危害。

与哈钦斯的讽刺相反,本书已经证实,休闲时间的身体活动与降低早亡风险和几种慢性疾病的发生有关,而非静坐。尽管如此,在亚里士多德的开篇引言中还有一个具有讽刺意味的事实。在某些情况下,剧烈的体力活动会增加受伤风险,甚至猝死。对于大多数慢性疾病,尚未知道身体活动与降低的健康风险之间的精确剂量-反应关系,更不要说何种身体活动的类型,数量和场地会增加其危害和不良事件(即,运动干预在治疗中的危害)。尽管如此,亚里士多德的中庸之道,即"一切皆应适度",很可能适用于运动对健康的益处。更多并不总是更好。有关受伤与体力活动的类型、场地、环境之间的联系,有必要对其确定优化长期健康效益的活动,同时尽量减少伤害和猝死。

关于职业体育活动危害的流行病学研究可以追溯到17世纪后期贝尔纳迪诺·拉马齐尼的观察结果。在他的1713年出版的《工人的疾病》一书中,拉马齐尼建议适度安排,防止高强度肌肉劳累工作中的患病,例如砖瓦工、木工和印刷工:"因此,在工作中,对于男性和女性来说,适度减轻负担将是对抗这些疾病的最佳保障;常识格言'没有任何过剩'是我非常赞同的(Ramazzini,1983)。"然而,正如美国CDC前主任杰弗里·科普兰博士所描述的那样,现在对休闲时间体育活动危害的研究直到大约250年后才开始组织起来:"如果我们要继续倡导运动作为促进健康的活动,我们作为倡导者和卫生专业人员的责任是向公众提供信息,提供全面和平衡的运动观,即其益处和风险。"

> 1713年,拉马齐尼可能是第一位流行病学家建议在大量肌肉用力的工作中需要适度预防疾病的发生。

问题的重要性

参与体力活动的潜在不良影响和危害范围很广,包括最常见的肌肉骨骼损伤、头部创伤、热伤和冻伤、传染性疾病,甚至心脏病死亡。但是,无论是世界范围还是美国,关于不同年龄成年人进行不同运动强度休闲体力活动的损伤发生率很少有精确估计。1994年,损伤控制和风险调查(Injury Control and Risk Survey, ICARIS)对美国住宅家庭进行随机拨号,通过电话采访了5 000多名说英语的成年人(Powell et al.,1998)。然后估计了1994年春末夏初的30天内报道5项运动参与者受伤率,并推断到18岁及以上的美国成年人口。户外骑行的患病率和人数为0.9%(330 000人),步行为1.4%(1 877 000人),园艺和庭院工作为1.4%(2 131 000人),有氧活动为1.6%(394 000人),举重为2.4%(964 000人)。

根据美国国家医院非卧床患者医疗护理调查(The National Hospital Ambulatory Medical Care Survey, NHAMCS)在1997~1998年的估计,大约110万24岁以上的成年人和260万儿童青少年参加了体力活动或其他锻炼,他们因为活动相关的损伤到急诊室就诊(Burt et al.,2001)。根据该研究,5~24岁人群中所有急诊就诊损伤的25%,是参加体力活动造成的。在该年龄段中最常见的急诊就诊损伤来自篮球(447 000次就诊)、骑行(421 000次就诊)、美式足球(271 000次就诊)和棒球或垒球(245 000次就诊)。其他有风险的运动包括滑冰和轮滑、滑板、体操以及水上和雪上运动。游乐场受伤造成137 000次急诊室就诊(Burt et al.,2001)。美国国家医院非卧床患者医疗护理调查(NHAMCS)在1997~2001年更新的分析估计,每年19岁以下因运动损伤到急诊室就诊的病人有250万人次,占所有损伤相关就诊次数的23%(Simon et al.,2006)。男性、白人和5岁以上的人群比例更高。最常见的损伤,如骨折和脱位、扭伤和拉伤、开放性伤口及瘀伤等,发生在骑行、篮球、游乐场活动和美式足球等活动中(图16.1)。

美国CDC对全国电子伤害监测系统之所有事故伤害计划(National Electronic Injury Surveillance System-All Injury Program, NEISS – AIP)的数据进行的后续分析表明,美国人口中与运动和休闲相关的损伤率(sport-and recreation-related injuries)比NHAMCS之前预计的更高。2001年,美国医院急诊科估计有2 970万人接受了所有类型的非致命性损伤(nonfatal injuries)诊治(年龄标化,人口的10.4%)(Vyrostek et al.,2004)。大概在这期间,美国医院急诊室治疗的运动和休闲相关的损伤率估计为430万例(占人口的1.54%),占所有无意伤害相关诊治次数的15%(Gotsch et al.,2002)。

· 网站资源 ·

www.cdc.gov/nchs/fastats/injury.htm。由美国CDC维护的网站,专门用于监控美国人口特定疾病的患病率。

www.mentalhealth.com。互联网心理健康(Internet Mental Health)网站,由加拿大精神病专家Phillip Long博士创建的免费心理健康信息百科全书,提供与饮食和身体形象有关疾病的国际信息。

www.airnow.gov。美国环境保护局的一个网站,提供当地空气质量状况和预报。

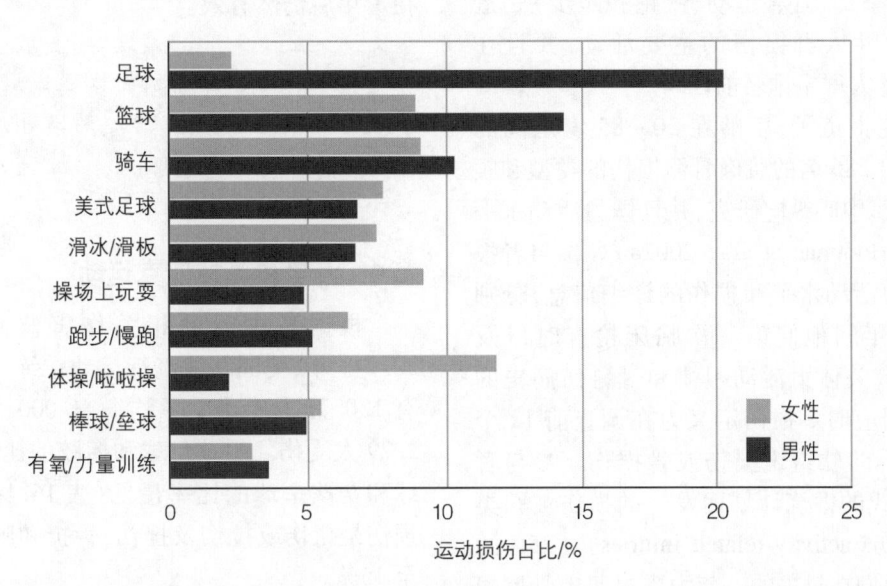

图 16.1 美国急诊中青少年运动相关的损伤。
资料来源:P. Rui et al., 2019。

2019 年美国最危险的活动

2019 年,美国接受急诊治疗的男性和女性的 9 项最危险活动造成的伤害病例数(占总数的百分比)(每10万人)。

男性	女性
篮球 329 876(17.5%)	骑行 107 865(12.8%)
骑行 309 620(14.6%)	篮球 74 104(9%)
美足 272 829(12.6%)	操场玩耍 105 356(8.5%)
锻炼 265 501(4.7%)	锻炼 202 813(7.7%)
棒球 101 986(4.6%)	游泳 90 890(5.8%)
操场玩耍 117 170(4.3%)	英足 59 374(4.8%)
英足 128 962(3.5%)	棒球 55 178(4.5%)
滑板 104 178(2.8%)	滑板 44 742(3.6%)

在美国,由于体育运动或其他休闲体力活动造成的损伤,每年有近 150 万 20 岁以上的成年人和 300 万儿童青少年到急诊室就诊。

与运动休闲相关的所有无意损伤造成的就诊率,10~14 岁人群最高(男孩为 51.5%,女孩为 38.0%),45 岁以上的人群最低(男性为 6.4%,女性为 3.1%)。发生损伤的运动休闲活动类型,因年龄和性别而异。年龄不超过 9 岁的人群中,只要是与游乐场和骑行有关的损伤类型。在年龄不超过9岁的人群中,无论男孩还是女孩,滑板和蹦床有关的损伤排名都在前七位。对于10~19岁的男性,足球、篮球和自行车相关的损伤是最常见的。对于10~19岁的女性,篮球相关损伤排名最高。20~24岁人群中,篮球和自行车相关的损伤是其中三种主要类型。篮球相关损伤在25~44岁男性中排名最高。锻炼(如举重、有氧运动、慢跑和跑步)是造成20岁以上女性人群损伤的主要活动,并且在20岁以上的男性人群中排名前四名。

另一项研究报道了,年龄在20~85岁之间的5 028名男性和1 285名的肌肉骨骼损伤的类型和频率,他们参与有氧中心纵向研究,并且体力活动水平高于平均水平(Hootman et al., 2002a)。参与者报告了他们的体力活动水平和损伤的详细信息,分别为1970~1982年间他们第一次临床检查时以及1986年他们对有关体力活动习惯和骨科伤病史的邮件调查进行回应时。损伤定义为在调查前12个月内发生了主诉的软组织损伤或骨损伤。参与者说,由于参加正式的锻炼计划而发生的损伤被归类为活动相关损伤(activity-related injuries)。25%的人群报告显示他们在过去的一年内受过肌肉骨骼损伤,其中83%的损伤与活动有关,主要来自体育参与。超过三分之二的活动相关损伤发生在下肢,尤其是膝盖。男性和女性的损伤率相似,如图16.2所示。

2018年《美国人体力活动指南》科学咨询委员会决定,2008年体力活动指南咨询委员会的报告中关于体力活动期间不良事件风险的基本观点和结论在十年后仍然有效。

> 在美国,通过走路、园艺或庭院工作、骑行或锻炼身体骑行、跳舞、游泳和打高尔夫球进行锻炼的损伤率最低。

高中、大学和奥林匹克运动

根据高中运动相关伤害监测研究,2018~2019学年,美国9项流行运动在练习或比赛中估计有130万人受伤,平均每1 000名运动员中有2.29人受伤。男孩足球和摔跤的比率最高,男孩棒球和女孩垒球的比率最低(表16.1)。大约一半的损伤是扭伤或拉伤及挫伤,骨折和脑震荡各占10%至15%。

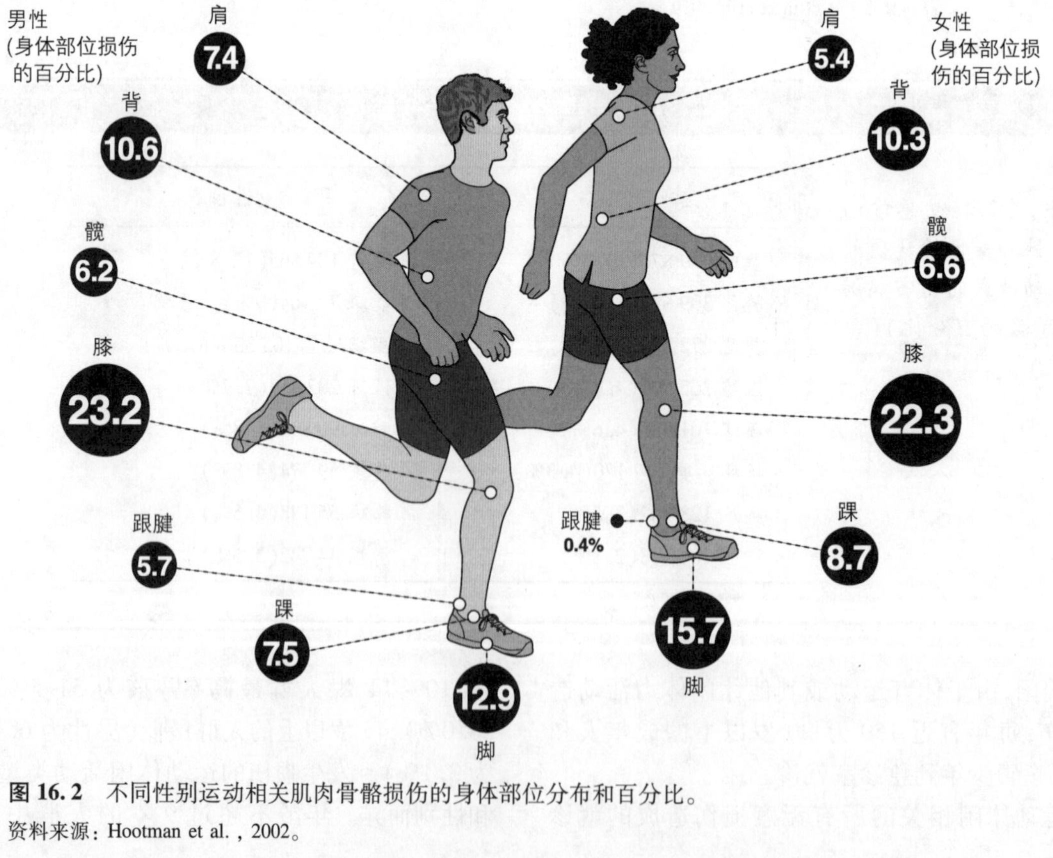

男性(身体部位损伤的百分比)
- 肩 7.4
- 背 10.6
- 髋 6.2
- 膝 23.2
- 跟腱 5.7
- 踝 7.5
- 脚 12.9

女性(身体部位损伤的百分比)
- 肩 5.4
- 背 10.3
- 髋 6.6
- 膝 22.3
- 跟腱 0.4%
- 踝 8.7
- 脚 15.7

图16.2 不同性别运动相关肌肉骨骼损伤的身体部位分布和百分比。
资料来源:Hootman et al., 2002。

表 16.1　在训练、比赛和整体中的运动专项损伤率

运动项目	训　练	比　赛	整　体
男士美足	2.00	12.10	3.85
男孩摔跤	2.52	4.46	2.52
男士英足	0.92	3.86	1.83
女士英足	1.34	5.70	2.72
女士篮球	1.21	3.63	1.95
男士篮球	0.98	3.09	1.61
女士排球	1.23	1.58	1.34
男士棒球	1.01	2.19	1.43
女士垒球	0.68	1.66	1.03
所有运动项目	1.38	4.61	2.29

注：2018~2019 学年美国高中运动相关伤害监测研究调查的每 1 000 名运动员暴露率。

在美国全国大学体育协会（National Collegiate Athletic Association，NCAA）的 16 年损伤监测系统（Injury Surveillance System）报告中，1988~1989 年至 2003~2004 年间共有 182 000 例损伤和 100 多万次暴露记录（Hootman et al.，2007）。需要医疗护理并导致缺席至少一天的比赛和训练损伤都包括在内。每 1 000 次运动员暴露（athlete exposures，AE；表示一名运动员参加一次训练或比赛）的损伤率在比赛中（13.8/1 000AE）比在训练（4.0/1 000AE）中高，且季前训练损伤率（6.6/1 000AE）显著高于赛中（2.3/1 000AE）和赛后（1.4/1 000AE）。

超过一半的损伤发生在下肢，其中踝关节韧带扭伤最常见（占所有损伤的 15%）。每年脑震荡和前交叉韧带损伤分别增加 7% 和 1.3%。英式足球无论是在训练中（9.6/1 000AE）还是比赛中损伤率（35.9/1 000AE）最高。男子棒球在训练中的损伤率最低（1.9/1 000AE），女子垒球在比赛中的损伤率最低（4.3/1 000AE）。在英式足球中，与秋季训练相比，比赛的损伤率最大的是大腿上部挫伤（18.1）、肩锁关节扭伤（14.0）、膝关节内部紊乱（13.4）、踝关节韧带扭伤（12.0）和脑震荡（11.1）（Dick et al.，2007）。在过去的十年中，NCAA 伤病监测项目继续为美国大学的特定大学运动的损伤提供标准化信息（Kerr et al.，2018）。

虽然顶级运动参与率低，公共卫生影响很小，但是其带来的损伤率是相似的。在 2008 年夏季奥运会上，92 支国家队报告 1 055 次损伤（每 100 名注册运动员有 9.6 次损伤）（Junge et al.，2009）。近四分之三的伤病发生在比赛期间。一半的伤病严重到足以阻止运动员参加比赛或训练。最常见的损伤是踝关节扭伤和大腿拉伤。大多数的（72.5%）损伤是在比赛中发生的。英式足球、跆拳道、曲棍球、手球、举重和拳击（所有参赛运动的 15% 或更多）的损伤风险最高，帆船、独木舟/皮划艇、花样滑冰、潜水、击剑和游泳的损伤风险最低。

在 2012 年伦敦夏季奥运会上，医务人员报告了来自 204 个国家的 10 568 名运动员（4 676 名女性和 5 892 名男性）中 1 361 人受伤，发病率为每 1 000 名运动员 129 人（Engebretsen et al.，2013）。跆拳道、足球、小轮车、手球、山地自行车、田径、举重、曲棍球和羽毛球，射箭、独木舟激流回旋和短跑、场地自行车、赛艇、射击和马术的成绩最低。大约 35% 的受伤预计会使运动员无法参加比赛或训练。在 2016 年里约热内卢夏季奥运会上，来自 207 个国家的 11 274 名运动员（5 089 名女性和 6 185 名男性）中有 1 101 人受伤，在 17 天的时间里，每 100 名运动员中有 9.8 人受伤（Soligard et al.，2017）。在 2014 年俄

损伤常见类型和部位（美国）

2000 年 7 月~2001 年 6 月在美国急诊治疗期间诊断的最常见的损伤类型和身体部位（总病例的百分比）。

资料来源：Gotsch et al.，2002。

损伤类型	损伤部位
拉伤/扭伤（29.1%）	踝（12.1%）
骨折（20.5%）	手指（9.5%）
挫伤/磨损（20.1%）	脸（9.2%）
划破（13.8%）	头（8.2%）
	膝盖（8.1%）

罗斯索契冬奥会上，来自88个国家的2780名运动员中有391人受伤（每100名运动员中有14人受伤）（Soligard et al.，2015）。风险最高的项目是空中滑雪、单板坡面滑雪、单板交叉滑雪、单板坡面滑雪、半管滑雪、雪土滑雪、高山滑雪和单板半管滑雪。39%的受伤程度严重到可能无法继续参加比赛或训练。同样，在2018年韩国平昌冬奥会上，来自92个国家的2914名运动员（1210名女性和1704名男性）中有376人受伤，平均每100名运动员中有近13人受伤。北欧综合滑雪、冬季两项、单板障碍滑雪、雪上障碍滑雪和越野滑雪的发病率最低（2%~6%）（Soligard et al.，2019）。

参加夏季比赛的残疾运动员残奥会项目、擦伤、拉伤、扭伤和挫伤比骨折和脱臼更常见，但取决于残疾和运动的类型（Ferrara et al.，2000）。下肢受伤在走动的运动员中更常见（如视障人士、截肢人士、脑瘫患者），而且上肢受伤更多在使用轮椅的运动员中经常出现。如果用缺失参加次数来体现损伤，52%的运动员缺7天内，29%的运动员在8~21天内缺失，并且19%缺失22天或更多天。一项前瞻性研究显示：每1000名运动员损伤率为9.3，其中类似于参加美式足球和足球身体健全的参与者之间的比率（Ferrara et al.，2000）。2002年冬季残奥会的20天中，医疗人员记录了39起伤害，涉及9%的残奥会运动员（Webborn et al.，2006）。大多数被诊断为是高山滑雪和雪橇曲棍球的急性创伤性损伤。扭伤为32%，骨折为21%，以及拉伤和撕裂各占14%。

运动员在冬季残奥会的受伤发生率似乎高于夏季残奥会。在2012年伦敦残奥会上，来自160个国家的3565名运动员在11天的比赛中接受了监测（Willick et al.，2013）。539名运动员在49910天的暴露中有633人受伤。总体损伤发生率接近13次/1000运动员日。男性和女性的受伤率相似。年龄较大的运动员和五人制足球（足球）的受伤率更高（每1000个运动员日受伤22人）。约50%为新发急性外伤。最常见的受伤部位是肩膀（17.7%）、手腕或手（11.4%）、肘部（8.8%）和膝盖（7.9%）。在2014年索契冬季残奥会期间（6564个运动员日），共有来自45个国家的547名运动员接受了为期12天的每日监测（Derman et al.，2016）。报告的受伤总数为174例，受伤发生率为每1000个运动员日27例。高山滑雪或单板滑雪的发病率更高（每1000名运动员中有41人患病），而越野滑雪/冬季两项、雪橇曲棍球或轮椅冰壶运动的发病率则高于此。肩部的受伤率最高，但上半身和下半身的受伤率总体上相似。在2016年巴西里约热内卢夏季残奥会期间，共有来自78个国家的3657名运动员在基于网络的伤病监测系统上接受了51198个运动员日的监测（Derman et al.，2018）。在14天的比赛中，有510人受伤，每1000个运动员日中有10人受伤。发病率最高的是五人制足球（22.5）、柔道（15.5）和七人制足球（15.3）。比赛前受伤率高于

关于体力活动不良事件的信息摘要

与碰撞或身体接触运动相比，与他人或物体进行较少和较少的有力接触的活动造成肌肉骨骼损伤的概率更低。

步行锻炼、园艺或庭院工作、骑自行车或锻炼自行车、跳舞、游泳和高尔夫球的受伤率最低。

运动时肌肉骨骼损伤的风险随着运动总量的增加而增加。运动的强度、频率和持续时间都会增加肌肉骨骼损伤的风险，但测量方法不明确。

随着适应期的进行，体力活动的少量增加与肌肉骨骼损伤的风险降低有关。在提高运动强度之前，应先增加运动频率和持续时间。

可以通过使用适当的设备（如头盔、眼镜、护肘或护膝）、选择安全的环境（如光线良好、表面光滑、远离交通的环境）和避免极热或极冷的环境来减少受伤的风险。

有限的证据表明，热身、肌肉强化、调节和拉伸的组合与肌肉骨骼损伤的发生率较低有关。

突发心脏不良事件是罕见的，并且与剧烈的身体活动有关，与一个人的剧烈身体活动的习惯量成反比。

基于有限的证据，标准实践指南通常建议在心脏康复计划的运动阶段之前和之后分别进行10~20分钟的热身和冷却。

没有证据表明，与不咨询医生的人相比，咨询医生的人从运动中获得的好处更多，或者不良事件更少。

比赛中(风险比:1.40)。2018年平昌冬残奥会在12天(6 804个运动员日)的比赛中,对49个国家的567名运动员进行了监测。20%的运动员报告了142次受伤(Derman et al.,2020)。每1 000名运动员每天有21例受伤,在残奥会单板滑雪期间,下肢和头部、面部或颈部的受伤率最高(每1 000名运动员每天41例)。在所有运动项目中,外伤性损伤(每1 000个运动员日16例)和肩部、手臂和肘部损伤(每1 000个运动员日6例)最为常见。然而,大约80%的受伤不需要减少参加时间。

在报告损伤特别是损伤严重程度的方法方面目前缺乏统一或标准(Alexandrescu et al.,2009),判断运动损伤严重程度的两种方法是:缺失天数和是否需要住院治疗。图16.3数据显示,男子足球、女子篮球和女子足球的受伤更有可能使运动员缺阵一周或更长时间,而女子排球和垒球的受伤更有可能是短期的,使运动员缺阵不到一周。在全国范围内,从2005年到2007年,高中运动员估计有446 715人受伤,使他们无法参加比赛超过21天(Darrow et al.,2009)。严重受伤率(每1 000名运动员接触的发生率)在比赛中(0.79/1 000AE)高于实际(0.24/1 000AE)。最常见的受伤部位是膝盖(29%)、脚踝(12%)和肩膀(11%)。最常见的损伤是骨折(36%)、韧带完全扭伤(15%)和韧带不完全扭伤(14%)。

创伤性脑损伤

美国CDC估计,每年有超过100万例创伤性脑损伤(TBI)患者在美国医院急诊室接受治疗后离院,另有23.5万人因这类损伤住院治疗(Langlois et al.,2006)。TBI会导致长期记忆丧失和行为改变,包括增加抑郁和痴呆的风险。在美国,每年有超过80万与创伤性脑损伤相关的急诊就诊、住院和死亡(CDC,2019)。研究表明,反复撞击头部,比如踢足球或头球,会导致长期记忆丧失、痴呆和其他严重的健康问题。到2015年,所有50个州都通过了某种形式的脑震荡立法,为脑震荡学生制定了最低限度的恢复比赛指导方针。

美国CDC于2018年9月发布了治疗青少年脑震荡的初步指南。美国疾病控制与预防中心儿科轻度脑外伤指南是基于美国神经病学学会和美国国家科学院的方法,以及对25年科学证据的系统回顾(Lumba-Brown et al.,2018)。

在过去的十年中,娱乐和竞技体育运动中头部受伤已成为一种流行病(Daneshvar et al.,2011),估计美国每年有380万病例,丧失意识约30万例(CDC,1997;Langlois et al.,2006)。在竞技运动中,足球是美国头部受伤率最高的运动。据估计,所有参与者中有4%~20%患有轻度脑外伤,每个赛季都有脑震荡(Bailes et al.,2001),这代表了高中体育伤害的8.9%(Gessell et al.,2007)。

在全国住院病人样本中,2000年至2004年间,755名美国青年5~18岁的青少年因非致命性运动相关脑震荡住院治疗(半数患者失去意识)(Yang et al.,2008)。按照人口推算,这意味着3 712人住院治疗,平均每年住院观察一天的费用接近600万美元。根据来自100所高中180所大学在线信息和全国大学生体育协会损伤监测系统的报道指出,在2005~2006学年中,高中体育伤害中脑震荡占9%

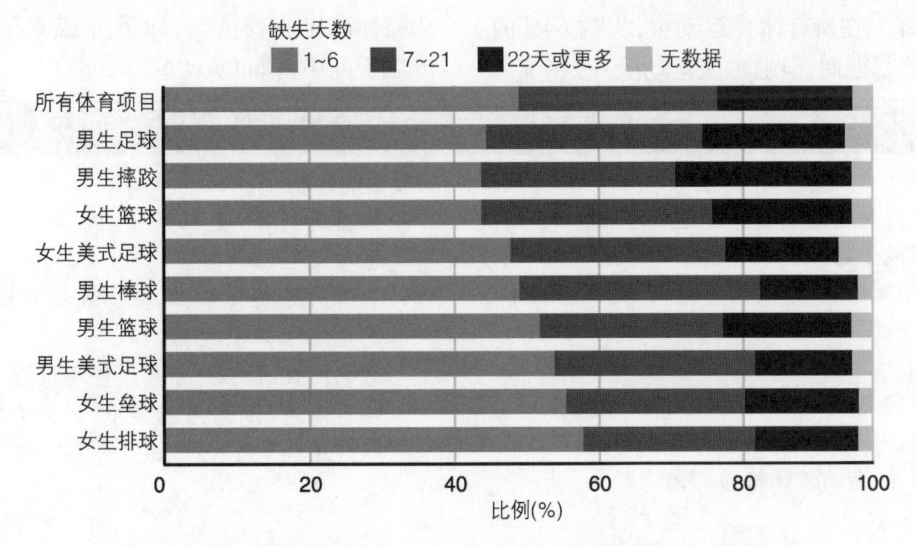

图16.3 按受伤天数计算的各种高中体育相关伤害的比例监测研究,美国,2005~2006。

脑震荡的特征和症状	
身体层面	**情感层面**
头痛	易怒
视觉模糊	悲伤
	敏感、紧张和焦虑
认知层面	**睡眠**
思考困难	易睡
认知困难	睡眠不足
记忆新信息有困难	睡眠困难

($n=396$), 大学体育伤害占 6% ($n=482$)。在足球和足球运动中, 这一比例最高, 在高中女生中, 男孩和女孩都参加的体育运动(例如足球和足球)的比例更高(Gessel et al., 2007)。其他运动中脑震荡的年发病率(%)包括曲棍球 7%, 橄榄球 6%, 篮球 2%, 棒球 1%(Bailes et al., 2001)。

全国高中运动相关损伤监测研究提供了 2013 年至 2014 年和 2017 年至 2018 学年美国在练习或比赛中发生 9 542 例脑震荡的趋势估计, 这些脑震荡需要医疗护理, 并在 20 个高中体育项目中报告(Kerr et al., 2019)。总体而言, 脑震荡发生率最高的三项运动(每万名运动员接触的病例)是男孩足球(约 10 例)、女孩足球(8 例)和男孩冰球(近 8 例)。在实践中, 最高的脑震荡发生率(每 10 000 例运动员中有一例)是在男孩足球运动中观察到的(5 例), 啦啦队运动(近 4 例)和男孩摔跤运动(约 3 例)。在 2013 年至 2014 年和 2017 年至 2018 学年期间, 足球比赛期间的脑震荡率上升, 但与练习相关的脑震荡率下降。在所有体育运动中, 大约 64% 的脑震荡发生在比赛期间, 但啦啦队运动除外, 在练习期间脑震荡的发生率更高。

美国 CDC 使用 NEISS-AIP 数据库评估, 有近 20.8 万名与非致命性运动相关的 TBIs 患者在 2001 年到 2005 年期间在美国急诊科接受治疗, 占急诊部门所有与运动损伤相关的病例的 5% (CDC, 2007)(表 16.2)。总体而言, 男性约占运动相关 TBI 急诊的 70.5%。男性和女性的最高发病率出现在 10~14 岁之间, 其次是年龄 15~19 岁。其中包括对急诊部门进行与 TBI 相关的访问次数最多的活动包括自行车, 足球, 操场活动, 篮球, 和骑全地形车辆。TBIs 在某些活动中的比率, 包括骑马(11.7%)、滑冰, 急诊就诊中 TBIs 占 7.5% 以上(10.4%)、乘坐 atv (8.4%)、乘坐雪橇(8.3%)和骑自行车(7.7%)。

根据 2010 年至 2016 年 NEISS 的估计, 平均每年约有 28.3 万名 18 岁以下儿童因运动或娱乐相关导致的创伤性脑损伤到急诊科就诊(Sarmiento et al., 2019)。10~14 岁和 15~17 岁的男孩和儿童的比例最高。接触性运动中的损伤占所有损伤的 45%。损伤占比最高的活动是橄榄球、骑自行车、篮球、操场活动和足球。在男性中, 与其他项目相比, 橄榄球导致了更多的损伤数量(52 088 人)。在女性中, 与其他项目相比, 足球(11 670 人)和操场活动(11 255 人)会导致更多的损伤。

从 1945 年到 1999 年, 在美国橄榄球运动员中约有 497 例与脑损伤相关的死亡(86% 是硬膜下血肿)。最大风险因素是从 1965 年到 1969 年。从 1975 年到 1994 年, 死亡人数有了显著的减少, 因为 1976 年的规则改变, 禁止在拦截和抢断过程中与头部和面部的首次接触, 并颁布了国家标准运动器材头盔标准作业委员会, 1978 年成立于高校, 1980 年成立于高中(Cantu et al., 2003)。

脑震荡的迹象

无法回忆起撞击或坠落前后发生的事情
显得茫然或晕眩
忘记指示; 对任务或职位感到困惑; 不确定比赛、分数或对手的
动作笨拙
慢慢回答问题
失去意识(即使是短暂的)
表现出情绪、行为或性格的变化

资料来源: CDC, 2020。

脑震荡的症状

头痛或头部"受压"
恶心或呕吐
平衡问题或头晕, 或重影或视力模糊
受光或噪声干扰的
感觉迟钝、朦胧、有雾或昏昏沉沉
神志不清, 注意力不集中, 记忆力有问题
不只是"感觉不对"或"感觉不好"

表 16.2 2010~2016 年,美国所有年龄在 18 岁以下的与体育和娱乐有关的非致命性创伤性脑伤(TBI)的年度急诊室就诊情况

运动项目	损伤人数/人	男性/人	女性/人
骑车	25 955	19 880	6 075
全地形车辆	4 702	3 046	1 656
锻炼	5 030	3 054	1 976
橄榄球	53 657	52 088	1 570
棒球/垒球	19 883	12 409	7 475
操场运动	27 350	16 095	11 255
篮球	29 675	19 057	10 617
溜冰板	6 857	5 618	1 239
游泳/潜泳	6 796	3 754	3 042
滑冰	2 950	260	5
足球	23 847	12 177	11 670

资料来源:Sarmiento et al.,2019。

前瞻性队列研究

迄今为止,以人群为基础的观察性研究使用了横断面或回顾性设计,其他的研究则考察了一组人群的发病率随时间的变化。例如,科普兰等人(Koplan et al.,1995)在亚特兰大桃树公路比赛(世界上最大的 10 千米比赛)中对一组参赛者进行了为期 10 年的跟踪调查每年有 5 万名跑步者和步行者。1980 年之后的一年里,约 1 400 名跑步者中有 37%的人报告因受伤需要缩短至少一周的跑步距离,14%的人需要治疗(Koplan et al.,1982)。在 1 400 名最初接受调查的跑步者中,约 500 人在 10 年后通过邮件接受了调查,内容包括身体特征、吸烟状况、教育程度、跑步和其他锻炼、体重指数(BMI)、受伤情况和治疗情况。伤害被定义为一种肌肉骨骼疾病,导致受访者限制或取消锻炼,或导致学校或工作出勤率下降。结果显示 56%的受访者仍在跑步 81%的人继续以某种形式锻炼。在男性中,31%不再跑步的人报告说受伤是停止跑步的主要原因。超过 50%的受访者报告至少有一次受伤,其中大部分(男性 32%,女性 28%)是膝盖受伤。在受伤和每周的距离之间存在一个倒 U 关系(那些跑中间距离的人受伤最多)。总体而言,受伤发生率为 1.02‰所有伤者 10 人年,需要医疗照顾者 0.58 人年。

风 险 评 估

与第 2 章中介绍的宿主、病原和环境的流行病学三角概念一致,在确定体力活动是否构成独立危害之前,有必要考虑人们受伤或死亡的事先风险、体力活动的类型以及活动发生的环境。可能影响游泳中受伤风险的因素,例如年龄、性别、耳朵是否易受感染,以及活动本身的属性,如行程类型、频率、速度、距离和热身。例如,一个经常游自由泳的人,如果他的泳姿有缺陷,可能会增加他患肩部疾病的风险。一个耳道脆弱的人在温暖的湖里游泳可能有内耳感染的危险。游泳时受伤的危险不仅取决于暴露的时间,而且取决于游泳者的特征以及游泳的地点和方式。大约四分之一的非致命性心脏病发作发生在某种形式的体力活动中。然而,在锻炼过程中发生严重心血管并发症的风险,有过心脏病发作史的人比那些表面上健康的人要高。

造成这一现象的因素包括高血压失控、最近吃了一顿大餐、情绪激动和长时间运动前未做充分准备活动。鉴于暴露是疾病和事故的一个基本危险因素,最普遍的体力活动应与最高的受伤和猝死率联系起来,这是合乎逻辑的。1991 年出台的《全国健康访问调查估计》,18 岁以上的成年人在美国最受欢迎的活动的是散步(44%)、园艺或院子里工作

(29%)、伸展运动(26%)、骑自行车或静止的运动周期(15%)、抗阻运动(如举重,14%)、爬楼梯(11%)、慢跑或跑步(9%)、有氧运动和有氧舞蹈(7%)和游泳(6%)(National Center for Health Statistics,1991)。在这些活动中,关于受伤或死亡的比率和危险因素的证据只可用于慢跑或跑步和有氧舞蹈。

宿主因素

与前几章讨论体力活动的积极健康结果一样,在这里,根据个体(宿主)的特点判断与体力活动有关的危险和不良事件的风险同样重要。这里我们考虑年龄、性别、体力活动经历、受伤史和体重。

年龄

对美国急诊室就诊情况的 NEISS-AIP 研究发现,与运动和娱乐相关的非故意伤害相关就诊在 10~14 岁人群中最高(男孩 51.5%,女孩 38.0%),在大于 45 岁人群中最低(Gotsch et al.,2002)。然而,这些比率并没有根据年轻人参与高风险运动的时间进行调整。因此,受伤率很可能与运动参与率相混淆。Van Mechelen(1992)在对跑步损伤研究的早期回顾中得出结论,年龄与损伤是相关的。这一结论得到科普兰等人(Koplan et al.,1995)的支持,他们发现在 50 岁以上的男性跑步者中,受伤的比例只轻微增加。没有发现其他与年龄相关的差异。以人群为基础的研究调查了多种运动,发现 20~24 岁的运动参与者(Kujala et al.,1995;Sandelin et al.,1988;Sandelin et al.,1991)或 16~25 岁(Nicholl et al.,1995)的受伤发生率高于其他年龄组。然而,这一年龄段的人更有可能参与伤害发生率高的运动。

> 从青年到中年,剧烈的体力活动似乎与年龄无关;这是一个机会均等的风险。然而,老龄化成为老年人的一个关键风险因素。尽管如此,经常运动的老年人各种原因造成的伤害比不运动的老年人要少。

一些研究着眼于特定年龄组的伤害发生率,即青少年和老年人。许多儿童接触体力活动的主要途径是参加有组织的体育和体育课。

各种原因造成的伤害的发生率因人们的年龄和体力活动水平而异。在年轻人中,那些经常运动的人比那些不运动的人更需要医疗照顾。相比之下,不运动的老年人报告的伤害更多(表 16.3)(Carlson et al.,2006)。

表 16.3 按年龄组别及业余体力活动水平划分的每年须就医的自报受伤个案*

年龄(岁)	全部	活跃[H]	不够活跃	不活跃[I]
18~24	116.6	126.4	132.5	96.5
25~34	97.3	112.7	85.1	91.8
35~44	87.0	93.0	75.5	91.2
45~64	76.4	72.6	76.5	81.6
65+	68.1	60.6	56.1	74.4

资料来源:Carlson et al.,2006。
* 每 1 000 人患病率。
H 表示满足当前的体力活动建议。
I 表示没有闲暇时间进行轻微或剧烈的体力活动。

性别

2008 年美国人体力活动指南的科学咨询委员会得出结论,除了应力性骨折和膝盖前交叉韧带受伤,这些更常见于女性,相关的活动受伤的风险出现男性和女性类似,特别是发生率是根据女性初始身体健康水平普遍较低而调整的时(Physical Activity Guidlines Advisory Committee,2008)。

来自全国大学生体育协会损伤监测系统的数据用来比较 30 万参加足球和篮球的大学男女运动员膝关节损伤的五年(1989~1993 年)发生率(Arendt et al.,1995)。足球运动员膝关节损伤发生率女性(1.6/1 000 AE)高于男性(1.3/1 000 AE)。

膝盖前交叉韧带(ACL)损伤率(用运动员百分比表示)在女子足球中(0.31%)是男子足球(0.13%)中的两倍,或在女性中每 161 次活动有一个 ACL 损伤相比于男性中 385 次活动有一个 ACL 损伤。同样,在篮球运动中,女性的 ACL 损伤率为 0.29%(每 247 次活动中 1 次),是男性的 0.07%(每 952 次活动中 1 次)的 4 倍。其他类型膝关节损伤的发生率在男性和女性之间没有差异(Kirkendall et al.,2000)。

芬兰青少年

以人群为基础的队列研究了主要膝关节韧带损伤的发生率和危险因素,46 472 名年龄在 14~18 岁的芬兰青少年(Parkkari et al.,2008)。平均随访 9 年,队列中 0.6%的人(194 名男性和 71 名女性)因前或后交叉韧带损伤住院治疗。损伤发生率为每

10万人每年发生61例(95%CI:54~68)。在对社会经济、健康和生活方式因素进行调整后,每周参加有组织的体育俱乐部四次或四次以上的女性,与从未参加过的女性相比,前者风险是后者的两倍(8.5; 95%CI: 4.3~16.4)男性(4.0;95%CI: 2.7~6.1)。

新西兰成年人

2000年7月1日至2005年6月30日期间,新西兰国家膝关节韧带损伤无过错事故赔偿公司的数据用于评估新西兰人群ACL手术的事故风险(Gianotti et al., 2009)。发病率为每10万人每年36.9例。其中65%的伤害发生在娱乐或体力活动中。在20~35岁之间,男性的发病率是女性的两倍。然而,没有人试图将体育参与和性别等同起来,而且男性似乎参与度更高。橄榄球、无板篮球和足球是该年龄段男性最喜欢的运动,它们占ACL损伤的70%。

美国西点军校

在一项为期四年的研究中,研究对象在西点军校参加强制性体力活动(即校内、社团或校际运动;军事训练;和体育课),受伤率(不包括仅有男性的运动)在女性中大约高出50%(发生率为1.51;95% CI: 1.03~2.21)。在体操课程中,女性的发生率高于男性(5.67;95%CI: 1.99~16.16),室内障碍测试(3.72;95%CI: 1.25~11.10),以及篮球(2.42;95% CI: 1.05~5.59)(Mountcastle et al., 2007)。

Meta 分析

应用Meta分析原则生成ACL发生率作为性别、运动和既往损伤减轻训练的函数(Prodromos et al., 2007)。女性ACL撕裂发生率与男性ACL撕裂发生率的比值为:篮球3.5;足球2.67;长曲棍球1.18;高山滑雪1.0。女性大学生足球撕裂发生率为0.32,男性大学生足球撕裂率为0.12。对于篮球,撕裂发生率分别是0.29和0.08。休闲高山滑雪者的比率为0.63,专业高山滑雪者的比率为0.03,无性别差异。休闲高山滑雪者ACL撕裂发生率最高,而专业高山滑雪者ACL撕裂发生率最低。高山滑雪运动员和长曲棍球运动员ACL撕裂率无性别差异。两项排球研究均未发现ACL撕裂。事实上,排球可能是一项低风险的运动,而不是高风险的运动。全年从事足球和篮球运动的女性运动员ACL撕裂率约为5%。

性别差异和一般伤害风险

其他关于运动损伤发生率的性别差异尚未有定论。一些调查性别差异的研究表明,男性受伤的风险更高(Garrick et al., 1986;Nicholl et al., 1995; Sandelin et al., 1988);其他报告显示女性受伤发生率较高(Koplan et al., 1995);还有一些则没有显示出性别差异(Backx et al., 1991;de Loes et al., 1990;Kujala et al., 1995;Zebas et al., 1995)。对于跑步者来说,在受伤风险上似乎没有性别差异,尽管很少有研究纳入足够多的女性来进行准确的比较(van Mechelen, 1992)。需要进行更多的伤害风险研究,使男性和女性的参与率相等。

> 除了女性膝关节前交叉韧带撕裂率较高外,关于剧烈体力活动中受伤率的性别差异的报道很少或不确定。

有氧运动纵向研究的数据进行了前瞻性队列分析,研究了参加跑步、散步或慢跑锻炼的5 028名男性和1 285名女性是否能够显示出下肢损伤的性别特异性预测因子(Hootman et al., 2002b)。可能的预测变量包括在1970~1981年间进行的首次体检中测量的身高、体重和心肺健康。其他预测因子,以及下肢(如腿和脚)肌肉骨骼损伤和体力活动水平的自我报告,在一项后续邮件调查中被发现,研究人员要求参与者回忆他们在5和12个月之前的两段时间内的情况。受伤是指任何需要咨询医生的下肢损伤。在男性中,既往下肢损伤是下肢损伤的最强预测因子(RR=1.93~2.09),与回忆期无关。在女性中,每周超过20英里(RR=2.08)是5年期间最强的预测因子,既往下肢损伤是12个月期间下肢损伤最强的预测因子(RR=2.81)。

几项研究发现,在美军标准的基本作战训练中,女性受伤的风险大约是男性的两倍(Bell et al., 2000;Canham et al., 1998;Knapik et al., 2001)。例如,在对756名男性和474名女性的比较中,182名男性和168名女性的子样本在战斗训练开始前完成了关于体力活动和吸烟的健康测试和问卷调查(Knapik et al., 2001)。然后对所有士兵进行由俯卧撑、仰卧起坐和3.2千米长跑组成的军队体能测试。受伤是根据医疗记录登记的。女性的受伤率是男性的两倍多。对于男性和女性,俯卧撑更少、跑3.2千米更慢、VO_{2max}更低和吸烟是造成时间损失损伤的危险因素。仅在男子中,战斗训练开始前较低水平的体力活动和较高和较低水平的灵活性也是损失时间的伤害危险因素。无论男性还是女性，更低的 VO_{2max} 和吸烟都是失时损伤的独立危险因素。

士兵在基本战斗训练中受伤率的性别差异似乎与男女之间的健康差异相混淆（Bell et al.，2000）。在为期8周的基本战斗训练课程中观察到的861名受训人员中，妇女受伤的次数是男子的2倍，受伤时间损失的危险是男子的2.5倍。然而，当训练开始时女性较低的健康水平和较高的脂肪水平被调整后，性别不再是损伤风险的独立预测因素。在男性和女性中，最不健康的25%的士兵有大约50%的时间损失受伤的风险（Knapik，1998）（图16.4）。

在对密苏里州伦纳德堡的251名士兵进行的一项研究中，在基于2英里跑步表现的性别特异性健康水平的每四分之一范围内进行比较时，女性和男性在战斗训练期间受伤的风险几乎相同，并且没有统计学差异（表16.4）（Canham et al.，1998）。

表16.4 在性别特异性的体适能水平上，男性和女性受伤的风险是相同的

四分位数 （时间用分钟表示）	风险 （女性）	风险 （男性）	相对 风险
Q1+Q2（<18.00）	33%	29%	1.1
Q3（18.01~23.00）	47%	41%	1.1
Q4（20.36~23.00）	58%	43%	1.4
Q5（23.01+）	60%	80%	0.8

资料来源：Canham et al.，1998。

尽管这一解释尚不清楚，但在竞技运动员中，男性非创伤性运动相关死亡的风险似乎更高。在分析国家灾难性运动损伤研究中心的数据从1983年7月到1993年6月的10年时间内，非创伤运动死亡报道了126名高中运动员（115名男性和11名女性）和34名大学生运动员（31名男性和3名女性）（van Camp et al.，1995）。据估计，男性运动员（每百万人中有7.5人）的年死亡率是女性运动员（每百万人中有1.33人）的5倍。心血管疾病（尤其是肥厚型心肌病和先天性冠状动脉异常）是最常见的死亡原因。

虽然关于风险的流行病学证据很少，但目前的医学观点是，无并发症怀孕期间的健康女性可以安全地参加大多数中等强度的有氧和娱乐活动（American College of Obstetricians and Gynecologists，2002）。

体力活动的经验

SAID（对强加要求的具体适应）原则是物理调节有效性和安全性的基础。当组织（如骨骼肌、韧带和骨骼）、器官（如心脏和肝脏）、关节和神经系统在逐步适应具有挑战性但在不造成伤害的情况下是可以忍受的新需求后，体能（即对体力消耗的耐受性）会增强。体能的增加与体力活动的类型和时间有关。超出体能的新需求、不寻常的新需求，或者恢复和适应时间太短的新需求，都会增加受伤的概率。

范海赫伦报道说，缺乏跑步经验的男性在跑步时更有可能遭受急性损伤，但结果还没有定论。有研究（1989）发现，跑步经验少于三年的跑步者与跑步经验超过三年的跑步者相比，受伤概率比为2.2。在14~19岁的学生中，那些课外活动较多（每周2小时或以上）的学生比久坐不动的同龄人受伤的

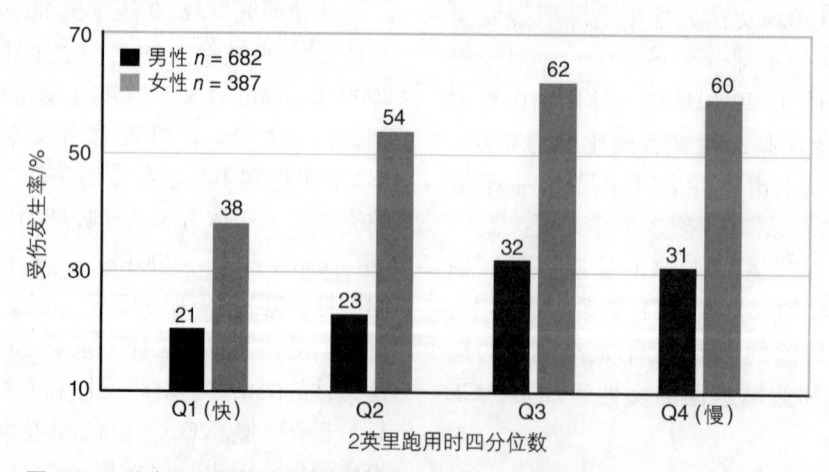

图16.4 基本格斗训练中按性别、体能水平的时间损伤情况。
资料来源：Knapik，1998。

可能性更小（de Loes et al.，1990）。对303名年轻男子进行了为期12周陆军步兵训练期间运动损伤的危险因素评估（Jones et al.，1993）。每天都有体育锻炼的记录，受伤情况也有医疗记录。一个或多个下肢损伤（主要是肌肉拉伤、踝关节和膝关节扭伤、膝关节过度使用综合征）占80%。危险因素包括年龄较大、吸烟、曾受伤（扭伤脚踝）、曾从事过低水平的职业和体力活动、入伍前较低的跑步频率、灵活性（高和低）、入伍时较低的身体素质以及训练期间较高的跑步里程。

虽然跑步过程中肌肉骨骼损伤的风险与跑步量有关，但每英里暴露的风险随着里程的增加而降低。每周5英里（~500米/周）的受伤率比每周40英里（~4 000米/周）的受伤率大约高10倍（Jones et al.，1994；Marti，1988）（图16.5和图16.6）。

有氧运动中心纵向研究（Hootman et al.，2009）的参与者也观察到类似的风险。每周运动（主要是散步、慢跑或跑步）约2 000千卡（每周2 470分钟）的人每年受伤的风险为22%。

相比之下，每周消耗1万千卡热量的人患病风险为65%（约为6.5%）。总的来说，有证据表明，符合目前的公共健康建议，即每周增加约500分钟中等强度至高强度体力活动的成年人，如果他们目前的活动量低于已经活动量，受伤的风险就会更高。

> 虽然在体力活动中暴露是危险的一个危险因素，但以注的体力活动或运动经验似乎可以减少受伤的风险。

受伤史

几项流行病学研究发现，以前运动相患过运动相关损伤的人，特别是跑步者，在体力活动中受伤的风险更大（Jacobs et al.，1986；Koplan et al.，1982；

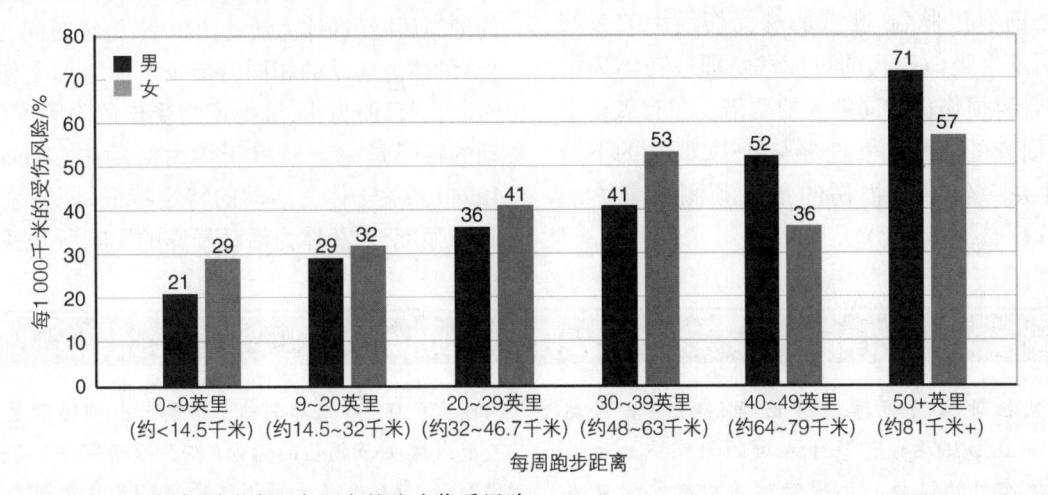

图16.5 根据每周跑步距离而定的跑步伤受风险。

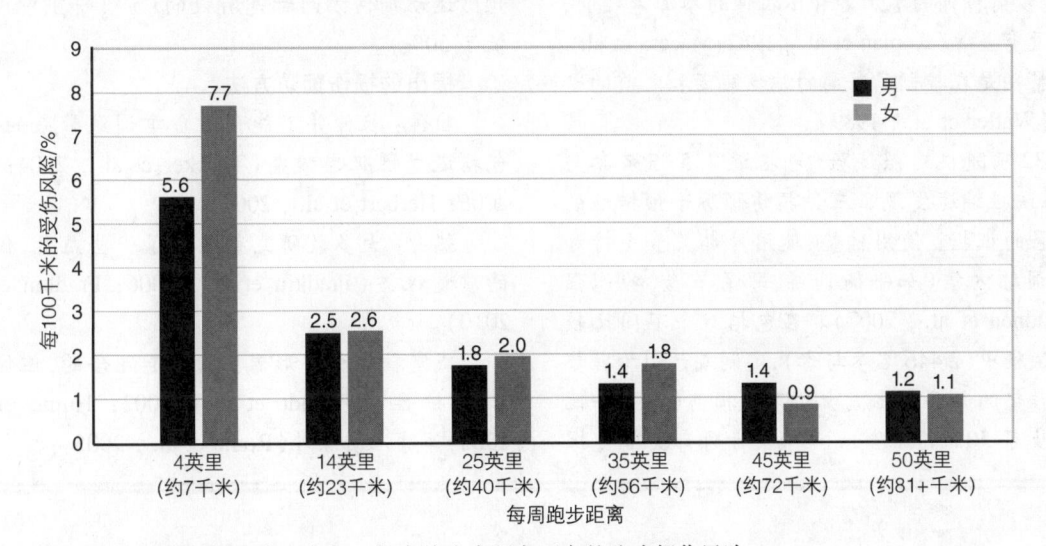

图16.6 根据每周跑步距离归一化为总跑步距离而定的跑步损伤风险。

Macera et al., 1989; Marti et al., 1988; Walter et al., 1989)。范海赫伦的结论是,以前的跑步损伤是未来跑步损伤的独立危险因素,马蒂和他的同事发现以前受伤的跑步者受伤的风险增加了65%。在马拉松赛跑的研究中,那些在马拉松期间和之后需要治疗的人更有可能在比赛前受伤(Kretsch et al., 1984)。在早期的研究中,这一效应并没有根据跑步距离等其他跑步特征进行调整,也不清楚在调整了跑步距离之后,之前的受伤是否代表了未来受伤的额外风险。然而,一些研究发现,既往损伤是随访期间损伤的重要预测因素,即使在控制了距离之后(Macera et al., 1989; Marti et al., 1988; Walter et al., 1989)。目前尚不清楚这一发现是否意味着原始损伤的不完全愈合,支撑结构的不完全康复,损伤的易发性等是由于身体结构,跑步步态的未纠正缺陷,或训练方法的错误。

加里克等人的研究报告指出,在有氧运动团体中,那些之前有过膝盖、腿或脚踝受伤经历的参与者,在随后发生类似损伤的可能性是那些在体力活动中没有骨科损伤史的同龄人的两倍。在有氧运动中心纵向研究的男性和女性参与者中,既往的下肢损伤是过去一年下肢损伤的最强预测因素之一(Hootman et al., 2002b)。

体质量

体重高或低体重或身体脂肪比例对受伤率的影响已经通过多种方式进行了研究。波洛克和他的同事发现,在那些开始跑步计划的人中,那些身体脂肪含量高的人受伤更多。然而,在这项研究中,就像所有对经常跑步的人的研究一样,很少有肥胖者。

一些研究发现,没有令人信服的证据表明,身体成分可以降低受伤率(Koplan et al., 1982; Macera et al., 1989),而其他研究则报道体重最轻和最重的组比体重正常的组受伤的风险都更高(Marti et al., 1988)。然而,关于体重或肥胖影响的人群研究尚未充分控制体重与跑步经验的混淆,或与大多数长期跑步者体重较轻这一事实相关的抽样偏差。

代理的特征:体力活动

矛盾的是,那些被认为可以降低死亡率和慢性病的健康风险(即体力活动的频率、持续时间、强度和类型)的体力活动的相同特征也可能增加受伤的风险。然而,到目前为止,被报道为受伤危险因素的体力活动的特征是完全暴露于体力活动中(Jones et al., 1994)。关于体力活动的特定特征,即频率、持续时间和强度,对总体力活动暴露的影响所知甚少。

减少肌肉骨骼的运动损伤

虽然拉伸常被推荐为防止受伤的安全措施(James et al., 1978),但基于人群的研究中缺乏关于其保护作用的证据。几项针对跑步者的研究发现,在跑步前拉伸的参加者和不拉伸的参加者之间,受伤率没有差异(Koplan et al., 1982; Macera et al., 1989),特别是在控制了每周的跑步距离和之前的受伤之后(Walter et al., 1989)。

对32项随机对照试验(包括近2.5万名参与者)的系统性综述发现了三种损伤预防干预措施的预防效果的证据:使用鞋垫、使用外部关节支持和多干预训练方案(如平衡训练、踝关节盘、功能强化)(aaltonen et al., 2007)。在包括6个不同比较的5个试验中(2 446名参与者),定制或预制的鞋垫与没有鞋垫的新兵相比减少了下肢损伤(在4个比较中减少了50%的风险)。7项关于外部关节支撑的研究(10 300名参与者)都显示出预防踝关节、腕关节或膝关节损伤的倾向(在5项研究中,风险降低了50%)。6个多干预训练项目(2 809名参与者)在预防运动损伤方面都是有效的(5项研究中风险降低了50%)。

提出的损伤预防方法

拉伸:拉伸并不能预防负重训练带来的损伤,包括迟发性肌肉酸痛(Thacker et al., 2004; Hart, 2005; Herbert et al., 2007)。

热身:大多数研究都显示了一些益处,但试验的质量很差(Fradkin et al., 2006; Fradkin et al., 2010)。

减震鞋垫和矫形器:证据是混合的,但倾向于非保护性(D'hondt et al., 2002; Hume et al., 2008)军事人员除外(Rome et al., 2005)。

完全暴露

在不同人群中对伤害的不同定义的研究一致表明,随着长跑的增加,受伤的人数也在增加,每周跑33千米(20英里)后受伤的风险也在增加。这个因素仍然是一个强大的损伤预测,即使调整了其他跑步相关的练习之后。莱肖姆(1987)也发现马拉松运动员在任何一个月的受伤率和前一个月的训练距离之间存在正相关。累积距离与受伤的关系比跑步之间缺乏休息的关系更大(James et al., 1978)。例如,马蒂发现,在每周进行2~4次训练,但每周跑相同距离的跑步者中,受伤率没有差异。

每周的跑步里程是跑步损伤的主要危险因素,比跑步表面、一天中的时间或热身拉伸都要多。

流行病学调查一致发现,与体力活动的强度、频率或持续时间等具体特征相比,体力活动的总暴露与损伤发生率增加的相关性更强(Backx et al., 1991;Jones et al., 1994;Koplan et al., 1995;Marti et al., 1988)。然而,总暴露比具体特征更容易估计,因此更多的研究使用总暴露而不是特征来作为剂量测量。因此,关于体力活动与受伤风险之间的剂量-反应关系的证据可能会因定义体力活动暴露的方法而有所偏差。

频率

每周运动次数与运动损伤发生率的相关性较弱;但在以人口为基础的研究中,对其影响的定义并不明确。马蒂和他的同事(1988)发现,在调整了总跑步距离后,每周2次、3次和4次跑步中的受伤率是相似的。相反,加里克(1986)报道说,每周只上一节课的有氧运动参与者的受伤发生率是每周上四节课的参与者的两倍,而受伤率是相对于总暴露时间而言的。在一项随机对照试验中,波洛克和同事(1977)发现,当距离、持续时间和相对强度得到控制时,每周跑步5天的人受伤的概率是每周跑步1天或3天的人的两倍。

持续时间

关于运动时间和肌肉骨骼损伤的流行病学数据很少。在本章所审查的文章中,没有提供关于练习时间的数据。提供了总接触量(例如,人时或人年参与);在步行或跑步的研究中,通常使用每周英里的相对指数(Backx et al., 1991;Koplan et al., 1995;Kujala et al., 1995)。波洛克和他的同事(1977)研究了运动时间对损伤发生率的影响,同时将跑步频率保持在每周3天不变。跑的时间越长(45分钟 vs. 15或30分钟),受伤发生率越高。

强度

关于运动强度(在本例中是速度)的数据唯一被持续记录的运动是跑步。例如,Marti和他的同事(1988)报告说,一个跑步者在16千米(10英里)的跑步中最好的时间与跑步受伤的风险增加有关。然而,在调整了总距离后,跑步速度并不是一个重要的风险因素。由于缺乏关于其他类型体力活动强度的数据,因此无法对体力活动强度对受伤风险的影响作出明确的结论(van Mechelen, 1992)。

体力活动的类型

不论用来界定和衡量体力活动类型的方法如何,受伤率显然是根据体力活动类型而不同的(Backx et al., 1991;de Loes et al., 1990;Kujala et al., 1995;Nicholl et al., 1995;Sandelin et al., 1991)。在参与者之间发生高度身体碰撞或接触的个人和团队运动(例如,橄榄球、足球、英式橄榄球、冰球、摔跤、篮球、空手道、柔道)的伤害率高于涉及较少接触或作用于他人或物体力量体力活动。此外,比赛中受伤的情况比训练中多(Kujala et al., 1995)。有组织的体育运动比体育教育和非有组织的体育运动造成的伤害占全部伤害的62%(Backx et al., 1991)。

不幸的是,一些流行的体育运动,如高尔夫、游泳、散步、自行车和健美操,仍然没有得到充分的研究(Koplan et al., 1985)。比较多种体力活动损伤率的人口研究(Burt et al., 2001;Gotsch et al., 2002)没有充分控制暴露时间和参与者、活动和环境的特征,从而不能直接比较活动之间的独立风险。

芬兰

对芬兰一般人群(年龄15~74岁)进行为期一年的随机调查,根据时间和时间强度(即MET-minutes)对体力活动暴露进行标准化,发现不同类型的体力活动受伤风险差异很大(表16.5)(Parkkari et al., 2004)。

拉特罗布山谷,澳大利亚

一项随机的家庭电话调查在12个月的时间里每季度在一个明确的地理区域进行一次,澳大利亚的拉特罗布山谷(Finch et al., 2006)。收集了所有4岁以上家庭成员在过去两周内参加体育和积极娱乐活动以及相关伤害的信息。受伤率是按每1万人口和每1 000名运动参与者计算的。收集了来自417个家庭的1 084人的数据。整体而言,有648人

表16.5 活动按每1 000小时和每1 000名参与者受伤情况,芬兰

活 动	每1 000小时受伤人数	每10⁶人估计受伤人数参与价值 MET-minutes(METs)	该活动每1 000人报告受伤人数
通勤活动			
步行	0.2	0.8(4)	23.2
自行车	0.5	1.4(6)	21.2
生活方式活动			
打猎、钓鱼、浆果采摘	0.3	1.3(4)	20.6
家庭修理	0.5	2.1(4)	78.2
园艺	1.0	4.2(4)	92.0
运动,无接触			
高尔夫	0.3	1.1(4.5)	35.1
跳舞	0.7	2.3(5)	23.5
游泳	1.0	2.4(7)	23.6
步行	1.2	5.0(4)	89.7
划船	1.5	3.6(7)	51.9
握着杆行走	1.7	5.7(5)	54.9
越野滑雪	1.7	3.5(8)	67.2
跑步	3.6	6.0(10)	123.2
田径运动	3.8	7.9(8)	318.2
网球	4.7	13.1(6)	188.2
运动,有限接触			
自行车	2.0	4.2(8)	62.4
有氧运动,体操	3.1	7.9(6.5)	120.6
骑马运动	3.7	15.4(4)	546.9
滑降滑雪	4.1	11.4(6)	192.5
轮滑	5.0	6.7(12.5)	190.8
排球	7.0	29.2(4)	447.2
壁球	18.3	25.4(12)	629.6
运动,碰撞与接触			
空手道	6.7	11.2(10)	611.1
冰球	7.5	15.6(8)	670.7
足球	7.8	18.6(7)	445.0
篮球	9.1	25.3(6)	508.5
摔跤	9.1	25.3(6)	625.0
柔道	16.3	27.2(10)	1 363.6

资料来源:Parkkari et al.,2004。
注:调整的MET值符合《美国人体力活动指南》。

参与至少一项运动或休闲活动,34人(5.2%;95% CI:4.8%~5.6%)这些患者在活动中受伤。整体而言,51.4%的伤者有显著的影响:26.5%的人寻求治疗,34.4%的人日常生活受到影响,36.0%的人表现/参与受限。板球(51人/10 000人)、骑马(29人/10 000人)和篮球(25人/10 000人)受伤率最高。经参与人数调整后,板球(242人/1 000人)、骑马(122人/1 000人)和足球(107人/1 000人)受伤率最高。板球和足球是最容易造成重大伤害的运动。

环境因素

即使宿主因素和体力活动的特征得到控制,体力活动发生的环境的某些方面也会影响受伤的风险。关于无数潜在的环境影响对伤害的影响(如城市街道和自行车道的设计),我们知之甚少。

运动表面

尽管临床研究表明,剧烈的跑步表面或早晨跑步会增加受伤的风险(James et al., 1978),但人群研究并没有发现这种差异,尤其是在控制了每周跑步距离之后(Macera et al., 1989; Marti et al., 1988; Walter et al., 1989)。范海赫伦在对跑步损伤研究的综述中发现,至少对男性而言,跑步表面损伤发生率没有差异。青少年在滑板运动中受伤的65%发生在公共道路、人行道和停车场(Fountain et al., 1996)。关于有氧舞蹈中地板表面类型对受伤风险的影响,研究给出了相互矛盾的结果(Garrick et al., 1986; Richie et al., 1985)。

温度

2008年《美国人体力活动指南》的科学咨询委员会认为对于健康的人来说身体活跃在各种典型的环境温度和湿度里是安全的,通过穿着适当的服装,抵抗天气的寒冷,在炎热的天气通过对流和汗水的蒸发来保护体热的流失。生理适应(如更快和更多地出汗)在温暖的天气中发生在分级暴露的几周内发生并且增加了温暖天气活动的安全性(如较少的中暑或中暑的风险)。在非常寒冷的天气中(如冻伤),也不会发生类似的保护性适应损伤。

ACSM已发布有关在极端寒冷(ACSM, 2006)和高温(ACSM, 2007)温度进行体育锻炼以及适当补水(避免脱水,否则会导致中暑和横纹肌溶解,即过度肌肉损伤引起的肾功能衰竭)的安全指导方针,特别是在美式足球球员、马拉松运动员和患有镰状细胞性状的人群(Wirthwein et al., 2001),以及过度水合的人群,这可导致罕见但致命的低钠血症(过量钠流失)(ACSM, 2007b)。

环境温度对伤害风险的影响在美国陆军基础作战训练期间的伤害发生率季节性差异中得到了间接检验,该差异在一年中的任何时候都是相似的(Knapik et al., 2002)。研究人员对1 543名男性和1 025名女性的医疗记录进行了回顾性分析,这些人在夏季和秋季分别接受了两组为期8周的训练。在男性中,夏季受伤(需要离开活动一段时间)的相对风险是秋季的2.5倍。在女性中,夏季受伤的相对风险是秋季的1.7倍。在调整了年龄、BMI和身体健康(俯卧撑、仰卧起坐和2英里跑)后,受伤率没有变化。日温度与损伤率呈显著相关($r= 0.92 \sim 0.97$),说明环境温度是剧烈运动训练损伤的一个较强、独立的危险因素。

2005~2009学年全国高中运动相关伤害监测研究报告了来自100所学校的高中运动员中118例环境热病(EHI)导致一天或多天失去参与(1.6次/100 000AE)(CDC, 2010)。足球比率(4.5/1 000AE)比其他8项运动的平均比率高10倍。三分之二的失时性热病发生在八月或足球训练或比赛期间。没有人死亡。

NCAA报告了18年来足球的EHI比率,将季前赛期间(从第一次训练到第一场比赛)与整个赛季进行了比较(Dick et al., 2007)。总的来说,季前赛受伤率是整个赛季的12.73倍。季前平均受伤率为5.66/1 000AE(2.81/1 000AE~12.49/1 000AE),季前平均受伤率为0.44/1 000AE(0.18/1 000AE~0.98/1 000AE)。因此,EHI面临的最大风险是在8月份足球比赛开始的时候。Cooper, Ferrara, and Broglio(2006)对东南五所学校的EHI伤害率进行

NCAA足球热适应规则

在前5天的训练中,学生运动员每天的场上练习不得超过1次,每次练习时间不得超过3小时。

在适应期间的前2天,头盔是参与者唯一可以穿戴的防护装备。

在适应阶段的第3天和第4天,头盔和垫肩是学生运动员唯一可以穿戴的防护装备。

在5天训练的最后一天以及之后的任何一天,学生运动员都可以戴着全套护垫进行训练。

5天适应期后:机构不得连续多日进行现场实习。

学生运动员在获准进行一项训练的日子内,不得进行超过3小时的现场训练活动。

学生运动员在获准进行一项以上训练的日子内,不得进行超过5小时的野外活动。

在机构举行多次训练的日子里,学生运动员必须在第一次训练结束到最后一次训练开始之间有至少3小时的连续恢复时间。

分析，发现 8 月占 EHI 事件的 88%（事件率=8.95/1 000AE），9 月占 EHI 事件的 12%（事件率=1.70/1 000AE）。为减少足球运动中易患 EHI 的风险，NCAA 在 2002~2003 年赛季为季前赛制定了为期 5 天的适应期。自 2009 年以来，国家体育教练协会建议高中足球运动员有 14 天的适应期。

从 1980 年到 2009 年，乔治亚州的高中足球运动员因高温死亡的人数是全国最高的（Grundstein et al.，2012），但它没有高温和湿度的练习标准。2012 年，乔治亚州高中协会（GHSA）实施了基于湿球温度（WBGT）的修订实践指南的使用，并规定了五天的适应期，其中任何实践不得超过 2 小时。最近的一项前瞻性观察研究在实施修订政策之前（2009~2011 年）和之后（2012~2014 年）的连续足球赛季中对 GHSA 的 25 名高中成员进行了跟踪调查（Cooper et al.，2020）。运动训练师记录了热晕厥（在高温下晕倒和失去意识）或热衰竭（由于心血管功能不全而无法继续运动）等疾病，这些疾病使运动员无法在训练中恢复比赛。运动员接触被定义为运动员参加一个团队会议。采用 WBGT 测量环境热应力。在新热病政策实施前的季节，共有 178 230 名运动员暴露，172 例疾病病例（0.97 例/1 000 AE）。新政策实施后的 4 个季节，共发生病例 163 118 例，42 例（0.26 例/1 000 例）。在 2012 年之前，大约一半的病例发生在练习的前五天。当练习时间从 2 小时增加到 2.5 小时时，发病率（每 1 000 个 AE 的病例数）增加一倍，当练习时间持续 3 小时或更长时，发病率增加两倍。当 WBGT 温度为 87~89.9℉时，发病率比 WBGT 温度<82℉时高 4.5 倍。与 2009 年至 2011 年政策前季节相比，2012 年至 2014 年政策后季节，温度<82℉的相对风险为 0.29，温度 82~86.9℉的相对风险为 0.65，温度 87~90℉的相对风险为 0.23。

城市环境特征

一项关于儿童和青少年行人伤害的描述性流行病学研究调查了 1991~1997 年纽约市发生的所有机动车碰撞的环境和行人因素（DiMaggio et al.，2002）。在 693 283 起撞车事故中，97 245 起造成 32 578 名 20 岁以下青年受伤。全国每年行人伤亡率为每 10 万人中有 246 人，死亡率为每 1 000 人中有 6 人。年龄较小的儿童（6~14 岁）更有可能在街区中部、白天和夏季遭受袭击。青少年在十字路口和夜间更容易受到攻击。道路和天气条件不影响受伤风险。

空气污染（如有机化合物、化学颗粒和臭氧等气体）在城市之间和城市内部有所不同，其取决于道路和工业场所。暴露于空气污染会增加全因死亡率、心血管和肺部死亡率。环境保护局制定了空气质量指数，并且根据指数的价值，可以建议个人减少或避免长时间或大量的户外活动（Environmental Protection Agency，2010 年）。

研究方法

关于运动中意外发生率和运动损伤的原因受到研究人员研究方法的限制。通过邮件调查或个人访谈的方式而非医院或医生记录的回顾性检查，有可能提供更详细、更准确的不需要医疗护理的损伤信息，以及损伤发生情况的信息。然而，医疗记录在损伤诊断、严重程度以及治疗措施方面提供的信息更客观，而非参与者对于自身运动损伤的自我评述。

一种流行的损伤流行病学调查方法是对选定人群的邮件调查（Koplan et al.，1985；Nicholl et al.，1991,1995；Sandelin et al.，1988）。通过对英国 1989 年和 1990 年期间年龄在 16~45 岁之间的英格兰和威尔士 28 857 名成年居民的样本进行调查发现：与体力活动相关的损伤或疾病发生率约为 17 654 人（Nicholl et al.，1995）。该调查询问有关运动参与、运动损伤的问题以及一般背景和前一个月的行为习惯（例如年龄，体重，吸烟，教育）。参与被定义为参与"运动和其他涉及体育锻炼的娱乐活动"。损伤被定义为任何"损伤或疾病，无论多么轻微，通过参加[你]列出的一切活动。"损伤进一步被归类为"微不足道"或"实质性"；后者被定义为限制参与者参加日常活动（包括工作）至少一天和寻求治疗的人。还获得了关于损伤是新的还是复发的信息。受访者报告了 1 803 例新发或经常性损伤。足球占所有伤病的 25%以上，但橄榄球运动所有新伤的实质性损伤风险（每参加 1 000 次 96.7 次伤害，29%的归因风险）比足球高 3 倍。超过三分之一的损伤发生在 16~25 岁的男性身上。最常见的损伤是下肢扭伤和拉伤。大约 25%的损伤病例需要治疗，7%的新伤病随后就诊于医院急诊室。在足球之后，三次健身活动-跑步，重量训练和"保持健康"（即游泳，健美操或使用健身车）-导致大部分损伤。跑步导致每 1 000 次参与 15.3 次损伤。

采访是另一种常用的损伤调查方法（Garrick et al., 1986; Sandelin et al., 1988）。1980年，芬兰中央统计局对大赫尔辛基地区的10 405人（总人口约600 000人）进行了访谈，讨论了前一年体育运动中受伤的情况，包括其严重程度或治疗情况（Sandelin et al., 1988）。损伤分为三类：轻微，缺席运动不到1周；适度，缺席1~3周；严重，缺席超过三周。结果表明，75%的受访者出于健康原因参加了体力活动；在这些参与者中，40%表示他们从事涉及大型肌肉群的运动，导致出汗和呼吸困难，需要大约50%的心肺功能。最流行的运动形式是散步，骑自行车和慢跑。据报道，约有4万起与运动相关的损害，每万人的年发病率约为670人。大约70%的伤害被归类为轻微扭伤。然而，9%（估计4 000例）严重者要去医院急诊室。

用于评估损伤发生率的另一种方法是回顾性地检查医院或保险公司记录的档案（de Loes et al., 1990; Kujala et al., 1995; Scheiber et al., 1995; Zebas et al., 1995）。例如，通过检索1987~1991年期间芬兰的国家体育损伤保险登记数据，以确定62 169名参加足球、冰球、排球、篮球、柔道或空手道运动的参赛者年事故发生率。分析了需要治疗并向保险公司报告的急性运动损伤，并描述了受伤者的年龄和性别以及受伤类型，解剖位置和受伤情况。共记录54 186项运动损伤。15岁以下运动员的受伤率较低，而20~24岁的受伤率最高。结果表明，尽管在训练中花费的时间多于比赛，但在比赛期间有46%~59%的损伤发生。此外，涉及身体接触的运动中损伤率最高。例如，冰球的损伤发生率最高。大多数损伤发生在下肢，主要涉及扭伤，拉伤和挫伤。

损伤定义问题

用于测定损伤发生率的各种方法的共同问题是普遍缺乏对损伤定义的标准化以及体力活动或锻炼的措施。通过访问医疗保健专业人员对损伤的定义可能不等同于定义为常规体力活动中断的损伤。同样，如第2章所述，在基于人群的研究中测定体力活动的挑战阻碍了可能改变损伤风险的体力活动特征的标准化。因此，关于定义的决定因调查人员而异，并且无疑会影响损伤率及其风险因素的定论。

> 需要对伤害和体力活动进行标准化定义，以准确地比较人群和体力活动类型的风险估计。

报告损伤发生率的方法因研究而异。已报告的发病率以及每人每次暴露的比率为绝对数字。与评估体力活动对慢性病保护作用的情况一样，损伤率最具信息性的表达是每次暴露时的伤害发生率，因为使用暴露的共同点是可以直接比较不同类型的体力活动和不同参与者之间的损伤率。然而，同样重要的是包括适当匹配的非活动性控制，以确定损伤风险因素是否对损伤率具有独立影响（Koplan et al., 1985）。这些问题在以下部分中说明了关于体力活动损伤风险研究中的分母问题。

> 表达损伤率的最准确方法是每次暴露的损伤发生率。这允许直接比较不同类型的体力活动和不同的人。

分母问题

临床研究报告表明，大量患者正在寻求治疗与运动相关的损伤。然而，临床研究无法提供有关人群中运动相关损伤的患病率或发病率的信息。

因此，临床研究遭受"非分母"问题（Castelli et al., 1990; de Loes, 1997; Garrick et al., 1986）。医生在不了解临床病例人口规模的前提下，对于所看到的一系列病例的公共卫生影响是无法得出结论的。没有这样的分母，就无法计算出现率。此外，选择适当的分母进行比较至关重要，否则，可能会导致扭曲的风险。例如，在美国每年参加体育运动期间，估计有300 000例创伤性脑损伤（Sosin et al., 1996）。虽然美国每年约有三分之一的损伤死亡归因于创伤性脑损伤（Sosin et al., 1995），然而在剧烈的体力活动期间大多数脑损伤是轻度到中度的脑震荡。轻微的脑震荡很少是致命的，但是经过数月或数年的重复，可能导致神经和认知障碍。因此，将运动性脑损伤与致命性脑损伤联系起来会误导性地增加运动参与期间创伤性脑损伤对健康的负面影响。

> 在美国，每年约有三分之一的损伤死亡人数可归因于创伤性脑损伤，但在剧烈的体力活动中大多数脑损伤都是轻度至中度的脑震荡，很少致命。因此，将运动性脑损伤等同于致命性脑损伤将导致运动参与期间创伤性脑损伤对健康的负面影响过于惊人。

在各种人口亚群中估计了体力活动期间的死亡率,包括芬兰越野滑雪运动员;英国,美国,芬兰和以色列的军事人员;参加健身设施的人员;以及一些国家的青少年和成年人。不幸的是,研究使用了不同的损伤定义和不同的方法来确定那些难以比较其结果和得出一般结论的比率。例如,体力活动相关损伤的定义各不相同,一些研究还包括在参与后24小时内发生的病例。计算死亡率的分母的选择在各研究中也存在很大差异。

冠心病是造成体力活动死亡的主要原因,但发病率数据差异很大,取决于所研究人群中冠心病的患病率。例如,在军事人员中体育锻炼期间猝死率相对较低,可能是因为他们年龄小,冠心病患病率低,并且筛选考试排除服兵役或有心脏病风险的人,因为他们可能有致命的心脏畸形症状,如主动脉狭窄,肥厚型心肌病或马方综合征。然而,即使在军事人员中,运动死亡的发生率也因所研究的群体而异。在空军新兵的六周基础训练中,体力活动期间发生了19例心脏猝死事件(Phillips et al.,1986)。尸检发现4例死亡患者出现心肌炎。心肌炎发病率(20%)高于其他军事研究报告。可能是由于营房生活或最近接种疫苗而传播的病毒感染造成的,这种情况在新兵中很常见,但在老军人中并不常见。

在比较运动中的损伤率时,有必要精确描述暴露和损伤,包括总损伤数量,损伤诊断,发生损伤的时间和后续治疗。对运动损伤研究的早期综述发现,88项研究中只有11项采用了一种发病率(Kennedy et al.,1977)。一些社区研究提供了运动相关损伤发生率或流行率的更佳估算值。例如,1980年芬兰赫尔辛基报告了每10 000人约670次运动损伤,占所有受伤的14%(Sandelin et al.,1988)。在瑞典约31 000名居民的农村城市,一年内观察到的运动损伤率为每10 000人150人,占所有伤害的17%,占所有医院急诊室的3%(de Loes,1990; de Loes et al.,1988)。

在明尼苏达州的罗切斯特,据报道,每10万人中有187例踝关节骨折的总发病率(Daly et al.,1987);36%的骨折发生在运动参与期间。在另一项研究中,大约38%的膝关节外科手术修复了半月板撕裂(Hede et al.,1990)。

心肌梗死和猝死

剧烈运动的心血管并发症包括脑血管意外,症状性心律失常,主动脉夹层,心肌梗死和心源性猝死(Thompson,1996)。运动相关心血管并发症的主要原因是青少年受试者的先天性畸形和成人的动脉粥样硬化性冠状动脉疾病。运动死亡的发生率很低;每年每百万青年男性和女性运动员中约有7.5和1.3,每百万中年男性中约有60死于运动期间(Thompson,1996)。因此,尽管运动期间心脏病风险事件短暂增加,但绝对风险很低,尤其与久坐不动者心脏事件的总体风险相比。

在芬兰赫尔辛基,与体力活动有关的死亡包括3.7%的心源性猝死(症状发作后1小时内),6.3%的心源性迟发性死亡和6.8%的非致死性心脏事件(Romo,1972)。此外,在铲雪、运动或其他特殊体力活动后立即发生的心脏性猝死有9%,因此体力活动导致所有心脏猝死率约为14%。尽管如此,这些数字可能低估了运动死亡事件的百分比,因为未经证实的死亡,例如睡眠期间的死亡,不包括在分子中。

一项关于心脏运动康复计划的患者研究估计:运动期间心脏骤停的风险为每112 000小时1例;心脏病发作的风险为每294 000小时1例;心脏病死亡的风险为每784 000小时1例(Van Camp et al.,1986)。

弗雷明汉心脏研究的前医学主任威廉·卡斯泰利博士使用两项早期慢跑死亡的流行病学研究,以此来说明在计算体力活动的危害时使用正确的分母是多么重要。第一项研究由心脏病专家Paul D. Thompson及其同事在罗德岛进行。第二项研究由华盛顿州的David Siscovick博士及其同事进行。

罗德岛

在1975~1980年的5年间,12名年龄在30~

损伤发生率测定的共识指南

1. 提供精心制定和精确呈现的损伤定义。
2. 包含分母数据,以便损伤案例可能与高危人群有关。
3. 尽最大努力使选择偏差最小化(例如,不代表人口或特殊亚群的样本)。
4. 同时监测损伤经历,活动行为和其他潜在的行为风险因素。
5. 采用前瞻性研究设计。

64岁之间的男性在罗德岛慢跑时死亡。为了表示慢跑人数的意外发生率，调查人员使用随机电话样本对该州进行了调查，确定在30~64岁的男性中，约7.4%的人报告每周至少2次慢跑（Thompson et al.，1982）。使用该组作为分母，该年龄组男性慢跑时死亡的发生率为每7620名慢跑者每年一人死亡，或每400 000人每小时慢跑约一人死亡。虽然非常低，但在慢跑期间的死亡率大约是久坐活动期间死亡率的七倍。然而，风险增加并不完全独立于其他因素。12名跑步者中有5名存档的静息心电图，大多数都是异常，因此慢跑时猝死的风险并不完全独立于现有的心脏病。更精确的比值表示应该为将患有心脏疾病的慢跑者作为分母。

华盛顿州金县

随后在华盛顿州金县进行的一项研究说明了选择合适分母的重要性（图16.7；Siscovick et al.，1984）。通过采访133名年龄在25岁到75之间男性的妻子，获得了致命性心脏病发作之前和期间的体力活动史。一群身体健康男性的妻子同样被问及她们丈夫的运动习惯，这提供了分母。在久坐不动的男性中，运动期间死亡的概率增加了六倍（从每小时每1亿人中有5人到30人的暴露率）。然而，24小时内常规锻炼者（约7例）任何原因导致死亡率是久坐男性的一半（约15例）。因此，即使运动带来短期风险，其长期效益仍然超过久坐的风险。后来在护士健康研究中报告了类似的研究结果。

虽然患有冠心病的男性突然死于心脏病的概率在运动期间增加了约六倍，但常规锻炼者24小时内由任何原因导致的死亡率是久坐男性的一半。所以，尽管运动具有短期风险，但其长期效益仍然大于久坐不动的风险。

医生健康研究

在12年的随访中，21 481名最初没有心血管疾病的男性医生中有122人猝死（Albert et al.，2000）。剧烈运动期间和剧烈运动后30分钟内猝死的相对风险接近17（95%CI：11~27），但剧烈运动（慢跑、运动或繁重家务）期间（17例死亡）或剧烈运动后30分钟内（6例死亡）猝死的绝对风险非常低（每150万次运动中1例猝死）。习惯性运动降低了剧烈运动的风险。每周定期锻炼五次或五次以上的男性在运动期间或运动后死亡的相对风险为11%，而很少锻炼的男性的相对风险为74。

护士健康研究

使用前瞻性研究女性中度至剧烈运动引起的心源性猝死风险，来自护士健康研究（1980~2004年）的288例心源性猝死病例的巢式病例交叉研究，以及1986~2004年随访的69 693名没有心血管疾病的参与者的前瞻性队列分析（Whang et al.，2006）。绝对风险非常低（每3650万小时运动一次心脏猝死）。在病例交叉分析中，与较轻或无作用时的风险相比，中度至剧烈运动期间心源性猝死的风险短暂升高（RR=2.38；95%CI：1.23~4.60）。习惯性中度至剧烈运动改变了这种短暂的风险，并且每周运动2小时或更长时间的女性风险不再显著升高。在队列分析中，越来越多的中度至剧烈运动与心源性猝死的长期风险降低相关，当结果针对年龄和生物标志物进行调整时，这些标志物是心脏性猝死的危险因素，并可能解释习惯性体力活动的影响。无论是否对混杂因素进行调整，与不运动的女性相比，每周锻炼4小时或更长时间的女性风险降低程度都很高（RR=0.41；95%CI：0.20~0.83）。

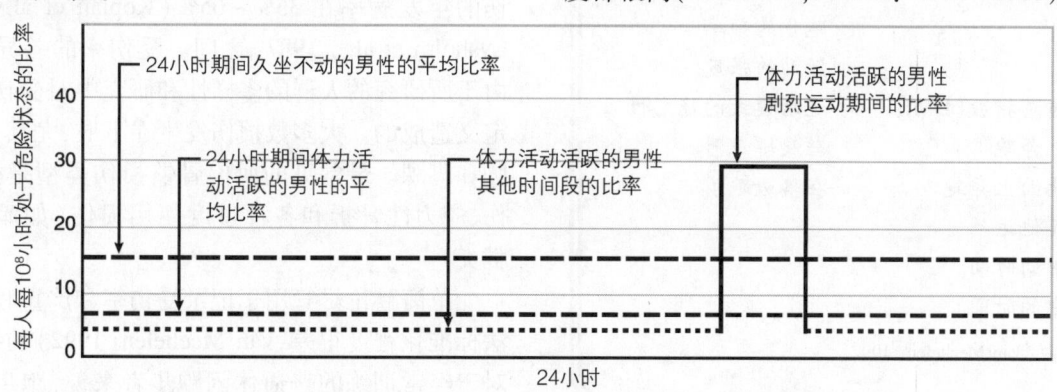

图16.7 在华盛顿州金县进行的一项研究：久坐不动和体力活动活跃的男性心脏病发作死亡的比率图。

体力活动与现有心脏病

一个重要的问题是,如果曾遭遇过运动相关的冠状动脉事件,在不参加锻炼的前提下,不久的将来是否会遭遇类似的情况。马卡林等人是第一批注意到体育锻炼期间猝死现象频繁发生的人。他们观察到运动期间对心脏的代谢需求增加是导致运动期间发生的任何冠状动脉事件的死亡率增加的原因。另一种观点认为,体力消耗只会加速不可避免的事情,正如对1978年2月罗德岛暴风雪的研究所表明的那样(Faich et al., 1979)。在这场风暴当天,缺血性心脏病的死亡率几乎是前五年2月份平均水平的两倍。死亡率持续数天仍然升高,但随后降至2月平均水平以下,因此1978年2月的总体死亡率与过去五年类似。这表明面对风暴时身体和情绪压力只能加速死亡,并且无论如何都会发生这种情况。然而,这样的结论是微不足道的,因为它基于第2章中描述的生态谬误问题的相同类型的逻辑,其中死亡原因是从共同发生的事件的趋势推断出来的。

大多数报道称在慢跑期间突然死亡是由于继发于冠状动脉疾病的心律失常所致。风险较高的人包括经验丰富的跑步者,通常那些每周跑步距离很长,有一个或多个主要冠状动脉危险因素的人,他们在以后的生活中开始慢跑(可能是在发生明显的冠状动脉疾病之后),并经常忽略前驱症状(即预先警告标志,如胸痛)。其他报告的运动过程中死亡原因包括心肌炎,特发性肥厚型心肌病,心脏或血管的先天性异常,心脏或主要血管破裂,心力衰竭和中暑。

1987~2006年间发表的7项流行病学研究表明:在剧烈体力活动期间或之后不久,突然发生心脏不良事件(即心脏骤停,猝死,心肌梗死)的平均风险是习惯性活动较少的人的五倍(体力活动指南咨询委员会2008)。

汉斯克(1978)调查了北美30个关于心血管问题的心脏康复计划,其中包括14 000名患者和患者160万小时的运动量。患者累积运动33 000、233 000和116 000小时分别有1例心脏骤停、1例心肌梗死和1例死亡。康复计划还报告了4%的年死亡率,这是无论他们是否运动梗死后患者的预期比率。

由于体力消耗期间潜在的心脏问题,许多运动促进的专家和团体,包括ACSM在内,针对久坐不动的45岁男性至55岁女性及年纪更大的人或因家族史、早发冠心病、吸烟、肥胖、高血压或血清胆固醇水平升高预估具有高冠心病风险的年轻人,在开始剧烈运动计划之前,建议将多阶段运动心电图测试作为医学筛查计划的一部分。

关节肌肉损伤

骨科和肌肉骨骼损伤在运动中比心血管疾病更常见,尤其是在跑步或慢跑中,但对于抗阻运动训练和弹性拉伸等活动的发生率和危险因素知之甚少。

跑步和慢跑

基于人群跑步者的研究,一直报告肌肉骨骼损伤的年发病率在35%~65%(Koplan et al., 1982; Lysholm et al., 1987)之间。受伤率的差异可能是由于所研究的人群的多样性和研究中对受伤的不同定义造成的。大多数损伤发生在下肢,尤其是膝盖、脚和脚踝。最常见的肌肉骨骼损伤类型是扭伤、拉伤、应力性骨折和各种过度使用损伤(如髌骨或跟腱炎)。

范海赫伦尽管用于记录受伤率和严重程度的方法标准化程度很差,van Mechelen(1992)的结论是,对于经常训练的普通休闲跑步者来说,跑步损伤的年发生率在37%~56%。以相对于暴露时间的发生

跑步受伤的潜在危险因素

风险增加	较弱或混合证据
既往受伤情况	热身
缺乏跑步的经验	伸展运动
为了竞争而奔跑	身高
每周跑的距离过长	不协调
无影响	活动范围受限
年龄	跑步的频率
性别	活动的强度
身体质量指数(BMI)	运动模式的稳定性
在山上奔跑	鞋及矫正器
在硬地面上奔跑	在路边跑步
参与其他运动	
一年中的时间	
一天中的时间	

资料来源:van Mechelen, 1992。

率来表示,这些速率大约是在每 1 000 小时内造成的 2.5 到 12.1 的伤害。大多数跑步损伤(总数的 70%~80%)涉及下肢,不同跑步者中最常见的损伤为肌腱炎(竞技跑步者)、应力性骨折(男孩和女孩)、拉伤和肌腱炎(一般人群)。研究发现,受伤导致跑步减少或暂时中断的情况约占所有受伤情况的 30%~90%;约有 20%~70%的伤者需要医疗护理,只有不到 5%的人因此耽误了工作时间。

步行

在北美,散步是成年人最普遍的锻炼方式。1994 年美国家庭住户伤害控制和风险调查(ICARIS)估计,在 18 岁或 18 岁以上的成年人中,有 1.4%(约 187 000 人)在夏初的前一个月遭受过步行伤害(Powell et al.,1998)。虽然步行似乎没有什么危险,但在步行过程中受伤率并没有得到很多研究。在芬兰赫尔辛基进行的一项与体力活动有关的损伤研究(Sandelin et al.,1988)中,步行是最受欢迎的活动,75%的被调查样本都进行了这种活动,但在观察到的损伤中,它没有被列为值得注意的损伤比例。在有氧运动中心纵向研究的 698 名男性和 169 名女性参与者中,有报告称在过去一年中曾发生过需要去看医生的与体力活动有关的损伤,其中 45 岁以下的男性中,步行者受伤的风险比跑步者低 25%,45 岁以上的男性中,步行者受伤的风险比跑步者低 33%。不论年龄大小,走路的女性比跑步的女性要低 25%的风险,但从统计学角度来说,减少的比例并不显著因为女性的数量很少。受伤率根据年龄、BMI、既往受伤情况和力量训练进行调整,且与步行量无关(Colbert et al.,2000)。

> 在日常活动中增加少量舒适的步行,如每周 2~3 次,每次 5~15 分钟,肌肉骨骼损伤的风险较低并且没有已知的突发严重心脏事件的风险(Physical Activity Guidelines Advisory Committee,2008)。

骑自行车

1994 年 ICARIS 的研究发现,在美国 18 岁或 18 岁以上的成年人中,只有不到 1%(估计 33 万人)报告在夏初的前一个月发生了自行车事故(Powell et al.,1998)。其他受伤率的估计数据来自临床研究,这些研究对因骑自行车(尽管不是固定自行车)而受伤的医生的累计就诊次数进行了评估。这些报告大部分是关于头部外伤的(Guichon et al.,1975;Sacks et al.,1991;Thompson et al.,1989)。损伤率从 4.6%(Kiburz et al.,1986)到 13%(Kruse et al.,1980)不等,但损伤很小,不需要治疗或只需要自我治疗。一项针对城市自行车手的研究发现,骑行距离和骑行时间的增加与事故的增加有关(Sgaglione et al.,1982)。在各种研究中比较受伤率和危险因素的困难在于,研究人群因自行车类型(娱乐、交通和运动)的不同而不同,与每种自行车类型相关的设备和骑行环境也有很大差异。

最常见的需要住院治疗的自行车损伤类型是头部外伤(Guichon et al.,1975)。据估计,1997 年,不戴头盔导致美国 10.7 万例不必要的自行车相关头部损伤,直接医疗费用为 8 100 万美元,间接医疗费用为 23 亿美元(Schulman et al.,2002)。一项对自行车的头部创伤的案例控制研究证明了安全头盔在减轻头部创伤的严重程度上的效果(Thompson et al.,1989)。其他的研究也同样认为安全头盔可以有效预防严重伤害甚至死亡(Sacks et al.,1991)。一项 Meta 分析估计,自行车头盔的使用降低了近 75%的死亡风险,头部损伤和脑损伤的风险为约 60%,面部损伤的风险减半(Attewell et al.,2001)。

有氧运动或团体舞蹈训练

有氧运动包括多种不同强度的团体运动项目。最常见的特征是有节奏的动作配上音乐。ICARIS 的研究发现,在美国 18 岁或以上的成年人中,只有不到 1.6%的人(大约 394 000 人)报告说,在上个月发生了一场与有氧运动有关的事故(Powell et al.,1998)。有氧舞蹈参与者受伤的横断面和前瞻性临床研究取得了一致的结果。总的来说,大约 45%的学生和 75%的教师报告了受伤情况(Garrick et al.,1986;Richie et al.,1985;Rothenberger et al.,1988)。在一项研究中,每年的伤害发生率为每个人 2.33 次(每年每 100 人 233 次)(Requa et al.,1993),与爱尔兰竞技舞者每年 2.1 次的伤害发生率相似(Watson,1993)。在另一项研究中,在目前接受治疗的女性中,几乎有一半的人说自己以前受过伤;这些损伤中有 23%需要去看医生(Rothenberger et al.，1988）。虽然有氧舞蹈的绝对损伤率似乎很高，但长期限制活动的比率似乎很低。Garrick，Gillien，以及Whiteside（1986）报道称，80%的损伤只在有氧运动课上发生。最常见的损伤部位是胫骨，在教师和学生的损伤中始终占20%以上。

在有氧舞蹈的研究中，唯一一致确定的风险因素是参加舞蹈课的频率。每周参加四次以上运动的人受伤率高于每周参加少于四次的人。然而，每小时有氧运动的受伤率随着参与时间的增加而下降，这与之前讨论的桃树路跑步的后续研究结果相似。有腿部和关节问题病史以及没有其他类型健身活动经验的人受伤率也更高。

抗阻训练

与我们讨论过的其他活动一样，与抗阻运动相关的损伤也没有得到流行病学方法的充分研究。ICARIS研究估计，在过去的一个月里，美国18岁及以上的成年人中有2.4%（约964 000人）遭受过举重损伤（Powell et al.，1998）。国家电子伤害监测系统（NEISS）用于识别2000年至2017年期间在美国急诊室就诊的举重相关肩部损伤患者（Piruccio et al.，2019）。在"2010年健康人目标"和2008年《美国人体力活动指南》发布之后，这一时期包括了增加抗阻运动参与的公共卫生建议。在2000年期间，全国举重相关肩部损伤的估计呈线性增长（$N = 8\,073$；95%CI：$6\,309 \sim 9\,836$）和2017年（$N = 14\,612$；95%CI：$12\,293 \sim 16\,930$），到2030年，全国预计将有近23 000例病例。患者以男性为主（83%），年龄在20~29岁之间（31%）。常见的损伤是扭伤、拉伤或肌肉撕裂（65%）。2012~2017年的平均受伤年龄（34岁）高于2012年之前。一项对9项小型观察性研究的系统回顾发现，在奥林匹克式举重（663名运动员）和力量举重（472名运动员）中，使用了不同的损伤定义和不良暴露指标，脊柱、肩膀和膝盖是最常见的损伤部位。在举重训练中，受伤发生率为2.4~3.3次/1 000小时，在力量举重训练中为1.0~4.4次/1 000小时（Aasa et al.，2017）。

一项对27例6~18岁青少年抗阻训练试验的回顾发现，只有两例损伤被报道，每一例都是使用自由举重（Faigenbaum et al.，2010）。举重损伤部位的估计见图16.8。其他临床研究最近描述了这类损伤的类型和影响在人群的选择亚组。45名女性参加了为期24周的举重、跑步、短跑、背包、举重和负重训练项目，其中22名（49%）至少有一次受伤，受伤率为每1 000小时2.8例。看医生的总次数和培训损失的天数分别为89天和69天。大多数损伤是下背部、膝盖和足部的过度使用损伤（Reynolds et al.，2001）。一项临床病例对照研究检查了力量举重对12对年龄在35~69岁的同卵（即同卵）男性双胞胎的椎间盘退变的长期影响，他们的终生参与历史不同（平均2 300小时和200小时举重）。虽然参加耐力运动不同的双胞胎在椎间盘退变方面没有差异，但参加力量举重较多的男性在胸椎T6~T12椎间盘退变更大，而在腰椎则没有。对先前背部损伤、职业工作期间脊柱负荷、吸烟和驾驶时间的损伤率比较进行调整后，结果没有改变（Videman et al.，1997）。ACSM（2002）提供了促进渐进式阻力训练安全增量的指南。

损 伤 特 征

在评估损伤对个人和整个社会健康的影响时，主要是按类型、位置、严重程度和后果来确定伤害的特征。

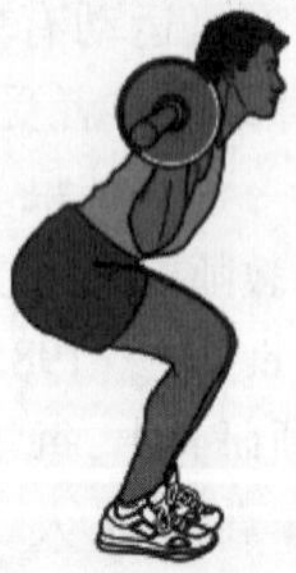

23~30岁	部位	8~13岁
4.7%	头	13.8%
14.0%	手	33.5%
21.8%	肩部	7.9%
42.1%	躯干	12.4%
3.3%	腿	1.8%

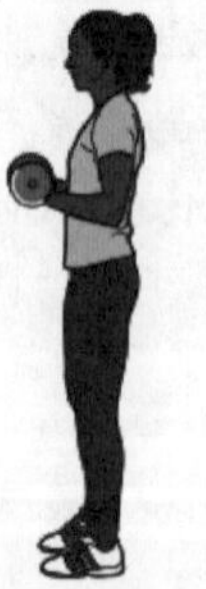

图16.8 美国因举重受伤而导致急诊室就诊的受伤部位百分比。
资料来源：Myer, 2009。

类型和位置

最常见的与活动有关的损伤类型是下肢扭伤和拉伤,特别是膝关节和踝关节(Kallinen et al., 1995; Nicholl et al., 1995; Zebas et al., 1995)。跑步者也容易患肌腱炎(Koplan et al., 1995; van Mechelen, 1992)。接触性运动具有较高的骨折、挫伤和上肢损伤发生率(Backx et al., 1991; Sandelin et al., 1988)。

严重程度和后果

大多数的体力活动损伤都是轻微的,几乎不需要治疗。赛德林及同事报道说,在40 380例的运动损伤中,53%的人需要用胶带包扎,只有25%的人需要使用止痛药进行医疗治疗。有研究报告说,在399名记录在案的8~17岁学龄儿童运动损伤中,有175人伤势不严重,并不足以向医师报告。相比之下,马蒂和同事研究了跑步损伤对生活方式的影响,发现1994年44%的跑步损伤导致平均4.8周的训练中断,31%的跑步损伤需要治疗,5%的跑步损伤导致缺勤。范海赫伦的结论是,20%~70%的跑步损伤需要医疗护理,30%~90%导致训练中断。

大学体育运动的严重程度被定义为至少缺席一天的比赛。并以每10万名运动员的曝光率来表示,其发生率从高(9.6)的足球训练(9.6)和高(35.9)到低(1.9)的男子棒球训练(35.9)不等。在高中,使运动员不参与超过21天的严重伤害的发病率(每1 000名运动员暴露的风险)比实际情况(0.24)要大(0.79)。尽管运动相关脑震荡在所有高中运动损伤中占9%,在所有大学运动损伤中占6%,但只有不到1%的运动脑震荡导致意识丧失。心脏病患者在运动时死亡的风险会短暂增加5倍,但那些经常运动的人仍然会将心脏死亡的总风险降低一半。据估计,在心脏康复运动项目中,与运动相关的死亡风险约为每11.6万名患者参与运动1小时。

运动损伤的风险:证据

为了判断运动的健康风险,有必要使用密尔因果标准来评估运动与肌肉骨骼损伤发生率之间因果关系。大多数研究都没有使用合适的对照组来提供久坐人群的基础损伤率,因此,许多研究中报告的风险比率的大小并不能准确地反映体力活动与损伤率之间的关联程度。已经证明了剂量依赖性,更大的总暴露(频率持续时间××强度)与受伤的风险增加有关,但是,体力活动的特定特征对受伤风险的独立影响尚未确定。少数纵向和前瞻性队列研究表明,时间顺序适合于运动和伤害之间的因果关系。对来自人口基数的大量、有代表性的随机样本的研究已经建立了一致性,尽管此类研究相对较少。在几项研究中,年龄作为运动中受伤的风险因素的影响因素已被证实;关于性别的发现是相互矛盾的,很少有其他因素(如健康水平、运动技能、种族、社会经济地位)被证明对受伤风险有缓和作用。在观察性研究中,体力活动的特征及其设置与其他伤害风险混杂因素的独立性尚未得到完全检验。临床研究提供了一些生物学上看似合理的伤害机制,但是,在以人群为基础的研究中,对影响受伤率和严重程度的人、环境和体力活动的具体特征的定义并不明确,对大多数类型的体力活动损伤的研究也不够充分。

> 《2008年美国人体力活动指南》的科学咨询委员会得出结论,建议的公共健康的最低定期体力活动水平为每周约500个MET-minutes,肌肉骨骼损伤的风险较低(但没有精确测量)。运动剂量和肌肉骨骼损伤风险之间直接关系的最清晰证据来自对跑步损伤的一些研究。在过去的12个月中,每周跑步40英里或以上(每周4 000 MET-minutes或以上)的人受伤的可能性是每周跑步5~10英里(每周500~1 000米MET-minutes)的人的2~3倍。(Physical Activity Guidelines Advisory Committee, 2008)。

其他医疗危害

各种其他不良反应和危害与参加医学试验的被试有关,这些实验是在人群中开展运动训练或体力活动(表16.6)。它们代表了一个经常需要治疗的临床问题。然而,它们在运动训练期间或一般人群中的患病率和发病率尚未确定,因此目前尚不清楚他们问题的大小或普遍性。

表 16.6　剧烈体力活动所引致的医疗损伤或疾病

类 型	危 险
心血管	心脏病患者的心脏骤停 主动脉破裂
肌肉骨骼	肌肉损伤(包括迟发性肌肉酸痛) 肌腱拉伤 韧带撕裂(扭伤) 劳累性横纹肌溶解症(尿中肌红蛋白) 关节炎症
肺	运动引起的支气管痉挛
胃肠道	肠易激综合征 跑步者的胃肠道失血
过敏	运动引起的过敏反应 皮肤伤痕
妇科	月经初潮延迟 闭经 月经过少
内分泌	糖尿病患者低血糖
肾	血尿(尿液中的血液) 蛋白尿(尿液中的蛋白质)
血液	贫血(通常由于血浆体积膨胀引起的假性贫血,但红细胞计数正常) 跑步者的胃肠道失血
热	热痉挛 中暑 心脏病 冻疮 低温

资料来源：Gotsch et al., 2002。

尽管与医疗干预的危害相比,它对于判断益处(即改善的健康状况)具有重要意义(Ioannidis et al., 2004),但在随机试验报告中,关于不良反应的信息通常是不充分的。2006 年在六个高影响力医学期刊上发表的 133 项随机对照试验评估(新英格兰医学杂志、柳叶刀、美国医学会杂志、英国医学期刊、内科医学年鉴和公共科学图书馆医学杂志),显示近五分之一的试验报告没有关于不良反应的信息(Pitrou et al., 2009)。在四分之一的试验中,严重程度尚未明确或模糊地定义,几乎一半的试验报告没有因不良反应而退出患者的信息;只有 13% 的报告说明了不良反应导致脱落的原因。此外,许多试验得出结论,与对照组相比,干预组中的不良反应并不显著,尽管试验的规模太小而不能产生统计学上有效的差异检验(Ioannidis, 2009)。

同样,报道患者进行运动干预试验中出现的不良反应很少且不统一。因此,大多数人在运动训练中发生伤害的普遍程度和严重程度或有效性尚不完全清楚。迄今为止,报告的大多数不良反应是肌肉骨骼疾病,而不是现有医疗状况的体征或症状的恶化。

Bouchard 及其同事(2012)的一项研究表明,运动会增加某些人患心血管疾病和糖尿病的风险因素。在包括 1 687 名成人在内的 6 项对照运动试验中,7% 的参与者中有两项或更多项结果恶化。收缩压(12%)、HDL 胆固醇(13%)、甘油三酯(10%)和胰岛素(8%)的有害率超过了自然变异和测量误差。需要更多的研究来了解这些发现对健康的影响,以及运动处方是否可以更好地基于人们对运动的适应性。

在后来的一项不受控制的试验中,332 名成年人参加了一个为期 14 周的有监督的社区运动项目,心血管不良反应的患病率为收缩压 6%,甘油三酯 3.6%,HDL-C 5.1%。甘油三酯符合代谢综合征标准的比例为 3.2%,空腹血糖受损为 2.7%,低 HDL-C 为 2.2%,腰围升高为 1.3%,血压升高低于 1%(Dalleck et al., 2015)。

前两项研究只调查了接受运动干预的人的不良反应。他们并没有比较没有参与锻炼的类似人群的反应。这一点很重要,因为人们可以经历自然发生的生物标志物变化,这是因为运动干预之外的因素同时起作用,比如随着时间的推移,生物变异以及情绪压力、疾病或饮食的变化。

相比之下,随后的一项研究汇总了来自 Bouchard 及其同事(2012)分析的六个队列中的四个队列的 1 200 人的结果,但比较了锻炼组和对照组的结果(Leifer et al., 2016)。使用相似的不良反应阈值,运动组在空腹胰岛素(9.6% vs. 15.2%)和 HDL-C(22.5% vs. 28.6%)方面的不良变化发生率低于对照组,在甘油三酯(13.1% vs. 14.9%)和收缩压(15.8% vs. 16.9%)方面的不良变化发生率具有统计学意义相似。在这种比较方法下,研究结果不支持最初的担忧,即有氧运动训练增加了某些心血管危险因素的不良反应风险。

心 理 危 害

心理健康专家担心,一些体育和休闲健身活动中,严格训练和社会风气会加强体成分的精致组成和厌食,这会增加参与者的饮食问题或现有饮食问题的风险。最近还注意到一些身体形象扭曲的举重运动员中潜在的类固醇和药物滥用问题。尽管20多年前人们认识到,像食物或药物一样,运动可能会被滥用(Dishman,1985;Morgan,1979),目前还不清楚过度锻炼和饮食紊乱是否具有共同的过程,即受到共同目标的刺激并遵循共同的医疗结果(Davis,2000)。

无序的饮食

高强度的跑步者和被诊断为神经性厌食症(即自我饥饿)的患者在临床表现上有相似之处,包括焦虑和抑郁程度的升高。尽管对一小部分优秀芭蕾舞演员、体操运动员和摔跤运动员进行的研究表明,他们出现饮食问题的概率高于预期,但这些问题持续多久,以及这些问题是否代表了这项运动的目标——适当的行为,而不是医学或心理病理学——尚未得到证实(Dishman,1985)。运动性厌食症(定义为某些运动群体中常见的进食障碍的危险因素增加)被认为是神经性厌食症的一种亚临床综合征(Sundgot-Borgen,1994)。尽管在500多名挪威优秀女运动员样本中,有22%的人被判定有饮食失调的风险(Sundgot-Borgen,1994),饮食失调的流行程度以及运动和锻炼所造成的独立风险尚未由受控的流行病学和临床研究确定。在大多数情况下,运动员的饮食行为并不表明他们患有神经性厌食症或贪食症(即酗酒和清除;O'Connor et al.,1999),其在美国的患病率分别约为1%和4%。

尽管如此,在一些运动项目中,饮食失调仍然是顶级女运动员临床健康问题之一。挪威的一项研究的女运动员代表国家队在初级或高级层面,13~39岁($n=938$),和一个年龄相匹配的非专业运动员组,随机选择样本($n=900$),旨在确定进食障碍的风险因素在优秀运动员和普通人群之间是统一的(Torstveit et al.,2008)。随机抽样的运动员($n=186$)和对照($n=145$)是临床访谈的受试者。更多运动员需要精益(46.7%)被认为患有临床饮食失调,而不是其他运动(19.8%)和对照(21.4%)的运动员。随机抽取186名运动员和145名对照组进行临床访谈。与其他运动项目的运动员(19.8%)和对照组(21.4%)相比,更多需要体型苗条的运动项目的运动员(46.7%)被判定患有临床饮食障碍。饮食障碍的危险因素包括需要体型苗条的运动项目运动员的月经功能障碍、其他运动员自述的饮食障碍症状以及非运动员自述的致病性体重控制方法。研究结果表明,饮食失调的危险因素并不一致,但在优秀女性运动员中却是唯一的,这取决于她们参加的体育项目是否需要苗条才能在高水平的比赛中取得成功。女性运动员和非运动员同时出现饮食紊乱和月经功能障碍是一种严重的健康风险,尤其是对骨骼健康(ACSM,2007c)。尽管存在临床健康方面的担忧,但在挪威青少年中,自述饮食失调的情况在非运动员中比在优秀运动员中更为普遍,而优秀运动员则表示,通过减肥来提高运动成绩是他们节食的一个重要原因(Martinsen et al.,2010)。

超过50项关于该主题的研究的结果,包括一般水平运动员和休闲运动员,都是不确定的。因为这些研究只是描述了活跃人群和不活跃人群的症状,而没有充分考虑可能导致饮食问题的活动史以外的属性(Davis,2000)。这些研究通常缺乏对体力活动或饮食紊乱的标准定义或有效测量。例如,许多跑步者每周跑50英里(80千米)或更多,没有任何问题,而其他人可能无法忍受每周跑20英里

运动员饮食失调风险的可能因素

专业运动因素:
体重类别(例如摔跤和举重)
成功所需的瘦或体重范围(例如,游泳)
美学(如体操)
主观判断(如花样滑冰)

性格特征:
完美主义、焦虑

身体形象不佳,身体自尊心低
成就期望,表现压力

混杂因素:
增加体力活动和训练量
教练的减肥建议
无人监督的节食
疾病或受伤

（32千米）。尽管厌食症患者经常通过过度运动来增加食物限制，但由于肌肉消耗和贫血，他们的有氧适能（VO_{2max}）远低于平均水平，这与习惯性跑步者和训练过度的运动员的有氧适能高于平均水平形成了对比。此外，横断面研究尚未揭示强制性（即过度承诺）跑步者和厌食症患者之间的常见精神病理学。

研究人员认为，参加体力活动会增加饮食紊乱的风险，他们通常只研究了一小部分运动员，没有充分考虑不同运动、竞争水平、教练或队友的行为、饮食或活动历史以及社会经济背景对饮食问题的影响。如果不考虑年龄、个人及家族史、性格或社会经济地位等因素对饮食行为的影响，那么对运动或运动员中饮食紊乱率及其危险因素的比较就没有意义了。没有将运动员的风险状况与来自相同学术、社会经济或心理背景的非运动员进行比较。这些科学上的局限性使我们无法得出这样的结论，即运动员与被诊断为饮食障碍的患者在饮食行为或态度上的差异或相似之处是由于他们参与了运动或锻炼，而不是由于他们在变得厌食症、暴食症、运动或体力活动之前就已经存在的属性。

尽管如此，饮食失调和对相对能量缺乏的更广泛关注仍然是运动医学的临床问题（Joy et al., 2016; Mountjoy et al., 2018）。相反，新出现的证据表明，运动训练与饮食干预相结合，在治疗非运动女性神经性贪食症和暴食症方面，与认知行为心理疗法一样有效（Mathisen et al., 2020）。

肌肉痉挛

哈佛大学附属研究人员菲利普斯、奥沙利文和蒲柏提出了一种身体畸形症，他们称之为肌肉畸形症。他们通过案例研究得出结论，肌肉上瘾与严重的主观痛苦、社交和职业功能受损以及滥用合成代谢类固醇和其他物质有关（Gruber et al., 2000; Pope et al., 1997）。

研究人员接着验证了西方社会的男性希望拥有比他们曾经拥有或认为拥有的更瘦、更强壮的身体这一假设（Pope et al., 2000）。对奥地利（54名）、法国（65名）和美国（81名）的大学适龄男性的身高、体重和体脂进行了测量。每个男人都选择了他认为能代表他自己身体、他理想中的身体、他这个年龄的普通男性的身体以及他认为女性更喜欢的男性身体的图片。将男性的实际身体脂肪和肌肉与所选的四张照片进行比较。尽管所测得的脂肪和所选图像的脂肪含量略有不同，但这三个国家的男性都选择了一种理想的身材，这种身材的肌肉平均比他们自己的身体多28磅（12.7千克）。男性还认为女性更喜欢肌肉发达的男性，而不是肌肉发达的30磅（13.6千克）。研究人员推测，男性理想的身体形象和实际的肌肉发达程度之间的巨大差异可能有助于解释肌肉上瘾和一些合成代谢类固醇滥用。

在另一项研究中，24名肌肉上瘾的男性报告称，与波士顿健身房招募的30名正常举重运动员相比，他们对身体的不满程度更高，饮食态度更危险，使用合成代谢类固醇的比例更高，情绪、焦虑和饮食紊乱的终生患病率也更高（Olivardia et al., 2000）。肌肉上瘾的男性称，他们在工作和社交场合中经常感到羞愧、尴尬和功能受损。后来的一项研究显示，与28名没有任何症状的男性举重运动员相比，15名肌肉上瘾的举重运动员对自己的身体有更多的负面想法，包括对肌肉的依赖；不满意自己的外表；检查外表；这取决于健身。

从波士顿地区体育馆招募的75名女性健美运动员中也报告了一些身体上瘾的案例（Gruber et al., 2000）。那些过去或现在有肌肉畸形症病史的人也可能有情绪或焦虑障碍。（Cafri et al., 2008）

目前尚不清楚身体变形障碍或肌肉变形障碍是否以强迫性焦虑障碍或进食障碍的常见症状为特征（Chosak et al., 2008）。一项针对237名18~72岁

身体畸形障碍的诊断标准

- 此类人专注于一个或多个被察觉到的身体外表缺陷或缺陷，这些缺陷或缺陷对其他人来说是不可见的或微不足道的。在这种疾病的某些时候，患者会做出重复的行为，比如照镜子、过度梳洗、寻求安慰，或者在心理上与他人的外表进行比较。
- 这种专注会导致临床上显著的痛苦或社会、职业或其他功能领域的损害。
- 在另一种精神障碍中，对身体脂肪或体重的担忧（例如，神经性厌食症中对身体形状和大小的不满）并不能更好地解释这种关注。
- 具体到肌肉畸形，这个人总是想着自己的身体太小或不够强壮。

(平均33岁)男性举重者的横断面研究,从美国南部和中西部的八所大学和社区健身房以及两家营养补充剂商店招募,通过八项身体形象测量确定了五类评分——变形组、关注肌肉组、关注脂肪组、正常行为组和正常组(Hildebrandt et al., 2006)。变形组的男性(n=40,即样本的17%)报告了整体身体形象障碍、对肌肉大小的追求、对体型的焦虑、类固醇使用以及对饮食(包括暴食型行为)和锻炼计划的强迫性投入(Hildebrandt et al., 2006)。关注肌肉组(63人)认为他们肌肉不够发达,对肌肉大小有强烈的欲望;而关注脂肪组(66人)对身体有强烈的不满和体质焦虑,但对肌肉大小没有强烈的欲望。正常行为组(n=38)报道高营养补充剂的使用和锻炼经常减少肌肉和脂肪体重,与所谓的正常组(n=30),他们想要增加肌肉,减少脂肪,但没有报告身体的不满和焦虑的症状。除了这个小的、非随机的样本,这项研究的不足之处在于,它没有任何衡量身体脂肪或肌肉的指标(BMI除外,它不适合测量举重运动员的身体组成)来衡量男性的感知是真实的还是扭曲的。这将是必要的,以确定在多大程度上这些人的知觉和动机是无序的,而不是适当的目标导向。尽管如此,有证据表明,使用和依赖阿那勃利克雄性激素是一个新兴的公共卫生问题(Kanayama et al., 2009)。

自1997年以来,已有大约250项描述性研究报告。总体而言,累积的证据主要来自非标准化的病例报告和对小样本的描述,这些样本主要局限于北美、英国和澳大利亚的男性,但并不具有代表性(Cerea et al., 2018; Santos Filho et al., 2015; Tod et al., 2016)。

虽然这些小横断面研究表明存在扭曲的身体形象的临床意义危害,但没有任何受控的基于人群的研究来确定其患病率或任何前瞻性队列研究或随机临床研究以确定是否有肌肉变形或身体参与阻力运动训练导致畸形,或者是否存在易受扭曲的身体形象和自我概念影响的人被吸引到举重。

不合理运动

曾有过过度参与或依赖休闲运动训练的个案报告。威斯康星大学的威廉·P.摩根(1979)首先描述了8例"跑步成瘾",其中对跑步的承诺超过了之前对工作、家庭、社会关系和医疗建议的承诺。类似的案例有阳性上瘾、跑步者暴食、健身狂热、运动员神经症、强制跑步和运动虐待。然而,人们对运动滥用的起源、有效诊断或心理健康影响知之甚少(Davis, 2000; Dishman, 1985; Bamber et al., 2003; Lejoyeux et al., 2008)。虽然对一些人来说,运动滥用或成瘾是一个需要医疗干预的问题,但它的流行程度可能还不够高,不足以支持干预。美国的问题是体力活动太少,而不是太多。

> 虽然滥用或上瘾的运动作为一个问题存在,需要进行医疗干预,它的流行程度可能不够高,以保证干预。美国的问题是体力活动太少,而不是太多。

总　　结

运动期间的损伤和运动治疗期间的不良反应的描述性流行病学没有体力活动和慢性疾病的流行病学成熟。在诸如散步和园艺等常见的体力活动中,关于受伤风险以及改变这些风险的因素的知识非常少。人们普遍认为,除了肌肉酸痛和关节疼痛外,散步和园艺活动对肌肉骨骼损伤的风险最小。这是否属实还有待于适当的流行病学研究。同样地,举重或其他抗阻运动、有氧舞蹈或团体运动、骑自行车近年来也变得越来越流行,但对这些运动参与者受伤的危险因素却知之甚少。最后,同样重要的是要考虑到,精神健康或社会适应的风险可能与对运动的极度投入或对健康或体格的全神贯注有关。

运动性厌食症、肌肉畸形症和不合理运动等病症并不被认为是精神疾病,也没有一项对照前瞻性研究表明,这些病症是由健康人在业余时间锻炼直接导致的。尽管如此,它们在临床和科学文献中的出现表明,它们的测量、流行程度和健康后果需要流行病学研究。

参　考　文　献

第17章

养成和保持积极体力活动的生活方式

我注意到,当我教授一些缓慢、复杂的有氧项目和运动项目时,我会在第一年就拥有非常庞大的学员,但他们很快就会离开。

• 罗伯特·杰弗里斯·罗伯茨(Robert Jeffries Roberts) •
马萨诸塞州斯普林菲尔德基督教青年会体育教育主任,1887~1889
(引自《伦纳德和阿弗莱克》1947,第315~319页)

用一个孩子应该有的方式来培养他;当他老了,他才不会背离他的生活轨迹。

• 《圣经》•
詹姆斯国王版,箴言书,第22章,第6节

本章目标
- 描述体力活动参与不足和临床锻炼计划依从性差的问题。
- 确定体力活动不足和退出锻炼计划的主要决定因素(即风险因素)。
- 讨论与参与体力活动相关的社会及建筑环境的各个方面。
- 描述体力活动的遗传基础的相关证据。
- 对比体力活动中假定的介质和调节因子的变化。
- 讨论适用于体力活动的行为改变的突出理论。
- 描述用于促进体力活动增加的干预措施的效果和有效性。

尽管本书中提供的证据均表明,体力活动可促进健康,但大多数美国人并没有进行充分的体力活动。第3章清楚地说明了美国和其他发达国家体力活动不足问题的严重程度。

据估计,世界上约有四分之一的成年人在休闲、工作或交通方面活动不足;四分之三的青少年不符合世卫组织关于体力活动的建议(WHO,2018)。WHO的全球老龄化和成人健康研究在2007年至2010年期间对六个低收入和中等收入国家的34 000多名50岁以上的成年人进行了调查,以评估这些人群是否达到了WHO每周600 MET-minutes(即150分钟中等至剧烈体力活动)的最低体力活动指南(Koyanagi et al.,2017)。总体而言,23.5%的人被认为足够活跃。在低收入国家加纳,以及中低收入国家印度,以及中上等收入国家中国和俄罗斯,这一比率都低于平均水平。对168个国家(包括190万人)的调查汇总结果发现,从2001年到2016年,全球体力活动不足的年龄标准化率稳定在28%左右(Guthold et al.,2018)。

在美国,大多数体力活动都发生在休闲时间,点估计显示,近50%的美国成年人不符合中等有氧体力活动的建议(每周150分钟或更多),72%不符合肌肉增强的指导方针锻炼(每周两天或更多),76%的人不符合有氧和加强锻炼的指导方针(National Center for Health Statistics,2019)。约30%的人在闲暇时间不参加任何体力活动。更少的超过四分之一的美国青少年符合有氧和加强锻炼的指导方针(National Center for Health Statistics,2016)。正如本书导言中所述,在美国,对心血管健康有风险的低体力活动水平的患病率与肥胖相似,是吸烟、高胆固醇和糖尿病等其他心血管风险因素患病率的两倍或三倍(Benjamin et al.,2019)。

> WHO于2018年启动了一项全球行动计划,到2025年将全球缺乏体力活动减少10%,到2030年减少15%(WHO,2018)。

目前还没有确定,在一个人口中,有多少自由生活的人在达到推荐的体力活动水平方面会随着时间的推移而自然变化。这仍然是知识上的一个根本缺陷,因为有必要在未来的研究中量化变化的暴露量,或者确定长期充足的体力活动的决定因素。一个以人口为基础的例子是对居住在夏威夷的约500名成年人进行的多种族队列研究,每六个月随访一次,持续两年(Dishman et al.,2015)。根据人们是否达到每周150分钟中等至高强度的休闲时间体力活动的最低推荐量,每六个月对他们进行一次运动充足或不足的判断。在每六个月的过渡期间,人们从活动量不足转变为活动量充足(45%～59%)的几率高于他们从活动量充足转变为活动量不足(8%～13%)的几率。此外,在整个队列中,每六个月进行足够体力活动的点流行率与美国大陆的估计相似(约50%)。然而,体力活动在亚组之间和亚组内部差异很大,约占队列的20%。这意味着他们的体力活动暴露在两年内波动。这可能在大量人群中也会发生,但为什么会这样还不清楚,需要研究。本章中提出的关于体力活动的决定因素和成功干预措施的大多数证据都没有解释这种周期性波动和持续的、长期的或持久的影响。

> 28%的美国成年人表示,他们在2017年每周有两天或更多的时间进行肌肉强化活动。

青少年时期体力活动急剧减少。在参加纵向研究——"今日成长"的12 812名10～18岁的美国男孩和女孩中,他们的体力活动一直持续到青春期早期,在13岁后逐渐下降(Kahn et al.,2008)。在26项研究中(大多数在美国完成),平均每年的体力活动下降(主要是自我报告)为7.0%(95% CI:-8.8%～-5.2%);女孩在较小(9～12岁)时的下降幅度较大,但在男孩中年龄则较大(13～16岁)(Dumith et al.,2011)。

2017年,美国不到一半的高中生(57%的男孩和37%的女孩)说他们通常每周5天或更长时间参加至少60分钟的体力活动,这一比例自2011年以来没有变化(Kann et al.,2018)。参与率从9年级的54%下降到10年级和11年级的45%,12年级的40%。相反,43%的学生说他们通常每天玩3个或更多小时的视频或电脑游戏,这从9年级的45%下降到12年级的39%(Kann et al.,2018)。

2017年,仅有26%的美国青少年表示他们的活动量足以满足目前每天一小时或更多有氧运动的体力活动准则(Kann et al.,2018)。图17.1显示,到了12年级,美国只有16%的女孩和30%的男孩达到了目前的准则,即每周每天进行一小时或更多的中等强度的体力活动(MVPA);这些数字代表了从9年级女孩的22%和男孩的40%下降。

2017年美国青少年的总体比率为26%,比2005年

网络资源

- www.who.int/dietphysicalactivity/pa/en/index.html。WHO关于饮食、体力活动和健康的全球战略网站。
- http://apps.nccd.cdc.gov/DNPAProg。美国国家慢性疾病预防和健康促进中心的营养、体力活动和肥胖部的国家体力活动计划目录的网站。提供有关国家健康部门的体力活动计划的信息。
- www.thecommunityguide.org/pa/。社区预防服务指南的体力活动部分是疾病预防控制中心的一项资源,提供有关促进体力活动的人口水平干预的信息。
- www.cdc.gov/physicalactivity/everyone/guidelines/。由美国CDC维护的网站,为美国人定制2008年不同年龄组的体力活动指南,并包括体力活动的提示。
- www.cdc.gov/mmwr/preview/mmwrhtml/rr5018a1.htm。其中包含由美国卫生和人类服务部与CDC合作赞助的社区预防服务工作队的总结报告。
- http://cancercontrol.cancer.gov/IS/reaim/。描述RE-AIM(覆盖面、效果、采用、实施、维护)框架的页面,旨在指导研究人员、从业者和决策者对行为干预对公共卫生的潜在影响的判断。
- www.healthypeople.gov/2020/topicso-bjectives2020/overview.aspx?topicid=33。2020美国家庭健康人口体力活动目标。
- www.aahperd.org/letsmoveinschool/。由美国健康、体育、娱乐和舞蹈联盟维护。它提供的工具旨在帮助教师和学校管理人员确保学校提供全面的学校体育活动计划,并以高质量的体育教育为基础。
- www.globalpa.org.uk/。由国际体力活动与健康协会倡导委员会维护的全球体育活动宣传主页。
- www.physicalactivityplan.org/。国家体力活动计划由南卡罗来纳大学哥伦比亚分校的阿诺德公共卫生学院维护。它包括在全国范围内实施计划的合作伙伴关系。

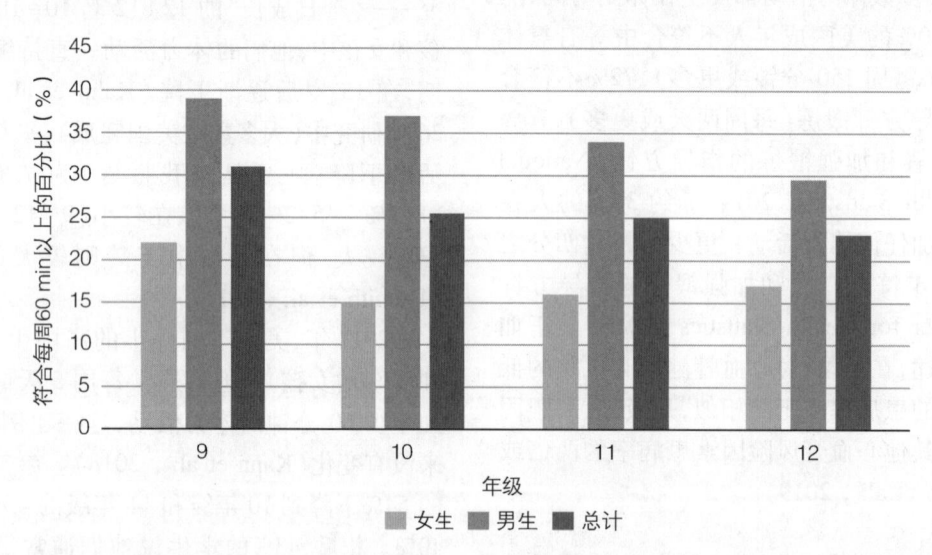

图17.1 美国青少年在高中期间充足的体力活动的比率。
资料来源:CDC, 2009。

制定每天1小时准则时的约18%有所提高。然而,如果使用客观的体力活动测量方法,如加速器,该比率要低得多。在美国,六年级女生平均每天约有24分钟的MVPA(Pate et al., 2006),与英格兰的男孩和女孩差不多(Ness et al., 2007),但英格兰只有5%的男孩和0.4%的女孩达到目前公共健康建议的每天至少1小时的MVPA(Riddoch et al., 2007)。

2018年美国儿童和青少年体力活动报告卡评估了美国青少年的体力活动水平和久坐行为,在促进体力活动的成功方面,总体体力活动的成绩为D-级(不到三分之一的青少年成功),以及学校的成绩为D-级,社区和建筑环境的成绩为C级(约一半的青少年成功)(National Physical Activity Plan Alliance, 2018)。

缺乏体力活动实际上是一种世界范围的公共卫

生负担,也是2002年"世界卫生日"的核心主题。第1章介绍和讨论了最近(2018年)关于休闲时间缺乏体力活动的患病率的估计,以及到2030年改变这些比率的目标。到2020年,人们的身体水平的大多数目标是比目前最好的估计提高10%。与2000年为2010年制定的目标相比,这些目标的增长幅度较小,对实现2020年目标的进展情况的中期审查对成年人来说是令人鼓舞的,但对儿童和青少年来说则不是这样(见第1章表1.2)。尽管如此,如果不开展有组织的全国运动,协同社区的体力活动干预措施,2030年的目标仍将难以实现和维持。

鉴于遗传影响人们体力活动的新证据,改变可能更难。例如,欧洲和澳大利亚对双胞胎的研究表明,年轻人和中年人的体力活动变异的20%～70%或更多可通过遗传特征来解释,其余由环境因素解释(Stubbe et al.,2006)。在该年龄段的老年人中,遗传因素影响较小(Vink et al.,2011)。在荷兰的青少年双胞胎中,双胞胎共同产生的特定环境影响解释了女孩(52%)比男孩(41%)更多的家庭影响。遗传学可以解释的家庭影响在男孩中占42%,在女孩中占36%(De Moor et al.,2011)。

家庭可以传播促进或阻碍体力活动的家庭文化。家庭以外的社会文化也可以加强体力活动或为体力活动创造学习和建立物理障碍,这可以抵消专注于个人动机的干预措施的有效性。因此,重要的是要了解可能改变的物理和社会环境影响,以增加体力活动,以及遗传因素改变环境因素和旨在改变人们的体力活动行为的干预措施的影响的方式。

> 研究表明,平均约50%的人体力活动变异可以通过遗传特征来解释,因此鉴别和改变影响人们在休闲时间做出积极活动决定的关键环境因素非常重要。

休闲时间不活动的问题不仅仅是激励人们去尝试。在没有成功的行为干预的情况下,自从40多年前发表了关于运动依从性的第一项研究以来,运动项目的平均退出率在参与的前6～12个月内保持在50%左右(图17.2)(Dishman,1982;Oldridge et al.,1983;Sanne et al.,1973)。

了解与采用和维持定期锻炼计划相关的知识、态度、行为和社交技能是美国国家卫生目标"健康公民2000"中确定的优先重点(U. S. Department of Health and Human Services,1991);促进体力活动是下一个国家卫生目标的关键方面(U. S. Department of Health and Human Services,2000a)。最近发布的"健康公民2020"(U. S. Department of Health and Human Services,2010)强调改变政策和实践的目标,以便在儿童保育机构、学校(更多的休息和体育课)和工作场所增加体力活动的机会。具体的国家目标旨在改变关于建筑环境的政策,甚至立法。目标假设如果人们有更多使用和利用体力活动的机会(如更多的公园和小径),如果社区设计通过步行或骑自行车来促进交通,以及如果所有人都可以在学校正常上课时间之外开放使用体育活动场所和设施,国家的体力活动水平将上升。

本章描述了人、环境和体力活动本身的特征,这些特征是体力活动参与的潜在原因或障碍。我们还讨论了用于促进对缺乏体力活动的理解以及增加适度的体力活动和锻炼的理论和干预措施。

体力活动不是单一的行为,它比任何其他与健康相关的生活行为方式需要更多的努力和时间。图17.3说明了它是一组复杂的不同行为,包括参与规划、体力活动的初步养成、继续参与或维持,以及参与的总体周期性(如复发、恢复活动和季节变化)。这种复杂的行为具有许多影响,并且成功的变化需要针对人们和他们的环境的特定特征的多种干预。

研究已经确定大约50种成年人和青年人休闲时间体力活动不足的不同潜在原因(见本章后面的表17.2～表17.4)(Dishman et al.,1994;Sallis et al.,2000)。每个人都可以影响决定增加适度生活方式的体力活动,或开始或坚持剧烈的锻炼计划决定。虽然尚不清楚哪些因素是最关键的,但似乎对于许多人来说,对体力活动的信念(例如,假想期望快速和容易地影响体重与形体)与较差的自我控制技能结合以使得运动计划难以维持。这些因素加上妨碍体力活动或加强其他活动的社会和物理环境,体力活动与久坐行为相比,当人们对如何度过闲暇时间做出选择时,让人们很容易理解为什么美国和其他经济发达国家及发展中国家的这么多人过于不活跃。

没有一个变量可以预测或完全解释体力活动和锻炼的参与。每个潜在的体力活动决定因素的重要性必须在其他个人和环境特征以及其他行为选择以及体力活动特征的背景下进行观察。如图17.3所示,体力活动的决定因素动态地相互作用以影响行

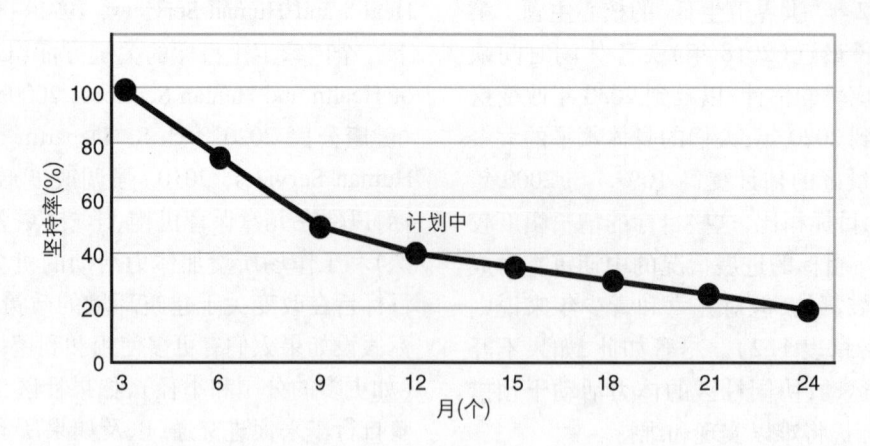

图 17.2　运动计划的平均流失率。

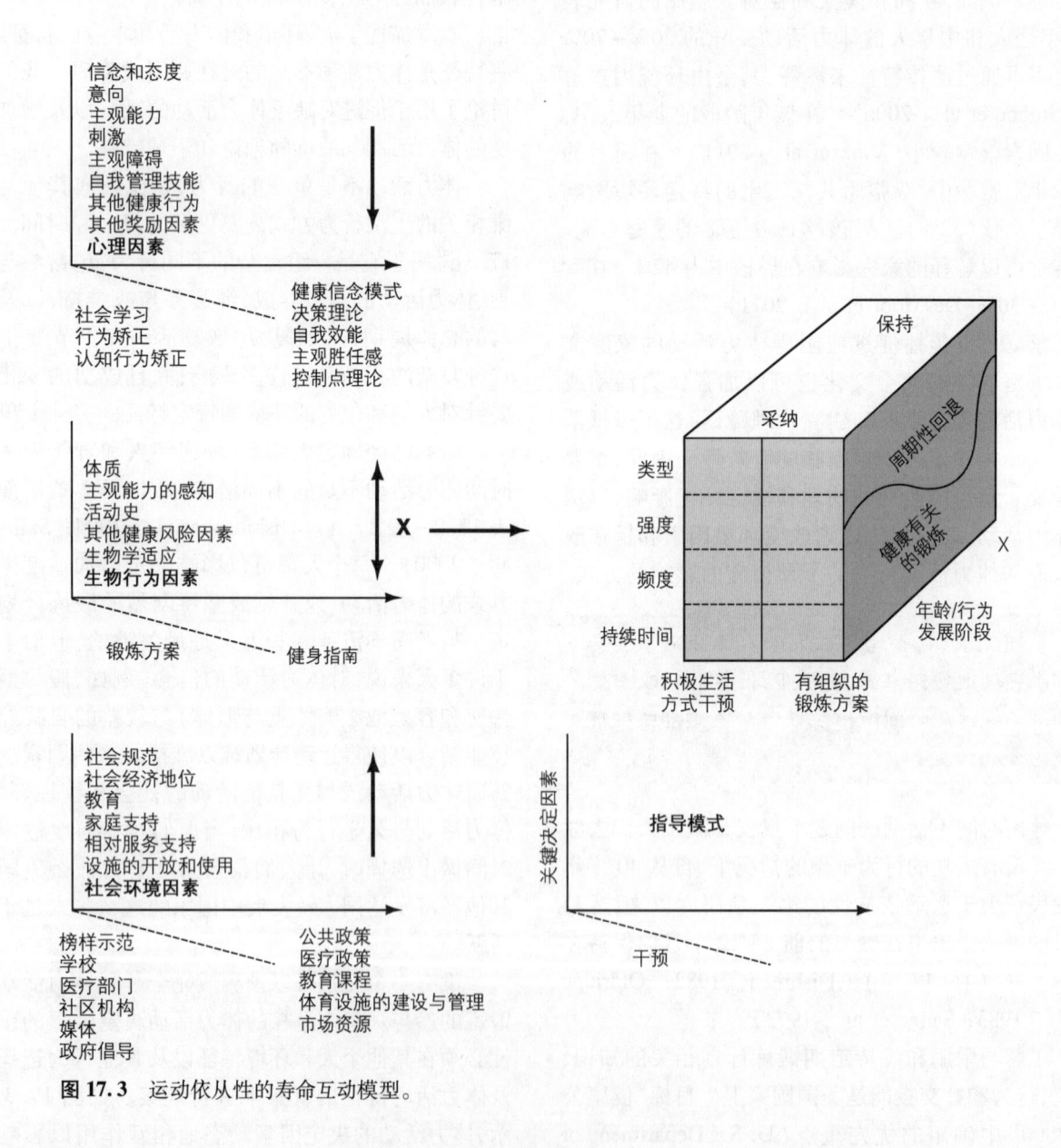

图 17.3　运动依从性的寿命互动模型。

为,并且变量之间的这种相互作用的模式随着时间和年龄或生命阶段而变化。例如,一个人的态度和体力活动历史可以与环境变量相互作用,如社会支持和天气。然而,体力活动成为既定的习惯后,恶劣天气的负面影响和社会支持对体力活动的积极影响可能变得不那么重要。

大多数旨在了解体力活动的个人决定因素的研究是横断面或前瞻性的,而非实验性的(Dishman,1994b)。因此,这些决定因素可被视为不活动的风险因素,尽管大多数研究未计算不活动或活动水平的概率或风险比。已经进行了相对较少的随机对照试验来实验性地操纵假定作为因果决定因素的变量。因此,在本章中,我们使用行列式来表示已经建立可重复关联或预测关系的变量,而不是已证明的因果关系。然而,后来,我们介绍了体力活动的介质和调节因子的概念,并讨论了一些新的研究,证实通过干预措施改变这些介质确实会导致体力活动增加。

> 决定因素表示既定的、可重复的关联,这些关联可能是因果关系而非经证实的因果关系。介质表示解释干预对增加体力活动的影响的变量或解释影响因果关系的因果链中另一个变量的影响的变量。调节因子表示修改干预或其他变量对体力活动变化影响的变量。

动机通常是需求、驱动、激励或行动的推动力的同义词。理解和增加体力活动的许多方法都集中在没有适当关注的动机上,而是理解障碍,无论是现实障碍还是感知障碍,都会减少动机并与动机相互作用,以确定人们体力活动的方向、强度和持久性。尽管发达国家和发展中国家普遍尝试促进体力活动,但是鉴于久坐的高度流行,但是对障碍的另一种关注可以帮助加强对未来干预的最佳方式的思考。

体力活动与个体障碍

与行为相关的成本和障碍被认为是对这种行为的重要影响,因为关于人们如何做出决策的理论在20世纪50年代开始激增(Janis,1977)。儿童和青少年、中年人、老年人以及男女之间的体力活动存在一些障碍(Godin et al.,1944)。例如,怀孕和早期育儿可能会给母亲的体力活动带来独特的障碍。此外,限制移动性的健康状况随着年龄而增加。尽管如此,对于确定体力活动的成本和障碍的作用还不够了解。已知的大多数障碍可归类为个人因素、环境因素、社会因素或体力活动的特征(Dishman et al.,1994)。

个体障碍

第3章介绍的美国体力活动的描述性流行病学说明,种族和少数民族、受过较少正规教育或低收入工作的人以及生活在农村地区的人在闲暇时间活动最少。在美国东南部地区发现了最常见的缺乏体力活动地点,这是一个农村地区。一般来说,男性和女性的中等强度活动参与程度相似,但女性参与剧烈体力活动的比例较低(CDC,2014;U. S. Department of Health and Human Services,2000b)。

一些个人因素是增加体力活动的干预措施的目标,因为他们是人们关于体力活动的行为选择的潜在介质。关键的个人因素列见表17.1。这些包括人们对体力活动或不活动的结果的信念;他们对这些结果的价值与其他行为相比的,对其当前状态和体力活动目标的满意度;关于体力活动的自我效能(即信心)或能够改变他们目前的体力活动水平;活动的行为意图以及享受体力活动,以及许多其他因素(Kendzieski et al.,1991;Motl et al.,2001)。

表 17.1 影响体力活动的个人因素

人口统计学因素	影响	认知因素	影响
年龄增长	消极	积极的态度	积极
体力劳动者	消极	主观感知到的运动障碍	消极
受教育程度高	积极	自我效能	积极
性别(男)	积极	运动享受	积极
心脏病高风险	消极	预期效应	积极

续表

人口统计学因素	影响	认知因素	影响
较高的社会经济地位	积极	结果预期值	积极
受伤史	不确定	自我鼓励	积极
超重/肥胖	消极	运动意向	积极
种族	消极	健康和锻炼的相关知识	中性
孕妇	消极		

其他个人属性可能与体力活动水平有关，但不可改变（如年龄和性别）。尽管如此，在设计体力活动计划或行为干预时，这些属性对于鉴别和考虑很重要，因为它们可以减轻干预措施对增加体力活动的影响。它们可以作为久坐或可能需要特殊干预的高风险人群的保护标记。决定因素研究中考虑的个人特征已经被组织成人口因素和社会认知因素。

人口障碍

职业、种族、吸烟、教育、收入、年龄和肥胖是个人特征的例子，这些个人属性可能对体力活动构成障碍，或者是加强久坐生活的潜在习惯或环境的信号。然而，它们与体力活动的关系可能很复杂，但仍然知之甚少。

占用

在低消费蓝领职业中的钟点工是在休闲时间活动最少的美国人之一，并且很有可能退出康复锻炼计划（Oldrige et al., 1983）。在一项高中毕业八年后的研究中，持有蓝领工作或失业的人的心肺健康状况低于成为公务员、白领或学生的同学，尽管这两个群体在高中毕业时具有相似的健康水平（Andersen, 1996）。许多蓝领或小时工人可能会认为，他们的工作需要足够的体力活动来保健和健身，但随着技术在当今行业的应用，大多数工人与50年前的工人相比不消耗大量能量。尽管如此，工作上的体力活动仍然有助于整体体力活动。例如，南卡罗来纳州22所高中12年级的1 400名女生中，有将近一半表示她们有工作并每天在校外工作近5小时（Douda et al., 2007）。近三分之一的上班女孩的总体力活动发生在他们上班时。否则，有工作的女孩在闲暇时间的活跃度比没有工作的女孩少20%。

最近对来自16个国家的62项研究进行的综述得出结论，蓝领职业的人群报告的整体体力活动较高，但是休闲时间的体力活动比白领专业人士要低。职业中需要长时间工作（超过45~50小时）且工作中体力活动较少的人似乎处于整体不活动的高风险中（Kirk et al., 2011）。然而，超过80%的研究使用了横断面设计（无法解释工作需求的变化），往往没有考虑到许多蓝领职业不再需要在工作中进行体力活动，或者没有调整对于工作状态以外的社会经济地位（SES）方面，这些方面可能对休闲时间的体力活动（例如，社交网络或对公共交通的依赖）更具影响力。因此，职业和职业体力活动的直接和间接影响仍不清楚（Hillsdon, 2011）。

对美国基于人口的健康与退休研究（1996~2002）的纵向分析发现，参加工作或休闲体力活动的人数随着属于体力劳动性质的工作的退休而下降，但随着久坐不动性质的工作退休而增加（Chung et al., 2009）。贫穷使退休对体力活动的负面影响变得更糟，而富裕的人更有可能在退休后增加体力活动。

年龄

随着年龄的增长，体力活动趋于下降（Caspersen et al., 2000），特别是当人们患有与年龄相关的残疾时，但年龄并不一定会使个人倾向于降低活动。正如我们刚才所看到的，与一个人的工作相关的因素（例如，与闲暇时间的冲突或对工作中充分的体力活动的错误认知）或可支配收入（例如，休闲体力活动可能是低优先级的用度），中年时的运动可能会在退休期间减少。

在回答2015年行为风险因素监测系统电话调查的近40万名美国成年人中，30%的人符合加强肌肉锻炼的建议（两次或更多次/周），58%的人报告没有加强肌肉锻炼。年龄较大、收入较低、教育程度较低、自评健康状况较差、女性、非西班牙裔白人，以及超重或肥胖都与满足每周两天的肌肉强化运动建议的几率降低10%~35%独立相关。有氧活动不足的人达到加强锻炼准则的可能性降低了近60%

(Bennie et al.，2018）。

研究还检验了年轻人群体内活动的个人决定因素。1970~1999年期间发表的108项研究的综述检查了儿童（3~12岁）和青少年（13~18岁）的体力活动的决定因素。在儿童中，发现与女性性行为、以前缺乏体力活动、无法获得方案或设施以及在室内花费的时间有关的体力活动的负相关。与青少年体力活动负相关的一些变量是女性、白人以外的种族、不参与社区体育，放学后和周末久坐、兄弟姐妹不参加体力活动，以前缺乏体力活动、缺乏父母或其他人重要的人的支持，以及缺乏锻炼或使用设施或方案的机会。

肥胖

与正常体重的人相比，过多的体重会导致需要负重的体力活动更加沉重（Wilfley et al.，1994），并且导致可能限制身体活动的残疾。此外，体力活动不良经历史可能导致参与者对体力活动的不良态度，特别是具有正常体重的参与者。一个肥胖的人可能对成功的锻炼不那么自信。事实上，在肥胖者饮食后保持体重减轻的高失败率也可能导致其对锻炼计划信心的降低。典型的肥胖者在饮食后一年内恢复平均减重22磅（10千克）的三分之一，所有体重在3~5年内恢复（Foreyt et al.，1993）。

个性

对80项基于人群的观察性研究（包括20多万人）的Meta分析发现，体力活动与外向性、神经质、尽责性和开放性这四种所谓的大五人格特征之间存在小到中等程度的关联（Sutin et al.，2016；Wilson et al.，2015）。随和是唯一一个与体力活动无关的特质，独立于其他五大特质。这一证据表明，性格影响了人口中多达十分之一的人的日常体力活动（Wilson et al.，2015）。尽管如此，大多数体力活动行为是由个人选择和环境机会决定的（Dishman，2008）。

心理障碍

人格与体力活动相关性较小，但它似乎可以影响或调节自发的体力活动，并帮助解释基因—环境对运动行为的影响。人格以外的心理因素能够帮助解释为什么在年龄、受教育程度、收入、社会环境和其他统计学变量都相似的人群中，体力活动水平却有很大的差异。换句话说，心理属性对于解释为什么有些人是活跃的，尽管情况预测他们将是久坐不动，以及为什么其他人即使有许多机会和资源可用于支持体力活动他们却仍然久坐不动。换句话说，有些老年人尽管年龄大，但他们仍然积极锻炼，高中辍学者虽然缺乏教育，但他们仍然积极锻炼，而且还有吸烟者。在家庭、学校、工作场所和社区中运作的社会和物理环境都位于社区内，可以改变心理对体力活动的影响。

体力活动的社会认知决定因素

社会认知因素是从社会通过学习和强化历史传递给人们的心理变量。对锻炼的态度以及在较小程度上对锻炼的社会规范影响锻炼的意图，但是意图往往是短暂的，受意志力和自我激励等优先事项和人格因素变化的影响。锻炼的意图也可能受到实际（例如，可用的休闲时间或设施的可及性）以及对锻炼能力，尤其是自我效能感的个人控制的影响。

人们怎样才能决定积极参与体力活动？

关于人们如何决定体力活动的理论包括关于形成目标和意向的理论以及对行为的感知障碍。在接下来的部分中，我们将讨论理论并评估它们对解释体力活动的可能。图17.4说明了理论关键组成部分之间的关系和相互作用。

缺关于适当的体力活动的认识，以及对体力活动的益处的消极或冷漠的信念和态度，必定会阻碍许多人的体力活动；但是，仅仅依靠体力活动来获得健康结果的知识和积极态度并不足以保证一个人能够开始或坚持定期锻炼计划（Sallis et al.，1986）。虽然关于体力活动和个人健康的教育对于帮助形成增加体力活动的态度和计划很重要，人们知道但是并不直接这样做。在对48个毗邻州和哥伦比亚特区的美国家庭进行的随机电话调查中，94%的受访者了解对人们健康有益的传统体力活动；但只有68%~71%的人了解具体的锻炼指南和生活方式的体力活动，这些活动有益于健康，无论其年龄、种族或民族以及教育（Morrow et al.，2004）。在任何情况下，认识与人们是否身体活跃在足以获得健康益处的水平下积极锻炼无关。

麦圭尔的效果模型层次结构用于规划大众传播活动（图17.5），说明了将认识转化为意向和行动的步骤。McGuire的模型在加拿大30年的

社会认知对个人选择的影响

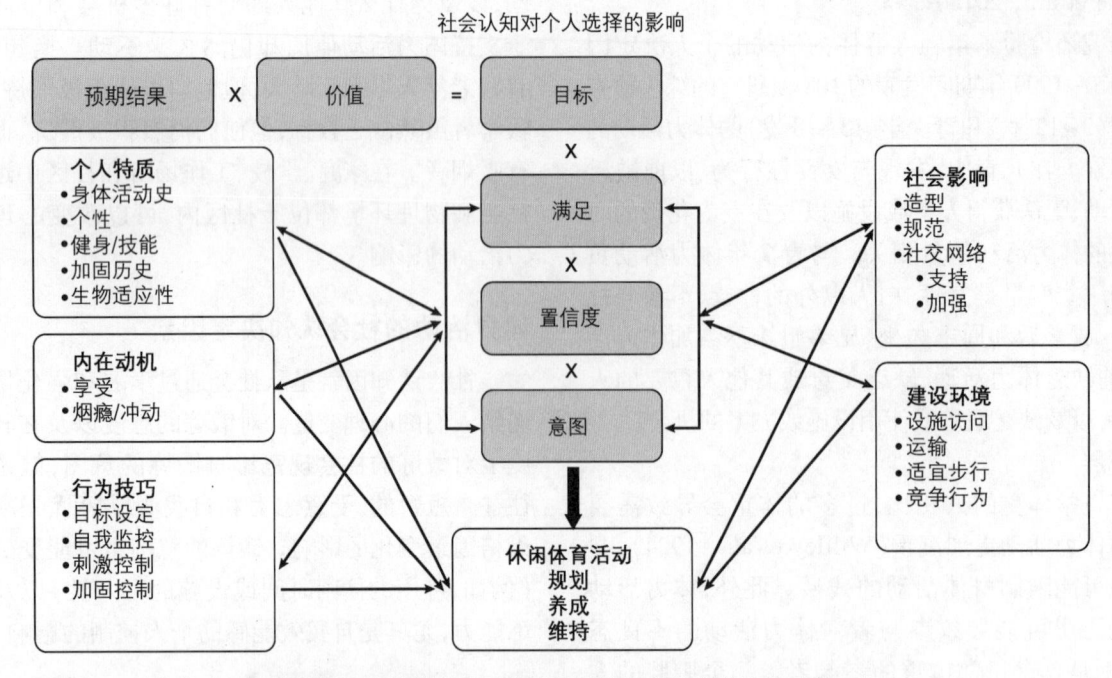

```
预期结果 × 价值 = 目标
```

个人特质
- 身体活动史
- 个性
- 健身/技能
- 加固历史
- 生物适应性

内在动机
- 享受
- 烟瘾/冲动

行为技巧
- 目标设定
- 自我监控
- 刺激控制
- 加固控制

满足 × 置信度 × 意图

社会影响
- 造型
- 规范
- 社交网络
  - 支持
  - 加强

建设环境
- 设施访问
- 运输
- 适宜步行
- 竞争行为

休闲体育活动
规划
养成
维持

图 17.4 决定体力活动的关键组成部分以及可能减轻这些组成部分影响的因素。

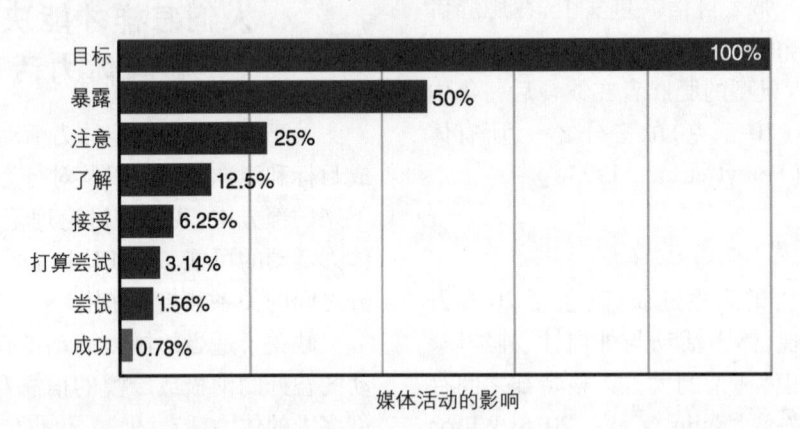

目标	100%
暴露	50%
注意	25%
了解	12.5%
接受	6.25%
打算尝试	3.14%
尝试	1.56%
成功	0.78%

媒体活动的影响

图 17.5 McGuire 的大众传播活动效果模型。

"ParticipACTION"活动中进行了测试,以促进体力活动。1981年加拿大健身调查对1 106名男性和1 356名女性进行了随访,并于2002~2004年再次进行了1 126人的测试。在基线不活跃的人中,运动意识预测结果预期,反过来预测对体力活动的积极态度。积极的态度预测了高决策平衡(即利>弊),其预测未来的意向。未来的意图介导决策平衡与充分活动之间的关系。在基线充分活跃的人群中,意识与预期结果无关,与积极态度负相关。

英国的"活跃10"是另一个基于社会营销原则的全国性体力活动推广活动的例子。信息是为改变目标受众的社会规范而定制的,而不仅仅是推广准则。目标受众是不活跃的社会经济地位较低的40~60岁的人。市场研究表明,人们通常认为运动是一件苦差事,而不是一种乐趣;对开始运动感到紧张或尴尬,缺乏动力和信心;认为时间是主要障碍;并且正在寻找开始运动的小方法。基于这些发现,简单的目标设定信息集中在每天10分钟或更长时间的快步走上,向建议的体力活动水平迈进。国家和地方的宣传活动和伙伴关系促进了这些信息,并引导人们使用一个免费的手机应用程序,为用户提供步行的时间、强度和周期、目标和鼓励,以支持行为改变。该活动于2017年夏季启动,在8月和9月的五个星期内,约有38万次下载该应用程序。在目标受众的样本中,有49%的活动意识;77%的用户接受了10分钟的快走算作锻炼的信息。大约14%的人报告说由于"活跃10"而采取了行动(Brannan et al., 2019)。

自我效能理论

社会认知变量（即由社会学习和强化历史形成的想法）是对自我引发的健康行为变化的影响,例如体力活动(Bandura,2004)。自我效能是对组织和执行实现行为目标所需的行动过程的个人能力的信念。自我效能通过实际成功;看着别人像自己一样成功;被某人说服;以及应对能力的情感或感知迹象（如增加健康后降低了感知力）来发展。

计划行为理论

根据计划行为理论,对体力活动的态度和对体力活动的社会规范会影响体力活动的意向,这是导致体力活动的主要因素。与自我效能感一样,感知到的行为控制包括对行为强加的内部因素（如技能、能力、自我激励或意志力）和外部因素（例如时间、机会、障碍和对他人的依赖）的功能信念。

虽然人们在评估行为的预期结果时更有可能形成行为意向（即他们有积极的态度）,但是当设定目标时,这种可能性会增加。设定更积极的目标并且对当前活动水平不满意的人更有可能进行体力活动,特别是如果他们对自己的体力活动能力有很高的自我效能感(Dishman et al.,2006)。图17.6显示,与感知到的行为控制一样,自我效能直接影响行为,也通过影响意图间接影响行为。有效信念既可以通过促进自我管理直接影响体力活动,也可以通过影响对体力活动提供帮助的社会文化环境的观念来间接地影响体力活动,这反过来直接影响体力活动。一旦形成自我效能,特别是克服对体力活动障碍的信念,也可以缓和社会促进者的感知与体力活动变化之间的关系。因此,个人克服体力活动障碍的能力的信念可以在面临越来越多的障碍或不断下降的活动机会时维持体力活动。

意向可以是短暂的,但也受个人因素的影响,如意志力或自我激励,以及实际或感觉的个人控制体力活动和减少或阻止它的障碍影响。意向似乎很大程度上是必要的,但不足以预测体力活动(Hagger et al.,2002),最多只能预测约25%的人的体力活动。似乎很多身体活跃的人过去都积极规划运动;他们过去的习惯和他们对活动的感觉控制是他们未来体力活动的最好预测因子。

从对成年人和年龄较大的青少年的研究中积累的证据表明(Hagger et al.,2009),在闲暇时间进行体力活动的持久选择取决于内在动机(即为了自己

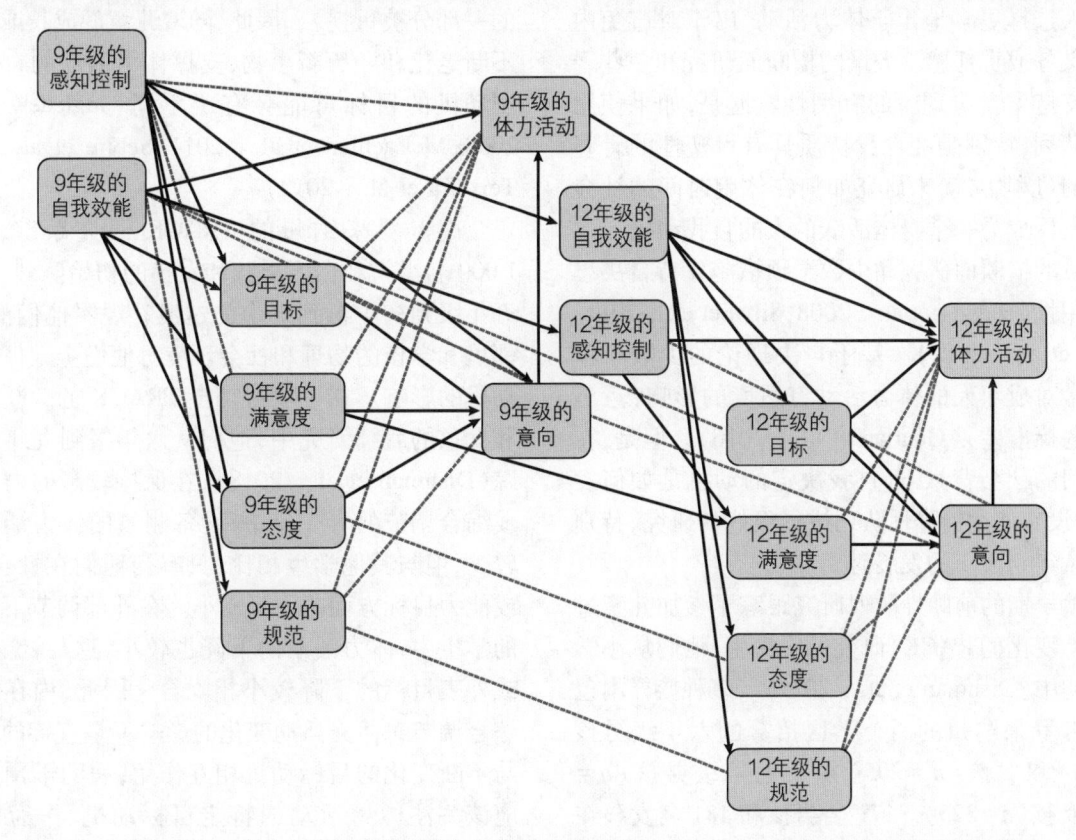

图17.6 9年级和12年级之间目标和意图的变化有助于解释自我效能与高中女生体力活动变化之间的关系。

的利益而参与）或个人价值观（即参与的理想结果）。因此，身体活动被内化为一个人身份的核心特征，这对决定长期行为的个人选择有很大的影响。自我决定理论是自我同一性的一个重要理论（Deci et al.，1985），它有助于理解成人（Teixeira et al.，2012）和高中生和中学生（Dishman et al.，2015；Dishman et al.，2018；Standage et al.，2012；Taylor et al.，2010），以及青少年的运动和体育教育行为（Ntoumanis，2012）。

自我决定理论

自我决定理论是对自我效能理论和理解体力活动的计划行为理论的补充（Hagger et al.，2002）。该理论提出，社会背景通过强化或阻碍他们发展连贯的自我意识（即自我认同）和个人导向行为的自然动力来塑造人们的动机（Ryan et al.，2000；Ryan et al.，1997）。该理论提供了另一种思考人们如何发展内在动机以进行体力活动的方法。它假设人们争取自主（即行为是个人选择）、能力（即掌握或效能感）和相关性（即支持和满足的社会关系）。具有内在动机的人选择体力活动，因为他们喜欢它并且发现它具有个人意义和价值。相比之下，具有外在动机的人选择更多地出于体力活动，出于对避免内疚感的义务或责任感。大量的横断面研究和一些干预措施支持了自决理论的有用性。但是，如果使用前瞻性队列，特别是在自我特质具有可塑性的青春期早期的过程中，尚未研究如何在休闲时间的社会环境中发展成为一个身体活跃的人的自我动机。

大量的横断面研究和少数干预措施支持自决思想的有用性（Hagger et al.，2008；Silva et al.，2011；Teixeira et al.，2012）。基于自决理论的少数干预措施通常对成年人的体力活动有适度的影响（近三分之二的标准差）（Gourlan et al.，2016）。但是，在休闲时间的社会背景下，自我决定的动机是如何发展的，还没有使用前瞻性队列进行很好的研究，特别是在从童年到成年的发展时期。

一项早期的前瞻性队列研究跟踪了参加儿童过渡和活动变化（TRACK）研究的中学生，他们从小学过渡到初中（Dishman et al.，2015）。多种族样本包括从南卡罗来纳州的两个学区招募的六年级男孩（$n=193$）和女孩（$n=205$）以及七年级男孩（$n=281$）和女孩（$n=325$）。171名男孩和181名女孩在六年级和七年级完成了测量。体力活动是用一个加速器设备客观地测量的。结果与生物成熟度的测量无关。自主动机（识别的、内射的和内在的）以及内射调节的测量与七年级的体力活动有更大的关系，这意味着体力活动在一些女孩和男孩进入中学后变得更有内在的动力，但社会压力也在激励着他们的活动。

内在动机或最自主的调节动机形式（即识别和综合调节）对于决定行为的相对重要性取决于该行为是否被认为是有趣的或枯燥的（Wilson et al.，2012）。这可能会随着儿童的成熟和进入中学文化而改变。另外，自我决定理论承认，人们可以在动机连续体的任何一点上内化一个新的行为，这取决于先前的经验和当前的情况。与内在动机不同，调节性动机中的体力活动是工具性的（即有目的的）；它是为了获得一个目标。例如，一个女孩可能会选择体力活动来提高她的能力感（内在目标），但为了减少在别人面前的尴尬而被激励这样做（内射调节）。相反，一个男孩可能开始锻炼是为了减肥（一个外在目标），但仍然坚持锻炼，因为他喜欢上了锻炼（内在动机）（Wilson et al.，2008）。另外，身体健康的动机可能被解释为内射的（即取悦父母），自我认同的（即个人对健康的重视），或综合的（即作为自我的一部分被重视）。因此，随着儿童的成长或成人的不断老化和经历新事物，支撑体力活动的自主或控制动机的目标可能会有所不同（Ingledew et al.，2008；McLachlan et al.，2011；Sebire et al.，2011；Teixeira et al.，2012）。

南卡罗来纳州的TRACK研究跟踪了大约1 000名黑人和白人男孩和女孩的初始队列，他们从五年级到初中再到高中的过渡。观察他们的家庭、邻里和学校的物理和社会环境对他们个人体育锻炼动机的影响。在一项对来自TRACK的260名男孩和女孩的后续研究中，他们从六年级到九年级被跟踪（Dishman et al.，2018），在保持较高的内在动机或综合调节的青少年中，设备测量的体力活动下降较少，但与其他学生相比，只有当他们在社会、健身或能力目标方面的下降较小。在外部调节下降较小的学生中，体力活动的下降也较小，这与社交、健身或外表目标的下降较小相吻合。因此，内在动机和综合调节对体力活动变化的影响不是直接的。它们与不断变化的目标动机相互作用，表明干预措施也应该关注体力活动的特定目标动机，作为效果调节器。

> **自我决定理论**
>
> **自主动机**
> - 内在动机（完全自愿地为了体力活动而参与其中）
> - 综合性调节（体力活动的行为已经完全纳入自我意识，即个人的核心价值观、信仰和目的）
> - 识别性调节（将体力活动的结果部分内化为个人价值观和自我认同的同义词）
>
> **受控动机**
> - 内源性调节（体力活动的动机是为了获得他人的认可，觉得自己有价值或减轻负罪感的需要）
> - 外部调节（体力活动取决于工具性的激励或胁迫）
> - 无动机（不打算活动）

心理因素，如信念、价值观和意向影响人们的行为，对于激励人们采取积极的体力活动（例如，思考和计划体力活动或开始新的锻炼计划）尤为重要。这些因素可以通过个人经验和社会规范来改变。其他因素，如自我激励，一旦做出更积极的决定，就会涉及规范个人行为的技能。涉及行为的自我调节的技能包括有效的目标设定、进展的自我监测、自我规范和自我惩罚。当不容易达到目标并且出现使体力活动困难的障碍时，这些技能对于维持体力活动非常重要。

一项对51个数据集的系统综述，包括来自9个国家（70%来自美国和加拿大）的约16.4万人，得出结论：教育水平、感知的健康状况或生活质量、情感判断（例如内在动机、积极态度或结果期望值）、自我效能、意向、自我调节行为和主观规范与阻力训练（自由重量或哑铃、重量设备和阻力带）有关，主要通过自我报告（92%）测量，时间平均为七个月（Rhode et al., 2017）。这些研究在所使用的测量方法和研究设计的质量上有所不同（例如，17项是横断面研究，10项是纵向观察性研究，16项是实验性研究），在监督和家庭环境中。只有一项研究提供证据表明任何相关因素（在这种情况下，自我效能）与阻力训练行为有因果关系。

体力活动与环境障碍

体力活动的环境障碍可以分为物理障碍和社会障碍，尽管这两种类型相互作用。在早期的监督锻炼计划研究中，退出者报告说，计划不便是一个障碍（例如，设施不容易获得；锻炼计划与其他承诺如工作冲突）（见 Dishman 1994b 的早期评论）。虽然约20%~30%的心脏病患者因为医疗原因退出锻炼计划，但工作冲突、搬迁和运动设施的不可获得性等非医疗障碍占了退出率的10%~40%（Andrew et al., 1979; Oldridge et al., 1983）。目前的估算表明，如果娱乐设施在家附近，人们往往更加积极地活动；并且相比主要用汽车作为交通工具的社区，人们选择在自力交通设计的社区中选择步行或骑自行车的人数增加近一倍（Cervero et al., 1995）。

虽然社会环境对体力活动的影响仍然未得到充分了解，对心脏康复锻炼计划的最早研究之一发现，最符合男性的预测因素之一是他们的妻子对男性参与的态度，这是一个比男性自己的态度更好的预测因素（Heinelmann et al., 1970）。

物理环境

使用锻炼设施是物理环境的第一个特征，表现为与坚持锻炼计划和人们的整体体力活动水平有关（Sallis et al., 1990b; Teraslinna et al., 1969），尽管这种关系很复杂。在一项针对南加州社区的研究中，在家中1千米（0.6英里）内拥有更多商业运动设施的成年人更有可能报告说他们每周至少锻炼3次，无论他们的年龄、教育程度及收入如何。另一项研究发现，徒步和自行车道的进入和感知途径与其使用正相关（Troped et al., 2001）。

可以根据地理、经济和安全考虑获取。例如，由于空气污染和高犯罪率，在一些城市街区跑步是有风险的。获取也可以考虑也可以根据人们的看法来考虑获取。早期研究表明衡量使用设施时，它通常与监督和整体体力活动的采用及维持有关（如距离）。然而，认知的获取主要与参与监督计划有关（Dishman, 1994b）。自那些早期的观察以来，对建筑环境的特征与社区内体力活动的参与之间的关系的研究已经变得普遍。然而，由于大多数研究使用易于混淆的横断面设计，并使用体力活动的自我报告和人们对环境的自我评估，而不是客观的措施，环境促进体力活动的真正重要性尚不清楚（Brownson et al., 2009）。有意义的是，对于交通或休闲，一些环境可能使得人们难以或几乎不可能地进行体力活

> ## 感知体力活动的好处和障碍
>
> 虽然上述理论模型根据其关键的因果变量而有所不同,但它们都将结果预期值作为基石部分。预期结果是执行行为将导致特定结果的可能性。在通用语言中,结果预期值与态度相似;他们指的是人们对他们对体力活动带来的好处和障碍的信念的重视。它们为人们的行为意向和人们的目标提供了基础。这些可以根据年龄、性别或其他个人情况(例如怀孕、生病、工作时间表的变化)以特定方式变化;但是从大学到中年和老年的男性和女性(Stephens et al., 1990;Steinhardt et al., 1989),感知到的体力活动障碍和感知障碍的一般类别非常相似,并且在过去的20年中没有太大的变化(Cerin et al., 2010;Mathews et al., 2010;Petter et al., 2009)。
>
> **感知的益处**
> 1. 保持形状
> 2. 一般感觉更好
> 3. 保持健康
> 4. 保持适当的体重
> 5. 改善外观
> 6. 增强自我形象和信心
> 7. 实现积极的心理效应
> 8. 减少压力和放松
> 9. 乐趣和享受
> 10. 帮助应对生命的压力
> 11. 减肥
> 12. 陪伴(朋友和家人)
>
> **感知障碍**
> 1. 缺乏动力
> 2. 太懒
> 3. 太忙
> 4. 没有足够的时间
> 5. 学校干扰
> 6. 太累
> 7. 工作干扰
> 8. 太不方便
> 9. 天气恶劣
> 10. 缺乏设施
> 11. 无聊的运动
> 12. 运动疲劳
> 13. 家庭义务
> 14. 健康限制
> 15. 尴尬

动。然而,仅仅生活在一个轻松和愉快的环境中,似乎不太可能直接转化为更多的活动,除非人们有其他积极性的动机。所以,无论人们的机会如何,他们选择体力活动必须是所有其他选择中使用其自由决定时间的高度优先项。

对150项关于青少年体力活动的环境相关性的研究发现,大多数研究使用环境特征和体力活动的横断面设计和自我评价,而不调整混杂因素(Ferreira et al., 2006)。然而,总的来说,在497例儿童中只有176例(35%)和620例青少年只有215例(35%)有统计学意义。对47项关于成人的社会与身体环境因素和体力活动的研究进行的系统评价得出结论,体力活动设备的可用性与剧烈的体力活动或运动相关,而小路的连通性与积极的通勤相关(Wendel-Vos et al., 2007)。其他可能但不太一致的体力活动的相关性是娱乐设施的可用性、可及性和方便性。在使用客观环境测量的研究中,129个比较中只有33个(26%)显示与环境特征(通常是获得或方便的体力活动机会)正相关。此外,47个出版物中只有3个是纵向的,只有一个使用了客观的测量标准,显示没有任何关联。

一项系统性综述找到了42项关于社区建设环境特征与老年人(年龄≥65岁)主动旅行之间关系的横断面研究(Cerin et al., 2017)。证据共同支持总的步行交通与住宅密度或城市化、步行能力、街道连通性、对目的地的总体访问、土地使用组合、行人友好特征和对几种类型目的地的访问之间的正相关。邻里的不文明行为,如乱扔垃圾、破坏行为或腐烂,与交通的总步行量呈负相关。

建筑环境的特征以三种主要方式进行了测量:
- 通过电话访问或问卷调查获得的人们的看法;
- 评估者的观察(如社区审计);
- 与地理信息系统(GIS)相关的档案数据集(如人口普查记录)。

GIS 将制图与数据库技术和统计分析相结合，以测量、管理、分析和建模有关地理位置的数据。GIS 包括地理编码，其从其他地理数据中找到地理坐标（纬度和经度）。这种类型的数据提供了可用于测量诸如街道连接性（即旅行路线选项的数量和直接性）以及到学校、体力活动设施和地点（例如公园和小道）的距离的信息。卫星全球定位系统（GPS）测量可以提高传统 GIS 地理编码的空间精度。

使用 1994~1995 年美国青少年健康纵向研究数据，在 17 659 名 11~22 岁的男孩和女孩中检查了中等强度体力活动与 GIS 编码的体力活动设施计数之间的关联以及每个住宅 1、3、5 和 8.05 千米内的街道连通性测量（Boone et al., 2010b）。在 3 千米缓冲区内的设施和 1 千米缓冲区内的交叉点密度显示与体力活动最一致的关联。不论性别、种族或民族、家庭收入和教育，或国家的地区，体力活动与交叉口密度和体力活动的设施或机会的数量相关。作者建议对于体育活动设施（由于对行程的激励更高）可能比交叉口密度（其可以鼓励基于街道的活动，例如靠近家的滑板或慢跑）。

最早使用运动康复一组瑞典心脏病患者的临床研究之一发现，允许男性在家锻炼可增加运动量（Sanne et al., 1973），这一发现后来被斯坦福大学的研究人员重复。在一项针对南加州社区的研究中，有一半成年人报告在家中锻炼（Sallis et al., 1986）。

拥有家用健身器材不能确保使用它，即使它增加了便利性。就在 2008 年衰退之前，2007 年美国体育用品和健身行业的制造商销售总额增长率为 3.3%，这是由于 2005 年（6.8%）和 2006 年（5.8%）的较高增长率，但即便如此，体育用品行业的表现仍然超过国内生产总值为 2.2% 的非耐用品。在 2009 年，产生最多销售额的两种健身机器类别是跑步机（10.27 亿美元）和椭圆机（9.13 亿美元）。表 17.3 显示估算的家庭健身房使用情况。然而，估计他们使用家庭健身房的美国人数量的估计增长落后于整体运动机器使用的增长。

根据 NPD 集团（一家国际销售和营销研究公司）的数据，截至 2010 年 5 月，全球自 2008 年 4 月推出超过 2 260 万 Wii 用户以来已经购买了任天堂的运动游戏 Wii Fit，使其跻身前 20 强——美国电子游戏的销售商，以及"侠盗猎车手 IV""光环 3""使命召唤 4：现代战争"和"疯狂 NFL 09"。然而，Wii Fit 的销售额在 2010 年下降了 30%。对青少年活跃电子游戏（6 项研究）活跃视频游戏（12 项研究）后的体力活动的 18 项能量消耗研究进行了系统评价，发现能量消耗平均增长了 3 倍，特别是对于主要使用上半身运动的游戏（Biddis et al., 2010）。然而，关于年轻人是否经常玩游戏以增加其习惯性体力活动水平的证据有限。其他证据表明，家庭健身器材的销售额超过了实际使用量。缺乏实验证据表明，运动器材或运动机会的可用性将导致更多的体力活动，因此获得体力活动环境仍然是研究和公共政策的重要领域。

图 17.7 所示的步行行程的长期下降和图 17.8 所示的汽车交通的稳定增长标志着规划适应体力活动的城市社区的关键问题。美国交通部（1997）估计，今天人们四分之一的行程距离是一英里（1.6 千米）或更短，但是这些行程的四分之三是乘汽车完成的。5~15 岁的儿童步行和骑自行车比 25 年前减少 40%。在距离学校不到一英里（1.6 千米），走路的小孩低于三分之一；距离学校 2 英里（3.2 千米）或更短距离只有 2% 的小孩是骑自行车的。

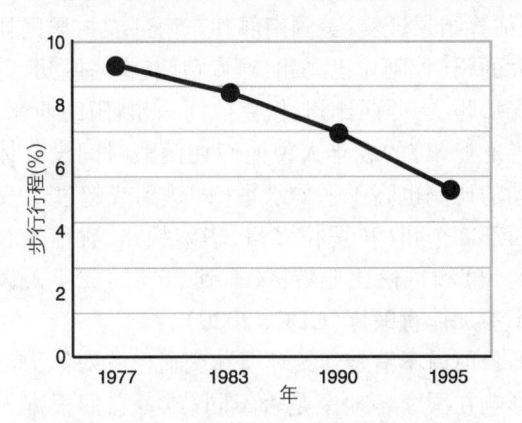

图 17.7 1977~1995 年间，美国的步行行程减少了。当考虑到缺乏体力活动和超重的影响时，这种趋势会带来重要的公共卫生问题。

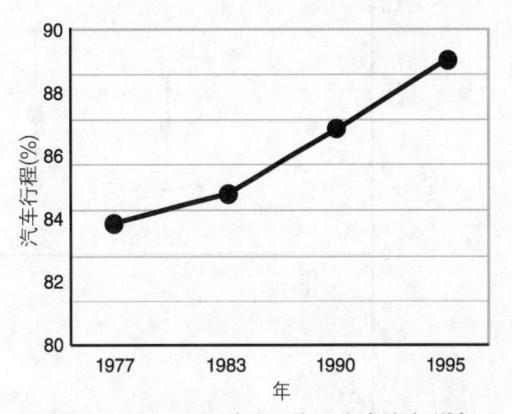

图 17.8 1977~1995 年间，美国汽车出行增加。研究表明，人们所有行程中有四分之一的距离是 1 英里或更短，但这些短途行程的四分之三是乘汽车完成的。

美国的大多数现代社区都为适应汽车行驶设计,而忽视了人行道和自行车道或小路的建设。对这些趋势的认识促成了积极社区环境(ACE)的创建,这是一项由美国CDC发起的倡议,旨在促进步行、骑自行车和开发无障碍娱乐设施。ACE是针对各种学科的数据开发的,包括公共卫生、城市设计和交通规划,涉及社区物理环境的几个特征促进或阻碍体力活动:设施邻近性、街道设计、住房密度、公共交通的可用性,以及行人和自行车设施的可用性。

尽管体力活动存在交通障碍,但其他数据表明,美国城市化程度与休闲时间体力活动水平有着复杂的关系。1999年至2006年全国健康访谈调查的数据显示,农村地区身体不运动的总体流行率(39%)高于城市地区(32%),与城市成年人(47%)相比,农村成年人(41.5%)达到或超过了体力活动建议(Trivedi et al., 2015)。当数据按年龄、性别、教育水平和家庭收入进行分层时,城市化程度和身体不活动之间的反比关系相对一致。十多年后,估算结果证实,美国南部和东南部农村居民比例较大的州(如阿拉巴马州、阿肯色州、肯塔基州、路易斯安那州、密西西比州、俄克拉何马州、田纳西州、西弗吉尼亚州)的成年人说他们在闲暇时间没有体力活动的比例也高于平均水平(即达到或超过30%)。在西部四个州(科罗拉多州、华盛顿州、犹他州和俄勒冈州)和哥伦比亚特区,不到20%的成年人说他们不参加体育锻炼(CDC, 2020)。

目前尚不清楚建筑环境和交通模式对体力活动的影响在国家各地区是否不同,或者它们根据人们的性别、年龄、种族或民族而有所不同,但证据正以快速的速度积累。

对建筑环境(特别是公园和其他娱乐场所)的感知和测量特征之间的关联的50个横断面研究的回顾得出结论,大多数研究表明公园和娱乐场所的特征与体力活动之间存在一些积极的关联,而不是中度或剧烈运动。然而,50项研究中只有19项(38%)使用客观的环境测量方法(例如,公园或步道距离住所的距离,或容易进入的公园或步道的数量),在这19项研究中,54项(39%)比较中只有21项显示与体力活动有正相关(Kaczinski et al., 2007)。

最近,在对居住在11个国家及地区的11 541名成年人的总体样本中检查了体力活动的自我报告与社区环境的特征(社区是从家步行10~15分钟内的区域)之间的关联:比利时、巴西、加拿大、哥伦比亚、中国香港、日本、立陶宛、新西兰、挪威、瑞典和美国。在调整了年龄、性别和国家及地区之后,七个环境变量中有五个与人们是否有足够的活动以满足推荐的体力活动水平相关:许多商店附近(OR=1.29;95%CI:1.15~1.44),社区过境站(OR=1.32;95%CI:1.16~1.54),大多数街道上的人行道(OR=1.47;95%CI:1.32~1.65),自行车设施(OR=1.21;95%CI:1.10~1.33),低成本娱乐设施(OR=1.16;95%CI:1.05~1.27)(图17.9)。77%的参与者表示他们足够积极,以满足体育活动指南。这似乎异常高,可能是因为任何目的都包括步行(但一次至少10分钟)。

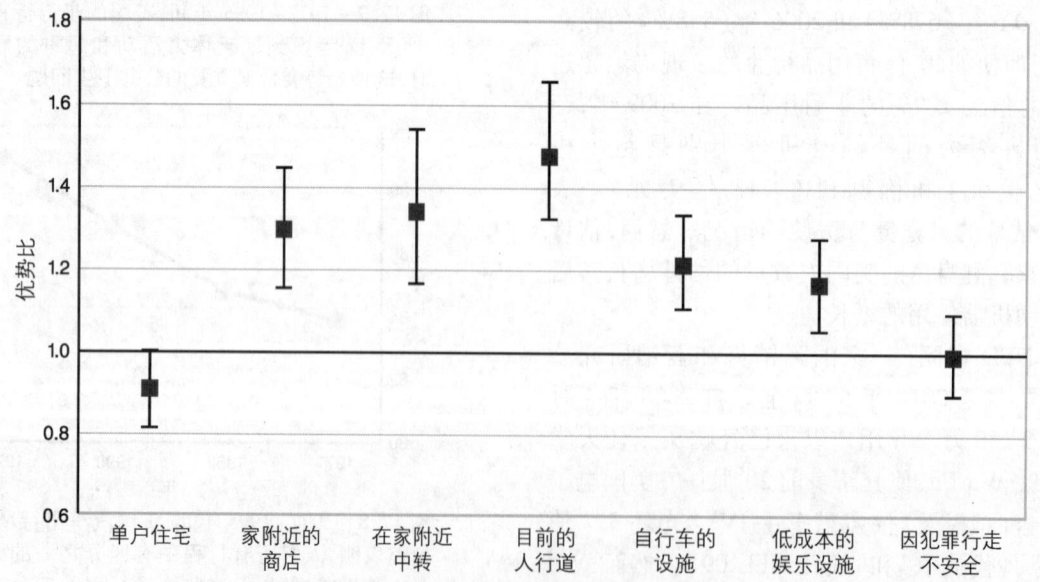

图17.9 与11个国家及地区自我报告的体力活动相关的社区环境的感知特征。

在对比利时青年的一项研究中,在随机选择的学校中招募了超过 1 400 名 17 岁的学生(Deforche et al.,2010)。通过自我报告问卷评估体力活动和环境因素。更高的土地利用组合多样性、更高的街道连通性、更有吸引力的环境、更好的娱乐设施,以及更高的社区情感满意度与更积极的交通相关。交通安全性更高、娱乐设施更便利、家中更多的体力活动设备以及卧室内电子设备更少,这些都与更多的休闲运动有关。对儿童保育政策及环境对学龄前儿童体力活动影响的七项横断面研究和干预措施的审查得出结论,认为与工作人员的教育和培训以及操场上的工作人员行为与参与适度活动有关。在学龄前儿童中进行剧烈的体力活动。便携式但非固定式游乐设备的可用性和质量也与较高水平的中度至剧烈体力活动有关。在一些研究中,较低的游乐场密度(每平方米儿童较少)以及植被和开放游乐区的存在是积极影响,但并非全部。

位于英格兰一个大城市经济萧条地区的 15 所学校每年从国家体育场活动中计划获得 20 000 英镑(约合 33 000 美元),以重新设计操场环境(多色游乐场标记和物理结构)(Ridgers et al.,2007)。11 所学校作为匹配的社会经济控制。通过心率监测器和加速度计测量的体力活动在 6 周和 6 个月后观察到积极的干预效应。

在美国的研究

在对乔治亚州亚特兰大的将近 11 000 名成年人的一项研究中发现,那些住在可步行街区的人更有可能走路而不是以开车作为交通方式,并且肥胖程度较低。研究人员发现,每天每小时花在汽车上的肥胖风险提高 6%,每天每千米行走风险降低 5% (Frank et al.,2004)。在 65 岁以上的亚特兰蒂斯人中,社区设计的可步行性(住宅密度;街道的连通性,零售店的密度;以及住宅、商店、办公室和娱乐空间的土地利用组合)与更多步行相关(OR = 2.02),乘坐汽车所花费的时间减少(OR = 0.53)和较低的超重可能性较低(Frank et al.,2010)(OR = 0.68)。

> 在一项针对 11 000 名亚特兰大的成年人研究中,每小时驾驶的肥胖风险提高了 6%,每天每千米行走减少了 5%。

来自华盛顿西雅图金县和马里兰州华盛顿特区巴尔的摩的 32 个社区的近 2 200 名成年人(20~65 岁)根据步行性(即住宅密度、多样化的土地使用组合、访问权限),评估他们的社区混合土地使用,街道连接,步行和骑自行车设施、美学、行人/交通安全和犯罪安全。通过加速度计测量发现,那些步行能力较高的人每天花费多达 13 分钟进行中等强度体力活动。他们还报告说,与生活在其他街区的人相比,他们每周额外需要花费一小时的步行时间,每周休息时间为 75 分钟(Adams et al.,2011)。然而,活跃的人可能比不太活跃的人更能意识体力活动机会,错误地夸大体力活动与建筑环境的特征之间的关系(Adams et al.,2011)。

在另一项研究中,观察员在加利福尼亚州洛杉矶的 8 个公园里每周观察人们 4 次,接近 6 个月,并采访了 713 名公园使用者和 605 名居住在每个公园 2 英里范围内的居民。平均而言,每个公园中有超过 2 000 人(Cohen et al.,2010)。通过他们的住所与公园的距离来预测公园的使用和个人的运动水平。尽管受访者表示公园是他们最常锻炼的地方,但在观察时大约三分之二的人实际上存在久坐活动(如坐着、阅读、日光浴)。对 51 名公园主管,4 257 名公园用户和当地居民进行调查,以及对洛杉矶大都市区 30 个公园的观察表明,使用公园的人数的相关性是公园的规模和有组织活动的数量(如体育比赛和其他景点)。社区人口密度、社区贫困水平、公园安全感以及公园咨询委员会的存在与公园使用无关(Cohen et al.,2010)。

在一项对居住在美国 6 个地区的六年级女生的研究中,近 1 400 人反映了九种不同类型的娱乐设施(篮球场、高尔夫球场、武术工作室、运动场、赛道、溜冰场、游泳池、网球和舞蹈/体操俱乐部)很容易利用(Scott et al.,2007)。接下来,GIS 对位于每个女孩家中一英里范围内的所有公园,学校和商业场所进行地理编码(图 17.10)。女孩们戴着加速度计测量她们每周在学校以外进行的中度到剧烈体力活动的时间。女孩们认为,每个设施在家中一英里范围内的体力活动会高出 3%。然而,体力活动与设施密度或街道的客观 GIS 测量无关。

回顾 19 个农村环境的横断面研究(大部分针对混杂因素进行了调整)和一个干预措施,检查了人们自我报告的体力活动与建筑环境特征评级之间的关联(例如,人行道、街道照明、私人和公共娱乐设施、公园、购物中心、美学、犯罪/安全、交通、步行目的地和小径)得出结论,协会对愉快的美学、小道、安全/

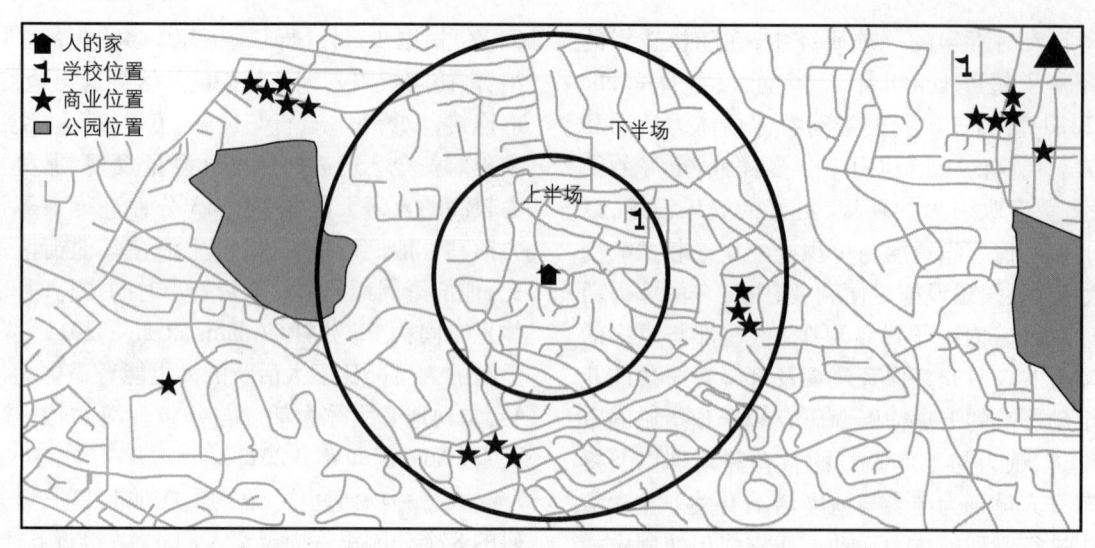

图 17.10 用于体力活动研究的公园、学校和商业场所的绘图示例。

犯罪、公园和步行目的地都是积极的（Frost et al., 2010）。然而，100 个正面比较中只有 39 个具有统计学意义（另外 5 个是相反的方向），尽管 12 项研究有超过 750 名参与者，这增加了发现关系的可能性。

如果你来建造它，他们会来吗？

横断面研究发现，来自社会和建筑环境的地理信息系统的自我报告和客观测量（例如，社区安全和设施可及性）与基于人口的样本之间的体力活动的不一致相关。

当人们说时间和不方便是他们的活动障碍时，他们可能实际是表达体力活动是使用他们闲暇时间的低优先级选择的借口。缺乏时间可能代表真正的障碍，仅仅是感知障碍，缺乏控制自己行为的技能（例如，自我监视或时间管理），或者仅仅是缺乏积极动机的借口。一个很好的方式来辨别是问人们他们目前的休闲活动是什么，是否愿意放弃目前的活动去运动。将锻炼添加到已经很忙的日程表只是导致计划冲突或缺乏时间的一个简单借口。不愿意用锻炼代替当前活动可能表明锻炼不是人们使用其自由休闲时间的所有选择中的优先项。

雷诺等人（1998）在一项对居住在纽约布法罗的 34 名久坐男性的研究中，考虑了可及性与体力活动和久坐替代品的增强价值之间的相互作用。在四种情况下比较了参与者在可能的 20 分钟内进行锻炼的时间，这些条件在活动和久坐替代方案的可及性方面存在差异。大部分时间（20 分钟）用于锻炼，当活动的替代方案靠近（在同一个房间）和久坐的替代方案很远（步行 5 分钟）。无论活动替代方案的可及性如何，如果久坐的替代方案接近，平均花费不到 1 分钟。当两种替代方案都不易获取时，参与者占 42% 的比例。因此，只有当体力活动比久坐活动更方便时，久坐不动的男性才会进行体力活动。

尚未确定感觉到的通路和实际接近体力活动设置是否与体力活动具有直接关系，或者是否有被社会认知因素例如关于克服体力活动障碍的社会支持和功能信念，或两者缓和或调节的间接关系。换句话说，重要的是研究表明，环境因素可以解释体力活动的变化，这种变化尚未通过个人动机来解释。在一项此类研究中，GIS 技术被用于绘制位于南卡罗来纳州 22 所高中 12 年级的 1 126 名黑人和白人女孩住宅周围的 0.75 英里和 2.0 英里街道网络缓冲区内的商业体力活动设施（Dowda et al., 2009）。大约 25% 的女孩在 0.75 英里缓冲区内至少有一个体力活动设施，65% 的女孩在 2.0 英里缓冲区内至少有一个设施。靠近多功能商业体力活动设施与自我报告的强烈体力活动有关，独立于女孩的种族、BMI、家庭收入、参与体育、他们对克服体力活动障碍的自我效能、他们对社会支持体力活动的看法，以及他们对设施的认识。

父母可以鼓励、共同参与，并为体力活动和运动项目提供机会和交通。在已发表的约 100 项关于父母或朋友对青少年体力活动的社会支持的观察性研究中，只有不到 20% 的研究采用了纵向设计（Laird et al., 2016；Yao et al., 2015），只有少数研究评估了支持的变化与体力活动变化的关系，通过自我报告或加速测量来衡量（Laird et al., 2016）。在 TRACK 队列中，当学生从五年级过渡到七年级时，父母对体力活动的鼓励和支持、社区中体力活动的社会空间以及由 GIS 测量的靠近孩子家的体力活动设施的数量与由加速度计测量的体力活动呈正相关（Pate et al.，2019）。在 TRACK 队列的 636 名儿童子组中，通过风挡审计评估的支持性邻里环境（很少的邻里不文明行为，如垃圾和涂鸦，社会空间，以及对体力活动设施的访问）是对体力活动的积极影响，特别是当与 5 年级的家庭设备相结合时，以及与过渡到初中期间的父母支持相结合时（Colabianchi et al.，2019）。

在加拿大蒙特利尔的 112 个人口普查区中的 2 614 名中年人和老年人中，研究了社区活跃生活潜力与步行之间的关系。数据与 112 个人口普查区域邻近活跃生活潜力的观测数据相关（Gauvin et al.，2008）。人口普查区域内目的地密度较大，出于任何原因，每周至少 5 天，至少行走 30 分钟的可能性更大（OR = 1.53；95%CI：1.21 ~ 1.94）。社区活跃生活潜力维度与休闲步行之间没有关联，因此结果主要适用于交通步行。

另一项研究表明，创造可步行环境可能导致更高水平的体力活动、更少的驾驶和稍低的肥胖患病率，但只适用于喜欢住在可步行的社区的人。一项关于 3 500 名亚特兰大人的研究在控制人们是否生活在他们喜欢的社区之后比较了出行模式和肥胖。喜欢居住在可步行社区的人步行最多（33.9%的人走路），开车时间最少（每天 25.8 英里），与喜欢和居住在依赖汽车的社区的人相比，肥胖率更低；他们每天驾驶 43 英里，很少走路（3.3%），并且肥胖率是两倍（21.6%）。

对建筑环境和体力活动的研究大多使用横断面设计，这些设计可能会受到住宅自选择偏差的影响。也就是说，那些本来更有可能参加体力活动的人可以选择并且能够负担住在社区，使得体力活动变得容易。例如，更有可能在高 SES 地区选择安全的、高质量学校的、可步行的社区的人更可能选择积极的生活方式。然而，至少有一项实验研究表明，干预措施可以克服感知到的环境对步行的障碍。在之前无活动的中年成人中，他们认为他们的行走环境令人不愉快，那些收到自助步行计划和计步器邮件的人更有可能比控制增加总的行走时间并定期步行（OR = 5.85；95%CI：2.60 ~ 12.2）（Merom et al.，2009）。

前瞻性队列研究

大多数关于建筑环境和体力活动的研究都使用了无法确定原因的横断面设计。由于进行人口试验尚不可行，因此关于环境和体力活动参与的最佳证据来自对青年和年轻人进行的基于人口的纵向观察性研究。

全国青少年健康纵向研究

1994、1995 年至 2001、2002 年期间，使用时变 GIS 对 12 701 名美国青少年进行了随访。在调整了未测量的混杂因素后，估计了从青春期到青年期的从中等到剧烈的体力活动和建立与社会经济环境措施（土地覆盖多样性、每万人口的工资和公共体育活动设施、街道连通性、家庭收入中位数和犯罪率）之间的纵向关系。中等强度的体力活动与男性的花费性设施的使用正相关，与男性和女性的犯罪率上升呈负相关。

CARDIA 研究

1985、1986 年至 2000、2001 年期间的四次纵向调查，调查了 5 115 名成年黑人和白人在过去一年内自我报告的行走、骑自行车和慢跑的频率。美国的人口普查数据和 GIS 地理编码被用来比较每个人居住地 1 千米缓冲区内的时变住宅区和邻近街道网络数据（Hou et al.，2010）。调整时变混杂因素后，邻域街道密度与低城市化地区的步行、骑行和慢跑正相关；但在中高等城市化地区，女性呈负相关，男性没有关联。在控制社会人口统计学（年龄、性别、种族）和个人 SES 之后，生活在经济贫困社区的黑人体力活动的相关性较低（例如，收入比联邦贫困水平低 150%的人和 25 岁及以上的人没有受过高中教育），但在白人中较少（Boone-Heinonen et al.，2011a）。

在 TRACK 队列的 555 名儿童中，他们被跟踪到 9 年级，儿童对社区环境的积极看法（即、人行道；自行车或步行道；步行或慢跑的安全感；从家里能看到步行者或骑自行车的人；看到女孩或男孩在户外玩耍；步行时有有趣的东西可看；街道照明良好；操场、公园和健身房离家近）与在邻里间更多的体力活动有关，而客观衡量邻里间的不文明行为（如垃圾和涂鸦）则与邻里间的活动较少有关。父母的支持、积极的邻里环境和外部体力活动设备（例如，球和玩具、运动目标和轮式玩具）是在街道上进行更多体力活动的预测因素（Dowda et al.，2020）。

社会环境

与他人的关系和互动可以对行为产生强烈的影响。他们可以创造或解决体力活动的障碍，如表 17.2 所示。家人和朋友通过言语和行为可以帮助或阻碍体力活动的努力。例如，在一项大型的加拿大研究中，缺乏妻子对运动参与的支持与从心脏病发作恢复的男性的退出率增加了三倍。鼓励、赞美、分担家务以腾出时间锻炼，或作为锻炼伴侣可以帮助鼓励体力活动。家人和朋友也可以通过过度抱怨或分散个人的目标或通过有吸引力的其他活动但久坐不动的活动来破坏努力。一个人的学习态度和习惯从观看和倾听其他人而来，但家人和朋友也并不是直接影响他人的行为。父母可以鼓励、共同参与，并为体力活动和体育项目提供机会和交通。在已发表的约100项关于父母或朋友对青少年体力活动的社会支持的观察性研究中，只有不到20%的研究采用了纵向设计（Laird et al., 2016; Yao et al., 2015），只有少数研究评估了支持的变化与体力活动变化的关系，通过自我报告或加速测量来衡量（Laird et al., 2016）。在TRACK队列中，当学生从五年级过渡到七年级时，父母对体力活动的鼓励和支持、社区中体力活动的社会空间以及由GIS测量的靠近孩子家的体力活动设施的数量与由加速度计测量的体力活动呈正相关（Pate et al., 2019）。在TRACK队列的636名儿童子组中，通过风挡审计评估的支持性邻里环境（很少的邻里不文明行为，如垃圾和涂鸦，社会空间，以及对体力活动设施的访问）是对体力活动的积极影响，特别是当与5年级的家庭设备相结合时，以及与过渡到初中期间的父母支持相结合时（Colabianch et al., 2019）。人们认为，如果一个人形成的自我认同与被定性为身体活跃的群体其他成员的属性相似，那么这个人就更有可能维持体力活动（Beauchamp, 2019）。也就是说，这个人的自我认同变得与群体身份或文化同化，甚至依赖于群体身份或文化（例如，CrossFit、普拉提、尊巴、瑜伽或旋转课程以及健身俱乐部）。

表17.2 影响体力活动的社会因素

因　素	影　响
锻炼团体的规模	未知*
锻炼榜样的作用	未知*
良好的团队凝聚力	积极*
医生的影响	积极
社会支持（朋友/同伴）	积极
社会支持（配偶/家庭）	积极
社会支持（团体成员/健身指导员）	积极

* 专家预测这些因素的影响，但尚未进行足够的研究以得出确切的结论。

卡伦等人（1996）在早期Meta分析研究社会影响运动的研究中，研究了社会变量对运动行为、信念、满意度和态度的单独影响。总体影响是小到中等大小，但是对于家庭和重要的其他人对于锻炼的态度以及家庭支持和任务凝聚力对锻炼行为的影响，发现中等大的效应量为0.62~0.69 SD。来自家人和朋友的社会支持一直与横断面和前瞻性研究中的体力活动有关。来自配偶的支持也似乎与运动参与有可靠的相关。与配偶一起加入健身中心的个人比配偶不加入的已婚个人表现出更好的锻炼依从性（Wallace et al., 1995）。社交互动和社会影响似乎对女性的运动行为更重要。例如，坚持结构化的锻炼计划是由妇女的知觉预测的，他们得到充分的指导和保证的价值，但社会条款并没有预测男性的依从性。相比之下，参与监督运动项目与班级规模、团队凝聚力和工作人员或教师的社会支持密切相关。在运动模型或过去的家庭影响和锻炼或体力活动之间没有发现一致的关联。最近对成人的社会和物理环境因素和体力活动的47项观察性研究的系统评价得出结论，只有社会支持和体力活动的伴侣的不同类型的体力活动的相关令人信服（如周边步行、骑自行车、积极的体力活动/运动、积极的通勤、一般的休闲体育活动、久坐的生活方式、中等强度的体力活动，以及中等强度和活动的组合）（Wendel-Vos et al., 2007）。

30个横断面研究的Meta分析发现父母鼓励（$r=0.21$），建模（即父母体力活动）（$r=0.10$）和器械行为（例如提供运输或购买运动器材）（$r=0.17$）与儿童和青少年体力活动水平（75%使用家长或儿童的自我报告）存在正相关但相关性较小（$r=0.1~0.2$）（Pudiese et al., 2007）。这些相关的体力活动高于概率的5%~10%，但他们没有根据性别、种族、家庭收入或教育研究或混杂因素的大小进行调整。

一些横断面研究显示，年轻人的体力活动水平较高，他们的家庭认为自己是亲密或互相联系的，他们的父母做模范并鼓励体力活动，或父母有权威的养育方式。然而，在明尼苏达州31所学校的2 500名中学生进行的为期五年的大型纵向研究中，育儿方式并未预测到体力活动的变化。

对包括父母成分在内的健康青年体育活动的35项研究（包括14项随机对照试验）进行了系统评价，确定了涉及父母的五个一般程序：面对面教育计划或家长培训；家庭参与式锻炼计划；电话沟通；有组织的活动；送回家的教育材料。三分之二的随机试验设计不当或措施不力，但在家人探访期间或通过与父母的电话沟通进行教育或培训计划的干预措施效果最佳。六项研究中有三项包括家长培训，家庭咨询或家庭探访期间的预防信息,以及通过电话与父母联系研究中的两项,产生了一些积极影响。然而,这些研究中的大多数是试验研究或对照组的试验,这些对照组未被随机分配。总体而言,作者得出的结论是,几乎没有证据表明家庭参与方法在促进儿童体育活动的方案中的有效性(O'Connor et al., 2009)。

其他纵向研究表明,家庭成员的支持可能会减少女孩在高中时体力活动的自然下降,无论她们的自我效能感和行为控制感如何。在一个由 421 名女孩组成的队列中,那些报告 8 年级家庭支持率较低的女孩在 9 年级和 12 年级时的体力活动下降得更快(Dowda et al., 2007a)。家庭支持的单位变化与总代谢当量(MET)的标准偏差变化的约三分之一有关。

在多种族的 371 名男孩和女孩的队列研究中,年龄在 12~17 岁之间体力活动下降较少的是那些具有较高自我效能以克服体力活动障碍的人或者具有积极和支持体力活动的朋友的人(Dunian et al., 2007)。早熟的男孩最初体力活动是最活跃的,但与后期成熟的男孩相比,他们的体力活动下降幅度更大。

体力活动变化的多层次模型

体力活动无疑取决于个人的决定和动机,也取决于这些个人决定因素与他们的身体和社会环境对人们的影响,包括家庭和家庭、社区、礼拜场所、工作场所和学校(Duncan et al., 2004; King et al., 2008)。例如,初步证据表明,65 岁或 65 岁以上人群自我报告行走差异的 3%~5% 可由他们居住的社区解释,10~12 岁男孩和女孩的体力活动水平差异的 5%~10% 可以通过他们所在的学校来解释。人们可以类似地受到他们的社区的共享特征的影响,所以如果他们的家庭或朋友活跃,如果他们的学校或工作场所提供和促进体力活动,并且他们的家庭和社区提供安全与愉快的体力活动的地方和机会,人们可能会选择体力活动。

> 不同类型的体力活动和他们可以使用的地方增加了人们找到他们喜欢的东西的概率。然而,当在特定地点和时间加强单个行为时,习惯更容易形成。

在早期儿童纵向研究幼儿园队列的多层次横断面分析中,包括 10 694 个居住在 1 053 个社区的幼儿园,父亲关于与孩子一起度过的时间和父母对家庭时间做运动的估计的报告约占儿童体力活动的 19%。父母对社区儿童在外面玩耍的安全感的认知是与儿童体力活动正相关的社区质量的关键特征。在调整了儿童的体重、运动技能、种族和电视观看后,社区之间的差异约占儿童体力活动差异的 8%。

然而,目前有很少的纵向多层次证据来证实体力活动有多少是个人选择,多少是由社会和物理环境决定的(Duncan et al., 2004)。图 17.11 显示需

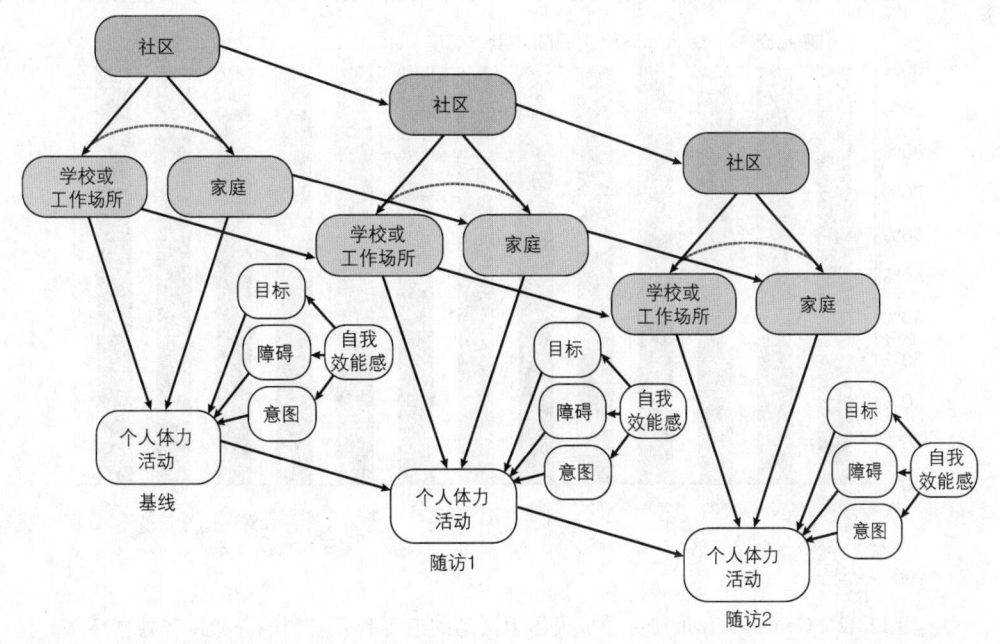

图 17.11 在人的层面上测量的对体力活动影响的概念多层次模型以及人们在不同时间生活、工作或上学的环境特征。

要复杂的模型来描述每个级别的体力活动的关键决定因素对多个时间点的体力活动变化的独立和互动贡献(Dishman, 2008)。

体力活动遗传学

并非所有体力活动都来自深思熟虑的计划。研究双胞胎是一种常用的方法,用于估算人体内活动的差异在多大程度上由遗传性来解释。比较单卵双胞胎和双卵双胞胎之间的相关性解析双重相似对体力活动的影响。如果体力活动水平在共享所有相同基因的 MZ 双胞胎之间更相似,他们共享所有相同的基因,而在 DZ 双胞胎之间更相似,他们只有一半的基因,那么对体力活动来说有遗传成分。如果 MZ 和 DZ 双胞胎中双胞胎体内活动水平的相关性相似,则每个双胞胎共有的共同环境因素似乎可以解释体力活动的变化,无论基因如何。由于 MZ 双胞胎共享相同的环境和相同的基因,MZ 双胞胎对内的相关性不完全(即小于1.0)表明体力活动的变化可能是由双胞胎不共享的独特环境经验所解释的(加上体力活动测量中的未知误差)。最后,如果兄弟,DZ,双胞胎(即异性双胞胎)体力活动水平的相关性低于同性 DZ 双胞胎,那么男性和女性似乎对体力活动有不同的环境或遗传影响。当然,更好的测试是比较出生时分开的成年同卵双胞胎,因为他们会遇到不同的环境。

也许最大的研究使用这种方法评估了来自参与 GenomEUtwin 项目的 7 个国家的 13 676 对 MZ 双胞胎和 23 375 对年龄在 19~40 岁的 DZ 双胞胎的体力活动调查:丹麦、芬兰、荷兰、挪威、瑞典、英国和澳大利亚。图 17.12 显示,大多数国家的体力活动水平的遗传率相似(平均为 51%)。

体力活动作为变化目标的独特特征

- 目标是增加积极的健康行为,而不是减少消极行为。
- 体力活动是一种基于生物学的行为;没有其他健康行为需要大于休息的好几倍。
- 体力活动是复杂的,之前是需要多个决策和行动的心理、行为和环境事件链。
- 体力活动的类型和数量根据其目的而有所不同。这种变化可能很难在早期形成习惯。

根据双胞胎和家庭研究估计,体力活动的遗传率在 20%~70% 之间。

体力活动的候选基因

关于基因、环境及其相互作用如何影响人们自发的体力活动或他们有意识地定期锻炼的决定知之甚少。体力活动是一个复杂的、多因素的特征,可能主要受多基因的影响,每个基因解释了体力活动的

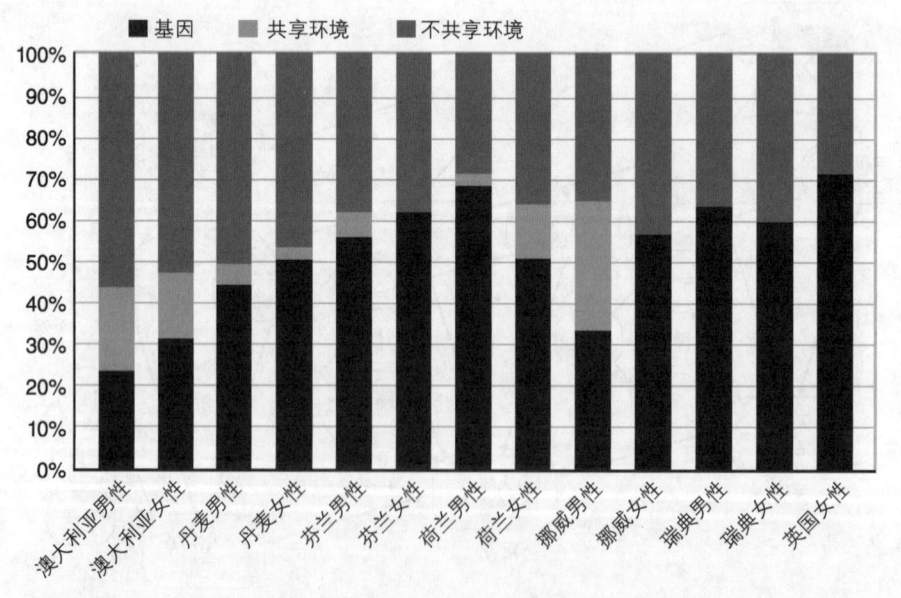

图 17.12 GenomEUtwin 研究中成人体力活动的遗传和环境影响。遗传和共享环境条代表体力活动变化的部分,可以通过每个因素来解释。非共享环境部分表示不受任一因素解释的变化。

一小部分(~1%)。然而，与关于肥胖的文献相比，其中至少有 22 个基因已被至少 5 个研究所支持，少于 10 个关联研究和 2 个连锁研究已经检查了体育活动的候选基因，而没有太多的结果复制。基于对影响能量平衡的能量摄入途径的理解，已经选择通过连锁或关联研究建议的大多数用于体力活动的候选基因用于研究，而不是基于其他动机行为的模型。然而，一些已经研究过的基因可能参与调节营养和体力活动的动力系统。关于多巴胺受体和血清素基因的等位基因(参见第 14 章关于心理健康的大脑神经递质的讨论)是否解释了人格的变异(如新颖性寻找和外向性)，这可能解释了一部分休闲或自发的证据不一。

体力活动的生理学动机

与在受损条件下限制骨骼肌运动控制的因素相反，健康动物对自愿、非剧烈体力活动的神经生物学调节几乎没有研究。在大脑中减少的多巴胺(DA)释放或 DA 受体的损失似乎与许多物种中观察到的年龄相关的体力活动的下降有关。中脑边缘(即腹侧远端-伏隔核)DA 系统是前脑回路的关键组成部分，其调节动机的激活方面。40 年前建立了大鼠自发运行期间下丘脑奖赏区域中脑细胞的激活，并且腹侧被盖区域的电自我刺激已被用于人工激励跑步机跑步和大鼠举重。然而，关于中脑边缘 DA 系统在自愿体力活动动机中的作用了解甚少。

环境干预和自我监管

前面的理论和模型是人们如何决定体力活动的观点行为受到期望的影响，这些期望重视结果超过给定行为的预期成本或障碍。然而，这些理论模型并不一定能很好地解释为什么这些选择通常不会导致可持续的行为改变。这些模型没有充分说明环境特征如何阻碍或促进体力活动；他们也没有考虑人们如何使用行为技能，如决策、自我监控、目标设定、刺激控制和强化控制，以促进和加强自己的行为。

以下部分描述了行为矫正和认知行为矫正如何解决环境和自我调节可以影响体力活动的方式。在经历成功之前，人们通常必须多次尝试改变行为。出于这些原因，成功的行为改变必须被视为一项持续的努力。增加美国人的体力活动需要社区层面的干预(包括医生办公室、学校、教堂、家庭和地方政府)，其方法跨越多个层面的变化(个人、人际、组织、环境、机构和立法)并旨在覆盖传统医疗保健所遗漏的不同人群。

行为矫正

行为矫正是计划、系统地应用学习原则来改变行为。根据行为矫正理论，行为的变化是由外部刺激与特定行为的后果之间的关联引起的。人们的思想、动机和观念的作用被最小化。行为之前和之后的行为会影响该行为的频率；也就是说，行为被提示和加强。根据行为矫正理论，行为改变的关键在于识别目标行为(如在学习时吃午餐或静态循环)以及有效的提示和强化物。行为方法，如书面协议、行为合同、彩票，刺激和强化控制在运动干预研究中取得了成功。

认知行为矫正

许多人似乎缺乏履行其对远程体力活动目标承诺所需的行为技能。这些可能是有价值的目标，但它们是遥远的，需要勤奋数周或数月才能看到奖励变化。此外，后来的益处比初始益处发生得慢。当预期不断改进时，这非常令人沮丧。久坐行为的日常乐趣可以削弱追求体力活动目标的良好愿望。

认知-行为矫正基于这样的假设：人们可以学习帮助他们自我调节行为的行为技能。因此，心理变量被视为环境与行为之间的关键联系。一系列不适应行为是由个人的非理性、非生产性思想引起的。学习或洞察力可以用行为有效的信念和技能来重构，增强或替换错误的思想。简单地说，思想和感受适度的行为，他们可以改变。人们接受了关于认知、感受和行为之间关系的教育，并被教授识别和控制前提的技能以及促进和加强行为的后果。认知-行为方法，包括自我监控、目标设定、反馈和决策，在单独使用或组合使用时，可有效提高运动依从性。

自我监控是保持并显示行为的客观记录(例如频率、时间和地点)。这种客观的实际行为衡量标准可以与目标和益处进行比较。当他们已经没有足够的体力活动，它也减少了人们的理性化。

刺激控制涉及操纵可以提示行为的先行条件或提示。提示可以是口头的、物理的或象征性的。目标是增加所需行为的线索并减少竞争行为的线索。增加运动行为的提示的例子是海报、标语、笔记，在可见位置放置运动器材,招募社会支持,以及每天在同一时间和地点锻炼。在下班回家之前,早上的第一件事是减少分散注意力的线索的时间。

加强控制需要理解和修改目标行为的后果,以增加或减少其发生。强化通常被认为是奖励行为以增加其频率。正强化是刺激的增加,导致行为频率增加。负强化通过从环境中去除刺激来增加行为。相反,惩罚是增加或消除刺激,之后行为的频率降低。

目标设置用于在特定时间段内完成特定任务。目标可以是简单的,有时间限制的,也可以是复杂的和长期的。目标是人类行为的直接监管者,提供指导、动员努力,并在寻求任务战略中培养持久性。目标设定提供了一个行动计划,集中和指导活动,并强调行为和结果之间的明确联系。具体的,可衡量的目标使监控进度,进行调整以及了解目标何时达到更容易。目标必须合理和现实。目标可能是可以实现的,但个人和情境限制可能会使其变得不切实际。例如,通过饮食和运动每周减掉2磅(0.9千克)对于许多人来说是合理的,但对于三分之一的运动和烹饪时间最短的母亲来说几乎是不可能的。不切实际的目标使参与者失败,这可能会损害自我效能和遵守行为改变计划。

阶段理论

运动行为理论家开始认识到需要动态的运动模型,其中包括近30年前阶段的观点。然而,这些想法对旨在增加体力活动的干预措施没有太大影响。在20世纪90年代早期,马库斯和其他人开始将变化阶段的跨理论模型(TTM)应用于体力活动的研究。TTM是故意行为改变的一般模型,包括在不同的变化阶段使用不同的认知和行为过程。Prochaska和DiClemente基于对18种主要心理治疗系统的分析,在20世纪70年代末和80年代初开发了TTM。他们观察到吸烟者试图在没有专业干预的情况下戒烟,并发现这些自我改变者在尝试戒烟时经历了特定的阶段。尽管TTM的开发是为了描述成瘾行为的变化,但它已经扩展到包括采用预防性健康行为和使用医疗服务,包括体力活动。

该模型将健康行为的养成和维护描述为通过一系列5个行为和动机定义的阶段发生的过程。

假设影响行为改变的三个关键因素。它们包括自我效能,融入社会认知理论;决策平衡,即对目标行为的利益和成本的评估;和改变过程,这是改变行为的策略。

可能有10个改变行为的过程或策略,5个是认知经验;5个是行为。认知-体验过程是个人自己的行为或经历产生相关信息的过程。例如,当人们越来越意识到活动的机会和自我重新评估时,意识提升,其中重新评估关于不活动的价值。行为过程是环境事件和行为(如刺激控制和强化控制)产生信息的过程。

变化程度维度是目标行为发生的上下文。变化的阶段和变化过程是跨理论模型的组成部分,用于制定和实施干预措施,以加强对定期锻炼的采用和维持。根据个人的变化阶段应用不同的策略。例如,认知策略,例如增加关于体力活动的个人利益的知识,可以针对处于预先考虑或沉思阶段的某人。准备或行动阶段的某些人可能会从强化管理和刺激控制等行为策略中获益更多。

将人们从预先考虑转变为沉思的关键策略是使用显示相关性的信息来引起他们的注意。应加强对运动益处的信念,降低感知成本。健康风险评估和健康测试是可以促使沉思的干预措施的例子,即使它们不会直接导致长期的行为改变。

思考者和人员在准备阶段的目标是帮助他们采

变化的过程

经验性(即认知或情感)过程
- 意识提高(例如,寻求信息)
- 戏剧性的缓解(例如,变化的情感方面)
- 环境的重新评价(例如,评估不活动如何影响社会)
- 自我评价(例如,对个人价值的评估)
- 社会解放(例如,社会对积极生活方式的认识、可用性和接受度)

行为过程
- 反制约(例如,用体力活动代替久坐不动的休闲选择)
- 帮助关系(例如,在改变过程中使用社会支持)
- 强化管理(例如,对改变的自我奖励)
- 自我解脱(例如,对改变的承诺和效力信念)
- 刺激控制(例如,管理促使不活动或活动的情况)

取行动。促进锻炼的营销和媒体宣传活动，以及关于如何开始针对人们目标的锻炼计划的准确，易于理解的信息，可以通过增加知识，改善态度和增加采纳意图来帮助人们进入行动阶段体力活动。因此，初始目标应该是具有挑战性的，但却是现实的，以促进锻炼自我效能。还应评估和修改环境和社会支持和障碍，以促进新的行为。

行动阶段的个人仍然处于退出锻炼计划的高风险中。在这个阶段，社会支持至关重要。自我监管技能的指导，如刺激控制、强化管理和进展的自我监控也是有用的策略。

Meta 分析认为，基于 TTM 的干预措施在促进体力活动方面是有效的(Gourlan et al., 2016)，而改变过程和自我效能是最重要的调节因素(Romain et al., 2018)。然而，运动干预的跨理论模型的有用性一直是混合的。体力活动增加的幅度通常很小(SD 小于三分之一)(Gourlan et al., 2016)，并且不会因干预措施是根据参与者的变化阶段还是目标变化阶段选择参与者而变化(Romain et al., 2018)。此外，用于测量变化阶段和变化过程的工具在锻炼中得到了很差的验证(Dishman et al., 2010; Marshall et al., 2001)。此外，一项纵向研究(Dishman et al., 2010)支持早期的横断面研究结果(Rosen, 2000)，表明与理论相反，人们在试图增加或维持体力活动时，似乎同时使用认知-经验和行为过程。在一项由 500 名居住在夏威夷的成年人组成的多种族队列中，他们每隔六个月进行三次或三次以上的观察，为期两年，在两年的观察中，那些保持或达到 2010 年健康人指南中定期参加中等或剧烈体力活动的人更有可能在自我效能和经验和行为变化过程中保持较高的分数(Dishman et al., 2010)。

在理解 TTM 指导体力活动干预的有效性方面的一个缺陷是缺乏 TTM 组成部分的明确时间序列的经验证据。最近的一份报告在一项前瞻性观察研究中描述了 TTM 成分的时间联系，该研究对数百名夏威夷成年居民进行了为期两年的随访，每六个月随访一次(Nigg et al., 2019)。TTM 过程的变化导致障碍自我效能、诱惑、决策平衡的变化，以及阶段的变化。障碍自我效能、诱惑和决策平衡的变化导致了阶段上的变化，而不是过程上的变化。最后，变化阶段的变化导致了过程的变化。简单地说，过程的变化先于认知变量的变化，认知变量的变化先于阶段的变化，阶段的变化又先于过程的变化。这种循环顺序与社会认知理论中发现的相互决定论的想法是一致的(Bandura, 1997b)。尽管在了解 TTM 成分的时间序列方面取得了进展，对于夏威夷人来说，TTM 阶段对于预测人们持续体力活动的变化是没有用的。活跃阶段更有可能错误地将人们归类为符合准则，而不是错误地将他们归类为不符合准则。对于每次都符合指导方针的稳定类别，预测六个月过渡的概率约为 50%，而在满足和不满足指导方针之间的过渡仅为 25%(Dishman et al., 2009)。

改变的准备并不能解释为什么人们难以维持变革。即使在习惯性活跃的人中，活动例程或设置的意外变化也可能会中断或结束以前连续的锻炼计划。搬迁、医疗事件和旅行可能会破坏活动的连续性并产生新的活动障碍。可能需要干预，直到体力活动对于人们来说具有内在的回报(有趣)。

因为在没有干预的情况下，TTM 过程在几个月内是适度稳定的，所以它们也可能预测锻炼的依从性(即参加课程)或顺应性(即参加课程期间的行为)，特别是与其他与自我调节行为有关的变量结合在一起，是有道理的。例如，具有高自我效能感或自我激励的人更有可能制定自我调节策略来达到他们的体力活动目标。效力信念可以通过影响自我调节(如目标设定、自我说服、计划和解决问题)和对社会文化环境的看法，直接和间接地影响体力活动，这些社会文化环境会给体力活动带来障碍，或者相反，为体力活动提供支持。与低自我效能感的人相比，高自我效能感的人倾向于设定更高的目标，并以更大的努力和毅力去实现这些目标。同样，自我激励包括对个人能力的效能信念和设定目标并努力和坚持达到目标的倾向。

在对 18~30 岁的大学生进行的训练干预和运动反应遗传学(TIGER)观察性队列研究中，在 15 周的有氧训练中，运动坚持率(1 279 名参与者中有 928 人参加了 80% 或以上的训练)被自我效能感(反之)和自我激励所预测(Dishman et al., 2014)。该预测是直接的，但也是间接的，通过与行为改变过程的典型使用的积极关系进行调解。报告在进入 TIGER 试验前一个月使用行为过程的不同年龄段的学生都有可能坚持下去，无论他们是否喜欢运动。这种关联是独立于性别、种族或民族、就业状况、体脂百分比和进入训练时评估的习惯性体力活动而观察到的。没有对这些过程进行实验操作，也没有对可能影响人们选择坚持锻炼的环境变化进行控制。

然而,研究结果显示,那些说他们在进入锻炼计划之前一直使用行为过程来调节他们的体力活动的参与者更有可能坚持到对健康有临床意义的水平。

复发预防

到目前为止所描述的大多数理论都可以应用于行为改变的养成和维持。复发预防模型专注于维持自愿自我控制工作。该模型的目标是帮助那些试图矫正其行为的人有效地应对可能诱使他们回到旧的、不受欢迎的行为模式的情况。马拉特和戈登最初设计的模型旨在增强对吸烟、药物滥用和暴饮暴食等高频、不良、令人上瘾的行为的禁欲,但该模型也被用于改变体力活动。在这个模型中,维持行为改变的重点是一个人在认知和行为上应对复发的能力。

复发始于高风险情况,这种情况会挑战一个人对自己坚持所期望的行为改变的能力的信心。足够的应对反应导致自我效能提高和复发概率降低。没有足够的应对或没有应对导致自我效能降低,并且如果跳过行为改变,可能会出现积极的期望。例如,在工作日结束时疲倦的人如果休息而不是锻炼,可能会感到神清气爽。然而,他们实际上可能感到内疚,而活动可能会令人振奋。"规则"越严格,滑动就越明显。例如,如果规则是每周上午 6:15 运动 3 天,持续 35 分钟,则迟到 10 分钟可以被认为是滑动。滑倒的感知可能导致禁欲违规效应,其具有认知和情感成分。这种效应包括认知失调,其中思想、感觉与行为之间存在不协调。例如,滑动行为与控制运动行为的自我概念不匹配。禁欲违规效应的另一个认知因素是全有或全无的思维,例如将自己定义为成功或失败,这也会增加情绪压力。禁欲违规的情感成分包括灾难性思维,当一个临时滑倒被夸大为失败感、自责、降低自尊、内疚和感知失控,将为复发奠定基础。

> 高风险情况和严格的规则会增加复发的风险。

"应该"超过"需要"的生活方式不平衡也会导致一个人复发。那些花费更多时间做他们应该做的事情而牺牲做他们想做的事情的人会感到被剥夺,而放纵或自我满足的欲望也会增加。锻炼可能被视为不愉快,而是另一种义务。因此,不坚持行为改变的积极期望使复发更具吸引力。

从概念上讲,复发预防模型似乎对锻炼依从性有用,因为 50% 开始定期锻炼的人在前六个月内退出,大多数在前三个月内退出。然而,该模型是为了维持高频、不良行为的停止而开发的,而运动是一种低频率的期望行为。当有人从戒烟中复发时很明显,但很难通过定期锻炼来确定滑动,并确定滑动何时复发。运动失效可能难以及时识别或处理以防止复发。

锻炼阶段的变化

预先考虑阶段:个人不活跃,无意开始锻炼。他们并没有认真考虑在未来六个月内改变他们的运动水平,或者他们否认需要改变。

沉思阶段:个人也不活跃,但他们打算在未来六个月内开始定期锻炼。

准备阶段:个人在标准水平以下(通常定义为每周至少 3 次,持续 20 分钟或更长时间)活跃,但打算在不久的将来(在接下来的 30 天内)变得更加活跃。

行动阶段:个人在标准水平上进行不到 6 个月的定期锻炼。在这个阶段,行为改变的动机和投资已经足够,并且感知到的收益大于感知成本。然而,这是最不稳定的阶段。行动阶段的个体最有可能复发。

维持阶段:个人定期锻炼超过 6 个月。运动行为比其他阶段更加确定,并且复发的风险很低。

预防复发的组成部分

- 确定使患者复发的高风险的情况。
- 修改计划以避免或应对高风险情况(例如,时间管理、放松培训、建立信心、减少活动障碍)。
- 纠正不积极的预期结果,以便从适当的角度来看待不锻炼的后果。
- 预期和计划失误,例如在休假或受伤后安排替代活动。
- 最小化禁欲违反效应,临时失效会导致完全失败,导致丧失信心和完全停止。
- 纠正"应该"超过"想要"的生活方式不平衡。
- 通过阻止自我对话和不运动的好处的图像,避免复发的冲动。

体力活动干预的有效性

行为改变技术可以将参与率提高约15%~35%,高于没有行为干预的50%的普通退出水平。尽管如此,在干预后长期维持增加的体力活动还没有建立。对127项研究进行了早期定量Meta分析,研究了在美国和其他一些国家(社区、工作地点、学校、家庭和医疗机构中的131 000名受试者中增加体力活动的干预措施的效果)(Dishman et al., 1996)。研究人员报告445个效应量作为皮尔逊相关系数(r),因为它们根据对社区和临床干预重要的调节变量而变化。平均效应为中等,$r = 0.34$,约为标准差的四分之三,或二项成功率从50%增加到67%。通过样本量加权的估计人口效应较大,$r = 0.75$,约2个标准偏差,或成功增加到88%。图17.14~图17.16说明了独立调节变量水平之间的对比。当干预采用行为矫正的原则,目标社区群体和测量的低强度的休闲活动的效果更大。

最近的综述集中在行为改变干预对老年人、身体残疾人士和年轻人的有效性。一项对16项60岁或以上、无临床健康状况的随机对照试验的Meta分析发现,效果较小(0.14 SD;增加体力活动的行为改变干预的95% CI:0.09~0.20)(French et al., 2014)。当包括识别和计划解决活动障碍、行为建模和奖励行为等技术时,效果会翻倍。包括其他诸如何时何地活动、计划活动、目标设定、提供规范或反馈、计划社会支持、自我监测和预防复发等技术,都不能为增加体力活动增加价值。

一项对21项随机对照试验进行的Meta分析发现,对有身体残疾(主要是多发性硬化症、脊髓损伤和骨关节炎)的人进行行为改变干预后,体力活动的主观和客观指标都有小幅增加(0.35 SD;95% CI:0.21~0.48),平均。然而,单独判断时,只有五项试验产生了统计学上显著的影响。研究质量不一。基于理论的12项干预的效果更大(0.53 SD;95% CI:0.38~0.68)或使用行为自我监控(0.45 SD;95% CI:0.28~0.63)(Ma et al., 2018)。

2018年体力活动指南咨询委员会报告称,之前对促进青少年体力活动的干预措施的证据进行的系统审查包括面对面和网络教育、体验式活动(例如,有监督的锻炼课程、舞蹈课、体育或娱乐活动)、体育课,以及以增加体力活动取代久坐行为的建议。这些干预措施在学校、日营、社区环境、家庭和互联网上进行。家庭干预包括小组会议期间的教育和体力活动,以及会议之外的后续活动,如体力活动、家庭作业和家庭锻炼项目;家长监控孩子活动的网站;以及体力活动建议、家庭锻炼计划和提供计步器等支持(Physical Activity Guidelines Advisory Committee, 2018)。

一项对18项以家庭为基础的随机对照干预(包括5~12岁儿童)的Meta分析发现,体力活动有小幅增加(0.29 SD;95% CI:0.14~0.45),这些研究的质量差异很大(Brown et al., 2016)。三分之二的研究没有发现显著的影响,通常是因为样本小,近一半的研究使用了自我报告而不是加速度计、计步器或观察等客观测量(Brown et al., 2016)。

一项对58项针对18岁或18岁以下青少年体力活动的健康促进干预措施的随机对照试验的Meta分析发现,干预措施的效果为小到中等(0.16 SD;95% CI:0.10~0.21)(Cushing et al., 2014)。当干预集中于个体时,效果更大(0.27 SD;95% CI:0.12~0.42),个人及其家庭(0.44 SD;95% CI:0.23~0.66),或使用媒体信息(例如,报纸、广播,0.30 SD;95% CI:0.04~0.57)。不同研究的证据

基于人群行为干预的RE-AIM评估框架

覆盖面:愿意参与干预的人的绝对数量,比例和人口代表性。

功效:干预对主要结果的影响。通过干预,也可以包括理想的次要结果,如生活质量和经济结果,以及不良事件,如受伤或死亡。

采用:愿意启动程序的设置和干预者的绝对数量,比例和代表性。

实施:对干预行政协议各要素的忠诚程度,包括预期交付的一致性以及干预的时间和成本。

维持:计划或政策在多大程度上被制度化或成为常规组织实践和政策的一部分,或者在个人层面上,计划对最近干预后六个月或更长时间的结果的长期影响。

质量差异很大,总体判断为中等。根据体力活动的客观测量(约20项研究)报告结果的干预措施发现,平均而言,影响非常小(0.04 SD;95%CI:0.01~0.07)。这与小平均效应相似(0.16 SD;95%CI:0.08~0.24)在先前对30个16岁或以下青少年对照试验的Meta分析中发现,这些试验使用客观加速计设备而不是体力活动的自我报告来测量体力活动的结果(Metcalf et al., 2012)。

一项更广泛的系统综述定位了52项不同质量的随机对照试验,这些试验使用行为改变技术,试图增加不同国家和种族的健康儿童和青少年的体力活动(Brannon et al., 2015)。根据该综述中提供的数据计算,52项试验中57项体力活动结果的汇总平均值为积极但较小的影响(0.13 SD;95%CI: 0.07~0.20)(图17.13)。只有不到三分之一的干预措施显示出体力活动在统计上的显著增加。最有可能增加体力活动的干预措施的特点是在儿童中建模,形成积极的意愿,关注结果和社会认可,自我监控,以及青少年中的行为契约。

只有大约25%的干预研究纳入了长期随访,以确定干预措施结束后是否有持久的影响。因此,干预措施的积极效果目前必须被视为短期的。结果表明,通过干预可以增加体力活动。也就是说,选定的干预措施已被证明是有效的(即,在实验干预和被测量的人的情况下,它们增加了体力活动)。然而,选择干预成分、设置和人群部分以保持体力活动增加的最佳方法需要通过随机对照试验进行实验确认。此外,有效干预的公共卫生意义还取决于干预是否达到目标人口的高比例,负责组织是否在目标人口中充分和良好地采用和实施干预,以及干预结束后是否保持干预效果(Glasgow et al., 1999;Glasgow et al., 2002)。

增加体力活动的干预类型

全球增加体力活动,特别是在发展中国家,所需的关键行动包括:努力传播个人层面的行为改变方案,以惠及更多的人口,而不是志愿者;社会营销和大众传播运动,以改变社区以及专业人员和决策者的社会规范;努力影响社会和物理环境,使他们更有利于体力活动;制定和实施国家体力活动计划和战略,有足够的时间和资源实现可衡量的改变(Bauman et al., 2009;Heath et al., 2012)。

国家体力活动计划

Pate(2009)为准备制定美国国家体力活动计划,对来自6个国家(澳大利亚、英国、苏格兰、瑞典、北爱尔兰和挪威)的国家体力活动计划进行了评估,得出结论,大多数计划都具有美国CDC/WHO体力活动和健康促进合作中心推荐的基本要素(Pratt et al., 2009)。这些包括与主要利益相关者的磋商;在政府、非政府和私营部门的联盟;使用个人和环境战略进行干预;在不同层面实施(社区、州和国家);体力活动与其他相关议程(营养、环境、公共卫生)的整合;特别考虑子群体(儿童、妇女、残疾人、土著人);实现目标和目的的时间线;计划身份(徽标、品牌和口号)。只有北爱尔兰的计划记录了资金和执行计划目标的细节,并评估计划的成功(Bornstein et al., 2009)。

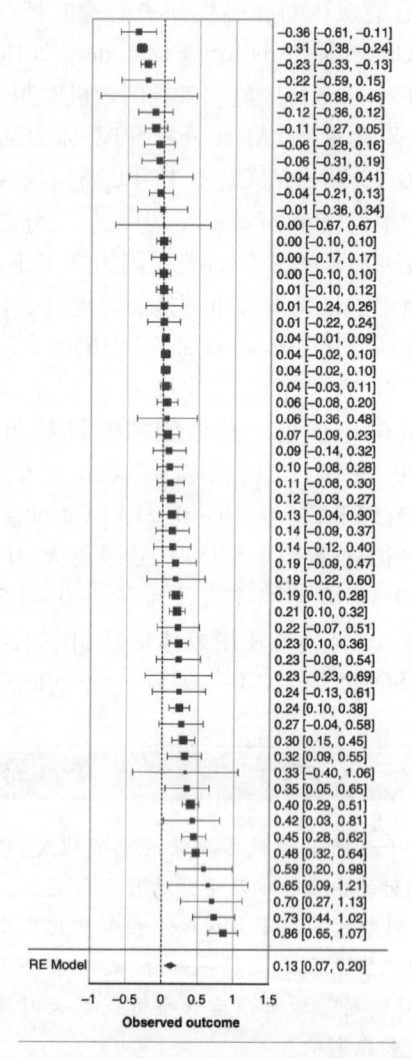

图17.13 行为改变干预措施增加青少年身体活动的标准化效果。

资料来源:E.E. Brannon et al., 2015。

与美国国家体育活动计划的想法一致,Active Living by Design 是罗伯特·伍德约翰逊基金会的一个为期五年的社区补助计划,旨在帮助25个社区创造支持积极生活的环境。每个受资助的网站建立了一个多学科的社区伙伴关系,并实施了5P战略:准备、促销、计划、政策和实物项目(Bors et al., 2009)。社区合作伙伴在社区、学校、工作场所和各种组织中开展工作,以增加对体力活动的物质和社会支持。时间会证明这些类型的社区干预是否可持续和有效(Glasgow et al., 2009)。

成功的体力活动促进也必须与其他政府部门的规划和政策相结合。例如,经过十多年来关于澳大利亚体力活动和公共卫生的循证实践的强有力的公共传播,出现了一个针对卫生部门的国家体力活动政策框架,但不是作为包括教育、交通、城市规划以及体育和娱乐等其他重要部门的政策愿景(Bellew et al., 2008)。此外,公众和政治对精英运动以及后来的儿童肥胖和2型糖尿病的兴趣往往压倒了体力活动和公共卫生倡议。

以社区为基础的干预措施可以针对家中的人(例如,医院、大学或非营利组织的外联),也可以针对一个或多个环境中的整个社区。一些社区环境对于不同年龄和背景的人来说是共同的,否则他们可能不会共享相似的物理或社会环境(例如,初级保健环境,基于信仰的环境,公园)。其他的可以集中在特定的年龄组(例如,学校,儿童保育场所,老年中心,或养老院)。以社区为基础的办法有可能接触到大量的人,或根据人口中特定目标部分的利益和需要进行调整(例如,社会营销),而且它们可以简单而具有成本效益地提供(例如,公共服务公告和提示决策点标志)。更深入的社区干预通常需要利益相关者和决策者的接受(即接受和合作),以及被服务的人的接受。旨在持续的干预措施通常需要在规划或建筑环境方面进行结构性变化(例如,学校、娱乐服务或社区中心的制度变化),以便可持续发展。对可持续性的威胁包括有意愿和有能力的人员的流失(例如,决策者或服务提供者)以及维持变化的资金损失。最后,由于缺乏关于体力活动的法规和法律的通过和执行,只有当人们能够轻松获得体力活动机会并有动力这样做时,社区层面的干预才能成功。

社区干预的建议

社区预防服务工作队是一个独立的非联邦小组,由15名成员组成,其中包括一名由疾病预防控制中心主任任命的主席。他负责监督《社区预防服务指南》(俗称"社区指南")的编写,这是一份定期报告,为公共卫生决策者提供关于基于人群的干预措施的建议,以促进健康和预防疾病、损伤、残疾和早亡,供社区和保健系统使用。工作组审查并评估了94项基于社区的干预措施的质量和有效性的证据,以增加体力活动或有氧能力(Kahn et al., 2002)。

如表17.3所述,工作队建议采取6种干预措施:2种信息方法(即社区范围内的活动和鼓励使用楼梯的决策点提示)、3种行为和社会方法(即以学校为基础的体育教育、社区环境中的社会支持干预和个人适应的健康行为改变计划)和1种通过使用环境和政策方法增加体力活动的干预措施(即创建或增强对体育活动场所的利用,并结合信息外展活动)。

表17.3 社区预防服务工作组关于使用选定干预措施增加体育锻炼行为和改善身体素质的建议

干预(资格研究的数量)	干 预 说 明	专责小组建议使用
增加体力活动的信息方法		
社区范围的活动	这些大规模、高度可见、多组分的活动使用各种方法将信息传达给大量观众,包括电视、广播、报纸、电影院、广告牌和邮件	建议有充分证据
增加体力活动的行为和社会方法		
适合个人的健康行为改变计划	这些课程是根据个人的特定兴趣或准备改变体力活动习惯而量身定制的。教授行为技能,如目标设定、建立社会支持、自我奖励、解决问题和复发预防,该计划帮助人们学习将体育活动融入他们的日常生活中	建议有充分证据

续表

干预（资格研究的数量）	干预说明	专责小组建议使用
校本体育（PE）	这种方法旨在修改学校课程和政策，以增加学生在课堂上进行中等到剧烈活动的时间。学校可以通过增加在课堂上花费的时间或在课堂上提高学生的活动水平来实现这一目标	建议有充分证据
社区背景下的社会支持干预	这种方法的目标是通过创建或加强社交网络来增加体力活动。例子包括锻炼伙伴、锻炼合同和步行组	建议有充分证据
增加体力活动的环境和政策方法			
创建或改善对体育活动场所的利用以及信息外展	例子包括建造步行道或自行车道或使人们可以在社区中心或工作场所使用运动设施。信息宣传包括提供设备培训、研讨会、咨询、风险筛查以及健康论坛和研讨会等活动	建议有充分证据
决策点提示鼓励使用楼梯	这些标志由电梯和自动扶梯放置，鼓励人们使用附近的楼梯	推荐有充分证据
社区规模的城市设计土地使用政策和做法	例如，城市规划者、建筑师、工程师、开发者和公共卫生专业人员努力以支持体力活动的方式改变几平方英里或更远的城市地区的物理环境	推荐有充分证据
街道规模的城市设计和土地使用政策	这些例子涉及城市规划者、建筑师、工程师、开发者和公共卫生专业人员的努力，以支持体力活动的方式改变小地理区域的物理环境，通常限于几个街区	推荐有充分证据

该工作组发现对大众媒体宣传、大学体育和健康教育的研究不充分。该小组还不能推荐侧重于减少电视观看和视频游戏玩耍的课堂健康教育，因为在减少电视观看或视频游戏玩耍和增加体力活动之间没有表现出任何相关。

环境和政策层面的干预包括建筑环境的特征（例如，公园、小径或娱乐设施的通道；行人或自行车基础设施）或法律、地方条例、组织政策和制度惯例，这些都会影响体力活动水平。例如，鼓励人们使用楼梯的决策提示；环境设计的特点（例如，接近公园、小径和开放空间）；混合土地利用和基础设施以促进积极的通勤（例如，街道连通性和住宅密度）。

《社区指南》继续推荐建筑环境策略，将一种或多种干预措施与一种或多种土地利用和环境设计干预措施结合起来，以改善行人或自行车交通系统，以增加体力活动。然而，大多数支持这些建议的证据来自横断面研究，这些研究在消除收入和教育等混杂因素的偏差方面做得很差，这些混杂因素可以决定一个人的居住地和他选择的运动方式。《社区指南》（2016）报告称，在18项关于休闲时间总步行量的自我报告的研究中，有12项发现与步行指数呈正相关。在11项横断面研究中，生活在活动支持环境中的居民比低支持环境的居民有更高的每周交通相关步行（中位数＝37.8分钟）和休闲时间步行（中位数＝13.7分钟）。然而，只有四项研究具有统计学意义。

一项系统综述找到了来自6个国家的12项研究（6项来自英国，其他来自澳大利亚、瑞典、爱尔兰、新西兰和美国），这些研究使用个人、团体或环境干预措施（包括政策和基础设施）来促进通勤骑自行车。只有两项研究是随机对照试验。在七项研究中，只有三项以个人或团体为基础的干预措施显著增加了通勤自行车。环境干预措施（例如，从在格拉斯哥建造一座桥到在12个拥有近300万居民的英国社区协调努力的倡议）产生了很小的积极影响（例如，1%的增长），但可以转化为大量人口中有意义的人数（Stewart et al.，2015）。

社区干预成功的例子

本节中描述的干预在几个国家和在各种社区环境中进行。与社区预防服务工作队关于成功的社区干预以增加体力活动的建议一致，成功的干预措施使用信息方法（社区范围的运动和决策提示鼓励使用楼梯）、行为和社会方法（基于学校的体育教育，社区环境中的社会支持干预和个别调整的健康行为改变方案），以及通过使用环境和政策方法（创建或增加利用体力活动场所以及信息外联活动）来增加体力活动的一种干预措施。

信息方法

来自不同质量的大量干预措施的累积证据支持这样一种观点，即在交通枢纽、购物中心、医院和工作场所等地，决策点提示使用楼梯而不是自动扶梯或电梯在短期内（通常为4~12周）是有效的（Brownell et al.，1980），成人提示使用主动交通工具上班，儿童提示使用主动交通工具上学或使用游乐场（Reynolds et al.，2014）。在各种环境下，使用楼梯的体力活动平均增加了5%，而成年人主动上班和儿童主动上学的体力活动各增加了40%，操场活动增加了15%。在一项对67项研究的系统综述中，55项研究报告了楼梯使用的显著增加（Jennings et al.，2017）。在这些研究中，使用楼梯的比例增加了0.3%~34.7%。使用楼梯增加的几率从5%增加（OR=1.05；95%CI：1.01~1.10）到近三倍的使用量（OR=2.90；95%CI：2.55~3.29）（Jennings et al.，2017）。一般来说，这些体力活动的增加只会在干预期间持续，在干预结束后减弱。

全社区活动代表了一种干预方法，被归类为促进体力活动的信息方法。这些活动代表了大规模、高强度、高可见度的节目，并经常使用电视、广播、报纸和其他媒体来提高节目意识，传播有针对性和分段的健康信息，并加强行为改变。该策略通常采用多组分、多分支和多站点干预。斯坦福心脏病预防计划和Wheeling Walks干预是美国各地区有效开展社区活动的例子。巴西圣保罗的一项高度可见、多层次的社区干预，自1995年以来一直针对整个圣保罗州，约有3 400万人，并作为WHO的主要模式和场所。2002年的健康日，由圣保罗卫生部倡导，由医师维克特带头，Agita圣保罗运动成功地渗透了圣保罗文化，其品牌认可的图标是30分钟的男子，他出现在各种通信中，从广告牌到每月向公民发送的公用事业账单邮寄给个别公民。AgitaSãoPaulo和Agita Mundo的经历告诉我们，各级的地方、国家和全球计划、联盟、伙伴关系和网络对于保证体力活动促进成功作为公共卫生战略至关重要。

20世纪90年代初，芬兰发生了另一项广泛的体育与健康公共政策倡议，并制定了两项国家方案。最初的芬兰移民计划旨在通过国家财政支持，培训和咨询服务以及媒体宣传来刺激新的地方项目。正在进行的"适合生活"计划基于从初始干预中获得的经验，但主要侧重于针对40~60岁年龄段人群的强化大众媒体方法。芬兰的经验表明，有意识地传播科学知识可以使人们更好地接受国家层面的体育活动，并且对基层活动的精心策划和敏感的国家级支持可以成功。包括促进体力活动在内的全国性健康倡议的一个例子是参与活动，该活动于1979~2001年在加拿大举行，并于2007年再次启动。

另一种在巴西开发并主要在拉丁美洲实施的信息方法，使用规律的、短暂的与体力活动相关的教育和激励信息，通常由健康教育者沟通者提供，并集中在关键的社区场所，包括工作场所、高级中心和社区中心，而不是广泛的大众媒体活动。

在美国，VERB运动针对2 729名青少年（年龄在9~13岁之间），在美国各地的社区进行大众媒体工作，互联网链接以及旨在增加和维持体力活动的社区活动和计划。一年后，74%的受访儿童了解VERB运动。平均9~10岁的青少年意识到运动每周参与的自由时间体力活动的课程比没有意识到运动的9~10岁青少年多34%。当然，也可能活跃的孩子更可能注意到关于体力活动的信息。

美国一项为期2年的研究集中在南卡罗来纳州3个低收入、高犯罪率社区的综合社会营销、与警方的合作以及环境改善方面，发现步道行走增加了（干预的主要结果），但由加速度计测量的每周MPVA总分钟数没有变化（Wilson et al.，2015）。在英国进行了类似的研究[在英国德文郡的128个乡村中进行了一项研究（Solomon et al.，2014），在伦敦的20个行政区中进行了一项研究（Phillips et al.，2014）]，在日本昂南市的12个社区中进行了类似的研究（Kamada et al.，2013；Kamada et al.，2015）的研究发现，1~3年后，每周体力活动的自我报告没有改善，但5年后，昂南市社区的步行或加强锻炼的推荐量增加了6%（Kamada et al.，2018）。

在澳大利亚进行的居住环境项目使用自然实验设计来研究搬到新社区的人与没有搬到新社区的人之间的建筑环境特征。大约1 400名在新住宅区建造房屋的人在搬家前和搬家后都接受了调查，大约一年。经过7年的随访，前往目的地次数增加的人，在每种与交通相关的目的地步行次数增加了6分钟/周。每种类型的娱乐目的地增加了近18分钟/周的休闲步行。对犯罪的安全感每增加一个单位，每周休闲散步的时间就会增加约14分钟。在对建筑环境特征进行调整后,结果仍然成立,包括可步行性指标,如住宅密度、街道连通性和当地目的地的数量(Giles-Corti et al.,2013)。然而,这项研究和其他类似研究的局限性是依赖于自我报告的体力活动,未能控制居住自我选择偏差。也就是说,那些在其他方面更有可能进行体育锻炼的人可能会选择并有能力生活在易于进行体育锻炼的社区(Boone-Heinonen et al.,2011)。

2018年《美国人体力活动指南》的科学咨询委员会得出结论,在广泛的社区环境中对社区范围的干预措施进行了数十年的体力活动促进研究后,支持其增加体力活动有效性的证据仍然有限,主要是因为研究设计和评估方法薄弱,干预持续时间短,干预的实际交付或执行是否符合干预背后的想法和计划,往往不清楚保真度(Physical Activity Guidelines Advisory Committee,2018)。

一项系统性的全球综述研究了在总共267个社区(25项高收入国家研究,8项低收入国家研究)中采取多成分社区范围干预措施以增加体力活动的有效性,人口样本从500人到190万人不等(Baker et al.,2015)。27项研究将体力活动作为某种形式的二分法测量。14项研究报告了获得足够的体力活动。27项研究中只有2项(均基于中国)报告了干预对人群有效(Baker et al.,2015)。据报道,北京城区定期体力活动的几率增加了20%,因为密集的干预措施渗透到社区,每季挨家挨户分发传单,由卫生从业人员提供咨询,并通过密集的个人筛查活动(73%的社区参与者参与)确定社区内的高风险因素。据报道,在杭州进行干预后,足够活跃的几率小幅增加了3%。然而,这种干预是有偏见的,因为没有能力进行干预的社区被分配到对照组,以与干预社区进行比较。

行为和社会方法

代表这一策略的一个典型的干预,如Kriska及其同事所报告的,是一个居住在宾夕法尼亚州匹兹堡及其周围的女性组织成的在他们社区内的步行俱乐部,并且可以接收通信(例如短信、电话提示)以加强和维持他们的步行网络。另一个例子来自Lombard及其同事的工作,他们在社区组织了步行伙伴和小团体。他们对步行和行为原则进行了初步培训,并提供了邻里地图和其他支持电话网络和定期提示与更新用于加强行为,并为参与者提出问题提供机会。

有研究报告代表这一战略的示范性干预是将居住在宾夕法尼亚州匹兹堡附近的妇女组织成其社区内的步行俱乐部,并接受设计的通讯(如通讯、电话提示)。加强和维持他们的步行网络。另一个例子来自社区组织的步行伙伴和小组,对步行和行为原则进行了初步培训,并提供了邻里地图和其他支持。电话网络和定期提示与更新用于强化行为并为参与者提供提问的机会。

以个人为中心的干预通常包括对参与者的体力活动水平和准备改变的评估,定制的活动计划,以及由集中的健康提供者或促进者对社区干预的导航。这种方法,侧重于生活方式的体力活动,与监督的体力活动方案相比已被证明是合算的。在社区环境中(例如公共公园和广场、工作场所和社区中心)提供体育活动课程也被认为是一种有希望的实践。

初级护理

增加体力活动的行为咨询在初级保健医疗机构是可行的,也可以由初级保健机构的健康提供者或工作人员推荐。这些干预措施的类型包括由初级保健提供者提供的简短咨询,有或没有附带材料或后续行动,如邮寄、打印的干预措施和反馈;个人或团体咨询;电话咨询;使用电子邮件、移动技术或交互式虚拟视频的基于互联网的会议。这些干预措施可以由初级保健提供者、健康教育家或行为健康专家、营养学家或营养师或运动专家提供。行为改变技术通常包括关于好处的教育,规划建议,识别改变的障碍,计划和目标设置,监控,使用活动日志或计步器或智能手机等设备进行反馈,动机性访谈,以及提供或获得社会支持的提示(Patnode et al.,2017)。

2018年体力活动指南科学咨询委员会也得出结论,有限的证据表明,在初级保健医疗环境中对成年患者进行的体力活动干预比最低限度或常规护理条件更有效,特别是在持续6个月以上的情况下(Physical Activity Guidelines Advisory Committee,2018)。

初级保健干预的一个例子是所谓的运动转诊或体力活动处方计划,该计划确定初级保健环境中不运动的成年人,然后将他们转到第三方服务机构,后者收费规定并监督在设施或有时在家中进行的个性化锻炼计划。一项早期Meta分析对大约2600名患者(主要在英国)的运动转诊的5个随机对照试验进行了研究,结果发现,与常规护理相比,转诊患者的数量平均只增加了10%。在6~12个月的随访后,他们每周至少进行90~150次中等强度的体力活动（RR=1.11；95%CI：0.99~1.25）。该综述的结论是，与常规护理相比，运动转诊在中等至剧烈或全面体力活动的持续时间上没有一致的优势（Pavey et al.，2011）。随后对几个国家的17项关于体力活动处方计划的研究（大多是随机对照试验或前瞻性观察研究）进行的 Meta 分析发现，没有一项试验对自我报告的体力活动水平有影响（Arsenijevic et al.，2017）。

另一项关于促进初级保健体力活动的随机对照试验的 Meta 分析发现，10项试验在初级保健中进行，1项试验在初级保健和体育设施中同时进行，2项试验通过电话或在家进行，1项试验将患者转到体育设施（Orrow et al.，2012）。研究人员对近9 000名久坐不动的老年人进行了至少一年的跟踪调查。根据各种体力活动的自我报告，在11次试验中平均下来，每周至少实现150分钟中等强度体力活动的几率有小幅增加（OR=1.42；95%CI：1.17~1.73）和整体体力活动行为，在9个试验中平均（0.25 SD；95%CI：0.11~0.38）。

最近的一项系统综述定位了15项随机对照试验，共招募了约6 700名成年人，他们是心血管疾病风险筛查的候选人，心血管疾病风险升高，或患有高血压或糖尿病，参与了体力活动的初级保健健康教育干预。体力活动主要通过自我报告来测量；一项研究使用了加速度计。干预以面对面会议、电话会议和小组会议的方式进行，但主要是面对面会议和电话随访的结合。一半的研究报告称，在干预后6~12个月，体力活动水平有统计学意义上的显著增加，范围为5%~16%，或在一项研究中达到推荐体力活动水平的几率增加了一倍（Ramôa Castro et al.，2017）。

美国预防服务工作组对初级保健咨询的随机对照试验进行了更广泛的系统综述，发现有63项质量不同的试验报告了体力活动结果（Patnode et al.，2017）。一半的试验是在美国进行的，但在美国，只有6项干预是在初级保健环境中进行的，或由初级保健人员直接提供。大多数研究使用的是体力活动的自我报告；只有11项试验使用了加速度计或计步器来客观地测量体力活动。总的来说，体力活动的增加很小。无论干预措施的特征如何，46项试验（包括近17 000人）在随访6~12个月后的增加为0.20标准差（95%CI：0.14~0.26）。在27项报告每周体力活动分钟数的试验中，只有一半的试验报告了体力活动的显著增加，但在约1.1万人的27项试验中，每周体力活动的总体平均增加为35分钟（95%CI：22~47）。在包括近15 000人在内的16项试验中，平均增加了30%（OR=1.3；95%CI：1.1~1.6），至少中等强度的体力活动指南为150分钟/周，特别是当参与者在进入试验时没有达到指南时。在对近9 000人进行的12项仅针对体力活动信息的试验中，几率略高（OR=1.4；95%CI：1.1~1.8）。

科技辅助干预

在全球范围内连接许多地点和群体的人们的技术包括远程媒体，如电话或计算机定制印刷；全球定位传感器、心率和活动监测器等可穿戴设备；通过互联网和万维网提供干预；移动智能手机应用；短信；社交媒体；还有互动式电子游戏或虚拟环境。旨在促进玩耍或锻炼（Physical Activity Guidelines Advisory Committee，2018）。

一个模拟模型估计了信息和通信技术的全球趋势可能如何直接或间接地改变低收入、中等收入和高收入国家的体力活动。该模型估计，信息和通信技术（尤其是移动电话）的直接和间接影响几乎可以等同于有计划的体力活动干预的影响程度（Pratt et al.，2015）。

2018年《美国人体力活动指南》的科学咨询委员会得出结论，由于典型的薄弱研究设计，总体证据受到了限制；短期干预；以及小的、通常是选择性的样本，不能代表更大或更多样化的人群（Physical Activity Guidelines Advisory Committee，2018）。

学校

学校体育和健康教育课程提供了促进青少年体力活动的方法，其中许多策略已被证明是有效的（Stome et al.，1998）。对在学校环境中实施的26项对照试验进行系统评价，旨在增加6~18岁儿童和青少年的体力活动，结论是有充分证据表明以学校为基础的体力活动干预措施（至少需要组合使用印刷的教育材料和学校课程的变化）对体力活动的持续时间和 VO_{2max} 有积极的影响，但一般对学校外的闲暇体力活动率没有影响。根据"美国社区指南"的标准，另一项系统评价衡量了拉丁美洲增加体力活动的19项干预措施，得出结论认为，只有以学校为基础的体育课是拉丁美洲足以支持实践建议的证据。来自巴西，智利和美国-墨西哥边境的五项研究（三项随机分组）显示，在体育课和步行或骑自行车上学期间，体力活动有所增加。

技术辅助体力活动-随机对照试验的 Meta 分析

- 在使用移动设备的 11 项干预措施中，只有 5 项试验报告了体力活动的统计显著增加，但当对所有研究的结果进行平均时，体力活动的总体增加幅度适中（0.54 SD；95%CI：0.17~0.91）（Fanning et al., 2012）。
- 25 项旨在增加普通成年人体力活动的互联网干预措施（如教育、目标设定、自我监控、电子邮件提示）的试验发现，平均效果较小（0.16 SD；95%CI：0.09~0.19），不同干预措施差异很大（Davies et al., 2012）。9 项试验纳入了最初被归类为久坐不动或运动不足的人群，其影响更大（0.37 SD；95%CI：0.21~0.52）。
- 对生活在高收入国家的约 4500 人进行了 9 项远程（电话、邮件）或基于网络（互联网、智能手机）干预或两者结合的试验，发现一年后自我报告的体力活动平均有小幅增加（0.20 SD；95%CI：0.11~0.28）（Foster et al., 2013）。
- 在儿童、年轻人和分娩后妇女的三项试验中，基于短信的健康促进干预对体力活动的平均效果中等大（0.51 SD；95%CI：0.24~0.78），且在年轻成年人和分娩后妇女的样本中一致（Head et al., 2013）。
- 12 项使用社交媒体干预来促进普通人群锻炼行为的试验发现，平均而言，这种影响很小对体力活动的影响无统计学意义（0.13 SD；95%CI：-0.04~0.30）（Williams et al., 2014）。只有一项试验产生了统计上的显著影响。通常持续 6 个月的试验参与率很低；随着干预期的进展，参与者对该计划的使用有所下降。
- 在美国、加拿大、澳大利亚、比利时和荷兰开展的 11 项社交媒体试验（主要是短信和公告或讨论板）共包括近 1.1 万名寻求减少慢性健康风险的成年人，平均而言，对体力活动没有影响（0.07 SD；95%CI：-0.25~0.38）（Mita et al., 2016）。
- 19 项试验使用移动设备发送短信或智能手机应用程序来增加社区青年和成年人的体力活动或减少久坐行为（Direito et al., 2016）。平均而言，五项干预措施导致久坐行为的小幅减少（-0.26 SD；95%CI：-0.53~0.00）。在 7 项研究中，干预措施的平均效果很小，对总体力活动无统计学意义（0.14 SD；95%CI：-0.12~0.41）和 9 项研究中的 MVPA（0.37 SD；95%CI：-0.03~0.77）。
- 使用加速计（通常作为自我监测，有或没有咨询反馈）来增加体力活动的 12 项试验具有较小的平均效果（0.26 SD；95%CI：0.04~0.49）（Goode et al., 2017）。

总体而言，干预措施对学校期间观察到的体力活动产生了中等强度的影响（超过标准偏差的一半），但对学校外自我报告的体力活动影响很小，对学校以外的由加速度计客观地测量的体力活动没有影响（图 17.14）。

随后的 Meta 分析定位了 12 项在学校环境中对青少年进行的随机对照试验，这些试验报告了客观测量的体力活动结果（Borde et al., 2017）。这些试验平均持续了 9 个月，包括积极休息、健康教育、健康食品信息、额外的体力活动课程、计步器、父母参与、时事通讯和运动器材，单独或多成分干预。总体力活动的综合效应较小，且在统计学上无显著性

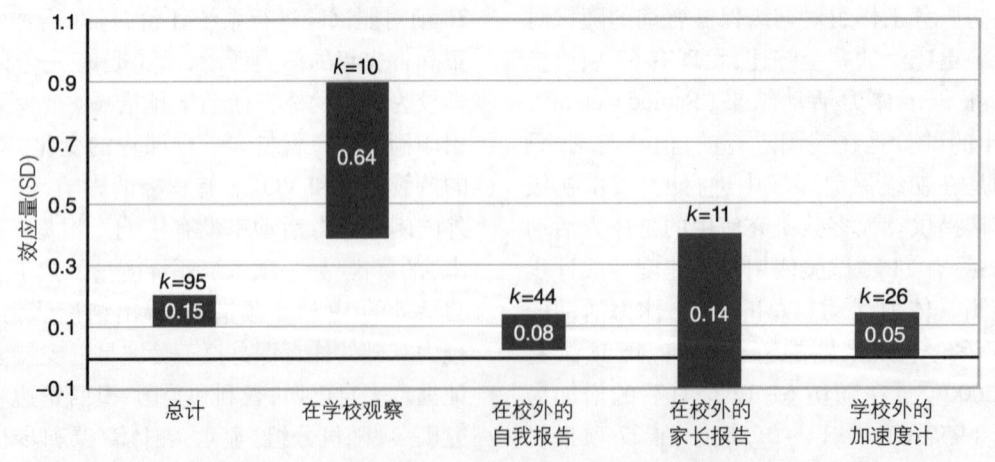

图 17.14 1996~2007 年，以学校为基础的干预对儿童和青少年体育活动的影响（k=影响次数）。

(0.02 SD;95%CI: -0.13~0.18)和 MVPA(0.24 SD;95%CI:-0.08~0.56)。

一项 Meta 分析对 16 项随机对照试验进行了干预,以减少近 9 000 名学童在看电视、玩电子游戏和使用电脑等活动上花费的时间,发现屏幕时间平均略有减少(0.25 SD;95% CI: -0.37 ~ -0.13)(Friedrich et al.,2014)。没有任何干预程序是专门为减少屏幕时间而设计的。相反,它们通常与营养教育或体力活动等其他组成部分结合在一起。

大多数早期的学校干预研究针对的是小学生。然而,高中生每天参加体育课的比例从 1991 年的 42%下降到 1997 年的 27%(CDC,1998)。2009 年只有 23%,从 9 年级的 47%下降到 12 年级的 22%。如图 17.15 所示,在 2009 年参加每日体育课程的美国高中学生的比例各不相同,从缅因州的 5%到伊利诺伊州的 68%,在大多数州和地区女孩的比例较低(女孩为 19%,男孩为 27%)。大约 51% 的女孩和 62%的男孩说他们参加了至少一个运动队。

由于青少年期间体力活动减少,因此应考虑更多的社区娱乐活动和运动机会。通过学校进行干预的其他方向可以包括针对终身体育活动所需的行为技能的课程,将体育活动融入其他学术课程(例如,计算数学课程中的目标心率区或撰写关于在英语课堂上锻炼乐趣的文章),非竞争性和包容性的课后娱乐项目,以及涉及家长的项目。

美国运动和体育协会(NASPE)是美国健康、体育、娱乐和舞蹈联盟的协会,最近发起了让我们进入学校(LMIS),这是一个全国性的倡议,旨在增加上学前,上学中、放学后的体育活动。让我们进入学校邀请所有美国学校,帮助孩子每天 60 分钟的运动,提高健康和学习表现。到目前为止,接近 780 所学校总共有 675 000 名学生注册了 Let's Move in School 活动。

综合学校体力活动计划的五个组成部分

- 体育教育
- 学校体育活动
- 学前和学后的体力活动
- 员工参与
- 家庭和社区参与

让我们进入学校的目标是"确保每所学校提供一个综合的学校体力活动计划,以优质的体育教

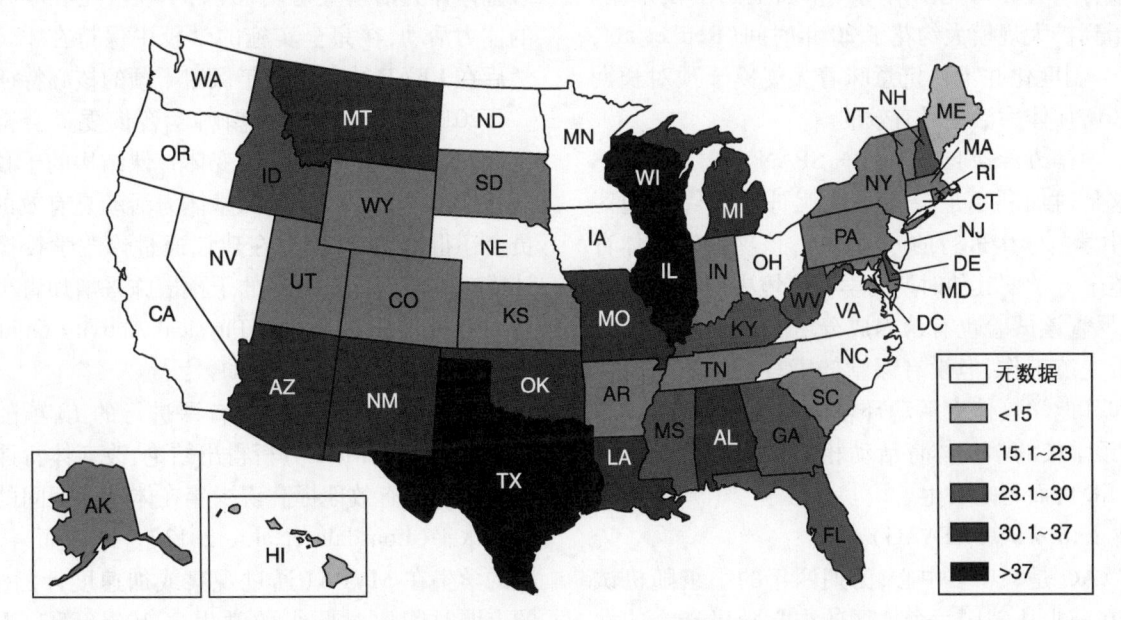

图 17.15 2009 年参加日常体育课的美国高中生比例。

AL:阿拉巴马,AK:阿拉斯加,AZ:亚利桑那,AR:阿肯色,CA:加利福尼亚,CO:科罗拉多,CT:康涅狄格,DE:特拉华,FL:佛罗里达,GA:佐治亚,HI:夏威夷,ID:爱德荷,IL:伊利诺伊,IN:印第安纳,IA:艾奥瓦,KS:堪萨斯,KY:肯塔基,LA:路易斯安那,ME:缅因,MD:马里兰,MA:马萨诸塞,MI:密歇根,MN:明尼苏达,MS:密西西比,MO:密苏里,MT:蒙大拿,NE:内布拉斯加,NV:内华达,NH:新汉普郡,NJ:新泽西,NM:新墨西哥,NY:纽约,NC:北卡罗来纳,ND:北达科他,OH:俄亥俄,OK:俄克拉荷马,OR:俄勒冈,PA:宾夕法尼亚,RI:罗德岛,SC:南卡罗来纳,SD:南达科他,TN:田纳西,TX:得克萨斯,UT:犹他,VT:佛蒙特,VA:弗吉尼亚,WA:华盛顿,WV:西维吉尼亚,WI:威斯康星,WY:怀俄明

育为基础,使青少年发展知识,技能和信心,一生身体活跃"。Let's Move in School 敦促体育教育家、家长、学校管理人员和决策者通过全面的学校体力活动计划参与向学校提供优质体育教育和体力活动。

儿童和青少年心血管健康试验(CATCH)

这是在加利福尼亚州、路易斯安那州、明尼苏达州和得克萨斯州进行的针对3、4和5年级儿童的随机试验。这项干预是基于社会认知理论和组织变化,在课堂上,与家庭一起,并通过随机分配到实验组(56所学校)或对照组(40所学校)的学校的政策变化实施干预。CATCH 项目增加了中度到剧烈的课堂体力活动和剧烈的课堂外的体力活动。

CATCH 试验是所谓的扩大干预的一个例子。它从最初的对照有效性试验(看看干预措施是否能在当地学校环境中产生影响),到研究人员主导的将干预措施传播给其他当地人和利益相关者,再到成功的研究人员主导的翻译试验(现实环境),再到这些环境中的制度化,以便干预措施能够维持和持续(Reis et al., 2016)。CATCH 已被美国 32 个州的基督教青年会和得克萨斯州一半以上的学校采用。从开始到扩大规模大约花了 20 年时间(Reis et al., 2016)。制度化并不一定意味着大规模干预对长期或持续增加体力活动是有效的。

中学体力活动和营养(M-SPAN)。

这是对加利福尼亚州圣地亚哥及其周边地区24所中学的学生进行的一项试验,该项目针对体育课和整个上学期其他时期的学校环境中的体力活动变化,尽管该试验也有营养成分塔夫和学生们参与了政策变革工作,但没有课堂健康教育。根据对体育课和其他学校体育活动环境的结构化观察,两年来,干预学校的学校体育活动相对于男生控制学校(约 1 SD),而不是女生。

少女活动试验(TAAG)

TAAG 是一项多中心,为期两年的小组随机试验,旨在减少从美国六个地区的中学随机选择的女孩中 6~8 年级中度至剧烈体力活动的通常下降马里兰州巴尔的摩;南卡罗来纳州哥伦比亚明尼苏达州明尼阿波利斯;路易斯安那州新奥尔良;加州圣地亚哥;和亚利桑那州图森市。目标是增加体力活动的机会,支持和激励。组成部分包括连接学校和社区机构、体育、健康教育和社会营销的计划。第三年的干预使学校和社区人员指导干预活动。在 8 年级,加速度计测量干预对女孩的体力活动没有影响。然而,在第三年之后,干预学校的女生在对照学校的体力活动比女生更多。然而,差异很小,每天体力活动约 1.6 分钟或每周 80 千卡。

生活教育活动项目(LEAP)

在南卡罗来纳州的 24 所高中开展的 LEAP 干预包括 8 年级和 9 年级的约 3 000 名女孩。它是根据协调学校健康计划(CSHP)模式组织的。在干预工作人员的帮助下,每个学校的教师发展了教学单位的行为技能,强调了自我监管行为的获得和实践(例如,目标设定、时间管理、识别和克服障碍以及自我强化);这些单位在健康教育、生物学、家庭和消费科学或体育教育中的实施,取决于每个学校如何提供健康教育。LEAP 体育课程被称为 LEAP PE,包括由每个学校的教师设计的一年制课程,以便在受高中女生欢迎的各种体力活动中开发运动技能,包括有氧运动、重量训练、舞蹈和自卫,使用有利于小群体和合作和成功的学习经历的方法。除了促进非竞争性技能掌握之外,教学还使用了成功,鼓励和中等强度运动的建模来增强自我效能和享受。干预导致整体体力活动显著增加,而不仅仅是在学校期间的体力活动,在完全实施的学校中保持在 12 年级,然后在 LEAP 结束后三年保留干预的核心特征。

2018 年体力活动指南科学咨询委员会得出结论,强有力的证据表明,改变体育课结构的干预措施对增加小学和青少年的课堂体力活动是有效的。委员会还得出结论,证据在建议通过修改学校操场设计或改变课间休息时间的干预措施来增加青少年的体力活动方面是有限的(Physical Activity Guidelines Advisory Committee, 2018)。

一项对小学或中学体育课进行的 13 项随机和非随机干预的 Meta 分析得出结论,改变体育课结构的干预可以有效地提高青少年在体育课期间的体力活动水平(Lonsdale et al., 2013)。平均而言,干预组的学生在 MVPA(通过观察或加速度计测量)上的上课时间比对照组的学生多 10%(95% CI:6~14),与学生的年龄、性别或干预持续时间无关。相对而言,这比在正常课堂上花费的时间高出 24%。有效的干预措施包括对教师进行有关班级组织、管理和教学的培训,并以高强度活动(即健身灌输)补充标准课程。

一项系统综述纳入了 14 项在学校环境下(即上

课期间、课间休息期间、课前或课后）使用活跃视频游戏（包括 Wii Fit、Xbox、Dance Dance Revolution 和 HOPS）的研究，发现其中 9 项研究发现，与对照组（如普通体育课或课间休息）相比，在视频游戏期间或在校期间的自我报告或观察到的体力活动更大。然而，四项使用客观设备（即加速度计、计步器或心率监测器）的研究报告了在上学期间 MVPA 较低的情况。然而，这些研究的质量总体上被认为很差；只有一半采用随机对照设计。作者建议，需要更高质量的随机对照设计，需要更大的样本和经过验证的校外体力活动测量（Norris et al., 2016）。

其他学校课程

步行和骑自行车往返学校的主动交通可以为儿童和青少年提供大量的体力活动。在国家交通部门的协助下，社区可以利用预留的联邦资金来促进自行车和步行活动。

加利福尼亚州交通部就是一个例子，该部门在三年内为 270 所学校的"学校安全路线"拨款提供了 6 600 万美元的资金。在马林县，通过联合干预，步行上学增加了 64%，骑自行车增加了 114%。在全州范围内对 10 所学校进行的评估发现，在上学途中通过改进的学生增加了 15%的步行和骑自行车，相比之下，没有通过改进的学生增加了 4%。

放学后活动

一项对 6 项随机和非随机干预措施有效性的 Meta 分析发现，在随访时，使用课后项目来增加 5~18 岁学生的体力活动的 MVPA 平均增加 4.84 分钟/天（95% CI：-0.94~10.6）（Mears et al., 2016）。在五项使用加速计客观测量体力活动结果的研究中，平均增加较小（2.6 分钟/天；95% CI：-1.74~6.9）。没有迹象表明，基于行为改变理论的干预措施比没有理论基础的项目带来更好的结果。先前对课外活动项目增加体力活动的有效性的回顾也报告了阳性和无效的结果，六项随机对照试验中有 4 项（5 项使用加速计或观察来测量体力活动）报告了体力活动在统计上的显著增加（Pate et al., 2009）。

学前及儿童护理

一项 Meta 分析汇总了 16 项不同质量的体力活动干预随机对照试验对设备测量体力活动的影响（即使用加速度计或计步器），这些试验在美国、欧洲和澳大利亚的特许公立或私立儿童护理中心进行，对象是 6 岁以下的儿童（Finch et al., 2016）。体力活动的平均增加幅度中等（0.44 SD；95% CI：0.12~0.76），但平均值受到单个试验的影响，该试验显示，在每天 45 分钟的结构化游戏会话后，4-SD 增加。除去该外围大效应后，其他 15 项研究的平均影响较小（0.28 SD；95% CI：-0.01~0.56）。在与普通日托相似的真实条件下进行的 8 项实用试验的效果可以忽略不计（0.10 SD；95% CI：-0.13~0.33），与 9 项非实用主义试验相比，这些试验优化了成功的条件，在常规护理中实施或维持可能不切实际（0.80 SD；95% CI：0.12~1.48）。然而，所谓的非实用主义试验的平均效果又一次受到了前面提到的外围研究和另一项密集试验的偏见，该试验包括少量的经济激励，并报告了 3-SD 的体力活动增加。干预成功并不需要改变中心的物理环境。

基于信仰的社区干预

以信仰为基础的组织提供低成本、容易获得和社会启动的环境来促进体力活动（Bopp et al., 2012）。然而，体力活动指南科学咨询委员会得出结论，基于信仰的体力活动干预措施有效性的证据有限（Physical Activity Guidelines Advisory Committee, 2018）。一项系统综述评估了 18 项体力活动干预的对照试验，这些试验以信仰为基础（即由教堂提供，包括宗教或精神成分）或信仰场所（即在教堂环境中）进行，主要服务于非裔美国妇女，以及西班牙裔或拉丁裔，汤加人和萨摩亚人。一半的研究样本有高血压、糖尿病和肥胖等健康问题。这些研究通常报告体力活动增加或各种健身估计，但研究的科学质量参差不齐，通常很差（Parra et al., 2017）。

工作地点

1972~1997 年期间美国 26 项工作场所干预的早期 Meta 分析，对 9 000 人产生了 45 项影响，报告证实体力活动增加的总体影响较小（0.22 SD）（0.21 SD；95% CI：0.11~0.31）在后来的 41 个效应分析中。最近，一项对健康促进干预措施（包括健康教育、行动规划、激励、目标设定、自我监控和社会支持）的 58 项研究进行了系统综述，发现了 6 项体力活动或锻炼干预措施，13 项咨询或支持干预措施，以及 39 项健康促进信息和信息干预措施（Malik et al., 2014）。只有 22 项研究显示，在随访中，与对照组相比，体力活动的测量在统计上有显著增加（Malik et al., 2014）。这些研究的科学质量参差不齐。大多数研究只使用自我报告测量体力活动和短随访期（少于 6 个月），只有 18 项研究是随机对照试验。

2018年体力活动指南科学咨询委员会的结论是，持续六个月或更长时间的工作场所干预对增加成年人体力活动的有效性的证据有限（Physical Activity Guidelines Advisory Committee，2018）。

工作场所计划可以提供信息和鼓励员工开始锻炼，但需要使用有效的研究设计和措施进行额外的研究来证实这一点。两项基于工地的研究证明了政策和环境方法在促进体力活动方面的作用是洛杉矶的提高和改善。

洛杉矶的提高

Yancey及其同事进行了一项随机对照试验后试验，以评估参加体力活动促进计划的程度，该计划旨在将单个10分钟的运动休息时间整合到洛杉矶县部门工作期间定期举行的会议或活动中卫生服务工作场所。这次干预的独特焦点是"最小化"的环境变化，专门针对服务不足的人群。结果表明，超过90%的与会者参加了练习。调查人员得出结论，无论体力活动水平或变化阶段如何，被俘的受众，例如参加强制性会议和活动的受众，都可能在工作日进行短暂的运动。

活动得到改善

一项由12周干预组成的多站点组随机对照试验，通过针对工作场所环境的特征以及使用员工的动机，在美国和加拿大的一家大型零售公司的16个工作场所的员工中使用个人和团队目标设置增加了中等到剧烈的体力活动。与健康教育控制条件下的参与者相比，干预的参与者在中度到剧烈的体力活动和步行方面有更大的增加。符合健康人群2010推荐定期参与中度或剧烈体力活动的参与者的比例在研究期间在对照组保持接近25%，但在干预组增加至50%。在研究的最后六个星期，干预参与者每周自我报告超过300分钟的中度到强烈的体力活动和每日9000步计步器监测，每个都与参与者设定的目标正相关。

也有证据表明，对工作场所久坐行为的干预在减少工作中久坐行为方面具有中等到较大的短期效果，特别是对主要坐着工作的工人（Physical Activity Guidelines Advisory Committee，2018）。当然，全球只有少数员工能够在工作中改变自己的姿势。一项针对21项以提供教育或激励支持为重点的控制干预措施的Meta分析显示，在8小时工作日中，坐在工作场所的时间平均减少了约40分钟（95%CI：$-52 \sim -28$）（Chu et al.，2016）。三种多成分干预措施显示，工作日在工作场所坐着的时间减少最多（减少89分钟，95%CI：$-133 \sim -45$），其次是六种改变工作场所的干预措施（主要是增加坐立两用办公桌、跑步机办公桌或踏板设备）（减少73分钟；95%CI：$-105 \sim -41$）和12项总体效果较小的教育或行为干预（减少16分钟；95%CI：$-23 \sim -8$），但单独判断时，在一半的研究中无效。

政策和环境方法

旨在创建或提供人们可以参加体力活动的场所的干预措施通常涉及工作场所、学校、联盟、政府机构和社区成员的共同努力。这些干预措施改善了健身设施的使用，例如健身中心（专有和非营利），社区中心和步行自行车道，以及提供进入校园的通道。由Linenger及其同事描述的这种类型的示例性干预包括新的基础设施（即自行车道），对设施的访问（例如长的使用时间，照明和整合的路径）以及改进的关于住宅海军加利福尼亚州圣地亚哥的航空站。最近的研究表明，从成本角度来看，开发这样的基础设施是合理的。

新出现的战略包括社区范围的政策和规划，将体力活动置于社区的公共政策议程中，强调促进体力活动指南，提供组织激励，解决机构和环境障碍，有效利用媒体。

社区组织

许多美国社区组织提供体力活动设施或计划，或者他们可以这样做。在私营部门、健身俱乐部、舞蹈工作室、武术组织、游泳俱乐部和体育联盟都是熟悉的例子。非营利组织包括YMCA和YWCA以及男孩和女孩俱乐部以及体育联盟。基于信仰的组织通常为其成员提供体力活动设施和计划，可以向社区中的其他人提供。私人和公共住房开发有娱乐和健身设施。因此，全国各地的许多资源可用于娱乐性体力活动，并且通过改善提升，可以更好地利用它们。然而，似乎没有系统研究社区组织的设施和计划如何促进周围社区的体力活动。

公共娱乐设施

公共公园和娱乐设施被广泛使用，美国许多地区约80%的人使用市政设施，使用公园计划和服务的人数较少但很大。各种研究表明，30%~65%的公园用户从事体力活动或运动。公共娱乐设施和方案对体力活动的贡献可以通过优化设施的设计来加强，以支持各种人口群体的体力活动和促进设施的使用。

国家娱乐与公园协会与国家心肺血液研究所合作开展为期三年的 Heart N'Parks 计划,其目标是促进公园的体力活动,以减少高风险,服务水平低下的人口群体之间的健康差距。青年工作努力强调了放学后和夏令营方案。成人目标人群是高级中心参与者,城市雇员和成人公园用户的一般人口。最近对开发多个体力活动促进计划的磁体中心的评估发现,50 个心脏 N'Parks 磁体中心在 11 个州开展。计划的参与者可以使用标准化的调查程序来改善知识、态度和体力活动行为。

促进设施的使用

密苏里州卫生部门在社区心脏健康联盟的协助下,通过美国交通部(DOT)资助两个社区的步道建设。为了促进现有步道的使用,国家资助卫生部门在其中一个有一年历史的社区开展提高认识活动和小径改善活动。卫生部门和一个心脏健康联盟进行了三个月的 Take Our Trail 运动。该活动以 3 英里的家庭娱乐活动开始,由当地企业捐赠 T 恤和茶点。

在活动的范围内,整个社区都有标志,以提高对小径的认识。关于体力活动的重要性,增加步行的提示以及关于安全使用步道和加入步行俱乐部的信息的简单宣传册已发送给当地卫生部的所有部门,以及诊所,教会领袖和心脏健康联盟。地方电视台在晚间新闻期间创建了一个公共服务公告,以宣传路径和定期体育活动的重要性。公共交通系统在公共汽车内放置标志。心脏健康联盟帮助在工作场所、教堂和社会组织发展步行俱乐部。公共交通系统在公共汽车内放置标志。心脏健康联盟帮助在工作场所、教堂和社会组织中建立步行俱乐部。当地执法官员同意定期巡逻步行道。该联盟与当地企业,市政府和教堂合作筹集资金,以增加路径、灯光、长凳、里程标记、彩绘车道和喷泉等设施。Take Our Trail 社区在春季活动前一个月和一个月之间的小径使用增加了 35%,相比之下,没有活动的社区增加了 10%。自开发以来,两个社区中超过 60% 的线索用户表示步行增加。当被问及他们如何意识到这条线索时,大多数受访者表示他们在路径附近生活或工作,或者他们在教堂或工作场所、医生、朋友或家人中听说过;他们通常不知道促销活动。

费用/福利和资金

有学者研究了内布拉斯加州林肯市的小道开发成本和四条小径的使用者数量。小道开发的第一年花费 289 035 美元,其中 73% 是建筑成本。在 3 986 名小道用户中,88% 的人每周至少有 3 天活动。增加体力活动的人的平均年人均成本是 98 美元;对于那些积极改善健康状况的人来说,成本是 142 美元;对于那些积极减肥的人来说,是 884 美元。该研究通过编制线索开发的实际成本项目,估计线索用户的数量和类型,以及确定若干与体力活动相关的结果和项目,提供了一套基本的成本效益测量。鲁及其同事使用来自基于社区的示范性干预措施清单的数据的计量经济学模型,包括政策和环境支持所形成的干预措施,得出结论认为,这些计划通过有效改善实际情况,提供了良好的投资回报。接触此类计划的人员之间的活动。

一项系统综述判断了 14 项受控和不受控的人群水平干预措施的有效性和经济成本,这些干预措施旨在促进和维持不同环境[例如,建筑环境(公园和步道)中的体力活动]。这些干预措施包括通过大众媒体宣传计步器的使用;免费使用休闲中心;以及学校课程、环境或交通工具的变化(Laine et al., 2014)。成本-效果比估计为每人每天增加体力活动所增加的每 MET-hour 所花费的美元(2012 年价值)。在这些研究中,增加体力活动的最具成本效益的干预措施是社区铁路(0.006 美元/MET-hour),使用计步器(0.006 美元/MET-hour)。学校的体育和健康教育项目(0.056 美元/每小时)。

体力活动改变和干预的介质与调节因子

对过去体力活动干预有限成功的一种解释是,即使它们可能受到理论的指导,它们中的大多数也没有明确地针对或改变个人层面的因素(例如,信念、动机和行为),这些因素是体力活动变化(例如,人们的动机和信念)的假定中介(即因果解释),理论上是体力活动的原因或修改干预效果(Baranowski et al., 1998; Dishman, 1991; Lewis et al., 2002; Luban et al., 2008; Rhode et al., 2010)。也就是说,这些研究并没有识别或确认变化的中介。

体力活动变化的介质

介质是因果序列中的变量,其传递独立变量对因变量的关系或影响。图 17.16 和图 17.17 所示

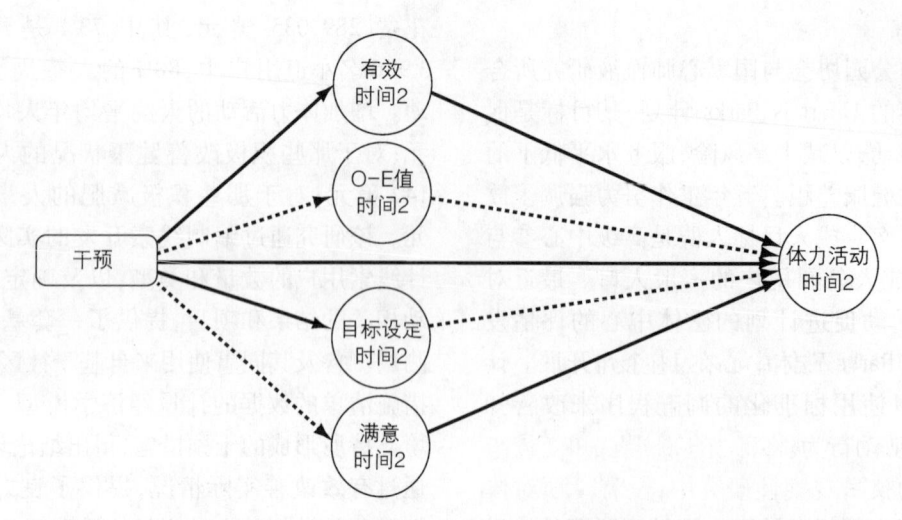

图 17.16 自我效能的提高部分解释了基于学校的干预措施增加少女体力活动的有效性。实线表示重要关系。虚线表示不重要的关系。时间 2 为 9 年级的分数。

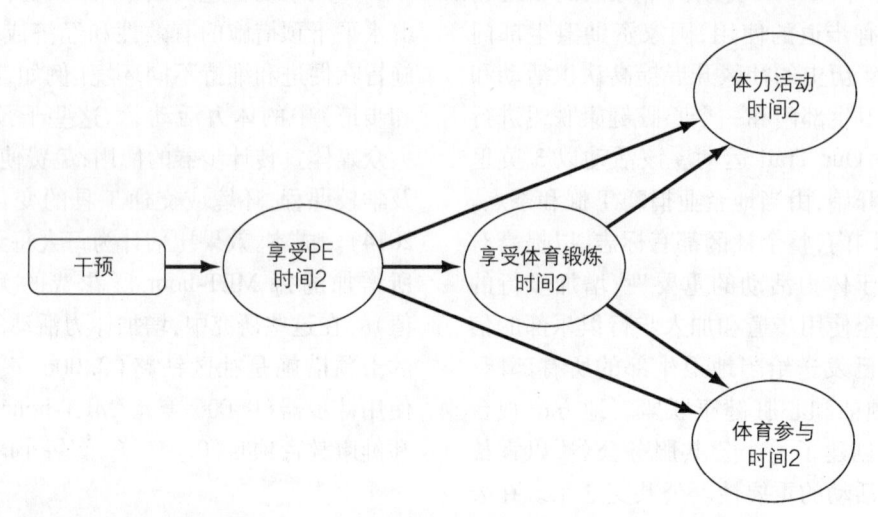

图 17.17 体育和体力活动的享受增加部分地解释了以学校为基础的干预措施对增加少女体力活动的有效性。时间 2 为 9 年级的分数。

的分析表明，自我效能和享受的增加在一定程度上调节了以学校为基础的干预措施的有效性，该干预措施旨在增加女孩在 8 年级和 9 年级的休闲时间体力活动，这是青春期女孩体力活动开始下降的时期。

研究人员用来理解体力活动行为的主流理论方法是社会认知理论，该理论关注的是一个人的自我效能感（即个人自信或积极的能动性），因为它与社会经验和结构相互作用。从 2005 年到 2020 年，其他重点是理解人们对社会归属感、掌控感、个人选择自主权和行为自律的需求，以及从体力活动中获得享受和愉悦。此外，更广泛的社会生态模型包括对体力活动的多个层面的影响之间的相互作用（个人信仰和动机；社会关系和结构；以及制定健康、教育和环境政策和法律的专业、教育和政府组织）（Rhodes et al., 2019）。

然而，这些不同的理论方法在改变人们的体力活动方面的优越性还没有被前瞻性队列研究或实验证据所证实。一项对 82 项基于理论的促进成年人体力活动干预的随机对照试验的 Meta 分析发现，31 项试验基于 TTM，16 项基于社会认知理论，8 项基于计划行为理论，5 项基于自我决定理论（Gourlan et al., 2016）。另外 14 项试验基于 2 个理论，7 项试验结合了 3 到 5 个理论。82 项试验的平均影响很小（0.31 标准差；95%CI：0.24~0.37）与对照组相比，大部分自我报告的体力活动有所增加，任何单一理论的影响都没有明显优势。然而，试验并没有直接将理论作为同一干预措施中的竞争武器进行比较。无论如何,所有单一理论干预总体上优于基于多种理论组合的干预,其效果较小(0.21 SD;95% CI:0.11~0.32)。

基于这些理论的体力活动干预(见 Gourlan et al.,2016)通常报告了该理论中关键变量的总体变化,但并没有通过实证分析证实,每个人的体力活动变化取决于该理论提出的对体力活动有因果影响的变量的变化。也就是说,在干预组水平上,体力活动和理论原因的平均分数都可以发生变化,而干预与每个人的分数变化之间不存在相关性。此外,一项系统综述发现,在 23 项将青少年社会认知变量与体力活动联系起来的观察性研究中,没有一项对体力活动进行客观测量,并观察到超过两年的变化(Plotnikoff et al.,2013)。

一项系统综述回顾了 22 项不同质量的试验,这些试验旨在改变健康成年人的体力活动,并假设这种变化的中介因素,发现一半的研究没有增加体力活动(Rhodes et al.,2010)。另一半的研究报告说,在拟议的介质中,干预发生了变化,但在这 11 个案例中,只有 6 个案例进行了对这种介质效应的实际测试,结果混合为阳性或无效。在这些为数不多的研究中,显示对体力活动行为改变的中介作用的结果最有利于自我调节的使用,而改变自我效能或对体力活动积极结果的期望的有用性则有限。

调节因子的体力活动变化

调节因子是不在因果序列中但改变独立变量和因变量之间的关系或效果的变量。这些结构有助于解释人们如何设定并努力实现特定的行为目标。关于人格的作用或者一般的动机特征,可能是社会认知变量对运动依从性影响的调节者,人们知之甚少。例如,与意志力或自我激励相关的概念在社会认知理论中被承认为行为改变期间对持久性的可能影响,但他们作为锻炼依从性的调节者已被充分理解。在一个例子中,对南卡罗来纳州女孩在高中期间进行的为期三年的纵向研究,自我效能感稳定,并缓和了体力活动变化与感知社会支持之间的关系。图 17.18 显示,如果女孩的自我效能感也很高,那些保持强烈社会支持感的女孩的体力活动就会减少。然而,如果认为社会支持率下降,那么自我效能感高的女孩的体力活动会有更大的下降。

同样重要的是,尚不清楚体力活动变化的假定中介因素如何相互作用以调节彼此对体力活动变化

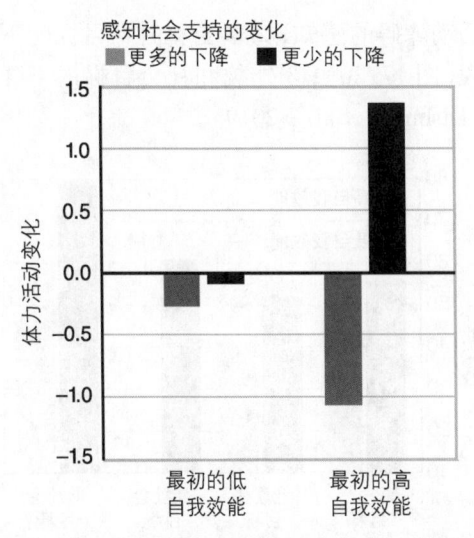

图 17.18 调节因子分析的结果。自我效能的初始状态与感知社会支持的纵向变化相互作用对体力活动下降的影响。

的影响。TRACK 队列的观察结果表明,在 5 年级至 7 年级之间,在克服活动障碍的自我效能感和感知父母支持方面下降最少的儿童中,体力活动下降较少(图 17.19)。与那些报告朋友支持减少最多的人相比,那些持续认为父母和朋友支持他们活动的人的体力活动减少得更少(Dishman et al.,2017)。在对种族进行进一步调整后,那些感知障碍减少最多、对社区环境保持良好感知的人,体力活动的下降幅度较小。享乐和社交动机的变化与体力活动的变化无关(Dishman et al.,2017)。然而,从 5 年级到 6 年级、7 年级、9 年级和 11 年级跟踪的 TRACK 队列的男孩和女孩中,用加速度计测量的体力活动减少最多的学生:①自我效能下降更大,也保持较高的

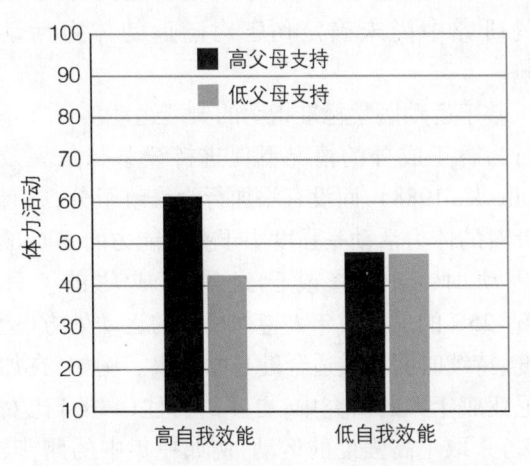

图 17.19 青少年从 5 年级到 7 年级。在 5 年级到 7 年级之间,那些报告在克服活动障碍和感受到父母支持方面的自我效能下降最少的孩子,他们的体力活动减少得更少。

体力活动障碍的感知;②享受和健身目标的下降幅度更大(图17.20);③外貌和社会目标的下降幅度较小(Dishman et al., 2019)。

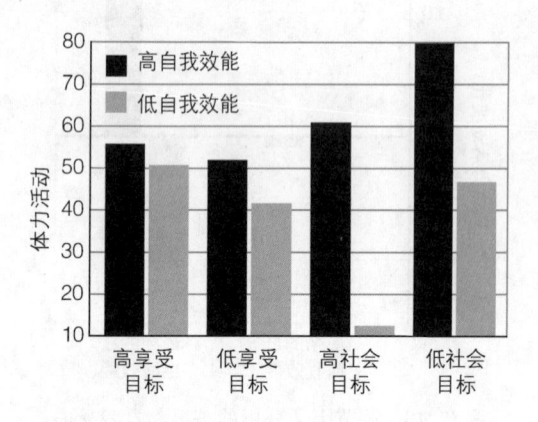

图17.20 青少年从5年级到11年级。那些自我效能感和快乐目标下降幅度更大,但社交目标保持较高的人,体力活动减少得最多。

促进养成和保持体力活动的特点

除了根据体力活动和健康之间的剂量-效应关系的流行病学证据或增加或维持健康的指导方针建立体育活动参与的国家或国际标准,还必须确定某些人的活动特征是鼓励还是阻碍参与。无论运动强度如何,负重运动(包括跑步)的伤害都可能直接导致退出。然而,直到先前未经训练的个体接近45分钟或每周五天的频率,通常不会经常发生伤害(Pollock, 1988)。当走路是体力活动时,由于受伤导致的退出在老年人中并不普遍。然而,在基于人群的研究中尚未确定伤害对随后的体力活动的影响。

基于运动医学标准指南的典型运动项目在不增加行为矫正成分的情况下促进持续参与是无效的(Pollock, 1988),而没有添加行为修改组分,并且当所针对的体力活动是强度小于有氧能力的50%的闲暇活动时,行为修改已经是最成功的。只有10%~25%的美国成年人遵循典型的运动处方、运动强度、持续时间和最适合健身的频率。例如,在加利福尼亚成年人的研究中,更多的男性(11%)比女性(5%)采取了高强度的运动,例如一年中的跑步,但是比例较高的女性(33%)比男性(26%)承担了中等活动,如日常步行,楼梯攀登和园艺。两性都更有可能采取中等强度的常规活动,而不是高强度的健身

活动。适度的活动显示退出率为25%~35%,大约是剧烈运动的一半(50%)。因此,如果大量的人不愿意或不能参与在专业共识推荐下的频率或持续时间或强度以适合健康,则可能的是,其他参与指南可补充健康标准以通过减少总体久坐行为来增加人群的活动。

考虑到这一点,1993年ACSM和美国CDC开始推广积极的生活方式计划,作为运动处方的补充。建议在一周中的大多数日子累积30分钟或更长时间的中等强度体力活动,旨在鼓励久坐不动的人进行诸如步行、园艺和家务等活动,可能是短期的多次(三到五次)比赛(例如,每天5~10分钟)。这种方法可以减少目前感知的一些参与障碍,例如时间、精力和伤害。然而,缺乏实验证据证明这种方法实际上增加了体力活动的参与。两项随机对照试验比较了多次短暂运动(即间歇性10分钟,每天总共约40分钟)与传统的长时间运动(即每次40分钟)对体力活动、体重减轻和健身期间的影响。例如,超重和肥胖中年妇女的20周和18个月减重干预措施。一般来说,与传统的长时间训练相比,多次短暂比赛导致体力活动、心肺健康和体重减轻的长期增长相似但并非更大。无论何种方法,18个月的体重减轻与每周锻炼的平均时间量直接相关。每周锻炼超过200分钟的女性平均减少13千克,而锻炼150~200分钟的女性减少8.5千克,每周锻炼不足150分钟的女性减少3.5千克。

与这些研究结果一致,医学研究所的食品和营养委员会建议成人和儿童每天至少花1小时参加中度强烈的体力活动,以保持最佳的心血管健康,无论体重如何。虽然该建议类似于ACSM推荐的成人体重减轻和维持每周体力活动量的上限(即每周300分钟),但它是ACSM的2倍以上每周至少150分钟的中等体力活动会发生显著的健康益处。ACSM随后表示担心每天60分钟的注意力可能使人们感到困惑,导致他们怀疑每天30分钟,或短时间的活动,例如3次10分钟的行走,是否会带来任何健康益处,或许会阻止许多久坐不动的人采用任何温和活动的节目,因为他们每天观看60分钟作为一个不可逾越的目标。

这些不同建议的实际影响需要在随机临床试验中进行实验比较。目前,关于一种方法优于其他方法以增加和维持人群中的体力活动的假设是基于专家意见,而不是事实。例如,虽然体力活动的一些健

康结果在以前久坐不动的人中不需要太多时间和精力,但是许多人重视的其他运动结果,例如体重减轻或维持和改善的形体,需要更多的时间和精力。因此,在维持某些人的锻炼计划方面可能存在时间上的矛盾。久坐不动的人可能更倾向于采用需要很少时间和精力的运动推荐。

然而,如果他们期望身体健康状况良好或身体状况有很大改善,他们可能会因为很少或根本没有获益而沮丧,这很可能是因为他们在锻炼计划上投入的时间或精力很少。

对27项随机运动试验中依从性的Meta分析得出结论:规定频率(SD = 0.08)、强度(SD = 0.02)、持续时间(SD = 0.05)和活动模式(SD范围为0.03~0.10)的影响很小或很小。然而,大多数试验仅操纵了单一的运动暴露特征,并使用了非常不同的依从性定义(例如,在监督的会话中出勤,在规定的强度范围内维持心率,在规定的持续时间内锻炼和每周频率根据个人日记)。根据人们是否退出,只有少数试验确定了依从性,这是过去35年来锻炼依从性的标志性定义。一项试验报告85%的出勤率,但42%的参与者退出了。事实上,仅报告退出率的研究被排除在审查之外。一半的试验持续不到六个月,这是用于定义锻炼计划维持的标准时间框架。退出率平均为18%(2 829名参与者中的522名),从依赖人们日记的家庭计划中的0%到在一些为期六个月和两年的试验中验证遵守率为30%~40%。只有25%的试验调整了他们对辍学人数的依从性测量。最后,许多试验积极地使用行为改变方法来提高整体依从性,从而混淆了对体力活动特征是否会改变依从率的真实测试。

最近另一项针对短期体力活动(即≤10~15分钟)的研究进行了综述,这些研究纳入了组织(特别是学校和工作场所)的日常生活中,结果是适度的,但始终有利于促进可行和可持续的增长。在体力活动中,对久坐不动的人群更有吸引力。然而,在评估的40项研究中,仅有5项学校研究和2项工作场所研究是随机对照试验,其中使用一定程度的体力活动作为结果。在五个以学校为基础的试验(其他试验持续5~20个月)中进行了为期三年的试验,并且持续10~12周的两个工作场所试验中的两个报告了体力活动地显著增加。

感觉的发挥

当锻炼计划的目标是促进定期参与时,传统的锻炼处方和计划应该通过诸如感知运动与首选活动之类的考虑进行修改。多年来人们已经认识到使用HR作为无心脏病患者适当运动强度的唯一指标的局限性。ACSM建议在健康成人中使用运动感觉等级(RPE)来补充HR的监测,以确定每个人适当的有氧运动强度(表17.4)。

表17.4 基于持续长达60分钟的体力活动强度分类

| 强度 | 耐力型活动 ||||||| 抵抗型活动 |
| | 相对强度 ||| 健康成人的绝对强度(METs)(年龄) |||| 相对强度* |
	VO_2R(%)心率储备(%)	最大心率(%)	RPE†	年轻(20~39岁)	中年(40~64岁)	老年(65~79岁)	非常老(80岁以上)	最大自主收缩(%)
很轻	<20	<10	<2.4	<2.0	<1.6	1	<30	<35
轻	20~39	35~54	10~11	2.4~4.7	2.0~3.9	1.6~3.1	1.1~1.9	30~49
中等	40~59	55~69	12~13	4.8~7.1	4.0~5.9	3.2~4.7	2.0~2.9	50~69
重	60~84	70~89	14~16	7.2~10.1	6.0~8.4	4.8~6.7	3.0~4.25	70~84
很重	85	90	17~19	10.2	8.5	6.8	4.25	85
最大**	100	100	20	12	10	8	5	100

注:* 根据50岁以下人士重复8~12次,50岁及以上人士重复10~15次。
† Borg对感知运动的评分为6~20。
** 最大值是健康成人在最大运动期间达到的平均值。绝对强度(MET)值是男性的近似平均值。女性的平均值比男性低约1~2个。VO_2R=氧气吸收储备。

瑞典心理学家博格认为 RPE 是对运动的许多感觉和生理反应（包括肌力、压力、疼痛、呼吸、身体和皮肤温度和汗水的感觉）的主观整合。他开发了用于实践测量感知力量的评分量表。博格的 6～20 类评分表中 11～16 之间的运动强度通常对应于运动强度在 50%～75% 的最大 MET 或 50%～85% 的 HR 储备之间。在人们学会使用他们整个感知范围之后，从没有运动到他们可以想象的最高水平，使用 RPE 可使运动强度自动调整到与目标 HR 相对应的水平。

因为在大多数情况下感知的运动水平与相对氧消耗之间的连接比相对的 HR 更接近，与典型的目标 HR 相关的主观应变可以广泛变化。因此，一些参与者在年龄预测的 HR 范围运动经常抱怨运动强度太容易或太难就不让人感到惊讶了。研究表明，当大多数人以"有些困难"的速度锻炼时，他们的呼吸不太劳累，并且它们的脉搏频率可能在 120～150 次/分钟的范围内。在这个水平，大多数健康的人可以安全地增加适应性和健康，同时避免不适。

RPE 对相对运动强度的准确性

使用 RPE 在运动期间再现氧气消耗量 50%～70% VO_{2max} 的误差不大于使用目标 HR 发生的误差。许多研究使用 HR 储备百分比作为判断规定运动中 RPE 产生准确性的标准，基于相对 HR 最佳产生能量消耗率的最佳增加有氧能力（即 VO_{2max}）的假设。但唯一的证据表明，HR 储备百分比和 VO_{2max} 百分比在运动强度上是相等的，这些证据来自对一小批训练有素的男性的研究。对一大批不同年龄段男性和女性的研究表明，基于 HR 储备百分比的目标 HR 50%～60% 之间的强度低估了 VO_{2max} 百分比约 5%～10%，但高估了 VO_{2max} 百分比约 4% HR 在 80%～85% 之间的强度为 8%（图 17.21）。

因此，对于许多人，HR 储备百分比是低和高相对运动强度的不准确的指数，因此是规定运动强度的错误标准。强度有氧运动时感觉运动的评分主要取决于力的感知；但随着运动强度的增加，与血乳酸增加和过度换气相关的感觉发挥更重要的作用。通气和乳酸阈值已与 13～15 的评级相关联，其对应于 Borg 的 6～20 RPE 量表的"有点难"到"难"的主观类别。这些强度对于许多开始的锻炼者，甚至健康的大学生来说可能是不舒适的，并且可能阻碍他们恢复或开始锻炼计划。

随着经常运动后健康水平的提高，标准的运动强度已经不那么费力就能达到了，因为它占人体容量的百分比较低。然而，研究表明，运动训练的感知运动与血乳酸的关系比 VO_{2max} 更密切（Boutcher et al., 1989; Demello et al., 1987; Seip et al., 1991）。耐力运动训练的一个标志就是，直到较高的相对 VO_{2max} 值，血液中不会出现额外的乳酸。额外的乳酸会降低肌肉的 pH 值并刺激过度通气；每一次变化都会导致疼痛和感知劳累。所有这些意味着因为血乳酸水平较低，一个人在训练后可以更有效地以更高比例的有氧能力运动。

首选应用

博格还引入了首选运动或"偏好水平"的概念，因为运动强度被认为是正确或舒适的（Borg, 1962）。相对于感知的劳累而言，高生理应变可能增加可能导致不活动的肌肉骨骼和骨科损伤的风险。如果不活动的人选择或规定了相对于他们的生理反应而被认为非常努力的运动强度，则他们不太可能继续参与。相反，有些人喜欢超过传统的处方。在对中年、久坐不动的成年人进行为期一年的随机运动试验中，对于指定相对较低（60%～73% HRmax）或较高（73%～88% HRmax）强度的组，观察到相似的依从性。然而，作者报告说，每个组选择在这一年内回归到对应于平均每日运动 RPE 大约 12～13 的共同水平的强度。Farrell 及其同事（1982）指示受过训练的男性跑步者在自由选择的情况下跑 30 分钟速度和比较响应与固定强度 60% 和 80% VO_{2max} 的 30 分钟运行。优选的强度为约 75% VO_{2max}，范围为 65%～90%。在优选运行期间感知运动的评级最初平均为 9.2 并且增加至 11.5。这些评级在 60% 和 80% VO_{2max} 运行的平均 RPE 值 8.8 和 12.3 之间。当我们要求年轻和中年男性在骑自行车时选择功率输出或者选择舒适的零级跑步机速度时，他们选择的强度大约为 60% VO_{2max}，RPE 为 11～14，这是中等强度。训练跑步者似乎更喜欢 VO_{2max} 的 65%～90% 的强度。

总　　结

虽然数字远未解决，但今天最好的估计是，人们在闲暇时间的体力活动通过遗传性状决定约为 20%～70%。另外 25%～40% 可以通过学习形成的

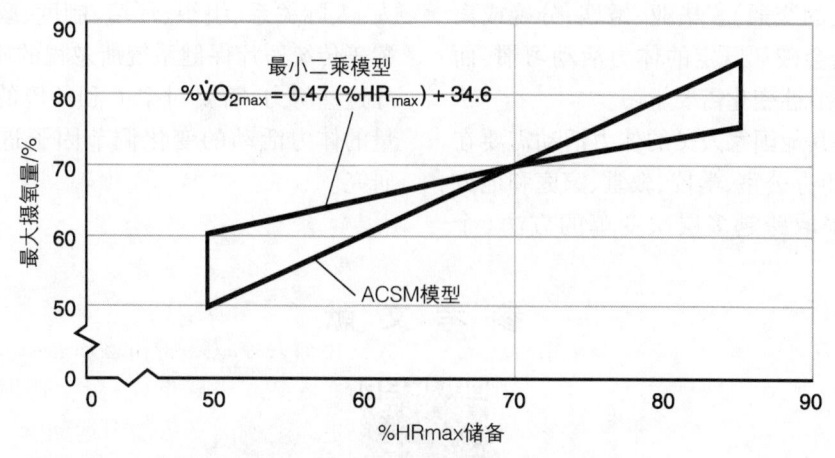

图 17.21 心率储备百分比的误差作为有氧能力百分比的估计值。

信念和动机来解释,另外 10%～50% 可以通过身体和社会环境来解释。这些估计值之所以不相加,部分原因是研究没有同时测量每种影响的独立影响。更重要的是,也许还不知道这三个领域的影响是如何相互作用,最终决定一个人定期体力活动的决定。例如,人们的基因部分决定了他们如何适应运动训练,这可能使一些人更容易达到他们的运动目标(图 17.22)。遗传特征并不能保证某人会活跃或使某人失去活力。同样,创造一种使体力活动变得容易的环境并不能确保生活在该环境中的人有动力使用它。成功的干预可以导致短期内体力活动增加 15%～35%,但长期来看,这些增加的大部分都会丢失。

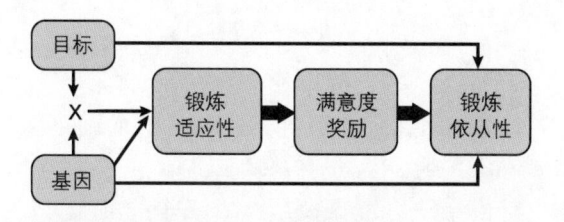

图 17.22 人们的基因可能部分决定了他们是否达到了运动目标。

改变个人偏好或长期习惯并不容易。对于那些幸运的人来说,定期、适度的体力活动或剧烈运动是一天的自然部分。然而,对于大多数人来说,从久坐的生活方式转变为包括定期体力活动的生活方式是一项艰苦的工作,需要在形成新的体力活动习惯之前进行规划。改变体力活动与改变大多数其他健康行为并不相同。

从好的方面来说,各种形式的体力活动增加了人们可以找到他们会喜欢的类型的概率。然而,体育运动的多样性也使得体育活动对初学者来说很复杂,并且使尽早建立运动习惯变得困难。当在特定的地点和时间加强单一行为时,习惯更容易形成。虽然用体力活动取代久坐行为很重要,但体力活动的目标是养成并保持积极的健康行为,而不是放弃或停止负面的健康行为,如饮酒过量或吸烟。体力活动的运动性质也使其在健康行为中变得独特。没有其他健康行为要求新陈代谢高于休息的几倍。体力活动的感觉可以产生与某些人的体力活动的心理方面的复杂的相互作用。例如,不适、疲劳和酸痛是新锻炼计划的常见早期结果,而且可能阻碍刚开始锻炼的人。

认识到体力活动的个人和社会环境障碍是增加体力活动的第一步。本章概述了已经确定的内容。在体力活动变得习惯性或愉快之前,持续参与需要积极的行为改变。大多数改变体力活动的行为改变技术都集中在基于初始适应度和期望结果的目标设定上;确定个人成本和养成与维持活动过程的预期障碍;防止或尽量减少参与障碍的影响以及增加朋友和家人的支持与加强的战略;规划难度的逐步进展以优化成功,使参与者对身体能力和维持新活动模式的能力越来越有信心;参与者的健康测试反馈和活动及进展的自我监控;由于动机、伤害、休假等因素复发而无法恢复活动后恢复活动的个人策略。

理解和改变体力活动的生态模型可以添加到传统方法中,以扩展我们识别和克服体力活动障碍的能力,这些障碍也在不同层面上定义。个人障碍可以是心理的,例如低运动自我效能或认为缺乏时间,或身体的,例如过去的伤害。障碍也可以是人际关系,就像同伴支持和鼓励久坐行为一样。环境障碍可以是自然的(如恶劣天气)或建造的(缺乏到运动设施或不安全社区的交通）。毕业、婚姻、分娩或离婚等生活转变可能会破坏既定的体力活动习惯，而体力活动机会的季节性变化需要学习。

增加美国人和其他国家人民的体力活动需要在社区层面（包括医生办公室、学校、教堂、家庭和地方政府）进行干预，采取跨越多层次变革的方法（个人、人际关系、组织、环境、制度、政策或立法），旨在覆盖传统医疗保健系统所忽视的不同人群。为了指导这些努力，需要对个人和环境的介质以及客观测量的体力活动的变化调节因子进行更多的多层次研究。

参 考 文 献

词 汇 表

关 于 作 者